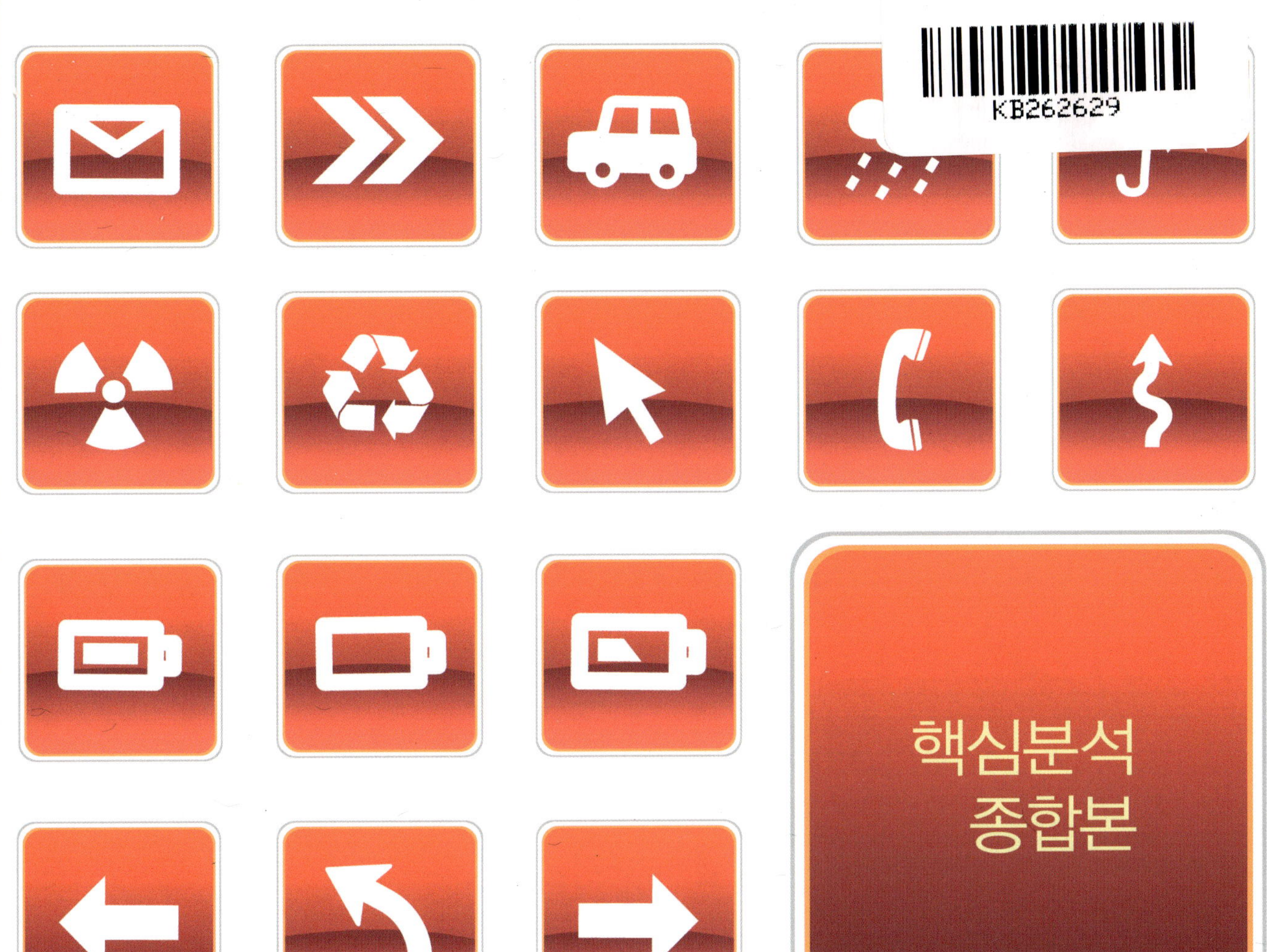

보건교육사

3급

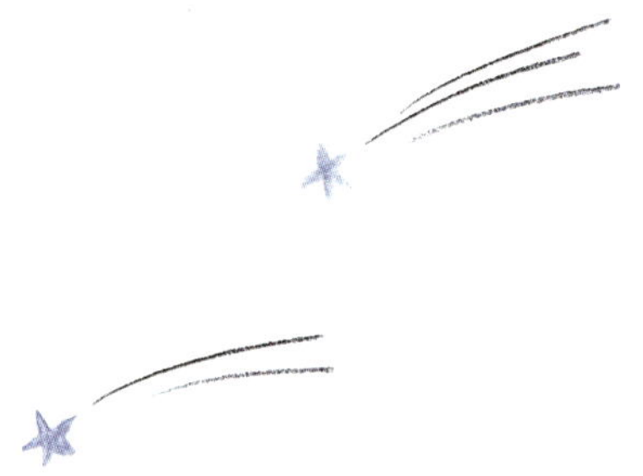

www.goseowon.co.kr

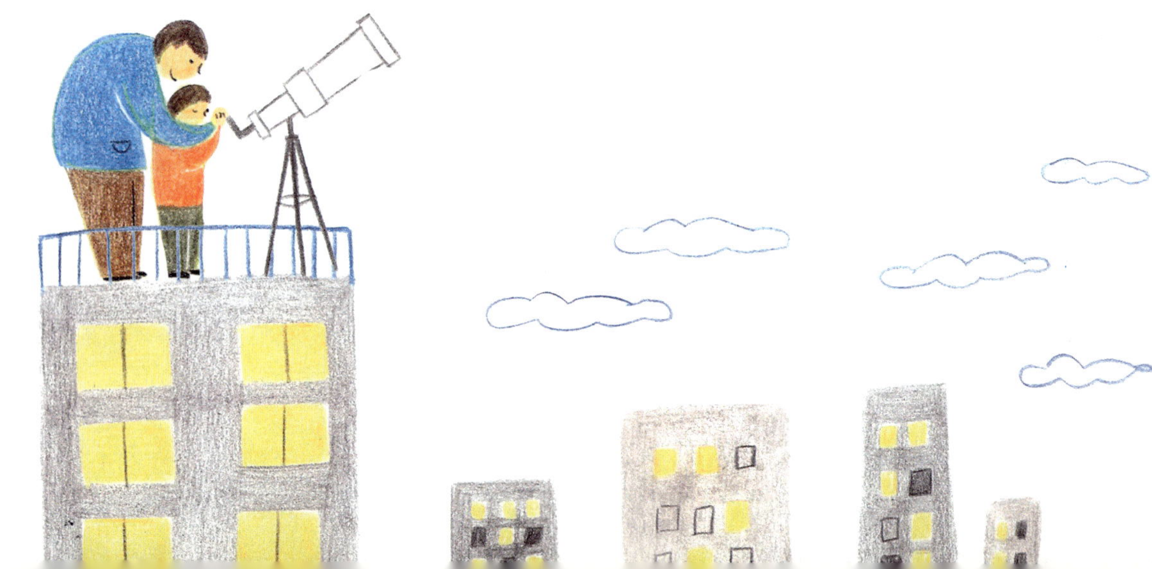

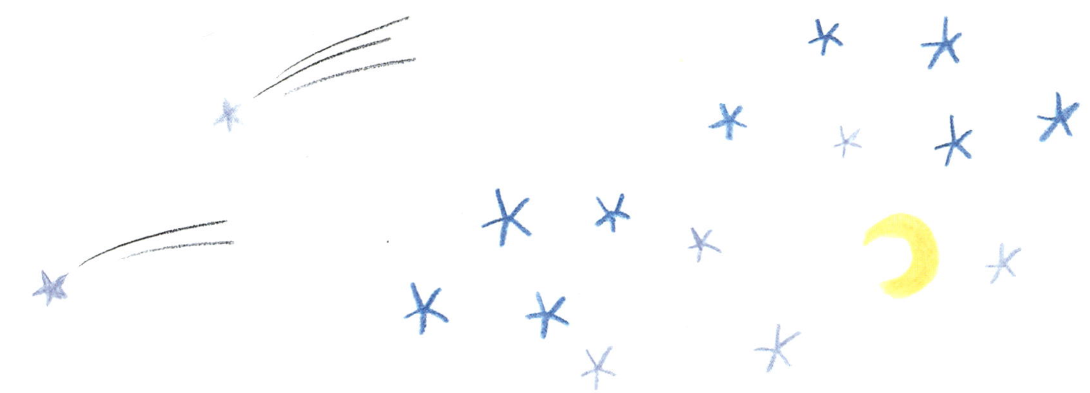

Preface

생활수준 향상으로 건강한 삶에 대한 국민의 관심이 늘고 있어 흡연, 음주, 운동, 식생활 등과 관련한 건강증진에 대한 중요성이 갈수록 증대되고 있습니다. 건강증진사업을 성공적으로 추진하고 그 성과를 높이려면 건강증진을 위한 가장 중요한 수단인 보건교육을 통해 국민들의 건강에 대한 의식수준을 높여 건강생활을 습관화하도록 해야 하며, 이와 관련해 1995년 국민건강증진법이 제정되면서 다양한 건강증진사업이 시행될 수 있는 법적인 기반이 조성되었고 2010년 3월에는 보건교육사 국가고시가 처음으로 시행되었습니다.

보건교육사는 개인, 집단, 산업체 및 지역사회가 체계적이고 효율적인 보건교육을 통하여 자발적으로 건강상 바람직한 행동을 할 수 있도록 교육하고 환경을 조성하며, 사전 예방적 건강관리사업을 수행함으로서 국민의 질병을 예방하고 건강을 증진하는 전문직업인입니다.
이러한 보건교육사 시험에 합격하기 위해서는 각 급수별 시험과목을 파악하고 문제수를 고려하여 각 과목의 핵심내용을 숙지하는 것이 중요합니다.

몇 년 전 보건교육사 시험을 준비하면서 많은 시험과목과 범위에 아주 막막했던 기억이 납니다. 제가 느꼈던 것과 같은 막막함을 해소하는데 이 책이 조금이나마 보건교육사 수험생들에게 도움이 되길 바랍니다.

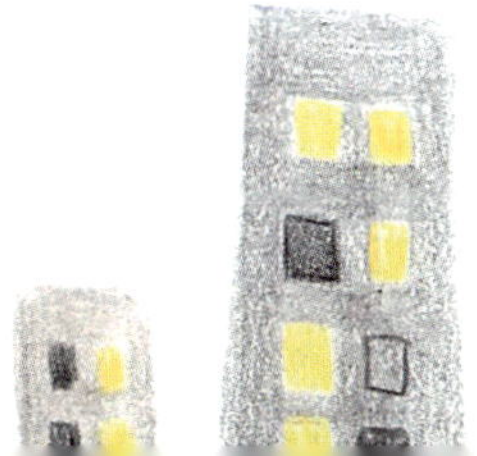
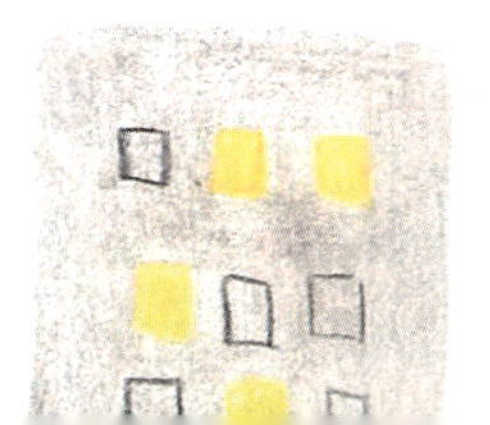
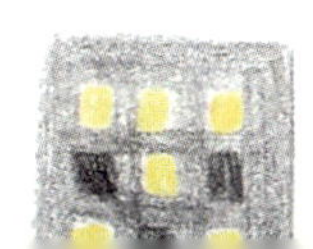

Information

1. 보건교육사 직무

- 개인, 집단, 산업체 및 지역사회의 건강증진 환경 조성
- 사전 예방적 건강관리사업의 정보 수집 및 분석
- 사전 예방적 건강관리사업의 수행
- 보건교육의 전문성 개발
- 개인, 집단, 산업체, 지역사회의 보건교육 요구도 조사 및 진단
- 보건교육, 건강증진 프로그램 기획
- 보건교육, 건강증진 프로그램 실행
- 보건교육, 건강증진 프로그램 평가 및 관리
- 보건교육방법 및 건강증진 교육자료 개발
- 보건교육, 건강증진서비스 연계 및 조정
- 보건교육 및 건강정보 제공
- 보건의료기관에서 일반 환자 및 가족의 보건교육
- 산업장에서 근로자 건강증진 및 보건관리사업 수행
- 학교보건교육의 실시와 지원
- 노인요양 및 수발서비스에서 교육 및 상담
- 건강정보의 생성과 확산
- 의사소통 및 애드보커시
- 보건교육, 건강증진에 관한 연구 수행

2. 응시자격

1) 다음 각 호의 자격이 있는 자가 응시할 수 있습니다.

구분	과목
보건교육사 1급	1. 보건교육사 2급 자격을 취득한 자로서 시험일 현재 보건복지부장관이 정하여 고시하는 보건교육 업무에 3년 이상 종사한 자 2. 「고등교육법」에 따른 대학원 또는 이와 동등이상의 교육과정에서 보건복지부령으로 정하는 보건교육 관련 교과목을 이수하고 석사 또는 박사학위를 취득한 자로서 시험일 현재 보건복지부장관이 정하는 고시하는 보건교육 업무에 2년 이상 종사한 자
보건교육사 2급	1. 「고등교육법」 제2조에 따른 학교 또는 이와 동등 이상의 교육과정에서 보건복지부령으로 정하는 보건교육 관련 교과목을 이수하고 전문학사 학위 이상을 취득한 자
보건교육사 3급	1. 「고등교육법」 제2조에 따른 학교 또는 이와 동등 이상의 교육과정에서 보건복지부령으로 정하는 보건교육 관련 교과목 중 필수과목 5과목 이상, 선택과목 2과목 이상을 이수하고 전문학사 학위 이상을 취득한 자

2) 보건복지부령으로 정하는 보건교육 관련 교과목

구분	응시자격	제출서류
필수과목	보건교육학, 보건학, 보건프로그램개발 및 평가, 보건교육방법론, 보건교육실습, 조사방법론, 보건사업관리, 보건의사소통, 보건의료법규	총 9과목 및 총 22학점 이수
선택과목	해부생리, 보건통계, 보건정보, 인간발달론, 사회심리학, 보건윤리, 환경보건, 역학, 질병관리, 안전교육, 생식보건, 재활보건, 식품위생, 정신보건, 보건영양, 건강과 운동, 구강보건, 아동보건, 노인보건, 학교보건, 산업보건, 지역사회보건	총 4과목 및 총 10학점 이수

3) 다음 각 호에 해당하는 자는 응시할 수 없습니다.
- 금치산자 또는 한정치산자
- 파산선고를 받은 자로서 복권되지 아니한 자
- 금고 이상의 실형의 선고를 받고 그 집행이 종료되지 아니하거나 그 집행을 받지 아니하기로 확정되지 아니한 자
- 법률 또는 법원의 판결에 의하여 자격이 상실 또는 정지된 자

3. 시험시간표

◆ 보건교육사 1급

구분	시험과목(문제수)	시험형식	시험시간	합격기준
1교시	1. 보건프로그램개발 및 평가 (20) 2. 보건교육방법론 (20) 3. 보건사업관리 (20)	객관식	09:00~10:15 (75분)	각 과목 4할 이상, 전 과목 총점의 6할 이상을 득점

◆ 보건교육사 2급

구분	시험과목(문제수)	시험형식	시험시간	합격기준
1교시	1. 보건프로그램개발 및 평가 (25) 2. 보건교육방법론 (20) 3. 보건사업관리 (20) 4. 보건의료법규 (20)	객관식	09:00~10:20 (80분)	각 과목 4할 이상, 전 과목 총점의 6할 이상을 득점
2교시	1. 조사방법론 (25) 2. 보건의사소통 (25) 3. 보건학 (20) 4. 보건교육학(25)	객관식	10:50~12:20 (90분)	

◆ 보건교육사 3급

구분	시험과목(문제수)	시험형식	시험시간	합격기준
1교시	1. 보건프로그램개발 및 평가 (30) 2. 보건학 (30) 3. 보건교육학 (30) 4. 보건의료법규 (20)	객관식	09:00~10:40 (100분)	각 과목 4할 이상, 전 과목 총점의 6할 이상을 득점

※ 보건의료법규 : 「의료법」, 「국민건강증진법」, 「지역보건법」, 「감염병의 예방 및 관리에 관한 법률」, 「국민건강보험법」, 「학교보건법」과 그 시행령 및 시행규칙

Structure

체계적으로 편장을 구분한 후 해당 단원에서 필
수적으로 알아야 할 내용을 정리하여 수록했습니
다. 출제가 예상되는 핵심적인 내용만을 학습함
으로써 단기간에 학습 효율을 높일 수 있습니다.

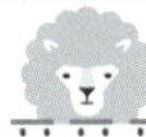

기출문제 분석을 통해 출제가 예상되는 문제를
엄선하여 수록하였습니다. 매 문제 상세한 해설
을 달아 문제풀이만으로도 개념학습이 가능하도
록 하였습니다.

Contents

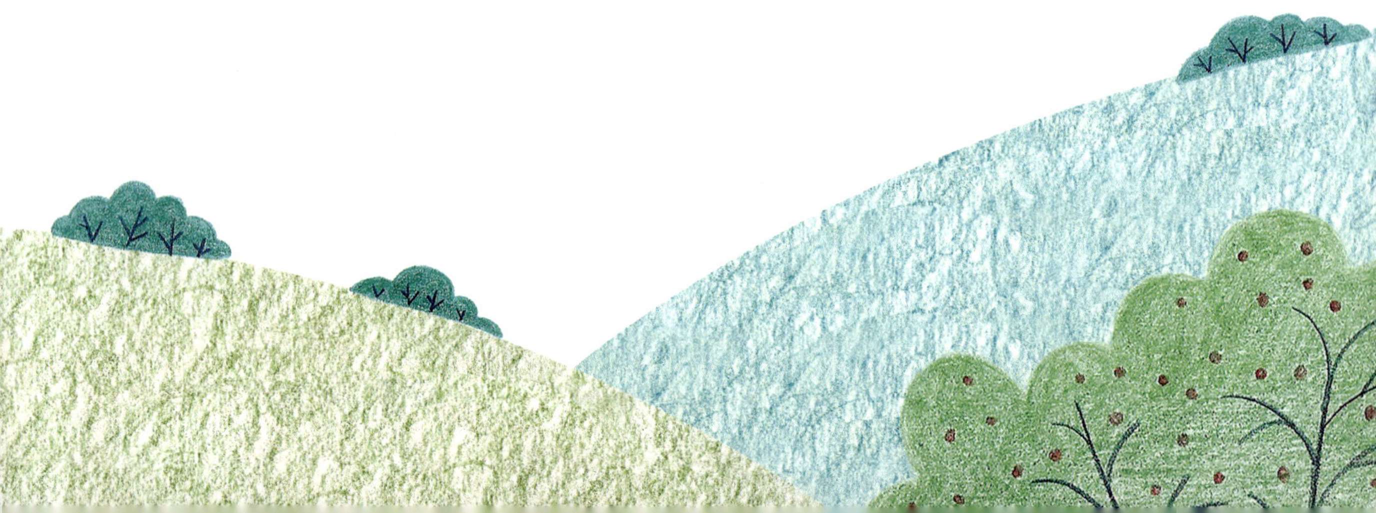

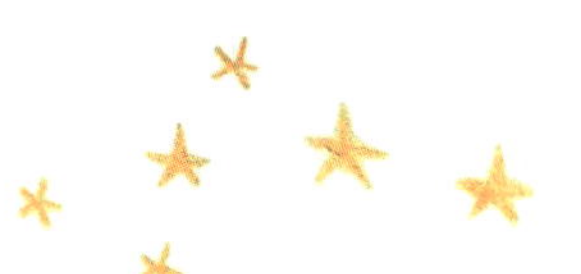
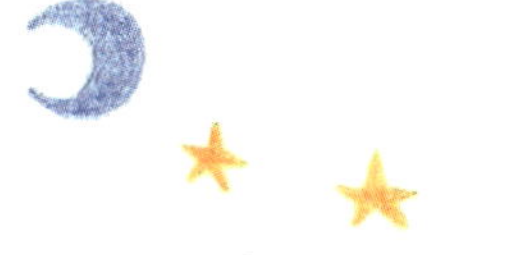

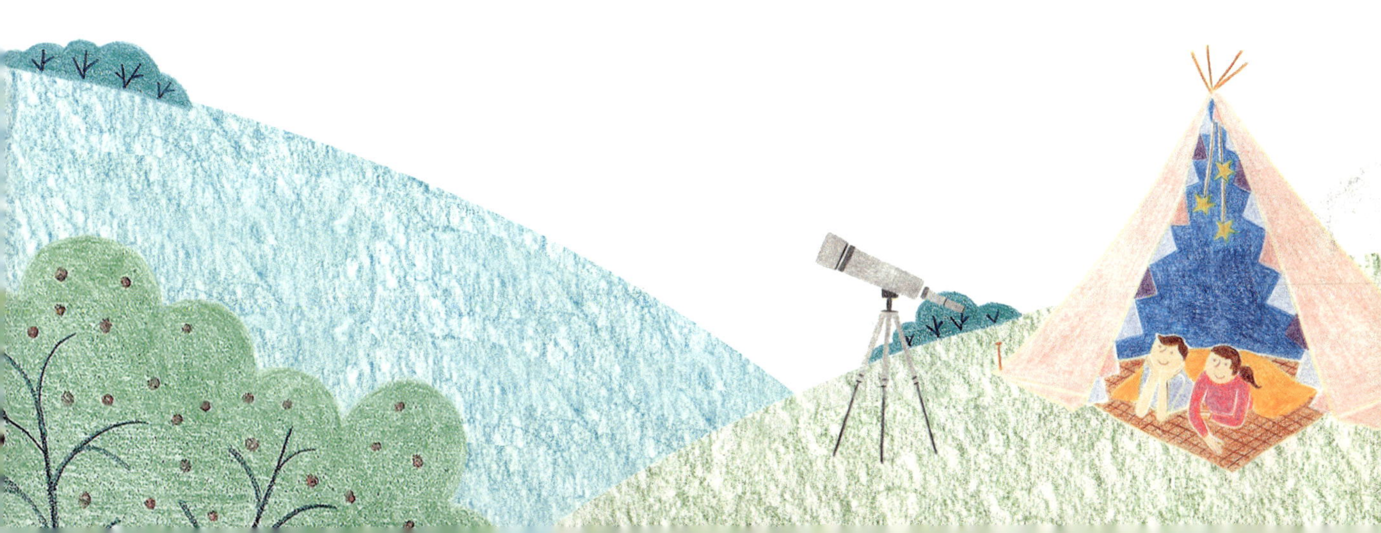

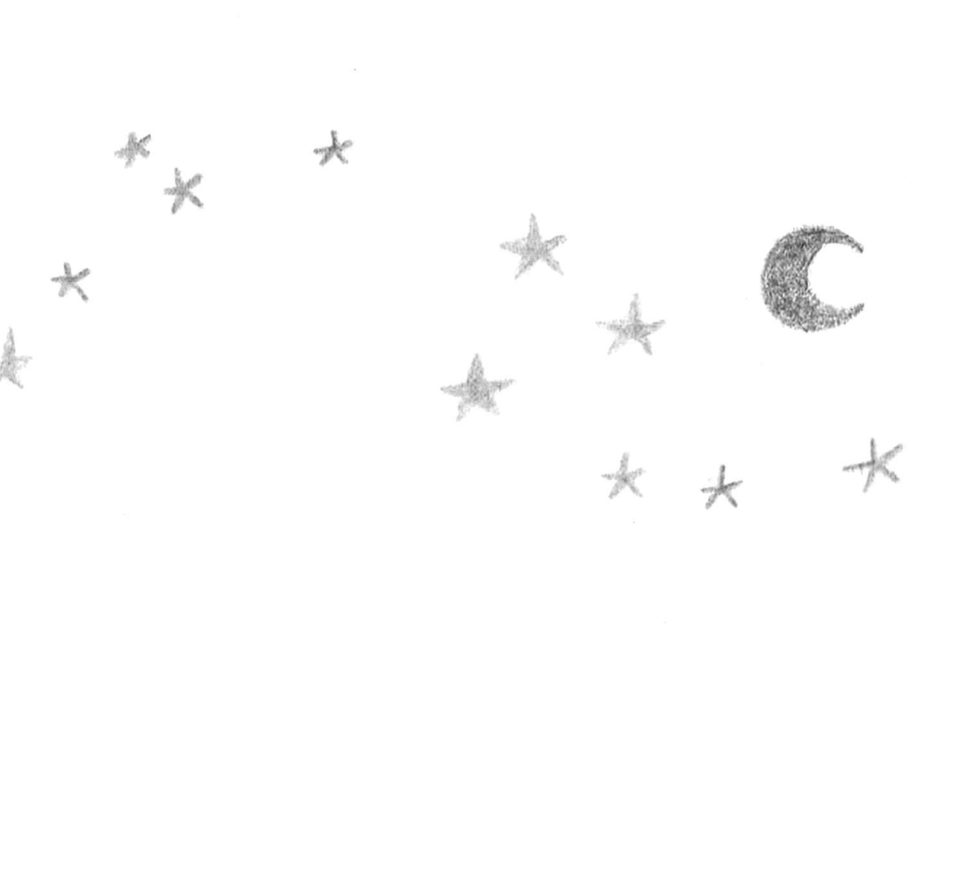
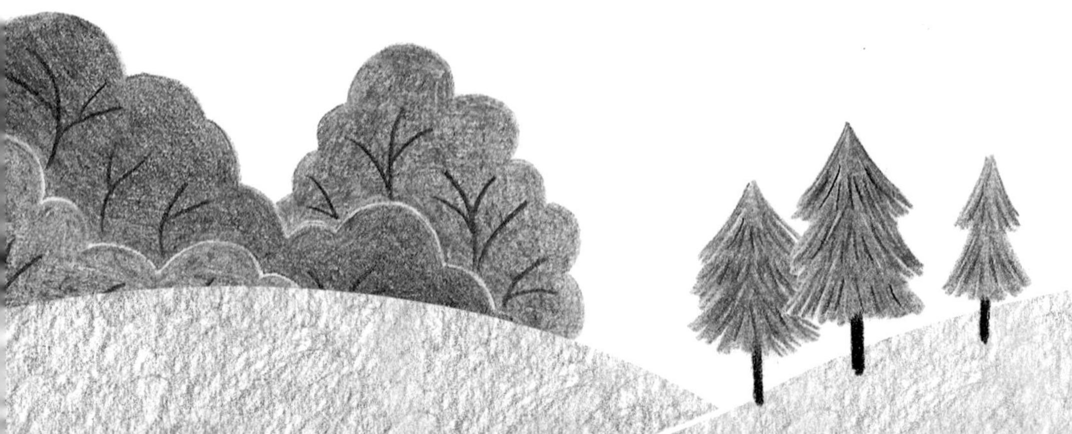

Ⅰ

보건학

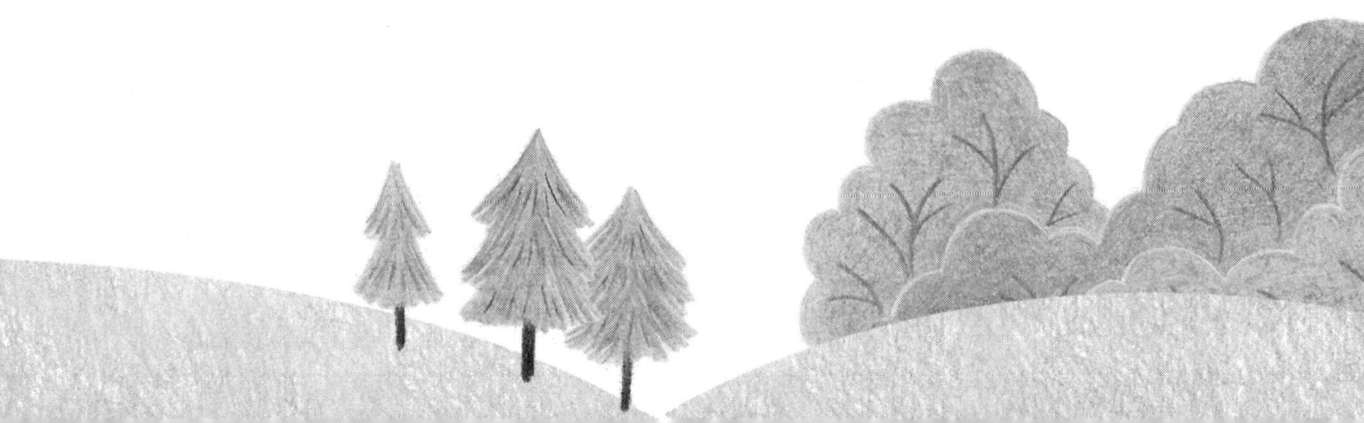

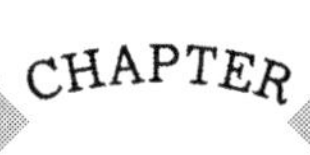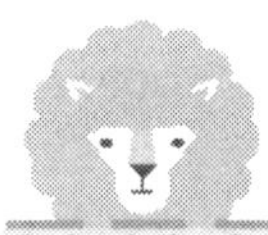

CHAPTER 01 보건학의 이해

1 건강과 질병

1. 건강의 개념(WHO)

① **고전적 정의**(1948.04.07.) … "건강이란 단순히 질병이 없고 허약하지 않을 뿐 아니라 신체적·정신적 및 사회적으로 안녕한 상태"를 말함
⇒ **사회적 안녕의 정의** … "국가적으로 사회보장제도나 사회복지제도가 잘 실현되어 복잡한 사회환경 속에서도 각자의 기능과 역할을 충실히 수행해 나갈 수 있는 만족스런 상태"

② **현대적 추가개념**(1998.04.08., WHO 창립 50주년 기념) … 과거의 건강은 정적인 상태를 의미했으나, 오늘날은 역동적이고 보다 적극적인 건강개념이 추가되었고 최근에는 마음의 건강이나 영혼의 건강까지 포함하고 있음

2. 건강의 지표

① WHO의 건강수준 3대 비교지표
  ㉠ 조사망률
  ㉡ 평균수명
  ㉢ 비례사망지수

② WHO의 보건봉사활동지표
  ㉠ 영아사망률
  ㉡ 감염병사망률
  ㉢ 의료봉사자수 및 병상수

③ **영아사망률** … 지역사회 보건수준을 나타내는 대표적인 지표
  ㉠ 영아기는 성인에 비해 비위생적 환경에 예민하게 영향을 받는 시기
  ㉡ 12개월 미만의 일정 연령군으로, 일반사망률에 비해 통계적인 유의성이 큼

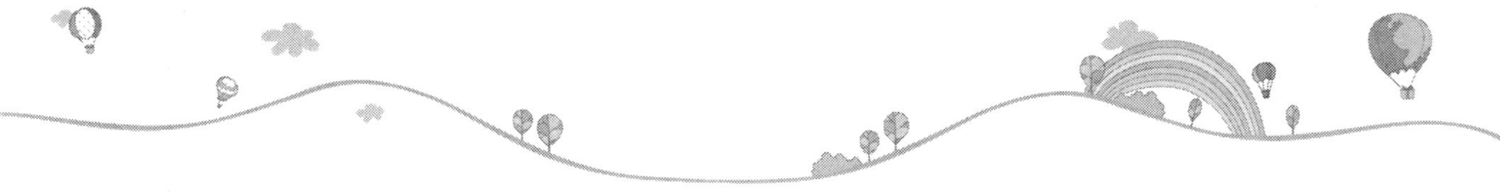

3. 의료이용 모형

(1) Schuman 모형

① **증상경험**(Symptom Experience)
    ㉠ 무엇인가 잘못되었다는 인지
    ㉡ 약을 먹거나 민속요법 등을 시행
    ㉢ 저절로 해결, 진료 또는 지연으로 심각하게 발전

② **환자역할의 시작**(Assumption of The Sick Role)
    ㉠ 본인과 주위에서 '아프다'는 것을 인정
    ㉡ 가족, 친지, 이웃에 대한 비전문가적 의뢰

③ **의료인과의 접촉**(Medical Care Contact)
    ㉠ 의료전문가의 물색(환자–의사 관계의 구성)
    ㉡ 비전문가적 의뢰체계는 계속 작용

④ **의존적 환자역할**(Dependent Patient Role) ··· 의존적 환자–의사 관계를 구성

⑤ **회복 또는 재활**(Recovery or Rehabilitation) ··· 정상적인 사회생활로 돌아감

(2) Parson의 환자역할(Sick Role Behavior) 모형

① 환자는 정상적인 사회적 역할에서 면제

② 환자의 사회적 일탈(Deviance)상태에 대한 책임이 없음

③ 환자는 나아지려고 노력할 의무가 있음

④ 환자는 능력이 있는 자의 도움(Competent Help)을 구해야 하며 의사에게 협조해야 함

(3) Andersen 모형

① **소인성 요인**(Predisposing Factor) ··· 질병발생 이전에 존재하는 것이며, 보건의료정책이나 보건사업에 관계없이 개인의 의료이용에 영향을 미치는 변수들로서 성, 연령, 교육수준, 결혼상태 등이 있음
    ㉠ 인구학적 변수 : 성, 연령, 결혼상태 등
    ㉡ 사회구조적 변수 : 직업, 교육정도, 인종 등
    ㉢ 개인의 건강믿음 : 질병과 보건의료에 대한 태도

② **가능성 요인**(Enabling Factor) ··· 개인의 의료이용을 가능케 하여 의료서비스에 대한 필요를 충족시키는 요인으로 소득·의료보상수혜 등의 개인적 변수와 의료기관과의 거리, 의료이용 소요시간 등의 지역변수들이 포함
    ㉠ 가족자원 : 가구소득, 재산, 의료보험 등
    ㉡ 지역사회자원 : 의료자원, 의료기관까지의 교통시간 등

③ **필요성 요인**(Need Factor) … 개인이 인식하는 요구로 상병의 존재나 상병발생을 인지하는 것을 말하는데, 의료이용의 가장 직접적인 요인이 될 수 있음
 ㉠ 환자가 느끼는 필요
 ㉡ 의학적 필요

2 보건학의 이해

1. 공중보건의 정의

(1) 일반적 정의

① **협의의 개념** … 감염병의 만연을 방지하기 위해 개인위생에 중점을 둔 환경위생학
② **광의의 개념** … 건강과 관련이 있는 제반 사회요인을 다루는 현대의 공중보건학

(2) 학자별 정의

① **C.E.A Winslow**(미국, 예일대 교수)
 ㉠ 공중보건의 정의 : 조직적인 지역사회의 노력을 통한 질병예방, 생명연장, 육체적 · 정신적 효율 증진을 위한 활동을 말함
 ㉡ 구체적인 노력의 내용
  • 환경위생 관리
  • 감염병 관리
  • 개인위생에 관한 보건교육
  • 질병의 조기발견, 조기진단을 위한 의료, 간호사업의 체계화
  • 자신의 건강유지에 적합한 생활수준을 보장받도록 사회제도의 개선
② **Disraeli**(1804~1881, 영국 수상) … 공중보건을 인간의 행복과 국력의 기본으로 규정짓고, 공중보건에 관한 관심은 정치가로서 제일 중요한 임무라고 보았음

2. 우리나라 공중보건의 역사

(1) 삼국시대 및 통일신라시대

① **고구려**
 ㉠ 사의라는 제도가 있어 왕실의료를 담당
 ㉡ 중국 오나라로부터 의학서적을 도입

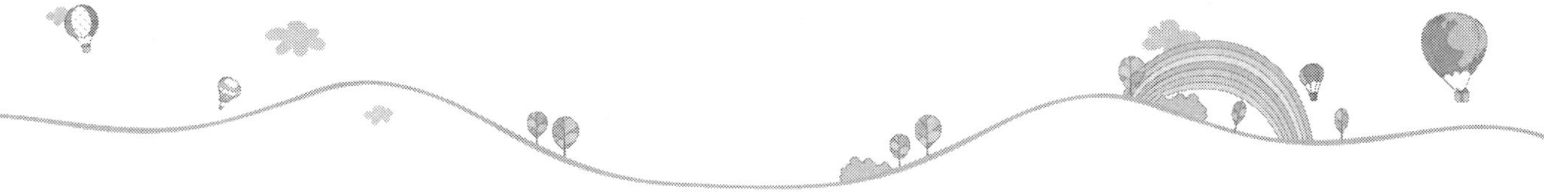

② **백제**
- ㉠ **약부**(藥部) : 내관에 소속되어 있었는데, 단순히 약물만을 취급하는 것이 아니라 의약에 관한 일체의 업무를 관리하였던 기관
- ㉡ **의박사**(醫博士), **채약사**(採藥師), **주금사**(呪噤師) : 의박사는 의학을, 채약사는 주로 약초를 다루었고, 이는 의약이 분화되어 있음을 의미. 또한 주금사는 주문을 외워 병을 치료

③ **신라, 통일신라**
- ㉠ 통일신라시대에는 보명사(保命司), 공봉의사(供奉醫師), 내공봉의사(內供奉醫師), 승의(僧醫), 국의(國醫) 제도 등이 있었음
- ② 약전 : 의료행정을 담당한 기관으로, 경덕왕 때 보명사로 개명되었다가 다시 약전으로 바뀜
- ③ 내공봉의사 : 왕실의 진료를 맡은 시의였으며, 공봉의사(의관)는 약전에 근무

(2) 고려시대

① **주요내용** ··· 감염병 유행지역에 의원을 파견하고 약재를 보냈다는 기록이 있는 것으로 보아 의료의 조직화가 이루어졌음을 알 수 있으며, 이후 조선시대 보건의료에 많은 영향을 끼침

② **주요 보건의료기관**
- ㉠ **대의감** : 중앙의 의약을 총괄
- ㉡ **상약국** : 궁내의 어약(御藥)을 담당
- ㉢ **제위보** : 구료제도로 광종 14년에 설치하여 서민의 구료사업을 담당
- ㉣ **동서대비원**
  - 빈민의 질역자(감염병환자)를 구호하는 기관
  - 의복과 음식을 제공하고 의약을 공급하였으며, 감염병으로 죽은 시체를 처리
- ㉤ **혜민국** : 서민들의 구료를 맡은 관서로서, 예종 7년에 설치되어 충선왕 때는 사의서(司儀署) 소속으로 개편

(3) 조선시대

① **주요 내용** : 고려의 뒤를 이어 근대화된 보건의료체계를 갖추었으며, 최초로 서양의학이 도입

② **주요 보건의료기관**
- ㉠ **제생원** : 태종(1392년)때에 대민업무를 관장하고, 1406년에 의녀제도를 만들어 제생원에 근무하도록 함
- ㉡ **내의원** : 왕실의료기관
- ㉢ **전의감** : 일반의료행정과 의과고시를 담당
- ㉣ **혜민서** : 서민의 구료사업을 담당
- ㉤ **활인서** : 감염병환자의 치료 및 구호를 담당
- ㉥ **위생국**
  - 조선말기 서양의학이 도입되었으며, 이 때 비로소 근대적 의미의 보건행정기관이라 할 수 있는 위생국이 1895년 4월 17일에 공포된 내부분과 규정에 의하여 내부에 설치 됨

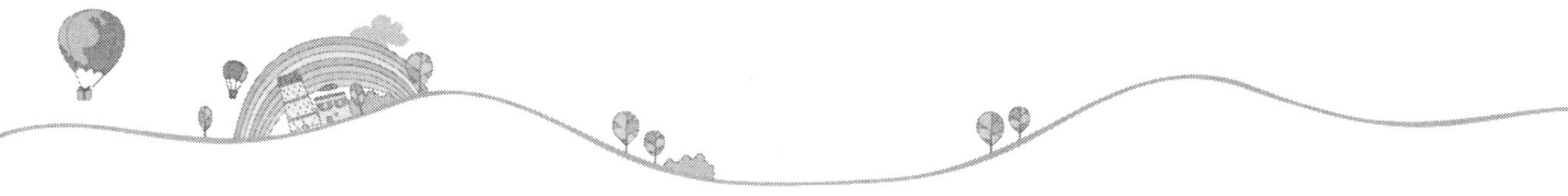

- 위생국에서는 감염병의 예방 및 의약업무를 담당하였으며, 이 때부터 본격적인 보건행정 활동 시작

(4) 일제 강점기

① 주요 내용
- ㉠ 보건행정이 경찰행정으로 일원화
- ㉡ 식민지 보건행정, 강권 보건행정이었음

② 주요 기구
- ㉠ 1910년 8월에 조선총독부 경찰국 내에 위생과가 신설(경찰위생행정)
- ㉡ 1911년 대한제국 최고의 보건의료기구였던 내부 지방국 위생과를 폐지하고, 업무를 경찰국 위생과로 이관하여 경찰에 의해 보건위생업무가 무단적으로 행해짐

(5) 미군정시대

① **주요내용** … 1945년 미국정령 1호로 "위생국"을 신설하고, 다시 미군정령 18호로 "보건후생국"으로 개칭하였고, 1년 후 "보건후생부(1946년)"로 개칭하여 광역 보건행정을 실시

② **발전** … 각 도에 보건후생부를 두어 광범위한 공중보건을 실시

(6) 정부수립이후

① 주요 내용
- ㉠ 1948년 남한 과도정부 수립 후 보건후생부는 폐지하고, 사회부 산하에 노동국, 후생국, 부녀국, 주택국, 보건국의 5개국으로 축소
- ㉡ 현대화된 보건의료체계를 갖춤

② 주요 연표
- ㉠ 1948년 : 8월 15일 대한민국 정부수립(보건후생부 폐지 → 사회부)
- ㉡ 1949년 : 정부조직법 개정으로 보건부 독립, 1실 3국(의정, 약정, 방역) 설치
- ㉢ 1955년 : 정부조직법 개정으로 보건부와 사회부가 통합하여 보건사회부로 개칭
- ㉣ 1994년 12월 : 보건사회부가 통합되어 보건복지부로 개편, 2실 2심의관 5국 설치
- ㉤ 2008년 2월 : 보건복지가족부로 개편(보건위생 · 방역 · 의정 · 약정 · 생활보호 · 자활지원 및 사회보장 · 아동 · 청소년 · 노인 · 장애인 및 가족에 관한 사무를 관장)
- ㉥ 2010년 3월 : 보건복지부로 개편되었으며 청소년, 가족 업무를 여성부로 넘김
- ㉦ 2013년 3월 : 보건복지부의 조직과 기능이 합리적으로 개편(4실 5국 14관 1대변인 64과)되었으며, 식품 · 의약품안전정책 기능이 식품의약품안전처로 이관
- ◎ 2015년 6월 : 4실(기획조정실, 보건의료정책실, 사회복지정책실, 인구정책실), 6국(건강보험정책국, 건강정책국, 보건산업정책국, 장애인정책국, 연금정책국, 사회보장위원회사무국), 14관 1대변인 64과

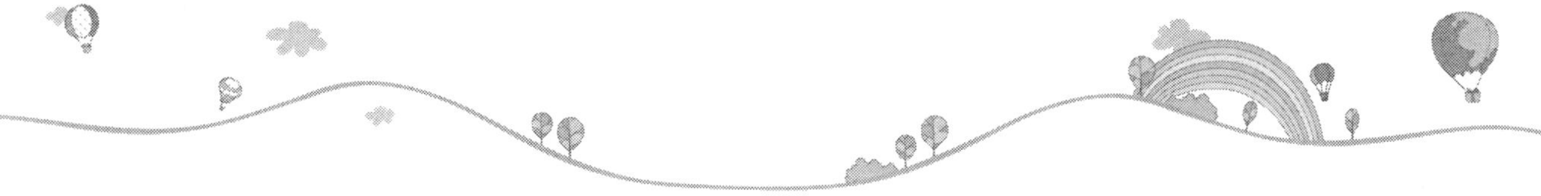

▶Tip◀ 우리나라 보건사업의 역사
- 1885년 : 최초의 서양병원인 광혜원 설립
- 1893년 : 세브란스 의학교, 경성 의학교 설립
- 1894년(고종 31년) : 위생과 설치
- 1897년 : 지석영 종두사업 실시
- 1931년 : Dr.Hall의 결핵요양원 설립
- 1946년 : 미 군정하에 위생시설과, 수의과 등 설립
- 1956년 : 보건소법의 제정, 시행
- 1962년 : 가족계획사업의 최초 시행
- 1977년 : 의료보험의 실시
- 1989년 : 전국민 의료보험의 실시

3. 서구의 공중보건의 역사

(1) 고대기(기원전~500년)

① **주요내용**

ㄱ 히포크라테스 : 장기설, 4액체설을 주장

ㄴ Galenus : Hygiene(위생)이란 용어를 최초로 사용

ㄷ 이집트 시대의 급·배수시설 흔적이 발견

ㄹ 희랍 시대에 Corpus Hippocrabi 전집(70권)이 편찬됨

ㅁ Babylonia를 지배한 Hammurabi 대왕의 법전이 편찬됨

ㅂ 로마 시대의 대규모적인 상·하수시설과 공동목욕탕 등 위생시설의 흔적이 발견됨

② **주요 질병발생이론**

ㄱ 장기설(고대 그리스 시대)

- 나쁜 공기에 의해 질병이 옮겨진다는 학설
- 세균이나 매개동물에 대한 지식이 발달되기 전에 유행하던 설로서, 콜레라가 오염된 물에 의한 것인지 나쁜 공기에 의한 것인지에 대하여 19세기에 논쟁이 붙었던 적이 있을 정도로 오랜 역사를 가지고 있음

ㄴ 4체액설

- 만물이 4개의 원소(물, 불, 흙, 공기)로 이루어졌듯이 신체는 4가지의 체액(혈액, 점액, 황담즙, 흑담즙)을 갖고 있으며, 이들이 신체의 성질을 결정하게 된다고 함
- 체액들이 서로 적당한 비례를 이룰 때 사람이 건강하다고 생각함

(2) 중세기(500~1500년)

① **의의**

ㄱ 감염병의 범발적 유행(Pandemic Transmission)으로 페스트, 나병, 콜레라 등이 폭발적으로 발생하고, 수많은 사람이 희생되었음

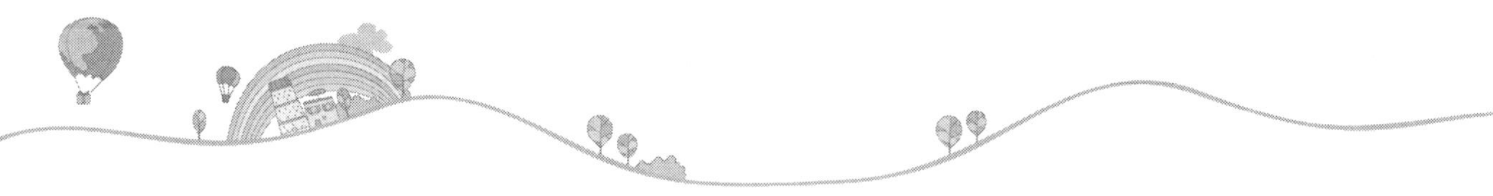

    ⓛ 최초의 검역법 제정시기

     • 1383년 마르세이유에 검역소가 설치됨

     • 마르세이유에서 페스트가 대유행(1347~1348년)했을 때 40일간 교통차단을 하였는데, 여기서 검역이 유래

② **주요내용**

   ㉠ 종교적 사상으로 선악설이 유행

   ⓛ 감염병의 범세계적 유행(Pandemic) : 페스트, 나병 등의 감염병이 범발적으로 발생

   ⓒ 방역의사, 빈민구제의사 활동이 활발 : 방역의사, 빈민구제의사, 경찰의 및 감정의 등의 활동이 활발했으며, 급수법, 시가 청소법 등을 제정

(3) 여명기(1500~1850년)

① **의의**

   ㉠ 요람기, 태동기라고도 하는데 문예부흥(1453~1600년)과 산업혁명(1760~1930년)으로 중세의 침체에서 벗어나 근대과학 기술이 태동하는 시기

   ⓛ 최초의 공중보건법이 제정(1848년, 영국)되고, 공중보건위원회(공중보건국)가 조직됨

② **주요내용**

   ㉠ 문예부흥기였으며, 프랑스혁명과 산업혁명이 일어났고, 공중보건 사상이 시작

   ⓛ Leeuwen Hook : 현미경을 발견

   ⓒ Petty William : 인구, 사망, 질병 등을 통계화

   ⓔ Ramazzini : 직업병에 대한 저서를 출간하였으며, 산업보건의 아버지로 불림

   ⓜ Frank : 보건학 최초의 저서인 [의사경찰체계(전 12권)]을 출간하였으며, 공중 산업보건학의 아버지이자 보건의학의 선구자

   ⓗ Jenner

    • 우두종두법을 개발(1798년)

    • 산업혁명과 도시화로 인한 노동자의 비위생적 집단생활, 교통의 발달로 감염병이 유행

   ⓢ Edwin Chadwick

    • 열병 환자 조사가 계기가 되어 1842년 보건정책조사위원회가 설치

    • 영국 노동자의 위생상태에 관한 보고서를 작성

   ⓞ 스웨덴 : 최초로 국세조사 실시(1749년)

   ⓩ 미국 : L.Shattuck가 1842년에 보건분야 지침서인 [Report Of Sanitary Commission Of Massachusetts]를 제출

(4) 확립기(1850~1900년), 근대기

① **의의**

   ㉠ 영국, 독일, 프랑스 등의 국가에서 세균학 및 면역분야에 대한 많은 업적들이 이룩되었으며, 예방의학적 사상이 확립된 시기

   ⓛ 보건소제도가 마련

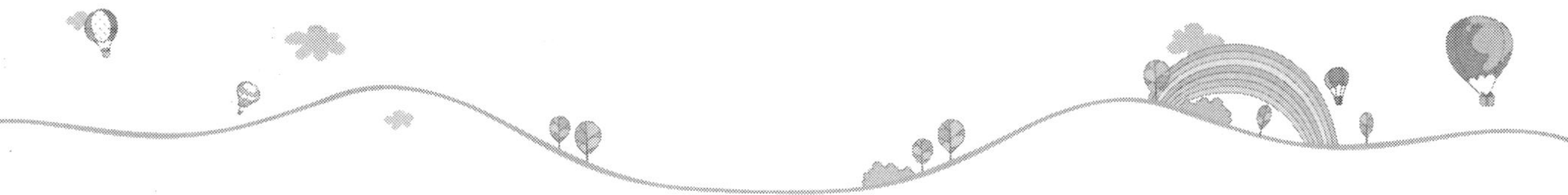

② **주요내용**

  ㉠ Bismark : 세계 최초로 근로자 질병보호법을 제정(1883년)한 사회보장제도의 창시자

  ㉡ John Snow : 영국의 John Snow가 작성한 콜레라에 관한 역학조사보고서(On the Mode Communica
    -tion Of Cholera,1855년)는 감염병 감염설을 입증하는 동기가 됨

  ㉢ Pettenkoffer : 독일 뮌헨대학에 위생학교실을 창립(1866년)하여 위생학 강의를 하고, 실험위생
    학을 확립

  ㉣ Pasteur
- Anthrax균, 닭 콜레라균, 광견병 항혈청을 발견
- 백조의 관 실험을 통해 장기설을 폐기
- 근대의학의 창시자

  ㉤ Koch
- 파상풍균, 결핵균, 콜레라균을 발견
- 발견세균학, 면역학을 발달시켜 근대 예방의학 발전의 기초를 마련

  ㉥ 오늘날 보건소제도의 효시 : 1862년에 영국 Liverpool시에서 Rathorne이라는 간호사에 의해 방
    문간호사업이 시작

  ㉦ Ehrlick : 매독치료제인 Salvarsan을 발명함으로써 화학요법이 시작

(5) 발전기(1900년 이후), 현대기

① **의의**

  ㉠ 지역사회 보건문제를 지역사회 보건관리와 국제적 차원에서 국가간의 협력을 통해 해결하고자
    WHO 등의 국제보건기구가 발전

  ㉡ 포괄적 보건의료제도의 발전기

② **주요내용**

  ㉠ 세계 최초로 보건부가 설치됨(1919년, 영국)

  ㉡ **사회보장제도의 발전** : 사회보장법이 1935년 미국에서 최초로 제정

  ㉢ **항생물질 출현** : 모성 및 유아사망률이 급격히 감소

  ㉣ 1942년
- 제 2차 세계대전 이후 영국에서는 "요람에서 무덤까지"라는 목표를 향해 사회보장제도(의료보
  험과 같은 보험제도나 의료보호와 같은 공적부조)가 발전
- 인구의 질적·양적 관리를 위한 모자보건이나 가족계획사업이 급진적으로 발전
- 악성신생물의 극복을 위한 유전공학적인 접근도 크게 발전

  ㉤ 1948년 : WHO가 설치(1948년 4월 7일)

  ㉥ 1972년
- UN 산하 유엔환경계획기구(UNEP)가 설립
- Stockholm에서 "The Only One Earth"라는 슬로건을 내걸고 인간환경선언을 함

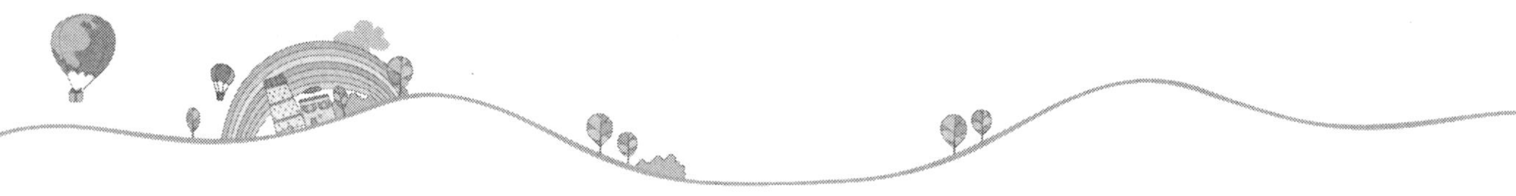

Ⓢ 1977~1978년
- WHO는 1977년 "Health For All By The Year 2000"라는 인류건강 실현목표를 설정
- 1978년 소련 알마아타(Alma-Ata)회의에서는 이를 실현하는 최선의 방법은 1차 보건의료(Primary Health Care)라는데 의견을 같이 함

Ⓞ 1986년 캐나다 오타와회의
- 건강증진에 관한 새로운 개념이 검토
- 호주 Adelaide(1989년, 제2차 회의), 스웨덴(1991년, 제3차 회의), 인도네시아 자카르타(1977년, 제4차 회의)에서 WHO와 인도정부가 공동 주최
- 건강의 결정요소와 21세기 건강증진에 도전하는 것들에 대한 대응전략 방향을 재검토

Ⓩ 1992년
- 브라질의 리오에서 소위 "지구환경정상회담"이라는 환경과 개발에 관한 유엔환경회의를 개최하여 리오선언 및 그 행동강령을 채택하는 등 지구환경보건을 위한 적극적인 노력을 함
- 생명공학, 유전공학이 발전

4. 신공중보건

(1) 신공중보건의 등장

질병양상이 과거의 감염병 시대에서 만성질환으로 바뀌어가면서 공중보건 시대에서 신공중보건 시대로 옮겨가고 있음. 신공중보건사업의 대표적인 것으로 건강증진 사업과 건강도시 사업이 있음

(2) 건강증진사업의 대두

구분	내용
영국	"리버풀 건강한 도시 만들기"계획을 수립하여 건강증진정책과 지역 파트너십으로 일하는 전략을 개발
미국	[Health People 2010] 및 [Health People]을 발간하여 건강증진 사업을 강력히 추진
캐나다	[Health Canada]라는 명칭 하에 건강증진 중심의 공중보건 사업을 전개
일본	1988년부터 건강가꾸기 사업이라는 이름하에 건강증진사업을 추진

(3) 신공중보건과 건강증진

신공중보건과 건강증진은 많은 전략을 공유하고 있으므로 신공중보건학의 국제적인 학문의 동향은 건강증진의 방향으로 가고 있음

③ 보건행정

1. 보건행정의 개관

(1) 정의

① 주요 학자의 정의

- ㉠ W.G. Smillie : 보건행정은 공적(Official) 또는 사적(Unofficial) 기관이 사회복지를 위하여 공중보건의 원리와 기법을 응용하는 것
- ② 허정 : "행정법학적 보건행정학의 개념, 행정학적 보건행정의 개념, 보건학적 보건행정학의 개념"을 정의내림
- ㉢ 권이혁 : 보건행정은 공중보건의 원리와 기술을 행정조직을 통하여 일반대중의 생활 속으로 도입하는 사회적인 과정(협의)
- ㉣ 양재모 : 보건행정은 인구집단의 건강유지와 향상이라는 공동의 목표를 달성하기 위하여 합리적으로 행동하는 과정(광의)

② 일반적 정의 ⋯ 보건행정은 "공중보건의 목적을 달성하기 위하여 공중보건의 원리를 적용하여 행정조직을 통하여 행하는 일련의 기술적이며 과학적인 행정과정"

(2) 특징

① 일반적 특징

- ㉠ 보건행정의 목적은 지역사회 주민의 건강증진에 있다.
- ㉡ 지역사회 주민의 욕구와 수요를 반영하며 시대와 환경의 변화에 부응하여야 한다.
- ㉢ 국가나 지방자치단체가 주도적으로 업무를 관장한다.
- ㉣ 관리적 측면에서 볼 때 보건의료사업을 기획·집행 및 통제함으로써 국민의 건강증진을 달성하는 기능을 수행한다.
- ㉤ 공행정으로서의 역할을 강화하고 공익성을 확대해 나가야 한다.

② 관리적 특징

- ㉠ 공공성 및 사회성
  - 보건행정은 국민건강의 유지·증진을 위한 조직화된 지역사회의 노력이므로 공공복지와 집단적 건강을 추구, 따라서 이윤추구에 몰두하는 사행정과는 다름
  - 행정행위가 사회전체 구성원을 대상으로 한 사회적 건강향상에 있으므로 사회행정적 성격을 띠고 있음

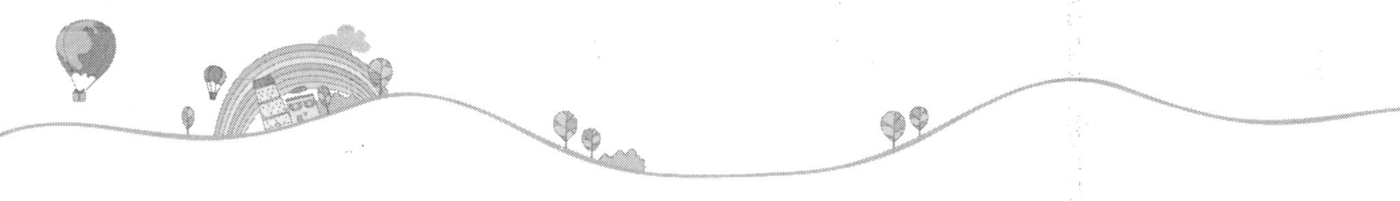

    ⓒ 봉사성
- 행정국가의 개념이 과거 보안국가로부터 복지국가의 개념으로 변화됨에 따라 공공행정이 소극적인 질서유지로부터 국민의 행복과 복지를 위해 직접 개입하고 간섭하는 봉사행정으로 바뀌게 됨
- 대표적 예가 사회보장에 관한 것이며, 보건행정도 넓은 의미에서 국민에게 적극적으로 봉사하는 봉사행정

    ⓒ 조장성 및 교육성 : 오늘날의 행정은 자치행정, 조장행정, 지방행정이다. 따라서 보건행정은 지역사회 주민의 자발적인 참여 없이는 그 성과를 기대하기 어려우므로 지역사회 주민을 위한 교육 또는 조장으로 목적을 달성

    ⓔ 과학성 및 기술성
- 보건행정은 사람과 관련된 분야이기 때문에 과학과 기술의 확고한 기초 위에만 성립 가능
- 보건행정에 이용되는 과학과 기술은 이용도(Availability)와 적용도가 높아야 하기 때문에 비교적 가격이 저렴하고 장치가 간단하며 조작이 용이해야 함

2. 보건행정의 범위

(1) 개요

기본적으로 보건행정의 범위는 국가에 따라 다르나 주로 보건교육, 보건통계, 보건간호, 학교보건, 산업보건, 모자보건, 구강보건, 감염병관리 및 역학, 정신보건, 보건검사, 환경위생, 식품위생, 영양개선, 성인병관리, 지역사회보건, 국제보건사업 등이 있다.

(2) 세계보건기구(WHO)의 보건행정 범위

① 보건관계 기록의 보존

② 대중에 대한 보건교육

③ 환경위생

④ 감염병관리

⑤ 모자보건

⑥ 의료

⑦ 보건간호

(3) 미국 공중보건협회의 보건행정 범위

① 보건자료의 기록과 분석

② 보건교육과 홍보

③ 감독과 통제

④ 직접적 환경서비스

⑤ 개인 보건서비스의 실시

⑥ 보건시설의 운영

⑦ 사업과 자원 간의 조정

3. 보건행정의 관리과정(Gulick의 POSDCoRB)

(1) 주요 특징

① 정치 · 행정이원론(원리주의)

② 최고관리자 기능

③ 하향식 관리

(2) POSDCoRB의 내용

① **기획**(Planning) ··· 정해진 목표나 정책의 합리적 운용을 위한 사전준비활동

② **조직화**(Organizing) ··· 인적, 물적 자원 및 구조를 편제하는 과정

③ **인사**(Staffing) ··· 조직 내 인적 자원을 임용 · 배치 · 관리하는 활동

④ **지휘**(Directing) ··· 목표달성을 위한 지침을 내리는 과정

⑤ **조정**(Coordinating) ··· 행정통일을 이룩하기 위해 집단적 활력을 도모하는 활동

⑥ **보고**(Reporting) ··· 보고하고 보고받는 과정

⑦ **예산**(Budgeting) ··· 예산을 편성 · 관리 · 통제하는 제반활동

4. 보건행정조직

(1) 중앙보건행정조직 : 중앙보건행정의 주무관청은 보건복지부

① **보건복지부 주요 업무**
  - ㉠ 정부조직법에 따라 보건위생, 방역, 의정, 약정, 생활보호, 자활지원, 사회보장, 아동(영유아 보육 포함), 노인 및 장애인에 관한 사무를 관장하여 국민보건의 향상과 사회복지의 증진을 꾀하는 정부의 중앙보건행정조직
  - ㉡ 지방자치단체와 보건소에 대한 사업감독기능을 함

② **보건복지부 소속기관 및 관련기관**
  - ㉠ **소속기관** : 질병관리본부, 국립소록도병원, 오송생명과학단지지원센터 및 국립망향의동산관리원, 국립정신건강센터 · 국립나주병원 · 국립부곡병원 · 국립춘천병원 · 국립공주병원 · 국립마산병원 · 국립목포병원 및 국립재활원
  - ㉡ **관련기관** : 보건소, 식품의약품안전처, 국립건강보험공단, 국민연금관리공단, 건강보험심사평가원 등

③ **보건복지부의 변천** … 사회부(1948~1955) → 보건부(1949~1955) → 보건사회부(1955~1994) → 보건복지부(1994~2008) → 보건복지가족부(2008~2010.3) → 보건복지부(2010.3.19)

(2) 지방보건행정조직

① **보건소**(지역보건법 제10~11조)
  ㉠ 지역주민의 건강을 증진하고 질병을 예방·관리하기 위하여 시·군·구에 대통령령으로 정하는 기준에 따라 해당 지방자치단체의 조례로 보건소(보건의료원 포함. 이하 같다)를 설치
  ㉡ 동일한 시·군·구에 2개 이상의 보건소가 설치되어 있는 경우 해당 지방자치단체의 조례로 정하는 바에 따라 업무를 총괄하는 보건소를 지정하여 운영 가능
  • 건강 친화적인 지역사회 여건의 조성
  • 지역보건의료정책의 기획, 조사·연구 및 평가
  • 보건의료인 및 「보건의료기본법」 제3조제4호에 따른 보건의료기관 등에 대한 지도·관리·육성과 국민보건 향상을 위한 지도·관리
  • 보건의료 관련기관·단체, 학교, 직장 등과의 협력체계 구축
  • 지역주민의 건강증진 및 질병예방·관리를 위한 다음의 지역보건의료서비스의 제공
  −국민건강증진·구강건강·영양관리사업 및 보건교육
  −감염병의 예방 및 관리
  −모성과 영유아의 건강유지·증진
  −여성·노인·장애인 등 보건의료 취약계층의 건강유지·증진
  −정신건강증진 및 생명존중에 관한 사항
  −지역주민에 대한 진료, 건강검진 및 만성질환 등의 질병관리에 관한 사항
  −가정 및 사회복지시설 등을 방문하여 행하는 보건의료사업
② **보건지소** … 보건소의 업무수행을 위해 필요하다고 인정될 때 대통령령에서 정하는 기준에 따라 지방자치단체의 조례로 설치 가능
③ **보건진료소** … 의사가 배치되어 있지 아니하고 계속하여 의사를 배치하기 어려울 것으로 예상되는 의료 취약지역에서 보건진료 전담공무원으로 하여금 의료행위를 하게 하기 위하여 시장·군수가 설치·운영하는 보건의료시설

5. 국제보건기구

(1) 세계보건기구(WHO)

① **특성**
  ㉠ 보건·위생 분야의 국제적인 협력을 위하여 1948년 4월 7일에 설립한 UN(United Nations:국제연합) 전문기구
  ② 국제보건분야의 전문가 단체
② **목적** … 세계의 모든 사람들이 가능한 한 최고의 건강 수준에 도달하는 것

③ **지역사무소**

　㉠ **특성**

　　• 모두 6개의 지역사무소가 있음

　　• 우리나라는 1949년 65번째로 서태평양 지역에 가입

　㉡ **종류**

　　• 동지중해지역 : 이집트의 알렉산드리아에 위치

　　• 동남아시아지역 : 인도의 뉴델리에 위치(북한 가입)

　　• 서태평양지역 : 필리핀의 마닐라에 위치(우리나라 가입)

　　• 범미주지역(남북아메리카 지역 : PAHO) : 미국의 워싱턴 D.C에 위치

　　• 유럽지역 : 덴마크의 코펜하겐에 위치

　　• 아프리카지역 : 콩고의 브라자빌에 위치

④ **주요기능**(세계보건기구 헌장 제 2조)

　㉠ 국제 검역대책을 세움

　㉡ 각종 보건문제에 대해 협의하고, 규제 및 권고안을 제정

　㉢ 식품, 약물 및 생물학적 제재에 대한 국제적 표준화를 정함

　㉣ 과학자 및 전문가들의 협력에 의한 과학의 발전사업을 수행

　㉤ 보건통계자료 수집 및 의학적 조사 · 연구사업을 수행

　㉥ 공중보건과 의료 및 사회보장 향상 사업을 수행

　㉦ 회원국의 요청이 있을 경우 의료봉사를 수행

　㉧ 모자보건의 향상을 도움

　㉨ 감염병을 관리

　㉩ 진단검사 기준을 확립

　㉪ 환경위생 및 산업보건 개선사업을 수행

　㉫ 재해를 예방

　㉬ 정신보건 향상을 위해 힘씀

　㉭ 보건요원의 훈련 및 기술협력사업을 수행

(2) **국제연합아동기금**(United Nations Children's Fund : UNICEF)

① **특성** … 전쟁피해 아동의 구호와 저개발국 아동의 복지향상을 목적으로 1946년에 설치된 국제연합 특별기구

② **주요 활동**

　㉠ 소아보건 및 모자보건을 위한 사업 전개

　㉡ 아동의 긴급구호 및 보건 · 영양 · 교육 · 직업훈련 · 가정과 복지 등에 관한 여러 계획 보조

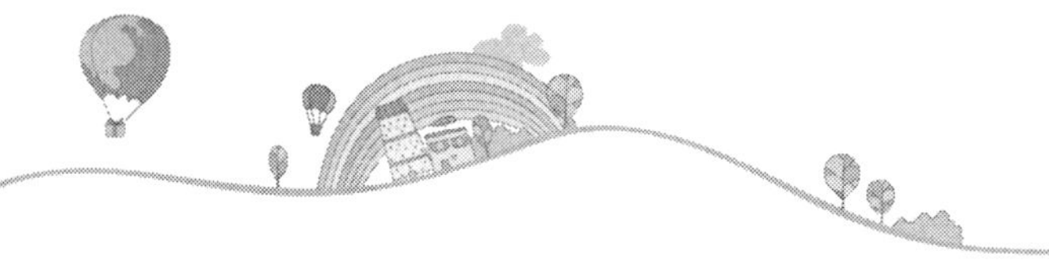

1. 보건의료체계

(1) 개념

보건의료체계는 의료전달체계의 상위개념으로 국가의 인적·물적 보건의료자원의 이용과 공급의 총체적 제도 및 시설을 의미

(2) 보건의료체계의 구성요소(5가지)

① **보건자원의 개발** ··· 시설, 장비, 물자, 인력, 지식

② **자원의 조직화** ··· 자원의 구성과 배치

③ **보건의료 서비스의 공급** ··· 보건의료 서비스 제공, 의료전달체계

④ **경제적 지원** ··· 외국지원, 정부공공지원

⑤ **관리** ··· 기획, 조직, 조정, 통제, 평가

(3) 우리나라 보건의료체계의 특성

① 민간의료 부분에서 높은 의존도

② 보건행정체계의 이원적 구조

③ 보건의료체계 상호간의 기능적 단절성

④ 공공보건 부분의 취약성 등

(4) 보건의료자원

① **개념** ··· 보건의료체계의 투입요소로 행정활동, 진료활동의 근거가 되는 유형·무형의 자원요소

② **보건의료 자원의 내용**
    ㉠ 보건의료 인력(Manpower)
    ㉡ 보건의료 시설(Facilities)
    ㉢ 보건의료 장비 및 물자(Equipment and Supplies)
    ㉣ 보건의료 지식(Knowledge)

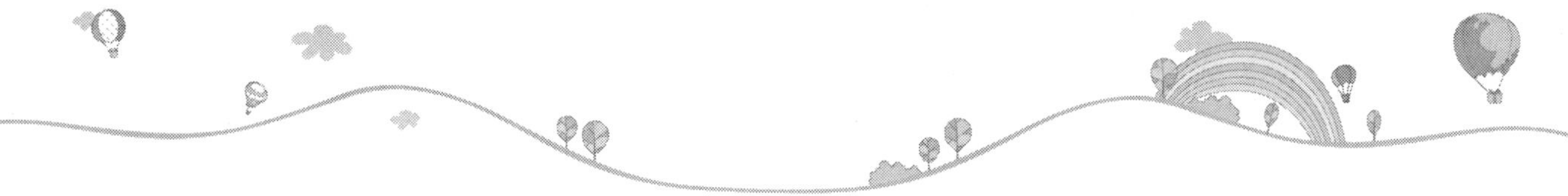

2. 포괄적 보건의료(Comprehensive Health Care)와 1차 보건의료(Primary Health Care)

(1) 포괄적 보건의료

Grant가 제창하였다. 지역사회 인구집단을 대상으로 건강증진, 질병예방, 의료 및 재활의 매개가 유기적으로 종합된 활동을 중심으로 주민의 건강을 향상시키는 데 필요한 다각적인 조치를 통해 접근하는 것을 말한다.

(2) 1차 보건의료

① **의의**
  ㉠ 1978년 9월 소련의 알마아타에서 WHO와 UNICEF 주최로 2000년까지 전 인류가 1차 보건의료를 제공받도록 각국 정부가 노력할 것을 결의(알마아타 선언)
  ㉡ 대두배경
    • 기본권 보장 필요성 : 많은 인구가 적절한 의료혜택을 받지 못 함
    • 불평등한 자원분배 : 의료자원이 불균형
    • 포괄적 보건의료의 필요 : 치료 중심의 의료체계는 인류의 건강증진에 효과적이지 못 함
    • 지역사회의 참여의식 : 건강유지를 위해 지역사회 시민들의 참여가 필수적

② **기본개념**
  ㉠ 필수적 보건의료로써 실질적·과학적이며 사회적으로 받아들일 수 있는 방법과 기량을 바탕으로 지역사회 주민의 적극적인 참여하에 개인, 가족단위 모두가 쉽게 이용할 수 있어야 함
  ㉡ 국가 보건의료체계의 중추적 기능 및 핵심이 되어야 하며, 지역사회 전체 개발정책의 일환으로 유지되어야 함
  ㉢ 지역사회의 최말단까지 개인 또는 가족단위, 더 나아가 지역사회와 최초로 접하는 요소
  ㉣ 지역사회의 최첨단인 마을 단위의 건강보호에 주목표를 두고, 치료는 물론 예방, 환경위생, 더 나아가 신체적·정신적 안녕을 가져오는 건강에 생활의 질적 향상을 가져오는 모든 활동까지 포함

③ **특징**
  ㉠ 보건의료기관의 활동
  ㉡ 질병예방이 우선
  ㉢ 주로 공공보건 의료기관이 중심이 됨
  ㉣ 인류의 건강실현이 궁극적인 목표
  ㉤ 양질의 의료를 저렴하게 제공(접근성 향상)
  ㉥ 지역주민이 처음 접하는 보건의료사업

④ **내용**
  ㉠ 지역사회의 건강문제 규명과 관리
  ㉡ 식량공급과 영양증진
  ㉢ 안전한 물의 공급과 환경위생

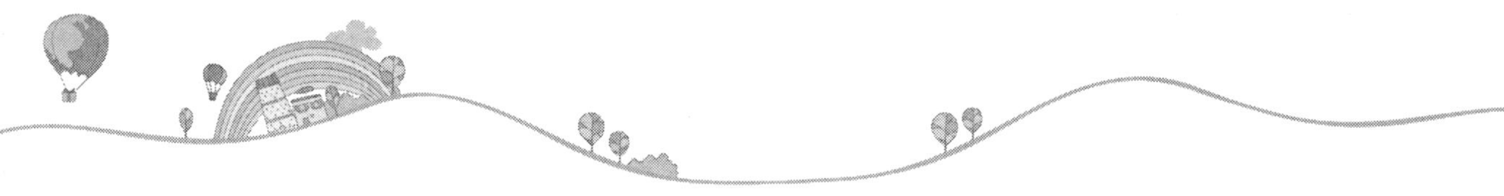

② 모자보건사업

⑩ 감염병 예방 및 관리

⑪ 일상적인 질환과 상해에 대한 치료

⑥ 정신보건 증진

⊙ 기본 의약품의 제공

> **Tip** 1차 보건의료활동 : 전통적 보건활동을 의미하며, 지역사회보건의 실천적 원리
> 2차 보건의료활동 : 전문보건의료의 활동이 요구 됨
> 3차 보건의료활동 : 환자의 재활 및 사회복귀, 노인성 질환관리 등

3. 보건의료전달체계

(1) 개념

보건의료체계의 하위개념으로 실제로 의료가 공급자에서 소비에게 전달되는 과정을 의미하며, 보건서 비스의 전달에 관련되어 배분되는 모든 사회조직과 배분을 의미

(2) 우리나라의 의료전달체계 수립의 필요성

① 병원과 의원의 불분명한 기능분담

② 전문의와 일반의의 미흡한 기능분화

③ 공공의료기관의 기능마비

④ 불균형한 의료자원의 지역적 분포

⑤ 후송의료체계의 결여

⑥ 공공의료조직 관리의 다원화

⑦ 지역보건기획의 결여

⑧ 교통수단의 발달

⑨ 의료공급을 위한 무의촌 해소, 의료균점 문제 등 의료전달체계의 수립에 대한 무관심

(3) 유형

① **자유방임형 의료체계**

　㉠ 전통적으로 개인의 자유와 능력을 최대한 존중하여 기업정신에 따라 민간주도의 형태로 의료
　　가 전달되는 체계

　㉡ 적용국가 : 우리나라, 미국 등

　㉢ 특징

　　• 보건의료의 생산이 경제적 이익이 있을 때 활발

　　• 국민의 의료인이나 의료기관 선택이 자유로움

　　• 정부의 통제는 극히 제한적이어서 의료인도 자유경쟁 속에서 효과적으로 운영이 가능하고 의
　　　료수준의 질도 높음

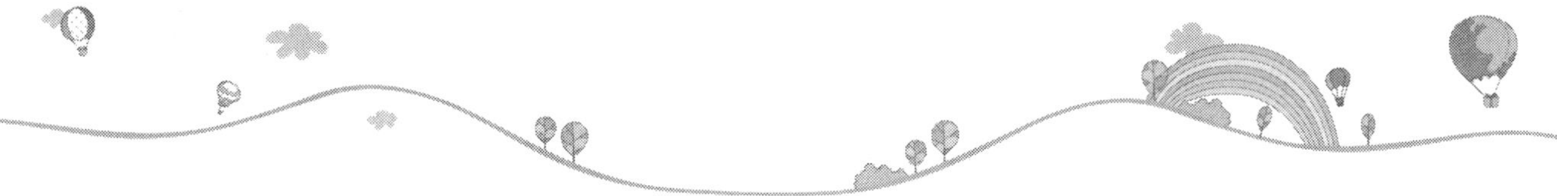

  ② 문제점
   • 지역 간 불균형 현상이 심하고, 의료비가 매우 높음
   • 생산된 의료를 조직화하는 과정에서 정부의 통제는 최대한 배제되며 민간조직에 일임되는 경우가 많음
   • 국가의 보건의료에 대한 통제는 민간부문에서 하기 어려운 부분에만 국한되어 있음
   • 민간의료전달의 영향력이 강해 의료인의 양성, 면허권, 사회적 통제 등의 정부시책에 민간조직이 강력하게 개입

② **사회보장형 의료체계**
  ㉠ 정치적으로 자유민주주의 국가에 해당하여 개인의 자유로운 선택을 존중하면서 사회적으로 소외되는 계층이 없도록 하는 포괄적 의료체계
  ② **적용국가**: 영국과 유럽의 스칸디나비아제국 등
  ③ **특징**
   • 보건의료의 생산이 국가에 의해 계획적으로 이루어짐
   • 국민 전체에 무료로 의료서비스를 제공
   • 진료보다는 예방이 강조
  ② 문제점
   • 진료 후송의뢰가 증가하거나 남발되는 경향이 있음
   • 의사에 대한 인센티브 부족으로 의료의 질이나 생산성이 떨어짐

③ **사회주의형 의료체계**
  ㉠ 국가의 기본목표가 의료자원과 의료서비스의 균등한 분포, 균등한 기회제공에 있다. 그러므로 개개인의 의료서비스 선택권은 존재하지 않고, 의료는 국가의 전체 프로그램으로 철저하게 기획되며 누구에게나 필요시에 무료로 제공된다.
  ㉡ **적용국가**: 북한, 러시아 등 사회주의 국가
  ㉢ **특징**
   • 예방서비스의 비중이 큼
   • 의료전달이 조직적이고 체계적이어서 자원 활용도가 높음
   • 관료조직체계가 갖는 경직성이나 의료인에 대한 인센티브 결여로 의료서비스의 생산성과 질 감소

④ **기타 의료전달체계**(Romer의 의료분류체계)
  ㉠ **자유기업형**: 보험료에 의존한 민간의료 주도형으로 미국, 한국 등이 속함
  ㉡ **복지국가형**: 조세에 의한 보건의료 서비스가 제공되는 형으로 프랑스, 독일 등이 속함
  ㉢ **사회주의국가형**: 국가계획에 의한 보건의료서비스가 제공되는 형으로 영국, 뉴질랜드, 러시아, 중국 등
  ㉣ **개발도상국가형**: 보건의료 서비스는 능력있는 소수에 제한되며 지역적 편재 극심
  ㉤ **저개발국가형**: 의료이용의 양극화현상과 전문보건인력의 부족현상

   ▣Tip▣ OECD국가의 의료분류체계
     • NHI형(사회보험형)
     • NHS형(국영 보건서비스형)
     • 소비자 주권형(민간주도형)

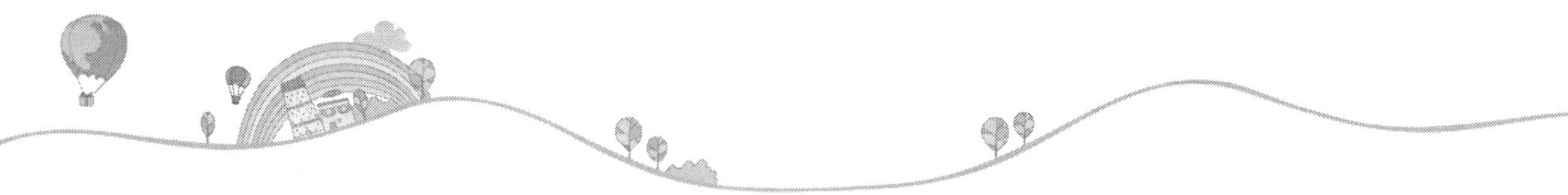

4. 보수지불제도

(1) 개념
의사 또는 병원의 의료행위에 대하여 환자가 대가를 지불하는 제도

(2) 유형
① **사전적 지불제도** … 포괄수가제, 봉급제, 인두제, 총괄(액)계약제
② **사후적 지불제도** … 행위별 수가제

(3) 종류
① **행위별 수가제** … 의료행위 하나하나에 대해 사전에 수가를 고시해 두고 의료인이 행한 서비스 내용에 따라 진료비총액을 지불하는 방식 · 의료보험제도에서 가장 전형적인 방법

② **인두제** … 행위별 수가제와 반대되는 제도로서 등록환자수나 이용자수를 기준으로 진료수가 결정

③ **포괄수가제** … 질병군별(Diagnosis Related Group : DRG) 포괄수가제란 우리나라에서 현재까지 진료비 지불제도로 적용되어온 행위별 수가제도(개별행위의 가격과 양에 따라 보상하는 제도)의 한계를 극복하고 의료체계를 발전시키기 위한 방안으로 도입되어 5년간의 시범사업을 거쳐 2002년 1월 1일부터 부분적으로 시행

> **Tip** DRG 적용대상 … 포괄수가제 적용 질병군은 4개 진료과, 7개 질병군으로 병원에 입원(외래는 제외)하여 수술을 받거나 분만한 경우에 적용
> ㉠ 안과 : 수정체 수술(백내장 수술)
> ㉡ 이비인후과 : 편도 및 아데노이드 수술
> ㉢ 일반외과 : 항문 및 항문주위 수술(치질 수술), 서혜 및 대퇴부 탈장 수술, 충수 절제술(맹장염 수술)
> ㉣ 산부인과 : 자궁 및 자궁부속기 수술(악성종양 제외), 제왕절개술

④ **봉급제** … 의료인의 능력에 의한 지급방식으로, 모든 공직 의료인과 조직화되어 있는 병원급 의료기관에서 많이 이용

⑤ **총괄(액)계약제** … 독일에서 채택되고 있는 제도로, 행위별 수가제와 인두제를 혼합한 형태. 독일의 경우 보험자측과 의사단체 간에 인두방식 또는 건수방식으로 1년간의 진료비 총액을 추계 협의한 후 그 총액을 지급

(4) 장·단점

보수지불방식	장점	단점
행위별 수가제	㉠ 의사의 재량권이 크다 ㉡ 서비스의 양과 질이 최대화된다. ㉢ 의료의 질적 수준이 높다 ㉣ 환자와 의사의 우호적인 관계가 설정된다.	㉠ 행정적으로 복잡하다. ㉡ 의료비 상승을 유도한다. ㉢ 과잉진료 및 의료서비스가 남용된다. ㉣ 의료인과 보험자 간의 마찰이 생긴다.
포괄수가제	㉠ 경제적인 진료가 가능하다. ㉡ 의료기관의 생산성이 증대된다. ㉢ 행정적으로 간편하다.	㉠ 서비스가 최소화·규격화된다. ㉡ 행정적인 간섭요인이 증대된다.
인두제	㉠ 진료의 계속성이 보장된다. ㉡ 비용이 저렴하다. ㉢ 질병예방에 관심이 증대된다. ㉣ 행정업무절차가 간편해진다.	㉠ 환자의 선택권이 제한된다. ㉡ 서비스량이 최소화된다. ㉢ 환자후송의뢰가 증가한다.
봉급제	㉠ 의사의 수입이 안정된다. ㉡ 불필요한 경쟁심이 억제된다.	㉠ 의사의 동기부여가 낮다. ㉡ 진료가 형식화·관료화된다.
총괄계약제	㉠ 총의료비를 억제할 수 있다. ㉡ 의료인 단체에 의한 과잉진료의 자율적 억제가 가능하다.	㉠ 첨단 의료서비스의 도입동기가 상실된다. ㉡ 진료비 계약을 둘러싼 교섭에 어려움이 있다.

5. 양질의 보건의료(Myers, 1969)

보건의료 서비스는 그 개념과 내용이 복합적 상호작용에 의하여 생산, 공급되므로 상호조화를 이루고 적정화되어야 한다. 적정 보건의료 서비스의 조건으로는 접근용이성, 질적 적정성, 연속성, 경제적 합리성을 들 수 있다.

① **접근용이성**(Accessibility) ··· 보건의료서비스는 필요하면 언제 어디서라도 이용할 수 있도록 재정적, 지리적, 사회·문화적인 측면에서 주민이 필요한 보건의료서비스를 이용하는데 있어서 장애를 받아서는 안됨

② **질적 적정성**(Quality) ··· 보건의료의 의학적 적정성과 보건의료의 사회적 적정성이 동시에 달성될 수 있어야 하며, 질적 우수성이 전제가 됨

③ **지속성**(Continuity)
　㉠ **개인에게 제공되는 보건의료** : 시간적·지리적으로 상관성을 갖고 적절히 연결되어야 함
　㉡ **지역사회 수준에서의 보건의료** : 의료기관들이 유기적인 관계를 가지고 협동적으로 보건의료서비스 기능이 수행되어야 함
　㉢ **전인적 보건의료** : 평생 또는 오랫동안 지속되어야 함

④ **효율성**(Efficiency)
　　㉠ 보건의료의 목적을 달성하는데 투입되는 자원의 양을 최소화하거나 일정한 자원의 투입으로
　　　최대의 목적을 달성할 수 있어야 함
　　㉡ 경제적인 합리성, 즉 자원의 소모 정도를 의미하며 효과보다 광의의 개념

5　사회보장과 장기요양관리

1. 사회보장 개념 및 기능

(1) 사회보장의 정의

사회구성원에게 생활의 위험이 발생했을 때 사회적으로 보호하기 위한 대응체계를 지칭하는 개념으로 질병, 장애, 노령, 실업, 사망의 사회적 위험요소부터 국민을 보호하려는 적극적이고 현대적인 복지행정을 말함. 의료보장은 사회보장의 하나로 의료에 대한 국민의 권리를 말함

(2) 사회보장의 종류(ILO 기준에 따른 분류)

① **사회보험**
　　㉠ **의료보장** : 의료보험, 산재보험
　　㉡ **소득보장** : 산재보험, 국민연금, 고용보험

② **공공부조**
　　㉠ **의료보호** : 의료급여
　　㉡ **생활보호** : 기초생활보장제도

③ **공공서비스**
　　㉠ 보건복지 서비스
　　㉡ 사회복지 서비스

③ **사회보장의 기능**
　　㉠ 인간다운 생활 기능
　　㉡ 국가책임 기능
　　㉢ 사회통합 기능
　　㉣ 최저 생활보장 기능
　　㉤ 정치 · 경제 안정화 기능

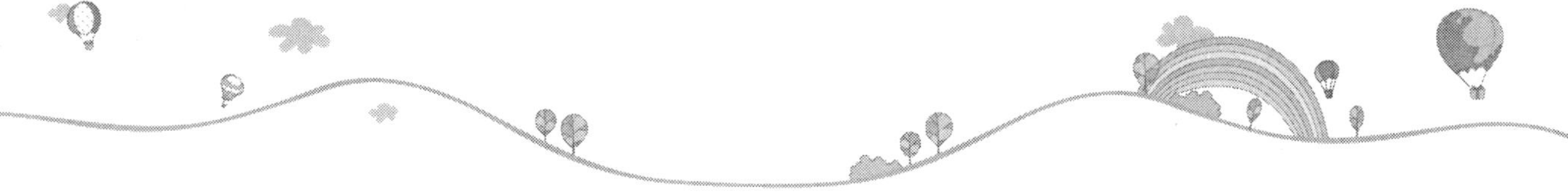

2. 사회보장의 내용

(1) 사회보험

① **사회보험의 의의 및 개념**
- ㉠ 사회보험은 사회보장과 사회복지의 가장 핵심적 방법이고 국가의 부담이 거의 없이 국가의 강제력에 의해 사회보장(사회복지)을 증진시키는 가장 효율적인 방법
- ㉡ 노령, 질병, 장애, 실직, 사고, 사망 등의 사회적 위험으로 인하여 소득이 중단되거나 의료비용의 조달이 어려워지는 경우에 대비한 것
- ㉢ 국가가 법적 강제성을 갖고 보험원리에 의하여 국민의 소득이나 비용을 보장해주는 제도

② **사회보험과 사보험의 차이**

특성	사회보험	사보험
목적	가능한 한 전체 국민의 복지	개인의 복지
보험자	국가 또는 공공단체	영리단체(영리법인)
피보험자	국민 전체 또는 일부	원하는 자
급여	차등부과 → 균등급여	차등부과 → 차등급여
보험료 납부방법	정률제, 집단률	정액제, 위험률(경험률)
가입기간	노동기간 전체(비교적 장기간)	한시적(비교적 단기간)
보험료 부담자	공동부담 → 불완전 자조체계	가입자 단독 → 완전 자조체계
위험분산의 정도	비교적 넓음	비교적 좁음

③ **사회보험의 기능**
- ㉠ 경제적 문제의 완화
- ㉡ 소득 재분배 기능
- ㉢ 빈곤의 예방과 노동력 회복
- ㉣ 재투자 재원
- ㉤ 인간의 가치와 존엄의 보장
- ㉥ 국민의 연대의식 강화

④ **사회보험의 체계**
- ㉠ **의료보험** : 의료, 출산, 장제에 관한 보험
- ㉡ **연금보험** : 노령, 유족(사망), 폐질 및 장애에 관한 보험
- ㉢ **고용보험** : 실업에 관한 보험
- ㉣ **산업재해보상보험** : 업무상 재해에 관한 보험

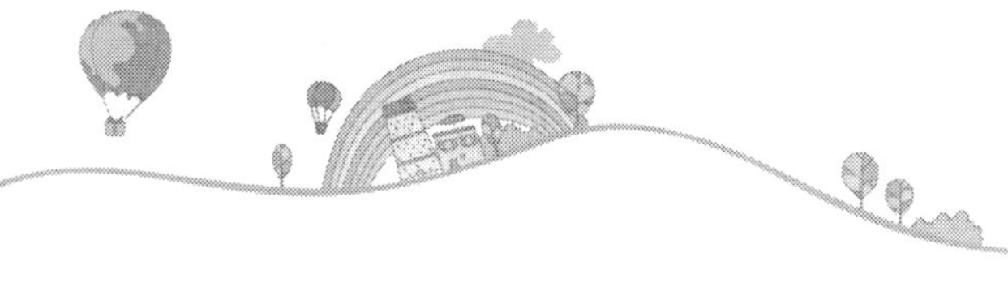

⑤ **4대 사회보험의 종류별 특성**

  ㉠ 국민건강보험(의료보험)

- 국민의 생명유지 및 건강유지를 목적으로 함
- 질병과 장애의 진단과 치료, 출산, 요양, 장제 등에 대해 보험금을 지급

  ㉡ 국민연금

- 노령으로 인한 퇴직 후의 경제적 보장을 위한 목적의 사회보험
- 노령, 폐질(장애), 유족(사망)에 대해 보험금을 지급

  ㉢ 고용보험

- 실업기간 중의 생활보장, 직업훈련 및 인력개발 등을 목적으로 보험금을 지급
- 실업기간 중의 생활보장을 위해 대체로 6개월 이하의 기간인 경우가 일반적

  ㉣ 산업재해보상보험(산재보험)

- 피고용자의 업무수행과 관련한 재해에 대한 보상이 목적
- 요양, 휴업, 유족(사망), 간병, 상병보상연금 등에 대해 보험금을 지급

(2) 공공부조

① **공공부조의 의의 및 개념**

  ㉠ 사회보장의 핵심적 방법의 하나로 사회보험방법에 의한 소득보장을 보완하는 제도이며, 역사적으로 가장 먼저 발달한 사회보장의 방법

  ㉡ 수입이 최저 생활수준 이하인 개인이나 기구에 대하여 국가가 무상으로 금품이나 서비스를 제공하는 것을 말함

  ㉢ 다른 이름으로 공적부조, 국가부조(영국), 사회부조(독일, 프랑스)라고 함

② **공공부조의 특성**

  ㉠ 국가의 공적인 최저 생활수준 보장의 경제부조

  ㉡ 사회조직과 제도의 변천에 따른 국가책임에 의한 생활보호대책

  ㉢ 현대 산업사회의 경제적 불안에 대한 보완책

  ㉣ 민주주의 정신에 입각한 기본권 존중사상에 근거

  ㉤ 요보호자의 건전한 성장과 생활에 기여

③ **사회보험과 공공부조의 비교**

구분	사회보험	공공부조
목적	사회적 사고에 의한 경제적인 불안 해소(예방)	당면한 경제적 문제의 해결(치료)
적용 및 선정 대상	자조능력 있는 자	자조능력 없는 자
적용의 강제성	강제적 가입	자발적 신청
적용 대상자의 기여 여부	기여(보험료 납입)	비기여(무상)
재원	가입자의 보험료	조세(국고)
소득보장 수단으로서의 중요성	제 1차적 수단	제 2차적 수단

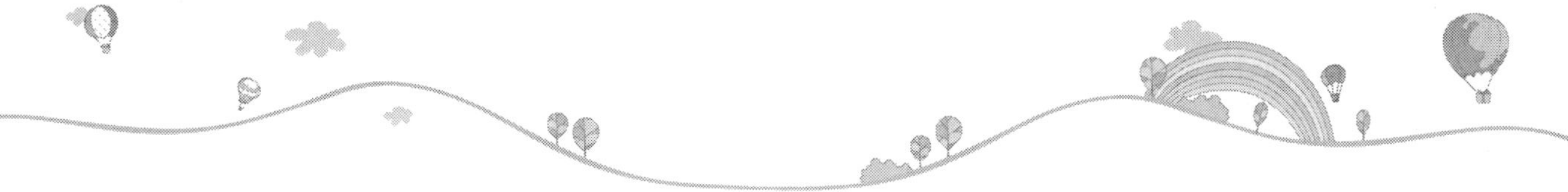

(3) 사회서비스

① **사회서비스의 개념**
　　㉠ 사회서비스의 다른 명칭 : 사회적 서비스, 대인 서비스, 사회복지 서비스 등
　　㉡ 사회사업의 전문적 지식과 기술을 적용하는 것을 포함하는 넓은 의미의 제반 비물질적 서비스
　　　를 지칭하는 소득수준에 관계없이 제공되는 정부 직접급여서비스, 따라서 소득보장, 의료보장,
　　　주거보장 이외의 제반 사회복지 서비스라 할 수 있음

② **사회서비스의 기능**
　　㉠ 당면문제 해결 기능 : 개인의 심리적 및 사회적 적응상의 문제해결, 일상생활의 구체적 도움제공
　　　및 재활 기능
　　㉡ 발달욕구 충족 기능 : 개인의 사회화 및 발달욕구를 충족해 주기 위한 기능
　　㉢ 서비스 접근 촉진 기능 : 제반 사회복지 서비스에 대한 접근, 안내, 조언 등의 기능

③ **사회서비스의 원칙**
　　㉠ 서비스 통합화 원칙 : 서비스 조직 및 서비스를 통합
　　㉡ 보호의 계속성 원칙 : 재가보호, 지역사회보호, 시설보호
　　㉢ 서비스의 제도화 원칙 : 국민의 공통적 서비스는 거주지 주위에서 쉽게 이용할 수 있도록 함
　　㉣ 서비스의 전문화 원칙 : 자격있는 전문가에 의한 서비스 제공. 자원봉사자는 보완적·보조적 역
　　　할 수행
　　㉤ 서비스의 선별화 원칙 : 대상, 재원, 프로그램, 문제영역별 측면에서의 우선순위 고려

④ **우리나라의 사회서비스체계**
　　㉠ 서비스 대상 : 아동, 청소년, 장애인, 노인, 모자, 여성, 부랑인 등
　　㉡ 주요 서비스 대상 : 아동, 장애인, 노인을 말함

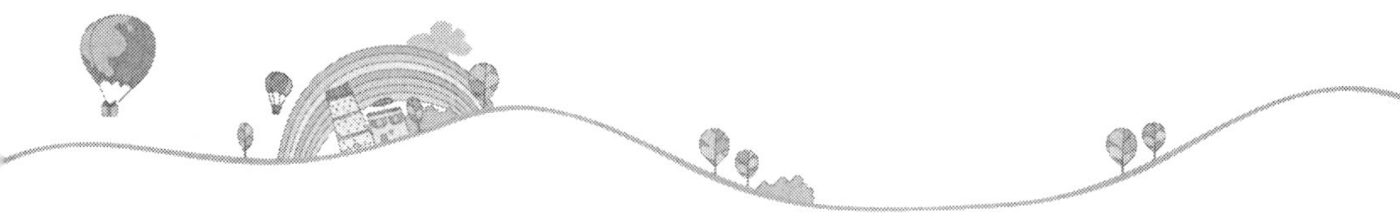

3. 우리나라의 의료보험급여

(1) 보험급여의 분류

① **현물급여 및 현금급여**
　　㉠ 현물급여 : 요양급여, 건강진단, 예방접종 등
　　㉡ 현금급여 : 요양비, 분만비, 장제비, 본인부담금 보상금 등

② **법정급여 및 부가급여**
　　㉠ 법정급여 : 법으로 정한 급여로 요양급여, 건강진단비, 분만비 등
　　② 임의급여(부가급여) : 보험자가 자주적으로 행하는 급여로 장제비, 본인부담금 보상금 등

(2) 급여방법

① **현금상환형**
　　㉠ 진료비를 현금으로 환불하는 방식
　　㉡ 소득수준이 낮은 이용자에게는 불편하며, 의료체계의 개선효과가 있음

② **제 3자 지불형**
　　㉠ 가장 보편적인 지불방법
　　㉡ 의료수요를 증가시키고, 의료체계에 대한 통제를 가능하게 함

③ **직접 진료형** … 진료비 심사가 필요없고, 행정절차가 간편

④ **변이형** … 의료보험자가 직접 의료기관을 소유하고 제공하는 형태

4. 국민의료비

(1) 국민의료비의 증가원인

① **수요측면**
　　㉠ 전국민 의료보험
　　㉡ 인구구조의 변화 : 노령인구의 비율 증가
　　㉢ 상병구조의 변화 : 고혈압, 당뇨병, 암 등 장기치료를 요하는 질병 증가
　　㉣ 소득의 증가 : 소득수준 향상으로 보건의료 측면을 중시하는 소비패턴

② **공급측면**
　　㉠ 의료공급의 증가
　　㉡ 의료수가의 지속적 인상
　　㉢ 진료의 고급화
　　㉣ 시설과 장비의 현대화
　　㉤ 의료서비스 생산 재료의 가격상승
　　㉥ 전문의의 증가

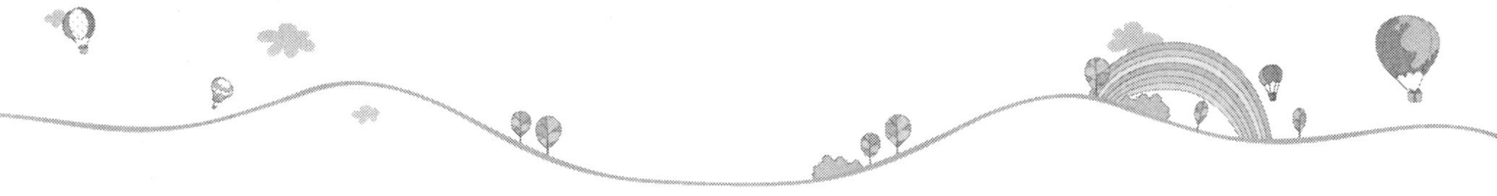

(2) 의료비 증가에 대한 대책

① 소비자 측면
- ㉠ 본인부담의 폭을 넓힘
- ㉡ 노령화에 따른 수요증가는 전문병원의 확대를 통한 수요의 분산이 효과적
- ㉢ 공공의료 및 1차 의료를 강화

② 의료제공자(공급자) 측면
- ㉠ 수가지불체계에 변화를 줌
- ㉡ 무절제한 고가 의료장비의 도입을 억제
- ㉢ 적정성 평가 및 병원 표준화 심사를 강화

5. 의료보장제도

(1) 의료보장제도의 형태(OECD 국가의 3가지 형태)

① 사회보험방식(NHI : National Health Insurance)
- ㉠ 최초의 의료보장제도는 사회보험방식으로 실시. 이 방식은 사회적으로 어떤 동질성을 갖는 국민이 보험집단을 형성하여 보험료를 각출함으로써 질병으로 인한 경제적 손실을 방지하는데 목적이 있음
- ㉡ 국가는 보험제도의 전반적인 체계를 결정하지만 실제 운영은 각 집단의 자율에 맡기고 있음
- ㉢ 독일은 수공업, 광산, 공장의 노동자를 대상으로 사회보험방식의 공제제도가 19세기 후반에 성립되었고, 2차 세계대전 후에는 노동자를 비롯한 국민 각계각층을 대상으로 한 사회보장제도의 일환으로서 의료보장제도가 정비되어 오늘날에 이르고 있음

② 국민보건 서비스방식(NHS : National Health Services)
- ㉠ 1948년 세계 최초의 국가보건 서비스방식
- ㉡ 재원의 대부분이 국세 및 지방세로 조달되고, 의료공급체계도 국가의 책임하에 조직화되어 있음
- ㉢ 전국민이 동등하게 이 제도의 혜택을 받고 있으므로 의료이용의 균점과 형평성을 강조
- ㉣ 주로 영국과 스웨덴 등 영연방 국가에서 시행되고 있음

③ 민간보험방식(Consumer Sovereignty Model)
- ㉠ 민간보험의 상업적 방식
- ㉡ 의료의 질이 높으나 비효율성과 비형평성이 문제가 됨

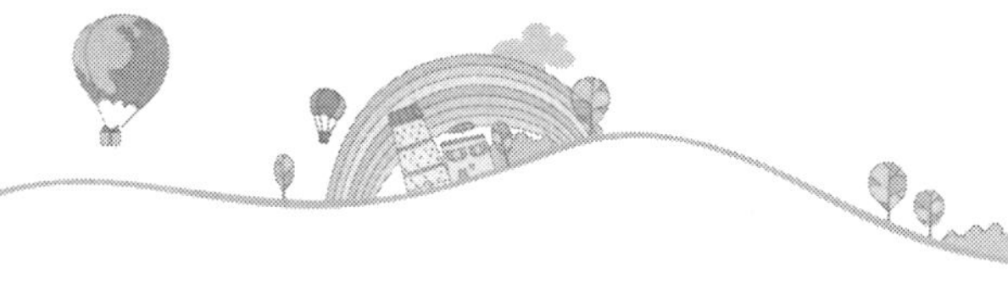

(2) NHI와 NHS의 특징 및 장·단점

구분	NHI	NHS
기본철학	의료비에 대한 국민의 1차적 자기책임의식 견지(국민의 정부의존 최소화)	국민의료비에 대한 국가책임의식 견지, 전국민의 보편적 적용(국민의 정부의존 심화)
적용대상 관리	국민을 임금소득자, 공무원, 자영업자 등으로 구분·관리(의료보호 대상자 제외)	전국민을 일괄 적용(집단 구분 없음)
재원조달	보험료, 일부 국고지원	정부 일반조세
의료기관	• 일반 의료기관 중심 • 의료의 사유화 전제	• 공공 의료기관 중심 • 의료의 사회화 전제(의료비 : 공무원)
급여내용	치료 중심적	예방 중심적
의료보수 산정방법	행위별 수가제	• 일반 개원의-인두제 • 병원급-의사 봉급제
관리기구	보험자(조합 또는 금고)	정부기관(사회보험청 등)
대표국가	우리나라, 독일, 프랑스, 네덜란드, 일본 등	영국, 스웨덴, 이탈리아, 캐나다 등
국민의료비	의료비 억제기능 취약	의료비 통제효과 강함
보험료 형평성	• 보험자간 보험료 부과의 형평성 부족 • 보험자간 재정 불균형 파생	조세에 의한 재원조달로 소득재분배 효과(선진국)
의료서비스	• 상대적으로 양질의 의료 제공 • 첨단 의료기술 발전에 긍정적 영향	• 의료의 질 저하 • 입원 대기환자 급증(개원의의 입원의뢰 남발) • 민간 사보험의 가입경향 증가
관리운영	조합 중심의 자율운영으로 상대적으로 관리운영비가 많이 소요(보험료 징수 등)	• 정부기관의 직접 관리 • 관리운영비 절감

6. 보건의료산업

(1) 보건의료산업의 특성

① **소비자의 정보부족** … 보건서비스 산업에서만큼 소비자들이 구매하는 상품의 질에 대한 정보를 그 공급자에게 의존해서 얻는 산업은 거의 없음. 보건서비스 이용자들은 그 서비스의 질에 대하여 공급자의 조언에 크게 의존

② **자격제한** … 의사면허제도에 의한 자격의 제한

③ 필수품으로서의 의료

④ **외부효과** … 충분히 많은 사람들이 예방주사를 맞게 되면 감염병 전파의 고리를 끊을 수 있음

⑤ **만성적인 불균형** … 의료시장의 부정적인 특성 중의 하나는 만성적인 가격불균형 현상

⑥ **소비 겸 투자** … 보건서비스에 대한 지출을 함으로써 생산이 증대되는 것은 투자에 대한 수익으로 볼 수 있음

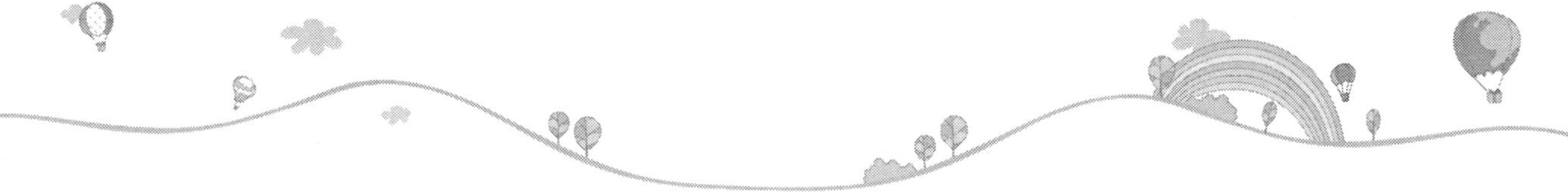

⑦ **포괄적 의료대상** ⋯ 진료, 재활, 예방, 보건(유지 · 증진)을 포함하는 개념

(2) 의료수요

① **의료수요의 특징**
　㉠ 인구의 고령화에 따른 노인성 만성질환의 증가로 이에 대한 장기간 간호 및 재활처치가 요구됨
　㉡ 국민의 생활양식의 변화, 산업사회의 발전에 따른 환경오염 등에 의한 만성퇴행성 질환(암, 뇌
　　　혈관 질환, 심장 질환, 간 질환 등)의 증가로 의학기술의 발전 및 장기의 요양시설이 필요
　㉢ 국민의 생활수준이 향상되면서 건강에 대한 국민적 관심이 높아지고 건강검진과 건강상담, 영
　　　양관리, 운동처방과 지도 등 고가의 의료를 선호하는 경향이 강함

② **의료수요의 결정요인**
　㉠ 의학적 요인
　　• 건강상태 : 비합리적 행동(자각 → 선고 → 치료)
　　• 의료의 질 : 의료의 질이 높아지면 치료기간이 줄어들며 치료율이 높아지면 의료수요는 감소
　　• 의료의 특징 : 의료기술은 비약적으로 발전하였지만 의료수요를 크게 감소시키기 못하고 있음
　　• 예방과 보건 : 예방접종에 의한 기초적 면역조치는 의료수요를 감소시킴
　㉡ 경제적 요인
　　• 욕구의 강도에 따라 주어진 소득을 할당하여 지출
　　• 의료수요의 가격탄력성은 적으나 질병의 위험한 상태를 지나면 비교적 크게 됨
　　• 의료는 대체성이 없고, 따라서 다른 재화의 가격변동에 의한 영향은 기본적으로 무시됨
　　• 의료에 따른 가격인 의료수가는 개별적으로 의사와 환자 사이에서 결정되는 것이라고 볼 수
　　　있어서 이것은 마치 쌍방독점과 같아 보이나, 사실은 의사가 환자의 지불능력 등을 감안하여
　　　결정하는 병합독점이라고 볼 수 있음
　㉢ 지리적 요인
　　• 지대 : 고산병
　　• 온도 : 열상, 동사
　　• 기상, 기후 : 계절병, 기상병
　　• 환경 : 공해병
　　• 풍토 : 유행성 출혈열(한국) 등 풍토병
　㉣ 사회적 요인
　　• 결혼상태 : 결혼, 독신, 임신 등
　　• 가족규모 : 상호부조관계
　　• 소속집단 : 종교집단, 씨족집단
　　• 교육수준 : 일반적으로 교육수준이 높으면 의료이용률도 증가
　　• 주거상태 : 입지조건, 구조, 규모, 지역
　㉤ 인구학적 요인
　　• 인구증가
　　• 성별(특정 질병 이환확률의 차이)
　　• 연령별 차이

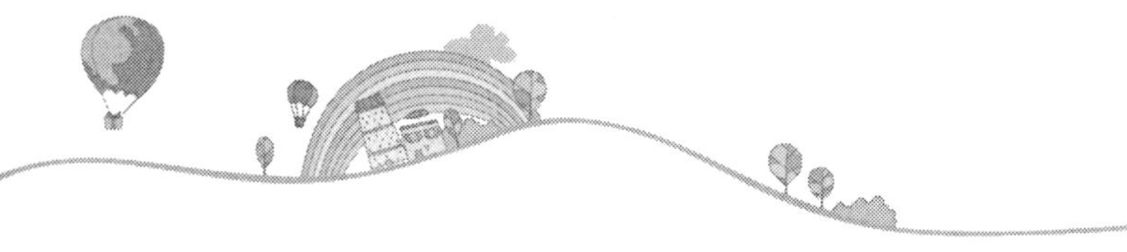

(3) 의료공급

① 의료공급의 특징

    ㉠ 즉시성 : 수요와 동시에 생산·공급되며, 생산·공급 즉시 소비됨

    ② 불확실성

    ③ 비영리성

    ④ 전문성

    ⑤ 독점성 : 의료인들에 의한 생산·공급은 배타적 특권을 향유할 수 있는 독점이 인정됨

    ⑥ 완결성 : 일단 공급이 시작되면 치료가 끝날 때까지 중단할 수 없음

    ⑦ 공공성 : 의료는 준공공재의 성격을 가지므로 수요가 요청될 때 즉각 공급

    ⑧ 정확성 : 의료는 인간생명과 직결되는 용역성이므로 정확해야 하며, 즉시성과 전문성보다 더 중요시 되어야 함

② 의료공급의 결정요인

    ㉠ 전문가적 판단 : 의료공급은 전문가인 의사의 판단에 따르게 됨

    ㉡ 의료생산비 : 의료의 가격과 비용이 일치하는 수익분기점까지 공급

    ㉢ 의료설비 : 의료설비에는 의약품과 기구, 기계, 장치, 건물의 설비 등이 포함

    ㉣ 의료기술

    ㉤ 의료가격

7. 노인장기요양보험

(1) 목적

고령이나 노인성 질병 등의 사유로 일상생활을 혼자서 수행하기 어려운 노인 등에게 제공하는 신체활동 또는 가사활동 지원 등의 장기요양급여에 관한 사항을 규정하여 노후의 건강증진 및 생활안정을 도모하고 그 가족의 부담을 덜어줌으로써 국민의 삶의 질을 향상하도록 함(2008월 7월 1일 시행)

(2) 대상

'65세 이상의 노인' 또는 '65세 미만의 자로서 치매·뇌혈관성 질환 등 노인성 질병을 가진 자' 중 6개월 이상 동안 혼자서 일상생활을 수행하기 어렵다고 인정되어 1~3급의 판정을 받은 자

(3) 재원 및 본인부담

보험료, 국가의 지원, 이용자의 본인부담으로 구성

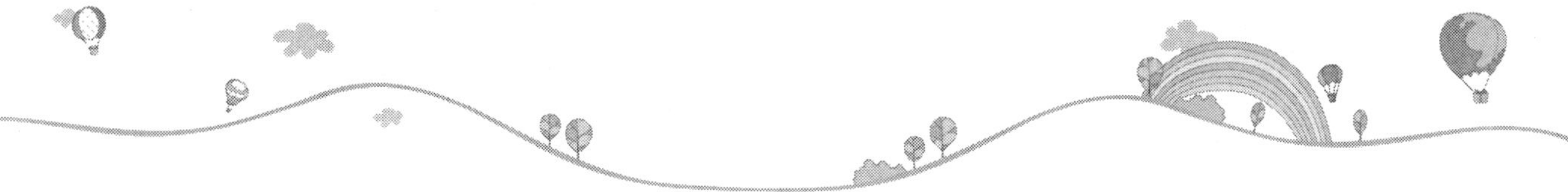

(4) 인정신청 및 등급판정

등급판정에는 1차 판정(방문조사 내용을 컴퓨터 프로그램에 입력하여 요양욕구 5개영역에 따른 장기요양인정점수를 산출하는 절차)과 2차판정(공단의 각 지사별로 설치된 장기요양등급한정위원회에서 1차 판정결과, 의사소견서 등을 토대로 장기 요양등급을 최종적으로 결정하는 절차)이 있음

① **장기요양 1등급** … 전적으로 타인의 도움이 필요한 사태

② **장기요양 2등급** … 상당부분 다른 사람의 도움이 필요한 상태

③ **장기요양 3등급** … 부분적으로 타인의 도움이 필요한 상태

(5) 급여의 종류와 내용

① **현물급여**

　　㉠ 재가급여 : 방문요양, 방문목욕, 방문간호, 주·야간 보호, 단기보호, 기타재가급여(복지용구 대여/구입)

　　㉡ 시설급여 : 노인요양시설, 노인요양공동생활가정(그룹홈)

② **현금급여**

　　• 가족요양비

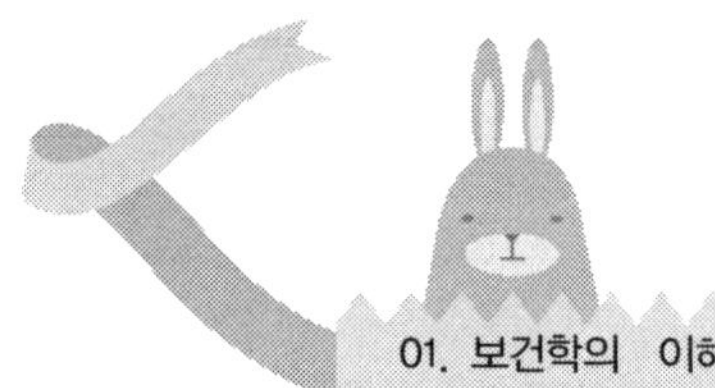

핵심예상문제

1 다음 중 WHO에서 내린 건강의 정의를 가장 잘 설명한 것은?

① 질병이 없고 허약하지 않은 상태

② 성장·발달수준에 따라 사회 내에서 역할과 과업수행이 가능한 상태

③ 신체적·정신적·사회적으로 완전한 안녕상태

④ 세계인구의 신체적·사회적·심리적 안녕 성취

⑤ 경제적 지불능력과 사회적 효율성을 가져오는 사회사업 및 가족역할 수행

> **Advice** WHO(1948년) : 건강이란 단순히 질병이나 불구가 없는 상태가 아니라 신체적·정신적·사회적으로 완전한 안녕상태

2 지역사회의 보건수준을 평가할 수 있는 가장 대표적인 지표는?

① 신생아 사망률 ② 조사망률

③ 영아사망률 ④ 모성사망률

⑤ 비례사망지수

> **Advice** 영아사망률
> - 영아기는 성인기에 비해 비위생적 환경에 예민하게 영향을 받는 시기
> - 12개월 미만의 일정 연령군으로 일반사망률에 비해 통계적 유의성이 큼

3 세계보건기구(WHO)가 제시한 종합건강지표는?

① 평균수명, 조사망률, 질병이환률

② 평균수명, 조사망률, 비례사망지수

③ 평균수명, 영아사망률, 질병이환률

④ 조사망률, 비례사망지수, 질병이환률

⑤ 평균수명, 사인별사망률, 모성사망률

> **Advice** WHO의 3대 건강지표 … 비례사망지수, 조사망률, 평균수명

Answer   1.③ 2.③ 3.②

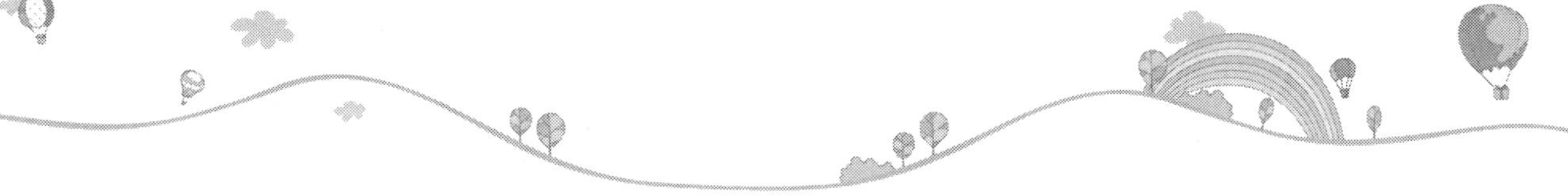

4 C.E.A Winslow(미국, 예일대 교수)의 공중보건 정의를 가장 잘 설명한 것은?

① 감염병의 만연을 방지하기 위해 개인위생에 중점을 둔 학문

② 지역사회의 모든 단체들이 공동 노력하여 질병을 예방하고 생명을 연장시키는 학문

③ 건강과 관련이 있는 제반 사회요인을 다루는 현대의 학문

④ 의료인들의 공동노력을 통하여 질병의 예방과 치료를 겸하는 기술이며 과학

⑤ 조직적인 지역사회의 노력을 통한 질병예방, 생명연장, 육체적·정신적 효율증진을 위한 활동

> **Advice** 윈슬로우(C.E.A Winslow)의 공중보건의 정의 … 공중보건이란 조직적인 지역사회의 노력을 통해서 질병을 예방하고 생명을 연장시킴과 동시에 신체적·정신적 효율을 증가시키는 기술과 과학이다.

5 공중보건사업과 관계가 가장 적은 사업은?

① 질병치료사업   ② 질병예방을 위한 보건교육사업

③ 감염병 예방사업   ④ 가족계획사업

⑤ 환경위생 개선사업

> **Advice** 공중보건사업은 질병치료보다는 질병예방, 생명연장 등과 관련이 있음

6 통일신라시대에 의료행정을 담당하던 기관은?

① 약부   ② 의박사

③ 내공봉의사   ④ 약전

⑤ 동서대비원

> **Advice** ① 약부 : 백제시대 의약에 관한 일체의 업무를 관리
> ② 의박사 : 백제시대 의학 담당
> ③ 내공봉의사 : 통일신라시대 왕실의 진료를 맡은 시의
> ⑤ 동서대비원 : 고려시대 빈민의 질역자(감염병환자)를 구호하는 기관

7 Myers의 양질의 보건의료와 관련이 없는 것은?

① 지속성   ② 접근성

③ 효율성   ④ 최첨단 기술의 의료

⑤ 질적 적정성

Answer   4.⑤   5.①   6.④   7.④

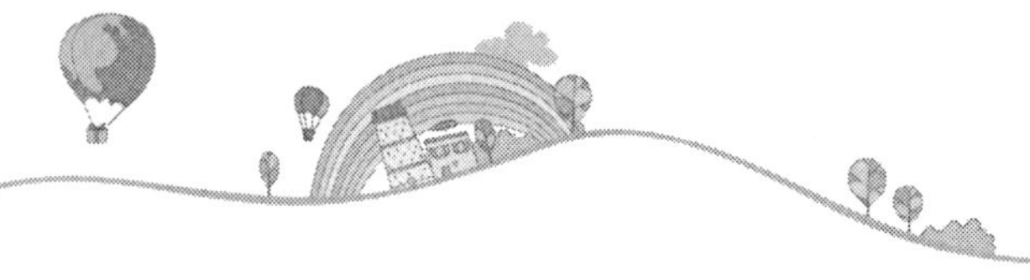

Advice ④ 최첨단 기술의 의료, 전문성, 고급성, 장비성 등은 양질의 의료요소가 아니다.

    ※ Myers의 양질의 보건의료 서비스의 요건
        ㉠ 접근용이성(Accessibility)
        ㉡ 질적 적절성(Quality)
        ㉢ 지속성(계속성 ; Continuity)
        ㉣ 효율성(Efficiency)

8 보건의료 서비스의 특성이 아닌 것은?

① 불확실성   ② 생산의 독점
③ 외부효과   ④ 비탄력성
⑤ 공급자의 무지

    Advice ⑤ 소비자의 무지로 인한 정보 비대칭성이 보건의료 서비스의 특성이다.

9 보건사업의 수행에 있어 주민의 자발적인 참여를 유도하는 것은?

① 과학성   ② 공공성
③ 봉사성   ④ 사회성
⑤ 조장성

    Advice 조장성은 지역사회 주민의 보건사업 수행에 있어 스스로 혹은 자발적인 참여를 유도하거나 조장하는 개념이다.

10 세계보건기구에서 규정한 보건행정의 범위에 해당하지 않는 것은?

① 환경위생   ② 감염병관리
③ 보건검사실 운영   ④ 대중에 대한 보건교육
⑤ 보건관계기록의 보존

    Advice

세계보건기구(WHO)의 보건행정 범위	미국 공중보건협회의 보건행정 범위
• 보건관계기록의 보존	• 보건자료의 기록과 분석
• 대중에 대한 보건교육	• 보건교육과 홍보
• 환경위생	• 감독과 통제
• 감염병관리	• 직접적 환경서비스
• 모자보건	• 개인 보건서비스의 실시
• 의료	• 보건시설의 운영
• 보건간호	• 사업과 자원 간의 조정

(Answer)   8.⑤   9.⑤   10.③

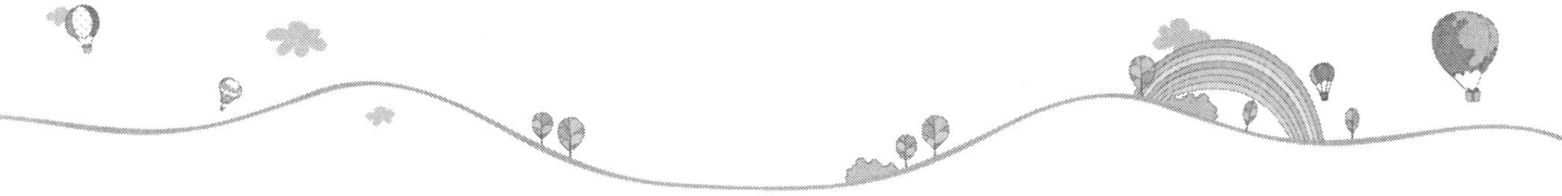

11 다음 중 의료재화의 특징으로 적절한 것은?

① 내부효과

② 정보대칭성

③ 독점성

④ 측정성

⑤ 영리추구

> **Advice** 보건의료 서비스의 특징
> ㉠ 질병의 예측불가능
> ㉡ 외부효과
> ㉢ 의료의 생활필수품
> ㉣ 공공재
> ㉤ 정보의 비대칭성
> ㉥ 비영리 추구
> ㉦ 치료의 불확실성
> ㉧ 자본·노동 집약적
> ㉨ 공급자의 독립성

12 다음 중 1차 보건의료의 원리에 해당하지 않는 것은?

> ㉠ 지역주민의 지불 가능한 의료수가 ㉡ 지역주민의 참여유도
> ㉢ 지역주민의 접근성 ㉣ 최상의 의료서비스 제공

① ㉠㉡㉢

② ㉠㉢

③ ㉡㉣

④ ㉣

⑤ ㉠㉡㉢㉣

> **Advice** 1차 보건의료는 필수적인 서비스를 공급하며, 최상이나 최고의 의료서비스는 1차 보건의료의 원리가
> 아니다.

13 건강에 관한 자기관리의 중요성을 강조하고 있는 것은?

① WHO 전문

② UN 헌장

③ 오타와 헌장

④ ILO 헌장

⑤ Health 헌장

> **Advice** WHO의 캐나다 오타와 헌장 … 1986년 캐나다 오타와에서 열린 제1차 세계보건기구 건강증진회의에
> 서는 건강의 증진을 "스스로의 건강을 관리하고 향상시키는 능력을 증진시키는 과정"이라고 정의하였
> 고 '스스로 돌보기(Self-care)'의 중요성을 강조하였다.

Answer 11.③ 12.④ 13.③

14 포괄적인 보건의료에 대한 올바른 설명은?

① 의료전달체계의 효율적 수립이다.
② 예방의학과 치료의학, 보건의료를 통합한 종합의료이다.
③ 모든 전문 각과를 포함한 종합병원에서 시행되는 의료이다.
④ 의사와 비의사의 인력을 합동하여 시행하는 의료이다.
⑤ 주로 의료체계를 이용하지 않는 비의료체계 의료를 말한다.

　　Advice　포괄적인 보건의료는 치료, 예방, 재활 및 건강증진을 모두 포함하는 광의의 생애적 보건의료이다.

15 건강관련 행태에 대한 설명으로 적절한 것은?

> ㉠ 행태는 개인이 통제하고 선택할 수 있는 부분이므로 선택의 책임은 개인에 귀속된다.
> ㉡ 의사는 흔히 환자를 통제할 수 있고 통제해야 한다고 생각하지만 이는 옳지 않은 생각이다.
> ㉢ 환자들은 병·의원에 들어서기 전에 복잡한 의사결정의 과정을 거치나 병·의원에 온 이후에는 대개 의사에게 일방적으로 의지한다.
> ㉣ 건강행태의 상당부분은 생활양식과 중복되어 구분하기 어렵다.

① ㉠㉡㉢　　　　　　　　　　② ㉠㉢
③ ㉣　　　　　　　　　　　　④ ㉡㉣
⑤ ㉠㉡㉢㉣

　　Advice　공중보건에서는 개인보다는 주로 구조 및 행태에 초점을 맞추고, 병·의원에 온 이후에도 '의료 장보기'나 '치료자 고르기' 현상이 계속 발생한다.

16 건강행태의 결정요인 중 특히 질병상태나 건강상태를 중요 요인으로 생각하는 모형은?

① 건강믿음 모형(Health Belief Model)
② 지식, 태도, 실천 모형(KAP Model)
③ Suchman 모형
④ Andersen 모형
⑤ Parsons 모형

　　Advice　Andersen은 의료이용 요소를 소인성 요인, 가능성 요인, 필요성 요인으로 구분하고, 이 중 필요성 요인으로서 건강상태나 질병상태를 중시하였다.

Answer　**14.②　15.④　16.④**

17 건강의 유지조건으로 항상성(Homeostasis)을 주장한 사람은?

① 윈슬로우 ② 갈렌
③ 장자 ④ 스타일
⑤ 버나드

> **Advice** 근대 실험의학의 창시자인 Claude Bernard는 건강을 "외부환경의 변동에 대한 내부환경의 항상성이 유지된 상태"라고 정의하였다.

18 "최적의 기능상태를 유지하는 것이 건강상태"라고 정의한 학자는?

① Dunn ② Seyle
③ Tempkin ④ Williams
⑤ Winslow

> **Advice** Dunn … '건강-불건강'의 연속선 개념을 제시하면서 최고의 건강은 최적의 기능상태를 유지하는 것임을 강조하였다.

19 알마아타 선언의 의의로 가장 적절한 것은?

① 의료전달체계의 확립 ② 포괄적인 보건의료의 확립
③ 1차 보건의료의 확립 ④ 인류의 건강권 회복
⑤ 1차 의료의 발전

> **Advice** 알마아타 선언의 의의 … 이념적으로는 건강권 확보지만 실천적으로는 1차 보건의료 확립의 계기가 되었다.

20 다음 중 1차 보건의료의 기본철학은?

① 질병예방보다는 치료 위주의 서비스가 효과적이다.
② 누구나 자유롭게 보건의료 서비스를 선택할 수 있다.
③ 정부가 국민의 건강을 책임지고 관리해 주는 것이다.
④ 특수질환에 대한 집중적 관리가 필수적이다.
⑤ 건강은 인간의 기본권이다.

> **Advice** WHO는 1978년 알마아타 선언에서 인류의 건강권을 기본권리로서 주장하였다.

(Answer)　17.⑤　18.①　19.③　20.⑤

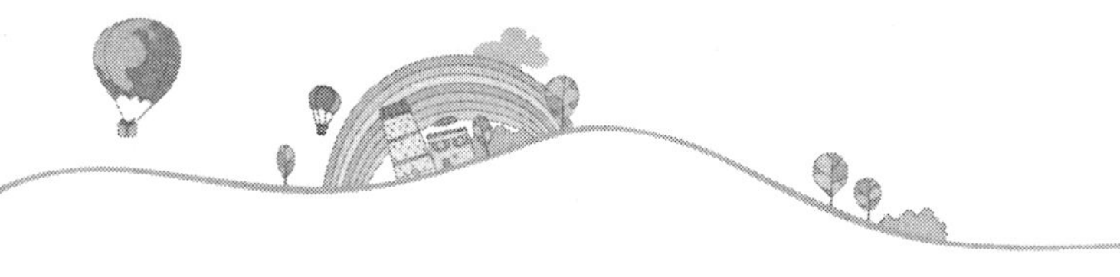

21 1차 보건의료의 내용으로 적절하지 않은 것은?

① 일상적 질환에 대한 치료　　　　② 식량의 공급과 영양의 증진

③ 정신보건 증진　　　　　　　　　④ 법정감염병의 치료

⑤ 예방접종

> **Advice** 1차 보건의료는 일상적인 질환과 상해에 대한 치료를 내용으로 한다. 감염병의 치료는 전문적 치료에 해당하므로 1차 보건의료에 속하지 않는다. 다만, 감염병의 예방 및 관리는 1차 보건의료에 속하는 사항이다.
>
> ※ **1차 예방**: 질병에 이환되기 이전 상태에 대응하는 예방활동, 환경·식품 등 공공위생의 확보와 개인의 건강 촉진 또는 홍역에 대한 예방접종과 같은 특정질환에 대한 특별한 예방을 포함한다.

22 보건의료사업의 1차 예방에 대한 설명으로 적합한 것은?

① 병리적 과정을 확인하기 위한 조기진단이 포함된다.

② 질병이나 불구상태에서 최적의 건강상태로 회복되도록 돕는다.

③ 물리치료와 작업치료운동이 포함된다.

④ 건강증진과 질병에 대한 구체적인 예방과 유기체 대처능력을 강화시키는 노력을 말한다.

⑤ 장애의 초기증상이나 발달지연을 조기에 치료한다.

> **Advice** 1차 예방은 질병발생 전의 대처능력을 증진시키는 노력이다.

23 2차 예방의 예로 적당하지 않은 것은?

① 감기예방을 위한 예방접종　　　② 자궁경부암에 대한 건강진단

③ 혈압측정과 고혈압 치료　　　　④ 만성퇴행성 질환의 기능경감

⑤ 결핵발견을 위한 흉부 방사선 촬영

> **Advice** 감기예방을 위한 예방접종은 1차 예방의 소극적 예방에 해당한다.
>
> ※ **1차 예방**: 질병에 이환되기 이전 상태에 대응하는 예방활동, 환경, 식품 등 공공위생의 확보와 개인의 건강 촉진 또는 용역에 대한 예방접종과 같은 특정질환에 대한 특별한 예방을 포함한다.

24 정신보건사업에서 3차 예방에 해당하는 사항은?

① 위기중재에 중점을 둔다.

② 정신질환의 조기발견에 중점을 둔다.

③ 정신장애에 대한 재활과 합병증 예방에 중점을 둔다.

④ 정신장애의 치료기간 단축에 중점을 둔다.

⑤ 정신장애의 치료비용 절감에 중점을 둔다.

> **Advice** 3차 예방의 내용 … 기능장애 경감, 합병증의 예방, 불구의 경감, 사회복귀 및 재활

Answer　　21.④　22.④　23.①　24.③

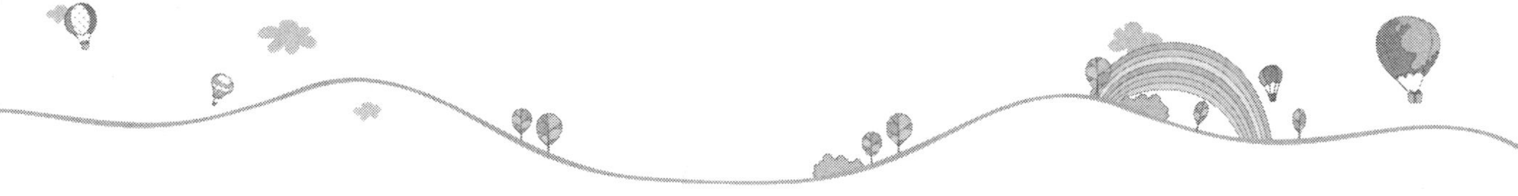

25 다음 중 앤더슨의 공중보건사업의 3요소는?

  ㉠ 보건교육   ㉡ 보건통계
  ㉢ 보건법규   ㉣ 보건기술
  ㉤ 보건행정

① ㉠㉡㉢   ② ㉡㉣㉤
③ ㉡㉢㉣   ④ ㉠㉣㉤
⑤ ㉠㉢㉤

   Advice 앤더슨의 공중보건사업 3요소 … 보건교육, 보건법규, 보건봉사(행정)

26 다음 중 특히 공중보건사업에서 가장 중요시 여기는 요소는?

① 질병교육   ② 위생교육
③ 환경교육   ④ 보건교육
⑤ 감염병교육

   Advice 공중보건사업 3요소 중 보건교육이 가장 능률적이며 효과적인 수단이다.

27 보건의료(Health care)와 의료(Medical care)를 비교한 것이다. 이 중 보건의료에 대한 설명으로 옳지 않은 것은?

① 주요 관심사는 환경구조와 행태 및 습관 등이다.
② 시점상으로 볼 때 미래지향적이다.
③ 높은 경비가 필요하지 않다.
④ 병리적 문제 여부에 관계없이 모든 사람의 건강증진을 목표로 한다.
⑤ 개개인의 책임이 더 강조된다.

   Advice 보건의료 … 미래지향적·포괄적·예방 중심적이며, 모든 사람의 건강증진을 목표로 하고, 개인보다는 환경·행태에 초점을 둔다.

(Answer)   25.⑤   26.④   27.⑤

28 지역사회 보건사업의 향후 전망에 관한 설명으로 적절한 것은?

> ㉠ 노인증가로 노인보건사업 증가
> ㉡ 주민의 치료요구가 증가함에 따라 보건소에서 치료 확대
> ㉢ 만성질환 증가로 보건교육사업 증가
> ㉣ 병·의원 등의 증가로 인한 보건소 사업의 점차적인 감소

① ㉠㉡㉢ 　　　　　　　　② ㉠㉢
③ ㉡㉣ 　　　　　　　　　④ ㉣
⑤ ㉠㉡㉢㉣

Advice ㉡ 치료사업은 직접적으로는 보건소와 거리가 멀다.
㉣ 병·의원 등의 증가는 주로 진료를 위주로 하며, 보건소는 고유업무인 보건사업이나 보건행정을 집행하여야 한다.

29 지역보건 의료계획에 포함되어야 할 내용으로 옳은 것은?

> ㉠ 보건의료에 관한 장·단기 공급대책
> ㉡ 보건의료의 전달체계
> ㉢ 보건의료수요 측정
> ㉣ 지역보건의료에 관련된 통계의 수집 및 정리

① ㉠㉡㉢ 　　　　　　　　② ㉠㉢
③ ㉡㉣ 　　　　　　　　　④ ㉣
⑤ ㉠㉡㉢㉣

Advice 지역보건 의료계획〈지역보건법 제7조〉
㉠ 지역보건 의료계획의 수립
  • 특별시장·광역시장·도지사(이하 시·도지사) 또는 특별자치시장·특별자치도지사·시장·군수·구청장(구청장은 자치구의 구청장을 말함, 이하 시장·군수·구청장)은 지역보건의료계획을 4년마다 수립하여야 한다.
  • 시장·군수·구청장(특별자치시장·특별자치도지사 제외)은 해당 시·군·구(특별자치시·특별자치도는 제외, 이하 이 조에서 같다) 위원회의 심의를 거쳐 지역보건의료계획(연차별 시행계획 포함)을 수립한 후 해당 시·군·구의회에 보고하고 시·도지사에게 제출하여야 한다.
  • 특별자치시장·특별자치도지사 및 관할 시·군·구의 지역보건의료계획을 받은 시·도지사는 해당 위원회의 심의를 거쳐 시·도(특별자치시·특별자치도를 포함)의 지역보건의료계획을 수립한 후 해당 시·도의회에 보고하고 보건복지부장관에게 제출하여야 한다.
㉡ 지역보건 의료계획의 내용
  • 보건의료 수요의 측정
  • 지역보건의료서비스에 관한 장기·단기 공급대책
  • 인력·조직·재정 등 보건의료자원의 조달 및 관리
  • 지역보건의료서비스의 제공을 위한 전달체계 구성 방안
  • 지역보건의료에 관련된 통계의 수집 및 정리

Answer　　28.②　29.⑤

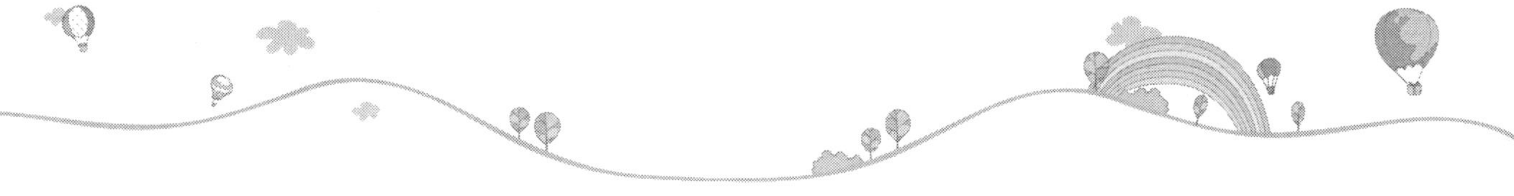

30 1차 보건의료의 대상인구는 어느 정도인가?

① 전체인구의 20% ② 전체인구의 40%

③ 전체인구의 50% ④ 전체인구의 70%

⑤ 전체인구의 90%

> **Advice** 1차 보건의료 인구는 전체의 약 70%, 2차 보건의료 인구는 20 ~ 25%, 3차 보건의료 인구는 5% 정도이다.

31 Andersen의 의료이용 모형에서 의료이용의 결정력을 높이는 가장 중요한 요인으로 설명되는 것은?

① 가족자원 요인 ② 질병요인

③ 지불능력 ④ 의료이용에 대한 태도

⑤ 환경요인

> **Advice** Andersen의 의료이용 모형
> ㉠ 소인성 요인 : 질병발생 이전의 요인으로 성, 연령 등
> ㉡ 가능성 요인 : 의료이용을 가능하게 하는 요인으로 경제적 능력 등
> ㉢ 필요성 요인 : 의료이용의 가장 중요한 요인으로 질병을 인식하는 태도, 기질적 요인 등

32 지역사회 정신보건사업의 1차 예방사업에 해당되는 것은?

> ㉠ 대중매체를 통해 깨끗한 환경, 안락한 생활공간 및 건강식이에 대해 교육한다.
> ㉡ 개인 및 사회의 안녕과 질서를 유지하기 위하여 정신질환 발병률을 감소시킨다.
> ㉢ 가족 및 타인과 심리적인 상호관계를 잘 맺기 위한 효율적인 인간관계방법을 훈련시킨다.
> ㉣ 정신질환자를 빨리 발견하여 조기에 치료를 받도록 한다.

① ㉠㉡㉢ ② ㉠㉢

③ ㉡㉣ ④ ㉣

⑤ ㉠㉡㉢㉣

> **Advice** ㉡㉣ 2차 예방사업에 포함된다.

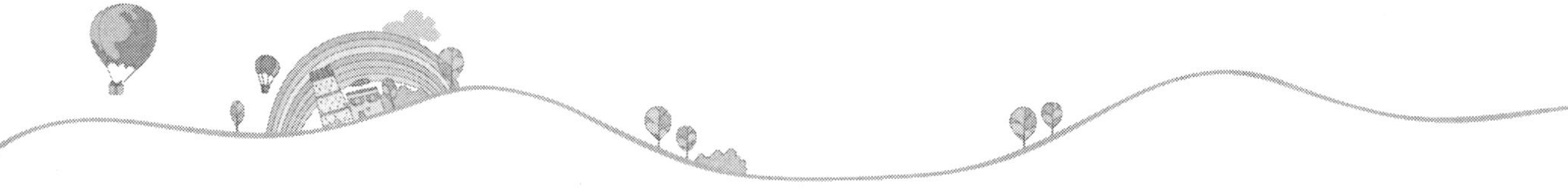

33 생활보호 대상자 등 생활이 어려운 사람에게 보조금을 지급하는 사회보장제도는 무엇인가?

① 공공부조
② 공공서비스
③ 사회복지 서비스
④ 공공보장제도
⑤ 질병치료서비스

> **Advice** 공공부조 … 사회보험방법에 의한 소득보장을 보완하는 제도로 역사적으로 가장 먼저 발달한 사회보장의 핵심적 방법이다.

34 '요람에서 무덤까지'를 목표로 최고의 사회보장 실현을 국가적 이념으로 채택하고 있는 나라는?

① 독일
② 스웨덴
③ 미국
④ 영국
⑤ 일본

> **Advice** 1942년 영국 Beveridge 보고서에서 사회보장 이념의 실천을 강조하였으며, '요람에서 무덤까지'라는 사회보장을 영국에서 실현하였다.

35 다음 중 사회보장제도의 특성이 아닌 것은?

① 위험분산
② 국민통합
③ 자원조달
④ 소득재분배
⑤ 최저생활 보장

> **Advice** ③ 자원조달 기능은 예산제도의 기능이다. 국민에게 자금을 걷으려고 사회보장을 실시하지는 않는다.

36 다음 중 사회보장제도의 창시자는?

① Winslow
② Snow
③ Bismarck
④ Gulick
⑤ Rathbone

> **Advice** 독일의 비스마르크가 처음으로 사회보장제도를 체계화하여 시행하였다.

37 세계 최초로 사회보장법은 어느 나라에서, 언제 제정되었는가?

① 영국, 1833년
② 미국, 1935년
③ 독일, 1834년
④ 프랑스, 1935년
⑤ 한국, 1977년

> **Advice** 미국에서 1935년 세계 최초로 단독 사회보장법이 제정되었다.

Answer 33.① 34.④ 35.③ 36.③ 37.②

38 독일의 비스마르크 사회보험정책 3가지로 옳은 것은?

① 공공부조, 산재보험, 의료보험

② 산재보험, 실업보험, 연금보험

③ 연금보험, 의료보험, 실업보험

④ 의료보험, 산재보험, 연금보험

⑤ 공공부조, 산재보험, 의료보험

> **Advice** 비스마르크의 사회보험정책 … 질병보험(1883년), 근로자 재해보험(1884년), 노령연금보험(1889년)

39 다음 중 공적부조의 원리가 아닌 것은?

① 국가책임의 원리

② 개인책임의 원리

③ 보충성의 원리

④ 최저생활 보장의 원리

⑤ 인간다운 생활보장의 원리

> **Advice** ② 개인책임의 원리는 국가책임의 원리와 상대적인 개념으로 사회보장과는 무관하다.
> ③ 보충성의 원리는 기초생활보장제도에서 지켜져야 할 공공부조의 기본원칙으로, 평가된 수급자의 소득액과 사회적으로 설정된 빈곤선 만큼의 차액이 지급되어야 한다는 의미이다.

40 영국 국민보험의 기초가 된 베버리지 보고서에서 제시한 사회보험의 원칙에 포함되지 않는 내용은?

① 최저생활 보장을 위한 생계급여 – 근로소득액에 관계없이 동일하게 급여한다.

② 비용부담의 원칙 – 사회보장비용은 국가나 고용주가 부담하며, 피보험자로부터 기여금을 받아서는 안 된다.

③ 균일한 보험료 갹출 – 수입에 관계없이 균일하게 기여금을 내야 한다.

④ 급여의 적절성 – 수혜자의 최저생활을 보장할 수 있어야 한다.

⑤ 포괄성의 원칙 – 전 국민을 대상으로 하며 모든 사회적 위험을 포괄한다.

> **Advice** 베버리지의 사회보장의 원칙
> ㉠ 균일한 생계급여의 원칙(정액급여의 원칙) : 보상적 성격의 산재보험은 제외된다.
> ㉡ 균일갹출의 원칙(정액기여의 원칙) : 수입에 관계없이 균일하게 기여한다.
> ㉢ 행정책임 통합의 원칙 : 사회보장성을 신설하고, 각 지방마다 행정국을 설치한다.
> ㉣ 급여충분성의 원칙 : 급여수준과 급여지급기간이 충분해야 한다.
> ㉤ 포괄성의 원칙 : 전국민을 대상으로 하며, 모든 사회적 위험(실업·질병·노령·장례·혼인·출산 등 비정상적 지출)을 포괄한다.
> ㉥ 대상 계층화의 원칙(피보험자 구분의 원칙)
>   • 피고용인
>   • 고용주 및 독립노동자
>   • 가정주부 등 무보수 서비스 종사자
>   • 비취업자
>   • 15세 미만의 취업연령 미달자(아동수당)
>   • 취업연령을 초과한 퇴직자(퇴직연금)

Answer   38.④   39.②   40.②

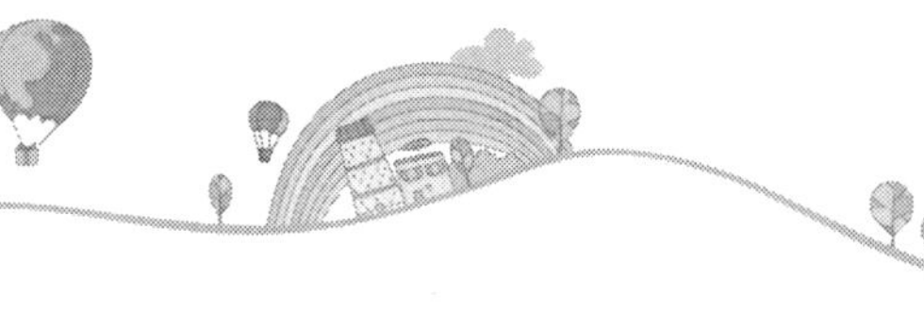

41 다음 중 공적부조에 속하는 법률은?

① 장애인복지법　　　　　　　　　　② 국민연금법
③ 고용보험법　　　　　　　　　　　④ 국민기초생활보장법
⑤ 모자보건법

Advice 사회보장의 분류

구분	주요 내용	근거법률
사회보험	국민일반의 생활의 안정과 그 노동력의 재생산 등을 목적으로 하여 운영되는 공공적 보험제도	국민건강보험법, 국민연금법, 고용보험법, 산재보험법
공적부조	현실적으로 생활불능상태에 있거나 생활이 곤궁한 상태에 있는 자에게 최종적인 생활보장수단으로 최저생활에 필요한 급여를 행하는 제도	국민기초생활보장법, 의료급여법
사회복지	국민일반에게 상담·재활·직업소개 및 지도·사회복지시설 이용 등을 제공하여 정상적인 사회생활이 가능하도록 지원하는 제도	사회복지법, 장애인복지법, 복지연금법

42 다음은 사회보험을 설명한 것이다. 알맞은 것으로 연결된 것은?

┌─────────────────────────────────┐
│ ㉠ 경험률 의존　　　　　　　㉡ 가입·탈퇴 용이 │
│ ㉢ 정률부담료 원칙　　　　　㉣ 균등급여 │
│ ㉤ 의료급여 │
└─────────────────────────────────┘

① ㉠　　　　　　　　　　　　　② ㉡㉣㉤
③ ㉢㉣　　　　　　　　　　　　④ ㉡㉢㉣
⑤ ㉣

Advice 사회보험 … 강제가입, 강제징수, 정률제, 균등급여, 차등부과, 공동부담, 불완전 자조체계 등을 특징으로 한다.

43 우리나라의 사회보장제도를 시행순서대로 바르게 나열한 것은?

① 산재보험 – 생활보호 – 의료보험 – 국민연금
② 산재보험 – 의료보험 – 생활보호 – 국민연금
③ 생활보호 – 의료보험 – 산재보험 – 국민연금
④ 생활보호 – 산재보험 – 의료보험 – 국민연금
⑤ 산재보험 – 의료보험 – 국민연금 – 생활보호

Advice 생활보호(1961년) – 산재보험(1964년) – 의료보험(1977년) – 국민연금(1988년)

Answer　41.④　42.③　43.④

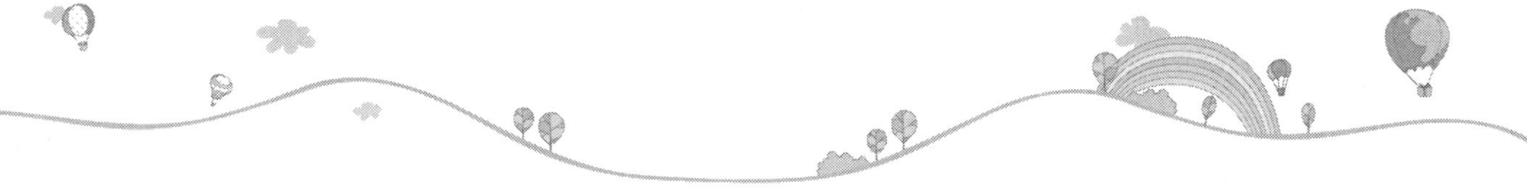

44 우리나라 4대 사회보험의 발달순서를 바르게 연결한 것은?

① 산재보험 – 의료보험 – 국민연금 – 고용보험
② 산재보험 – 국민연금 – 의료보험 – 고용보험
③ 의료보험 – 국민연금 – 산재보험 – 고용보험
④ 의료보험 – 산재보험 – 고용보험 – 국민연금
⑤ 국민연금 – 산재보험 – 의료보험 – 고용보험

Advice 산재보험(1964년) – 의료보험(1977년) – 국민연금(1988년) – 고용보험(1995년)

45 공공부조와 사회보험의 차이점 중 사회보험에 해당하는 것은?

① 선별주의
② 자산조사
③ 사후적 대응
④ 비기여제도
⑤ 보험료 의존

Advice 공공부조와 사회보험의 비교

구분	공공부조	사회보험
목적	구빈, 사후적 대응	방빈, 사전적 대응
이념	선별주의	보편주의
원리	무차별(평등주의)	비례원리 강화
대상	소수의 빈곤계층	국민 전체
자격요건	빈민(자산조사)	기여자에 한함
재원	일반조세	보험료
급여수준	사회적 최소기준	적정선
수급권의 성격	권리성 약함	권리성 강함

※ 보편주의와 선별주의
　㉠ 보편주의 : 자산조사를 거치지 않고 요구(Need)가 있으면 누구에게나 평등하게 복지 서비스를 제
　　공한다.
　㉡ 선별주의 : 개인의 복지문제는 능력에 따라 '개인책임'으로 해결하도록 하되, 개인적으로 해결할 수
　　없는 경우에 한하여 국가가 관여함으로써 국가의 책임을 극소화하고 한정된 자원을 효율적으로
　　이용한다.

Answer　**44.①　45.⑤**

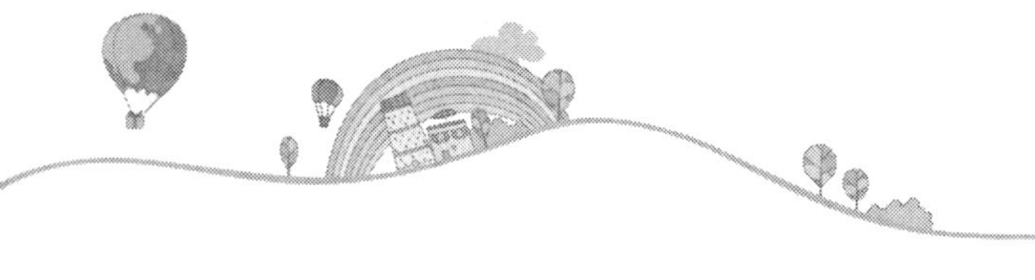

46 다음 중 사회보험과 관련이 없는 것은?

① 강제적용의 원칙이 강조된다.　② 조세에 의존한다.

③ 기여를 전제로 한 급여가 이루어진다.　④ 사회적 적절성과 밀접하다.

⑤ 정률제 방식을 적용한다.

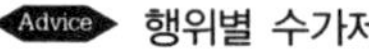 사회보험과 공공부조의 차이점 및 공통점

구분		사회보험	공공부조
차이점	지불능력	보험료 지불능력 있는 국민	보험료 지불능력 없는 계층
	개별성	의료, 질병, 실업, 노동재해, 폐질 등을 개별적으로 제도화	이들을 종합하여 하나의 제도로 시행
	재원	기여금으로 재정확보(보험료)	조세로 재정확보
	대상	모든 참여자	일정기준 해당자
	급여수준	자격 갖춘 사람에게 급여지급	필요한 사람에게 지급(최저 필요범위에 한정)
공통점		사회적 위험요소 대비방안	

47 보험료 보수지불방식 중 진료시 사용된 재료, 기술의 가치에 따라 보상하는 방식은?

① 총괄계약제　② 봉급제

③ 인두제　④ 행위별 수가제

Advice 행위별 수가제

㉠ 서비스 행위 하나하나에 대하여 항목별로 가격을 책정하는 진료비 지불방법이다.

㉡ 보수지불제도 중 가장 보편적이며, 가장 시장접근적인 방법이다.

48 사회주의형 의료전달체계에 대한 설명으로 옳지 않은 것은?

① 국가가 의료비용의 전액을 부담한다.

② 조직적인 의료서비스가 제공된다.

③ 의료서비스의 분포가 균등하다.

④ 질이 높은 의료서비스를 제공한다.

⑤ 예방서비스의 비중이 크다

Advice ④ 자유방임형 의료전달체계의 장점이다.

Answer　46.② 47.④ 48.④

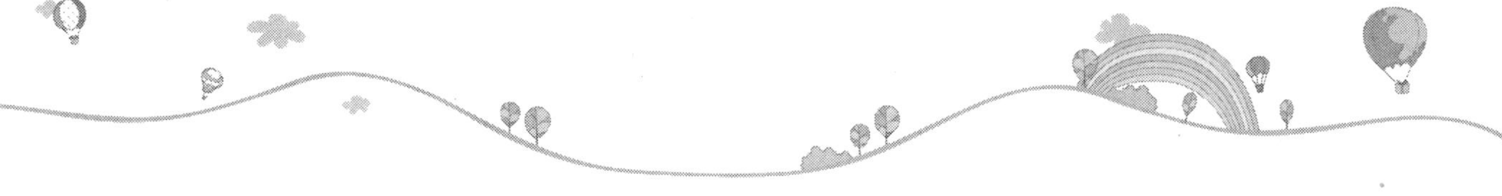

49 보건의료체계 중 보수지불방식에 대한 설명 중 잘못된 것은?

① 인두제 – 상급 진료기관으로의 후송 가능성이 크다.
② 포괄수가제 – 표준화 진료로 의료비 상승억제가 가능하다.
③ 행위별 수가제 – 과다진료로 의료비 증가 가능성이 있다.
④ 총괄계약제 – 새로운 첨단의료기기 도입이 유리하다.
⑤ 봉급제 – 진료가 형식화, 관료화 된다.

> **Advice** 총괄계약제 … 새로운 첨단의료기기 도입이 불리한 단점이 있다.

50 보건복지부는 국가보건 의료체계를 구성하는 보건의료 자원을 개발한다. 다음 중 보건의료 자원은?

㉠ 보건의사 인력	㉡ 보건의료 시설
㉢ 보건의료 장비	㉣ 보건의료 지식

① ㉠㉡㉢　　　　　　　　　② ㉠㉢
③ ㉡㉣　　　　　　　　　④ ㉣
⑤ ㉠㉡㉢㉣

> 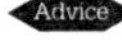 **Advice** 보건의료 자원 … 인력, 시설, 장비 및 물자, 지식 등을 말한다.

51 진단명기준 환자분류체계에 의거한 진료비 산정방법은?

① 행위별 수가제　　　　　　② 시술점수제
③ 총액계약제　　　　　　　④ 인두제
⑤ DRG

> **Advice** DRG(Diagnosis Related Group) … 입원환자를 대상으로 한 포괄수가제도이다. 환자가 어떤 질병의 진료를 위해 입원했었는가에 따라 환자에게 제공되는 의료서비스의 양에 관계없이 DRG별로 미리 책정된 일정액의 진료비를 지급하는 제도이다.

Answer　　49.④　50.⑤　51.⑤

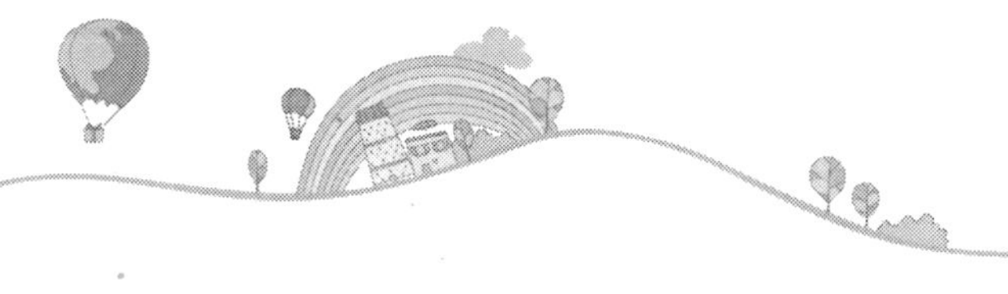

52 다음 중 행위별 수가제의 단점은?

① 예방에 치중　　　　　　　　② 의료서비스의 질 향상

③ 의학기술의 발달　　　　　　④ 서비스의 증가억제 효과

⑤ 진료비 상승

> **Advice** 행위별 수가제의 장·단점
> ⊙ 장점 : 의사의 재량권이 크고 서비스의 양과 질의 최대화 도모 가능
> ⓛ 단점
> • 행정적인 복잡성
> • 의료비의 상승유도
> • 과잉진료 및 의료서비스의 남용
> • 의료인과 보험자 간의 마찰

53 의료전달체계가 대두된 가장 큰 이유는?

① 의사와 의료기관의 요구로

② 세계 보건계의 흐름이므로

③ 의료기관 간의 경쟁을 억제하기 위하여

④ 전 인류의 복지사회 건설을 위하여

⑤ 보건의료 자원의 효율적 활용을 위하여

> **Advice** 보건의료 자원의 효율적 활용이 의료전달체계의 목적이다.

54 의료전달제도를 가장 잘 설명한 것은?

① 의료요원들 간의 의사전달을 위한 제도이다.

② 제한되어 있는 가용자원을 최대한 활용하여 효과적이며 효율적으로 의료를 전달하려는 제도를 말한다.

③ 의사가 없는 무의지역에 이동 진료차를 보내는 것을 말한다.

④ 의료란 의사가 환자의 질병을 치료해 주는 것이므로 이를 학술적으로 표현한 것이다.

⑤ 전달의 의미는 의료자원을 의미한다.

> **Advice** 보건의료제도(의료전달체계)는 의료공급체계 또는 의료제공체계로도 표현되는데, 자원의 효율화가 주요 목적이다.

Answer 　52.⑤　53.⑤　54.②

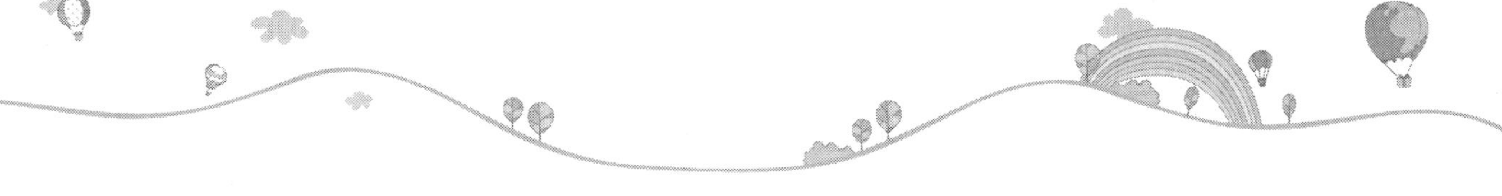

55 현재 우리나라 의료급여체계에서 1차 의료급여기관이 아닌 곳은?

① 의원
② 보건지소
③ 보건진료소
④ 약국
⑤ 병원

> **Advice** 의료급여체계(3단계)
> ㉠ 제1차 의료급여기관 : 통원에 의한 진료를 담당하는 제1차 의료급여기관은 의료법에 의하여 시장·군수·구청장에게 개설신고를 한 의료기관, 지역보건법에 의한 보건소, 보건의료원 및 보건지소, 농어촌 등 보건의료를 위한 특별조치법에 의한 보건진료소, 약사법에 따라 등록된 약국을 의미한다.
> ㉡ 제2차 의료급여기관 : 시·도지사가 개설허가를 한 의료기관을 말한다.
> ㉢ 제3차 의료급여기관 : 국민건강보험법 제40조 규정에 의하여 인정된 종합전문 요양기관 또는 보건복지부장관이 지정한 의료기관을 말한다.

56 사회보장형 의료전달체계의 특징으로 적합하지 않은 것은?

① 의료비 지불제도는 인두제가 주로 적용된다.
② 환자의뢰제도의 발달이 중요하다.
③ 1차 의료가 강화된다.
④ 치료의학 서비스가 강조된다.
⑤ 주로 영국과 스웨덴, 덴마크 등이 해당된다.

> **Advice** 사회보장형 의료전달체계(영국, 덴마크)
> ㉠ 인두제를 적용한다.
> ㉡ 치료보다는 예방에 중점을 둔다.
> ㉢ 1차 의료가 발달되었다.

57 보건의료 전달체계에서 자유기업형의 장점이다. 맞는 것은?

① 보건의료혜택을 골고루 받을 수 있다.
② 경제적 지불능력에 크게 영향을 받지 않는다.
③ 지역적 편중 없이 제공할 수 있다.
④ 다른 제도보다 보건의료의 질이 향상된다.
⑤ 보건의료인에 의한 동기유발 요인이 적다.

> **Advice** 높은 의료의 질과 의료진의 동기부여 상승 및 의사와 환자의 우호적인 관계 등이 주요 장점이다.

Answer 　55.⑤　56.④　57.④

58 의료비의 지불형태 중 자유방임형 의료체계국가에서 적용되는 방법은?

① 인두제(Capitation)

② 봉급제(Salary)

③ 행위별 수가제(Fee for Service)

④ 포괄수가제(Case Payment)

⑤ 총액예산제(Budget Rationing)

> **Advice** 행위별 수가제는 자유방임형, 인두제는 사회보장형, 봉급제는 사회주의형 의료체계국가에 적용된다.

59 세계보건기구가 제시한 보건의료체계를 구성하는 5대 구성요소에 속하지 않는 것은?

① 재원조달 　　　　　　　　　② 자원의 조직화

③ 보건의료 서비스 제공 　　　　④ 보건행태

⑤ 자원의 개발

> **Advice** 보건의료체계의 5가지 구성요소(WHO)
> ㉠ 보건자원의 개발 : 시설, 장비, 물자, 인력, 지식
> ㉡ 자원의 조직화 : 자원의 구성과 배치
> ㉢ 보건의료 서비스의 공급 : 보건의료 서비스의 제공, 의료전달체계
> ㉣ 경제적 지원 : 의료지원, 정부의 공공지원
> ㉤ 관리 : 기획, 조직, 조정, 통제, 평가

60 다음 중 경제수준과 행정조직과의 관계를 고려하여 로머(Roemer)가 분류한 의료전달체계의 유형에 속하지 않는 것은?

① 사회주의형 　　　　　　　　② 자유기업형

③ 개발도상국형 　　　　　　　④ 복지국가형

⑤ 사회화형

> **Advice** M. Roemer의 보건의료체계 분류
> ㉠ 자유기업형 : 미국, 일본, 한국 등
> ㉡ 복지국가형 : 프랑스, 독일, 영국, 스칸디나비아제국
> ㉢ 저개발국형 : 아시아, 아프리카의 저개발국가
> ㉣ 개발도상국 : 아시아, 남미제국의 개발도상국가
> ㉤ 사회주의형 : 구소련, 중공, 쿠바

(Answer)　　58.③　59.④　60.⑤

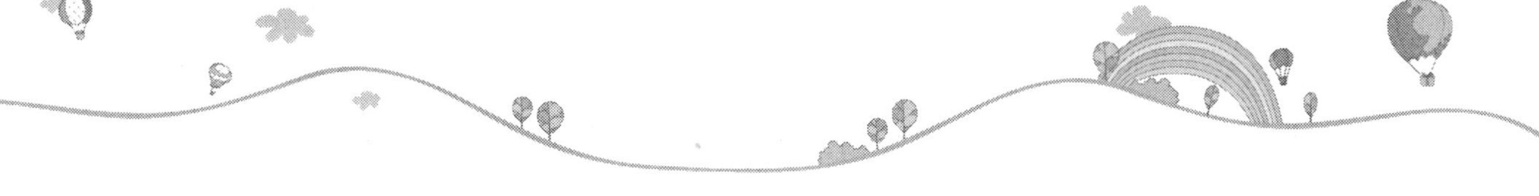

61 다음 중 보건의료체계의 최종 산출물에 해당되는 것은?

㉠ 형평	㉡ 효율
㉢ 효과	㉣ 건강증진

① ㉠㉡㉢ ② ㉠㉢

③ ㉡㉣ ④ ㉣

⑤ ㉠㉡㉢㉣

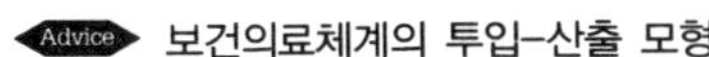 **Advice** 보건의료체계의 투입–산출 모형

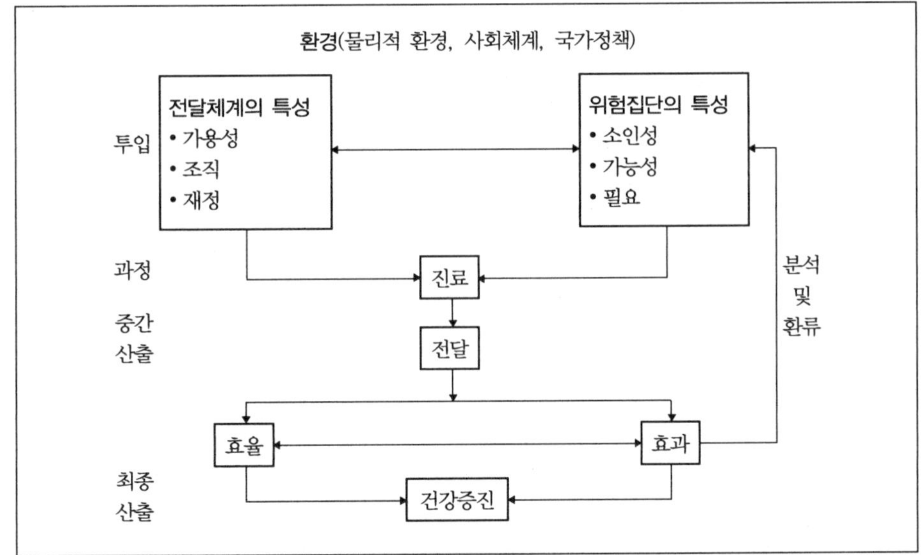

62 국가보건의료체계의 유형 중 자유방임형에 대한 설명이다. 옳지 않은 것은?

① 소비자의 의료기관에 대한 선택 및 자유가 보장된다.

② 의료비가 증가한다.

③ 질적 수준이 낮다.

④ 형평의 원칙이 잘 지켜지지 않는다.

⑤ 의료서비스의 남용 가능성이 있다.

Advice ③ 동기부여가 높으므로 의료진의 만족도가 높으며 따라서 질적 수준이 향상된다.

Answer 61.④ 62.③

63 보수지불제도를 행위별 수가제에서 포괄수가제로 전환한 경우에 발생될 수 있는 현상은?

> ㉠ 신기술 적용이 곤란하다.
> ㉡ 의료기관으로 하여금 재원일수 감소 등 경제적 진료를 하도록 유인하는 경향이 있다.
> ㉢ 국가 전체에서 보면 효율적인 의료공급이 이루어질 것이다.
> ㉣ 의사의 자율성 침해소지가 있다.

① ㉠㉡㉢ ② ㉠㉢
③ ㉡㉣ ④ ㉣
⑤ ㉠㉡㉢㉣

Advice 포괄수가제의 장·단점
　㉠ 장점
　　• 진료비 과도한 증가 억제
　　• 청구절차 및 심사절차 간소화
　　• 의료인과 보험자 간의 마찰감소
　　• 항생제 과다투여나 불필요한 과잉진료 자제 등
　　• 의료기관의 생산성 증가
　㉡ 단점
　　• 신기술이나 고난이도 기술적용이 곤란
　　• 의사의 자율성 침해 가능

64 다음 보수지불제도 중 행위별 수가제의 단점은?

> ㉠ 과잉진료, 의료남용의 원리 ㉡ 행정적 복잡성
> ㉢ 의료비 상승유도의 원인 ㉣ 의료인의 자율성 증가

① ㉠㉡㉢ ② ㉠㉢
③ ㉡㉣ ④ ㉣
⑤ ㉠㉡㉢㉣

Advice 행위별 수가제(한국, 일본, 프랑스 등)
　㉠ 장점 : 의사의 재량권이 크고 서비스의 양과 질 최대화
　㉡ 단점
　　• 과잉진료 및 의료서비스 남용
　　• 행정적인 복잡성
　　• 의료비의 상승유도
　　• 의료인과 보험자 간의 마찰

Answer 63.⑤ 64.①

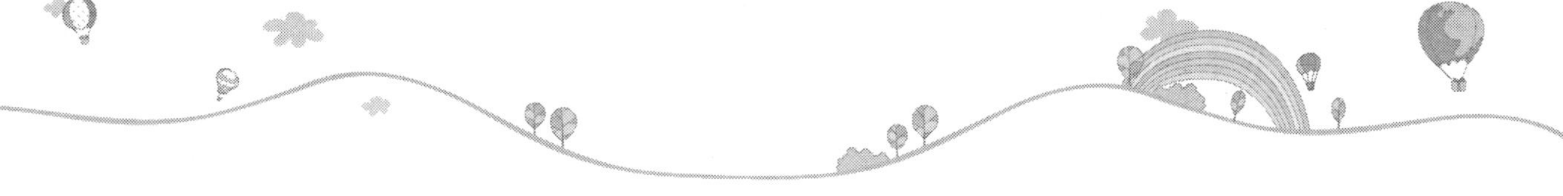

65 요양급여비 책정에 있어서 인두제의 효과로 볼 수 없는 것은?

① 질병예방이 극대화된다.
② 질병의 초기 치료비가 극대화된다.
③ 질병관리비의 상승이 억제된다.
④ 예방보다는 질병의 치료에 초점을 맞추는 진료 위주이다.
⑤ 계속 건강관리가 보장된다.

> **Advice** ④ 질병의 치료에 초점을 맞추는 것은 행위별 수가제이다.

66 행위별 수가제의 단점은 무엇인가?

① 환자후송의뢰가 증가하는 경향이 있다.
② 서비스량이 최소화하는 경향이 있다.
③ 행정적으로 복잡하다.
④ 환자의 선택권을 제한한다.
⑤ 의료가 표준화된다.

> **Advice** 행위별 수가제
> ㉠ 어떤 서비스의 수가, 약품, 재료 등에 항목별로 가격을 매기는 방식이다.
> ㉡ 가장 일반적인 지불방법이자 시장의 거래관행에 가장 가까운 방법이다.
> ㉢ 우리나라는 이 방식을 수가지불방식의 기본 틀로 하고 있다.
> ㉣ 행위별 수가제에서 수가를 정하는 가장 기초적인 방법은 의료제공자 스스로 수가를 정하는 것이다.

67 다음 의료보험의 의료비 지불방법에 관한 기술 중 옳은 것은?

> ㉠ 우리나라는 행위별 수가제를 원칙으로 하되 포괄수가제를 부분적으로 적용하고 있다.
> ㉡ 행위별 수가제는 의료이용의 양극화 현상을 감소시킨다.
> ㉢ 포괄수가제는 의사의 자율성이 최대한 보장되지 않는다.
> ㉣ 의료보장이 실시된 후의 진료비 산정방법은 굴신제(Sliding Scale)이다.

① ㉠㉡㉢　　　　　　　　　　② ㉠㉢
③ ㉡㉣　　　　　　　　　　　④ ㉣
⑤ ㉠㉡㉢㉣

> **Advice** ㉡ 행위별 수가제는 의료이용의 양극화 현상을 증가시킨다.
> ㉣ 굴신제는 전통적 진료비 지불방법으로 의사와 환자, 이용자가 직접 대면하여 지불하는 방법이다.

Answer　　65.④　66.③　67.②

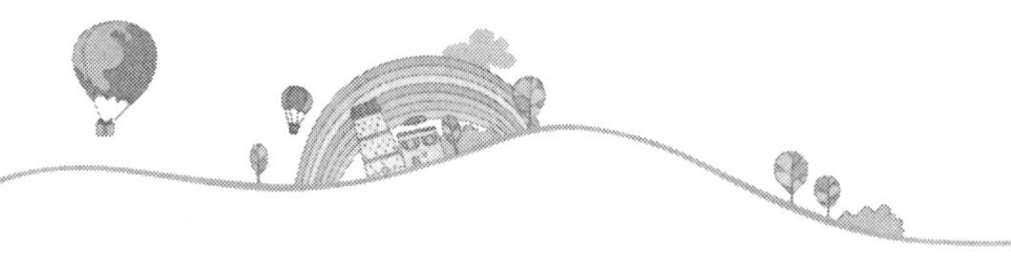

68 보수지불제도 중 인두제의 특징에 해당되는 것은?

① 의사의 동기부여가 높다.　　　　② 환자의뢰의 빈도가 낮아진다.
③ 의료비 상승의 우려가 높다.　　　④ 진료의 지속성이 보장될 수 있다.
⑤ 행정적으로 복잡하다.

> **Advice** 진료의 지속성과 예방 중심의 의료가 인두제의 특징이다.

69 보수지불제도에 대한 기술로서 옳지 않은 것은?

① 행위별 수가제는 의료서비스의 질이 최대화하는 경향이 있다.
② 행위별 수가제는 의료비 상승을 억제하는 효과가 있다.
③ 인두제는 비용이 상대적으로 저렴하다.
④ 인두제에서는 환자후송의뢰가 증가하는 경향이 있다.
⑤ 봉급제에서는 의사수입이 안정되고 직장을 보장할 수 있는 장점이 있다.

> **Advice** ② 행위별 수가제는 의료비 상승을 유발하는 효과가 있다.

70 우리나라에 전국민 의료보험이 도입된 시기는?

① 1963년　　　　　　　　　　　② 1977년
③ 1987년　　　　　　　　　　　④ 1989년

> **Advice** 우리나라 의료보장제도의 발달
> ㉠ 1963년 : 의료보험법 제정
> ㉡ 1977년 : 의료보험제도 실시
> ㉢ 1989년 : 전국민 의료보험제도 실시

71 다음 중 진료비의 증가원인이 아닌 것은?

① 의료 생산비용의 상승　　　　　② 의학기술의 발전
③ 국민건강보험의 실시　　　　　④ 노인인구의 증가
⑤ 포괄수가제의 실시

> **Advice** 포괄수가제는 진료비 증가의 억제효과가 있는 제도이다.

Answer　　68.④　69.②　70.④　71.⑤

72 국민의료비의 증가원인에 해당하지 않는 것은?

① 인구증가　　　　　　　　② 국민소득의 증가
③ 건강검진 실시　　　　　　④ 의료의 생산비용 상승
⑤ 노령화

> **Advice** 장기적 관점에서 건강검진 실시는 성인병의 조기진단과 조기발견으로 만성퇴행성 질환 등의 발병을 사전에 예방할 수 있으므로 국민의료비 억제방안에 해당한다.

73 사회보험의 특성으로 옳은 것으로만 짝지어진 것은?

> ㉠ 당면한 경제적 문제 해결 또는 치료를 목적으로 한다.
> ㉡ 자조능력이 있는 자를 대상으로 한다.
> ㉢ 자발적으로 신청한다.
> ㉣ 적용대상자의 기여가 없다.
> ㉤ 재원은 가입자의 보험료이다.

① ㉠㉡　　　　　　　　　② ㉠㉢
③ ㉡㉣　　　　　　　　　④ ㉡㉤
⑤ ㉢㉣

> **Advice** ㉠ 사회보험은 사회적 사고에 의한 경제적인 불안 해소(예방)을 목적으로 한다.
> ㉢ 사회보험은 강제적으로 가입한다.
> ㉣ 사회보험은 적용대상자의 기여(보험료 납입)가 있다.

74 다음 건강보험급여 중 현물급여가 아닌 것은?

① 건강진단　　　　　　　　② 진단 · 진찰
③ 예방접종　　　　　　　　④ 요양급여
⑤ 요양비

> **Advice** 분만비, 요양비, 본인부담금 보상금, 장제비 등은 현금급여이다.

Answer　　72.③　73.④　74.⑤

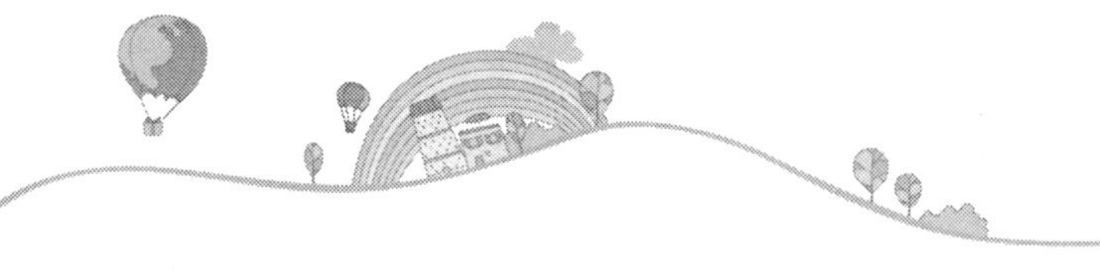

75 건강보험의 특성 중 맞지 않는 것은?

① 사회보험의 경우 수직적 · 수평적 소득분배 기능을 한다.

② 건강보험이 실시되면 조기치료가 증가한다.

③ 의료비의 본인 일부부담제를 실시하면 불필요한 의료이용이 억제된다.

④ 개인의 질병발생 예측은 가능하나, 집단의 질병발생 예측은 어렵다.

⑤ 의료보험이 실시되면 의료이용이 증가하게 된다.

> **Advice** 보험의 특성상 개인의 질병발생 예측은 어려우나, 집단의 질병발생 예측은 가능하다.

76 국민보건 의료비의 증가억제방법 중 이용자(환자)의 접근도를 손상시킬 우려가 있는 방법은?

① 이용자의 직접 부담 ② 고가장비의 도입규제

③ 공급자의 원가절감 ④ 의료전달체계의 확립

⑤ 진료과정에 대한 공급자의 국가통제 강화

> **Advice** 소비자 직접부담은 의료이용의 직접적인 요인에 해당하므로 접근도와 직접적인 관련이 있다.

77 국민의료비 증가요인과 관계없는 것은?

① 정보의 비대칭성 ② 소득의 증가

③ 노령화현상 ④ CON의 강화

⑤ 병상수 증가

> **Advice** ④ CON의 강화는 의료비 억제방안이다. CON(Certificate of Need)은 고가장비 필요증명서를 요구
> 하여 이를 통제하는 방식을 말한다.
> ※ 경제학적 의료수요 모형
> ㉠ 의료서비스의 가격(Price) : 가격이 상승하면 수요는 감소하고 가격이 하락하면 수요는 증가한다
> (수요의 법칙 ; Low Of Demand).
> ㉡ 소득(Income) : 소득의 증가는 수요를 증가시킨다.

Answer 75.④ 76.① 77.④

78 우리나라의 국민의료비 지출이 증대되고 있다. 이에 대한 대책으로 옳은 것은?

> ㉠ 의료보험급여의 본인 부담률을 높인다.
> ㉡ 현행 행위별 수가제를 변화시킨다.
> ㉢ 의료전달체계를 강화한다.
> ㉣ 의사수를 증가시켜 경쟁을 유도한다.

① ㉠㉡㉢   ② ㉠㉢
③ ㉡㉣   ④ ㉣
⑤ ㉠㉡㉢㉣

Advice 국민의료비의 증가원인
㉠ 소득의 증대로 의료서비스를 이용할 수 있는 경제적 능력이 향상되었다.
㉡ 의료보장의 확대로 의료서비스 이용의 장벽이 낮아졌다.
㉢ 인구증가, 노령화로 인해 의료서비스의 수요가 증대하였다.
㉣ 사회간접시설의 발전으로 의료서비스 이용이 보다 쉬워졌다.
㉤ 국민들의 질적인 삶을 추구하는 의식이 강화되었다.
㉥ 만성질환이 증가되었다.
㉦ 의료소비자의 지식이 부족하다.
㉧ 의료생산비용이 상승한다.
㉨ 의료기술이 발전하였다(고가 의료장비의 사용).

※ 국민의료비의 억제방안
　㉠ **수요억제**
　　• 보건교육과 예방강조, 1차 보건의료의 확충, 모자보건의 확충
　　• 소비자의 진료비 부담(일정액 공제제, 본인일부 부담제, 급여항목 제한)
　㉡ **제공자에 대한 진료비의 절감유도**(공급억제)
　　• 사보험제도, 의료수가제 개편 및 통제(인두제, 포괄수가제)
　　• 고가 의료장비 및 시설규제, 필요증명 발급, 이용도 검사, 병원폐쇄 및 전용의료기관 개발, 대체
　　　의료기관(양로원, 가정간호사업) 및 대체의료인력 개발
　　• 의사수 규제, 약품가격 및 약품의 이용률에 대한 규제, 의료서비스 가격통제

Answer   78.①

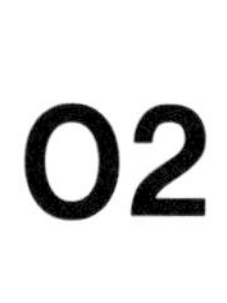

CHAPTER 02 인구보건 및 보건통계

1 인구보건

1. 인구의 개념

인구란 일정한 기간에 일정한 지역에 생존하는 인간집단을 말하며, 정치적·경제적으로 생활권을 같이하며 집단생활을 하는 주민총체를 말함

2. 인구이론

(1) 맬더스 주의(Malthusianism)

영국의 경제학자인 맬더스는 "인구는 기하급수적으로 증가하지만, 식량은 산술급수적으로 증가한다"는 인구론을 말하고 "인구증가가 빈곤·악덕 등 사회악의 원인이 되므로 식량에 맞도록 인구를 억제해야한다고"고 주장. 인구의 급격한 증가를 억제하기 위해서는 도덕적 억제(만혼, 성순결, 금욕) 가 필요하며, 그렇지 않으면 악덕과 빈곤을 제거할 수 없음(인구파동의 원리).

(2) 신맬더스 주의

Francis Place가 주장한 것으로 도덕적 억제는 오히려 여러 가지 사회악을 일으킬 수 있으므로 피임과 같은 산아 조절이 필요하다고 주장

(3) 적정인구론

E.Canan의 주장으로 인구의 과잉을 식량에만 국한할 것이 아니라 생활수준에 두었음

(4) 인구변천이론(인구전환이론, 인구이행론)

사망률·출생률의 변화를 산업화 또는 근대화 과정과 관련시켜 인구의 변동과정을 일반화한 이론

① Notestein과 Thompson의 분류
  ㉠ 제1기(고잠재적 성장단계, 다산다사형) : 공업화되지 못한 나라
   - 출생률과 사망률이 모두 높은 것으로 가장 뚜렷한 특징으로는 높은 영아사망률을 들 수 있다.
   - 현재 전 세계 인구의 약 1/5이 이 시기에 있다.

ⓛ 제2기(과도기적 성장단계, 다산소사형) : 공업화에 도달한 나라

공업화의 초기단계에 도달함으로써 출생률은 높지만 사망률이 낮아 결과적으로 인구가 급속하게 증가한다. 현재 전 세계 인구의 약 3/5이 이 시기에 있다.

ⓒ 제3기(인구감소의 시작단계, 소산소사형) : 인구의 급속한 증가를 거친 이후의 나라로 감소성향의 나라이다. 현재 세계 인구의 1/5이 이 시기에 있는 것으로 추정된다.

② **Blacker의 분류**

㉠ 제1단계(고위정지기) : 고출생률과 고사망률의 인구정지형. 인구증가 잠재력을 가지고 있는 인구형태로 중부 아프리카 지역의 국가들과 같은 후진국형 인구

ⓛ 제2단계(초기확장기) : 저사망률과 고출생률의 인구증가형. 경제개발 초기에 있는 국가들의 인구형태

ⓒ 제3단계(후기확장기) : 저사망률과 저출생률의 인구성장 둔화형. 산업의 발달과 핵가족의 경향이 있는 국가들의 인구형태

ⓔ 제4단계(저위정지기) : 사망률과 출생률이 최저에 달하는 인구증가 정지형. 이탈리아, 중동, 구소련 등의 인구형태

ⓜ 제5단계(감퇴기) : 출생률이 사망률보다 낮아져서 인구가 감소하는 형태. 북유럽, 북아프리카, 일본, 뉴질랜드 등이 속함

3. 인구통계

(1) 인구동태

인구변동의 상태를 의미하는 것으로 출생, 사망, 사산, 혼인, 이혼, 입양, 이동 등의 동태사실이 발생할 때마다 신고함으로써 얻어지는 통계.

① 출생, 사망, 이동 및 혼인 등 의무화되어 있는 신고를 통해 매년 얻는 통계

② 개발도상국이나 후진국의 경우 정확성의 한계가 있음(제대로 신고되지 않아서)

(2) 인구정태

인구의 어떤 특정한 순간의 상태를 의미하며, 인구의 크기, 구성 및 성격을 나타내는 통계. 연령별, 성별, 인구밀도, 산업별, 직업별, 직종별, 농촌 및 도시별, 결혼 상태별, 인종별, 실업상황 등이 해당됨

① **인구 센서스 조사**(국세조사) : 전국에 걸쳐 실제로 각 가정을 대상으로 직접 조사하는 방대한 통계조사로 우리나라에서는 매 5년마다 정기적으로 실시. 일정한 시점에 있어서 인구의 구성이나 분포에 대한 자료를 조사하는데 가장 좋은 방법으로 인구구조, 인구밀도, 인구의 지리적 분포, 나아가서 완전 생명표 작성 등의 국세파악에 널리 이용.

② 호적부, 주민등록부 등 공적 기록에 의한 산출

③ 기존의 통계자료 분석으로 얻어지는 인구추세

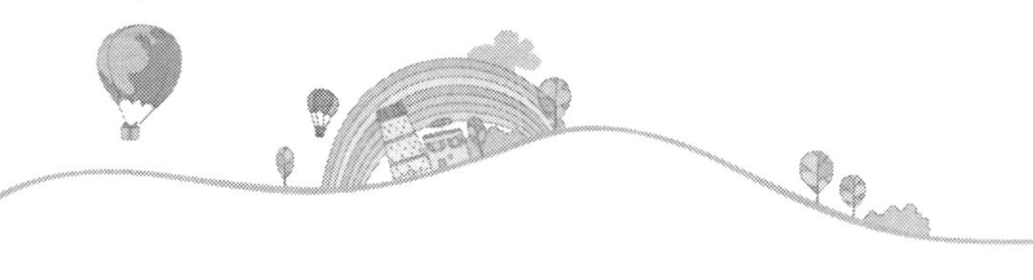

4. 인구의 측정지표

(1) 출산통계

출산통계는 모자보건, 가족계획 등과 관련하여 중요한 의미를 지니며 인구문제, 경제성장문제 등과도 관련이 있어 보건사업평가의 중요한 수단이 됨

① **조출생률**(Crude birth rate) … 사산을 포함하지 않는 정상출생을 의미

$$조출생률 = \frac{연간 출생아수}{연 중앙인구} \times 1,000$$

② **일반출산율**(General fertility rate) … 가임여성에 대한 출생수

$$일반출산율 = \frac{연간 총 출생아수}{가임연령(15-49세) 여성인구수} \times 1,000$$

③ **연령별 특수 출산율**(Age specific fertility rate) … 일반적으로 15세경부터 급격히 증가하여 20대 후반에 최고에 이르고, 그 후 서서히 감소하여 50세 전후에는 0이 됨

$$연령별 특수 출산율 = \frac{같은 해의 특수 연령층 여자에 의한 출생아수}{특정 연도의 중앙인구의 현재 특수 연령층의 여자수} \times 1,000$$

④ **합계출산율**(Total fertility) … 한 여성이 일생동안 몇 명의 아기를 낳는가를 나타내는 것

⑤ **총재생산율**(Gross reproduction rate) … 한 세대의 여자들이 가임기간 동안 낳은 여아의 수를 나타내는 지표로 각 연령별 여아 출산률의 합계

$$총재생산율 = 합계출산율 \times \frac{여아출생수}{총 출생수}$$

⑥ **순재생산율**(Net reproduction rate) … 총재생산율은 가임여성 모두가 재생산에 참여한다는 가정하에 계산된 것이고, 순재생산율은 각 연령에서의 여성 사망률을 고려하여 계산된 재생산율

$$순재생산율 = 합계출산율 \times \frac{여아출생수}{총 출생수} \times \frac{가임 연령시 생존수}{여아 출생수}$$

㉠ 1.0 : 인구의 증감이 없음

㉡ 1.0 이하 : 인구의 감소

㉢ 1.0 이상 : 인구의 증가

(2) 사망통계

사망의 분석은 인구분석학적 이해를 가능하게 하고, 인구정책수립이나 인구행정에 필요. 사망력은 한 국가의 보건수준을 나타내므로 중요한 의미를 가짐

① **조사망률**(Crude death rate) … 한 지역사회의 사망수준을 가장 간단히 표시해 주는 지수

$$조사망률 = \frac{1년간의 총 사망수}{연 중앙인구} \times 1,000$$

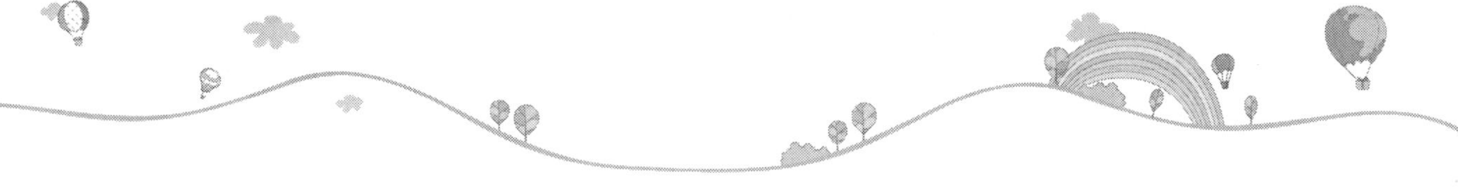

② **연령별 사망률**(Age specific death rate)

$$\text{연령별 사망률} = \frac{\text{같은 해의 특정 연령군의 총 사망수}}{\text{특정 연도의 특정 연령군의 중앙인구}} \times 1,000$$

③ **영아 사망률**(Infant mortality rate) ··· 생후 1년간의 출생아 수 1,000명에 대한 1년 미만 영아의 사망 수로 영아는 주위의 환경, 영양, 질병 등에 매우 민감하므로 지역사회의 건강수준을 파악하는 가장 가치있는 지표

$$\text{영아사망률} = \frac{\text{연간 1세 미만 총 사망수}}{\text{연간 총 출생아수}} \times 1,000$$

④ **신생아 사망률**(Neonatal mortality rate) ··· 일반적으로 신생아 고유질환이나 분만시 사고, 조산아 등이 원인이 되는 것으로 그 지역사회에서 미숙아 문제를 어떻게 관리하는가에 따라 많은 영향을 받음

$$\text{신생아사망률} = \frac{\text{연간 신생아(생후 0~28일) 총 사망수}}{\text{연간 출생아 총 수}} \times 1,000$$

⑤ **태아 사망률**(fetal death rate) ··· 그 해 임신한 아기 중 출생하지 못하고 사망한 태아의 수를 전체 출생아의 수로 나누어 1,000을 곱한 값

$$\text{태아사망률} = \frac{\text{연간 임신 20주 이후의 사산수}}{\text{연간 출생아수}} \times 1,000$$

⑥ **주산기 사망률**(Perinatal mortality rate) ··· 주로 선천적 이상, 특히 염색체 이상에 의해 사망하는 경우가 많음

$$\text{주산기사망률} = \frac{\text{연간 임신 28주 이후의 사산수 + 생후 1주일 이내 사망수}}{\text{연간 출생아수}} \times 1,000$$

⑦ **모성 사망률**(Maternal mortality rate) ··· 임신, 분만, 산욕기 합병증으로 사망하는 것으로, 산전·산후 관리를 하는 정도를 알 수 있는 지표인 동시에 사회·경제적인 수준도 알 수 있음

$$\text{모성사망률} = \frac{\text{연간 임신, 분만, 산욕에 의한 총 여성사망수}}{\text{연간 총출생아}} \times 1,000$$

⑧ **비례 사망률**(Proportional mortality rate : PMR) ··· 어떤 연도의 사망자 중 사인별 사망분포를 나타냄

$$\text{비례사망률} = \frac{\text{연간 특정 원인에 의한 사망수}}{\text{연간 총 사망수}} \times 1,000$$

⑨ **비례사망지수**(Proportional mortality indicator : PMI) ··· 어떤 연도의 총 사망자 중에서 50세 이상의 사망이 차지하는 비율을 백분율로 표시한 값으로 한 나라의 건강수준을 파악할 수 있을 뿐만 아니라 다른 나라와 보건수준을 비교 가능

$$\text{비례사망지수} = \frac{\text{연간 일어난 50세 이상의 사망자수}}{\text{연간 총 사망수}} \times 1,000$$

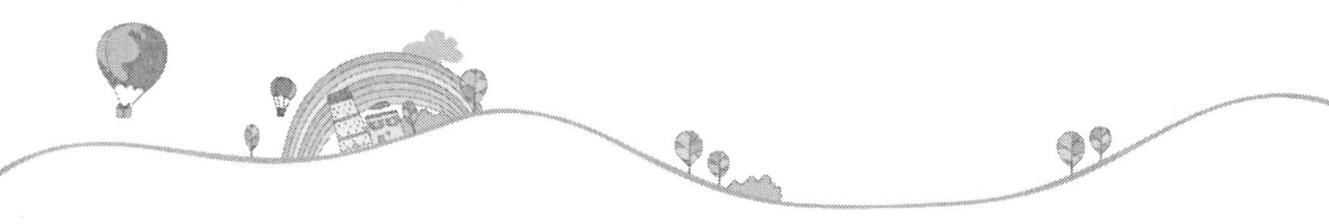

5. 성비

인구의 성별 구조를 명확하게 표현하는 척도로 가장 많이 사용되는 것으로 남녀 인구의 균형 상태를 나타내는 지수이며, 보통 여자 100명에 대한 남자의 수로 표시됨.

$$성비 = \frac{남자\,수}{여자\,수} \times 100$$

① **1차 성비** ⋯ 태아의 성비

② **2차 성비** ⋯ 출생시의 성비

③ **3차 성비** ⋯ 현재 인구의 성비

6. 부양비

(1) 정의

경제활동 연령인구(생산인구, 15세~64세)에 대한 비경제활동 연령인구(비생산인구, 0~14세와 65세 이상)의 비를 말하는 것으로 인구의 사회경제적 구성을 나타내는 자료로 널리 사용. 부양비가 높을수록 경제수준이 낮고, 생산연령층 인구가 적을수록 부양비가 높음.

(2) 종류

$$① \ 총부양비 = \frac{0 \sim 14세\,인구 + 65세\,이상인구\,(비경제활동\,연령인구)}{15 \sim 64세\,인구수\,(경제활동\,연령인구)} \times 100$$

$$② \ 유년부양비 = \frac{0 \sim 14세\,인구}{15 \sim 64세\,인구수} \times 100$$

$$③ \ 노년부양비 = \frac{65세\,이상\,인구}{15 \sim 64세\,인구수} \times 100$$

$$④ \ 노령화\,지수 = \frac{65세\,이상\,인구}{0 \sim 14세\,인구수}$$

$$⑤ \ 실업률 = \frac{실업자}{경제활동\,인구} \times 100$$

7. 인구구조의 유형

(1) 피라미드형(인구증가형 : 높은 출산률과 사망률)

① 발전형

② 젊은 층이 많고 남녀의 수가 같다.

③ 0~14세의 인구가 50세 이상 인구의 2배 이상

(2) 종형(인구정지형 : 낮은 출생률과 사망률)

① 이상적인 인구 구성 형태

② 0~14세의 인구가 50세 이상 인구의 2배 정도

(3) 방추형(인구감퇴형)

① 선진국형

② 0~14세의 인구가 50세 인구의 2배 이하

(4) 별형(인구유입형)

① 도시형

② 15~49세 인구가 전체 인구의 50% 이상, 생산층 인구가 증가되는 형태

③ 출산연령에 해당하는 청장년층의 비율이 높기 때문에 유년층의 비율이 높음

(5) 기타형(표주박형, 인구유출형)

① 농촌형

② 15~49세의 인구가 전체 인구의 50% 미만

③ 청장년층의 유출에 의한 출산력 저하로 유년층의 비율이 낮음

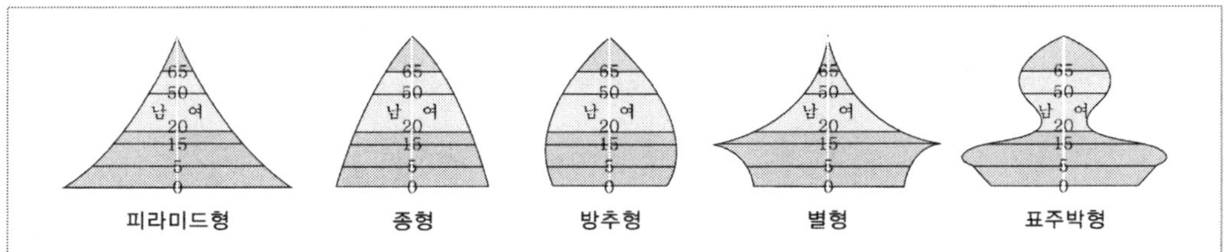

8. 인구문제

(1) 인구의 특성

① 국민건강의 수준을 결정

② 질병의 발생과 전파에 절대적 영향을 줌

③ 보건의료조직, 인력 및 제도개발 등 국가 보건정책의 방향을 결정

④ 국민영양관리를 위한 식량공급의 양을 결정

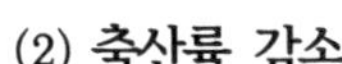

(2) 출산률 감소

① 가임여성 한 명이 평생동안 낳을 평균 자녀수가 2011년 1.24명, 2012년 1.30명, 2013년 1.19명으로 매우 낮음

② 가임기 여성인구가 줄어드는데 미혼여성은 더욱 증가하여 저출산 경향이 향후 더욱 심화될 가능성이 높음

③ 인구보너스 기간인 향후 10년은 인구구조변화가 주는 직접적 영향은 크지 않을 것이나 인구 다운사이징과 핵심생산인구(25~49세)의 급감 현상은 인구구조 변화에 따른 사회제도 변화, 생산성 증대 등을 통해 미리 대처하지 않을 경우 국력저하, 재정위기, 사회시스템 기반 붕괴 등 우리사회의 지속가능성을 위협.

④ 특히, 초저출산 추세가 장기화될 경우 필요 최소한의 인구기반도 붕괴되어 생산성 증대 등 제도적 노력이 있다 하더라도 지속가능성 위기 봉착 가능

(3) 인구의 고령화

① 우리나라 65세 이상 인구는 2000년을 기점으로 총 인구의 7%를 상회하여 고령화사회에 돌입했고, 2018년에는 14%를 넘어 고령사회에 진입할 것으로 전망되며, 2023년에는 20%가 넘는 초고령화사회가 전망됨. 선진국이 경험한 고령화 속도에 비해 **빠른** 속도로 진행 중.

② 우리나라 노년부양비는 2005년 약 13%이나 2020년과 2050년에는 약 22%와 70%로 높아질 전망

③ 노령화지수는 2005년 48%, 2020년과 2050년에는 124%와 416%로 높아질 전망

(4) 저출산과 인구 고령화로 발생될 수 있는 문제점

① 생산 가능 인구의 감소

② 노동 생산성 저하로 인한 경제성장 둔화

③ 노인 의료비, 연금 등 공적 부담 증가

④ 세입 기반 약화 등으로 인한 재정수지 악화

⑤ 노인부양 부담 증가에 따른 세대 간 갈등 첨예화

(5) 저출산 고령사회 대응을 위한 국가의 기본계획

① **출산과 양육에 유리한 환경조성** … 임신, 출산 지원 확대, 아동·청소년의 건강한 성장환경 조성 등

② **고령사회 삶의 질 향상 기본 구축** … 고령자의 경제적 참여 활성화, 사전예방적 건강관리체계 구축, 소득보장 내실화를 통한 안정되고 활기찬 노후생활 보장, 고령친화적 사회환경 조성

③ **성장동력 확보 및 분야별 제도개선** … 여성의 경제활동 참여촉진, 평생교육 활성화, 고령친화사업 육성 기반 마련

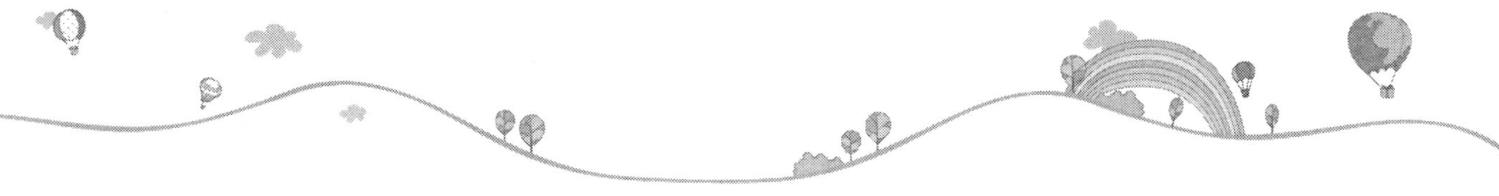

(6) 인구증가

① 자연증가

    ㉠ 조자연증가율 = 조출생률 − 조사망률

    ㉡ 인구증가지수(인구동태지수) : 출생수 ÷ 사망수 × 100, 조출생률과 조사망률의 비

    ㉢ 재생산율 : 여자가 일생동안 낳는 여자아이의 평균수이며, 어머니의 사망률을 무시하는 재생산율을 총재생산율이라고 하고, 사망을 고려하는 경우에는 순재생산율이라 함

② 사회적 증가

    ㉠ 사회증가 = 전입인구 − 전출인구

    ㉡ 인구증가 = 자연증가 + 사회증가

    ㉢ 인구증가율 $= \dfrac{\text{자연증가} + \text{사회증가}}{\text{인구}} \times 1,000$

    ㉣ 연간 인구증가율 $= \dfrac{\text{연말인구} - \text{연초인구}}{\text{연초인구}} \times 1,000$

(7) 인구부양비 : 부양비(율) = (비생산 총인구 ÷ 생산층 인구) × 100

출생률이 높은 인구구조나 인구의 노령화 구조에서는 생산층 인구(15~64세)와 비생산층 인구(15세 미만, 65세 이상)의 불균형으로 부양비의 증가 문제

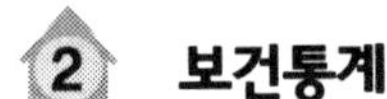

2 보건통계

1. 보건통계

(1) 자료의 유형

① 질적 자료

    ㉠ 숫자로 측정할 수 없는 자료

    ㉡ 성별, 학력, 느낌, 부서 등

② 양적 자료

    ㉠ 숫자로 측량 가능한 자료

    ㉡ 책의 권수, 사람 수, 학번 등

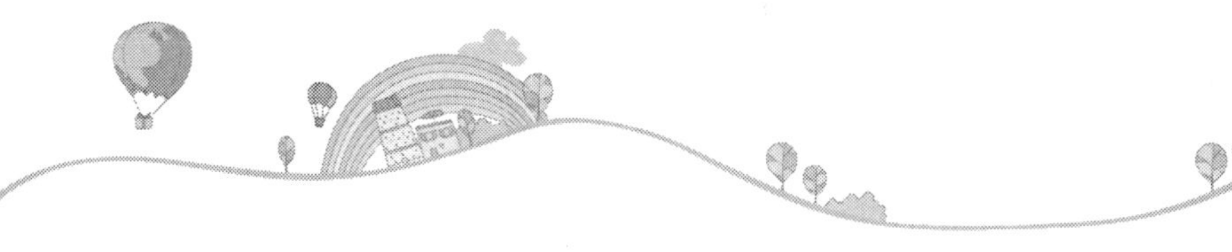

(2) 모집단과 표본

일반적으로 연구의 대상, 관찰의 대상이 되는 집단을 모집단이라고 하며 모집단으로부터 추출하여 얻은 일부의 집단을 표본집단(표본)이라고 함

2. 보건지표

지역주민, 또는 국민의 건강수준을 설명해주는 자료로 많이 이용됨. WHO는 종합건강지표로서 비례사망지수, 평균수명, 보통사망률을, 특수 건강지표로서 영아 사망률, 감염병 사망률, 의료봉사자수 및 병상의 수 등의 지표 이용을 제시

(1) 인구통계

① **출산통계** ··· 보통출생률(조출생률), 일반출생률

② **사망통계** ··· 보통사망률(조사망률), 영아사망, 보정영아사망률, 신생아사망률, 태아사망률, 주산기사망률, 모성사망률, 비례사망률, 비례사망자수

(2) 질병통계

① **발생률** ··· 일정기간 동안 그 지역의 인구로부터 어떤 질병이 얼마나 많이 발생하는가를 측정하는 비율

$$발생률 = \frac{기간\,중\,질병의\,새\,발생수}{기간\,중\,그\,지역의\,전체인구} \times 1000$$

② **유병률** ··· 발병 시기와 관계없이 조사당시에 질병이 있는 모든 사람을 대상으로 하며, 조사방법에 따라 시점유병률과 기간유병률로 나눔

$$시점유병률 = \frac{조사시점\,이환된\,환자수}{조사시점의\,인구수} \times 100$$

$$기간유병률 = \frac{조사기간\,이환된\,환자수}{조사기간의\,인구수} \times 100$$

③ **발병률** ··· 발생률의 일종으로 식중독이나 감염병 같이 감염에 폭로될 수 있는 제한된 인구만을 분모로 하는 발생률을 말함. 환자와 접촉한 사람들 중 감염된 경우를 보는 것을 2차 발병률이라 함

$$발병률 = \frac{기간\,중\,질병의\,새\,발생수}{기간\,중\,폭로\,인구} \times 100, \quad 2차\,발병률 = \frac{발병자수}{확인된\,전체\,접촉자\,수} \times 100$$

④ **치명률** ··· 어떤 질병에 이환된 환자 중에서 일정기간 동안 사망한 사람의 비율. 치명률, 사망률 및 발생률은 다음과 같은 관계가 성립

$$치명률 = \frac{사망률}{발생률} \qquad 치명률 = \frac{사망자수}{환자수} \times 100$$

핵심예상문제

1 다음 중 인구의 정의로 옳은 것은?

㉠ 같은 문화를 가지고 있는 집단
② 같은 법의 테두리 안에 있는 사람의 집단
③ 인종이 같은 사람의 집단
④ 같은 유전문제를 가진 사람의 집단
⑤ 일정시간 일정지역에 거주하고 있는 사람의 집단

> **Advice** 인구의 정의… 어떤 특정시간에 일정지역에 존재하는 사람들의 집단을 말한다.

2 우리나라의 공공보건조직에서 모자보건사업을 중요시 하는 이유로 적절한 것은?

> ㉠ 대상인구가 전체 국민의 25%를 차지한다.
> ㉡ 영유아의 건강은 사회와 국가발전의 필수조건이다.
> ㉢ 임산부와 영유아는 보호가 필요 없는 특수계층에 속한다.
> ㉣ 예방사업이 큰 효과를 얻을 수 있다.

① ㉠㉡㉢　　　　　　　　　　② ㉠㉢
③ ㉡㉣　　　　　　　　　　　④ ㉣
⑤ ㉠㉡㉢㉣

> **Advice** 모자보건사업의 필요성
> ㉠ 모자보건의 대상이 우리나라 인구의 약 60 ~ 70%를 점유한다.
> ㉡ 모성과 영유아는 질병에 쉽게 노출될 가능성이 있다.
> ㉢ 적은 투자로 사업효과가 극대화될 가능성이 있다.
> ㉣ 영유아는 국가미래의 귀한 인적자원이다.

Answer 1.⑤ 2.③

3 신맬더스주의에서 주장하는 인구 규제방법은?

① 도덕적억제 ② 만혼
③ 순결 ④ 인공임신중절
⑤ 피임

> **Advice** 맬더스주의에서 주장하는 인구 규제방법 … 도덕적 억제(만혼, 성순결, 금욕)

4 국세조사를 제일 먼저 실시한 나라는?

① 영국 ② 인도
③ 프랑스 ④ 스웨덴
⑤ 독일

> **Advice** 국세조사는 스웨덴(1686), 미국(1790), 영국(1801), 이탈리아(1816), 독일(1871), 러시아(1897)의 순으로 실시, 근대적 의미의 국세조사를 제일 먼저 실시한 나라는 미국임

5 다음 중 1차 성비란?

① 출생시 성비 ② 노년 성비
③ 현재인구의 성비 ④ 태아 성비
⑤ 사망시 성비

> **Advice** ㉠ 2차 성비 : 출생시의 성비
> ㉡ 3차 성비 : 현재인구의 성비

6 2차 성비에 대한 설명으로 적절한 것은?

> ㉮ 대부분 남자가 여자보다 많다.
> ㉯ 인구이동이 성비에 영향을 준다.
> ㉰ 장래 인구를 추정하는 좋은 자료가 된다.
> ㉱ 사망수준과 사망률의 남녀별 차이가 성비에 영향을 준다.

① ㉮㉯㉰ ② ㉮㉰
③ ㉯㉱ ④ ㉱
⑤ ㉮㉯㉰㉱

> **Advice** 2차 성비 : 출생시의 성비

Answer 3.⑤ 4.④ 5.④ 6.⑤

7 다음 중 3차 성비란?

① 출생시 성비 ② 노년 성비

③ 현재인구의 성비 ④ 태아 성비

⑤ 사망시 성비

> **Advice** ㉠ 1차 성비 : 태아 성비
> ㉡ 2차 성비 : 출생시 성비
> ㉢ 3차 성비 : 현재 인구의 성비

8 Blacker의 인구분류 중 후기확장기의 인구형태는?

① 고출생률과 고사망률의 인구정지형

② 저사망률과 고출생률의 인구증가형

③ 저사망률과 저출생률의 인구성장 둔화형

④ 사망률과 출생률이 최저에 달하는 인구증가 정지형

⑤ 출생률이 사망률보다 낮아져서 인구가 감소하는 형태

> **Advice** ① 제1단계(고위정지기)
> ② 제2단계(초기확장기)
> ④ 제4단계(저위정지기)
> ⑤ 제5단계(감퇴기)

9 인구성장단계 중 출생률이 사망률보다 낮아져 인구가 감소하는 시기는?

① 제1단계(고위정지기) ② 제2단계(초기확장기)

③ 제3단계(후기확장기) ④ 제4단계(저위정지기)

⑤ 제5단계(감퇴기)

> **Advice** ① 고위정지기 : 고출생률과 고사망률의 인구정지형
> ② 초기확장기 : 저사망률 고출생률의 인구증가형
> ③ 후기확장기 : 저사망률 저출생률의 인구성장 둔화형
> ④ 저위정지기 : 사망률과 출생률이 최저에 달하는 인구증가 정지형

Answer 7.③ 8.③ 9.⑤

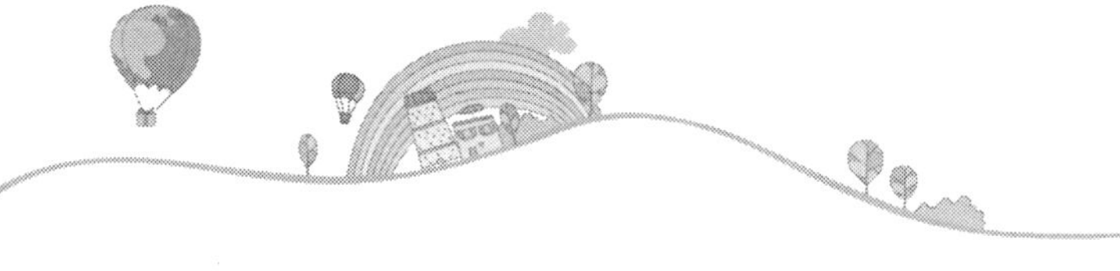

10 재생산율을 계산할 때 각 연령에서의 여성 사망률을 고려하여 계산한 재생산율은?

① 총재생산율

② 순재생산율

③ 합계출산율

④ 일반출산율

⑤ 연령별 특수 출산율

> **Advice** ① 총재생산율 : 한 세대의 여성들이 가임기간 동안 낳은 여아의 수
> ② 순재생산율 : 각 연령에서의 여성 사망률을 고려하여 계산된 재생산율

11 다음 인구의 측정지표중 일반출산율을 나타내는 지표는?

① $\dfrac{\text{연간 총 출생아수}}{\text{가임연령}(15-49\text{세})\,\text{여성인구수}}$

② $\dfrac{\text{연간 출생아수}}{\text{연 중앙인구}} \times 1{,}000$

③ $\dfrac{\text{같은 해의 특수 연령층 여자에 의한 출생아수}}{\text{특정 연도의 중앙인구의 현재 특수 연령층의 여자수}} \times 1{,}000$

④ 합계출산율 $\times \dfrac{\text{여아출생수}}{\text{총 출생수}}$

⑤ 합계출산율 $\times \dfrac{\text{여아출생수}}{\text{총 출생수}} \times \dfrac{\text{가임 연령시 생존수}}{\text{여아 출생수}}$

> **Advice** ② 조출생률
> ③ 연령별 특수출산율
> ④ 총 재생산율
> ⑤ 순재생산율

12 후진국의 전형적인 인구구조는?

① 피라미드형

② 종형

③ 항아리형

④ 별형

⑤ 기타형

> **Advice** 피라미드형(인구증가형 : 높은 출산률과 사망률)
> • 발전형
> • 젊은 층이 많고 남녀의 수가 동일
> • 0~14세의 인구가 50세 이상 인구의 2배 이상

Answer   10.②   11.①   12.①

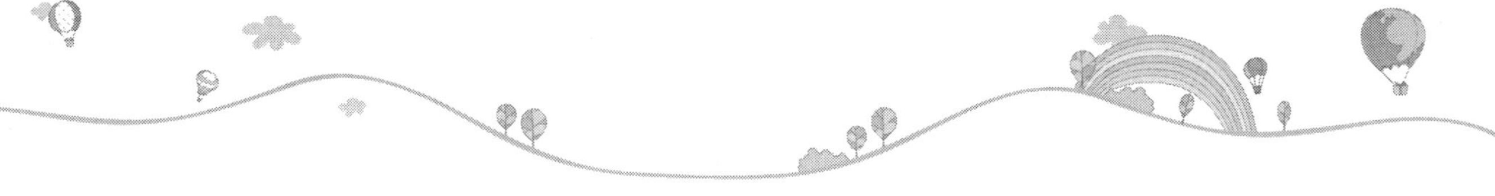

13 대도시 지역의 전형적인 인구구조는?

① 피라미드형 ② 종형

③ 항아리형 ④ 별형

⑤ 기타형

> **Advice** **별형(인구유입형)**
> • 도시형
> • 15~49세 인구가 전체 인구의 50%이상, 생산층 인구가 증가되는 형
> • 출산연령에 해당하는 청장년층의 비율이 높기 때문에 유년층의 비율이 높음

14 다음 중 0~14세의 인구가 50세 인구의 2배 이하인 인구구조 형태는?

① 피라미드형(인구증가형) ② 종형(인구정지형)

③ 방추형(인구감퇴형) ④ 별형(인구유입형)

⑤ 표주박형

> **Advice** 방추형(인구감퇴형) : 0~14세 인구가 50세 인구의 2배 이하, 선진국형

15 부양비 종류 중 다음을 나타내는 것은 무엇인가?

$$\frac{65세\ 이상\ 인구}{15\sim64세\ 인구수}\times100$$

① 총 부양비 ② 유년부양비

③ 노년부양비 ④ 노령화지수

⑤ 실업률

> **Advice**
> ① 총부양비 $= \dfrac{0\sim14세\ 인구+65세\ 이상인구(비경제활동\ 연령인구)}{15\sim64세\ 인구수(경제활동\ 연령인구)}\times100$
>
> ② 유년부양비 $= \dfrac{0\sim14세\ 인구}{15\sim64세\ 인구수}\times100$
>
> ④ 노령화지수 $= \dfrac{65세\ 이상인구}{0\sim14세\ 인구수}$
>
> ⑤ 실업률 $= \dfrac{실업자}{경제활동\ 인구}\times100$

(Answer) 13.④ 14.③ 15.③

16 다음 중 인구동태자료에 해당하는 것은?

① 인구의 크기   ② 출생

③ 인구밀도   ④ 성별

⑤ 실업상황

> **Advice** ㉠ **인구정태** : 인구의 어떤 특정한 순간의 상태를 의미하며, 인구의 크기, 구성 및 성격을 나타내는 통계. 연령별, 성별, 인구밀도, 산업별, 직업별, 직종별, 농촌 및 도시별, 결혼 상태별, 인종별, 실업상황 등
> ㉡ **인구동태** : 인구변동의 상태를 의미하는 것으로 출생, 사망, 사산, 혼인, 이혼, 입양, 이동 등의 동태 사실이 발생할 때마다 신고함으로써 얻어지는 통계.

17 선진화된 국가일수록 나타나는 일반적 경향으로 잘못된 것은?

① 출생률 감소   ② 인구증가율 증가

③ 사망률 감소   ④ 평균수명 증가

⑤ 노년부양비 증가

> **Advice** 선진화된 국가일수록 인구증가율은 감소하고, 노년부양비는 증가한다.
> ※ 후진국일수록 인구증가율과 유년부양비는 증가한다.

18 노인보건이 정책적으로 중요하게 대두된 배경으로 옳은 것은?

> ㉠ 노인 인구의 절대적 · 상대적 감소
> ㉡ 산업화와 도시화로 인한 직계가족 해체 및 핵가족화
> ㉢ 국민 의료비에서 노인 의료비의 상대적 감소
> ㉣ 여성의 사회진출

① ㉠㉡㉢   ② ㉠㉢

③ ㉡㉣   ④ ㉣

⑤ ㉠㉡㉣

> **Advice** 핵가족화와 여성의 사회진출로 독거노인이 증가하고 따라서 돌볼 가족이 없는 것이 노인보건의 중요 요인이다. 또한, 노인인구의 절대적 · 상대적 증가 및 노인의료비의 상대적 증가도 배경이 된다.

Answer   16.② 17.② 18.③

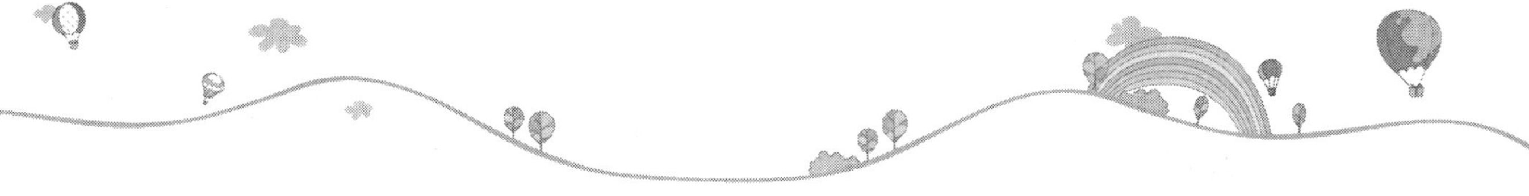

19 다음 중 인구고령화를 가져온 배경이라 볼 수 없는 것은?

① 영아사망률이 증가하였다.　　　　② 유아사망률이 감소하였다.

③ 의학기술의 발달에 기인한다.　　　④ 영양 및 위생상태의 개선에 따른 것이다.

⑤ 경제적 발달에 근거를 둔다.

> **Advice** 인구고령화 현상은 사회, 경제 및 환경 요인에 주로 기인하지만 영아사망률 감소가 인구고령화의 결정적 요인이다.

20 가족계획의 내용 중 적절치 않은 내용은?

① 출산연령 조절　　　　　　　　　② 초산연령 조절

③ 인공 임신중절　　　　　　　　　④ 출산아 조절

⑤ 출산간격 조절

> **Advice** 인공 임신중절은 법적으로 금지되어 있다. 단, 아래의 경우 본인과 배우자의 동의를 받아 인공임신중절수술을 할 수 있다.
>
> ※ **모자보건법 제14조**(인공 임신중절수술의 허용한계)
>   ㉠ 본인이나 배우자가 대통령령으로 정하는 우생학적 또는 유전학적 정신장애나 신체질환이 있는 경우
>   ㉡ 본인이나 배우자가 대통령령으로 정하는 전염성 질환이 있는 경우
>   ㉢ 강간 또는 준강간에 의하여 임신된 경우
>   ㉣ 법률상 혼인할 수 없는 혈족 또는 인척 간에 임신된 경우
>   ㉤ 임신의 지속이 보건의학적 이유로 모체의 건강을 심각하게 해치고 있거나 해칠 우려가 있는 경우

Answer　19.① 20.③

CHAPTER 03 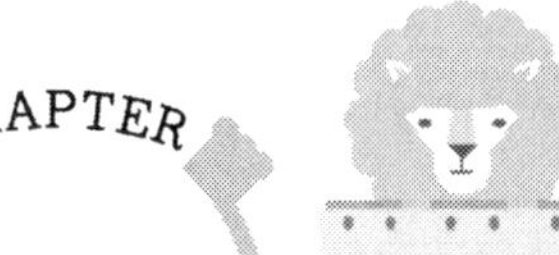 역학 및 질병관리

1 역학

1. 역학의 개념

(1) 역학의 정의

① 인구 집단을 대상으로

② 이들에게 발생하는 생리적 상태 및 이상상태에 대해 빈도와 분포를 기술하고(기술역학)

③ 이들 빈도와 분포를 결정하는 요인들을 원인적 연관성 여부를 근거로 밝혀냄으로써(분석역학)

④ 효율적 예방법을 개발하는 학문

(2) 역학의 목적

① 인간에게 발생하는 모든 생리적 상태와 이상상태의 빈도와 분포를 기술

② 질병발생과 유행을 감시하여 건강문제 발생을 예견하고 발생하지 않도록 통제

③ 보건사업의 기획·평가 자료 제공

④ 질병의 자연사 연구

⑤ 궁극적으로는 최적의 건강상태를 유지·증진하도록 도움

2. 질병발생의 역학

(1) 질병의 자연사

한 질병이 어떤 처치도 가하지 않고 발생 초부터 끝까지 어떤 경과를 거치게 되는지에 관한 것

① **제1단계** ··· 숙주와 병인의 상호작용에 있어서 숙주의 저항력이나 환경요인이 숙주에게 유리한 상태
　　예 환경위생, 건강수준 증진, 영양관리, 모자보건 등

② **제2단계** ··· 숙주에 대한 면역성이 강화되어 특수질병에 대한 저항력을 증가시키는 단계
　　예 특수예방, 예방접종 등

③ **제 3 단계** ··· 숙주에 임상적인 현성증상 이전에 집단검진에 의한 조기진단 및 조기치료 단계
　　예 중증예방

④ **제 4 단계** ··· 임상증상이 나타나는 시기
　　예 질병의 악화 및 불구의 방지

⑤ **제 5 단계** ··· 재활단계로, 잔존능력을 개발하여 사회에 복귀시키는 단계
　　예 만성질환관리, 노인질환관리 등

(2) 예방수준(Leavell & Clark)

① **1차 예방** ··· 질병발생을 억제하는 것으로 질병의 자연사 단계 중 1,2단계를 위한 예방. 크게 건강증진과 건강보호로 구성

② **2차 예방** ··· 조기발견과 조기 치료가 이루어지며 질병의 자연사 단계 중 3,4단계를 위한 예방. 감염성 질환인 경우에는 감염 기회를 최소화함으로써 질병의 전파를 막고 치료기간은 물론 경제력과 노동력의 손실을 감소시킬 수 있으며, 비감염성 질환인 경우에는 질병을 조기에 발견함으로써 치료기간을 단축시키고 생존율 증가 가능

③ **3차 예방** ··· 신체기능을 회복시키거나(의학적 재활), 기능장애를 최소한으로 경감시키고 남아 있는 기능을 최대한으로 활용하여 정상적인 사회생활을 할 수 있도록 직업훈련을 시켜주는 것

☆ **예방적 조치의 적용수준(Levell&Clark) : 질병발생과 예방대책의 단계**

구분	제1단계	제2단계	제3단계	제4단계	제5단계
질병의 과정	병인, 숙주, 환경의 상호작용	병인 자극의 형성	숙주의 반응	질병	회복 / 사망
예비적 조치	건강증진	특수예방, 예방접종	조기발견, 조기치료, 집단건강검진	악화 및 장애방지를 위한 치료	재활
예방차원	1차적 예방단계		2차적 예방단계		3차적 예방단계

(3) 질병 발생의 3요소

질병발생의 3대 원인은 병원체, 숙주, 환경요인

① **병원체 요인**
　㉠ 화학적 요인 : 일산화탄소 중독, 살충제, 음식첨가물 등
　㉡ 물리적 요인 : 열, 과다한 자외선 노출 등
　㉢ 생물학적 요인 : 박테리아, 바이러스, 진균 등
　㉣ 정신적 요인 : 스트레스, 정신질환 등
　㉤ 사회환경적 요인 : 환경오염, 산업재해 등

② **숙주 요인**
　㉠ 생물학적 요인 : 연령, 성, 종족, 전반적인 건강수준 등 감염에 대한 저항력을 감소시키거나 증가시키는 요소

② **생활형태 요인** : 위생습관, 성생활, 식습관 등 병인과의 접촉을 억제하거나 용이하게 하는 요소

③ **일반적 방어기전** : 피부, 코, 눈물 등 병원체가 숙주의 내부기관에 침범하는 것을 막아주는 외부의 보호벽

④ 면역

③ **환경 요인**

㉠ **물리적 요인** : 한랭, 공기, 기압, 고열 등

② **사회적 요인** : 문화적, 기술적, 인구학적인 특성 등

③ **생물학적 요인** : 동식물, 미생물, 감염원 등

(4) 질병발생의 생태학적 모형

① **삼각형 모형**(Triangle Model) … 질병발생이 숙주, 환경 및 병인의 3요소로 되어 있어 상호간의 평형이 깨지면 질병발생이 많아진다는 설로, John Gorden은 질병 혹은 유행의 발생기전을 저울받침대의 양쪽 끝에 병원체와 숙주라는 추가 놓인 저울대에 비유하여 설명하였는데, 이를 지렛대이론(Lever Theory)라고 함

② **수레바퀴 모형**(Wheel Model)

㉠ 수레바퀴 모형은 인간숙주를 중심으로 숙주의 내적 요인인 유전적 소인과 숙주를 둘러싸고 있는 생물학적 환경, 물리화학적 환경 및 사회적 환경과의 상호작용에 의해서 질병이 발생한다는 학설

㉡ 이 모형에서 유전적 요인과 환경이 질병의 발생에 기여하는 비중은 질병에 따라서 다르며, 유전병들은 유전적 요인이 큰 비중을 차지

㉢ 수레바퀴 모형은 삼각형 모형이나 거미줄 모형과는 달리 병원체 요인을 제외시킴

③ **거미줄 모형**(Web of Caution : 원인망 모형)

㉠ 질병 혹은 유행은 병원체의 단일 존재에 의한 것이 아니고, 병원체의 존재하에 여러 가지 관련 요인들이 상호작용하여 발생하므로 복합원인에 의한 것으로 봄

㉡ MacMahon은 제 1차 원인이 질병을 유발하도록 여러 관련 요인들이 단계적으로 서로 거미줄처럼 얽혀 작용하는 상호관계를 원인망이라고 하여 질병발생의 다인설을 주장

3. 역학의 연구방법

(1) 기술역학

건강관련 상황이 발생했을 때 있는 그대로의 상황을 기술한 것으로 인적 특성(연령, 성, 직업, 교육 수준, 사회 수준, 종교, 인종 등), 시간적 특성(시간 및 일일 변동, 계절적 변동, 주기별 변동, 추세적 변동 등), 지역적 특성(도시와 시골, 위도에 따른 지역 차이, 선진국과 후진국 차이 등) 및 사회적 특성(교통, 경제계층, 직업종류 등)에 따라 이상상태의 발생 빈도와 분포를 기술하는 것

① **기술역학의 기능**

　㉠ 자연사에 관한 기술

　㉡ 건강수준과 건강 및 질병양상에 관한 기술

　㉢ 모집단 및 인구동태에 관한 기술

　㉣ 기술지수의 개발 및 계량치에 대한 정확도와 신뢰도의 검증

② **기술역학의 장·단점**

　㉠ 장점 : 기존 자료를 이용

　㉡ 단점 : 자료의 정확도 문제, 방대한 자료

③ **기술역학을 통해 얻는 주요 이점**

　㉠ 지역사회 보건문제의 개요 파악

　㉡ 분석역학 연구에 가설설정의 실마리 제공

　㉢ 비용이 적게 들고 단기간에 완성 가능

(2) 분석역학

관찰을 통하여 얻어진 질병발생과 그 요인 또는 속성과의 인과관계를 규명해 내는 연구방법으로서 기술역학에서 조사된 질병의 분포와 발생에 관련된 결과를 바탕으로 질병 발생에 대한 가설을 설정하고 그 가설을 검정해 내는 것

① **단면조사연구**(시점조사, 유병률조사, 조사연구) … 현재의 시점에서 현상을 연구하는 것

일정한 인구집단을 대상으로 특정한 시점이나 일정한 기간 내에 질병을 조사하고, 각 질병과 그 인구집단과의 관련성을 알아보는 방법

　☞ 단면조사연구 자료의 분석

고혈압	뇌혈관질환		계
	있다	없다	
있다	A	B	A+B
없다	C	D	C+D
계	A+C	B+D	A+B+C+D

* 고혈압 유병률 $= \dfrac{A+B}{A+B+C+D}$

* 뇌혈관질환 유병률 $= \dfrac{A+C}{A+B+C+D}$

* 상대위험비 $= \dfrac{\dfrac{A}{A+B}}{\dfrac{C}{C+D}}$

② **환자–대조군 연구**(후향적 조사연구) … 현재의 결과에서 과거의 원인을 찾고자 하는 연구

고혈압	뇌혈관질환		계
	있다	없다	
있다	A	B	A+B
없다	C	D	C+D
계	A+C	B+D	A+B+C+D

* 교차비 $= \dfrac{AD}{BC}$

③ **코호트 연구** … 현재의 원인 노출에 따라 앞으로의 결과를 추적 조사하는 전향적 연구가 일반적이며, 과거 위험 요인에의 폭로자료가 있는 경우 후향적으로 실시 가능

☞ 코호트연구 자료의 분석

고혈압	뇌혈관질환		계
	있다	없다	
있다	A	B	A+B
없다	C	D	C+D
계	A+C	B+D	A+B+C+D

$$* \text{귀속위험도} = \frac{A}{A+B} - \frac{C}{C+D}$$

$$* \text{상대위험비} = \frac{\dfrac{A}{A+B}}{\dfrac{C}{C+D}}$$

④ **분석역학의 장·단점**

	장점	단점
단면조사연구	• 비교적 단시간 내에 결과 얻을 수 있음 • 동시에 여러 종류의 요인과의 관련성 연구 가능 • 해당질병의 유병률을 구할 수 있음	• 질병과 관련요인과의 선후관계가 불분명 • 여러 가지 요인들 중에서 원인에 해당하는 요인만을 찾아내기 어려움 • 대상 인구집단이 비교적 커야함 • 선택편견의 가능성(특별히 강인하거나 위중도가 낮은 사람들이 과대하게 선택)
환자–대조군 연구	• 적은 비용 • 대상 연구집단이 작아도 가능 • 단기간 내에 연구수행 가능 • 희귀한 질병 및 잠복기간이 매우 긴 질병도 연구 가능 • 연구 때문에 피연구자가 새로운 위험에 노출되는 일이 없음	• 필요로 하는 요인에 대한 정보수집이 제한 • 정보편견의 위험성(기억력, 과거의 기록에 의존해서) • 대조군 선정이 어렵고 항상 문제의 소지가 있음 • 통제가 필요한 변수에 대한 정보를 구하지 못할 때가 많음
코호트 연구	• 위험요인 노출에서부터 질병진행의 전과정 관찰 가능 • 위험요인 노출수준을 여러번 측정 가능 • 원인–결과 해석시 선후관계가 비교적 분명	• 노력, 비용이 많이 소모 • 시간이 많이 소모(장기간 관찰) • 드문 질병일 경우 사용 불가 • 추적불능의 연구대상자가 많아지면 연구가 실패할 가능성이 있음 • 질병의 자세한 발생기전을 밝히는 연구는 불가능

4. 역학적 측정

(1) 빈도(frequency)

보건문제의 크기를 측정하는 절대적인 숫자로 그 자체로는 의미가 있으나 인구 규모가 다른 타 지역의 빈도와 비교하여 상대적 의미를 부여하기는 어려움

(2) 비율(rate)

인규 규모가 다른 타 지역이나 국가 간 보건문제의 심각성을 비교하기 위해 필요

① **발생률** … 일정기간 동안 그 지역의 인구로부터 어떤 질병이 얼마나 많이 발생하는가를 측정하는 비율

$$발생률 = \frac{기간 중 질병의 새 발생수}{기간 중 그 지역의 전체인구} \times 1000$$

② **유병률** … 발병 시기와 관계없이 조사당시에 질병이 있는 모든 사람을 대상으로 하며, 조사방법에 따라 시점유병률과 기간유병률로 나눔

$$시점유병률 = \frac{조사시점 이환된 환자수}{조사시점의 인구수} \times 100$$

$$기간유병률 = \frac{조사기간 이환된 환자수}{조사기간의 인구수} \times 100$$

(3) 교차비(ratio)

모집단이 없는 환자-대조군 연구 설계에서 환자군과 대조군이 과거 위험요인에 노출된 정도를 측정하는 것으로 대조군에 비해 환자군이 의심되는 위험요인에 얼마나 더 많이 노출되었는지를 비교하는 것.
- **교차비가 1보다 큰 경우** : 위험요인에 대한 노출이 환자집단에서 더 높음
- **교차비가 1인 경우** : 환자집단과 대조집단의 위험요인에 대한 노출이 같음
- **교차비가 1보다 작은 경우** : 환자 집단의 위험요인에 대한 노출이 낮음

(4) 상대위험비

코호트 연구설계에서 위험요인에 노출된 집단과 비노출된 집단을 추적하여 미래의 이상상태의 발병 정도를 측정하여 비교하는 것. 즉, 의심되는 위험요인에 노출된 집단이 그렇지 않은 집단에 비해 얼마나 더 많이 결과(이상상태)가 발생했는지를 상대적인 값으로 측정하는 것
- **상대위험비가 1 이상인 경우** : 의심되는 위험요인의 노출이 결과의 발생 촉진
- **상대위험비가 1인 경우** : 위험요인에 대한 노출과 비노출이 결과의 발생에 영향을 주지 않음
- **상대위험비가 1보다 작은 경우** : 위험요인에 대한 노출이 결과의 발생을 예방하는 효과가 있음

5. 인과관계의 설정

(1) 가설의 설정(역학적 가설을 설정하는 근거)

① **차이성의 법칙**(method of difference) … 이상상태를 가진 사람의 특징이 대부분 공통되고 한 가지 요인이 차이가 날 경우 이를 위험요인으로 간주하고 가설 세우는 것
② **공통성의 법칙**(method of agreement) … 이상상태를 가진 사람이 각기 다른 특징을 가졌음에도 불구하고 한 가지 특징을 공유할 경우 이를 위험요인으로 간주하고 가설을 세우는 것

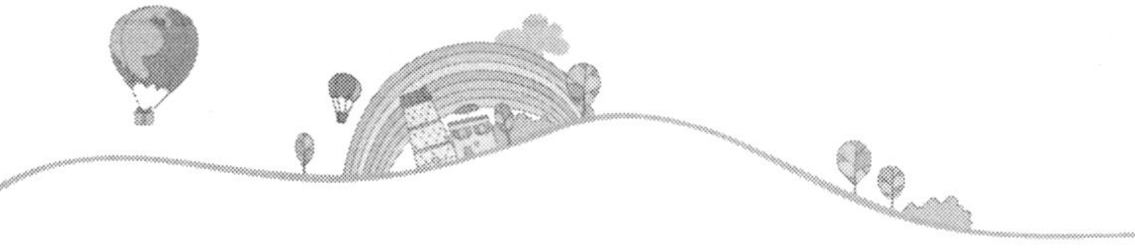

③ **동시변화성의 법칙**(method of concomitant variation) … 원인으로 의심되는 위험요인의 변화는 이상상태가 변화를 가져올 때 이를 위험요인으로 간주하고 가설을 세우는 것

④ **유사성의 법칙**(method of analogy) … 원인을 알 수 없는 새로운 이상상태가 이미 원인과 결과가 규명된 질병과 유사하다면 이를 토대로 가설을 세우는 것

(2) 측정도구의 타당도와 신뢰도

① **타당도** … 진실된 값을 정확하게 측정한 정도를 말하는 것으로 정확도와 같은 의미
   ㉠ 민감도 : 진단결과 양성(+)으로 확정된 것 중에서 측정도구에 의해 양성으로 판정된 것의 비율
   ㉡ 특이도 : 진단결과 음성(−)으로 확정된 것 중에서 측정도구에 의해 음성으로 판정된 것의 비율
   ㉢ 예측도 : 양성예측도와 음성예측도로 구분되며 양성예측도는 측정도구에 의해 양성으로 판정된 것 중에서 진단결과 양성인 것의 비율을 말하며, 음성예측도는 측정도구에 의해 음성으로 판정된 것 중에서 진단결과 음성인 것의 비율

② **신뢰도** … 반복된 측정에도 동일한 결과를 나타내는 정도로 반복성을 의미. 흔히 사용되는 척도로는 일치도(전체검사에서 검사결과와 진단결과의 일치율을 측정하는 것), 카파지수(Kappa index : 일치도에서 우연에 의한 일치도를 보정한 것) 및 크론바하(Chronbach's α) 알파 계수가 있음.

2 질병예방 및 관리

1. 감염병 관리

(1) 개념

① **감염** … 미생물이 숙주 내로 침입하여 적당한 기관에 자리잡아 균이 증식하는 상태

② **현성감염** … 임상적 증상이 있는 감염상태

③ **불현성감염** … 어떤 질병에 감염은 되었으나 임상적 증상은 나타내지 않는 감염상태

> **Tip** 불현성 감염의 역학적 중요성 … 불현성 환자도 감염성이 있는데 환자로 생각되지 않기 때문에 감염의 기회가 현성감염보다 크다. 반면 숙주측면에서 부분적으로 면역이 획득되어 후에 재감염이 되었을 때 위중한 상태를 방어할 수 있는 이득이 있을 수도 있다.

④ **감염병** … 감염증 중에서도 감염력이 강하여 소수의 병원체로 쉽게 감염되고, 사람에서 사람으로 전파력이 강한 감염성 질환을 의미

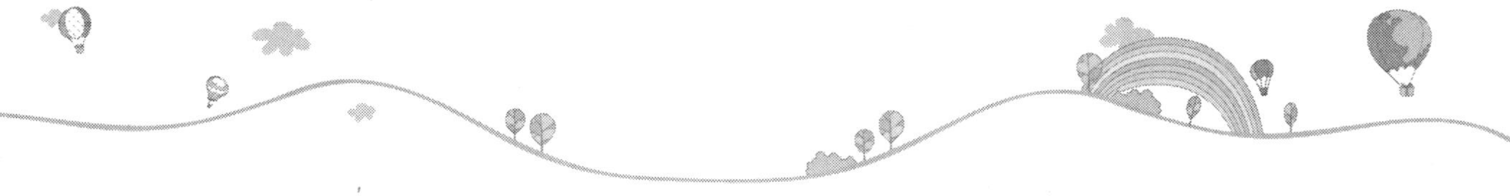

(2) 감염병 발생의 3대 요소

① **병원체** … 병의 직접적인 원인
　　㉠ **종류** : 세균, 바이러스, 리케치아, 원충류, 후생동물, 식물성 기생물(병원성 진균, 곰팡이균, 사상균)
　　㉡ **특성** : 병원체의 양, 감염력, 발병력, 독력, 침투력, 생활력(생육성), 전파의 난이성 등의 특성을 가짐

② **환경** … 감염성 질환의 생성 환경은 모든 외적 조건을 의미하며 병원소의 전파방식을 결정
　　㉠ **물리적 환경** : 기후, 일기, 계절, 물, 기상조건
　　㉡ **사회경제적 환경** : 인구밀도와 분포, 환경위생 상태, 집단면역 수준, 의료시설 등
　　㉢ **생물학적 환경** : 모든 동·식물상태, 지상에 살고 있는 모든 생물과 그 생산물, 인간의 건강에 특별히 중요한 미생물과 병원체, 질병 전파에 직·간접적으로 관계되는 매개물, 살아있는 기생충의 병원소 기전, 인간 생활을 위한 영양학적 필수 요소 등

③ **숙주** … 숙주요인은 면역성, 감수성에 의해 감염병의 발생이 좌우됨. 숙주의 면역에는 일반건강·영양상태·나이·성·세대의 차이·심리적 방어기전·인종 등의 비특이적 면역과 자연면역·인공면역의 특이성 면역이 있음
　　㉠ **생물학적 요인** : 연령, 성, 종족, 면역
　　㉡ **행태요인** : 생활습관, 직업, 개인위생
　　㉢ **체질적 요인** : 선천적 및 후천적 저항력, 건강상태, 영양상태

(3) 감염병 발생과정

① **병원체**
　　㉠ **종류** : 박테리아(콜레라, 장티푸스, 디프테리아 등), 바이러스(소아마비, 일본뇌염, 홍역 등), 리케차(발진티푸스), 원생동물(말라리아), 진균(무좀) 등
　　㉡ 병원체와 인간과의 상호작용을 통해 나타나는 현상으로 감염력, 병원력, 독력, 면역력 등이 있음

- 감염력 $= \dfrac{\text{불현성 감염자 수} + \text{현성 감염자 수}}{\text{감수성자 총수}}$

　병원체가 숙주에 침입하여 증식하는 능력으로 병원체의 병원소, 숙주 감수성에 따라 달라짐

- 병원성 $= \dfrac{\text{발병자수(현성 감염자 수)}}{\text{감염자 수}}$

　병원체가 감수성 숙주에게 감염성 질환을 일으킬 수 있는 능력

- 독력 $= \dfrac{\text{중환자수} + \text{사망자수}}{\text{발병자수}}$

　병원체 노출에 따르는 질병의 위중도를 나타내는 것으로 치명률은 이런 독력 측정치의 하나

- 면역력 : 병원체가 숙주 내에서 특정 면역체를 생성하는 능력

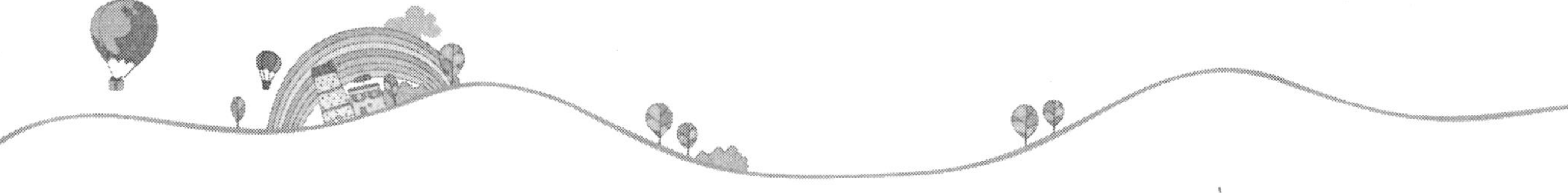

② **병원소** ··· 병원체가 생활하고 증식하며, 생존을 계속해서 다른 숙주에게 전파될 수 있는 상태로 저장
되는 장소

  ㉠ 인간병원소 : 임상증상 뚜렷한 환자, 임상증상 미약한 무증상 감염자, 보균자 등

  ㉡ 동물병원소 : 개(광견병), 돼지(결핵, 일본뇌염), 조류(일본뇌염), 원숭이(황열) 등

  ㉢ 무생물 병원소 : 흙(파상풍), 먼지 등

③ **병원소로부터 병원체의 탈출**

  ㉠ 호흡기로부터 탈출 : 대화, 기침, 재채기 등 통해 탈출(결핵, 감기 등)

  ㉡ 소화기로부터 탈출 : 토사물, 분변 등(장티푸스, 콜레라 등)

  ㉢ 비뇨생식기로부터 탈출 : 소변, 성기, 점막 등(성병, 임질 등)

  ㉣ 기계적 탈출 : 주사기나 동물 매개체를 통해 직·간접 탈출(뇌염, 간염 등)

  ㉤ 개방병소 : 병소를 통해 직접 배출(나병, 종기 등)

④ **전파**

  ㉠ 직접전파 : 직접접촉, 직접 비말접촉, 병원체 접촉

  ㉡ 간접전파 : 활성전파체, 비활성전파체

  ㉢ 활성전파(생물) : 절족동물(파리, 모기, 벼룩 등)이나 무척추 동물에 의해 병원체 운반

⑤ **새로운 숙주에의 침입** ··· 병원체 침입양식은 병원체의 탈출과 같이 주로 호흡기계, 소화기계, 비뇨기
계, 개방병소 및 기계적으로 침입

⑥ **새로운 숙주의 감수성과 면역성** ··· 감염성 병원체가 존재하는 것만으로는 감염성 질환발생에 충분하
지 않고, 감수성 있는 숙주가 있어야 함

> **▨Tip▨ 면역의 종류**
> ① 선천면역 : 숙주가 선천적으로 갖고 있는 저항성으로 인종, 종족, 개인 특이성에 따라 가기 달
> 라짐
> ② 후천면역 : 개체가 출생 후 여러 가지 원인에 의해서 얻어지는 것으로 능동면역과 수동면역이
> 있음
>   ㉠ 능동면역
>   • 자연능동면역 : 자연상태에서 일어나는 감염으로 보통 질병 이환 후 획득
>   • 인공능동면역 : 인공적으로 감염물질을 접종하여 얻어지는 면역으로 예방접종 후 얻어지는
>   면역
>   ㉡ 수동면역
>   • 자연수동면역 : 태반이나 초유를 통해서 분비되는 면역항체를 신생아가 섭취함으로써 획득
>   • 인공수동면역 : 면역혈청, 항독소 접종 후 얻어지는 면역
> **백신의 특성 및 종류**
> ① 생균백신 : 질병을 일으키지 못하도록 세균과 바이러스에 변화를 주어 개발된 백신(홍역, 결핵 등)
> ② 사균백신 : 화학제제로 세균을 죽이거나 바이러스를 불활성화하여 개발된 백신(백일해, 일본뇌
>   염 등)
> ③ 톡소이드 : 무해하게 처리된 세균독소(디프테리아, 파상풍)

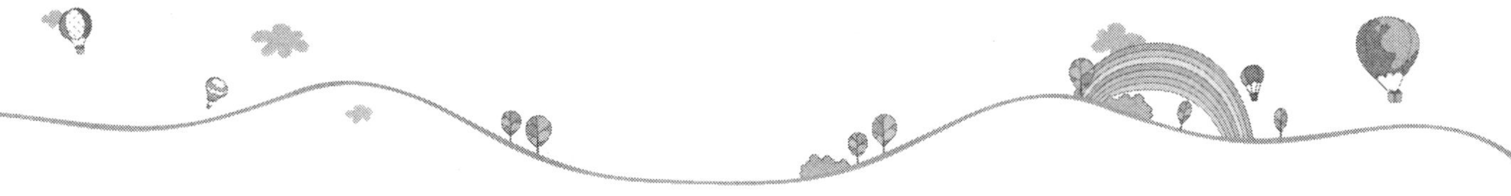

(4) 집단면역

① **정의** ⋯ 지역사회 내의 주민이 가지고 있는 면역으로 그 지역에 흔한 질병일수록 집단면역이 커지며 감염병의 시간적 발생현황과 관계가 큼

$$집단면역 = \frac{저항성이\ 있는\ 사람}{총\ 인구수} \times 100$$

② **집단면역의 중요성**

   ⑦ 집단면역이 병원체가 집단 내에서 퍼져나가는 힘을 억제하게 되면 유행은 일어나지 않음

   ⓛ 어떤 지역에 유행이 일어나면 집단면역력이 높아지며 그 후 몇 년 간 유행이 일어나지 않음

(5) 감염성 질환의 예방과 관리

① **전파차단**

   ⑦ 병원소의 격리 : 검역, 환자격리 등

   ⓛ 감염력의 감소

   ⓒ 병원소 제거

   ⓔ 환경위생 관리

② **숙주의 면역 증강**

   ⑦ 영양관리, 운동, 충분한 수면 등의 관리

   ⓛ 예방접종

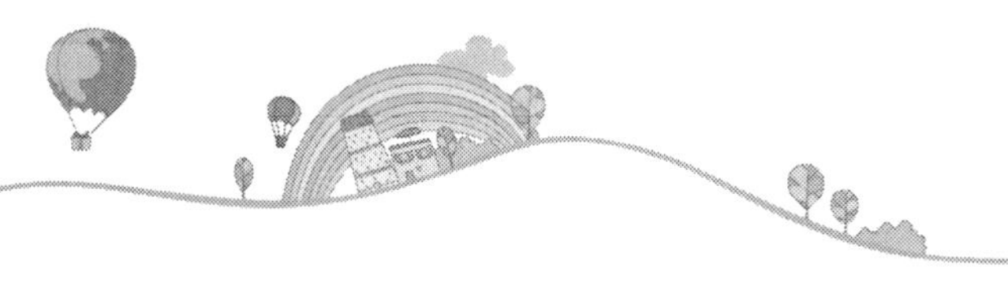

(6) 법정감염병

제1군 감염병	마시는 물 또는 식품을 매개로 발생하고 집단 발생의 우려가 커서 발생 또는 유행 즉시 방역대책을 수립하여야 하는 다음 각 목의 감염병 ① 콜레라 ② 장티푸스 ③ 파라티푸스 ④ 세균성이질 ⑤ 장출혈성대장균감염증 ⑥ A형간염
제2군 감염병	예방접종을 통하여 예방 및 관리가 가능하여 국가예방접종사업의 대상이 되는 다음 각 목의 감염병 ① 디프테리아 ② 백일해 ③ 파상풍 ④ 홍역 ⑤ 유행성이하선염 ⑥ 풍진 ⑦ 폴리오 ⑧ B형간염 ⑨ 일본뇌염 ⑩ 수두 ⑪ b형헤모필루스인플루엔자 ⑫ 폐렴구균
제3군 감염병	간헐적으로 유행할 가능성이 있어 계속 그 발생을 감시하고 방역대책의 수립이 필요한 다음 각 목의 감염병 ① 말라리아 ② 결핵 ③ 한센병 ④ 성홍열 ⑤ 수막구균성수막염 ⑥ 레지오넬라증 ⑦ 비브리오패혈증 ⑧ 발진티푸스 ⑨ 발진열 ⑩ 쯔쯔가무시증 ⑪ 렙토스피라증 ⑫ 브루셀라증 ⑬ 탄저 ⑭ 공수병 ⑮ 신증후군출혈열 ⑯ 인플루엔자 ⑰ 후천성면역결핍증(AIDS) ⑱ 매독 ⑲ 크로이츠펠트-야콥병(CJD) 및 변종크로이츠펠트-야콥병(vCJD)
제4군감염병	국내에서 새롭게 발생하였거나 발생할 우려가 있는 감염병 또는 국내 유입이 우려되는 해외 유행 감염병으로서 보건복지부령으로 정하는 감염병 ① 페스트 ② 황열 ③ 뎅기열 ④ 바이러스성 출혈열 ⑤ 두창 ⑥ 보툴리눔독소증 ⑦ 중증 급성호흡기 증후군(SARS) ⑧ 동물인플루엔자 인체감염증 ⑨ 신종인플루엔자 ⑩ 야토병 ⑪ 큐열(Q熱) ⑫ 웨스트나일열 ⑬ 신종감염병증후군 ⑭ 라임병 ⑮ 진드기매개뇌염 ⑯ 유비저(類鼻疽) ⑰ 치쿤구니야열 ⑱ 중증열성혈소판감소증후군(SFTS) ⑲ 중동 호흡기 증후군(MERS)
제5군감염병	기생충에 감염되어 발생하는 감염병으로서 정기적인 조사를 통한 감시가 필요하여 보건복지부령으로 정하는 감염병 ① 회충증 ② 편충증 ③ 요충증 ④ 간흡충증 ⑤ 폐흡충증 ⑥ 장흡충증
지정감염병	제1군감염병부터 제5군감염병까지의 감염병 외에 유행 여부를 조사하기 위하여 감시활동이 필요하여 보건복지부장관이 지정하는 감염병

2. 만성질환의 관리

(1) 만성질환의 정의

① 아픈 상태가 오래가는 질병

② 기능장애가 남는 질병

③ 원래의 상태로 돌아가기 힘든 질병

④ 재활을 위해 특별한 관리가 요구되는 질병

⑤ 장기간의 환자진료와 간호가 필요한 질병

(2) 만성질환의 원인

① **숙주요인** … 건강하지 못한 생활습관, 사고 예방을 위한 사려깊지 못한 행동, 현대인의 스트레스(고혈압, 위궤양, 심장질환 등), 움직임과 운동부족(심장질환, 골다공증 등), 유전성이나 선천성 질환(고혈압, 당뇨, 암 등)

② **환경적 요인** … 작업환경, 생활환경, 공해요인

③ 사회경제적 요인

(3) 만성질환의 종류

① **고혈압**
  ㉠ 18세 이상의 성인의 수축기 혈압이 140mmHg 이상이거나 확장기 혈압이 90mmHg 이상 지속되는 질환
  ㉡ 원인 : 특발성고혈압(비만, 고염분식이, 알콜남용 및 중독, 스트레스, 운동부족 등), 이차성 고혈압(신장질환, 내분비 질환 등이 원인)
  ㉢ 증상 : 대부분 무증상이지만 혈압이 너무 높아지면 두통, 어지러움, 시야 흐려짐 등
  ㉣ 예방 : 싱거운 음식섭취, 적당한 체중유지, 적절한 운동, 금연, 금주, 스트레스 피하기 등

② **악성신생물**(암)
  ㉠ 암 사망률 : 폐암(1위), 간암(2위), 위암(3위), 대장암(4위)(2014년 기준)

③ **심장질환**
  ㉠ 협심증 : 심장에 혈액공급을 하는 관상동맥에 문제가 생겨 심장에 원활한 혈액공급을 하지 못할 때 생김
  ㉡ 심근경색 : 관상동맥이 막힘으로써 심장에서 혈액을 공급받지 못하여 심장조직에 괴사가 오는 것
  ㉢ 부정맥 : 심장의 전기자극 형성이나 자극전도에 이상이 생겨 심장박동이 불규칙하고 비정상적인 것
  ㉣ 예방 : 동물성 지방섭취 제한, 금연, 금주, 규칙적 운동 등

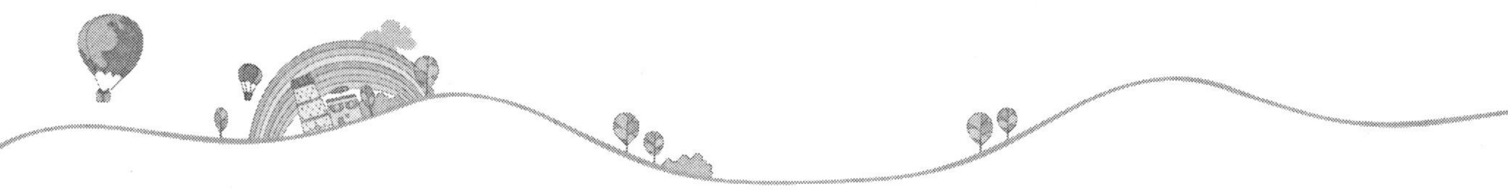

④ **뇌혈관질환**

    ㉠ **뇌출혈** : 손상된 뇌혈관이 터져 피가 혈관 밖으로 나오는 것

    ㉡ **뇌경색** : 콜레스테롤 등의 노폐물과 혈액이 엉켜 생긴 혈전이 뇌에 혈액을 공급하는 동맥을 막아 뇌에 혈액이 공급되지 못해 뇌기능이 손실되는 상태

⑤ **당뇨병**

    ㉠ 췌장에서 분비되는 인슐린의 부족에 의해 생기는 대사장애로 인슐린 의존성 당뇨병(Ⅰ형)과 비인슐린 의존성 당뇨병(Ⅱ형)으로 구분

    ㉡ **증상** : 다음(심한 갈증)·다뇨(배변횟수 증가)·다식

    ㉢ **원인** : 유전적 소인, 바이러스, 환경적 요인 등

    ㉣ **예방** : 체중조절, 식생활 개선 등

(4) 만성질환의 증가 원인

① 인구자체의 노령화

② 감염병 발생의 감소, 치명률 저하로 만성질환의 상대적 비중도 증가

③ 생활 양식의 변화, 서구식 식생활로 비만 등 만성질환 요인 증가

④ 의료 기술의 발달로 만성질환의 유병률 증가

⑤ 공업 가속화로 인한 환경오염 증가

(5) 만성질환의 역학적 및 사회 경제적 중요성

① 병의 진행 및 치료의 장기성으로 의료비 상승을 초래

② 유병률과 사망률이 높음

③ 예방과 치료에 있어 급성 질병과 같은 완전성이 없음(완전히 치료되기 어려움)

④ 예방과 치료가 저생산성을 지님

⑤ 여러 가지 요인이 복합적으로 작용하여 원인규명이 어려움

⑥ 잠재 기간이 길어 감염성 질환에 비하여 질병의 예방, 조기발견, 치료 및 재활의 일관성 있는 관리가 어려움

⑦ 완전 치유가 곤란하며, 활동자체가 불가능한 면이 있음

(6) 만성질환 예방대책

① **식생활 개선** … 저지방, 저염 식이

② 충분한 수면과 휴식을 통해 스트레스 관리

③ 규칙적 운동 및 적절 체중 유지

④ 절주와 금연

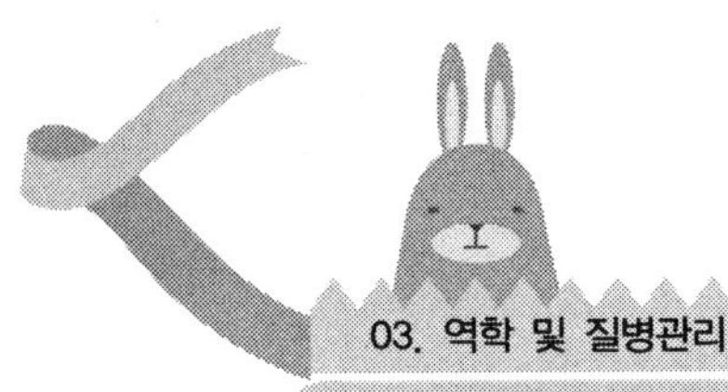

핵심예상문제

1 역학의 궁극적 목표는?

① 질병치료

② 감염병 관리

③ 감염병의 전파양식 파악

④ 공중보건학의 발전

⑤ 감염병 예방과 질병의 근절

> **Advice** 역학의 목적 : 질병발생과 유행을 검사하여 건강문제 발생을 예견하고 발생하지 않도록 통제하며, 궁극적으로 최적의 건강상태를 유지 증진하도록 도움

2 질병의 자연사 단계 중 숙주에 대한 면역성이 강화되어 특수질병에 대한 저항력을 증가시키는 단계로 특수예방접종, 예방접종 등이 해당되는 단계는?

① 1단계   ② 2단계

③ 3단계   ④ 4단계

⑤ 5단계

> **Advice** ① 제1 단계 … 숙주와 병인의 상호작용에 있어서 숙주의 저항력이나 환경요인이 숙주에게 유리한 상태
> 　例 환경위생, 건강수준 증진, 영양관리, 모자보건 등
> ③ 제3 단계 … 숙주에 임상적인 현성증상 이전에 집단검진에 의한 조기진단 및 조기치료 단계
> 　例 중증예방
> ④ 제4 단계 … 임상증상이 나타나는 시기
> 　例 질병의 악화 및 불구의 방지
> ⑤ 제5 단계 … 재활단계로, 잔존능력을 개발하여 사회에 복귀시키는 단계
> 　例 만성질환관리, 노인질환관리 등

Answer   1.⑤ 2.②

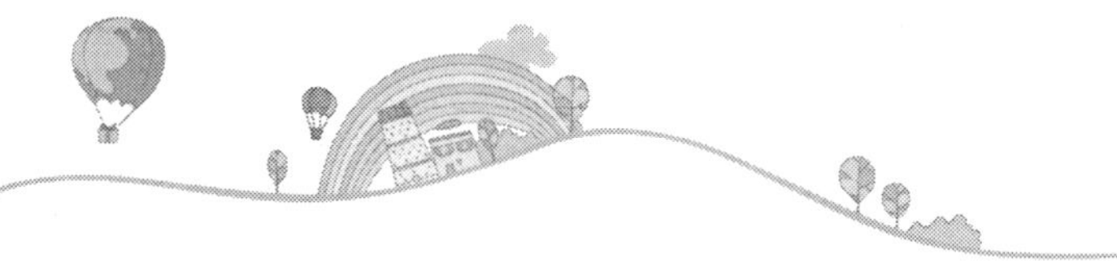

3 Leavell & Clark가 제시한 질병예방수준 중 질병발생을 억제하는 것으로 질병의 자연사 단계 중 1·2단계를 위한 예방이며, 크게 건강증진과 건강보호로 구성되는 예방은?

① 1차 예방　　　　　　　　　　② 2차 예방

③ 3차예방　　　　　　　　　　④ 1·2차 예방

⑤ 2·3차 예방

> **Advice** ㉠ 2차 예방 : 조기발견과 조기 치료가 이루어지며 질병의 자연사 단계 중 3·4단계를 위한 예방. 감염성 질환인 경우에는 감염 기회를 최소화함으로써 질병의 전파를 막고 치료기간은 물론 경제력과 노동력의 손실을 감소시킬 수 있으며, 비감염성 질환은 질병을 조기에 발견함으로써 치료기간을 단축시키고 생존율 증가 가능
> ㉡ 3차 예방 : 신체기능을 회복시키거나(의학적 재활), 기능장애를 최소한으로 경감시키고 남아 있는 기능을 최대한으로 활용하여 정상적인 사회생활을 할 수 있도록 직업훈련을 시켜주는 것

4 다음 중 역학의 목적에 해당하지 않는 것은?

① 인간에게 발생하는 모든 생리적 상태와 이상상태의 빈도와 분포를 기술

② 질병발생과 유행을 감시하여 건강문제 발생을 예견하고 발생하지 않도록 통제

③ 보건사업의 기획·평가 자료 제공

④ 질병의 치료

⑤ 궁극적으로는 최적의 건강상태를 유지·증진하도록 도움

> **Advice** '질병의 치료'가 아닌 '질병의 자연사'를 연구

5 질병 발생의 3요소로 짝지어진 것은?

① 병원체, 숙주, 전파체　　　　　② 병원체, 환경, 기생충

③ 병원체, 숙주, 환경　　　　　　④ 병원체, 숙주, 감수성

⑤ 병원체, 숙주, 면역

> **Advice** ㉠ 질병 발생의 3요소 : 병원체, 숙주, 환경
> ㉡ 감염병 발생의 3요소 : 병원체, 숙주, 환경

6 질병발생의 모형 중 다음이 설명하는 것은?

> 질병발생이 숙주, 환경 및 병인의 3요소로 되어 있어 상호간의 평형이 깨지면 질병발생이 많아진다는 설

Answer　　3.① 4.④ 5.③ 6.①

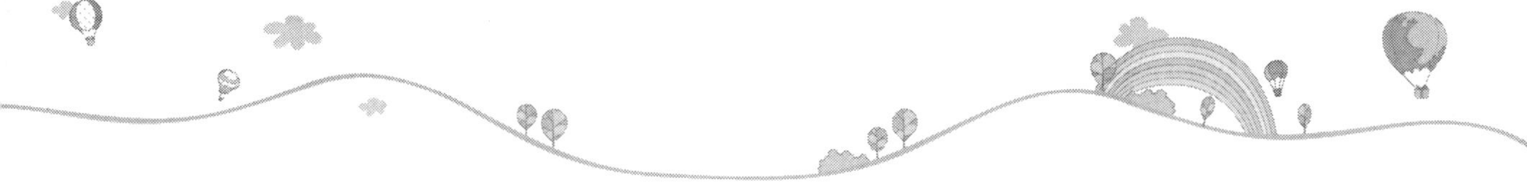

① 삼각형모형   ② 수레바퀴모형

③ 거미줄 모형   ④ 사각형모형

⑤ 원인망모형

Advice 수레바퀴 모형 … 인간숙주를 중심으로 숙주의 내적 요인인 유전적 소인과 숙주를 둘러싸고 있는 생물학적 환경, 물리화학적 환경 및 사회적 환경과의 상호작용에 의해서 질병이 발생한다는 학설

7 **다음 중 기술역학의 기능으로 적절하지 않은 것은?**

① 자연사에 관한 기술

② 건강수준과 건강 및 질병양상에 관한 기술

③ 모집단 및 인구동태에 관한 기술

④ 기술지수의 개발 및 계량치에 대한 정확도와 신뢰도의 검증

⑤ 질병측정의 타당도에 대한 기술

Advice 기술역학의 장·단점
- 장점 : 기존 자료를 이용
- 단점 : 자료의 정확도 문제, 방대한 자료

8 **다음 중 코호트연구의 단점으로 적절하지 않은 것은?**

① 노력, 비용이 많이 소모

② 시간이 많이 소모(장기간 관찰)

③ 흔히 발생하는 질병일 경우 사용 불가

④ 추적불능의 연구대상자가 많아지면 연구가 실패할 가능성이 있음

⑤ 질병의 자세한 발생기전을 밝히는 연구는 불가능

Advice 드문 질병일 경우 사용 불가

9 **다음 중 환자-대조군 연구의 장점으로 적절하지 않은 것은?**

① 적은 비용

② 대상 연구집단이 작아도 가능

③ 단기간 내에 연구수행 가능

④ 위험요인 노출에서부터 질병진행의 전과정 관찰 가능

⑤ 연구 때문에 피연구자가 새로운 위험에 노출되는 일이 없음

Advice 코호트연구의 장점 : 위험요인 노출에서부터 질병진행의 전 과정 관찰 가능, 위험요인 노출수준을 여러 번 측정 가능, 원인-결과 해석 시 선후관계가 비교적 분명

Answer 7.⑤ 8.③ 9.④

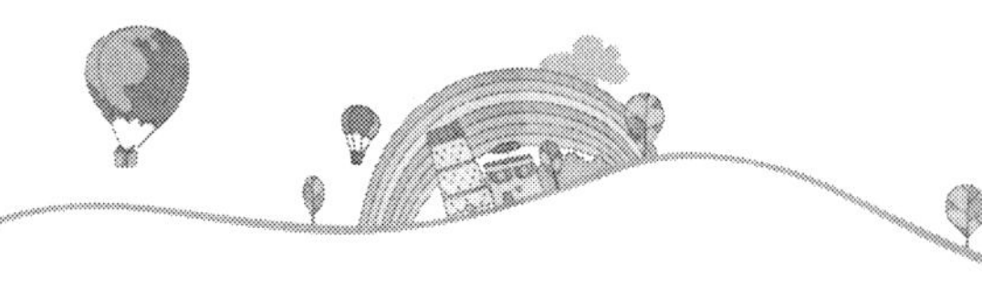

10 A 중학교에 유행성 이하선염이 유행하여 50명의 학생이 감염되었다. 이 중학교의 학생은 2,000명이며, 그 중 유행성 이하선염 예방접종으로 면역을 획득한 학생은 1,000명이다. A 학교의 볼거리 발생률은?(단, 단위인구수 1,000명)

① 25

② 50

③ 75

④ 100

⑤ 200

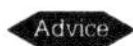 이 학교의 학생 2,000명 중 면역을 획득한 1,000명을 제외한 1,000명이 위험에 처했으며, 그 중 50 명이 볼거리에 감염되었기 때문에 볼거리 발생률은 인구 1,000명당 50이다.

$$볼거리 발생자수 = \frac{50명}{2,000명 - 1,000명} \times 10^3 = 50$$

11 다음 자료는 영아의 생존과 출생당시의 체중과의 관계를 나타난 자료이다. 이 중 다음의 방식으로 계산하는 역학적 비율은?

출생당시의 체중	사망	생존	계
저체중	618(a)	4,597(b)	5,215
정상체중	422(c)	67,093(d)	67,515
계	1,040	71,093	72,730

$$\frac{a \times d}{b \times c} = \frac{618 \times 67,093}{422 \times 4,579} = 21.4$$

① 기간유병률

② 시점유병률

③ 교차비

④ 상대위험률

⑤ 발생률

교차비(odds ratio)

- 질병이 있는 경우 위험인자 유무의 비와 질병이 없는 경우 위험인자 유무의 비의 비
- 환자 – 대조군 연구에서 주로 사용

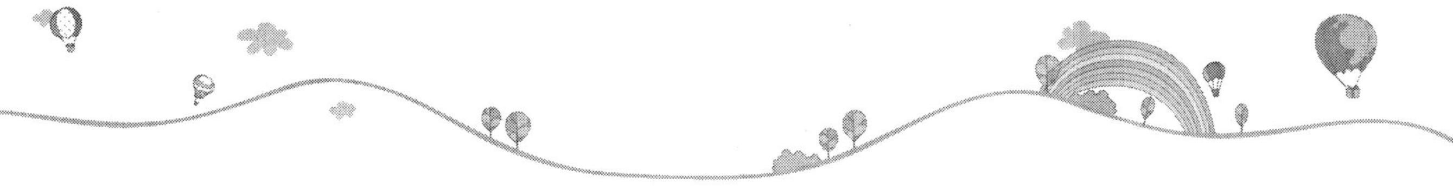

12 A 지역의 10,000명의 인구 중에서 고혈압 환자의 유병률을 측정하고자 한다. 의사 진단 결과 고혈압으로 판정받은 사람은 500명이다. A 지역 고혈압 환자의 유병률은?(단, 단위인구수 1,000명)

① 25 ② 50

③ 75 ④ 100

⑤ 200

 A 지역의 고혈압 유병률은 인구 1,000명당 50으로 나타났다.

$$\text{고혈압유병자수} = \frac{500\text{명}}{10,000\text{명}} \times 10^3 = 50$$

13 유방암 진단 코호트의 2년 내 유방조영술 실시 여부와 관련한 자료이다. 이 중 다음의 방식으로 계산하는 역학적 비율은?

유방암조영술에 의한 유방암 진단	2년 내 유방조영술		계
	실시	미실시	
가양성	602(a)	211(b)	813(a+b)
진음성	3,098(c)	1,359(d)	4,457(c+d)

$$\frac{\dfrac{a}{a+b}}{\dfrac{c}{c+d}} = \frac{\dfrac{602\text{명}}{813\text{명}}}{\dfrac{3.098\text{명}}{4,457\text{명}}} = 1.07$$

① 기간유병률 ② 시점유병률

③ 교차비 ④ 상대위험률

⑤ 발생률

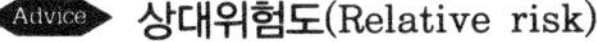 상대위험도(Relative risk)
• 위험인자가 없는 경우에 비해 위험인자가 있을 때 질병이 발생한 상대적 위험도
• 코호트 연구에서 사용

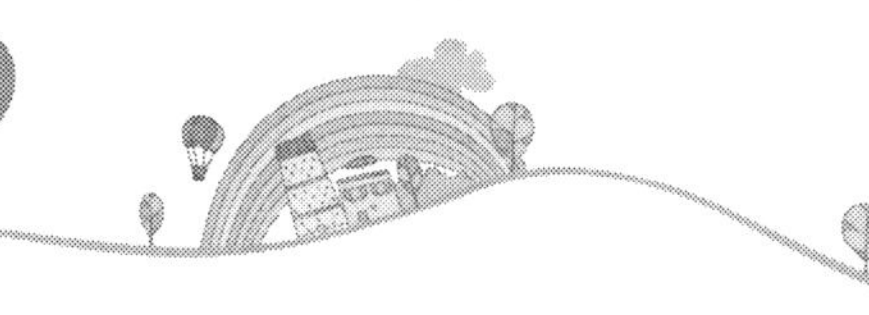

14 다음은 간암여부 판단을 위한 복수검사 결과를 나타낸 표이다. 표를 보고 아래 물음에 답하시오.

검사결과 진단결과	간암		소계
	악성종양(+)	양성종양(−)	
복수(+)	98(a)	2(b)	100(a+b)
복수(−)	4(c)	95(d)	99(c+d)
소계	102(a+c)	97(b+d)	199(a+b+c+d)

1) 민감도를 구하시오.

2) 특이도를 구하시오.

3) 양성예측도를 구하시오.

4) 음성예측도를 구하시오.

5) 일치도를 구하시오.

> **Advice** 민감도 $= \dfrac{a}{a+c} = \dfrac{98}{102} \times 100 = 96.1\%$
>
> 특이도 $= \dfrac{d}{b+d} = \dfrac{95}{97} \times 100 = 97.9\%$
>
> 양성예측도 $= \dfrac{a}{a+b} = \dfrac{98}{100} \times 100 = 98\%$
>
> 음성예측도 $= \dfrac{d}{c+d} = \dfrac{95}{99} \times 100 = 96\%$
>
> 일치도 $= \dfrac{a+d}{a+b+c+d} = \dfrac{98+95}{199} \times 100 = 97\%$

15 급성 감염병이 발생하였을 때 가장 먼저 실시하는 역학조사는?

① 병원체 확인 ② 환자 발생의 분포 상태
③ 진단의 정확성 ④ 환자 관리 방법
⑤ 감염병 병원소의 추정

> **Advice** 감염병 병원소 추정이 선행되어야 함

Answer   14.1) 96.1%, 2) 97.9% 3) 98% 4) 96% 5) 97% 15.⑤

16 질병의 조기발견, 조기치료의 효과적인 방법은?

① 건강의 증진
② 재활의학의 중요
③ 집단 건강검진
④ 예방접종
⑤ 호스피스

> **Advice** 집단 건강검진은 2차 예방대책의 하나로 조기발견 및 조기치료를 위한 수단이다.

17 다음은 질병발생의 원인과 관련된 요인이다. 보건학이 규명하려고 하는 것은?

① 물리적 환경요인
② 유전적 요인
③ 분자생물학적 요인
④ 생활환경적 요인
⑤ 정신의학적인 요인

> **Advice** 보건학은 생활, 행태 및 환경에 주로 관심을 갖는다.

18 보균자 중에서 보건학적으로 가장 중요시 여기는 대상은?

① 건강 보균자
② 회복기 보균자
③ 잠복기 보균자
④ 임시 보균자
⑤ 영구 보균자

> **Advice** 건강 보균자는 영구 보균자 혹은 만성 보균자라고도 한다. 외부로 현성질환이 나타나지 않고 다른
> 사람에게 감염을 일으킬 수 있으므로 주요 관리대상이다.

19 급성감염병의 역학적 특성을 가장 잘 표현한 것은?

① 발생률과 유병률이 낮다
② 발생률을 높고 유병률은 낮다
③ 발생률은 낮고 유병률은 높다
④ 발생률과 유병률이 같다.
⑤ 발생률과 유병률이 높다.

> **Advice** ㉠ **발생률**: 대상 집단에서 일정기간 동안에 어떤 장애나 질병, 특정 상태를 새로이 가지게 된 개체의
> 수적 정도
> ㉡ **유병률**: 대상 집단에서 특정 상태를 가지고 있는 개체의 수적 정도를 나타내는 척도

Answer　　16.③　17.④　18.①　19.②

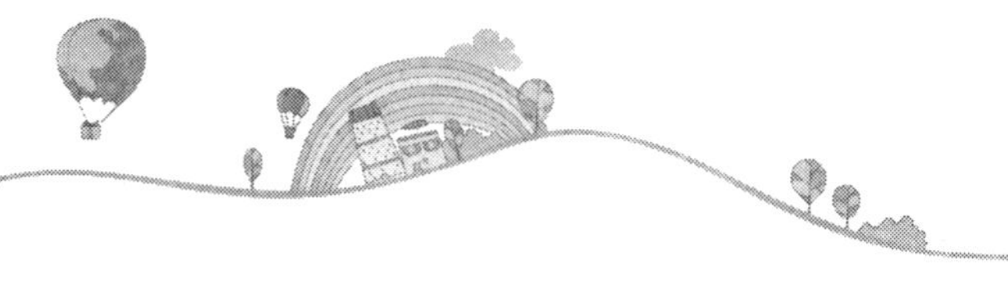

20 감염병의 유행기간이 짧을 때의 역학적 특성은?

① 발생률과 유병률이 낮다
② 발생률을 높고 유병률은 낮다
③ 발생률은 낮고 유병률은 높다
④ 발생률과 유병률이 거의 같다.
⑤ 발생률과 유병률이 높다.

   Advice 대조적으로 만성 감염병의 경우는 발생률 낮고 유병률 높다.

21 인간 병원소 중에서 가장 관리가 어려운 대상은?

① 회복기 환자   ② 잠복기 환자
③ 급성감염병 환자   ④ 건강 보균자
⑤ 병후 보균자

   Advice 건강 보균자는 외부로 증상이 나타나지 않고 다른 사람에게 감염을 일으킬 수 있으므로 주요 관리대
상이다.

22 수인성 감염병에 해당하지 않는 것은?

① 파라티푸스   ② 이질
③ 콜레라   ④ 장티푸스
⑤ 폐결핵

   Advice 폐결핵은 호흡기 감염병임

23 감염병의 유행조건과 관계가 가장 적은 것은?

① 매개체가 많이 존재할 것
② 감수성 숙주가 많이 존재할 것
③ 감염원의 병원체가 양적으로 충분할 것
④ 병원체의 병독성이 클 것
⑤ 감염원에 충분한 접촉기회가 있을 것

   Advice 병원체의 병독성이 크면 사망자수가 많아지므로 감염병 유행은 오히려 감소할 수 있다.

Answer   20.④ 21.④ 22.⑤ 23.④

24 다음 중 병원소에 해당하지 않는 것은?

① 건강보균자
③ 우유
⑤ 돼지
② 개
④ 토양

> **Advice** 병원체가 본래 생활하고 있는 장소를 말하는 것으로 사람(결핵, 매독, 콜레라, 이질 등), 동물(페스트, 광견병 등) 등이 해당

25 다음을 나타내는 용어는?

> 지역사회 내의 주민이 가지고 있는 면역으로 그 지역에 흔한 질병일수록 커지며 감염병의 시간적 발생현황과 관계가 크다. 계산방법은 다음과 같다.
> $$\frac{저항성이\ 있는\ 사람}{총\ 인구수} \times 100\%$$

① 발병률
③ 독력
⑤ 집단면역
② 유병률
④ 개인면역

> **Advice** 집단면역 : 감염성병원체의 침습이나 만연에 대한 집단의 저항력을 말한다. 유행이 발생하면 집단면역은 상승하고 환자와 남은 감수성자가 접촉하는 비율이 저하되어 서서히 유행이 종식된다.

26 수인성감염병의 특징으로 볼 수 없는 것은?

① 이차감염의 환자발생은 극히 적다.
② 이환율과 치명률이 높다.
③ 환자 발생이 폭발적이다.
④ 음료수에서 동일병원체가 검출된다.
⑤ 유행지역과 음료수 사용 구역이 일치한다.

> **Advice** 이환율이 높지 않다.

27 건강격리(quarantine)의 기간은?

① 이환기간
③ 최소잠복기간
⑤ 현성감염기간
② 최대잠복기간
④ 세대기간

> **Advice** 건강격리 : 검역이라고 부르는데, 아직 증상은 없으나 발병할 위험성이 있는 사람을 법에 따라 잠복기 동안 격리하는 것

Answer   24.③ 25.⑤ 26.② 27.③

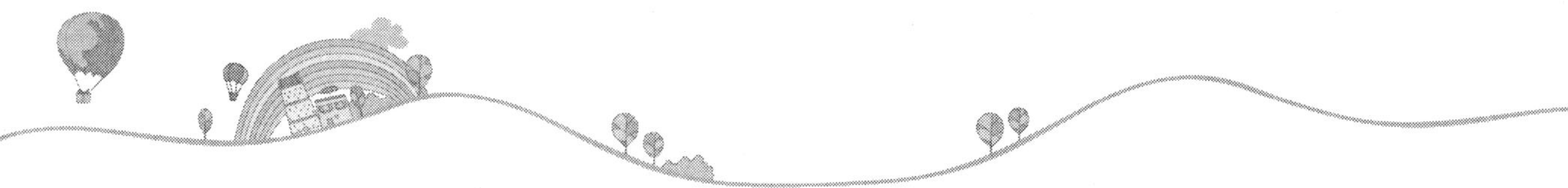

28 예방접종이 되어 있지 않은 지역에 감염병이 유행하기 시작했을 때 가장 좋은 면역획득 방법은?

① 인공능동면역 　　　　　　　② 인공수동면역

③ 자연능동면역 　　　　　　　④ 자연수동면역

⑤ 인공면역과 자연면역 동시진행

> **Advice** ㉠ **인공수동면역** : 면역혈청, 항독소 접종 후 얻어지는 면역
> ㉡ **자연수동면역** : 태반이나 초유를 통해서 분비되는 면역항체를 신생아가 섭취함으로써 획득
> ㉢ **자연능동면역** : 자연상태에서 일어나는 감염으로 보통 질병 이환 후 획득
> ㉣ **인공능동면역** : 인공적으로 감염물질을 접종하여 얻어지는 면역으로 예방접종 후 얻어짐

29 다음 중 인공 능동면역원으로 톡소이드(toxoid)를 이용하는 방법은?

① 디프테리아 　　　　　　　　② 결핵

③ 인플루엔자 　　　　　　　　④ 장티푸스

⑤ 폴리오

> **Advice** ㉠ **생균백신** : 질병을 일으키지 못하도록 세균과 바이러스에 변화를 주어 개발된 백신(홍역, 결핵 등)
> ㉡ **사균백신** : 화학제제로 세균을 죽이거나 바이러스를 불활성화하여 개발된 백신(백일해, 일본뇌염 등)
> ㉢ **톡소이드** : 무해하게 처리된 세균독소(디프테리아, 파상풍)

30 능동면역의 발효시작과 효력 지속기간을 가장 잘 설명한 것은?

① 발효시작은 늦고, 효력지속은 길다.

② 발효시작은 늦고, 효력지속은 짧다.

③ 발효시작은 빠르고, 효력지속은 짧다.

④ 발효시작은 빠르고, 효력지속은 길다.

⑤ 발효시작과 효력지속이 항상 일정하다.

> **Advice** 능동면역은 발효기간이 길고(단점), 효력지속 기간도 길며, 혈청병을 수반할 일도 없다.(장점)

Answer　　28.② 29.① 30.①

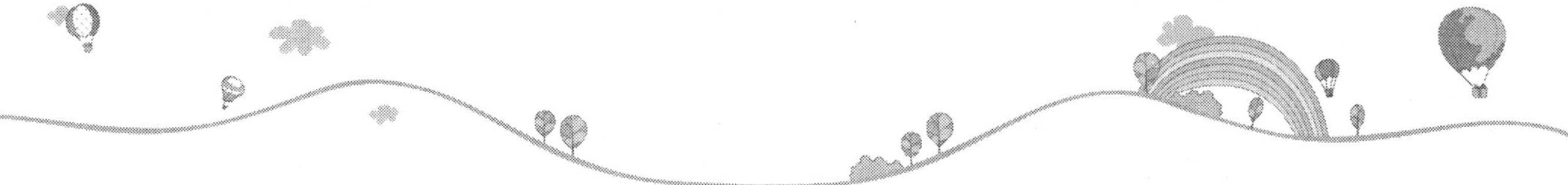

31 다음 중 만성질환의 증가원인에 해당하지 않는 것은?

① 인구자체의 노령화
② 감염병 발생의 증가, 치명률 증가로 만성질환의 상대적 비중도 감소
③ 생활 양식의 변화, 서구식 식생활로 비만 등 만성질환요인 증가
④ 의료 기술의 발달로 만성질환의 유병률 증가
⑤ 공업 가속화로 인한 환경오염 증가

> **Advice** 감염병 발생의 감소, 치명률 저하로 만성질환의 상대적 비중도 증가

32 불현성 감염에 대한 설명 중 적절하지 않은 것은?

① 다른 사람에게 병을 일으킬 능력이 없다.
② 감염 상태에서 보통 증상을 나타내지 않으나 때에 따라서는 현성감염을 일으키기도 한다.
③ 숙주와 병원체가 서로 평형상태를 유지하는 경우에 생긴다.
④ 질병 관리에 어려움이 따른다.
⑤ 증상 없이 지나칠 수 있다.

> **Advice** 다른 사람에게 병을 일으킬 수 있다.

33 다음 중 만성질환 예방대책으로 적절하지 않는 것은?

① 식생활 개선
② 충분한 수면과 휴식을 통해 스트레스 관리
③ 규칙적 운동 및 적절 체중 유지
④ 금연
⑤ 간헐적 음주를 통한 스트레스 관리

> **Advice** 만성질환 예방대책
> ㉠ 식생활 개선 : 저지방, 저염 식이
> ㉡ 충분한 수면과 휴식을 통해 스트레스 관리
> ㉢ 규칙적 운동 및 적절 체중 유지
> ㉣ 절주와 금연

Answer 31.② 32.① 33.⑤

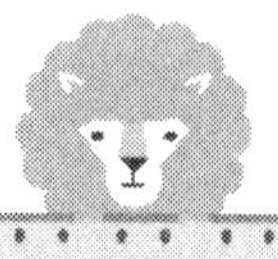

CHAPTER 04 환경보건

1 환경오염

1. 환경보건의 이해

(1) 환경보건의 정의(WHO)

환경요인에 의해 영향을 받는 인간의 건강과 질병양상을 포함하며, 인간의 건강에 잠재적으로 영향을 미칠 수 있는 환경요인을 통제하고 평가하는 이론과 실천

(2) 환경보건의 목적(환경보건법 제 1조)

환경오염과 유해화학물질 등이 국민건강 및 생태계에 미치는 영향 및 피해를 조사·규명 및 감시하여 국민건강에 대한 위협을 예방하고, 이를 줄이기 위한 대책을 마련함으로써 국민건강과 생태계의 건전성을 보호·유지할 수 있도록 함

2. 환경오염의 이해

(1) 환경오염의 정의

인간의 활동으로 배출된 물질이 자연환경 및 생활환경에 이롭지 못한 방향으로 작용하여 이들 환경을 파괴시켜 공중보건학적 면에서 건강의 피해는 물론 자연환경을 향유할 수 있는 환경권을 박탈하거나 재산권의 피해를 주는 것

(2) 환경오염의 요인

① 인구의 급증

② 도시화 현상과 과학기술의 발달

③ 자원수용의 증대와 오염 배출량 증가

④ 환경오염 방지시설의 부족

⑤ 사회인식의 부족

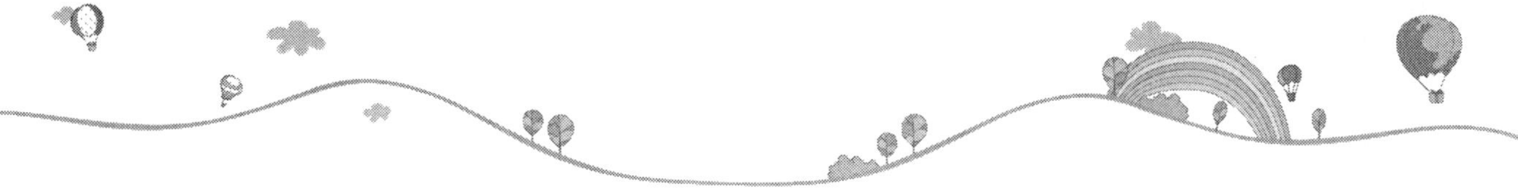

3. 환경보전운동

(1) UN 인간환경선언(스웨덴 스톡홀롬)–1972년 6월

① 단 하나뿐인 지구

② **인간환경선언의 4대 원칙**
  ㉠ 인간은 좋은 환경에서 쾌적한 생활을 영위할 기본적 권리가 있다.
  ㉡ 현재와 미래에 있어서 공기, 물 등의 자연생태계를 포함하여 지구의 천연자원이 적절히 계획·관리되어야 한다.
  ㉢ 유해물질의 배출 등으로 생태계가 회복될 수 없는 상태로 악화되지 않도록 한다.
  ㉣ 경제개발, 사회개발, 도시화계획 등의 모든 계획은 환경의 보호와 향상을 고려하여 계획되어야 한다.

(2) 몬트리올 의정서–1973년

캐나다 몬트리올에서 오존층 파괴물질의 생산과 규제에 대한 몬트리올 의정서 채택

(3) UN 환경개발회의(UNCED)–1992년 6월

브라질 리오데자네이루에서 170여 개국 정상이 참가하며 "리우 환경선언" 선포, 아젠다 21채택(기후변화, 생물다양성 보전, 삼림보전원칙에 서명)

2 공기와 건강

1. 공기

(1) 공기의 자정작용

① 공기의 자체 희석작용

② 강우, 강설 등에 의한 분진이나 용해성 가스의 세정작용

③ 산소, 오존, 산화수소 등에 의한 산화작용

④ 태양광선 중 자외선에 의한 살균작용

⑤ 식물의 탄소동화작용에 의한 CO_2와 O_2의 교환작용 등

(2) 공기의 조성

① 산소

- ㉠ 공기의 약 21%를 차지
- ㉡ 체내로 들어간 산소를 혈액 내의 혈색소와 결합하고 조직에 운반되어 체내 물질 연소에 사용
- ㉢ 저산소증 : 11~12%이하시 근육통, 이명, 두통, 구토 등, 10%이하시 호흡곤란, 7%이하시 질식사
- ㉣ 산소중독 : 폐부종, 충혈, 호흡억제, 폐출혈, 흉통, 서맥

② 질소

- ㉠ 공기의 약 78%를 차지. 호흡할 때 단순히 기도를 출입할 뿐이며 생리적 작용을 하지 않음. 그러나 이상 고기압이나 급격한 기압강하 등에는 인체에 영향을 줌
- ㉡ 고기압상태 : 중추신경계 마취작용
- ㉢ 급격한 기압 강하 : 잠함병

③ 이산화탄소

- ㉠ 무색, 무취로 공기 중에 0.03~0.04% 포함되어있음
- ② 7%-호흡곤란, 10%이상-의식상실과 사망
- ③ 피해 : 온실효과(지구온도 상승)

④ 일산화탄소

- ㉠ 무색, 무미, 무취의 맹독성 가스로 불완전 연소시에 발생
- ㉡ 산소에 비해 헤모글로빈과의 결합력이 강함

(3) 실내 공기

군집독(crowd poisoning) … 실내에 다수인이 밀집해 있을 때 공기의 물리적·화학적 조건이 문제가 되어 불쾌감, 두통, 권태, 구토, 현기증, 식욕부진 등의 생리적 현상을 일으키는 것을 말하는 것으로 예방을 위해서는 적절한 환기가 중요

2. 기후

(1) 온열조건(기후의 4요소)

열에 영향을 미치는 외계환경조건으로 인체의 체온조절과 밀접한 관계가 있는 온열요소에 의해 이루어진 종합적인 상태

① 기온

- ㉠ 생물이 존재하는데 가장 중요한 기후요소로 대기의 온도를 말함
- ② 일교차 : 하루 중 최저의 기온은 일출 30분 전, 최고는 오후 2시경으로 그 온도의 차를 말함

② 기습 … 일정온도의 공기 중에 수증기가 포함될 수 있는 정도로 공기 중에 포함될 수 있는 한계는 기온의 상승과 더불어 상승

③ **기류**

    ㉠ 기류란 공기의 흐름으로 기압의 차이와 기온의 차이에서 발생하는 것

    ㉡ 기류는 자체 압력과 냉각력으로 피부에 적당한 자극을 주어 혈관 운동신경은 물론이고 신진대사에도 좋은 영향을 줌. 고온상태에서 기류가 없으면 불쾌해짐

④ **복사열**

    ㉠ 모든 물체는 절대온도 0℃ 이상이면 열을 방출하는데 이를 복사열이라 함

    ㉡ 복사열의 영향 범위는 거리의 제곱에 비례해서 온감이 감소

(2) 온열지수

인체의 열교환에 작용하는 온열요소(기온, 기습, 기류, 복사열)를 단일척도로 표현한 것으로 쾌적한 환경지수를 뜻함

① **쾌감대** … 적당한 착의상태에서 느낄 수 있는 온열 조건으로 기후는 온도 17~18℃, 습도 60~65%일 때임. 온도와 습도의 관계는 한쪽이 높으면 한쪽은 낮아야 함

② **불쾌지수**(Discomfort Index, DI) … 기온과 기습의 영향에 의해 인체가 느끼는 불쾌감을 표시한 것

    ㉠ DI ≧ 70 : 다소불쾌, 약 10%의 사람들이 불쾌감을 느낌

    ㉡ DI ≧ 75 : 약 50%의 사람들이 불쾌감을 느낌

    ㉢ DI ≧ 80 : 거의 모든 사람들이 불쾌

    ㉣ DI ≧ 85 : 모든 사람들이 견딜 수 없을 정도로 불쾌한 상태

③ **감각온도**(체감온도) … 기온 · 기습 · 기류의 3인자가 종합적으로 인체에 작용하여 얻어지는 체감을 기초로 하여 얻어지는 것

3. 대기오염

(1) 대기오염의 정의(WHO)

옥외의 대기 중에 오염물질이 혼입되어 그 양, 농도, 지속기간이 상호작용하여 다수의 주민에게 불쾌감을 주거나 공중보건상 해를 주어 인간의 생활이나 동식물의 성장을 방해하는 상태

(2) 대기오염과 관련한 역사적 사건

대기오염 사건	환경조건	발생원인 물질	인체영향
런던 스모그 (1952년)	하천평지, 무풍상태, 기온역전, 연무발생, 습도 90%, 인구조밀, 석탄(가정난방), 석유, 차가운 스모그	석탄연소에 의한 아황산가스, 미세에어로졸, 분진 등 → 가정난방의 배기가스가 원인	호흡기, 심장질환
로스앤젤레스 스모그 (1943년 이후)	해안분지, 연중해양성, 기온역전, 백색연무, 급격한 인구증가, 차량급증, 연료	석유계 연료, 산, 염화물성 탄화수소, 포름알데히드, 오존 → 자동차의 배기가스가 원인이 된 스모그	눈, 코, 기도, 폐 자극

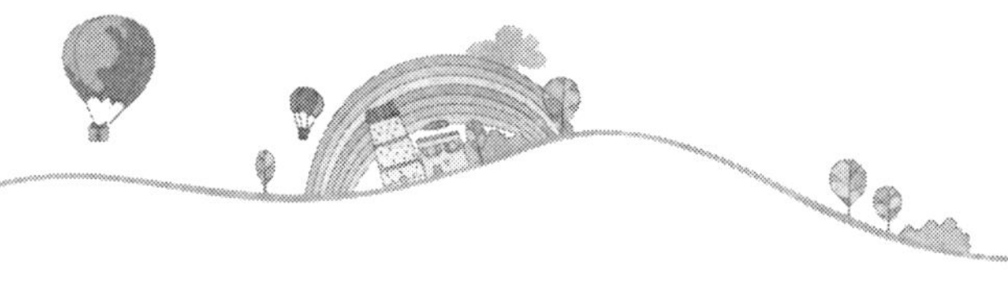

(3) 대기오염물질

① 1차 오염물질
  - ㉠ 발생원으로부터 배출되는 가스나 입자상의 물질
  - ㉡ 입자상 물질 : 먼지, 미스트, 훈연, 연기, 스모그 등
  - ㉢ 가스상 물질 : 암모니아, 일산화탄소, 황산화물, 황화수소, 질소산화물 등

② 2차 오염물질
  - ㉠ 1차 오염물질이 대기에서 여러 요인에 의해 다른 오염물질을 형성하는데 이렇게 생성된 오염물질을 말함
  - ㉡ O_3, PAN, H_2O_2, 알데히드 등이 대표적인 물질

③ 대기환경기준(환경정책기본법 시행령 별표)

아황산가스 (SO_2)	일산화탄소 (CO)	이산화질소 (NO_2)	미세먼지 (PM-10)	오존 (O_3)	납 (Pb)	벤젠
연간 평균치 0.02ppm 이하	8시간 평균치 9ppm 이하	연간 평균치 0.03ppm 이하	연간 평균치 50 $\mu g/m^3$ 이하	• 8시간 평균치 0.06 ppm 이하 • 1시간 평균치 0.1ppm 이하	연간평균치 0.5 $\mu g/m^3$ 이하	연간평균치 5$\mu g/m^3$ 이하

(4) 대기오염이 기상에 미치는 영향

① 지구 온실효과
  - ㉠ 이산화탄소 등의 가스가 지구층을 마치 비닐하우스를 씌운 것처럼 둘러싸서 결과적으로 지구를 디워지게 히는 현상
  - ㉡ 원인물질 : 이산화탄소, 이산화질소, 메탄, 염화불화탄소 등

② 오존층 파괴
  - ㉠ 오존층은 태양광선 중 인체에 해로운 자외선을 흡수하여 지구상의 인간과 동식물의 생명을 보호
  - ㉡ $CFCI_3$ 등 화합물로 인한 오존층 파괴시 자외선량 증가로 피부암, 결막염 등 질병발생

③ 산성비(PH5.6 이하)
  - ㉠ 황산화물, 질소산화물, 산소산화물이 원인
  - ㉡ 산성비는 건물, 교량 및 구조물 등을 부식시키고 식물의 수분 흡수를 억제하며, 인체에는 암과 호흡기 질환을 유발

④ 스모그 증가
  - ㉠ 오존+대기성분(미량의 유기물)간의 화학반응에 의해 형성됨
  - ㉡ 시계가 나빠지고 육·해·공 교통장애, 환경 조형물 부식, 기침·가래 등의 호흡기 질환과 눈 점막 자극

⑤ 열섬현상 … 대도시의 밀집된 건물들이 불규칙한 지면을 형성하여 자연적인 공기의 흐름이나 바람을 차단시키고 인위적인 열의 생산량이 증가함에 따라, 도심의 온도가 외곽보다 높아져서 도심전체가 먼지 기둥 형태를 만드는 현상

⑥ **엘니뇨 현상** … 지구의 열 심장부인 서부 태평양 적도 해수면의 온도가 평상시보다 2~3도 정도 높게 형성되어 이것이 기존과는 다른 에너지 순환형태를 나타냄에 따라 세계각지에 홍수·가뭄·폭설 등의 기상이변 현상이 나타나는 것

⑦ **황사**

　　㉠ 봄철에 중국과 몽골의 사막지대에서 우리나라로 날아오는 황토로 그 속에 카드뮴·납 등의 중금속과 발암물질인 다이옥신 등이 함유되어 있어 여러 가지 병을 일으킴

　　㉡ **증상** : 호흡기질환(기관지염·천식 등), 안질환(알러지성 결막염 등), 이비인후과 질환, 피부질환 등

　　㉢ **예방** : 불필요한 외출 자제, 외출시 마스크 착용, 개인위생 철저, 충분한 휴식 등

(5) 대기오염으로 인한 인체장애

① **급성피해**(고도의 단기노출, 저농도, 일과성 반응)

　　㉠ 시야감소

　　㉡ **정신적 영향** : 생활상 불쾌감, 불쾌한 냄새, 정신적 피로 촉진

　　㉢ **생리학적 영향** : 안과·호흡기점막 자극반응, 호흡기도 장애, 순환계 장애 등

　　㉣ **중독피해** : 혈액변화 대사장애, 효소학적 변화, 세포 화학적 변화 등

　　㉤ 심폐환자의 병세 악화

　　㉥ 2차 세균감염 촉진

② **만성피해**(장기 반복 노출)

　　㉠ **성장장애** : 골연화증 등

　　㉡ 만성 호흡기질환 발생

　　㉢ 심장이상·비대

　　㉣ 직업병 악화

3　물, 토양과 건강

1. 물

(1) 물의 중요성

① 수인성 감염병 발생 가능

② 유해물질(수은, 카드뮴, 페놀 등)의 오염원이 될 수 있음

③ 기생충질환(간흡충, 폐흡충, 회충 등)의 감염원이 될 수 있음

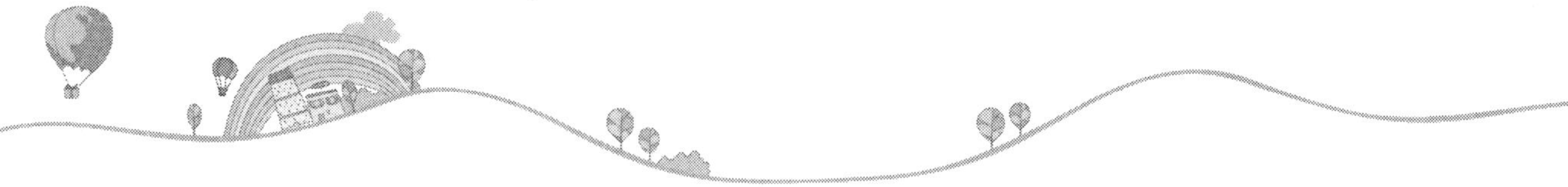

④ 불소의 함량과 관련하여 부족시 우식증, 과량시 반상치 등이 발생

⑤ 생활환경의 악화, 음용수의 부적합, 악취 발생 등

(2) 물의 자정작용

① **물리적 작용** … 희석, 침전, 폭기, 자외선 살균

② **화학적 작용** … 산화, 환원

③ **생물학적 작용** … 미생물에 의한 유기물 분해, 수중생물에 의한 식균작용

2. 상수의 정수법

(1) 폭기

① 이산화탄소, 메탄 등의 가스류를 분류하고 이산화탄소를 제거시킴으로써 물의 pH가 높아짐

② 하수처리나 수질관리에서 인위적으로 산소를 공급하는 방법

(2) 침전

① **보통침전** … 물의 흐름을 극히 느리게 하거나 완전히 정지시켜 부유물을 침전시키는 방법

② **약품침전** … 화학약품을 이용하여 응집침전을 시키는 방법으로 침전시간이 짧음

(3) 여과

① **완속여과법** … 보통침전 후 여과하는 것

② **급속여과법** … 응집제(주로 황산알루미늄)를 사용하여 침전시킨 후 여과하는 방법

(4) 소독

① 열소독

② 자외선소독

③ **염소소독법**
　　㉠ **잔류염소** : 잔류염소는 수도관 파손으로 오염될 수 있는 미생물을 소독 가능하며 사용 중 오염
　　　되는 미생물을 소독 가능
　　㉡ **염소소독의 장단점**
　　　• 장점 : 강한 소독력, 큰 잔류효과, 값싼 경비, 간단한 조작
　　　• 단점 : 냄새가 많이 남, 독성이 있음

3. 하수

(1) 하수처리의 목적

① 물에 의한 감염성 질환 예방

② 상수원의 오염방지

③ 수중 동·식물의 생명보호

④ 토지오염의 방지

⑤ 공업용수로 사용하기에 적합한 수질 보존

(2) 하수처리과정

① **예비처리**
  ㉠ **스크린 처리** : 유형의 큰 부유물질을 스크린으로 제거하는 방법
  ㉡ **침사법** : 광물질의 부유물질을 침전 제거
  ㉢ **침전법** : 보통침전과 약품침전이 있음

② **본처리**
  ㉠ **호기성 처리**
    • 활성오니법 : 호기성균이 풍부한 오니를 충분한 산소와 더불어 주입함으로써 유기물의 산화작용을 촉진시켜 안정된 하수를 얻게 하는 방법
    • 살수여상법 : 1차 침전 후 유출수를 미생물 점막으로 덮힌 쇄석이나 기타 매개층 등 필터 위에 뿌려서 미생물막과 폐수 중의 유기물을 접촉시켜 처리하는 방법
    • 산화지 : 하수를 연못이나 웅덩이에 저장하는 동안 자정작용에 의하여 자연히 안정되어 가는 과정
  ㉡ **혐기성 처리**
    • 부패조 : 소규모 분뇨 및 하수처리에 사용하며, 냄새가 많이 남
    • 임호프조 : 부패조의 결점을 보완하여 고안한 탱크로 침전실과 부패실로 분리하여 부패실에서 냄새가 역류하여 밖으로 나오지 않도록 고안
  ㉢ **소독** : 하수 중에 존재하는 병원성 세균을 제거하기 위하여 방류하기 전에 미리 소독
  ㉣ **오니처리** : 육상투기, 소각법, 해상투기법 등

4. 수질오염

(1) 수질오염의 정의

폐기물의 양이 증가하여 물의 자정능력이 상실되어 물 이용상의 지장을 가져오거나 환경의 변화를 야기하여 수중생활에 영향을 주는 상태

(2) 수질오염의 원인

① **산업폐수** … 공장에서 배출하는 유·무기물질, 고온폐수, 섬유폐수 등

② 생활하수

③ **축산폐수** … 축산에 의한 배설물로 인해 부영양화의 주원인이 됨

④ **비점오염원** … 잔류성이 문제되는 농약류, 주로 질소와 인이 문제가 되고 있는 화학비료, 비누에 비해 거품이 과다하게 발생하는 합성세제 등

(3) 수질오염의 지표

① **수소이온농도**(pH)
   ㉠ pH가 7.0 이하면 하수나 공장폐수의 혼입을 의미
   ㉡ 우리나라 물은 pH 5.8~8.5

② **생물화학적 산소요구량**(BOD)
   ㉠ 세균이 호기성 상태에서 유기물질을 20℃에서 5일간 안정화시키는데 소비한 산소량
   ㉡ 이 수치가 높을수록 유기물질이 다량 함유되어 세균이 이것을 분해 안정화하는데 많은 양의 유리산소를 소모하여 수질이 오염되어 있다고 판단

③ **화학적 산소요구량**(COD) … 하수의 오염물질이 될 수 있는 유기물질을 직접 산화제에 의해서 화학적으로 산화시키기 위한 산소 요구량

④ **부유물질량**(SS) … 가정하수나 산업폐수 유입시 부유물질이 증가하여 탁도가 증가하고 어패류의 아가미에 부착되어 호흡장애를 일으킴. 퇴적시 수산양식에 피해를 줌

⑤ **용존 산소량**(DO)
   ㉠ 물에 녹아 있는 산소량
   ㉡ 깨끗한 물일수록, 기압이 높고 수온이 낮을수록 많이 함유

⑥ **대장균수**
   ㉠ 사람과 가축의 장관 내에 생존하고 있는 균으로 분변성 오염의 지표로 이용되고 있음
   ㉡ 음용수의 기준은 100mL 중에서 검출되지 않아야 함

(4) 수질오염이 미치는 영향

① **부영양화와 적조현상**
   ㉠ 부영양화 : 질소나 인을 함유한 도시하수나 농업폐수가 다량으로 흘러 들어오면 과다한 영양분을 갖게 되어 과도하게 수중생물이 번식하는 현상
   ㉡ 적조현상 : 부유생활을 하고 있는 식물성 플랑크톤 등이 단시간 내에 급격히 증식하여 물의 색을 붉게 하는 현상으로 이로 인해 수질이 악화되어 수중 생물이나 물고기 등이 죽게 됨

② **물의 이용 저해** … 물의 정화에 많은 공정이 필요하게 되어 경제적 손실

③ 경제적 손실

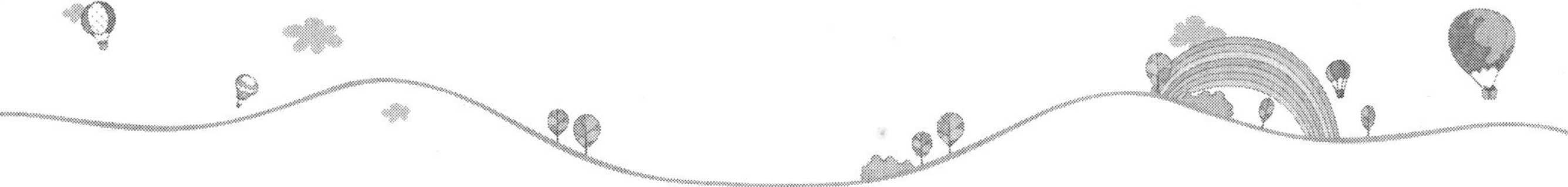

④ **인체의 건강에 미치는 영향** … 감염병(콜레라, 장티푸르, 세균성 이질 등) 유행, 기생충질환의 감염원 등

(5) 수질오염 사건

① **미나마타병**
   - ㉠ 일본 질소비료공장의 폐수가 강물로 유입, 물고기에 축적되어 발생
   - ㉡ 원인물질 : 메틸수은화합물
   - ㉢ 증상 : 사지마비, 청력장애, 시야협착, 언어장애, 정신장애 등

② **이타이이타이병**
   - ㉠ 일본 아연 폐광산의 카드뮴이 배수에 의해 하천 유입되어 발생
   - ㉡ 원인물질 : 카드뮴
   - ㉢ 증상 : 골연화증, 보행장애, 심한 요통과 대퇴 관절통, 신장기능 장애

③ **가네미 사건**
   - ㉠ 일본 가네미 회사에서 미강유의 탈취공정 중에 열매체로 사용된 PCB가 미강유에 혼입되어 그 것을 먹고 중독을 일으킨 사건
   - ② 원인물질 : PCB
   - ③ 증상 : 식욕부진, 구토, 손톱과 발톱의 변색, 사지무력감, 관절통 등

4 산업보건

1. 산업보건의 개념

모든 산업장에 있는 근로자들의 육체적·정신적·사회적 안녕을 최고도로 유지·증진시킬 수 있도록 제공되는 보건위생 제반서비스

2. 산업보건의 중요성

① 산업의 발달로 사업장의 노동인구가 증가
② 노동력의 유지·증진을 통하여 생산성과 품질 향상 가능
③ 산업보건 관리가 노동자들의 인권 문제로 대두

3. 건강진단의 구분

(1) 일반 건강진단

상시 사용하는 근로자의 건강관리를 위하여 사업주가 주기적으로 실시하는 건강진단으로 근로자의 질병을 조기에 발견하기 위하여 정기적으로 실시하는 건강진단. 사무직 근로자는 2년에 1회 이상 기타 근로자는 1년에 1회 이상

(2) 배치 전 건강진단

사업주가 신규채용 또는 배치전환 등의 사유로 인하여 특수 건강진단 대상 업무 또는 법정 유해인자 노출 부서에 근로자를 신규로 배치할 때 사업주의 비용부담으로 실시하는 건강진단

(3) 특수 건강진단

유해인자에 노출되는 업무에 종사하는 근로자 등을 대상으로 유해인자로 인한 직업병을 조기발견하기 위하여 사업주의 비용부담으로 실시하는 건강진단

(4) 수시 건강진단

특수 건강진단 대상 업무에 종사 또는 법정 유해인자에 노출되는 근로자 중 건강장애의 증상을 호소하거나 소견을 보이는 근로자에 대하여 사업주의 부담으로 실시하는 건강진단

(5) 임시 건강진단

아래의 조건에 해당하는 경우 유해인자에 의한 중독, 질병의 이환 여부 또는 질병의 발생원인 등을 확인하기 위하어 지방노동관서의 장 명령에 따라 사업주의 비용 부남으로 실시하는 건상신난

① 동일 부서에 근무하는 근로자 또는 동일한 유해인자에 노출되는 근로자에게 유사한 질병의 자각 및 타각증상이 발생하는 경우

② 직업병 유소견자가 발생하거나 다수 발생할 우려가 있는 경우

③ 기타 지방 노동관서의 장이 필요하다고 판단하는 경우

(6) 2차 건강진단

일반 건강진단 결과 질환 의심자(R)로 판정된 자를 대상으로 질환의 심사판정으로 통보받은 날로부터 10일 이내에 실시

4. 근로자 건강진단 결과관리

건강진단기관이 건강진단을 실시하였을 때에는 그 결과를 30일 이내에 개별근로자 및 사업주에게 통보해야 함

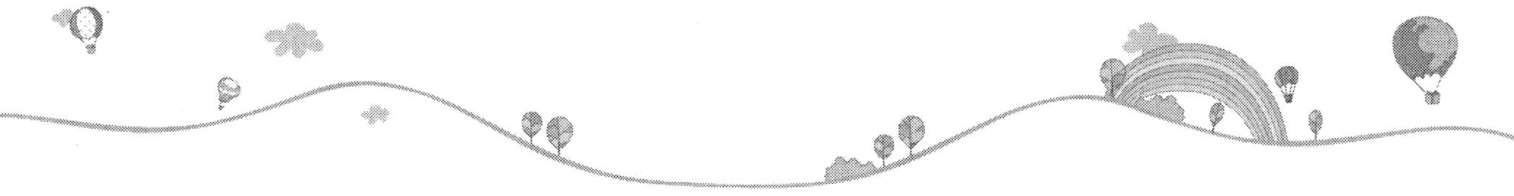

(1) 건강진단 결과 구분

건강진단 결과		내용
A		건강관리상 사후관리가 필요 없는 근로자(건강한 근로자)
C	C1	직업성 질환으로 진전될 우려가 있어 추적조사 등 관찰이 필요한 근로자(요관찰자)
	C2	일반질병으로 진전될 우려가 있어 추적관찰이 필요한 자(요관찰자)
D	D1	직업성 질환의 소견을 보여 사후관리가 필요한 자(직업병 유소견자)
	D2	일반 질병의 소견을 보여 사후관리가 필요한 자(일반질병 유소견자)
R		일반 건강진단에서의 질환 의심자, 2차 건강진단 대상자

(2) 건강진단 결과에 따른 업무수행 적합여부 판정

구분	업무수행 적합여부 내용
가	건강관리상 현재의 조건하에서 작업이 가능한 경우
나	일정한 조건(환경개선, 보호구 착용, 건강상담 또는 지도, 건강진단 주기단축 등)하에서 현재의 작업이 가능한 경우
다	건강장해가 우려되어 한시적으로 현재의 작업을 할 수 없는 경우(건강상 또는 근로조건상의 문제가 해결된 후 작업복귀 가능)
라	건강장해의 악화 또는 영구적인 장애의 발생이 우려되어 현재의 작업을 해서는 안되는 경우

(3) 건강진단 결과에 따른 사후관리 조치

개별적 사후관리 조치	집단적 사후관리 조치
건강상담 및 건강증진 보호구 지급, 교체 및 착용지도 추적검사(검사항목 일부) 주기단축(건강진단, 전체, 개인)	보건교육 주기단축(동일공정, 작업 전체) 작업환경 측정

5. 산업재해

(1) 개념

근로자가 업무에 관계되는 건물, 설비, 원재료, 가스, 증기, 분진 등에 의하거나 기타의 업무에 기인하여 사망 또는 부상하거나 질병에 이환되는 것으로 급성 또는 만성적인 모든 직업성 질환에 이환되는 것을 의미

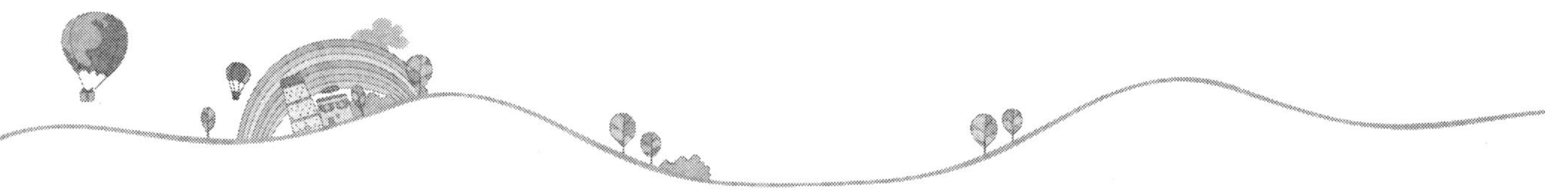

(2) 원인

① **일차적 원인** … 재해를 일으키는 물체 또는 행위 그 자체를 말하는 것으로 운전 중의 기계, 동력 전도 장치, 공구, 넘어짐 등

② **이차적 원인**

    ㉠ 물적 원인 : 불안전한 시설물, 부적절한 공구, 불량 작업환경

    ㉡ 인적 원인 : 작업에 관한 지식 부족, 작업 미숙, 너무 긴 작업시간, 체력이나 정신상의 피로, 부주의, 수면부족 등

(3) 산업재해 지표의 종류

① **도수율** … 위험에 노출된 단위시간당 재해가 얼마나 발생했는가를 보는 재해발생상황 파악 위한 지표

$$도수율 = \frac{재해건수}{연 근로시간수} \times 1,000,000$$

② **강도율** … 1000시간을 단위시간으로 연 근로시간당 작업손실일수로서 재해에 의한 손상의 정도를 나타냄

$$강도율 = \frac{작업손실일수}{연 근로시간수} \times 1,000$$

③ **건수율** … 산업체 근로자 1,000명당 재해발생 건수를 표시하는 것으로 산업재해 발생상황을 총괄적으로 파악하는데 적합하나, 작업시간이 고려되지 않은 것이 결점

$$건수율 = \frac{재해건수}{근로자수} \times 1,000$$

④ **평균 작업손실 일수** … 재해건수당 평균 작업손실규모가 어느 정도인가를 나타내는 지표

$$평균 작업손실일수 = \frac{작업손실일수}{재해건수}$$

(4) 작업동태통계

① **결근 도수율**(결근 건수율) … 전체 근로자 중에서 결근이 몇 번 발생했는가를 알기 위한 측정법

② **결근 일수율** … 전체근로자를 기준으로 할 때 결근으로 업무에 참여하지 못하는 일수의 비율이 얼마인가를 나타내는 측정

③ **결근 손실율**(결근 인원율) … 전체 근로자 중 결근이 발생한 근로자 수가 몇 명인가를 나타내는 지표

④ **질병 결근 발생률**(질병별 결근 건수율) … 결근 건수율을 각 질병별로 구하는 것

⑤ **결근 손실 시간율**(결근 강도율) … 총 노동시간 중 결근으로 손실되는 근로시간의 규모를 알 수 있음

(5) 산업재해 예방대책

① 안전관리의 조직과 기능을 정비

② 건강조건과 작업조건을 고려한 작업배치와 안전교육

③ 유해한 작업에서는 보호구 착용

(6) 산업재해 보상

① **요양급여** … 근로자가 업무상의 사유에 의하여 부상을 당하거나 질병에 걸린 경우에 당해 근로자에게 지급

② **휴업급여** … 업무상 사유에 의하여 부상을 당하거나 지리병에 걸린 근로자에게 요양으로 인하여 취업하지 못한 기간에 대해 지급

③ **장해급여** … 근로자가 업무상의 사유에 의하여 부상을 당하거나 질병에 걸려 치유 후 신체 등에 장해가 있는 경우에 당해 근로자에게 지급

④ **간병급여** … 요양급여를 받은 자가 치유 후 의학적으로 상시 또는 수시로 간병이 필요한 경우에 대통령령이 정하는 지급기준과 방법에 따라 간병을 받는 자에게 지급

⑤ **유족급여** … 업무상 사망에 대하여 지급되는 급여

⑥ 상병보상연금

⑦ 장의비

6. 직업성 질환

근로자들이 그 직업에 종사함으로써 발생하는 상병, 즉 업무와의 상당한 인과관계가 있는 것을 말하는 것으로 재해성 질환과 직업병 모두를 포함

(1) 소음

① **소음에 의한 영향** … 생리적 영향(맥박증가, 혈압상승, 근육의 긴장 등), 심리적 영향(불쾌감, 수면방해 등), 청력에 대한 변화(소음성 난청 등)

② **소음에 대한 대책**
 ㉠ 소음 허용기준을 지킴
 ㉡ 시설과 작업방법의 관리를 통해 소음원을 제거하거나 감소
 ㉢ 보호구로 귀마개와 귀덮개 사용
 ㉣ 소음에 의해 청력장애가 더욱 악화될 수 있는 질환자는 배치에서 제외하고 정기 청력검사

(2) 진동

① **진동에 의한 영향** … 레이노드 현상(손가락 감각마비, 간헐적 창백, 청색증, 통증, 저림 등)

② **진동에 대한 대책** … 진동의 원인 제거, 전파 경로 차단, 완충장치, 작업시간 단축 등

(3) 유해광(방사선 파동 또는 입자의 형태로 방출, 전파, 흡수되는 에너지)

① **유해광에 의한 영향** … 급성 방사선증, 피부염, 만성 빈혈, 백혈병 등

② **유해광에 대한 대책** … 허용기준 준수, 장비기기 조작시 차폐물 설치, 조사시간 단출 등

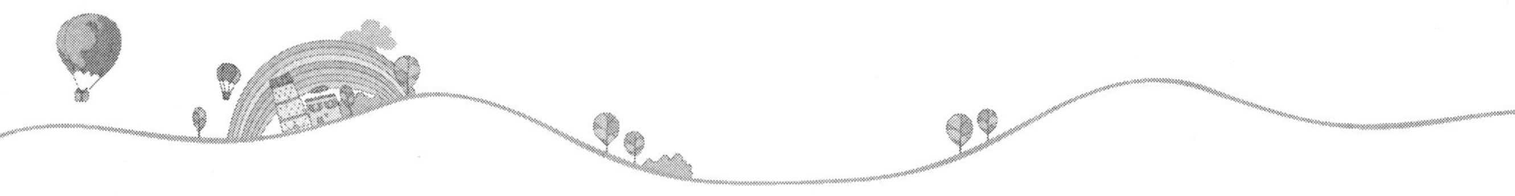

(4) 고온과 저온

① 열경련

- ㉠ **원인** : 강한 햇볕에 장기간 노출됨으로써 혈액의 저류와 체액과 전해질이 땀으로 과다 배출되어 발생
- ㉡ **증상** : 피부가 차갑고 끈끈하며 젖어있음. 현기증, 이명, 두통, 구역, 구토
- ㉢ **처치** : 시원한 장소에서 휴식, 의식 있으면 이온음료 섭취, 젖은 물수건으로 얼굴 닦고 차가운 수건으로 손발을 식히면서 부채질

② 열사병

- ㉠ **원인** : 직접 태양에 노출 또는 뜨거운 차안, 장기간 강한 열에 노출되어 발생
- ㉡ **증상** : 초기는 빠르고 강한 맥박, 점차 약해짐. 두통, 어지러움, 오심. 심하면 의식 저하되다 혼수상태
- ㉢ **처치** : 시원한 장소로 이동조치 후 119 도움요청, 머리를 다리보다 낮추기, 젖은 물수건, 에어컨 등을 이용하여 빠른 시간내에 체온 냉각(주의 : 물과 음식은 함부로 주면 안 됨)

③ 열실신

- ㉠ **증상** : 일시적 의시소실
- ② **처치** : 평평한 곳에 눕히도록 함

④ 열부종

- ㉠ **증상** : 발이나 발목이 부음
- ② **처치** : 시원한 장소에서 발을 높인 자세로 휴식

⑤ 일사병

- ㉠ **원인** : 과다한 땀의 배출로 전해질이 고갈되어 발생
- ㉡ **증상** : 근육의 경련, 피로감
- ㉢ **처치** : 시원한 장소에서 휴식을 취하게 함, 이온음료 섭취

⑥ 동상

- ㉠ **증상** : 발적·종창(1도 동상), 수포형성에 의한 삼출성염증(2도 동상), 국소조직의 괴사(3도 동상)

⑦ 참호족, 침수족

- ㉠ **원인** : 지속적인 국소의 산소결핍과 한랭으로 모세혈관 손상
- ㉡ **증상** : 부종, 작열통, 소양감, 심한 통증, 수포 등

(5) 이상기압

① 질소마취

- ㉠ 대기압조건으로 복귀시 후유증 없이 회복되는 가역적 현상
- ㉡ **증상** : 작업력의 저하, 기분의 변화 등 여러 정도의 다행증 (마취작용으로 인해)
- ㉢ **예방** : 질소대신 마취 현상이 적은 수소 또는 헬륨같은 불활성기체 사용

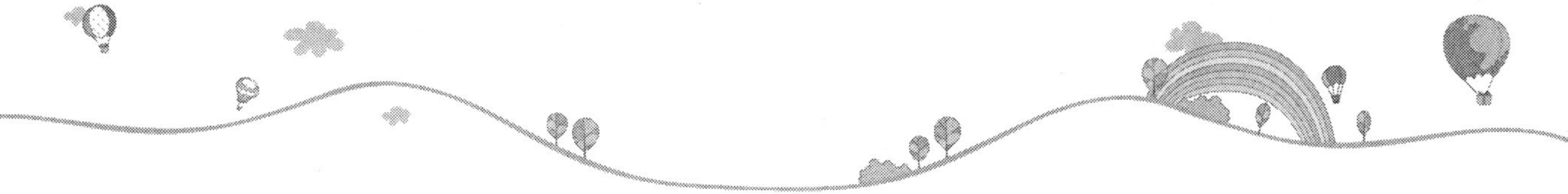

② **산소중독**

    ㉠ 증상 : 손가락과 발가락의 작열통, 시력장애, 환청 등

    ㉡ 고압산소에 대한 노출 중지시 즉시 회복

③ **잠함병, 감압병**

    ㉠ 원인 : 높은 기압에서 감압하는 과정에서 너무 급격히 감압시에 발생

    ㉡ 증상 : 피부소양감과 관절통, 척추증상에 의한 마비, 내이와 미로의 장애, 뇌내 혈액순환 장애
        와 호흡기계 장애

    ㉢ 처치 : 고압작업이 끝난 후 감압표에 의한 단계적 감압, 고압폭로 시간의 단축, 감압 후 적당한
        운동으로 혈액순환 촉진, 감압 후 산소공급 등

(6) 진폐증

① **원인** … 분진이 폐에 침착되어 병리적 변화를 일으킨 상태

② 기관지암이나 폐암 등으로 발전 가능

③ **예방** … 보호장구 착용

(7) 유기용제 중독

① **일반적인 증상** … 마취작용, 눈, 피부 및 호흡기 점막의 자극증상, 두통, 구역, 지남력 상실 등

② **응급처치**

    ㉠ 용제가 있는 작업장소로부터 환자를 떼어 놓기

    ㉡ 호흡이 멎었을 때는 인공호흡하기

    ㉢ 용제가 묻은 의복 벗기기

    ㉣ 보온과 안정에 유의

    ㉤ 의식이 있는 환자에게는 따뜻한 물 등 마시게 하기

(8) 중금속

① **납중독 증상** … 빈혈, 연연(구강치은부 암청회색 침착), 호염기성 과립 적혈구의 증가, 소변 중 코프
로폴키린 검출

② **수은중독 증상** … 구내염, 치은출혈, 치은발적, 근육발적, 정신증상(언어장애, 보행장애, 운동실조) 등

③ **크롬중독 증상** … 비중격 천공, 호흡곤란, 위장장애, 비점막 염증 등

④ **카드뮴중독 증상** … 골다공증, 골연화증, 폐기종, 신기능장애, 단백뇨, 급성위장염, 복통, 구토 등

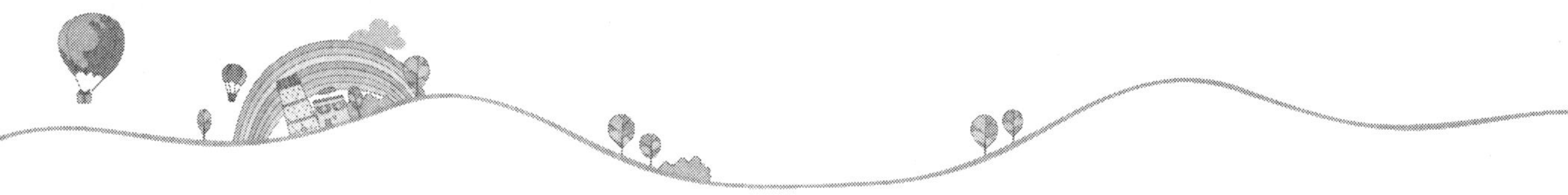

(9) 근골격계 질환

① **발생원인** … 부적절한 작업 자세, 과도한 힘 필요작업, 진동공구 취급작업, 반복적인 작업 등

② **질환종류 및 증상**

    ㉠ 근막통 증후군 : 목이나 어깨부위 근육의 통증 · 움직임 둔화

    ㉡ 요통 : 허리부위에 염좌 발생으로 통증 · 감각마비

    ㉢ 수근관증후군 : 손가락의 저림 및 감각 저하

    ㉣ 내 · 외상과염 : 팔꿈치 내외측의 통증

    ㉤ 수완진동증후군 : 손가락의 혈관수축, 감각마비, 하얗게 변함

③ **예방** … 가장 좋은 방법은 스트레칭. 스트레칭은 혈액순환을 돕고 각 관절의 운동범위를 넓혀 주며 긴장을 풀어줌

⑽ VDT 증후군

오랜시간 컴퓨터 작업을 하는 사람들에게서 나타나는 직업병의 총칭으로 단순작업 및 스트레스로 인한 정신신경계 증상, 눈의 피로, 경견완 증후군, 유해광선장애 및 정전기로 인한 피부발진 등이 있다.

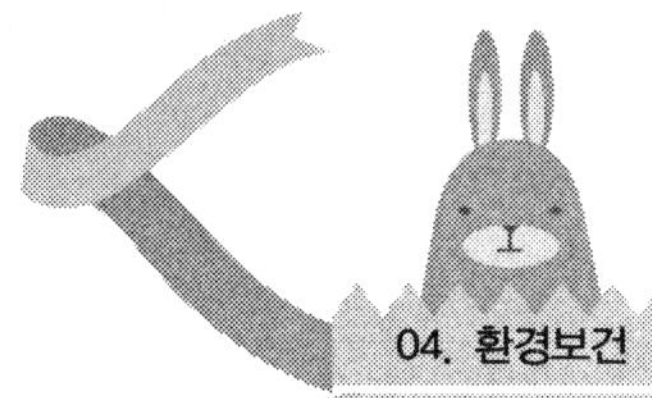

핵심예상문제

1 다음 중 환경보건의 정의로 가장 적절한 것은?

㉠ 인간의 신체발육, 정신건강을 지키는 것
② 인간의 건강과 생존에 유해한 환경을 지키는 것
③ 인간의 신체발육, 건강을 위하여 생활환경을 줄이는 학문
④ 인간활동을 통제하여 생활환경을 지키는 것
⑤ 환경요인에 의해 영향을 받는 인간의 건강과 질병양상을 포함하며, 인간의 건강에 잠재적으로 영향을 미칠 수 있는 환경요인을 통제하고 평가하는 이론과 실천

Advice ⑤는 WHO의 '환경보건'의 정의

2 다음 중 환경오염의 요인으로 적절하지 않은 것은?

① 인구의 감소
② 도시화 현상과 과학기술의 발달
③ 자원수용의 증대와 오염 배출량 증가
④ 환경오염 방지시설의 부족
⑤ 사회인식의 부족

Advice 인구의 감소가 아닌 인구의 증가

3 다음 중 단 하나뿐인 지구를 내세우며 인간환경선언의 4대 원칙을 채택한 환경보전운동은?

① 몬트리올 의정서
② UN 인간환경선언
③ UN 환경개발회의(UNCED)
④ 리우환경선언
⑤ 아젠다 21

Advice 인간환경선언의 4대 원칙
- 인간은 좋은 환경에서 쾌적한 생활을 영위할 기본적 권리가 있다.
- 현재와 미래에 있어서 공기·물 등의 자연생태계를 포함하여 지구의 천연자원이 적절히 계획·관리되어야 한다.
- 유해물질의 배출 등으로 생태계가 회복될 수 없는 상태로 악화되지 않도록 한다.
- 경제개발, 사회개발, 도시화계획 등의 모든 계획은 환경의 보호와 향상을 고려하여 계획되어야 한다.

Answer 1.⑤ 2.① 3.②

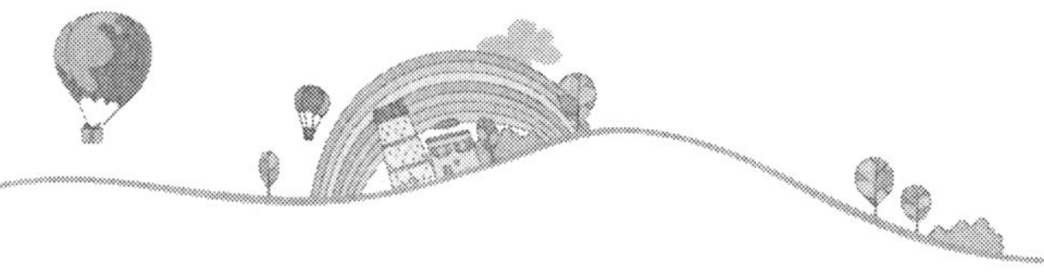

4 다음 중 일산화탄소(CO)의 8시간 기준 허용기준은?

① 0.02ppm 이하

② 9ppm 이하

③ 0.03ppm 이하

④ 0.06ppm 이하

⑤ 6ppm 이하

> **Advice**
> • 아황산가스 : 연간 평균치 0.02ppm 이하
> • 이산화질소 : 연간 평균치 0.03ppm 이하
> • 오존 : 8시간 평균치 0.06ppm 이하, 1시간 평균치 0.1ppm 이하

5 다음 중 공기의 자정작용으로 옳지 않은 것은?

① 공기의 자체 희석작용

② 강우, 강설 등에 의한 분진이나 용해성 가스의 세정작용

③ 산소, 오존, 산화수소 등에 의한 환원작용

④ 태양광선 중 자외선에 의한 살균작용

⑤ 식물의 탄소동화작용에 의한 CO_2와 O_2의 교환작용

> **Advice** ③ 산소, 오존, 산화수소 등에 의한 산화작용

6 다음을 나타내는 것은?

> 실내에 다수인이 밀집해 있을 때 공기의 물리적·화학적 조건이 문제가 되어 불쾌감, 두통, 권태, 구토, 현기증, 식욕부진 등의 생리적 현상을 일으키는 것을 말하는 것으로 예방을 위해서는 적절한 환기가 중요

① 일산화탄소중독

② 이산화탄소중독

③ 중금속중독

④ 군집독

⑤ 열중독

> **Advice** 군집독은 단일물질이 아니며 공기의 화학적 조성의 변화 및 이학적 변화에 취기 등이 혼합하여 나타나는 것으로 군집독 예방의 가장 좋은 방법은 자주 환기를 하는 것

7 실내공기의 오염정도를 나타내주는 지표가스는?

① 이산화탄소

② 일산화탄소

③ 이산화질소

④ 오존

⑤ 아황산가스

Answer 4.② 5.③ 6.④ 7.①

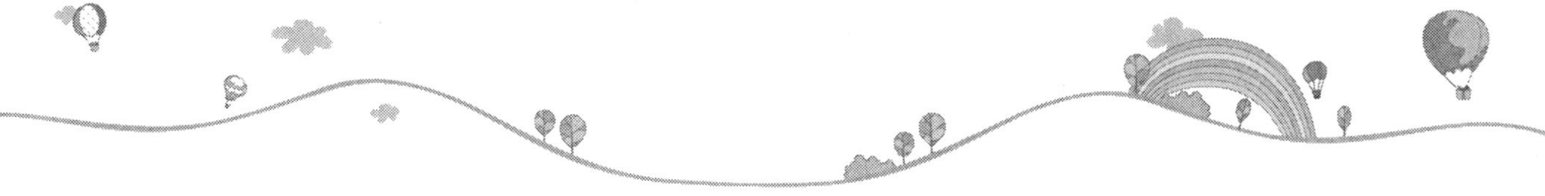

Advice 이산화탄소
- 무색, 무취로 공기 중에 0.03~0.04% 포함되어 있음
- 7% 호흡곤란, 10% 이상 의식상실과 사망

8 다음이 설명하는 대기오염 증상은?

> 대도시의 밀집된 건물들이 불규칙한 지면을 형성하여 자연적인 공기의 흐름이나 바람을 차단시키고 인위적인 열의 생산량이 증가함에 따라 도심의 온도가 외곽보다 높아져서 도심전체가 먼지 기둥 형태를 만드는 현상

① 지구온난화
② 엘니뇨 현상
③ 스모그 증가
④ 열섬현상
⑤ 황사

Advice 엘니뇨 현상 … 지구의 열 심장부인 서부 태평양 적도 해수면의 온도가 평상시보다 2~3도 정도 높게 형성되어 이것이 기존과는 다른 에너지 순환형태를 나타내어 세계각지에 홍수·가뭄·폭설 등의 기상이변 현상이 나타나는 것

9 다음과 관련한 대기오염 사건으로 적절한 것은?

환경조건	발생원인 물질
하천평지, 무풍상태, 기온역전, 연무 발생, 습도 90%, 인구조밀, 석탄(가정난방), 석유, 차가운 스모그	석탄연소에 의한 아황산가스, 미세 에어로졸, 분진 등

① 런던 스모그
② 로스앤젤레스 스모그
③ 도노라 분지(미국)
④ 체르노빌(소련)
⑤ 뮤즈계곡 사건

Advice ㉠ LA 스모그 : 미국 LA에서 자동차의 배기가스로 인한 대기오염으로 황갈색 스모그가 나타난 사건
㉡ 도노라 분지 : 미국 펜실베니아 주에 있는 인구 14,000명의 소규모 공업도시에서 1948년 10월 27일부터 5일간에 걸쳐 안개가 끼고 바람 불지 않는 상태에서 발생한 환경재난

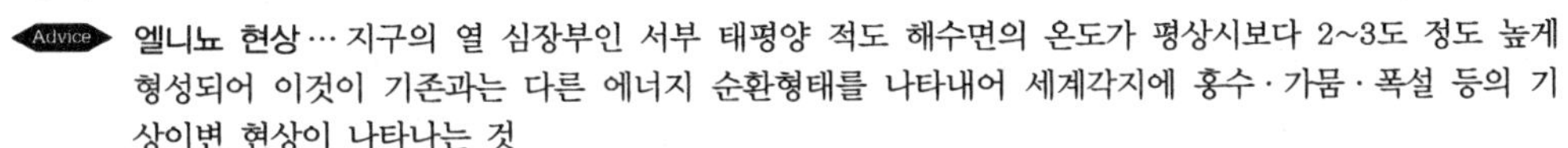

Answer   8.④ 9.①

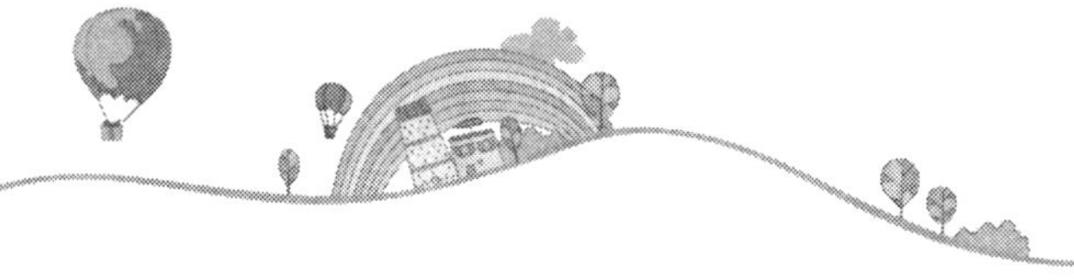

10 다음 중 1차 오염물질에 해당하는 것은?

① O_3

② PAN

③ H_2O_2

④ 알데히드

⑤ 암모니아

> **Advice** ㉠ 1차 오염물질 : 발생원으로부터 배출되는 가스나 입자상의 물질, 먼지, 미스트, 훈연, 연기, 스모그, 암모니아, 일산화탄소, 황산화물, 황화수소, 질소산화물 등
> ㉡ 2차 오염물질 : 1차 오염물질이 대기에서 여러 요인에 의해 다른 오염물질을 형성하는데 이렇게 생성된 오염물질을 말함, O_3, PAN, H_2O_2, 알데히드 등이 대표적인 물질

11 다음 중 대기오염으로 인한 만성피해(장기 반복 노출)에 해당하는 것은?

① 시야감소

② 만성 호흡기질환 발생

③ 생리학적 영향 : 안과 · 호흡기점막 자극반응, 호흡기도 장애, 순환계 장애 등

④ 중독피해 : 혈액변화 대사장애, 효소학적 변화, 세포 화학적 변화 등

⑤ 정신적 영향 : 생활상 불쾌감, 불쾌한 냄새, 정신적 피로 촉진

> **Advice** 대기오염으로 인한 만성피해 … 성장장애(골연화증 등), 만성 호흡기질환 발생, 심장이상 · 비대, 직업병 악화

12 다음 중 염소소독의 장점으로 적절하지 않은 것은?

① 강한 소독력

② 큰 잔류효과

③ 냄새가 심함

④ 값싼 경비

⑤ 간단한 조작

> **Advice** 염소소독의 장단점
> ㉠ 장점 : 강한 소독력, 큰 잔류효과, 값싼 경비, 간단한 조작
> ㉡ 단점 : 냄새가 많이 남, 독성이 있음

13 수질오염의 지표 중 다음을 나타내는 것은?

> 세균이 호기성 상태에서 유기물질을 20℃에서 5일간 안정화시키는데 소비한 산소량. 이 수치가 높을수록 유기물질이 다량 함유되어 세균이 이것을 분해 안정화하는데 많은 양의 유리산소를 소모하여 수질이 오염되어 있다고 판단

① 생물화학적 산소요구량(BOD)

② 화학적 산소요구량(COD)

③ 수소이온농도(pH)

④ 부유물질량

⑤ 용존산소량(DO)

Answer   14.⑤ 15.③ 16.②

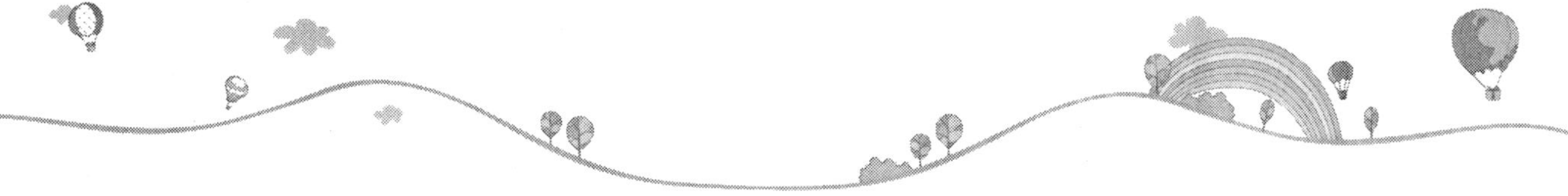

14 수질오염의 지표 중 다음을 나타내는 것은?

> 물에 녹아 있는 산소량. 깨끗한 물일수록, 기압이 높고 수온이 낮을수록 많이 함유

① 생물화학적 산소요구량(BOD)　　② 화학적 산소요구량(COD)

③ 수소이온농도(pH)　　④ 부유물질량

⑤ 용존산소량(DO)

15 수질오염의 지표 중 다음을 나타내는 것은?

> 하수의 오염물질이 될 수 있는 유기물질을 직접 산화제에 의해서 화학적으로 산화시키기 위한 산소 요구량

① 생물화학적 산소요구량(BOD)　　② 화학적 산소요구량(COD)

③ 수소이온농도(pH)　　④ 부유물질량(SS)

⑤ 용존산소량(DO)

16 다음 중 수질오염 사건이었던 미나마타병의 원인물질은?

① 카드뮴　　② 메틸수은화합물

③ PCB　　④ 납

⑤ 철분

Answer　　14.⑤　15.②　16.②

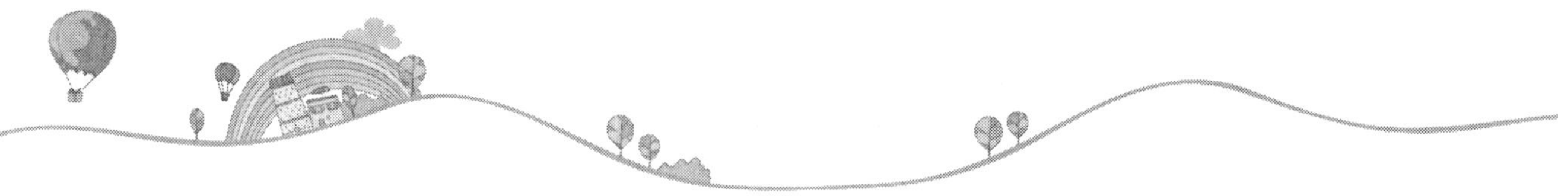

17 산업보건의 목적으로 알맞지 않은 내용은?

① 건강유지 도모
② 산업병 치료
③ 작업능률 상승
④ 산업환경 개선
⑤ 산업재해의 사전예방

    Advice 산업병의 치료는 산업보건이 아닌 산업의학의 분야이다.

18 산업장에서 1차 보건의료의 원칙으로 적절한 내용은?

> ㉠ 근로자들이 보건의료사업에 적극적으로 참여한다.
> ㉡ 모든 근로자들에게 평등하게 제공한다.
> ㉢ 근로자의 지불능력에 맞는 의료수가를 제공한다.
> ㉣ 근로자는 수동적인 보건의료 수혜자이다.

① ㉠㉡㉢
② ㉡㉢㉣
③ ㉠㉡㉣
④ ㉠㉢㉣
⑤ ㉠㉡㉢㉣

    Advice ㉣ 산업보건에서 근로자는 적극적이고 능동적인 주체자로서 건강능력을 배양시킨다.

19 직업병 예방대책으로 적절한 것은?

> ㉠ 작업환경 개선
> ㉡ 작업공정 변경
> ㉢ 정기적인 건강진단
> ㉣ 근무시간 연장

① ㉠㉡㉢
② ㉠㉢
③ ㉡㉣
④ ㉣
⑤ ㉠㉡㉢㉣

    Advice ㉣ 직업병 발생의 증가요인이다.

Answer   17.② 18.① 19.①

20 다음 중 산업 1차 보건의료에서 적용되는 원리라 할 수 없는 것은?

① 산업근로자의 대부분은 완전한 건강에서 조금 일탈한 1차 보건의료 요구를 가지고 있다.

② 산업장에서 질병과 건강은 별개의 개념이다.

③ 근로자는 완전한 건강으로 회복하려는 잠재력을 가지고 있다.

④ 산업보건의료 전문가는 근로자들의 잠재력을 도와준다.

⑤ 직업병과 예방대책을 강구해야 한다.

> **Advice** 질병과 건강은 연속선상에 존재하는 개념이므로 이분법적으로 구분할 수 없다.

21 산업장 건강진단 중 다음이 설명하는 건강진단은?

> 유해인자에 노출되는 업무에 종사하는 근로자 등을 대상으로 유해인자로 인한 직업병을 조기발견하기 위하여 사업주의 비용부담으로 실시하는 건강진단

① 일반 건강진단　　　　　　　　② 배치전 건강진단

③ 특수 건강진단　　　　　　　　④ 수시 건강진단

⑤ 임시 건강진단

> **Advice** 수시 건강검진 … 특수 건강검진 대상 업무에 종사 또는 법정 유해인자에 노출되는 근로자 중 건강장애의 증상을 호소하거나 소견을 보이는 근로자에 대하여 사업주의 부담으로 실시하는 건강검진

22 산업장 건강진단 중 다음이 설명하는 건강진단은?

> 아래의 조건에 해당하는 경우 유해인자에 의한 중독, 질병의 이환 여부 또는 질병의 발생원인 등을 확인하기 위하여 지방노동관서의 장 명령에 따라 사업주의 비용 부담으로 실시하는 건강진단
> • 동일 부서에 근무하는 근로자 또는 동일한 유해인자에 노출되는 근로자에게 유사한 질병의 자각 및 타각증상이 발생하는 경우
> • 직업병 유소견자가 발생하거나 다수 발생할 우려가 있는 경우
> • 기타 지방 노동관서의 장이 필요하다고 판단하는 경우

① 일반 건강진단　　　　　　　　② 배치전 건강진단

③ 특수 건강진단　　　　　　　　④ 수시 건강진단

⑤ 임시 건강진단

> **Advice** ㉠ 일반 건강진단 : 근로자의 건강보호, 유지 및 주기적인 업무적합성 평가를 위함
> ㉡ 배치 전 건강진단 : 유해인자 노출업무에 신규로 배치되는 근로자의 기초 건강자료를 추가적으로 확보하고 해당 노출업무에 대한 배치적합성 평가를 위함

(**Answer**)　　20.② 21.③ 22.⑤

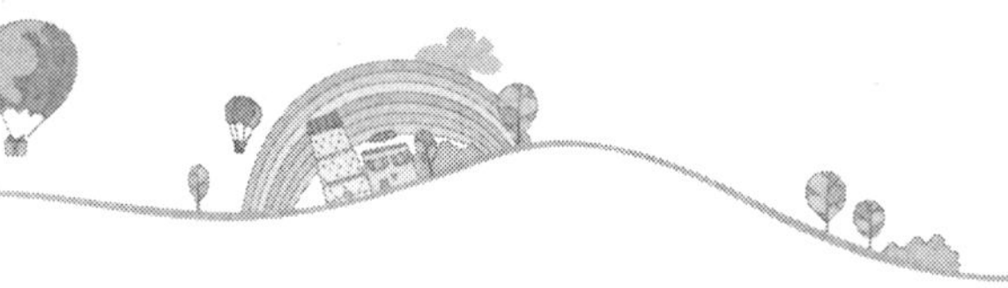

23 산업재해 지표의 종류 중 다음이 나타내는 지표는?

$$\frac{\text{재해건수}}{\text{연근로시간수}} \times 1,000,000$$

① 도수율
② 강도율
③ 건수율
④ 평균 작업손실 일수
⑤ 결근일수율

> **Advice** ② 강도율 $= \dfrac{\text{작업손실일수}}{\text{연근로시간수}} \times 1,000$
>
> ③ 건수율 $= \dfrac{\text{재해건수}}{\text{근로자수}} \times 1,000$
>
> ④ 평균 작업손실 일수 $= \dfrac{\text{작업손실일수}}{\text{재해건수}}$

24 다음의 내용이 설명하는 것은?

> 오랜 시간 컴퓨터 작업을 하는 사람들에게서 나타나는 작업병의 총칭으로 단순작업 및 스트레스로 인한 정신 신경계 증상, 눈의 피로, 경견완 증후군, 유해광선장애 및 정전기로 인한 피부 발진 등이 있다.

① 레이노드 증후군
② 버거스씨병
③ VDT 증후군
④ 오십견
⑤ 요통

> **Advice** ① 레이노드 증후군 : 손가락 끝 부분의 조직이 혈액 내 산소 부족으로 손상되어 색조변화, 통증, 조직괴사 등을 가져오는 질환
>
> ② 버거스씨병 : 일명 폐쇄성 혈전혈관염이라고 불리기도 하며, 전형적으로 젊은 남성 흡연자에게 잘 발생
>
> ④ 오십견 : 진단명이 아닌 단지 50세의 어깨를 지칭하는 용어로 어깨의 움직임에 제한이 있는 현상 발생시에 주로 사용

Answer 23.① 24.③

25 고기압 하에서 작업을 금지해야 하는 자는?

① 잠수부

② 청년

③ 여성

④ 순환기 이상자

⑤ 해녀

Advice 잠함병, 감압병
- 원인 : 높은 기압에서 감압하는 과정에서 너무 급격히 감압시에 발생
- 증상 : 피부소양감과 관절통, 척추증상에 의한 마비, 내이와 미로의 장애, 뇌내 혈액순환 장애와 호흡기계 장애

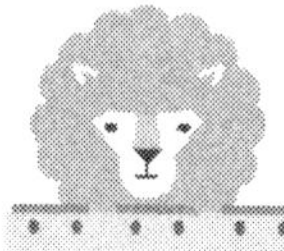

CHAPTER 05 식생활과 건강

1 식품위생

1. 식품위생의 개념

(1) 정의(WHO)

식품위생이란 식품의 생육, 생산 또는 제조에서 최종적으로 사람에게 섭취될 때까지의 모든 단계에 있어서 안정성, 완전성 및 건전성을 확보하기 위한 모든 수단

(2) 건전한 식품의 특징

안전성, 경제성, 영양성, 저장성, 기호성

(3) 식품의 안전성을 확보하기 위한 대책(WHO)

① 안전하게 가공된 식품 선택

② 적절한 방법으로 가열 · 조리

③ 조리된 음식은 즉시 섭취

④ 조리식품 저장 · 보관시 주의하기

⑤ 저장했던 조리식품 섭취시 재가열

⑥ 날로 된 식품과 조리된 음식이 섞이지 않도록 하기

⑦ 손 철저히 자주 씻기

⑧ 조리대는 항상 청결하게

⑨ 곤충이나 쥐 · 기타 동물들을 피해 식품 보관

⑩ 깨끗한 물 이용하기

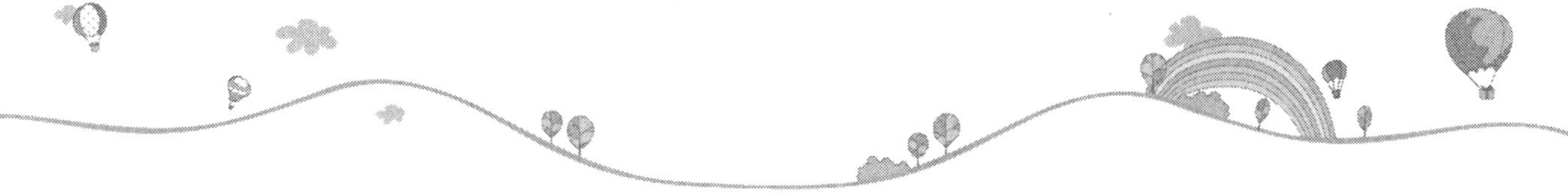

(4) HACCP(식품위해요소 중점 관리기준)

① **개념** ··· 식품의 원료, 제조, 가공 및 유통의 전 과정에서 위해물질이 해당식품에 혼합되거나 오염되는 것을 사전에 막기 위해 각 과정을 중점적으로 관리하는 기준으로 위해분석(hazard analysis, HA)과 중요관리점(Critical Control Point, CCP)로 이루어져있음.

② **HACCP 7원칙**
    ㉠ 위해 분석 및 식품 평가
    ㉡ 중요 관리점(CCP)의 확인 및 결정
    ㉢ 각 CCP에 대한 관리기준 설정
    ㉣ CCP에 대한 모니터링
    ㉤ CCP 기준을 벗어날 경우 개선조치
    ㉥ 확인 및 검증방법 설정
    ㉦ 기록 유지방법 설정 · 문서화

2. 식품과 감염병

(1) 식품매개 감염병의 특징

① 질병 발생자와 음식을 먹은 사람과의 일치

② 폭발적 발생, 잠복기가 짧다.

③ 수인성에 비해 발병률 · 치명률이 높다.

(2) 경구 감염병

입을 통해 사람 사이에 전파되는 감염병

① **세균성 감염** ··· 세균성 이질, 장티푸스, 파라티푸스, 콜레라 등

② **바이러스성 감염** ··· 유행성 간염, 감염성 설사증, 폴리오, 천열 등

③ **원충성 감염** ··· 아메바성 이질 등

(3) 인수공통 감염병

사람과 다른 동물 사이에 전파되는 감염병

① **세균성 감염** ··· 결핵, 탄저, 브루셀라증, 렙토스피라증, 리스테리아증, 살모넬라증, 비브리오증 등

② **리케차성 감염** ··· 큐열 등

③ **바이러스성 감염** ··· 광견병, 조류인플루엔자

④ **원충성 감염** ··· 톡소포자충증

⑤ **기생충성 감염** ··· 디스토마병 일부, 선모충증 등

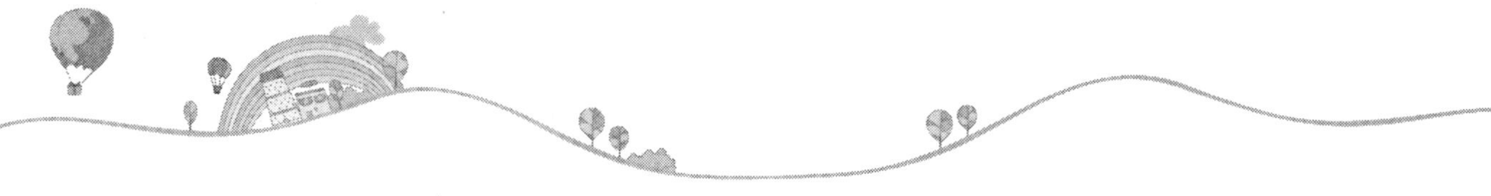

(4) 광우병(소해면상뇌증)

변형 프리온(prion)에 의해 광우병과 인간광우병(변형크로이츠펠트야콥병)이 발생하며 근본적인 원인으로는 초식동물인 소나 양에게 동물성 사료를 먹인 것

3. 식중독

(1) 정의

유해 또는 유독 물질이 체내로 들어가 화학작용에 의하여 생리적 이상, 주로 오심·구토·복통·설사 등을 주 증상으로 하는 위장증후

(2) 식중독이 소화기 감염병과 다른 특성

항목	급성 경구감염병	세균성 식중독
섭취균량	극소량(주로 체내에서 증식)	다량(대부분 음식물에서 증식)
잠복기	일반적으로 길다.	아주 짧다.
경과	대체로 길다.	대체로 짧다.
감염성	심하다.	거의 없다.
식품의 역할	매개체	식품에서 증식

(3) 식중독의 분류

분류	내용
세균성 식중독	① 감염형 식중독 : 균이 장내감염을 일으키는 것. 살모넬라, 장염비브리오 ② 독소형 식중독 : 세균에서 생성된 장 독소에 의한 것으로 황색 포도상 구균, 보툴리즘, 대장균 등
자연독 식중독	㉠ 동물성 : 복어 알의 테트로도톡신, 조개의 베네루핀 등 ② 식물성 : 독버섯의 무스카린, 감자싹의 솔라닌, 맥각류의 에르고톡신 등
화학형 식중독	화학 물질이 장에 대해 독성을 가져 발생하는 것으로 농약, 살충제, 유해금속류, 식품첨가물 등에 의한 것이 있음
기타	㉠ 곰팡이 독소 식중독 : 황변미독, 아플라톡신 등 ② 알러지성 식중독

(4) 세균성 식중독의 특징

① 2차 감염이 없고 오염식품을 섭취함으로써 감염

② 면역성이 없음

③ 균의 수나 독소량이 많을 때만 발병

④ 잠복기가 짧음

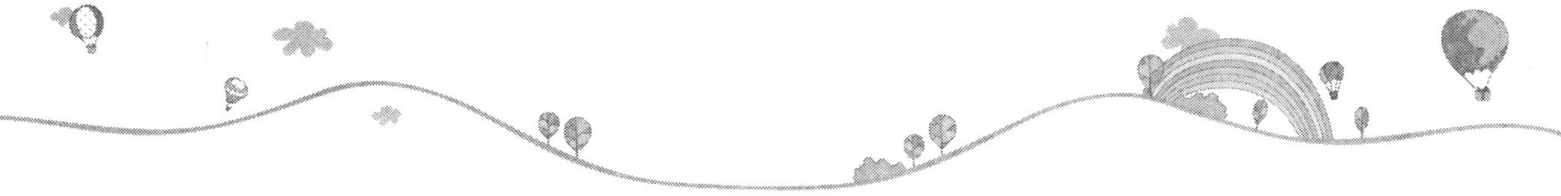

(5) 세균성 식중독 예방을 위한 3대 원칙

① **세균에 의한 오염을 방지할 것** ··· 신선한 재료, 청결유지, 세심한 소독 등

② **세균을 증식시키지 말 것** ··· 장시간 실온방치 금물, 건조, 저온 또는 고온 보관 등

③ **세균 사멸** ··· 충분한 가열, 소독 등

(6) 감염형 식중독

① **살모넬라 식중독**
- ㉠ 원인균 : Samonella typhymurium, 원인균을 보유한 각종 육류, 유류, 두부 등의 음식물 섭취 또는 대소변에 오염된 음식 섭취로 발병. 상한 음식과 관련하여 병원, 아동 수용기관, 양로원, 식당 등에서 빈번하게 발생
- ㉡ 잠복기 : 6~48시간(평균 24시간)
- ㉢ 전파경로 : 원인균을 보유한 오염된 음식물 또는 각종 육류 및 유류에 의해 전파. 설사가 있을 때는 사람에서 사람으로, 대변·입 전파도 중요한 역할
- ㉣ 증상 : 복통, 설사, 구토, 급격한 발열
- ㉤ 발생시기 : 5~10월, 발병률은 75% 이상으로 다른 식중독에 비해 높음
- ㉥ 예방 : 저온 저장, 60도 이상 20분 가열, 식품취급 장소의 위생관리, 생식 관리 등

② **장염비브리오**(여름철 집중 발생)
- ㉠ 원인균 : Vibrio parahemolyticus(해산물, 오징어, 바다고기)
- ㉡ 잠복기 : 8~20시간(평균 12시간)
- ㉢ 증상 : 설사, 복통, 구토(콜레라 유사증상)
- ㉣ 예방 : 60도 이상 2분간 가열

③ **병원성 대장균 식중독**
- ㉠ 원인균 : Escherichia coli O-157
- ㉡ 잠복기 : 10~30시간(평균 12시간), 영유아에게 위험
- ㉢ 증상 : 점액성 심한 설사, 발열, 두통, 복통

(7) 독소형 식중독

식품에 들어 있던 균이 증식하면서 독소를 생산하고 그 식품을 섭취함으로써 그 독소에 의한 중독증상 일으킴

① **포도상구균 식중독**
- ㉠ 원인균 : 포도상구균이 내는 enterotoxin(장독소)
- ㉡ 가공식품, 음식물 보관 관리가 소홀한 봄가을에 흔하며 2~3일 내에 회복
- ㉢ 잠복기 : 0.5~6시간(평균 3시간)
- ㉣ 증상 : 급성 위장염 증상(복통, 설사, 발열)
- ㉤ 예방 : 화농, 편도선염을 가진 사람의 음식취급 금지, 식품을 5도 이하로 보관, 조리 후 2시간 이내에 섭취, 식기멸균

② **보툴리누스 중독**

    ㉠ 원인균 : Clostridium botlinum이 내는 외독소

    ㉡ 소시지, 육류, 통조림, 밀봉식품 등 혐기성 상태에서 발생

    ㉢ 잠복기 : 12~36시간

    ㉣ 증상 : 신경성 증상(시력저하, 복시, 동공확대, 언어장애 등)

(8) 자연독에 의한 식중독

① 동물성 식중독

    ㉠ **복어 중독**

- 원인독소 : Tetrodotoxin(5,6월 산란기에 독성 강함)
- 증상 : 구순 및 혀의 지각마비, 사지의 운동마비, 언어장애, 호흡근 마비

    ㉡ **조개류 중독**

- 원인독소 : 모시조개, 바지락의 독소인 Venerupin(2~4월이 유독)
- 증상 : 전신권태, 구토, 출혈반점, 치아의 출혈, 토혈 등

② 식물성 식중독

    ㉠ **버섯 중독**

- 원인독소 : muscarin, muscaridine, cholin, neurin, phalin 등
- 증상 : 구토, 설사, 경련, 경직 등

    ㉡ **감자 중독**

- 원인독소 : solanin
- 증상 : 용혈작용, 운동중추마비, 복통, 현기증

    ㉢ **맥각 중독**

- 원인독소 : ergotamin, ergotoxin

    ㉤ **기타 식물성 식중독**(독소성분)

- 청매 : amygdalin
- 독미나리 : cicutoxin
- 목화씨 : gossypol

4. 식품과 기생충질환

(1) 어패류가 매개체인 것

폐흡충, 간흡충, 요코가와흡충, 광절열두조충, 아니사키스

(2) 수육류가 매개체인 것

① **소가 매개체인 것** … 무구조충

② **돼지가 매개체인 것** … 유구조충, 선모충, 톡소포자충(제1중간숙주는 고양이, 쥐 등)

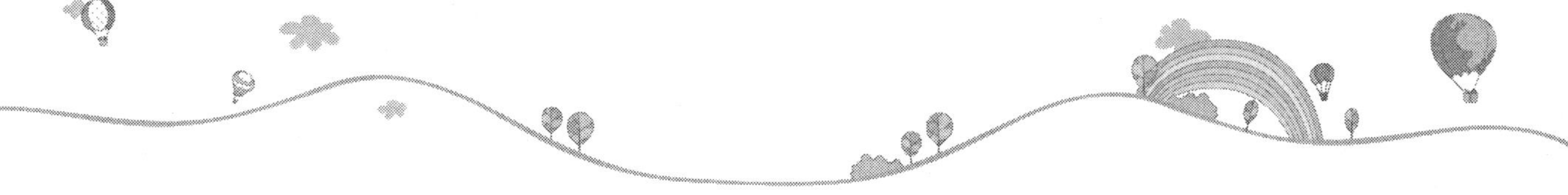

(3) 채소류가 매개체인 것

회충, 여충, 편충, 구충, 동양모양선충

5. 식품의 변질방지와 보존

(1) 식품의 변질방지

식품의 변질을 방지하고 저장수명을 연장하기 위해서는 열, 수분, 햇빛 등 자연환경의 물리적 요인을 조절하거나 또는 염, 당, 산 등의 화학적 처리를 시도한 전통적인 방법이 있음

① **물리적 방법**
   - ㉠ **건조법** : 비교적 간단하고 응용범위가 넓어 과일, 어류, 곡류 등 다양하게 사용. 자연건조법, 진공건조법, 동결건조법, 가열건조법 등이 있음
   - ㉡ **냉동 · 냉장법** : 식품의 변질방지에 기본적으로 유효하고 널리 활용되는 방법으로 대개 10℃ 이하에서는 세균의 발육억제, −5℃이하에서는 대부분의 미생물의 발육억제를 기대할 수 있음
   - ㉢ **가열법** : 열을 가하거나 끓이거나 삶아서 미생물을 사멸시키거나 조직 중에 있는 각종 효소를 불활성화시켜 보존 목적을 달성하는 방법
   - ㉣ **밀봉법** : 용기나 포장을 밀봉하여 외부공기와의 접촉을 차단하는 방법으로 흡습 및 해충 침입을 방지하는데 상당히 유용
   - ㉤ **방사선 이용법** : 방사선의 살균력으로 식품의 보존성을 향상하는 방법. 자외선이나 감마선이 주로 이용
   - ㉥ **통조림법** : 밀봉법의 일종으로 대개 캔을 사용. 흡습 및 해충 방지, 효소의 불활성화, 세균 증식 억제 등으로 식품의 변질을 방지하고 장기간의 보존 기대 가능

② **화학적 방법**
   - ㉠ **염장법** : 식염을 첨가하여 식품의 탈수를 일으켜 미생물의 생육을 억제함으로써 식품의 변질을 막는 방법으로 해산물, 축산물, 채소류 등에 이용
   - ㉡ **당장법** : 당분을 첨가함으로써 수분을 조절하여 미생물의 생육을 억제하는 방법으로 잼, 젤리, 가당연유, 과일류 등에 주로 이용
   - ㉢ **산 저장법** : 초산 등을 이용하여 미생물의 번식을 억제하는 방법
   - ㉣ **훈연법** : 목재를 불완전 연소시켜 나오는 연기를 이용하는 방법으로 연기를 어육의 조직에 침투시켜 건조와 살균작용을 일으키면서 저장성과 풍미를 향상시키는 방법
   - ㉤ **가스저장법** : 특정의 가스(이산화탄소, 질소 등)를 사용하여 호기성 부패세균의 증식을 억제시키는 방법
   - ㉥ **훈증법** : 훈증가스(클로로포름, 이산화질소 등)를 사용하여 미생물, 해충, 기생충란 등을 사멸시키는 방법

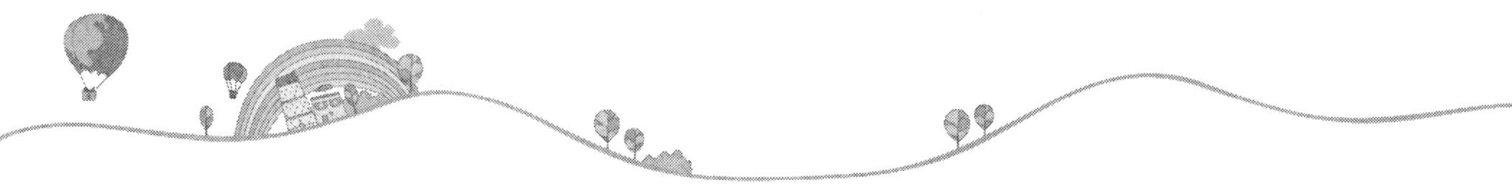

(2) 식품첨가물

식품의 변질을 방지하거나 보존성 향상, 품질 향상, 영양 강화, 관능성 향상 등의 목적으로 식품 본래의 목적을 손상시키지 않는 범위 내에서 식품에 첨가되는 물질로 식품의 변질 방지와 보존을 위한 화학적 방법 중의 하나

2 보건영양

1. 영양소

(1) 5대 영양소

생명을 유지하고 건강한 일상생활을 영위하기 위해 체외에서 섭취한 물질 중 인체에 이용되는 성분을 영양소라고 하며, 이러한 영양소에는 생명을 유지하기 위해 필요한 에너지원이 되는 3대 영양소인 탄수화물, 지방, 단백질이 있으며, 생리조절 등에 중요한 역할을 하는 비타민과 무기질이 있는데, 이들 5가지 영양소를 합쳐 5대 영양소라 함

(2) 각종 영양소의 종류와 특성

① **단백질**
- ㉠ C,H,O,N 으로 구성된 화합물로 아미노산이 펩티드 결합으로 구성
- ㉡ 근육, 뼈, 혈액, 머리털, 피부 등 신체 조직을 구성
- ㉢ 효소, 호르몬, 헤모글로빈, 면역체 등의 합성에 쓰임
- ㉣ 탄수화물과 지방 섭취 부족시 에너지원으로 쓰임
- ㉤ 필수아미노산 : 사람의 체내에서 합성되지 않는 아미노산으로 반드시 외부에서 섭취해야 하는 것
- ㉥ 단백질 부족증(Kwashioker) : 발육부진, 신체소모, 부종, 빈혈, 질병에 대한 저항력 감소
  마라스무스(Marasmus)증 : 다른 에너지와 단백질 부족
- ㉦ 쇠고기, 돼지고기, 생선, 조개, 두부, 콩, 굴, 달걀, 우유 등에 풍부

② **지방**
- ㉠ C, H, O로 구성된 화합물로 지용성 용매에 용해됨
- ㉡ 에너지 공급원으로, g당 9Kcal의 열량 발생
- ㉢ 지방산과 글리세롤로 분해 흡수(지방산은 포화 및 불포화 지방산으로 나뉨)
- ㉣ 외부 충격 완충, 체온손실 방지, 지용성 비타민의 흡수와 운반을 도움
- ㉤ 부족시 : 허약, 빈혈, 거친 피부, 질병에 대한 저항력 감퇴
- ㉥ 버터, 옥수수기름, 참기름, 들기름 등에 많음

③ **탄수화물**

　　㉠ C, H, O로 구성된 화합물로 단당류(포도당, 과당, 갈락토오스 등), 이당류(맥아당, 설탕), 다당류(녹물, 글리코겐 등)로 나뉨

　　㉡ 많은 에너지를 생성 및 공급(g당 4Kcal)

　　㉢ 소화 과정을 거쳐 간이나 근육에 글리코겐 형태로 저장

　　㉣ 당단백질, 당지질 등의 생체구성 성분이 되며, 단백질 합성에도 이용

　　㉤ 부족 시 건강 장애 유발(수면부족, 신경과민 등)

　　㉥ 쌀, 보리, 콩, 옥수수, 감자, 고구마 등에 풍부

④ **비타민**

　　㉠ 수용성 비타민(A, D, E, K)과 지용성 비타민(B, C)로 나뉨

　　㉡ 조효소 구성 및 항산화제 역할, 여러 생리 현상 조절, 부족 시 결핍증 유발

　　㉢ 귤, 감, 포도, 무, 오이, 시금치 등에 많음

　　㉣ 비타민의 종류와 결핍증

지용성	수용성
① 비타민 A : 야맹증, 피부각화	① 비타민B_1(티아민) : 각기병
② 비타민 D : 구루병, 골연화증	② 비타민B_2(리보플라빈) : 구각염, 피부염
③ 비타민 E : 동물의 불임증	③ 비타민B_6(피리독신) : 빈혈
④ 비타민 K : 혈액응고지연, 출혈성 질환	④ 비타민B_{12}(코발라민) : 악성빈혈
	⑤ 니코틴산(니아신) : 설사, 치매, 피부염
	⑥ 비타민C(아스코르빈산) : 괴혈병

⑤ **무기염류**

　　㉠ 골격(뼈)의 형성과 유지, 효소구성, 체액구성, 에너지 대사 작용 등 조절

　　㉡ 체내의 다양한 생리 기능 조절

　　㉢ 우유, 다시마, 김 등에 많음

　　㉣ 주요 무기염류의 종류와 특성

2. 수분

인체의 구성성분이 되며 인체의 생리기능 조절, 영양소의 흡수와 운반, 배설, 체온조절, 체액의 삼투압 조절 등의 기능을 함

3. 기초대사량(Basal Metabolic Rate : BMR)

생명유지(호흡 · 혈액순환, 배설작용 등)에 필요한 생리적 최소 에너지량

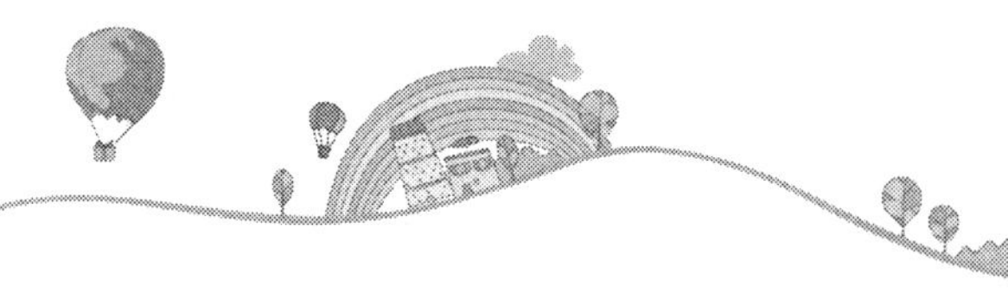

4. 신체계측에 의한 영양상태 판정법

(1) **영유아** : Kaup 지수

(2) **학동기(6~12세)** : Rohrer 지수

(3) **성인** : Broca 지수

(4) **체질량지수(BMI :Body Mass Index)**

① WHO가 비만을 나타내는 지수

② $BMI = \dfrac{체중(kg)}{신장(m)^2}$

③ **아시아-태평양 비만진단기준**(대한비만학회, 2000)

분류	BMI(kg/㎡)
저체중	〈 18.5
정상체중	18.5~22.9
과체중	23~24.9
비만 I	25~29.9
비만 II	30~39.9
심각한 비만 III	≥ 40

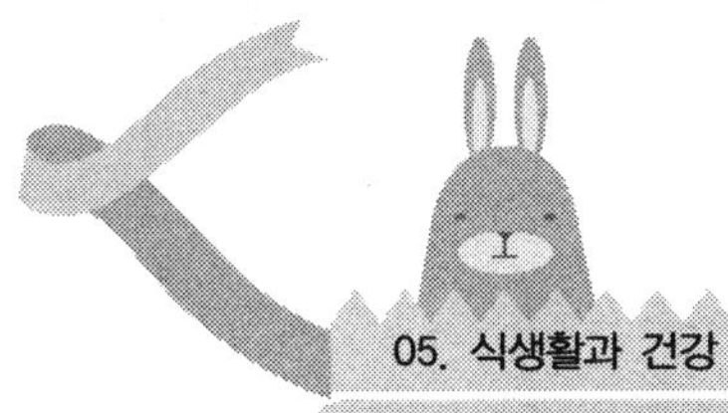

핵심예상문제

1 다음 중 건전한 식품의 특징으로 적절하지 않은 것은?

① 안전성 ② 경제성
③ 영양성 ④ 소모성
⑤ 기호성

> **Advice** ④ 소모성이 아니라 저장성이다.

2 다음이 설명하는 것은?

> 식품의 원료, 제조, 가공 및 유통의 전 과정에서 위해물질이 해당식품에 혼합되거나 오염되는 것을 사전에 막기 위해 각 과정을 중점적으로 관리하는 기준으로, 위해분석과 중요관리점으로 이루어져있다.

① 위해 분석
② 식품평가
③ 식중독 예방
④ 식품위해요소 중점 관리기준(HACCP)
⑤ 중요관리점 확인

> **Advice** HACCP 7원칙
> ① 위해 분석 및 식품 평가
> ② 중요 관리점(CCP)의 확인 및 결정
> ③ 각 CCP에 대한 관리기준 설정
> ④ CCP에 대한 모니터링
> ⑤ CCP 기준을 벗어날 경우 개선조치
> ⑥ 확인 및 검증방법 설정
> ⑦ 기록 유지방법 설정 · 문서화

Answer 1.④ 2.④

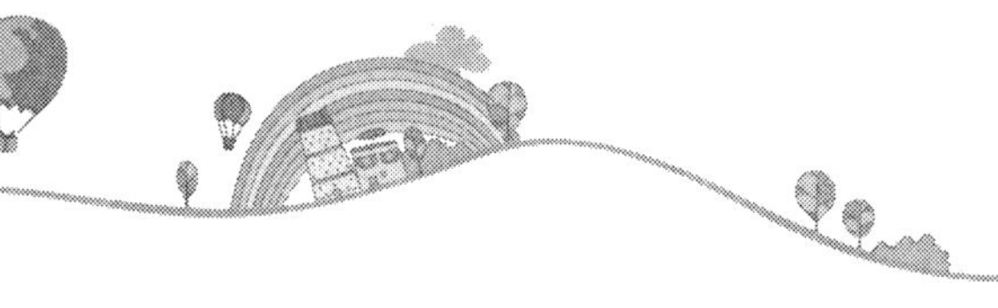

3 원인균 자체가 식중독의 원인이 되는 것은?

① 감염형 식중독

② 독소형 식중독

③ 화학물질에 의한 식중독

④ 식물독

⑤ 동물독

> **Advice** 세균성 식중독
> • 감염형 식중독 : 균이 장내 감염을 일으키는 것으로 살모넬라, 장염비브리오 등이 있음
> • 독소형 식중독 : 세균에서 생성된 장 독소에 의한 것으로 황색 포도상구균, 보툴리즘, 대장균 등이 있음

4 식중독에 대한 설명으로 적절하지 않은 것은?

① 집단적으로 발생한다.

② 단시간(24시간)내에 발생한다.

③ 주증상은 오심, 구토, 복통, 설사 등이다.

④ 2차 감염이 흔하다.

⑤ 면역이 성립되지 않는다.

> **Advice** 2차 감염이 흔한 것은 급성 경구감염병이다.

5 세균성 식중독과 소화기계 감염병의 다른 점으로 옳지 않은 것은?

① 세균성 식중독은 2차 감염이 없고, 원인식품의 섭취로 발병

② 세균성 식중독은 소화기계 감염병에 비해 잠복기가 짧음

③ 세균성 식중독은 면역이 성립되지 않음

④ 세균성 식중독은 식품에 의한 병이며, 균이 분비한 독소로만 발병

⑤ 세균성 식중독은 발병에 요하는 균량이나 독소량이 많음

> **Advice** 소화기계 감염병에서 식품은 매개체 역할을 하여 세균성 식중독은 식품에서 균이 증식한다.

6 세균성 식중독 예방법으로 적절하지 않은 것은?

① 신선한 재료

② 청결유지, 세심한 소독

③ 음식을 따뜻하게 섭취할 수 있을 정도로 가열

④ 장시간 실온방치 금물

⑤ 건조, 저온 또는 고온 보관

> **Advice** ③ 충분한 가열이 필요하다.

Answer　　3.① 4.④ 5.④ 6.③

7 **살모넬라균 식중독에 관한 설명중 옳지 않은 것은?**

① 위장계 증상과 고열이 있다.

② 잠복기는 6~48시간(평균 24시간)이다.

③ 원인균을 보유한 각종 육류, 유류, 두부 등의 음식물 섭취 또는 대소변에 오염된 음식 섭취로 발병한다.

④ 원인균은 Samonella typhymurium이다.

⑤ 발병률은 낮지만 치명률은 높다.

> **Advice** ⑤ 발병률 높은 편임

8 **시력저하, 복시, 동공확대, 언어장애 등의 신경성 증상을 일으키는 식중독은?**

① 보틀리눔 식중독   ② 웰치 식중독

③ 병원성 대장균   ④ 장염 비브리오

⑤ 포도상구균 식중독

> **Advice** 보툴리누스 중독
> - 원인균 : Clostridium botlinum이 내는 외독소
> - 소시지, 유류, 통조림, 일본 식품 등 혐기성 상태에서 발생

9 **다음 중 복어 중독의 원인독소는?**

① Tetrodotoxin   ② Venerupin

③ muscarin   ④ solanin

⑤ ergotoxin

> **Advice** ② Venerupin : 모시조개, 바지락 독소
> ③ muscarin : 버섯 중독
> ④ solanin : 감자 중독
> ⑤ ergotoxin : 맥각 중독

10 **다음 중 바지락 중독의 원인독소는?**

① Tetrodotoxin   ② Venerupin

③ muscarin   ④ solanin

⑤ ergotoxin

> **Advice** 조개류 중독 증상 : 전신권태, 구토, 출혈반점, 치아의 출혈, 토혈 등

Answer   7.⑤   8.①   9.①   10.②

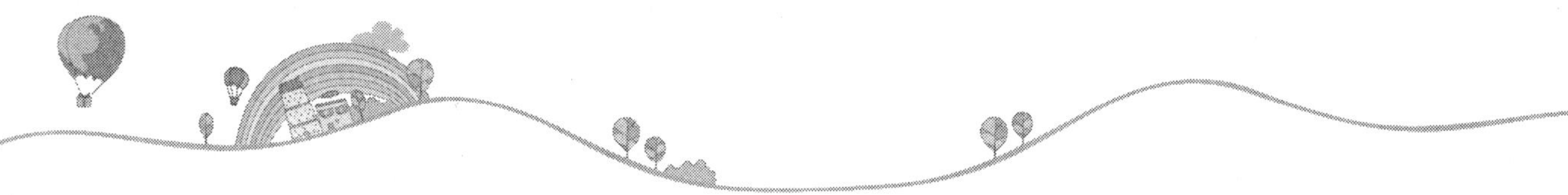

11 다음 중 감자 중독의 원인독소로 용혈작용, 운동중추마비, 복통, 현기증 등의 증상을 나타내는 것은?

① Tetrodotoxin
② Venerupin
③ muscarin
④ solanin
⑤ ergotoxin

> Advice ① Tetrodotoxin : 복어
> ② Venerupin : 모시조개, 바지락
> ③ muscarin : 버섯
> ⑤ ergotoxin : 맥각

12 다음 중 소가 매개체인 기생충 질환은?

① 무구조충
② 폐흡충
③ 간흡충
④ 유구조충
⑤ 아니사키스

> Advice ㉠ 어패류가 매개체인 것 : 폐흡충, 간흡충, 요코가와흡충, 광절열두조충, 아니사키스
> ㉡ 수육류가 매개체인 것
> • 소가 매개체인 것 : 무구조충
> • 돼지가 매개체인 것 : 유구조충, 선모충, 톡소포자충(제1중간숙주는 고양이, 쥐 등)
> ㉢ 채소류가 매개체인 것 : 회충, 여충, 편충, 구충, 동양모양선충

13 영양소 중 다음이 설명하는 것은?

> • 많은 에너지를 생성 및 공급(g당 4Kcal)
> • 소화 과정을 거쳐 간이나 근육에 글리코겐 형태로 저장
> • 당단백질, 당지질 등의 생체구성 성분이 되며, 단백질 합성에도 이용

① 단백질
② 지방
③ 탄수화물
④ 비타민
⑤ 무기염류

> Advice 탄수화물
> ㉠ C, H, O로 구성된 화합물로 단당류, 이당류, 다당류로 나뉨
> ㉡ 부족 시 건강 장애 유발(수면부족, 신경과민 등)
> ㉢ 쌀, 보리, 콩, 옥수수, 감자, 고구마 등에 풍부

Answer　11.④　12.①　13.③

14 영양소 중 다음이 설명하는 것은?

> • 근육, 뼈, 혈액, 머리털, 피부 등 신체 조직을 구성
> • 효소, 호르몬, 헤모글로빈, 면역체 등의 합성에 쓰임
> • 부족시 : 발육부진, 신체소모, 부종, 빈혈, 질병에 대한 저항력 감소

① 단백질   ② 지방
③ 탄수화물   ④ 비타민
⑤ 무기염류

Advice 단백질
     ㉠ C, H, O로 구성된 화합물로 아미노산의 펩티드 결합으로 구성
     ㉡ 탄수화물과 지방 섭취 부족시 에너지원으로 쓰임
     ㉢ 쇠고기, 돼지고기, 생선, 조개, 두부 등에 풍부
     ㉣ 단백질 부족증 : Kwashiorkor증이라고도 함

15 혈액응고지연, 출혈성 질환 등은 어떤 비타민이 부족할 때 나타나는가?

① 비타민 A   ② 비타민 D
③ 비타민 E   ④ 비타민 K
⑤ 비타민 B_{12}

Advice ① 비타민 A : 야맹증, 피부각화
     ② 비타민 D : 구루병, 골연화증
     ③ 비타민 E : 동물의 불임증
     ④ 비타민 K : 혈액응고지연, 출혈성 질환
     ⑤ 비타민 B_{12} : 악성빈혈

16 비타민 B_{12} 부족시 나타나는 질병은?

① 악성빈혈   ② 각기병
③ 괴혈병   ④ 골연화증
⑤ 야맹증

Advice ② 각기병 : 비타민 B_1(티아민) 부족시 나타남
     ③ 괴혈병 : 비타민 C(아스코르빈산) 부족시 나타남

Answer   14.①   15.④   16.①

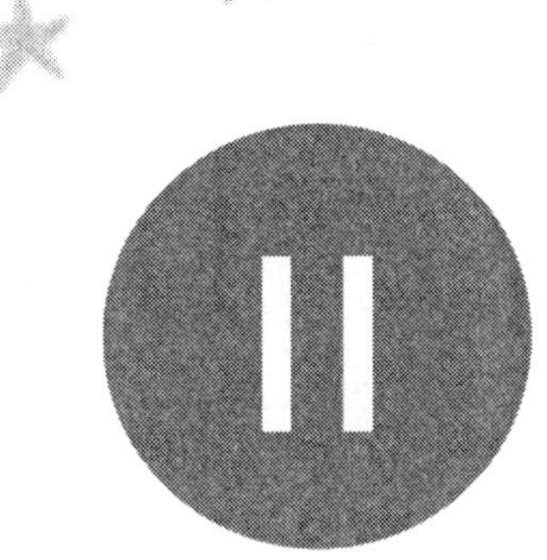

Ⅱ

보건교육학

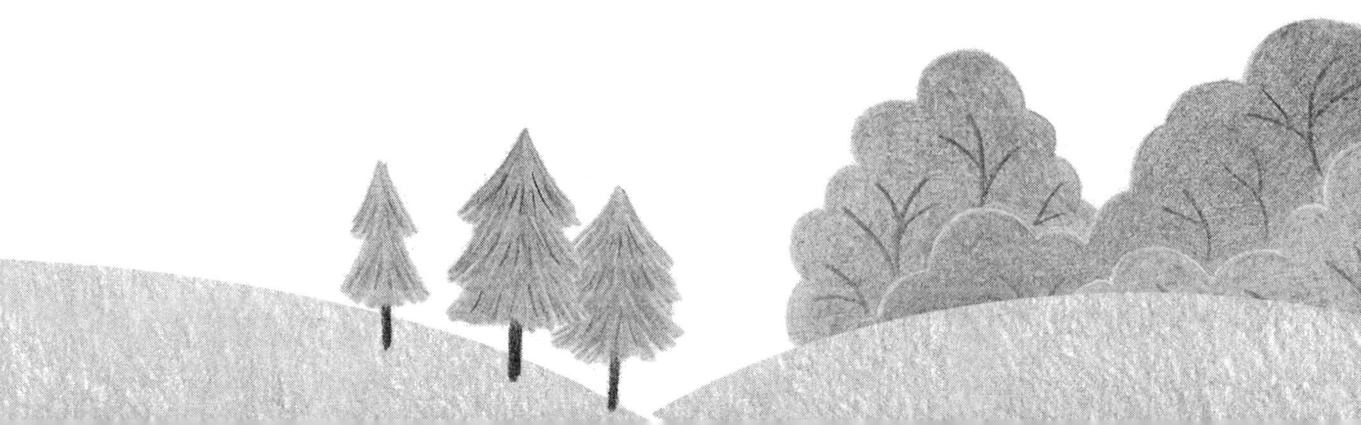

CHAPTER 01 보건교육의 이해

1 교수-학습의 개념과 원리

1. 교육의 정의(정범모)

교육이란 "인간 행동의 계획된 변화"

2. 교수설계 모형 8단계(Kemp)

① 과목의 주제를 설정하여 일반목표 세움

② 수업 받을 학습자 집단의 중요한 특성 확인

③ 달성해야 할 학습목표를 측정가능한 행동용어로 명시화

④ 각 학습목표 달성을 위해 필요한 학습내용을 나열

⑤ 학습자들의 배경과 학습자들이 그 주제에 관하여 얼마나 알고 있는지 사전평가

⑥ 학습목표 달성을 위한 학습내용은 다른 교수학습 활동과 이에 필요한 교수자료를 선택

⑦ 수업 계획을 수행하는데 필요한 예산, 요원, 시설, 도구, 일정 등을 조정·계획

⑧ 계획상의 필요한 부분은 수정하고 재평가할 의도를 가지고 학습목표에 근거하여 학생의 학습결과를 평가

3. 수업의 단계와 주요 활동

(1) 도입단계

① 학습자의 동기유발

② 학습목표 제시

③ 선수학습과 관련지음

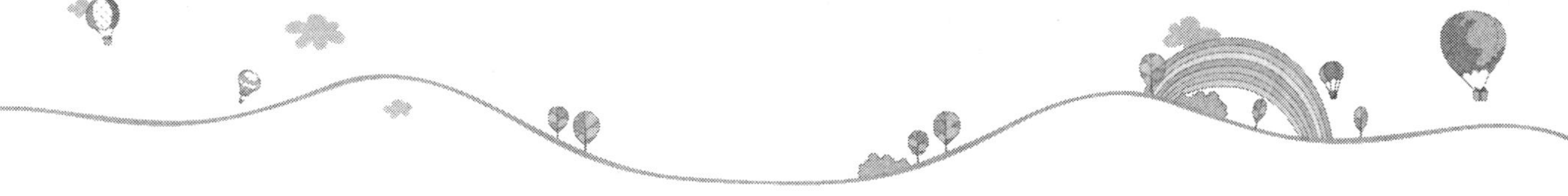

(2) 전개단계

① 학습내용 제시

② 학습자료 제시

③ 학습자의 참여유도

④ 다양한 수업방법의 사용

(3) 정리단계

① 학습과제에 대한 요약정리

② 연습을 통한 강화

③ 일반화

④ 보충자료 제시, 다음 수업내용 예고

4. 교수·학습의 과정(Glaser)

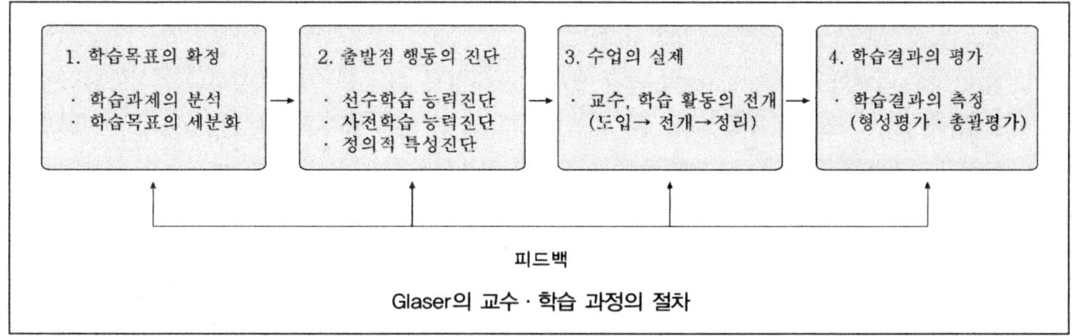

(1) 학습목표

① **정의** … 교수·학습 과정을 통하여 학습자가 달성해야 할 것을 구체적으로 세분해 놓은 것

② **학습목표의 기능**
  ㉠ 교육과정에서 의도하고 있는 목표와 내용을 성취시킬 수 있는 학습 경험을 선정하는 데 명확한 시사를 줌
  ㉡ 학습목표를 달성하려는 학생들의 학습을 일반적으로 촉진시킴
  ㉢ 객관적인 평가의 준거가 됨

(2) 출발점 행동

① **정의** … 새로운 과제를 학습하려는 출발선상에서 학습자가 지니고 있는 지식, 기능, 태도 등

② **종류**
- ㉠ 선수학습능력 : 어떤 학습과제를 무난히 성취하기 위해서 수업이 이루어지기 전에 반드시 갖추고 있어야 할 지적 능력이나 기능
- ㉡ 사전학습능력 : 어떤 학습과제에서 가르치려고 하는 수업 목표들 중에서 수업이 시작되기 전에 학습자 개인이 이미 알고 있거나 지니고 있는 것
- ㉢ 정의적 특성 : 특정 수업 전략이나 수업 방법에 관련이 있을 것으로 생각되는 학습자의 흥미, 성격, 경험, 자아개념, 자신감 등

(3) 수업의 실제

① **정의** … 수업 목표를 학습자에게 어떤 순서에 따라서 어떤 방법으로 가르칠 것인가의 문제를 다룸

② **단계**
- ㉠ 도입 : 본 수업이 시작되는 단계로 비교적 짧은 시간 안에 이루어지며, 대략 5~10분 정도가 적절. 학습자의 주의를 집중시키고, 도달해야 할 학습 목표를 제시하며, 과거의 관련 학습 내용들을 회상시켜서 본 수업과 관련시켜 줌
- ㉡ 전개 : 학습과제의 내용을 학습자들에게 제시하고 다양한 수업 방법을 사용하여 수업 목표 달성을 위한 교수 · 학습 활동을 하게 됨. 학습내용의 제시, 학습자료의 제시, 학습자의 참여 유도, 다양한 학습방법의 사용, 시간과 자원의 관리가 이루어짐
- ③ 정리 : 학습할 내용을 요약 정리하고 강화시키며 일반화 시킬 수 있도록 하는 단계로 학습과제에 대한 요약 · 정리, 연습을 통한 강화(학습한 내용을 학습자가 실제 상황이나 이와 유사한 상황에서 적용시킬 수 있는 기회를 제공), 일반화(학습자들이 학습한 내용을 주변의 생활 문제에 적용해서 그 문제를 해결해 보는 경험을 하는 활동), 보충자료 제시 및 차시 예고가 이루어짐

(4) 평가

① **정의** … 교수 · 학습이 바르게 진행되었는가를 확인하는 것

② **종류**
- ㉠ 형성평가 : 수업이 진행되고 있는 상태에서 진행과정이 올바른지를 확인하는 평가
- ㉡ 총괄평가 : 교수 · 학습이 끝난 후 교수 목표의 달성 여부를 종합적으로 판단하는 과정

2 보건교육의 개념

1. 보건교육의 정의(WHO)

① **광의의 의미** … 건강에 대한 신념, 태도, 행동에 영향을 주는 개인·집단·지역의 모든 경험과 노력 과정

② **협의의 의미** … 건강에 관련된 지역사회의 경험·노력·과정

2. 보건교육의 중요성

① 질병 예방의 가장 좋은 수단이 된다.

② 건강문제의 상당부분을 보건교육을 통하여 충분히 예방 가능

③ 대상자가 자신의 건강을 자신이 지키는 데 필요한 지식, 태도, 행동에 대해 아는 것이 중요하고 보건교육을 통해 올바른 건강습관을 행동화하도록 도울 수 있음

④ 교육을 통하여 얻어진 결과는 지시나 명령으로 얻어진 결과에 비해 영구적인 특성을 가지고 있음

⑤ 보건사업의 목표도달을 위해서는 지역사회 모든 대상들이 스스로의 힘으로 자신의 건강을 지키려고 하는 긍정적인 태도가 있어야 하는데 개인 스스로의 긍정적이고 적극적인 태도는 보건교육을 통해서 이루어지므로 보건교육은 보건사업의 성공에 기초가 되는 중요한 사업이 됨

3. 보건교육의 목적(WHO)

① 지역사회 구성원의 건강은 지역사회의 발전에 중요한 열쇠임을 인식시킴

② 개인이나 지역사회 구성원들이 자기 스스로 자신의 건강을 관리할 능력을 갖도록 함

③ 자신들이 속한 지역사회에 건강문제를 스스로 인식하고 자신들이 해결할 수 있는 문제는 해결하려는 노력을 통하여 지역사회의 건강을 자율적으로 유지·증진하도록 하는 힘을 갖도록 함

4. 지역사회에서 보건교육의 비중이 커지는 이유

① 질병양상의 변화와 의학기술의 한계에 따른 보건교육의 상대적 가치

② 질병치료에 드는 엄청난 의료비의 절감

③ 지역주민들이 스스로 건강을 지키려고 하는 소비자 운동으로서의 보건교육의 강화가 촉진

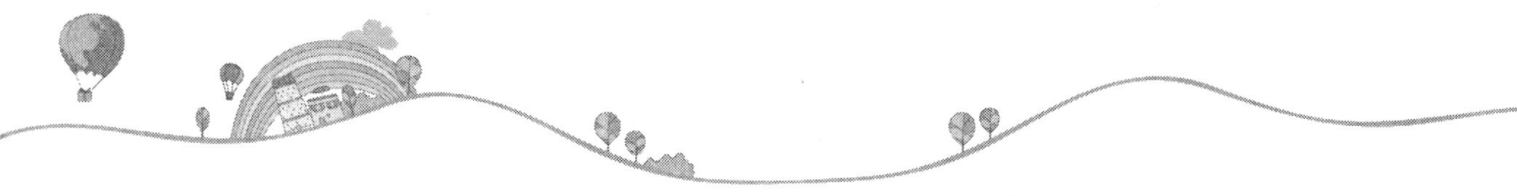

5. 보건교육의 일반적 원리

① 보건교육은 모든 연령층을 대상으로 함

② 보건교육은 개인이나 집단의 건강에 관한 지식, 태도, 행위를 바람직한 방향으로 변화시키는데 목적이 있음

③ 보건교육은 형제, 동료, 친구 사이에서도 이루어진다. 전문적 기초 지식의 결여로 부정확한 면도 있으나 모르는 것을 알도록 도와주는 데서 개인적인 신뢰나 우정이 크게 작용 가능

④ 보건교육은 거의 실제 경험과 비슷한 학습 환경에서 이루어질 때 그 효과가 매우 큼

⑤ 보건교육은 그 지역사회에 위치해 있는 학교, 지역사회, 가정간의 접촉수단이 되어야 함

⑥ 보건교육 계획을 세우려면 명확한 목표 설정이 되어 있어야 함

⑦ 보건교육은 다른 분야와의 협조적인 노력이 있어야 함

⑧ 보건교육 계획 시 그 지역사회 주민의 건강에 대한 태도, 신념, 미신, 습관, 금기사항, 전통 등 일상생활의 전반적 사항을 반드시 알고 있어야 함

⑨ 보건교육은 양과 질을 측정할 수 있는 평가지표의 준비가 필요하다. 사전평가, 중간평가, 사후평가를 실시하여 재계획에 반영시킴

⑩ 보건교육은 개인, 가정, 지역사회 주민의 요구 또는 흥미에 따라 실시해야 효과적이라는 것을 명심해야 함

⑪ 보건교육은 연령, 교육수준, 경제수준에 맞게 실시해야 함

⑫ 보건교육은 단편적인 지식이나 기능을 전달하는 것이 아니라 일상생활에서 응용될 수 있도록 하는 것이며, 인간의 신체적, 정신적, 사회적 측면의 조화를 고려하여 실시해야 함

⑬ 보건교육사업에 대상자가 자발적으로 참여토록 함

6. 보건교육의 내용과 범위

구분	학교보건	산업보건	지역사회 보건
대상	학생, 교직원, 학부모	근로자, 관리직, 관련가족	보건인력, 공공단체, 민간단체, 주민
내용	교과과정 내 수시교육	안전교육, 보건교육, 산재예방, 치료, 재활 등	지역사회 건강

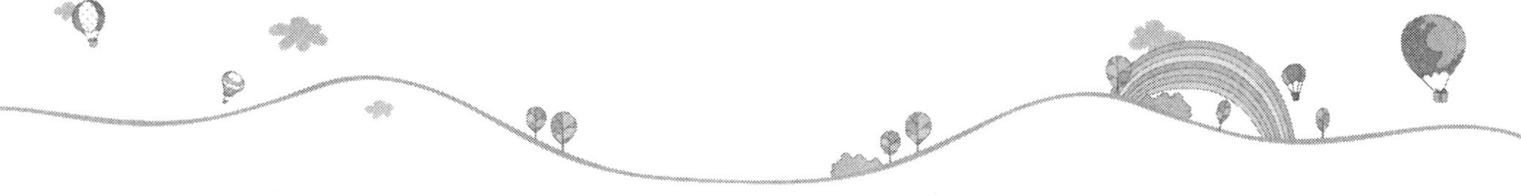

1. 보건교육가의 자질

(1) 좋은 대인관계

(2) 분명한 의사소통
간단명료한 표현(의학용어나 전문용어를 알기 쉬운 말로 설명), 경청과 주의집중, 토론과 확인

(3) 학습자의 참여조장
학습자가 참여시 자신의 건강에 더욱 책임을 갖게 됨

2. 보건교육가의 역할

(1) 보건교육 수행의 기능
① 보건교육은 전체 보건사업계획의 일부로서 처음부터 함께 계획을 수립

② 보건교육 수행 전 지역사회 사전진단

③ 보건교육계획에 교육 대상들이 참여

④ 지역사회의 인재와 자원에 관한 실태파악

⑤ 보건교육의 뚜렷한 목표, 그 목표달성을 위한 구체적인 계획을 수립

⑥ 작은 범위의 시범사업으로부터 시작하여 점차 확대

⑦ 보건요원은 훌륭한 보건교육의 실천자

⑧ 보건교육 전문가의 자문 받기

⑨ 예산은 사업의 우선순위에 따라 사용

⑩ 적절한 평가를 시행

(2) 보건교육 참여 및 지원 기능
① 신규교육과정에 참여

② 교육과정 계획에 참여

③ 다른 보건요원이 교육에 관계되는 경우 새로운 교육 방법이나 기자재의 기술적 지원

④ 교육목적에 맞도록 보건사업이 조성되도록 조언

⑤ 지역사회에서 열리는 위원회, 세미나 등의 집회를 도움

⑥ 교육자료가 활용될 수 있도록 교육기관 홍보지원

(3) 연구개발기능

① 보건교육에 관한 각종 연구 실시

② 보건교육 자료 연구, 개발

③ 보건교육에 대한 사전, 중간, 사후평가를 실시하여 재계획에 반영하도록 평가연구를 계속 진행

3. 보건교육사 정의(Simonds:1976)

"보건교육사는 항상 개인과 지역사회 보건문제를 고려하면서 일반대중을 교육시키고 보건분야에 따른 훈련에 의해서 효과적으로 이루어진 기능을 보장하는 것"

4. 전문보건교육사(CHES) 7대 책임 및 능력(미국)

(1) 보건교육을 위한 개인과 지역사회의 요구도 사정

① 보건관련 데이터 검색 및 수집, 교육에 필요한 결과도출

② 학습에 영향을 미치는 요인 결정

③ 보건교육 수행을 방해 또는 장려하는 요인 규정

(2) 보건교육전략, 중재, 프로그램 기획

① 프로그램 기획개발과 인력과 조직 참여

② 지역사회 조직체계와 데이디 분석 간의 조정

③ 평가가능 프로그램 목표설정, 전략·중재방법개발 및 선택

④ 수행에 영향을 미치는 영향요인 사정

(3) 보건교육전략, 중재, 프로그램 수행

① 실행 계획 착수

② 전략·중재·프로그램 구현을 위한 다양한 기술 활용

③ 연수 프로그램 수행

(4) 보건교육과 관련된 평가와 연구 수행

① 평가와 연구를 위한 계획과 평가과정 고찰

② 데이터 수집을 위한 조사도구 개발, 도출된 결과 해석

③ 향후 보건 관련 사업들을 위한 고찰과 제언

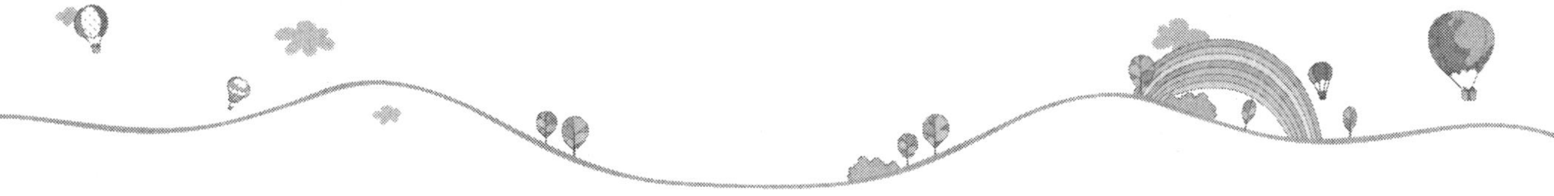

(5) 보건교육전략, 중재, 프로그램 관리, 행정

① 조직적 리더십 개발

② 재정적 및 인적 자원 확보와 관리

③ 프로그램을 위한 수락과 지지 확충

(6) 보건교육 정보원으로서의 활동

① 보건 관련 정보 자원들의 활용

② 보건정보제공을 위한 자료선정과 요청에 대한 응답

③ 자문적 리더십 수립

(7) 건강과 보건교육을 위한 지원 및 의사소통

① 보건교육에 대한 현재와 장래의 요구도 사정과 반응

② 다양한 의사소통 방법과 기술 선택

③ 보건교육 전문성 향상을 위한 개인적, 집단적 노력

④ 건강증진과 관련된 건강정책에 영향

※ 최근에는 7대 책임 외에 보건교육방법론 적용, 보건교육행정, 보건교육전문성 향상이 추가됨

핵심예상문제

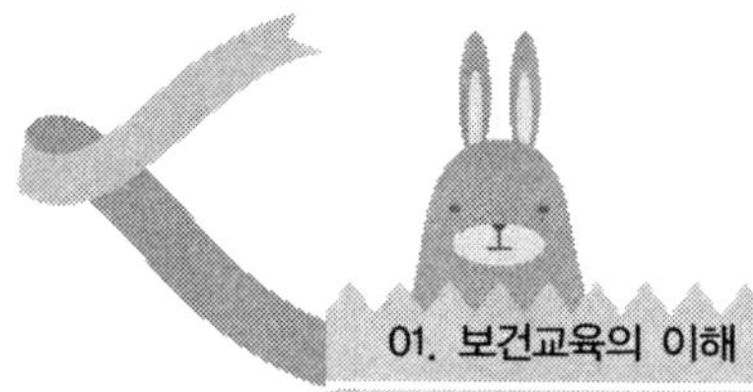

1 보건교육의 목표에 관한 설명으로 적절한 것은?

> ㉠ 주민들이 '스스로 돌보기(Self-care)'를 적극 실천하도록 돕는다.
> ㉡ 개인의 행동변화와 집단의 행동변화에 모두 관심을 둔다.
> ㉢ 지역사회의 각종 보건사업 추진이 원활하게 이루어질 수 있도록 한다.
> ㉣ 주민들의 건강관련 지식전달에 중점을 둔다.

① ㉠㉡㉢　　　　　　　　　　② ㉠㉢
③ ㉡㉣　　　　　　　　　　　④ ㉣
⑤ ㉠㉡㉢㉣

Advice ㉣ 건강관련 지식전달뿐 아니라 실천변화를 실질적으로 유도해야 한다.

2 보건교육에 대한 정의를 가장 잘 표현한 것은?

① 보건에 대한 정보나 지식을 전달하는 것이다.
② 얻어진 지식을 비판없이 실천에 옮기는 것이다.
③ 얻어진 지식을 전달하여 태도의 변화를 가져오고 실천하도록 하는 것이다.
④ 보건지식의 전달로 잘못된 습관을 고치는 것이다.
⑤ 질병을 예방하기 위해 사용하는 방법이다.

Advice 보건교육
㉠ 궁극적으로 태도의 변화와 실천을 도모한다.
㉡ 교육자는 교육여건에 따라 보건 관련인이 모두 가능하다.
㉢ 집단·지역의 행태변화가 중요하다.
※ 공공조직교육은 주로 지역주민과 소외계층 등을 대상으로 한다.

Answer　　1.① 2.③

3 보건교육의 일반적 원리에 해당하지 않는 것은?

① 보건교육은 특정 연령층을 대상으로 한다

② 보건교육은 개인이나 집단의 건강에 관한 지식, 태도, 행위를 바람직한 방향으로 변화시키는데 목적이 있다.

③ 보건교육은 형제, 동료, 친구 사이에서도 이루어진다. 전문적 기초 지식의 결여로 부정확한 면도 있으나 모르는 것을 알도록 도와주는 데서 개인적인 신뢰나 우정이 크게 작용할 수 있다.

④ 보건교육은 거의 실제 경험과 비슷한 학습 환경에서 이루어질 때 그 효과가 매우 크다.

⑤ 보건교육은 그 지역사회에 위치해 있는 학교, 지역사회, 가정간의 접촉수단이 되어야 한다.

> **Advice** 모든 연령층을 대상으로 한다.

4 보건교육의 목적으로 적절하지 않은 것은?

① 지역사회 구성원의 건강은 지역사회의 발전에 중요한 열쇠임을 인식시킨다.

② 개인이나 집단이 자신의 건강을 스스로 관리할 수 있는 능력을 갖도록 돕는다.

③ 자신들이 속한 지역사회에 건강문제를 스스로 인식하고 자신들이 해결할 수 있는 문제는 해결하도록 돕는다.

④ 개인이나 가족, 지역사회가 질병을 예방하고 최적의 건강을 유지하는 책임을 촉진한다.

⑤ 보건전문가의 지역사회주민의 건강을 위한 예산수립이 가장 중요하다.

> **Advice** ①~④ 모두 WHO에서 밝히고 있는 보건교육의 목적

5 지역사회에서 보건교육의 비중이 커지는 이유로 적절하지 않은 것은?

① 질병치료에 드는 엄청난 의료비의 절감

② 만성질환의 감소

③ 지역주민들이 스스로 건강을 지키려고 하는 소비자 운동으로서의 보건교육의 강화가 촉진

④ 지역주민의 건강생활을 위한 보건교육 요구도 증가

⑤ 질병양상의 변화와 의학기술의 한계에 따른 보건교육의 상대적 가치

> **Advice** 만성질환의 증가

Answer 3.① 4.⑤ 5.②

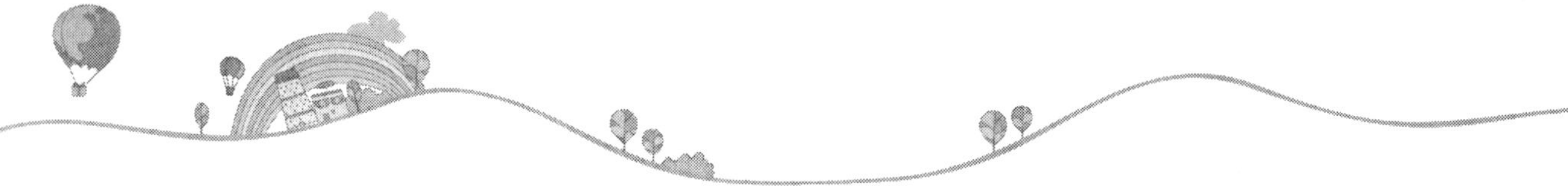

6 **지역사회에서 보건교육사의 주요 임무는?**

① 커뮤니케이션 방법의 익숙

② 지역사회 주민의 건강 상담

③ 지역사회 내 활용자원 조사

④ 지역사회 주민의 건강요구 파악

⑤ 질병치료사로서의 역할

> **Advice** 지역사회에서의 보건교육사의 주요 임무는 의사소통방법의 익숙이다.

7 **NCHEC에서 제시한 전문보건교육사의 7대 책임이 아닌 것은?**

① 보건교육을 위한 개인과 지역사회의 요구도 사정

② 보건교육전략, 중재, 프로그램 기획, 수행

③ 보건교육과 관련된 평가와 연구 수행

④ 보건교육전략, 중재, 프로그램 관리, 행정

⑤ 보건교육 예산확보가로서의 활동

> **Advice** 전문보건교육사 7대 기본적 책임(미국)
> ㉠ 보건교육을 위한 개인과 지역사회의 요구도 사정
> ㉡ 보건교육전략, 중재, 프로그램 기획
> ㉢ 보건교육전략, 중재, 프로그램 수행
> ㉣ 보건교육과 관련된 평가와 연구 수행
> ㉤ 보건교육전략, 중재, 프로그램 관리, 행정
> ㉥ 보건교육 정보원으로서의 활동
> ㉦ 건강과 보건교육을 위한 지원 및 의사소통

8 **1995년 미국 국제보건교육표준위원회에서 제시한 보건교육의 목표로 적절하지 않은 것은?**

① 건강증진 및 질병예방과 관련된 개념의 이해

② 정확한 정보 및 건강증진서비스에 접근할 수 있는 능력 함양

③ 건강개선, 건강위험을 촉진하는 능력

④ 문화, 매체, 기술 등이 건강에 미치는 영향 인지

⑤ 건강개설을 위한 커뮤니케이션 기술 함양

> **Advice** 보건교육의 목표
> ㉠ 건강증진 및 질병예방과 관련된 개념의 이해
> ㉡ 정확한 정보 및 건강증진서비스에 접근할 수 있는 능력 함양
> ㉢ 건강개선, 건강위험을 줄이는 능력
> ㉣ 문화, 매체, 기술 등이 건강에 미치는 영향 인지
> ㉤ 건강개설을 위한 커뮤니케이션 기술 함양
> ㉥ 건강개설을 위한 목표 설정, 의사결정기술 능력 함양
> ㉦ 개인의 건강, 가족의 건강, 지역사회의 건강을 위해 지원활동 유도

Answer　　6.① 7.⑤ 8.③

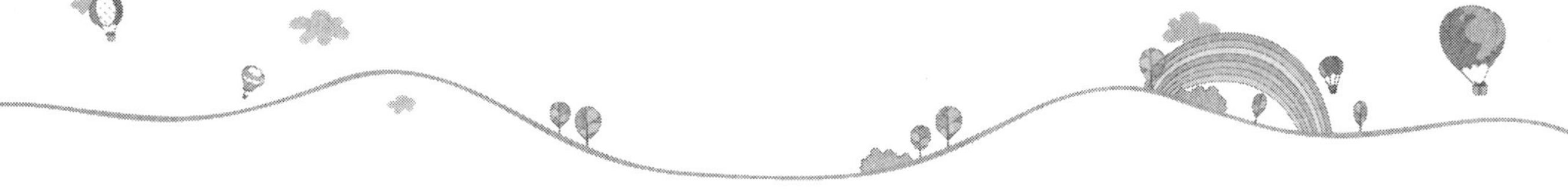

9 다음 중 Kemp가 제시한 교수설계 모형 단계로 적절하지 않은 것은?

① 과목의 주제를 설정하여 일반목표 세움
② 수업 받을 학습자집단의 중요한 특성을 확인
③ 달성해야 할 학습목표를 추상적 용어로 명시화
④ 각 학습목표 달성을 위한 필요한 학습내용을 나열
⑤ 학습자들의 배경과 학습자들이 그 주제에 관하여 얼마나 알고 있는지 사전평가

> **Advice** 교수설계 모형 8단계(Kemp)
> ㉠ 과목의 주제를 설정하여 일반목표 세움
> ㉡ 수업 받을 학습자집단의 중요한 특성을 확인
> ㉢ 달성해야 할 학습목표를 측정가능한 행동용어로 명시화
> ㉣ 각 학습목표 달성을 위한 필요한 학습내용을 나열
> ㉤ 학습자들의 배경과 학습자들이 그 주제에 관하여 얼마나 알고 있는지 사전평가
> ㉥ 학습목표 달성을 위한 학습내용은 다른 교수학습 활동과 이에 필요한 교수자료를 선택
> ㉦ 수업 계획을 수행하는데 필요한 예산, 요원, 시설, 도구, 일정 등을 조정·계획
> ㉧ 계획상의 필요한 부분은 수정하고 재평가할 의도를 가지고 학습목표에 근거하여 학생의 학습결과를 평가

10 다음 중 보건교육의 '전개'단계에서 이루어지는 활동으로 적절하지 않은 것은?

① 학습내용 제시
② 학습자료 제시
③ 학습자의 참여유도
④ 다양한 수업방법의 사용
⑤ 보충자료 제시

> **Advice** 정리단계
> ① 학습과제에 대한 요약정리
> ② 연습을 통한 강화
> ③ 일반화
> ④ 보충자료 제시·다음 수업내용 예고

11 보건교육과정에서 고려해야 할 사항으로 적절하지 않은 것은?

① 피교육자의 능력
② 피교육자의 교육내용 실천의 정도
③ 피교육자의 주의 집중도
④ 피교육자의 교육에 대한 욕구
⑤ 피교육자의 자질

> **Advice** 이외에도 피교육자의 교육에 대한 확신, 피교육자의 교육에 대한 만족, 교육내용의 정확하고 확실한 근거, 지역사회 및 지역사회 주민에 대한 각종 사항, 보건교육 대상 지역에 대한 고려, 교육담당자의 자질 등을 고려해야 함

Answer   9.③ 10.⑤ 11.⑤

12 보건교육사의 자질에 대한 설명으로 적절하지 않은 것은?

① 객관성

② 의사소통 기술의 융통성

③ 긍정적 대인관계

④ 지속적이고 효과적인 교육방법의 연구

⑤ 자발적 보건교육의 참여유도를 위한 동기유발

   Advice ② 의사소통 기술의 전문성

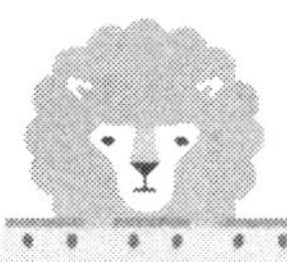

CHAPTER 02

건강증진의 이해

① 건강증진의 개념

1. 건강증진의 정의

(1) 세계보건기구(WHO, 1984년)

사람들이 건강에 대한 관리의 능력을 높이고 자신의 건강을 향상 시킬 수 있게 하는 과정

(2) 오타와회의, 제1차 국제회의(1986년)

① 건강이란 삶의 목적이 아닌 일상생활을 위한 자원

② **건강증진**…사람들을 자신의 건강에 대하여 통제력을 증가시키고 건강을 향상시키는 능력을 갖도록 하는 과정으로 모든 사람들이 건강능력을 최대한 개발하는 것이며, 평등한 기회와 자원의 확보를 목적으로 한 공공정책수립, 지리적 환경확보, 개인의 건강관리기술 개발, 치료적인 관리이상의 건강관리를 포함한 모든 활동으로 확대 적용된 개념

(3) 종합적 정의

건강증진은 단순히 질병의 치료나 예방에 그치는 것이 아니라 건강행위의 실천을 통한 개인의 건강 잠재력이 충분히 발휘될 수 있도록 개발하고, 건강평가를 통하여 건강 위험 요인을 조기 발견 관리함으로써 삶의 질을 향상시키고 건강 장수하기 위한 보건교육적·예방의학적·사회제도적·환경 보호적 수단을 강구하는 것

2. 건강증진의 개념 도입

(1) 캐나다의 Lalonde 보고서(1974년)

① 생활양식, 환경, 보건의료체계, 유전 및 생물학적 요인을 사망과 건강의 주된 원인으로 보았음

② 보건정책을 의료 중심에서 건강증진 중심으로 바꾸는 계기가 됨

(2) WHO의 알마아타 선언(1978년)

① **주제** … Health for all(모든 사람을 위한 건강)

② **알마아타 선언의 주요 핵심과제**
　　㉠ 건강은 기본적인 인간의 권리이다.
　　㉡ 한 국가 내에서 뿐만 아니라 국가 간에도 건강수준의 불평등이 존재한다는 사실은 수용될 수
　　　없다.
　　㉢ 건강은 사회의 중요한 목적이다.
　　㉣ 건강과 사회발전 간의 상호적인 관계를 인정한다.
　　㉤ 건강을 위해 일하려면 여러 다른 분야의 협력이 필요하다.
　　㉥ 개인적으로나 집단적으로 자신들의 건강관리에 대해 권리와 의무를 갖는다.
　　㉦ 지역사회의 참여능력을 발전시키기 위한 수단으로 교육이 필요하다.

3. 건강증진의 목적

① 국민건강을 보장하는 건강증진정책 수립

② **정책수립과 실천을 뒷받침 할 수 있는 사회 환경 조성과 전략** … 생활환경 및 작업환경의 변화, 천연
자원의 보호 등

③ 환경조성을 효과적으로 추진하기 위해 지역사회 조직 활동의 강화

④ 건강유지 증진을 위한 기술개발

⑤ **보건의료서비스의 방향 전환** … 치료 중심에서 건강증진 방향으로 전환 및 전문가의 교육과 훈련에
의해 개인의 자가건강관리능력 향상

4. 건강증진의 목표

비용 효과적이며 지속가능한 방법으로 '자기 건강관리(self-care : 개인이 스스로의 건강을 유지·증
진하기 위한 목적으로 예방적 또는 치료적 행위에 직접 개입하는 것)능력을 향상'시키고, 개인이나
지역사회가 가지고 있는 건강잠재력을 최대한 이끌어내도록 '역량을 강화(empowerment)함'으로써 건
강한 수명을 연장하고, 만성질환 증가로 인한 국가의 경제·사회적 부담 경감

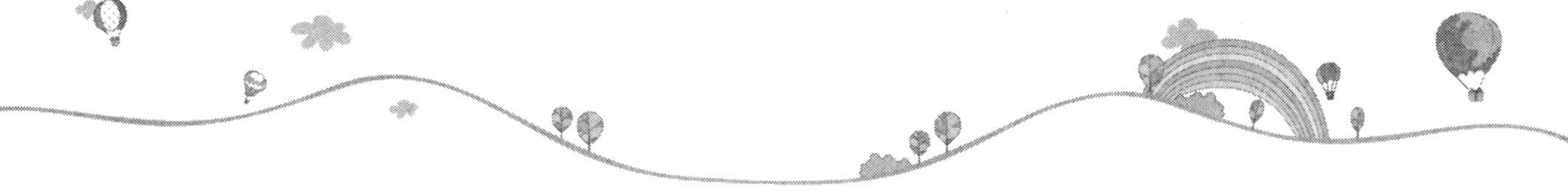

5. 건강증진의 특징

① 질병이나 특정 건강문제 중심이 아니다.

② 질병예방이 소극적인 회피성 행위인데 비해 건강증진은 적극적인 접근성 행위이다.

③ 건강행위의 실천을 통하여 건강잠재력이 충분히 발휘될 수 있도록 개발하고 건강평가를 통하여 건강 위험요인을 조기 발견함으로써, 건강을 유지·향상하기 위한 보건교육적·사회제도적·환경 보호적 수단을 강구하는 것

④ 건강증진은 건강을 향하는 긍정적이고 역동적인 과정

⑤ **건강증진의 주요 영역** … 예방, 건강보호, 보건교육

6. 건강증진의 원칙(WHO, 1990)

① 특정 건강 질병을 갖고 있는 사람들만을 대상으로 하기보다는 집단의 일상생활 내용전체를 포함

② 건강증진은 건강을 가져오고 결정짓는 행동에 지배되며 이것은 건강에 영향을 미치는 다양한 상태들을 반영하는, 건강관리를 초월한 분야들 간의 면밀한 협조가 요구됨

③ 건강 유해 요인들을 감소시키기 위한 의사소통, 교육, 의뢰 활동, 경제적 방법, 조직 변화, 지역 사회 개발, 그리고 지역의 활동들을 포함

④ 효과적이고 구체적인 지역 주민의 참여를 목표로 함

⑤ 건강증진의 활성화에 가장 중점적인 역할을 하는 사람은 의료 인력 보다는 일차 건강 관리자

7. 질병예방과 건강증진

질병예방	건강증진
① 건강악화를 막으려는 부정적(소극적)측면의 건강개념 ② 건강진단, 조기치료, 예방접종 등의 의료서비스와 건강 보호적 환경위생 및 안전시설 등이 포함	① 건강수준을 더욱 향상시키려는 긍정적, 적극적 개념 ② 건강행동변화의 주체인 개인의 의지와 노력에 의해 좌우됨

8. 건강증진에 관한 국제회의

회차	개최장소	개최 시기	주요 내용
제1차	캐나다 오타와	1988년 11월	(1) 질병의 예방과 같은 소극적인 접근방식 대신 전체 인구의 보다 나은 건강향유를 위한 생활양식 전체의 바람직한 변화유도방안으로 보건교육이 논의되었으며 보건에 관한 공공정책을 강조 (2) 건강증진의 3대 원칙 ① **옹호**(advocacy) : 건강에 대한 대중의 관심을 불러일으키고 보건의료의 수요를 충족시킬 수 있는 건강한 보건정책을 수립하도록 강력 촉구하는 것 ② **역량강화**(empowerment) : 본인과 가족의 건강을 유지할 수 있게 하는 것을 그들의 권리로서 인정하며, 이들이 스스로의 건강관리에 적극 참여하며 자신의 행동에 책임을 느끼게 하는 것 ③ **연합**(alliance) : 모든 사람들이 건강을 위한 발전을 계속하도록 건강에 영향을 미치는 모든 분야 전문가들이 협조하는 것 (3) 건강증진을 위한 5개 기본활동 ① 건강한 공공정책 확립 ② 건강을 지원하는 환경조성 ③ 지역사회 활동강화 ④ 개개인의 기술개발 ⑤ 보건의료체계의 방향 전환
제 2차	호주 아델라이드	1988년 4월	① 건강은 인간의 기본적인 권리인 동시에, 건전한 사회적 투자라는 전제로부터 출발하였으며 건강증진을 위한 정부정책의 중요성에 대해 집중 토의 실시 ② 건강증신의 수난으로 건강한 공중보건정책(여성보건, 절주 및 **금**연정책, 환경관련 정책 등) 강조
제 3차	스웨덴 선즈볼	1991년 6월	보건지원 환경구축의 중요성을 강조하고 모든 국가가 보다 적극적으로 동행할 것을 촉구
제 4차	인도네시아 자카르타	1997년 7월	21세기 건강증진을 위한 우선순위 제시 : 건강을 위한 사회적 책임향상, 건강개발을 위한 투자 증대, 건강을 위한 동반관계 구축 및 확대, 지역사회의 능력증대 및 개인역량의 강화, 건강증진을 위한 인프라 구축 제시
제 5차	멕시코	2000년 6월	건강에 대한 사회적 책임감 강조 : 건강을 위한 사회경제적 발전 강조
제 6차	태국 방콕	2005년 8월	① 건강증진정책과 건강결정요인 ② 건강한 세계로 발전하기 위한 전략 및 생활의 장에 필요한 활동 제시
제 7차	케냐 나이로비	2009년 10월	① 수행역량격차 해소를 통한 건강증진과 개발–'나이로비 선언' ② 지역사회 권능부여, 건강지식 및 건강행동, 보건시스템 강화, 파트너십 및 부문 간 활동, 건강증진 역량구축
제 8차	핀란드 헬싱키	2013년	모든 보건정책에서 보건을 고려(Health in All Policies)=HiAP

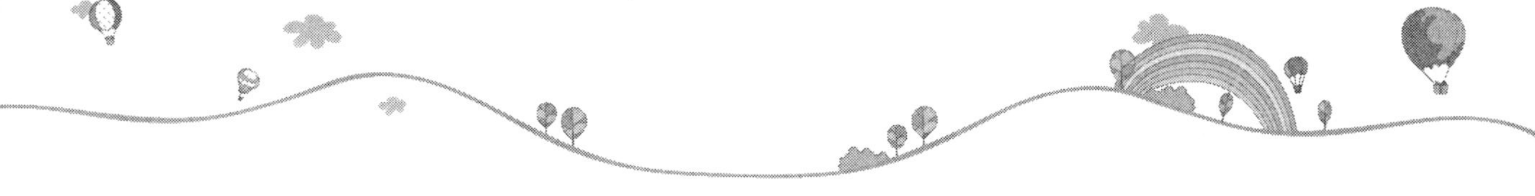

1. Tannahill의 건강증진모형(1985년)

(1) 예방활동

① **일차예방** … 위험요인 감소나 건강관련 위험행위를 줄임으로써 사고예방

② **이차예방** … 초기진단(예 유방암 초기진단)과 중재를 통해 병리학적 질병과정의 진행이나 원치 않는 상태의 진행을 예방

③ **삼차예방** … 질병이나 원치 않는 상태로 인한 피할 수 없는 합병증을 미리 예방

(2) 건강보호

건강위험요인을 제거시켜주어 사람들이 적극적으로 건전한 환경에서 살 수 있도록 조치하는 것으로 법적통제(예 음주운전 단속), 재정적 통제(예 담뱃값 상승) 등이 있음

(3) 보건교육

개인과 집단의 신념, 태도, 행위(예 금연, 절주)에 영향을 줌으로써 적극적 건강을 향상시키고, 불건강을 예방하거나 감소시킬 목적으로 행하는 일련의 의사소통 활동

(4) Tannahill의 건강증진 모델의 건강증진의 7가지 영역

① **예방에 중점을 두는 영역**
   ㉠ 예방서비스 : 예방접종, 질병 조기발견 사업 등
      예 예방접종, 선별검사, 질병조기발견 사업
   ㉡ 예방적 보건교육 : 불건강 예방에 흥미를 가지고 생활양식에 영향을 주는 교육적 노력
   ㉢ 예방적 건강보호 : 건강보호 차원에서 정책, 규칙의 제정과 시행
      예 수돗물의 불소화를 통해 치아부식 예방, 안전벨트 의무화 등의 건강보호 차원에서 정책·규칙의 제정과 시행
   ㉣ 예방적 건강보호를 위한 보건교육 : 지역민에게 보건교육을 실시하여 사회적 환경을 조성

② **적극적 건강향상에 중점을 두는 영역**
   ㉠ 적극적 보건교육 : 건강과 안녕에 관심을 두고 여가 시간을 생산적으로 활용하거나 건강관련 생활기술, 자존감 개발을 위한 것 등
   ㉡ 적극적 건강보호 : 적극적 건강을 위한 법적 조치를 하는 것
      예 깨끗한 공기를 제공하기 직장 내에서의 흡연금지 규칙을 시행
   ㉢ 적극적 건강보호를 목표로 하는 보건교육 : 대중이나 정책 결정자들에게 적극적 건강보호 수단의 중요성을 인식시키고 이들에 대한 지원을 보장받기 위한 노력

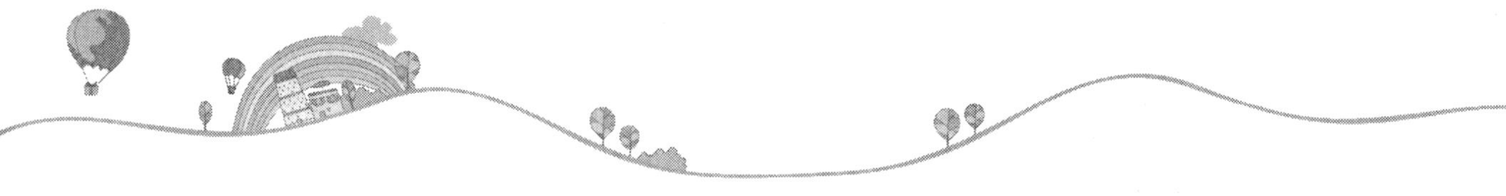

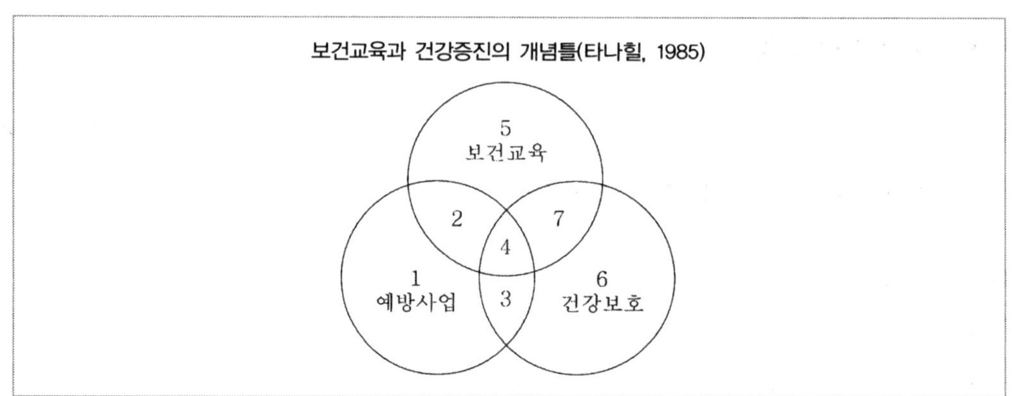

2. 건강증진모형(Pender)

(1) 특징

① 사회학습이론(건강증진 행위를 통제하는데 있어서 인식의 조정 과정이 중요함을 강조한 이론)으로부터 유래

② 건강신념 모형과 구조적으로 유사하지만, 건강신념모형은 질병예방에 초점을 두고 있고 건강증진 모형은 건강증진에 초점을 둠

③ 건강증진에 인지·지각요인이 크다는 것을 강조

(2) 주요개념

① **개인적 특성과 경험**
　　㉠ 이전의 연관된 행위 : 종종 과거에 했던 유사한 행동이나 자동적 습관들
　　㉡ 개인적 요인 : 생물(나이, 성 등), 심리(자존감, 자기 동기화), 사회문화적(인종, 민족, 교육)으로 범주화되어 있음

② **행위와 관련된 인지와 감정**
　　㉠ 행위의 지각된 이익 : 이전의 직접적 경험의 결과나 다른 사람을 관찰함으로써 얻은 대리 경험으로 행위를 수행함으로써 얻는 이익에는 내적인 것과 외적이 것이 있음
　　㉡ 행위의 지각된 장애 : 실제적인 장애 혹은 상상의 장애 모두 포함되며 불편함, 비용부담, 어려움, 시간소모 등과 관련된 개념
　　㉢ 지각된 자기 효능감 : 특정 부분에 대해 자신이 잘 할 수 있다고 느낄수록 행위에 참여하게 됨
　　㉣ 행위과 관련된 감정 : 행위와 관련된 감정은 긍정적일 수도 있고 부정적일 수도 있음
　　㉤ 인간 상호간의 영향 : 가족, 또래집단, 건강관리 제공자에 의한 규범 등
　　㉥ 상황적 영향 : 개인은 부적합하다기 보다 적합하다고 느끼고, 동떨어져 있기보다 관련되어 있으며, 불안하고 위협적이기 보다는 안전하고 안심할 수 있는 환경이나 상황에서 보다 능력껏 행동할 수 있게 됨

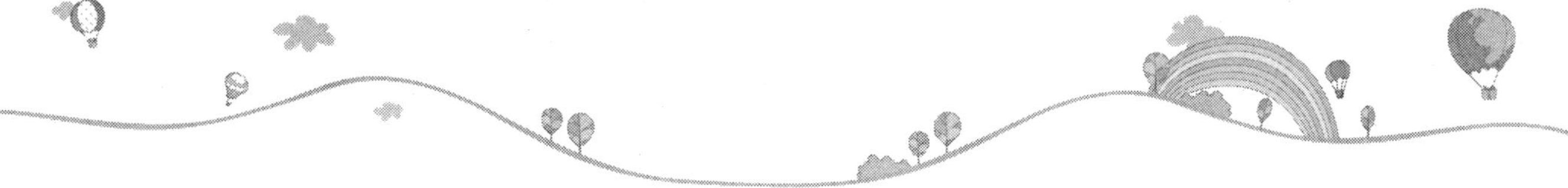

③ **행위의 결과**

㉠ **행동계획 수립** : 주어진 시간과 장소에서 특정한 사람과 함께 또는 혼자 구체적인 활동을 하거나 행위를 수행 또는 강화하기 위한 명확한 전략을 확인하는 인지적 과정을 의미

㉡ **즉각적인 갈등적 요구와 선호** : 개인이 갈등적인 다른 요구를 얼마나 잘 처리하는지는 각자의 자기조절능력에 달려 있음

㉢ **건강증진 행위** : 개인이나 집단이 최적의 안녕 상태를 이루고 자아실현 및 개인적 욕구 충족을 유지. 증진하려는 행위

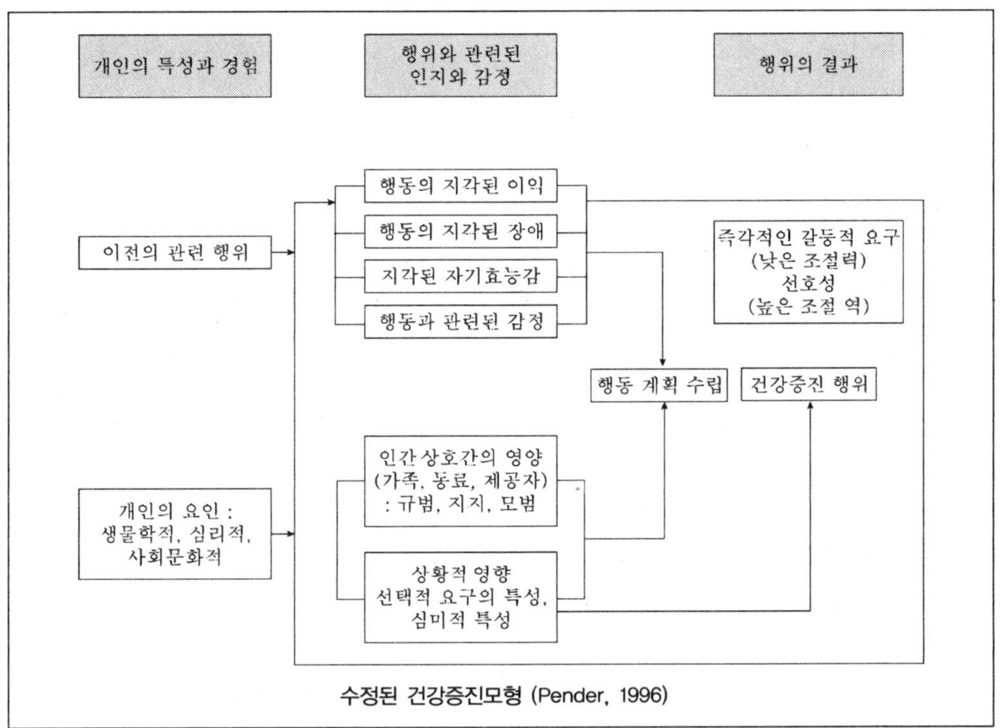

수정된 건강증진모형 (Pender, 1996)

3 국·내외건강증진사업의 이해

1. 국민건강증진법 (1995년 1월 건강증진법이 제정·공포)

(1) 제정배경

① 산업화와 도시화에 따른 환경 공해, 산업재해 및 각종 사고 발생 등 건강위험요인의 증가

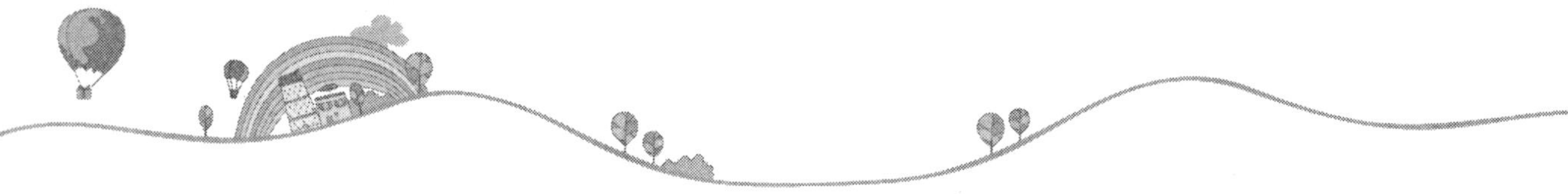

② 인구의 고령화와 생활양식의 변화로 만성퇴행성 질환을 중심으로 한 성인병의 증가, 운동부족과 스트레스 증가로 인한 위장장애, 심장장애, 정신장애 등의 질환과 약물중독의 증가

③ 의료비 부담 증가

(2) 제정목적

국민에게 건강에 대한 가치와 책임의식을 함양하도록 건강에 관한 바른 지식을 보급하고 스스로 건강생활을 실천할 수 있는 여건을 조성함으로써 국민의 건강을 증진하기 위함

(3) 주요내용

① 보건교육

② 질병예방 및 검진

③ 흡연, 음주 등 건강위해 행위에 대한 규제

④ 국민건강증진기금조성

⑤ (보건정책심의위원회의 자문을 수반하는) 보건복지부 장관의 건강증진계획 수립, 시행 및 지방자치단체장의 세부계획수립

⑥ 영양개선

⑦ 구강건강

⑧ 관계기관 간 협력요청

(4) 국민건강증진사업, 보건교육, 영양개선

① **국민건강증진사업** ··· 보건교육, 질병예방, 영양개선 및 건강생활의 실천 등을 통하여 국민의 건강을 증진시키는 사업

② **보건교육** ··· 개인 또는 집단으로 하여금 건강에 유익한 행위를 자발적으로 수행하도록 하는 교육

③ **영양개선** ··· 개인 또는 집단이 균형된 식생활을 통하여 건강을 개선시키는 것

(5) 국민건강증진법에 포함된 보건교육 관련 법령

① **11조 보건교육의 관장** ··· 보건복지부장관은 국민의 보건교육에 관하여 관계중앙행정기관의 장과 협의하여 이를 총괄한다.

② **12조 보건교육의 실시**
   ㉠ 국가 및 지방자치단체는 모든 국민이 올바른 보건의료의 이용과 건강생활을 실천할 수 있도록 그 대상이 되는 개인 또는 집단의 특성, 건강상태, 건강의식 수준 등에 따라 적절한 보건교육을 실시한다.
   ㉡ 국가 또는 지방자치단체는 국민건강증진사업관련 법인 또는 단체 등이 보건교육을 실시할 경우 이에 필요한 지원을 할 수 있다.
   ㉢ 보건복지부장관, 시 · 도지사 및 시장 · 군수 · 구청장은 제2항의 규정에 의하여 보건교육을 실시하는 국민건강증진사업관련 법인 또는 단체 등에 대하여 보건교육의 계획 및 그 결과에 관한 자료를 요청할 수 있다.

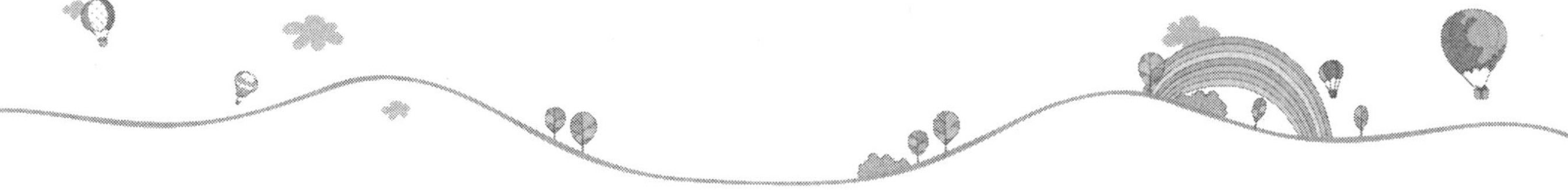

③ **13조 보건교육의 평가**

　㉠ 보건복지부장관은 정기적으로 국민의 보건교육의 성과에 관하여 평가를 하여야 한다.

　㉡ 제1항의 규정에 의한 평가의 방법 및 내용은 보건복지부령으로 정한다.

④ **14조 보건교육의 개발** … 보건복지부장관은 한국 보건 사회 연구원법에 의한 한국보건사회연구원으로 하여금 보건교육에 관한 정보·자료의 수집·개발 및 조사, 그 교육의 평가 기타 필요한 업무를 행하게 할 수 있다.

⑤ **19조 보건증진사업**

　㉠ 국가 및 지방자치단체는 국민건강증진사업에 필요한 요원 및 시설을 확보하고, 그 시설의 이용에 필요한 시책을 강구하여야 한다.

　㉡ 시장·군수·구청장은 지역주민의 건강증진을 위하여 보건복지부령이 정하는 바에 의하여 보건소장으로 하여금 다음 각 호의 사업을 하게할 수 있다.

　　• 보건교육 및 건강 상담

　　• 영양관리

　　• 구강건강의 관리

　　• 질병의 조기발견을 위한 검진 및 처방

　　• 지역사회의 보건문제에 관한 조사·연구

　　• 기타 건강교실의 운영 등 건강증진사업에 관한 사항

⑥ **25조 기금의 사용 등**

　㉠ 금연교육 및 광고, 흡연피해 예방 및 흡연피해자 지원 등 국민건강관리사업

　㉡ 건강생활의 지원사업

　㉢ 보건교육 및 그 자료의 개발

　㉣ 보건통계의 작성·보급과 보건의료관련 조사·연구 및 개발에 관한 사업

　㉤ 질병의 예방·검진·관리 및 암의 치료를 위한 사업

　㉥ 국민영양관리사업

　㉦ 구강건강관리사업

　㉧ 시·도지사 및 시장·군수·구청장이 행하는 건강증진사업

　㉨ 공공보건의료 및 건강증진을 위한 시설·장비의 확충

　㉩ 기금의 관리·운용에 필요한 경비

　㉪ 그 밖에 국민건강증진사업에 소요되는 경비로서 대통령령이 정하는 사업

> ▶ 시행령
>
> 17조 보건교육의 내용
>
> ① 금연·절주 등 건강생활의 실천에 관한 사항
>
> ② 만성 퇴행성 질환 등 질병의 예방에 관한 사항
>
> ③ 영양 및 식생활에 관한 사항
>
> ④ 구강건강에 관한 사항
>
> ⑤ 공중위생에 관한 사항
>
> ⑥ 건강증진을 위한 체육활동에 관한 사항
>
> ⑦ 기타 건강증진사업에 관한 사항

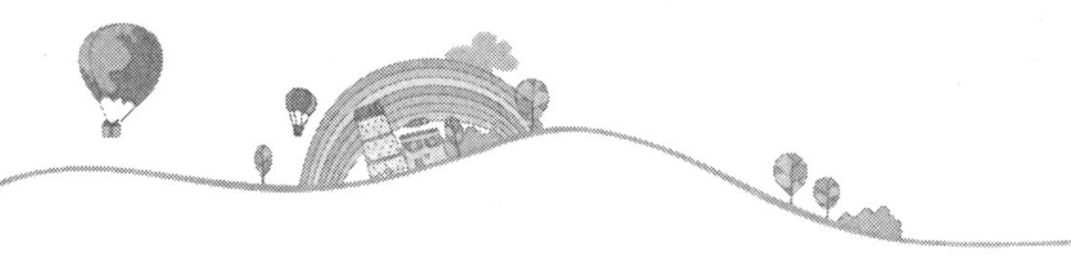

2. 우리나라 건강증진사업

(1) 국민건강증진사업의 필요성

① 국민 건강행태 개선 미흡, 만성질환 진료비 증가

② 고령화·건강형평성·새로운 건강문제 대두

③ 정책 취약질환, 시장실패 필수의료 인프라 등 건강정책 사각 영역 존재

④ 소득·생활수준 향상으로 새로운 건강수요 증가

(2) 우리나라 사망원인 순위(2014년 보건복지부 자료)

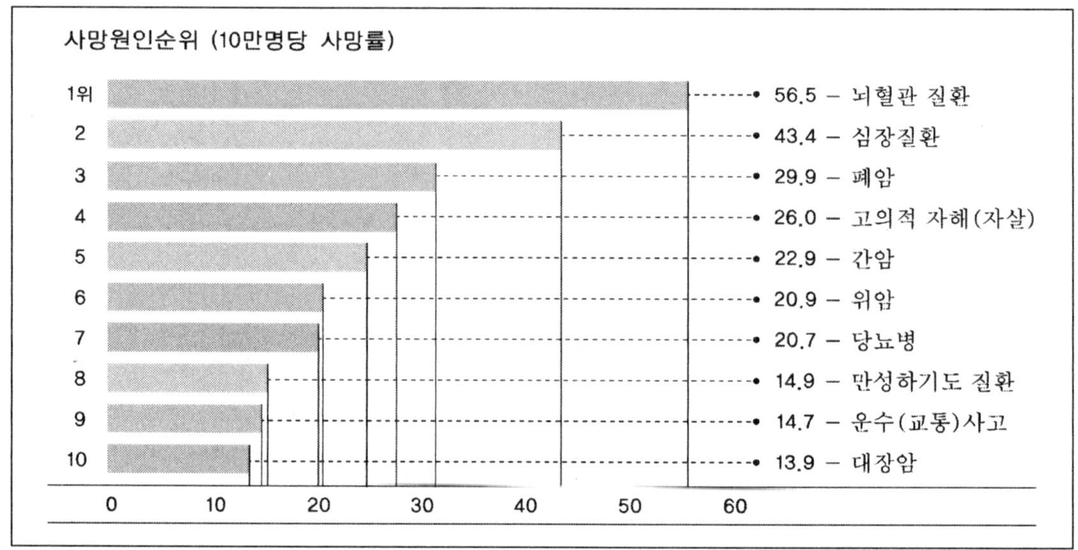

(3) 국민건강증진사업의 기본 목표

① 1995년 국민건강증진법을 제정하고, 건강증진기금을 확보

② 2002년 '국민건강증진종합계획(Health Plan 2010)'을 수립
  ㉠ 국민건강증진사업의 비전 : 온 국민이 함께 하는 건강세상
  ㉡ 국민건강증진사업의 궁극적 목표 : 건강수명장수와 삶의 질 향상
  ㉢ 국민건강증진사업의 궁극적 목표에 도달하기 위한 실천 방안
   • 국민의 건강생활 실천수준이 향상
   • 질병 예방 서비스의 접근성이 재조정
   • 건강하게 생활할 수 있는 환경여건이 조성

③ **2011년 '국민건강증진종합계획**(Health Plan 2020)**'을 수립**
  ㉠ 국민건강증진사업의 비전 : 온 국민이 함께 만들고 누리는 건강세상
  ㉡ 국민건강증진사업의 궁극적인 목표 : 건강수명연장과 건강형평성 제고

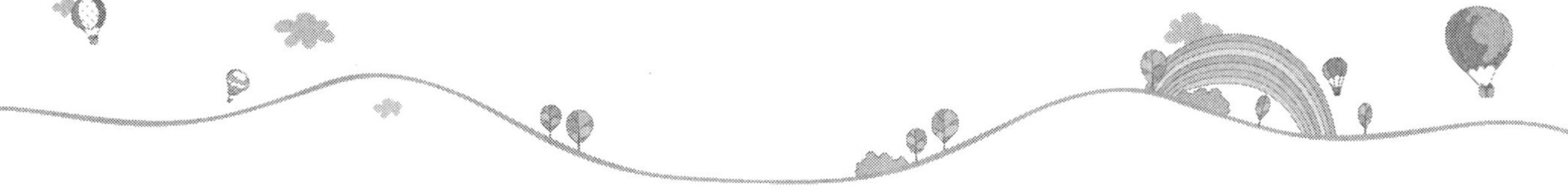

④ **2015년 12월 '국민건강종합계획**(Health Plan 2020)' **수정 및 수립**
  ㉠ 국민건강증진사업의 비전 : 온 국민이 함께하는 건강세상
  ㉡ 국민건강증진사업의 궁극적 목표 : 건강수명 연장과 건강형평성 제고
  ㉢ 국민건강증진사업의 궁극적 목표에 도달하기 위한 실천방안
    • 건강잠재력 강화
    • 질병과 조기사망 감소
    • 인구집단 간 건강격차 완화

3. 외국의 건강증진사업

(1) 미국의 건강증진사업

① **미국의 건강증진사업의 발전과정**
  ㉠ 1979 : Surgeon General's Report(건강증진과 질병예방)
  ㉡ 1980 : 국가단위의 건강증진과 질병예방 목적설정
  ㉢ 1988 : 질병통제본부에 '만성질병예방 및 건강증진센터' 설립-만성질병 예방위해 많은 예산 투입
  ㉣ 1999 : Healthy People 2000
  ㉤ 2000 : Healthy People 2010
  ㉥ 2010 : Healthy People 2020

② **Healthy People 2010의 목표**
  ㉠ 삶의 질 향상과 건강수명 연장
  ㉡ 건강수준의 불균형 해소

(2) 일본의 건강증진사업(Healthy Japan 21)

① **발전과정**
  ㉠ 1978~1987 : 국민건강가꾸기 운동
  ㉡ 1988~1997 : 활력있는 인생 80 건강계획
  ㉢ 1998~2010 : 건강일본 21

② **건강일본 21**(Healthy Japan 21) **기본개념**
  ㉠ 정확한 정보제공
  ㉡ 권한(Empowerment)
  ㉢ 자가관리
  ㉣ 지역주민 우선(Community people first)
  ㉤ 참여

③ **건강일본 21**(Healthy Japan 21)**의 목표**
  ㉠ 조기사망 예방
  ㉡ 건강한 삶 향상

④ **건강일본 21**(Healthy Japan 21)**의 9개 중점 영역**
  ㉠ 식생활
  ㉡ 신체활동 및 운동
  ㉢ 휴양 및 마음의 건강
  ㉣ 담배
  ㉤ 알코올
  ㉥ 구강보건
  ㉦ 당뇨병
  ㉧ 순환기질환
  ㉨ 암

(3) WHO 건강도시

① **목표** … 시민의 건강을 최우선으로 여기고 시민이 건강하고 쾌적하며 질적으로 높은 생활을 영위

② **건강도시의 조건**
  ㉠ 안정되고 장기적으로 지속 가능한 생태계
  ㉡ 강력하고 상호 협조적이며 통합적이고 비착취적인 지역사회
  ㉢ 삶, 건강 및 복지에 영향을 미치는 결정에 대한 시민의 높은 참여와 통제
  ㉣ 깨끗하고 안전하며 질 높은 물리적 환경(주거의 질 포함)
  ㉤ 모든 시민을 위한 기본적인 욕구의 충족
  ㉥ 다양하고 활기 넘치며 혁신적인 경제
  ㉦ 역사적, 문화적 및 생물학적 유산, 타 집단과 개인과의 연계를 조장
  ㉧ 이상의 특성과 양립하고 그것들을 증진시키는 도시 형태
  ㉨ **높은 건강수준** : 적극적 건강, 낮은 이환률
  ㉩ 모든 시민에 대한 적절한 공중보건 및 치료서비스의 최적 수준의 보장
  ㉪ 광범위하고 다양한 만남, 상호교류, 대화를 가능하게 하는 폭 넓은 경험과 자원에의 접근성

③ **우리나라의 건강도시 현황** … 1996년 과천시 시범사업을 시작으로 처음 도입된 이래, 2004년 4개 도시
  (창원시, 서울시, 원주시, 부산 진구)에서 시작하여 현재 약 82개 지자체 건강도시 프로젝트 진행 중

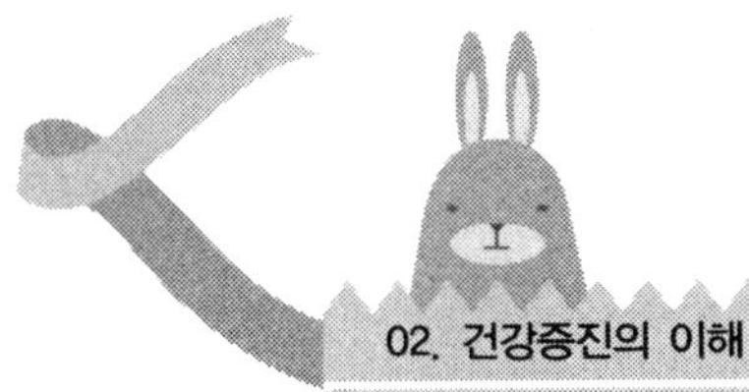

핵심예상문제

1 WHO에서 제시한 건강증진의 정의(1984)로 가장 적절한 것은?

① 건강증진은 사람들이 건강에 대한 관리의 능력을 높이고 자신의 건강을 향상 시킬 수 있게 하는 과정
② 국가 예산에 의하여 이루어지는 보건사업
③ 적극적 치료를 통해 질병이 없는 상태로 유지하는 것
④ 건강관리의 필요성을 느끼도록 하는 것
⑤ 주변인들의 도움으로 이루어지는 건강관련 행동

> **Advice** ①은 WHO의 건강증진의 정의이다.

2 다음 중 건강증진의 목적으로 적절하지 않은 것은?

① 국민건강을 보장하는 건강증진정책 수립
② 정책수립과 실천을 뒷받침 할 수 있는 사회 환경 조성과 전략
③ 환경조성을 효과적으로 추진하기 위해 개인 활동의 강화
④ 건강유지 증진을 위한 기술개발
⑤ 보건의료서비스의 방향 전환

> **Advice** ③ 환경조성을 효과적으로 추진하기 위해 지역사회 조직 활동의 강화

3 국민의 건강생활을 보장하기 위한 국민건강증진법이 제정된 연도는?

① 1989년
② 1992년
③ 1995년
④ 2000년
⑤ 2002년

> **Advice** 국민건강증진법(1995년 제정)
> 제1조(목적) : 이 법은 국민에게 건강에 대한 가치와 책임의식을 함양하도록 건강에 관한 바른 지식을 보급하고 스스로 건강생활을 실천할 수 있는 여건을 조성함으로써 국민의 건강을 증진함을 목적으로 한다.

(Answer) 1.① 2.③ 3.③

4 건강증진의 원칙으로 적절하지 않은 것은?

① 특정 건강 질병을 갖고 있는 사람들만을 대상으로 한다.

② 건강증진은 건강을 가져오고 결정짓는 행동에 지배된다. 이것은 건강에 영향을 미치는 다양한 상태들을 반영하는, 건강관리를 초월한 분야들 간의 면밀한 협조가 요구된다.

③ 건강 유해 요인들을 감소시키기 위한 의사소통, 교육, 의뢰 활동, 경제적 방법, 조직 변화, 지역 사회 개발, 그리고 지역의 활동들을 포함한다.

④ 효과적이고 구체적인 지역 주민의 참여를 목표로 한다.

⑤ 건강증진의 활성화에 가장 중점적인 역할을 하는 사람은 의료 인력보다는 일차 건강 관리자이다.

> **Advice** 특정 건강 질병을 갖고 있는 사람들만을 대상으로 하기보다는 집단의 일상생활 내용 전체를 포함한다.

5 2014년 기준 우리나라에서 가장 많은 사망원인은?

① 심장 질환   ② 폐암

③ 뇌혈관 질환   ④ 호흡기 질환

⑤ 각종 외부요인에 의한 사고

> **Advice** 사망원인 순서 … 뇌혈관질환 > 심장질환 > 폐암 > 고의적 자해(자살) > 간암 > 위암 > 당뇨병 > 만성 하기도 질환 > 운수(교통)사고 > 대장암

6 다음 중 WHO의 건강증진 학교의 영역에 해당하지 않는 것은?

① 건강한 학교 보건정책   ② 학교의 신체적 환경

③ 학교의 사회적 환경   ④ 지역사회와의 연계

⑤ 건강한 삶을 위한 활동

> **Advice** ① 건강한 학교 보건정책
> ② 학교의 물리적 환경
> ③ 학교의 사회적 환경
> ④ 지역사회와의 연계
> ⑤ 건강한 삶을 위한 활동

7 건강증진을 예방, 건강보호, 보건교육 등 세 가지 활동영역의 중복요소로 구성된 모형으로 제시하고 있는 학자는?

① Odonell   ② Green

③ Tanahill   ④ Bradshow

⑤ Pender

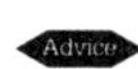

Answer   4.①   5.③   6.②   7.③

8 1986년 제 1차 건강증진에 대한 국제회의가 시작된 것을 비롯하여 8차의 건강증진 국제회의가 개최되었다. 8차 건강증진 국제회의가 개최된 곳은?

① 뉴욕
② 헬싱키
③ 서울
④ 시드니
⑤ 오타와

> Advice 1차 캐나다(오타와), 2차 호주(아델라이드), 3차 스웨덴(선즈볼), 4차 인도네시아(자카르타), 5차 멕시코, 6차 태국(방콕), 7차 케냐(나이로비), 8차 핀란드(헬싱키)

9 일본의 건강증진사업인 건강일본 21의 기본개념에 해당되지 않는 것은?

① 정확한 정보제공
② 권한
③ 자가관리
④ 개인우선
⑤ 참여

> Advice ④ 개인우선이 아닌 지역주민 우선

10 국민건강증진법의 주요내용으로 적절하지 않은 것은?

① 보건교육
② 질병치료
③ 흡연, 음주 등 건강위한 행위에 대한 규제
④ 국민건강증진기금조성
⑤ 영양개선

> Advice ② 질병치료가 아닌 질병예방 및 검진

Answer   8.② 9.④ 10.②

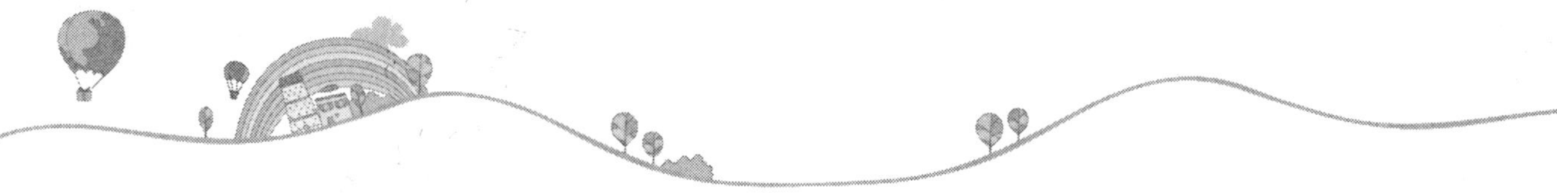

11 오타와헌장의 주요 원칙으로 적절한 것은?

① 옹호, 역량강화, 연합

② 예방, 치료, 연합

③ 역량, 예방, 연합

④ 연합, 치료, 옹호

⑤ 옹호, 역량강화, 치료

> **Advice** ㉠ **옹호**(advocacy) : 건강에 대한 대중의 관심을 불러일으키고 보건의료의 수요를 충족시킬 수 있는 건강한 보건정책을 수립하도록 강력히 촉구하는 것
> ㉡ **역량강화**(empowerment) : 본인과 가족의 건강을 유지할 수 있게 하는 것을 그들의 권리로서 인정하며, 이들이 스스로의 건강관리에 적극 참여하며 자신의 행동에 책임을 느끼게 하는 것
> ㉢ **연합**(alliance) : 모든 사람들이 건강을 위한 발전을 계속하도록 건강에 영향을 미치는 모든 분야 전문가들이 협조하는 것

12 캐나다 오타와 헌장에 나타난 건강증진을 위한 5개 기본활동에 해당하지 않는 것은?

① 건강한 공공정책 확립

② 건강을 지원하는 환경조성

③ 개인 활동강화

④ 개개인의 기술개발

⑤ 보건의료체계의 방향 전환

> **Advice** ③ 지역사회 활동강화

13 오타와 헌장에 포함된 주요 원칙으로 적절한 것은?

① 옹호는 모든 사람들이 건강을 위한 발전을 계속하도록 건강에 영향을 미치는 모든 분야 전문가들이 협조하는 것이다.

② 연합은 건강에 대한 대중의 관심을 불러일으키고 보건의료의 수요를 충족시킬 수 있는 건강한 보건정책을 수립하도록 강력 촉구하는 것이다.

③ 역량은 모든 사람들이 건강하도록 관련 분야 사람들이 모이는 것이다.

④ 역량강화는 본인과 가족의 건강을 유지할 수 있게 하는 것을 그들의 권리로서 인정하며, 이들이 스스로의 건강관리에 적극 참여하며 자신의 행동에 책임을 느끼게 하는 것

⑤ 촉구는 보건의료의 수요를 충족시키기 위한 건강한 보건정책 도입을 요구하는 것이다.

> **Advice** ㉠ **옹호** : 건강에 대한 대중의 관심을 불러일으키고 보건의료의 수요를 충족시킬 수 있는 건강한 보건정책을 수립하도록 강력히 촉구하는 것
> ㉡ **연합** : 모든 사람들이 건강을 위한 발전을 계속하도록 건강에 영향을 미치는 모든 분야 전문가들이 협조하는 것

Answer　11.① 12.③ 13.④

14 모든 사람들이 건강을 위한 발전을 계속하도록 건강에 영향을 미치는 모든 분야 전문가들이 협조하는 것은 다음 중 어디에 해당하는가?

① 책임　　　　　　　　　　② 연합
③ 역량　　　　　　　　　　④ 옹호
⑤ 촉구

> **Advice** 건강증진의 3대 원칙
> ㉠ 옹호(advocacy)
> ㉡ 역량강화(empowerment)
> ㉢ 연합(alliance)

15 발병 이전에 환경개선, 저항력 향상의 노력으로 예방하는 단계는?

① 1차 예방　　　　　　　　② 2차 예방
③ 3차 예방　　　　　　　　④ 보건교육
⑤ 건강보호

> **Advice** ㉠ 1차 예방 : 발병 이전에 환경을 개선하고 병에 대한 저항력을 높이는 등의 노력으로서 건강을 유지·증진시키는 것
> ㉡ 2차 예방 : 일단 발병하였으면 가능한 한 조기에 알아내어 이를 치료하며, 병이 더 중증으로 되는 것을 예방하는 것

16 길거리에서 낱개로 담배를 피워보도록 시연하는 것을 법적으로 규제하는 것은 타나힐의 건강증진 요소 중 어디에 속하는가?

① 예방　　　　　　　　　　② 건강권리
③ 건강보호　　　　　　　　④ 보건교육
⑤ 예방보호

> **Advice** ① 예방활동 : 1차예방, 2차예방, 3차 예방
> ③ 건강보호 : 건강위험요인을 제기시켜주어 사람들이 적극적으로 건전한 환경에서 살 수 있도록 조치하는 것으로 법적통제, 재정적통제 등이 있음
> ④ 보건교육 : 개인과 집단의 신념, 태도, 행위에 영향을 줌으로서 적극적 건강을 향상시키고 불건강을 예방하거나 감소시킬 목적으로 행하는 일련의 의사소통 활동

Answer　　14.② 15.① 16.③

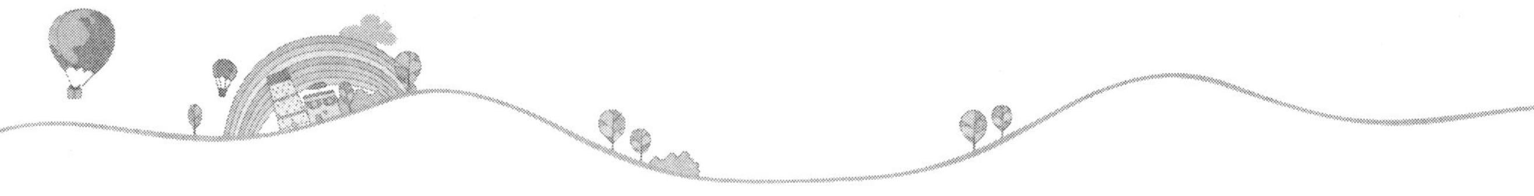

17 3차 예방단계는?

① 쉽게 질병으로부터 회복될 수 있다.
② 능력이 저하된 개인이 적정기능 수준을 유지하도록 하는 것이다.
③ 특별한 질병이 나타나기 이전의 상태로 되돌리는 것이다.
④ 질병이나 원치 않는 상태로 인한 피할 수 없는 합병증이 유발된다.
⑤ 3차 예방의 목표는 특별한 상태의 증상이 나타나기 이전의 상태로 되돌리는 것이다.

> **Advice** 3차 예방: 이미 발병했을 때 그 후유증의 발생을 예방하여 신체기능에 장애가 오지 않도록 하는 것

18 Pender의 건강증진모형 중 행위와 관련된 인지와 감정에 해당하지 않는 것은?

① 행위의 지각된 이익
② 행위의 지각된 장애
③ 지각된 자기 효능감
④ 행위과 관련된 감정
⑤ 건강증진 행위

> **Advice** ⑤ 건강증진 행위는 행위의 결과에 해당

19 질병예방과 건강증진의 차이에 대한 설명으로 적절하지 않은 것은?

① 질병예방은 건강증진에 비해 건강악화를 막으려는 부정적 측면의 건강 개념이다.
② 질병예방에는 조기치료, 예방접종 등의 의료서비스와 건강 보호적 환경위생 및 안전시설 등이 있다.
③ 건강증진은 질병을 가진 인구의 건강에 초점을 둔다.
④ 건강증진은 건강수준을 더욱 향상시키려는 노력이며, 긍정적 측면의 개념이다.
⑤ 건강증진은 개인의 의지와 노력에 좌우된다.

> **Advice** ③ 질병예방은 질병을 가진 인구의 건강에 초점을 둠

Answer 17.② 18.⑤ 19.③

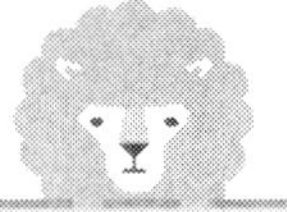

CHAPTER 03

보건교육 관련 이론

1 학습 이론

1. 동기이론

(1) 동기는 인간이 어떤 목적을 향하여 특정한 행동을 하도록 유도하는 상태

(2) 종류

내용이론, 과정이론, 고전이론, 욕구이론, 동기위생이론, 기대이론 등

2. 행동주의 이론

(1) 정의

사람들이 상호 작용하는 환경이나 사건에 초점을 두고 접근함. 즉, 행동주의 이론은 내적요인(신념, 태도, 가치)보다는 행동에 영향을 줄 수 있는 외부적 자극이나 조작할 수 있는 외적인 요소들에 강조점을 둠.

(2) 행동주의 학습원리

① 반복은 학습을 증진시킨다.

② 새로운 자료를 간격을 두고 제시함으로써 학습을 돕는다.

③ 어떤 행동이 일어난 직후 정확하고 즉각적인 피드백을 줌으로써 학습을 향상시킨다.

④ 정서적 각성, 적절한 긴장 등은 주의집중에 영향을 준다.

⑤ 학습자에게 적절한 보상을 주면서 충분히 연습하도록 한다.

⑥ 시간간격을 두고 적절하게 긍정적 보상을 제공한다.

3. 인지주의 이론

(1) 정의

인간의 내면에 있는 지식과 태도, 가치, 신념과 같은 인지적 요인을 행동으로 변화시키도록 접근하는 것으로 사람들이 삶의 경험을 통해 얻은 지식과 태도, 가치, 기술과 같은 머릿속에 지니고 다니는 것들과 행동의 연관성을 다루는 이론

(2) 인지주의 학습원리

① 주의집중은 학습을 증가시킨다.

② 정보자료를 조직화할 때 학습을 증진시킨다.

③ 정보를 관련지음으로써 학습을 증가시킨다.

④ 신기함이나 새로움은 파지에 영향을 준다.

⑤ 우선적인 것은 파지에 영향을 준다.

⑥ 각 사람들의 학습유형은 다양하다.

⑦ 새로이 학습한 내용을 다양한 배경에서 적용하는 것은 그 학습의 일반화를 도와준다.

⑧ 모방은 하나의 학습방법이다.

4. 인본주의 이론

(1) 정의

인간이 가진 잠재력에 관심을 가지는 이론으로 인간은 본성적으로 성장과 성취를 추구하는 경향이 있으며 종국에는 자아실현을 성취하기 위해 학습한다고 보는 이론

(2) 대표적인 인본주의 학자

① **머슬로우**(Maslow) … 인간은 자아실현을 위해 교육에 힘쓰는 존재로 '욕구의 위계'에서 하위에 속하는 개인의 기본 생물학적 및 사회적 요구가 먼저 충족되어야 상위의 욕구를 자유롭게 추구하여 궁극적으로는 자아실현에 이르게 된다는 인간행동의 방향성을 제시

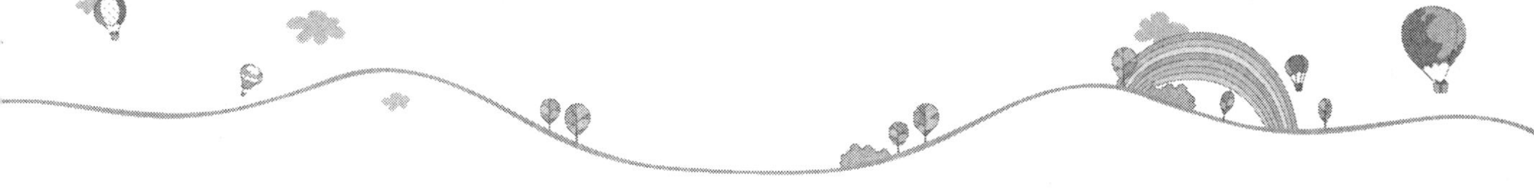

☆ **머슬로우의 욕구 피라미드**

② **로저스** … 내담자를 수동적인 존재로 규정하던 기존의 접근에서 벗어나 내담자 중심의 상담과 비지시적 접근법이 심리 치료에 훨씬 더 효과적이라고 주장했으며 비지시적 또는 인간중심의 상담이 보건교육에도 성공할 수 있다고 함

(3) 인본주의 학습원리

① 학습자의 생물, 심리·사회적 및 문화적 현실은 학습경험에 대한 학습자의 지각을 형성

② 학습자가 자신의 학습과정으로 조절할 때 학습이 증가

③ 학습에는 적극적인 참여가 필요

④ 동기화는 학습을 강화

⑤ 학습자로 하여금 자신의 감정을 표현하고 통찰과 행동을 통한 새로운 통합을 실행함으로써 자신의 문제를 해결하는 학습경험을 제공

5. 구성주의 이론

(1) 정의

① 아는 것은 인간의 사전 경험을 바탕으로 개개인의 마음에 구성이 된다고 주장하는 이론

② 지식이 인식의 주체인 인간과 별개로 외부에 존재한다고 주장하는 객관주의와는 상반되는 인식

(2) 학습에 대한 구성주의적 관점

① 학습은 학습자가 지식을 내적으로 표상화하고 경험을 개인적으로 해석하는 구성의 과정이며, 지식의 영역은 사전에 구체화 될 수 있을지라도 내용이나 결과는 사전에 구체화될 수 없다.

② 학습의 유형은 학습내용이나 맥락과 독립적으로 구별될 수 없으며, 학습 결과는 지식구성의 과정과 그 과정에 대한 반성적 인지 개발에 초점을 두어야 한다.

③ 학습의 목적은 실제적인 과제로부터 실세계의 과제를 해결하는 과정에서 도출된 보다 구체적 목표로 결정되어야 한다.

④ 교사는 학습자들에게 학습과정의 모범이 되어야 하고, 그들을 전문가 수준으로 이끌어가야 하며, 미리 계획되지 않은 교사의 반응으로 학생들을 지도해야 한다.

⑤ 학습자들은 하나의 문제에 대해 다양한 관점을 구성할 수 있어야 한다. 이러한 다양한 관점을 획득하기 위한 핵심적인 전략은 협동적 학습 환경과 예제의 사용이다.

(3) 구성주의적 학습원칙

① 체험학습

② 자기성찰적 학습

③ 협동학습

④ 실제적 성격의 과제 제시

⑤ **교사로서의 역할** : 촉진자, 동료학습자

2 보건교육 관련 행위이론

1. 개인 수준의 이론들

개인 내의 혹은 개인적 수준은 건강증진 수행에 있어서 가장 기본적인 것이기 때문에 계획자들은 개인의 행동을 설명할 수 있어야 하고 개인의 행동을 변화 시킬 수 있어야 함

(1) 합리적 행위 이론(Theory of Reasoned Action : TRA)

① **특징**
　㉠ 특정 행위 의도를 파악함으로써 행위를 예측하는 이론
　㉡ 행위가 의지의 조절 하에 있기 때문에, 의도한 행위 수행에 장애가 없다고 가정할 때 사회적 행위나 건강관련행위를 예측할 수 있다고 설명

② **주요내용**
　㉠ **행동에 대한 의도** : 인간의 행동은 그 행동을 하고자 하는 개인의 의향에 의해 결정되기 때문에 행동하고자 하는 의향은 행동에 대한 가장 직접적인 결정요인이 된다는 것
　㉡ **행위에 대한 태도** : 행위가 초래할 결과의 가치와 그 결과들이 발생할 가능성을 따져서 결정
　㉢ **주관적 규범** : 주위의 중요한 사람들이 그 행위와 관련하여 어떠한 기대를 하는지에 대한 개인의 판단과 그러한 기대에 부응하려는 동기에 의해 결정

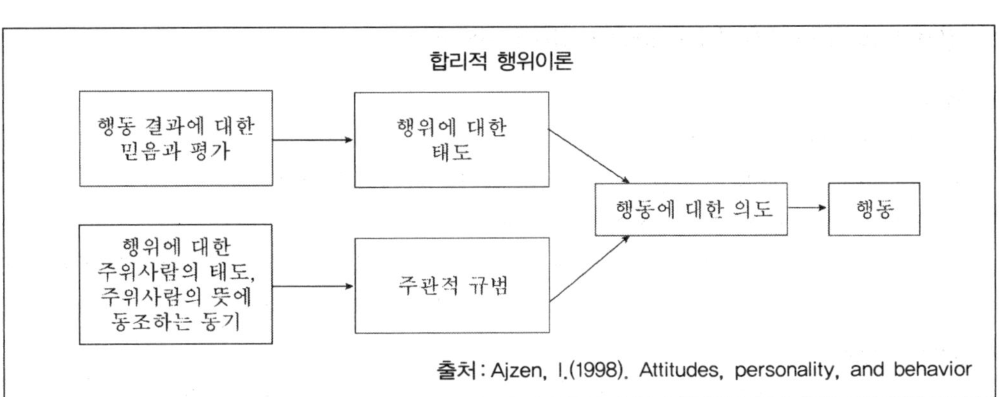

(2) 계획된 행동 이론 (Theory of Planned Behavior : TPB)

① 특징
- ㉠ 합리적 행위 이론에 행동 통제 신념 구조가 추가된 것
- ㉡ 합리적인 행동이론과는 달리 의향에 영향을 미치는 요소로 인지된 행동 통제를 포함하고 있음

② 주요내용
- ㉠ 행위에 대한 태도 : 어떤 태도·대상에 대해 개인이 반응하는 소인으로 감정을 갖고 있으며 학습에 의해 변화하고 행동의 소인이 되며 특정대상에 대해 좋아하고 싫어하는 감정을 나타내는 선호적 특징을 가짐
- ㉡ 주관적 규범 : 주어진 행위를 수행하는 것에 대해 대상자가 주변사람들의 자신에 대한 기대감을 주관적으로 지각하는 것
- ㉢ 인지된 행동통제 : 특정한 행동수행의 어려움이나 용이함을 지각하는 정도
- ㉣ 행동에 대한 의도 : 특정행동에 대한 동기유발이나 준비를 의미. 인간은 그 행동을 하고자 하는 개인의 의향에 의해 결정되기 때문에 행동하고자 하는 의향은 행동에 대한 가장 직접적인 결정요인

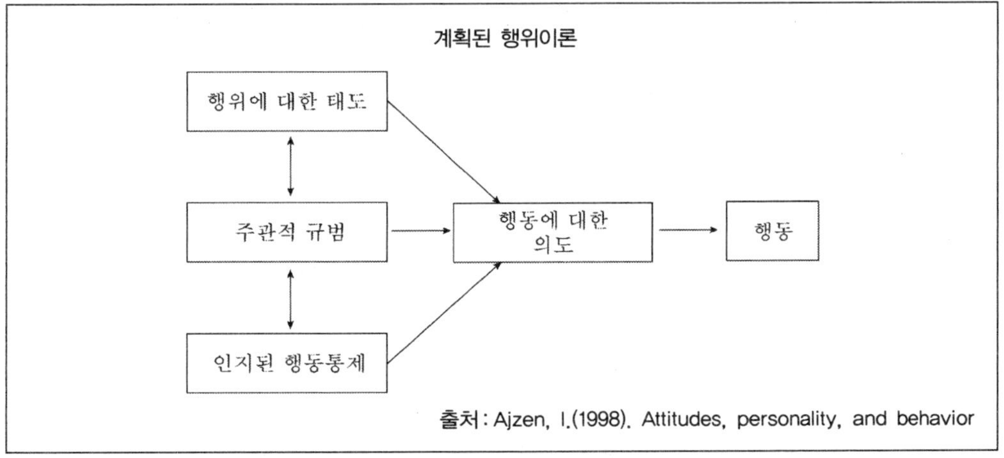

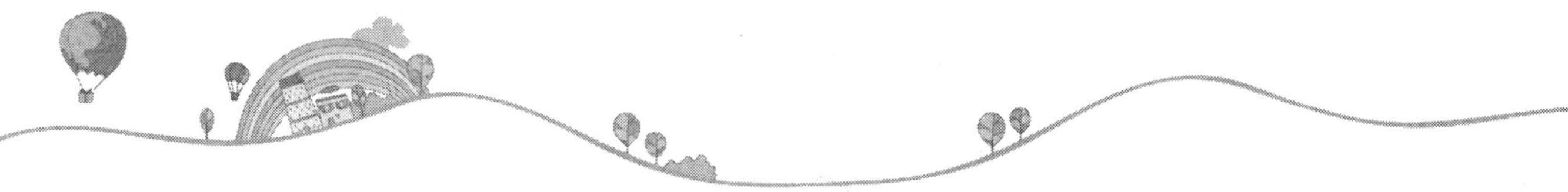

(3) 건강신념모형(Health Belief model, HBM, 1950)

① **특징**
- ㉠ 건강 행위를 예측하는데 사용
- ㉡ 사람들이 질병 예방 행위를 할 가능성을 높이는 것이 궁극적인 목표
- ㉢ 인지가 의사결정에 가장 중요한 역할을 함
- ㉣ 신념은 어떤 행동의 결과에 대한 기대를 불러일으키게 되며, 이를 동기 있는 행동의 기대라고 함
- ㉤ 보건교육 대상 집단의 요구도 진단 시 유용하게 사용

② **5가지 주요개념**
- ㉠ **인지된 감수성** : 질병에 걸릴 위험에 대한 주관적인 인식으로 진단된 병명을 받아들이고 이 질병의 재발 가능성에 대한 판단 및 일반적인 질병에 대한 민감성을 포함
- ㉡ **인지된심각성** : 질병에 감염되거나 질병을 치료하지 않고 방치하는 것이 얼마나 심각한가를 인지하는 것
- ㉢ **인지된 유익성** : 감수성이나 심각성보다는 건강행동이 실행 가능하고 효과가 있다고 인지하는 정도(지각된 이익정도)에 따라 건강행동을 하게 됨
- ㉣ **인지된 장애요인** : 사람들이 특정 행위를 수행하는데 부딪칠 어려움에 대한 인지정도로, 특정행위에 참여하는데 비용이 많이 든다던지 불쾌감을 느낀다던지 하는 것들이 포함됨
- ㉤ **행위를 위한 중재** : 사람들로 하여금 특정 행위에 참여하도록 자극을 줄 수 있는 중재로 보건교육이나 대중매체를 이용한 광고 등이 있음

(4) 횡이론적 변화단계모형(The Transtheoretical Model : TTM)

① **특징**
- ㉠ 개개인의 건강생활 습관 정도 및 태도, 지식 등에 따라 보건교육적 접근법을 달리하여 접근하는 방법
- ㉡ 중요 중재 이론으로부터 변화의 원리와 과정들을 통합하여 변화단계를 설명
- ㉢ 행동변화에 대한 준비나 시도 여부는 개인에 따라 또는 개인 내에서도 시간에 따라 달라짐

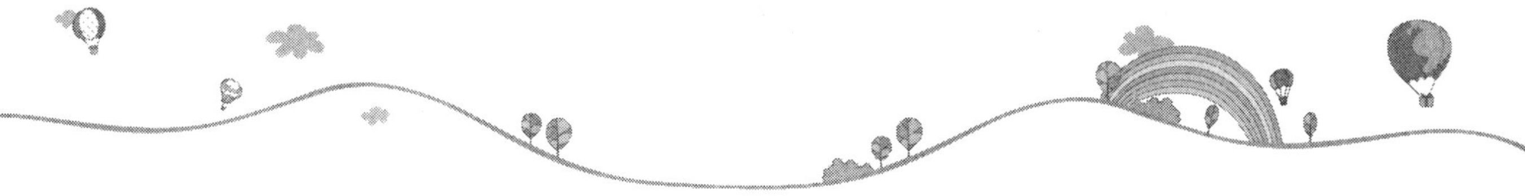

② **변화 단계**

단계	특징	교육전략
계획 전 단계	• 가까운 미래(6개월 이내)에 행동을 변화시킬 의사가 없음 • 자신의 행동에 문제를 갖지 않으며 변화하여야 할 필요성을 느끼지 않음	**교육과 홍보**: 인식을 갖도록 하기위해 문제점에 대한 정보 제공
계획단계	• 문제를 인식(6개월 이내) • 주위로부터 자극이나 동기부여가 없다면 이러한 단계가 지속되면서 올바르지 못한 행동이 계속될 수 있음	자가 평가를 하며 구체적인 계획을 세울 수 있도록 긍정적인 부분을 강조
준비단계	• 1달 이내에 행동으로 옮길 계획이 있음 • 구체적인 행동실행계획이 잡혀져 있는 단계	행동실천교육, 행동 중심적인 프로그램을 통해 기술을 가르쳐주고 실천계획을 세울 수 있도록 도와주고 할 수 있다는 자신감 제공
행동단계	• 행동을 실행에 옮긴지 6개월 이내 • 건강한 생활습관을 갖기 위하여 노력하는 단계	**중재**: 칭찬을 하며, 실패를 막을 수 있는 방법을 가르치며 이전 행동으로 돌아가려는 자극을 조절하는 계획을 세우도록 함
유지단계	• 행동이 6개월 이상 지속 • 중독성 또는 습관성이던 불건절한 행동이 없어진 단계	**지지**: 변화된 행동이 지속될 수 있도록 지지하며 유혹을 어떻게 조절해야 하는지 긍정적인 부분 강조

③ **변화과정** … 변화단계를 계속 유지하기 위하여 사람들이 사용하는 암묵적이거나 명백한 활동들

ㄱ **의식형성**(consciousness rasing): 높은 수준의 의식과 더욱 정확한 정보를 찾는 과정

ㄴ **극적 안도**(dramatic relief): 감정 경험과 표출

ㄷ **자아 재평가**(self-reevaluation): 자기 문제들에 대한 감정적·인지적 재인식

ㄹ **환경 재평가**(environmental reevaluation): 자기 환경과 문제들에 대한 감정적·인지적 재인식

ㅁ **자기해방**(self-liberation): 신념에 근거하여 변화하고 행동할 수 있다는 믿음

ㅂ **도움관계형성**(helping relationship): 개발, 보호, 신뢰, 진실, 감정이입을 포함한 관계

ㅅ **사회적 조건**(social liberation): 개인적 변화를 지지하는 사회적 변화 의지

ㅇ **대응조건**(counter conditioning): 문제 행위를 더욱 긍정적 행위나 경험으로 대치

ㅈ **강화관리**(reinforcement management): 긍정적 행위는 강화하고 부정적 행위는 처벌

ㅊ **자극조절**(stimulus control): 환경 또는 경험을 재구축하여 문제 자극이 덜 발생하도록 함

2. 대인관계 수준의 이론들

(1) 사회인지이론

① **특징**
    ㉠ Bandura(1977)에 의해 제시
    ㉡ 인간이 건강과 관련된 행동을 하게 되는 저변의 사회심리적 요소들의 역동적 관계와 행동변화를 촉진시키는 방법을 설명하는 이론으로 보건교육 프로그램을 개발하는데 유용하게 사용
    ㉢ 사회학습이론의 기본 전제는 인간(개인), 행동, 그리고 그 행동이 수행되는 환경이 끊임없는 동적인 상호작용을 하고 있다는 것

② **사회인지이론의 구성요소**
    ㉠ **상호결정론** : 개인과 그의 행동, 그 행동이 실행되는 환경의 특성들이 서로 지속적 상호작용을 하는 것. 행동은 단순히 인간과 행동의 결과가 아니며, 또한 환경도 단순하게 인간과 행동에 의한 결과이기보다는 이들 세 요소가 서로 끊임없이 상호작용하여 서로에게 영향을 줌

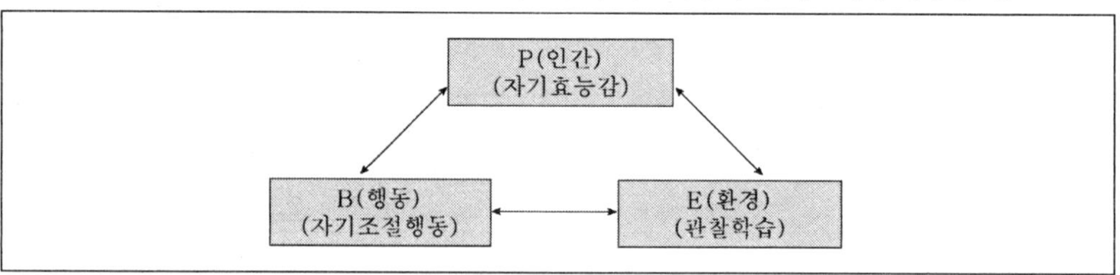

    ㉡ **관찰학습** : 사람들은 다른 사람들로부터 강화를 받을 뿐만 아니라 관찰을 함으로써 학습을 할 수 있음. 이러한 관찰학습은 개인이 다른 사람의 행동을 관찰하고 그가 강화받는 것을 볼 때 이루어지며, 이를 대리경험과 대리강화라고 함
    ㉢ **행동능력** : 개인의 행동은 복합적이며 단계적인 여러 수준으로 평가가능. 행동능력은 개인의 훈련, 지적 수준, 학습형태의 결과.
    ㉣ **강화** : 학습이론의 조작적 요소로 중요한 개념. 긍정적 강화 혹은 보상은 그 행동이 반복될 수 있는 가능성을 증가시켜주는 개인의 행동에 대한 반응. 사회인지이론에서 적용되는 세 가지 강화방법은 직접강화(조작적 조건화), 대리강화(관찰학습), 자기강화(자기통제)가 있음
    ㉤ **결과기대** : 특정 행동의 예상된 결과
    ㉥ **결과기대치** : 주어진 결과에 주어지는 개인의 가치나 유인가
    ㉦ **자기효능** : 특정행동의 수행을 증가시키는 개인의 자신감
    ㉧ **자기통제** : 개인의 목표 지향적 행동이나 수행의 조절능력
    ㉨ **정서적 각성의 관리** : 행동에 동반되는 정서적 자극을 처리하기 위해 개인이 사용하는 전략이나 방책

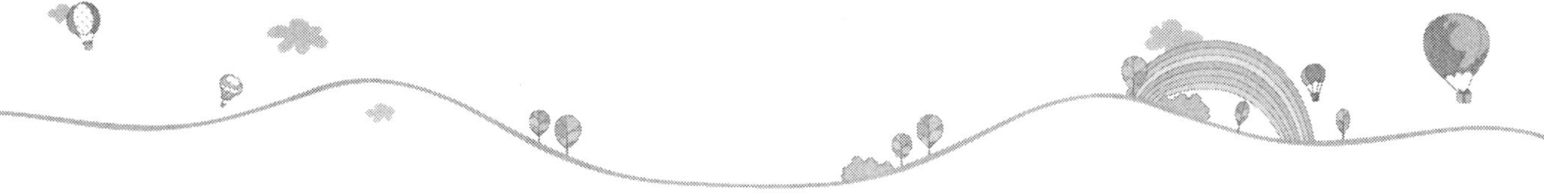

③ 사회인지이론의 적용
  ㉠ 관찰수업 : 보건교육시간에 시범을 보여주며, 학습자는 간접경험과 대리경험의 영향을 받고 다른 학습자의 시범을 관찰함으로써 배우고 행동을 실천
  ㉡ 수업평가에의 적용 : 지금까지의 교육자 위주 학습자 평가 방식에서 탈피해 학습의 참여를 유도하는 방법
  ㉢ 자기효능감 향상 : 성취감, 대리경험, 언어적 설득, 정서적 각성상태의 조절을 통해 얻은 자기효능의 정보를 인지적으로 처리하고 통합함으로써 자기효능을 형성

(2) 건강통제 이론

사회학습이론에서 출발한 이론으로 사람들이 자신들의 행동의 결과에 대하여 어떻게 생각하고 있고 그 결과에 어느 정도 가치를 두는가에 따라 행동을 예측할 수 있다고 보는 이론

① **내적 통제위** … 사건을 자기행동의 결과로 인식하여 통제 가능한 것으로 인식
② **외적 통제위** … 개인의 통제를 넘어선 것, 즉 자기 자신의 행동에 관계없다고 인식

3. 지역사회 수준의 이론들

(1) PRECEDE-PROCEED 모형(Green)

• PRECEDE는 Predisposing(유인요인), Reinforcing(강화요인), and Enabling(가능요인) Constructs in Ecosystem Diagnosis and Evaluation(생태계 진단과 평가)의 첫 자를 딴 것으로 어떤 건강 증진사업을 해야 할지에 대한 요구도 사정을 행정적·교육적·행위적·역학적 진단을 통해 가장 우선순위가 되는 건강증진사업을 선정하여 설계하는데 지침이 되는 진단 단계
• PROCEDE는 PRECEDE 모형을 변화시켜 이전에 제시하였던 요소 이외에 정책, 법규, 조직체와 환경이라는 새로운 요소를 더 추가한 모형

① **1단계** … 사회적 진단
  ㉠ 지역사회 주민을 대상으로 삶의 질에 영향을 미치는 사회적 요인을 사정함.
  ㉡ 이들의 삶의 질에 대한 쟁점을 파악하기 위해서는 가능한 한 기존자료를 이용하는 것이 좋지만 필요한 자료가 없을 경우에는 사회조사·면담·주민회의에 참석하여 여론을 청취하거나 직접 관찰하는 방법을 이용

② **2단계** … 역학적 진단
  1단계에서 규명된 삶의 질에 영향을 미치는 구체적인 건강목표 또는 건강문제들을 규명하고, 규명된 건강문제들에 대하여 순위를 매겨 부족한 자원을 사용할 가치가 가장 큰 건강문제를 규명하는 단계

③ **3단계** … 행위적/환경적 진단
  ㉠ 선정된 주요 보건의료 문제와 관련되는 것으로 보이는 구체적 건강행동, 생활양식 및 환경적 요인들이 무엇인가를 파악
  ㉡ 이 단계를 통해 개인적 또는 조직적 행동의 바람직한 변화를 나타내는 일련의 행동 목적이 제시됨

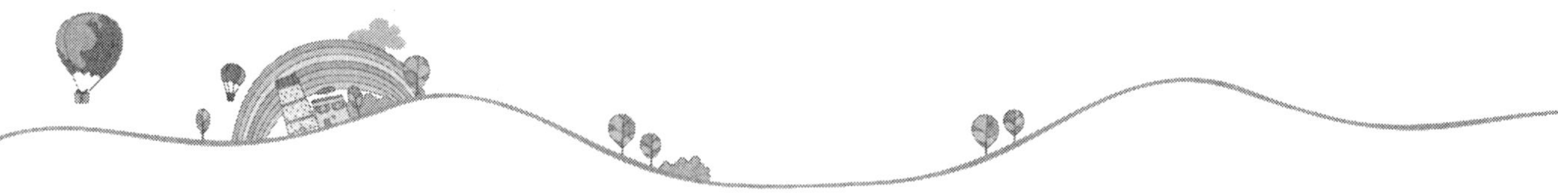

④ **4단계** ··· 교육적/조직적 진단

　　㉠ **성향요인** : 대상자의 지식 · 태도 · 신념 · 가치관 · 인식 등으로 구성되어 있음

　　㉡ **가능성 요인** : 사회적 역량이나 체계에 의하여 대상자의 행동이나 환경변화에 장애를 일으킬 수 있는 것들

　　㉢ **강화 요인** : 대상자의 행동과 환경 변화에 영향을 미칠 수 있는 다른 관련 변수들

⑤ **5단계** ··· 행정적 진단

　　㉠ 프로그램의 개발 및 시행과 관련되는 조직적 · 행정적 능력과 자원을 검토하고 평가

　　㉡ 파악된 조직 및 행정상의 제한점과 장애 사항 등(예 인력, 물자, 시설, 예산)에 대해 개선할 수 있는 방안을 제시

⑥ **6단계** ··· 프로그램 수행

　　프로그램을 개발하고 프로그램의 실행방안을 마련. 특히 이 단계에서는 자원의 제약 · 시각적 장애 · 프로그램을 시행할 요원들의 자질 등을 주의 깊게 관찰하여야 함

⑦ **7단계**(과정평가), **8단계**(영향평가(중간평가)), **9단계**(결과평가(성과평가))

　　프로그램의 평가는 프로그램을 시행한 후 그 결과에 대한 사후적 평가는 물론이고 모든 과정에서 지속적으로 평가가 실시되어야 함

(2) 지역사회 보건에 대한 다단계 접근(MATCH : Match Approach to Community Health)

① **특징**

　　㉠ 다양한 차원에 단계적으로 영향을 주도록 고안된 것으로 질병이나 상해에 대한 행동적 · 환경적 위험 또는 보호요인들에 대한 사업 활동의 우선순위가 결정될 때 적용될 수 있는 모형

　　㉡ 요구도 진단과 우선순위 결정 그리고 효율적인 교육프로그램 개발로 이어지는 방법을 제공

② **단계**

　　㉠ 1단계(목표설정) : 건강문제의 정도, 건강문제의 상대적 중요도, 문제의 변화 가능성 등을 고려하여 목표설정

　　㉡ 2단계(중재기획) : 중재대상, 중재목표, 중재목표에 대한 매개요인을 파악한 후 중재방법을 선정. 중재방법으로는 교육, 훈련, 상담, 컨설팅, 사회마케팅 등을 들 수 있음

　　㉢ 3단계(프로그램 개발) : 활동계획, 중재지침, 자료를 개발하고 지역사회 각 기관들의 지원에 대한 구체적 계획을 설정

　　㉣ 4단계(실행 준비) : 중재실행에 대한 준비를 하는 단계

　　㉤ 5단계(평가) : 프로그램 실행계획의 유용성, 실행의 정도와 질, 학습결과에 대한 프로그램 실행의 효과와 영향을 평가

(3) 지역사회 조직이론

① **개요** ··· 지역사회 조직은 풀뿌리 조직, 연합 형성, 주민 활용, 지역사회 정체성 형성, 정책 및 입법 활동, 문화관련 활동 등의 전략을 활용하여 지역사회의 역량을 함양하고, 지도력을 개발하며, 인식을 높이고자 하는 것

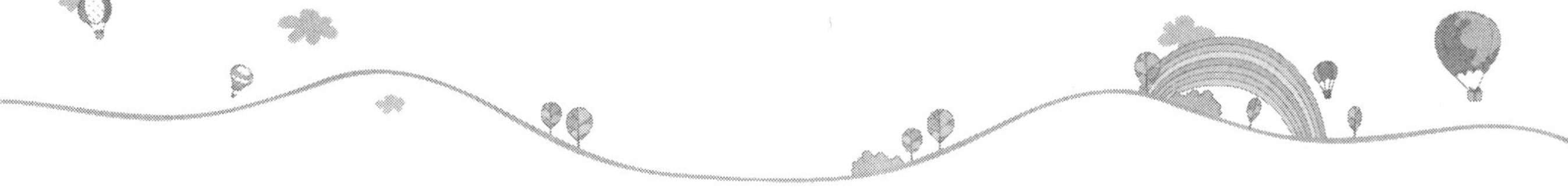

② **구성요소**

    ㉠ **지역성 개발** : 지역에서 광범위한 자조조직을 통해 지역사회의 변화를 추구하는 것

    ㉡ **사회기획** : 작은 지역에서부터 외부의 기획가에 이르기까지 다양한 대상 참여. 단점은 과도하게 외부 전문가에게 의존하며 지역의 문제해결 능력을 덜 중요시 하는 것

    ㉢ **사회운동** : 사회활동은 지역사회의 자체적인 문제해결 능력을 함양함으로써 약자와 강자 사이의 힘의 불균형을 감소시키기 위한 것

    ㉣ **지역사회 형성** : 지역사회의 조직을 하나의 지리적 경계로 제한하지 않고, 관심사별로 다양한 개인과 집단이 참여하도록 홍보하고 마케팅 하는 것

    ㉤ **협력적 역량 함양** : 지역사회의 문제에 대해 비판적인 의식을 가지며, 지지와 대화를 통해 연결망을 형성하는 것

(4) 혁신 확산 이론

① **개요**

    ㉠ 로저스에 의해 개발

    ㉡ 혁신이란 개인이나 대상 집단에 의하여 새로운 것으로 인식되어지는 생각이나 실무 그리고 목표를 의미하고, 확산은 시간이 흐름에 따라 어떤 경로를 통하여 사회조직의 구성원들 사이로 혁신이 전달되는 과정을 의미

② **구성요소**

    ㉠ 혁신의 5가지 속성

      • 상대적 이익(relative advantage) : 기존 아이디어보다 얼마나 더 좋은가에 대해 개인이 느끼는 정도

      • 호환성(compatibility) : 혁신이 기존 수요자 측에서 볼 때 그들의 욕구, 기존 가치관, 과거의 경험 등에 얼마나 부합하는가를 말함

      • 복잡성(complexity) : 혁신을 이해하고 사용하기가 어느 정도 어려운가를 의미

      • 시험가능성(trialability) : 혁신의 결과를 예측할 수 있도록 시험해 볼 수 있는가

      • 관찰가능성(observability) : 혁신으로 인한 성과를 어느 정도 확인할 수 있는가

    ㉡ 커뮤니케이션 채널 : 혁신을 수용한 혹은 혁신에 대한 정보를 가진 사람이 그렇지 못한 사람에게 내용을 전달하는 수단

    ㉢ 시간 : 수용과정은 모든 대상자가 동일한 속도로 거치게 되는 것이 아니어서, 로저스는 혁신을 수용하는 시간에 따라 혁신자, 조기채택자, 조기다수자, 후기다수자, 느림보로 구분

    ㉣ 사회적 시스템 : 공통의 문제해결을 위해 상호 연결된 조직

③ **수용과정의 5단계**

    ㉠ 인지 : 새로운 변화에 대해 처음으로 접하게 되는 단계

    ㉡ 관심 : 변화에 대한 정보가 구전 등에 의해 반복적으로 노출됨으로써 자신의 건강과 관련하여 관심을 가지는 단계

    ㉢ 평가

② **시도** : 혁신이 자신이 갖고 있는 문제를 해결하는데 적합한지를 판단하기 위하여 먼저 소규모로 그 가치를 경험적으로 확인해 본 다음, 혁신의 채택 여부를 확인하는 단계

⑩ **채택＝수용** : 시도 후 변화에 대한 경험이 긍정적이었다면 혁신을 지속하거나 자신의 생활양식으로 받아들이고, 부정적이었으면 변화를 거부

④ 기술혁신의 단계

㉠ **혁신개발** : 아이디어가 나타나는 초기단계에서 그것이 개발·생산되기까지 이루어지는 모든 결정과 활동

㉡ **보급** : 지식이 정보원 체계에서부터 사용자 체계로 전달되게 만들어 주는 적극적인 접근

㉢ **수용** : 목표대상자들에 의하여 프로그램이 받아들여지는 단계로 수용자들과 관련된 하부조직이나 특성에 따라 영향을 미치는 요소가 파악될 필요가 있음

㉣ **실행** : 프로그램을 실제로 사용하기 시작하는 단계로 주요 초점은 혁신을 시도하도록 격려하고 수용기술과 자기효능을 증진시켜 주는 데 있음

㉤ **유지** : 혁신을 실제 영역에서 계속 사용하고 실천하는 것을 의미

㉥ **확산** : 보통 정보체계를 통하여 이루어지는데, 신중하게 만들어지고 잘 조직된 확산체계의 필요성이 점차 증가

(5) 사회적 마케팅 이론(Social Marketing Model)

개인과 사회의 안녕을 향상시키기 위하여 표적집단의 자발적 행동에 영향을 미치기 위해 설계된 프로그램을 분석, 기획, 실행 그리고 평가하는데 있어서 상업적 시장 확보 또는 판매대상을 확보하는 기술을 적용하는 것

① 사회적 마케팅 접근의 주요요소

㉠ 사회적 마케팅은 기업의 이익에 초점을 두는 것이 아니라 개인과 사회의 이익에 초점을 둠

㉡ 인식이나 태도의 변화가 아닌 행동변화에 초점을 둠

㉢ 사회적 마케팅과정에서 표적집단이 중요한 역할을 가지고 있다는 것에 중점을 두는 접근

② 마케팅의 본질

㉠ 대상자 지향성

㉡ 자발적 교환

㉢ 집단분석과 분화전략

㉣ 형성연구

㉤ 의사소통 채널분석

㉥ 마케팅전략

㉦ 과정추적체계

㉧ 관리과정

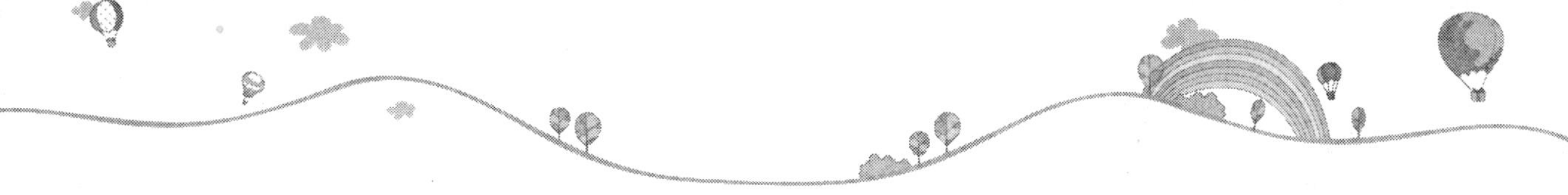

③ **사회적 마케팅 과정**

 ㉠ 계획과 전략

 ㉡ 채널과 자료선택

 ㉢ 자료개발과 사전조사

 ㉣ 수행

 ㉤ 효과사정

 ㉥ 프로그램 수정을 위한 회환

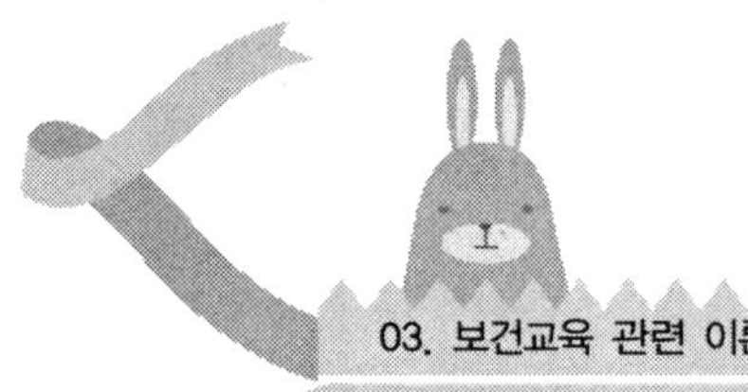

핵심예상문제

1 보건교육 관련한 학습이론 중 다음의 원리를 지니는 이론은?

> • 반복은 학습을 증진시킨다.
> • 새로운 자료를 간격을 두고 제시함으로써 학습을 돕는다.
> • 어떤 행동이 일어난 직후 정확하고 즉각적인 피드백을 줌으로써 학습을 향상시킨다.
> • 정서적 각성, 적절한 긴장 등은 주의집중에 영향을 준다.

① 동기이론　　　　　　　　　　② 행동주의 이론
③ 인지이론　　　　　　　　　　④ 인본주의 이론
⑤ 구성이론

　　Advice 학습이론에는 위의 내용 외에도 다음과 같은 원리가 있다.
　　　　• 학습자에게 적절한 보상을 주면서 충분히 연습하도록 한다.
　　　　• 시간간격을 두고 적절하게 긍정적 보상을 제공한다.

2 보건교육 관련한 학습이론 중 다음의 원리를 지니는 이론은?

> • 학습자의 생물, 심리 · 사회적 및 문화적 현실은 학습경험에 대한 학습자의 지각을 형성
> • 학습자가 자신의 학습과정으로 조절할 때 학습이 증가
> • 학습에는 적극적인 참여가 필요
> • 동기화는 학습을 강화

① 동기이론　　　　　　　　　　② 행동주의 이론
③ 인지이론　　　　　　　　　　④ 인본주의 이론
⑤ 구성이론

　　Advice 인본주의이론은 이 외에도 학습자로 하여금 자신의 감정을 표현하고 통찰과 행동을 통한 새로운 통
　　　　합을 실행함으로써 자신의 문제를 해결하는 학습경험을 제공

Answer　　1.② 2.④

3 보건교육 학습이론 중 구성주의적 학습원칙에 해당하지 않는 것은?

① 체험학습

② 자기성찰적 학습

③ 협동학습

④ 실제적 성격의 과제 제시

⑤ 교사의 역할은 지식전달자

> **Advice** 교사로서의 역할 : 촉진자, 동료학습자

4 인간의 행동은 인지를 포함하는 개인요소와 행동의 세 요소가 서로 영향을 미치는 결과로 만들어졌다고 본 이론은?

① 사회인지이론

② 상호결정론

③ 사회학습이론

④ 유인이론

⑤ 가치기대이론

> **Advice** 상호결정론 … 행동은 단순히 인간과 행동의 결과가 아니며, 또한 환경도 단순하게 인간과 행동에 의한 결과이기보다는 이들 세 요소가 서로 끊임없이 상호작용하여 서로에게 영향을 줌

5 어떤 질병을 피하고자 하는 예방적인 행동은 질병에 대해 개인이 느끼는 심각성이나 민감성에서부터 시작되며, 이러한 민감성이나 심각성이 예방활동을 증가시킨다고 제시하는 모형은?

① 의료이용예측 모형

② 질병행위 모형

③ 건강신념 모형

④ 단계별 질병과정 모형

⑤ 의료단계이용 모형

> **Advice** HBM(Health Belief Model ; 건강신념모형) … 우리나라에서 가장 많이 사용된 건강행위관련 이론으로, 이 모형의 기본가정은 개인의 심리적 준비상태와 질병의 위협감소에 대한 개인의 지각에 의해 건강행위가 결정되는 신념(Belief)에 두고 있다. 즉, 사람이 건강과 관련된 행동을 함에 있어 2가지 변수에 의존하게 되는데, 하나는 개인에 의해 지각된 위협의 양과 다른 하나는 행동에 대한 매력이나 가치에 의해 결정된다고 하는 것이다.

6 PRECEDE-PROCEED 모형의 교육 및 조직진단에 영향을 주는 요소 중 성향 요인에 해당하는 것은?

① 개인이 가지고 있는 특성으로 지식, 태도, 믿음, 가치, 인식 등

② 대상자의 행동과 환경 변화에 영향을 미칠 수 있는 다른 관련 변수들

③ 사회적 역량이나 체계에 의하여 대상자의 행동이나 환경변화에 장애를 일으킬 수 있는 것들

④ 촉진요인으로 개인이나 조직이 건강행동을 실천할 수 있도록 도와 줌

⑤ 자원에 대한 이용 가능성, 접근성, 시간적 요인 등

> **Advice** ② 강화요인, ③ 가능성요인

Answer 3.⑤ 4.② 5.③ 6.①

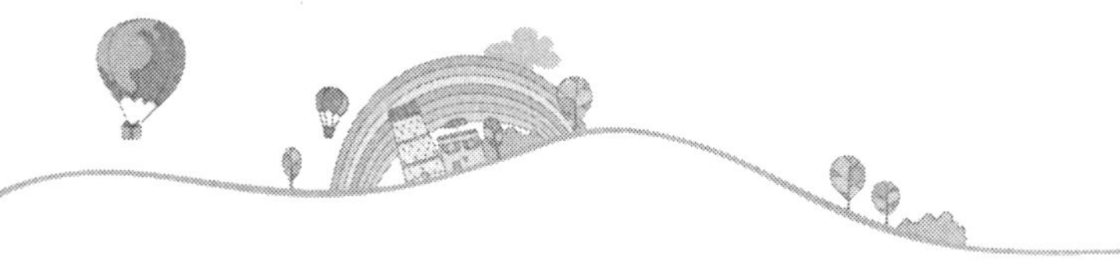

7 PRECEDE-PROCEED 모델을 이용하여 프로그램을 계획하면서 우리 지역의 만성질환 유병률로 주민의 건강수준을 파악하고자 하는 단계로 옳은 것은?

① 사회적 진단
② 역학적 진단
③ 형태 및 환경 진단
④ 교육 및 조직 진단
⑤ 행정 및 정책 진단

> **Advice** 사회적 진단 : 지역사회 주민을 대상으로 삶의 질에 영향을 미치는 사회적 요인을 산정한다. 가능한 한 기존자료를 이용하는 것이 좋지만 필요한 자료가 없을 경우에는 사회조사, 면담, 주민회의에 참석하여 여론을 청취하거나 직접 관찰하는 방법을 이용한다.

8 개인 간 수준의 건강행동이론이 아닌 것은?

① PRECEDE-PROCEED
② 건강신념모델
③ 합리적 행동론
④ 계획된 행동론
⑤ 횡이론적 모형

> **Advice** PRECEDE-PROCEED는 지역사회 수준의 이론

9 사회인지이론의 구성개념 중 강화(reinforcement)에 대한 설명으로 적합한 것은?

① 특정 행동의 예상된 결과
② 특정행동의 수행을 증가시키는 개인의 자신감
③ 특정행위에 대하여 칭찬, 격려와 같은 보상을 함으로써 그 행동의 가능성을 높여 준다
④ 개인의 복표 지향석 행동이나 수행의 조질능력
⑤ 행동에 동반되는 정서적 자극을 처리하기 위해 개인이 사용하는 전략이나 방책

> **Advice** ① 결과기대
> ② 자기효능감
> ④ 자기통제
> ⑤ 정서적 각성의 관리

10 반두라의 자기효능 증진방법의 요인은?

① 언어적 설득
② 직접경험
③ 행동능력
④ 강화
⑤ 신체적 각성상태 조성

> **Advice** 사회인지이론의 적용을 통한 자기효능감 향상 방법 … 성취감, 대리경험, 언어적 설득, 정서적 각성상태의 조절

Answer 7.① 8.① 9.③ 10.①

11 횡이론적 모형에 대한 설명 중 옳지 않은 것은?

① 계획단계에서는 건강에 대한 인식을 갖도록 하기위해 문제점에 대한 정보 제공

② 행동변화에 대한 준비나 시도 여부는 개인에 따라 또는 개인 내에서도 시간에 따라 달라짐

③ 초기의 범이론적 모형은 주로 흡연 대상 연구에 적용

④ 개인의 건강행동 변화의 원칙과 과정을 설명하는 통합적 모형

⑤ 개개인의 건강생활 습관 정도 및 태도, 지식 등에 따라 보건교육적 접근법을 달리하여 접근하는 방법

Advice ① 계획전단계에 대한 설명이다.

12 건강신념모형의 구성요인으로 볼 수 없는 것은?

① 민감성   ② 심각성

③ 유익성   ④ 장애요인

⑤ 행위를 위한 평가

Advice 민감성, 심각성, 유익성, 장애요인, 행위를 위한 중재로 구성

13 다음이 설명하는 건강신념모형의 개념은?

> 사람들로 하여금 특정 행위에 참여하도록 자극을 줄 수 있는 것으로 보건교육이나 대중매체를 이용한 광고 등이 있음

① 행위를 위한 중재   ② 지각된 유익성

③ 지각된 민감성   ④ 지각된 심각성

⑤ 지각된 장애성

Advice 건강신념 모험
- 건강 행위를 예측하는데 사용되며 사람들이 질병예방 행위를 할 가능성을 높이는 게 궁극적 목표
- 인지가 의사결정에 가장 중요한 역할을 하며, 신념은 어떤 행동의 결과에 대한 기대를 불러일으키게 됨
- 5가지 주요개념 : 인지된 감수성, 인지된 심각성, 인지된 유익성, 인지된 장애요인, 행위를 위한 중재

Answer   11.① 12.⑤ 13.①

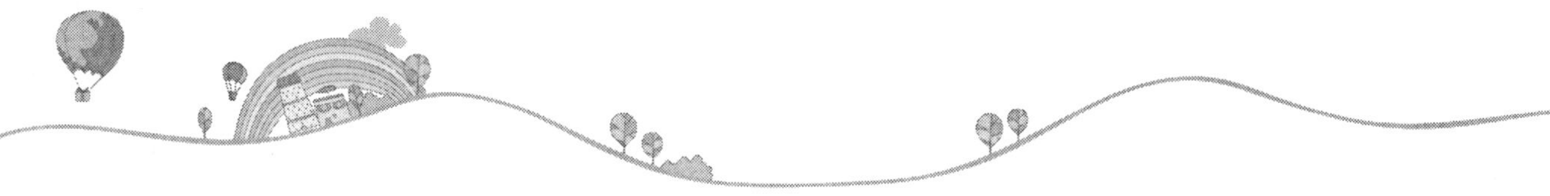

14 건강신념모형의 구성요인 중 인지된 유익성을 기술한 것은?

① 특정 건강행위에 대한 부정성

② 어떤 건강상태가 될 것이라는 가능성

③ 특정행위를 하게 될 경우 얻을 수 있는 혜택

④ 질병에 걸려 치료하지 않았을 경우 생기는 문제

⑤ 자신의 건강에 필요한 행위를 잘 해낼 수 있다.

> **Advice** 인지된 유익성 : 감수성이나 심각성 보다는 건강행동이 실행 가능하고 효과가 있다고 인지된 정도(지각된 이익 정도)에 따라 건강 행동을 하게 됨

15 다음은 계획된 행위이론의 어떤 요인인가?

> 어떤 태도·대상에 대해 개인이 반응하는 소인으로 감정을 갖고 있으며 학습에 의해 변화하고 행동의 소인이 되며 특정대상에 대해 좋아하고 싫어하는 감정을 나타내는 선호적 특징을 가짐

① 행동의도   ② 지각된 행위통제

③ 주관적 규범   ④ 행위에 대한 태도

⑤ 지각된 민감성

> **Advice** 계획된 행동이론 주요내용
> ㉠ 행위에 대한 태도
> ㉡ 주관적 규범
> ㉢ 인지된 행동통제
> ㉣ 행동에 대한 의도

16 합리적 행동론에 대한 설명 중 옳지 않은 것은?

① 행위와 인간의 의지와는 별개로 보는 이론

② 특정 행위 의도를 파악함으로써 행위를 예측하는 이론명하는 이론

③ 인간의 본성은 합리적이며, 이용할 수 있는 정보를 활용하여 행동을 결정한다는 이론이다.

④ 개인 수준의 건강행동이론으로 계획된 행동론이라고도 한다.

⑤ 흡연의 시작, 콘돔, 경구피임약 사용, 운동 프로그램 참여 등 건강관련 행동예측에 사용된다.

> **Advice** 행위가 의지의 조절 하에 있기 때문에, 의도한 행위 수행에 장애가 없다고 가정할 때 사회적 행위나 건강관련행위를 예측할 수 있다고 설명

Answer   14.③   15.④   16.①

17 계획된 행위이론에 대한 설명으로 옳지 않은 것은?

① 합리적인 행동이론과는 달리 의향에 영향을 미치는 요소로 인지된 행동 통제를 포함하고 있음

② 행위에 대한 태도 : 어떤 태도·대상에 대해 개인이 반응하는 소인으로 감정을 갖고 있으며 학습에 의해 변화하고 행동의 소인이 되며 특정대상에 대해 좋아하고 싫어하는 감정을 나타내는 선호적 특징을 가짐

③ 객관적 규범 : 주어진 행위를 수행하는 것에 대해 대상자가 주변사람들의 자신에 대한 기대감을 객관적으로 지각하는 것

④ 지각된 행동통제 : 특정한 행동수행의 어려움이나 용이함을 지각하는 정도

⑤ 행동에 대한 의도 : 특정행동에 대한 동기유발이나 준비를 의미. 인간은 그 행동을 하고자 하는 개인의 의향에 의해 결정되기 때문에 행동하고자 하는 의향은 행동에 대한 가장 직접적인 결정요인

> **Advice** 주관적 규범 : 주어진 행위를 수행하는 것에 대해 대상자가 주변사람들의 자신에 대한 기대감을 주관적으로 지각하는 것

18 계획된 행위이론에서 주어진 행위를 수행하는 것에 대해 대상자가 주변사람들의 자신에 대한 기대감을 주관적으로 지각하는 것은?

① 강화요법　　　　　　　　　② 행동계기
③ 주관적 규범　　　　　　　　④ 지각된 심각성
⑤ 자기효능

> **Advice** 계획된 행동이론
> • 합리적 행위이론에 행동통제 신념 구조가 추가된 것
> • 합리적 행동이론과는 달리 의향에 영향을 미치는 요소로 인지된 행동통제 포함
> • 주요내용 : 행위에 대한 태도, 주관적 규범, 인지된 행동통제, 행동에 대한 의도

19 6개월 이내에는 어떠한 행동도 수행할 의도가 없는 변화단계는?

① 계획전 단계　　　　　　　　② 계획단계
③ 준비단계　　　　　　　　　④ 행동단계
⑤ 유지단계

> **Advice** ① 계획전 단계 : 6개월 이내에 행동 변화시킬 의사 없음→교육과 홍보
> ② 계획단계 : 6개월 이내 문제 인식→자가평가
> ③ 준비단계 : 1달 이내에 행동으로 옮길 계획 있음→행동실천교육
> ④ 행동단계 : 행동을 실행에 옮긴지 6개월 이내→중재
> ⑤ 유지단계 : 행동이 6개월 이상 지속→지지

Answer　　17.③　18.③　19.①

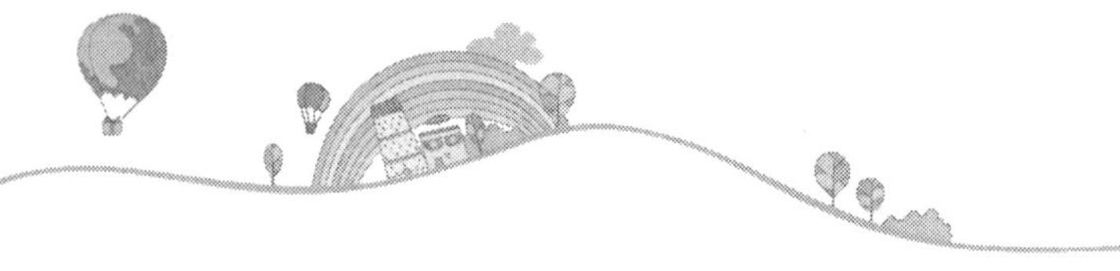

20 다음 중 '금연을 위한 보건교육사업'에서 '담배를 끊겠다는 자기선언'에 해당하는 변화단계는?

① 계획전 단계   ② 계획단계

③ 준비단계   ④ 행동단계

⑤ 유지단계

    Advice 준비단계
- 1달 이내에 행동으로 옮길 계획이 있음
- 구체적인 행동실행계획이 잡혀져 있는 상태

21 횡이론적 변화단계모형을 설명하는 변화과정의 주요개념은?

> 높은 수준의 의식과 더욱 정확한 정보를 찾는 과정

① 의식형성   ② 자기해방

③ 자기재평가   ④ 극적완화

⑤ 강화요법

    Advice ② **자기해방** : 신념에 근거하여 변화하고 행동할 수 있다는 믿음
    ③ **자아재평가** : 자기 문제들에 대한 감정적·인지적 재인식
    ④ **극적완화** : 감정 경험과 표출

22 개인의 행동에 영향을 미치는 요소가 아닌 것은?

① 신념과 감성   ② 사회의 문화

③ 자원   ④ 주변 사람들의 영향

⑤ 예산

    Advice '예산'은 계획수립엔 영향을 미치지만 개인의 행동에는 크게 영향을 미치지 않음

23 흡연을 하는 대상자가 금연을 지속하면 가족들이 감사해 하지만 흡연을 한다면 잔소리를 듣게 되는 단계는?

① 강화관리   ② 자극통제

③ 자기해방   ④ 조력관계

⑤ 대응조건

    Advice ㉠ **강화관리** : 긍정적 행위는 강화하고 부정적 행위는 처벌
    ㉡ **자극조절** : 환경 또는 경험을 재구축하여 문제 자극이 덜 발생하도록 함
    ㉢ **도움관계 형성** : 개발, 보호, 신뢰, 진실, 감정이입을 포함한 단계

Answer   20.③ 21.① 22.⑤ 23.①

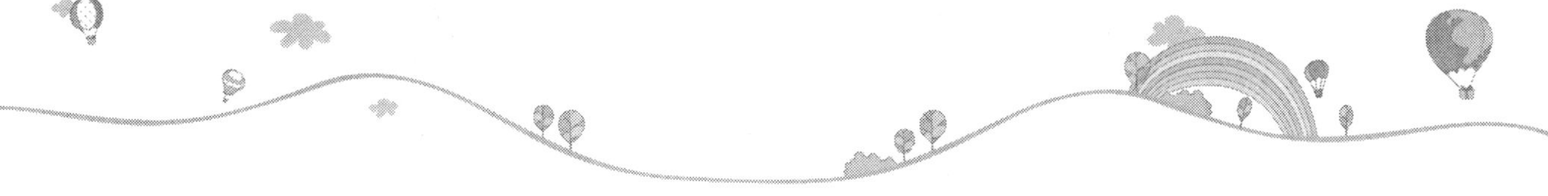

24 금연 프로그램의 대상자가 중독성과 습관성 행동이 없어지고, 금연이 6개월 이상 지속되고 있는 경우 주로 제공되어야 할 메시지는?

① 인지유도
② 지지
③ 행동실천 교육
④ 중재
⑤ 평가

> **Advice** 횡이론적 변화단계모형(TTM)에서 유지단계에서 행해지는 교육전략은 '지지'이다.

25 변화단계이론의 변화과정 중 다음의 정의와 예시에 해당하는 변화과정은?1

> "행동과 관련된 감정, 느낌 등을 경험한다. 예를 들어, 간접흡연으로 인한 폐암 환자 사망소식을 접하니 화가 나고 실망스럽게 느끼는 경우를 말한다."

① 극적완화
② 자기해방
③ 사회적 개선
④ 대치
⑤ 의식형성

> **Advice** 극적 완화 … 감정 경험과 표출
> - 자기해방 : 신념에 근거하여 변화하고 행동할 수 있다는 믿음
> - 사회적 조건 : 개인적 변화를 지지하는 사회적 변화의지
> - 의식 형성 : 높은 수준의 의식과 더욱 정확한 정보를 찾는 과정

26 기술혁신을 "받아들이는 개인이나 집단에 의하여 새로운 것으로 지각되는 아이디어나 사물"로 정의하고, 확산은 "사회체계 구성원들 사이에서 시간이 지남에 따라 전달매체를 통하여 혁신이 전달되는 과정"이라고 정의한 사람은?

① 그린
② 허버맨
③ 반두라
④ 로저스
⑤ 매슬로우

> **Advice** 혁신확산이론
> - 로저스에 의해 개발
> - 구성요소 : 혁신의 5가지 속성(상대적 이익, 호환성, 복잡성, 시험 가능성, 관찰가능성), 커뮤니케이션 채널 · 시간, 사회적 시스템

보건교육학

Answer   24.② 25.① 26.④

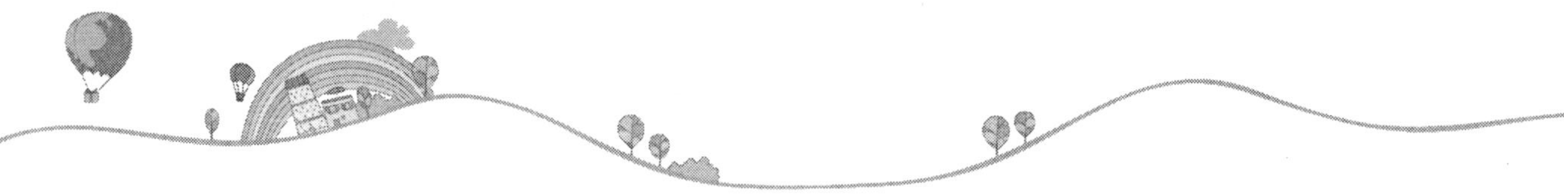

27 혁신확산이론에 의한 기술혁신의 여섯 단계를 순서대로 기술한 것은?

① 수용-실행-유지-보급-혁신개발-확산
② 확산-혁신개발-실행-보급-수용-유지
③ 보급-수용-실행-혁신개발-유지-확산
④ 혁신개발-보급-수용-실행-유지-확산
⑤ 혁신개발-수용-실행-보급-유지-확산

> **Advice** ㉠ 수용과정의 5단계 : 인지 – 관심 – 평가 – 시도 – 채택(수용)
> ㉡ 기술혁신의 단계 : 혁신개발 – 보급 – 수용 – 실행 – 유지 – 확산

28 금연 행동화 단계에서 금연 권고, 금연경쟁심 유발의 단계는?

① 계획전 단계　　　　　　　② 계획 단계
③ 준비 단계　　　　　　　　④ 유지 단계
⑤ 실행 단계

> **Advice** 단계별 교육 전략
> • 계획 전 단계 : 교육과 홍보
> • 계획 단계 : 자가 평가
> • 준비 단계 : 행동실천교육, 행동 중심적 프로그램
> • 행동 단계 : 중재
> • 유지 단계 : 지지

Answer　　27.④　28.①

CHAPTER 04

보건교육 방법론

1 보건교육 계획

1. 보건교육 계획 과정

(1) 보건교육 요구사정

① **Bradshaw(1972)의 보건교육 요구의 내용**
- ㉠ 규범적 요구 : 보건의료전문가의 전문적인 판단을 반영하는 것
- ㉡ 내면적 요구 : 학습자가 교육의 필요성, 의문 등을 품고 있는 상태
- ㉢ 외향적 요구 : 학습자의 내면적 요구에서 말이나 행동으로 나타난 상태
- ㉣ 상대적 요구 : 개인 보건교육 요구, 가족보건교육 요구, 집단 및 지역사회 보건교육 요구

② **보건교육 요구사정단계**
- ㉠ 표준과 기준을 정함
- ㉡ 수집의 결정 : 어떠한 자료를, 어떤 내용으로, 어디에서, 어떻게 수집하는 것이 좋을지 결정
- ㉢ 자료수집과 분석
- ㉣ 문제의 본질과 내용을 기술

(2) 보건교육 지침 · 기준 확인 및 우선순위 설정

① **우선순위계획**(Hanlon)
- ㉠ 많은 사람에게 영향을 미치는 것
- ㉡ 심각성이 큰 건강문제
- ㉢ 실현가능성이 높은 것
- ㉣ 효율성이 높은 것
- ㉤ 개인, 지역사회의 관심과 자발적 참여가 높은 것

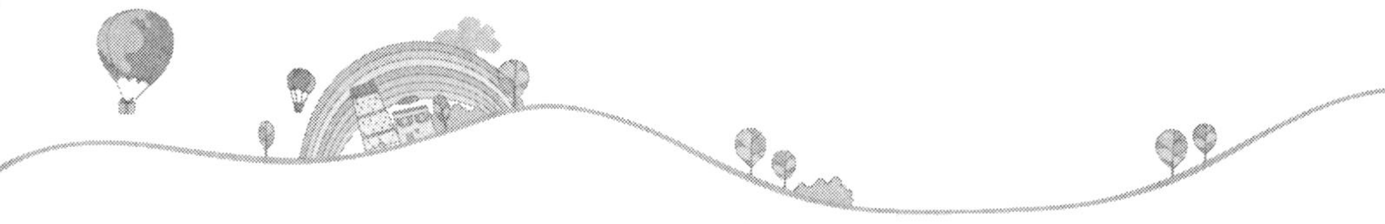

(3) 목표설정

① 학습목표의 기능
- ㉠ 바람직한 학습경험을 계획, 수행, 평가하도록 교육의 방향을 설정
- ㉡ 대상자로 하여금 나름의 방식으로 학습과제에 접근하고 집중하도록 도움
- ㉢ 학습자들이 학습해야 할 필요가 있는 것이 무엇인지를 다른 사람에게 알리는 기능

③ 학습 목표 진술의 일반적 원리
- ㉠ 구체적이고 명료한 행위적 용어로 진술되어야 한다.
- ㉡ 학습자 중심의 진술이어야 한다.
- ㉢ 행위와 내용이 모두 포함되어야 한다.
- ㉣ 넓은 행위 특징의 변화를 충분히 포함할 수 있도록 포괄적이어야 한다.
- ㉤ 학습목표들 사이에는 일관성이 있어야 한다.
- ㉥ 실현가능한 것이어야 한다.
- ㉦ 타당성이 언제나 평가 비판될 수 있고, 필요에 따라 언제나 변경될 수 있어야 한다.

③ 학습목표의 기술요령(Mager)
- ㉠ **행동용어 기술** : 교육 후 학습자에게 기대되는 최종행동을 측정이 가능한 행동용어로 기술
- ㉡ **변화의 내용 기술**
- ㉢ **변화를 요구하는 조건제시** : 어떤 상태에서 어떤 행동을 기대하는지에 대한 시기와 조건이 제시되어야 함
- ㉣ **변화의 기준 제시**

④ 학습목표의 영역과 분류(Bloom)
- ㉠ **인시적 영역** : 생각하는 행위를 다루는 영역으로 지식, 이해, 적용, 분석, 종합, 평가로 분류
- ㉡ **정의적 영역** : 느낌이나 태도를 다루는 것으로 태도 가치 신념 등의 정서적 행위를 말하며 수용, 반응, 가치화, 조직화, 성격화로 분류
- ㉢ **심리 운동적 영역** : 행동하는 행위를 다루는 것으로 관찰이 가능하기 때문에 확인하고 측정하기가 용이. 지각, 태세, 지시에 따른 반응, 기계화, 복잡한 외적 반응, 적응, 창조로 분류

(4) 수행계획

① 연간, 월간, 주간계획을 수립하는 것을 말하며 보건 교육시 이용된 방법과 담당해야 할 사람 및 참여할 인력, 실시 시기, 활용해야 될 자원에 대한 내용도 포함시켜야 함

② 시간계획표가 필요하며 많은 경우에 PERT(Program Evaluation and Review Technique)를 사용

③ 보건교육 장소는 대상자의 수, 강의 장소 크기 등 교육환경조건을 고려하여 결정하며 집행계획 당시 교육대상자를 참여시켜야 함

④ 포함내용
- ㉠ 교육시간 배정
- ㉡ 학습내용 선정

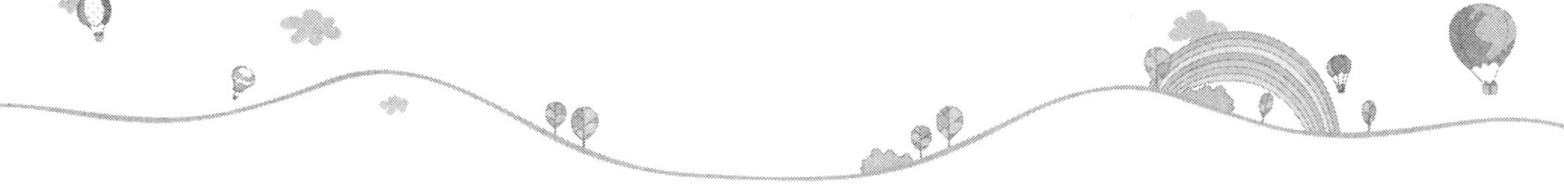

    ⓒ 교육방법의 선정

    ⓔ 교육 보조자료 선정

(5) 평가계획

① 평가계획에는 교육을 계획하는 팀들과 같이 논의하여 평가의 목적, 내용, 범주, 방법, 시기 등을 설정하여야 한다.

② 평가계획에는 사업진행 후 대상집단의 행위변화를 측정할 수 있는 내용이 포함되어야 한다.

③ **평가계획에 포함되어야 할 4단계**

    ㉠ 평가측정을 명확히 할 수 있는 계획

    ㉡ 평가자료를 수집하고 분석할 수 있는 계획

    ㉢ 활동에 따른 적절한 회환(feedback)을 할 수 있는 계획

    ㉣ 문제와 기준을 재정립할 수 있는 계획

2. 지역사회 보건교육 계획 시 고려사항(WHO의 보건교육전문위원회 권장사항 포함)

① 보건교육은 전체 보건사업계획의 일부로 처음부터 함께 계획되어야 한다.

② 보건교육을 위한 지역사회 진단(예비조사)이 필요하다.

③ 보건교육계획에 교육 대상자들이 참여해야 한다.

④ 지역사회의 인재와 자원에 관한 실태파악을 한다.

⑤ 보건교육은 뚜렷한 목표가 있어야 하며, 그 목표달성을 위한 구체적인 계획을 세워야 한다.

⑥ 주민의 신뢰를 얻기 위하여 간단하고 또 단기간에 이룰 수 있는 사업부터 시작한다.

⑦ 모든 보건요원은 보건교육을 할 수 있어야 한다.

⑧ 지역 보건의료인의 협조를 얻어야 한다.

⑨ 보건교육에도 예산의 뒷받침이 요구된다. 그리고 이 예산은 사업의 우선순위에 따라 쓰여져야 한다.

⑩ 효과적인 보건교육사업을 위해서는 적절한 평가가 따라야 한다.

3. 학습내용 선정 시 일반적인 원리

① 학습목표에의 타당성

② 지식의 참신성과 정확성

③ 활용범위가 넓은 내용

④ 넓이와 깊이의 균형

⑤ 학습자에의 타당성

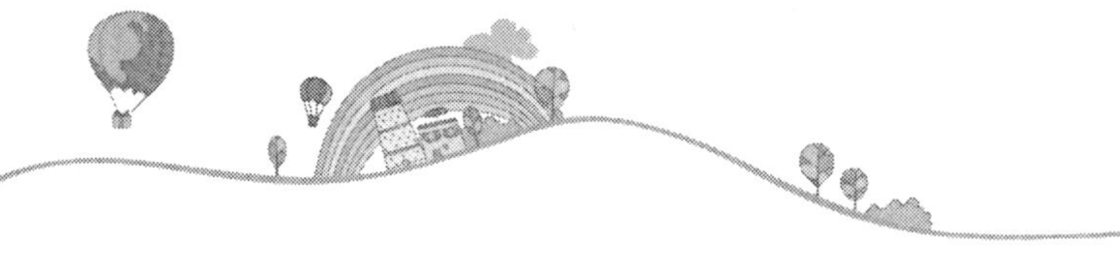

⑥ 사회적 현실에의 타당성(적절성)

⑦ 유용성

⑧ 건강증진에 필요한 내용

2 보건교육 방법

1. 보건교육 실시 시 유의사항

(1) 실시 시기 및 시간

(2) 장소 및 시설(교육환경)

(3) 대상자의 특성

대상자의 수, 대상자의 참여의식, 대상자의 사전경험과 교육정도 등

(4) 학습목표의 난이도

학습목표가 어려울수록 보조자료나 매체, 시범 등이 요구되고 많은 시간이 소요

2. 보건교육 방법을 선택할 때 고려해야 할 원칙(Tyler, 1950)

① 대상자가 인지능력을 수행할 수 있는 기회를 주어야 함

② 대상자 스스로 만족할 수 있는 활동이어야 함

③ 대상자의 능력 및 과거의 경험과 적절하게 조화되어야 함

④ 효과적인 방법을 선택함으로써 문제해결 가능성이 있기 때문에 교육자는 폭넓게 사고해야 함

⑤ 한 가지 방법으로 여러 가지 결과를 가져올 수 있으므로 교육방법 선택 시 한 가지 이상의 긍정적 결과를 가져올 수 있는 방법을 선택하는 것이 바람직

3. 보건교육방법의 분류

(1) 대상자 중심 교육방법(대인접촉교육방법)

① **개별보건교육** ⋯ 면접, 상담

② **집단보건교육** … 강의, 집단토론, 심포지엄, 패널토의, 분단토의, 역할극, 시범, 브레인스토밍, 워크숍, 캠페인, 세미나, 현장학습, 시뮬레이션 및 사례연구, 팀 프로젝트 등

(2) 대중매체 중심 교육방법

전기전파활용, 인쇄매체활용

(3) 지역사회조직 활동을 통한 교육방법

기존 조직 활용, 새로운 조직 활용

4. 개별보건교육 방법

(1) 개념

개인적 접촉을 통해서 보건교육을 실시하는 것으로, 저소득층이나 노인층에 적합하다.

(2) 유형

의사가 환자나 가족을 진찰하는 경우, 위생감독관이 업주에게 지도하는 경우, 보건요원이 가정방문이나 건강상담을 하는 경우에 개인적 지도를 할 수 있다.

(3) 종류

가정방문, 건강상담, 진찰, 전화, 예방접종, 편지 등으로 할 수 있다.

(4) 장 · 단점

효과적이고 필요한 방법이나, 많은 인원과 시간이 소요되는 단점이 있다.

5. 집단보건교육방법

(1) 집단접촉방법은 동시에 2명 이상의 일정한 수의 집단을 대상으로 교육하는 방법으로 경제적이기는 하지만 개인접촉방법만큼의 효과는 없다. 집단접촉방법으로서 강연회, 강습회와 같이 일방적인 의사전달에 중점을 두는 방식과 좌담회, Symposium, Panel Discussion, Buss Session 등의 집단토의 방식이 있다.

(2) 종류

① **강연회** … 일방적인 의사전달방법으로 대부분의 경우 교육내용에 관해 피교육자가 기본적인 지식이 없는 경우에 이용되며, 예로부터 오늘날에 이르기까지 널리 사용되는 평범한 교수법이다.

② **집단토론**(Group Discussion) … 10 ~ 20명으로 구성되고 각자의 의견을 자유롭게 교환하고 결론을 내리는 방법이다. 사회자가 전체의 의견을 종합할 수 있으므로 효과적이다.

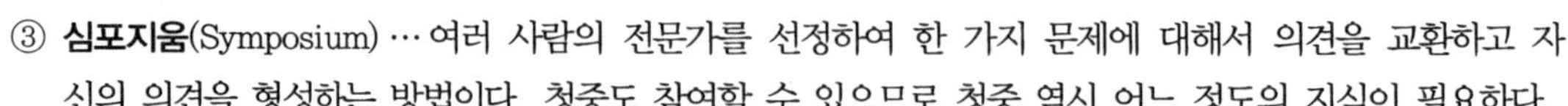

③ **심포지움**(Symposium) … 여러 사람의 전문가를 선정하여 한 가지 문제에 대해서 의견을 교환하고 자신의 의견을 형성하는 방법이다. 청중도 참여할 수 있으므로 청중 역시 어느 정도의 지식이 필요하다.

④ **패널 디스커션**(Panel Discussion) … 몇 명의 전문가가 청중 앞 단상에서 자유롭게 토론하는 형식으로 사회자의 진행으로 이야기를 정리할 수 있다.

⑤ **버즈세션**(Buss Session ; 6-6법)

  ㉠ 교육의 참가자 수가 많을 때 전체를 수 개의 분단으로 나누어서 토의하고 다시 전체회의에서 종합하는 방법이다.

  ㉡ 각 분단은 6 ~ 8명이 가장 적당하며 상호의견을 교환한 후에는 전체의견을 종합하여 보고하도록 한다.

⑥ **롤 플레잉**(Role Playing) … 청중 앞에서 연극을 통하여 건강문제나 어떤 상황을 분석하고 해결방안을 모색하면서 이를 통해서 학습목표에 도달하는 방법이다.

6. 보건교육방법의 종류 및 특징

	특징	장점	단점
강의법	• 교육내용에 관해서 교육대상자가 별로 기본지식이 없을 때 이용되는 방법 • 보편적으로 모든 교육에서 가장 많이 사용되는 방법으로 사전에 교육 계획을 수립하여 실시하면 효과가 큼	• 학습자가 기존의 지식이 없을 때 이용하기 적합 • 다수의 학습자에게 다양하고 많은 지식을 효율적이면서 동시에 전달 가능 • 단시간에 많은 양의 교육내용이 전달되고 비용, 시간 절약 • 대상자의 교육준비시간이 절약 • 새로운 교육은 시키고자 할 때 문자, 어구, 문장 등을 자유롭게 해석하여 전달가능	• 학습자의 동기유발이 어렵고 수동적이 될 수 있으면 흥미 지속시키기 어려움 • 학습자의 개별화, 사회화를 기대하기 힘들며, 교육자의 능력 및 철저한 준비가 부족하면 학습효과를 기대하기 어려움
토의법	목적을 지닌 대화의 과정으로 토의가 이루어지기 위해서는 목적 지향적이어야 하며 그 목적을 성취될 수 있는 것이라야 함	• 반성적 사고와 태도를 형성시킬 수 있음 • 구성원으로서의 역할, 소속감 등을 심어주어 집단속에서 자신의 기여와 책임감을 느낌 • 자율성을 향상시킬 수 있음	• 시간이 많이 소요 • 철저한 사전준비에도 예측 못한 상황이 발생 가능 • 몇몇에 의해 주도될 가능성이 있음 • 학습자들이 주제를 충분히 파악하지 못한다면 기대효과에 도달이 어려움
집단토의	• 10~20명이 모여 서로의 의견을 솔직하게 교환하는 교육방법 • 참가자 전원이 의견을 진술하고 사회자는 전체의 의견을	• 학습자들이 능동적으로 참여할 수 있는 기회를 경험할 수 있음 • 의사전달능력이 배양	• 소수에게만 적용 가능하므로 비경제적 • 시간이 많이 소요 • 초점에서 벗어나는 경우가

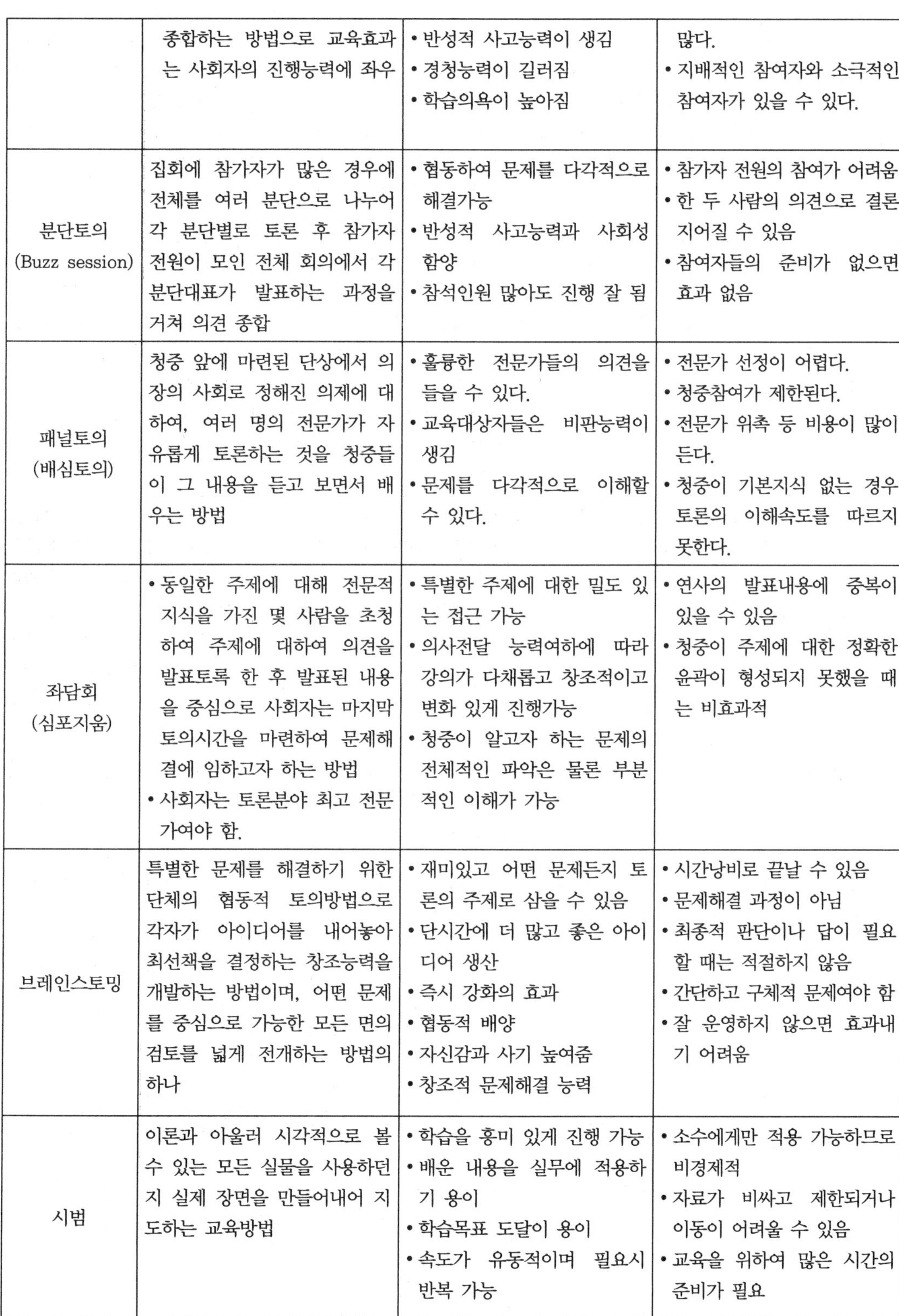

	종합하는 방법으로 교육효과는 사회자의 진행능력에 좌우	• 반성적 사고능력이 생김 • 경청능력이 길러짐 • 학습의욕이 높아짐	많다. • 지배적인 참여자와 소극적인 참여자가 있을 수 있다.
분단토의 (Buzz session)	집회에 참가자가 많은 경우에 전체를 여러 분단으로 나누어 각 분단별로 토론 후 참가자 전원이 모인 전체 회의에서 각 분단대표가 발표하는 과정을 거쳐 의견 종합	• 협동하여 문제를 다각적으로 해결가능 • 반성적 사고능력과 사회성 함양 • 참석인원 많아도 진행 잘 됨	• 참가자 전원의 참여가 어려움 • 한 두 사람의 의견으로 결론 지어질 수 있음 • 참여자들의 준비가 없으면 효과 없음
패널토의 (배심토의)	청중 앞에 마련된 단상에서 의장의 사회로 정해진 의제에 대하여, 여러 명의 전문가가 자유롭게 토론하는 것을 청중들이 그 내용을 듣고 보면서 배우는 방법	• 훌륭한 전문가들의 의견을 들을 수 있다. • 교육대상자들은 비판능력이 생김 • 문제를 다각적으로 이해할 수 있다.	• 전문가 선정이 어렵다. • 청중참여가 제한된다. • 전문가 위촉 등 비용이 많이 든다. • 청중이 기본지식 없는 경우 토론의 이해속도를 따르지 못한다.
좌담회 (심포지움)	• 동일한 주제에 대해 전문적 지식을 가진 몇 사람을 초청하여 주제에 대하여 의견을 발표토록 한 후 발표된 내용을 중심으로 사회자는 마지막 토의시간을 마련하여 문제해결에 임하고자 하는 방법 • 사회자는 토론분야 최고 전문가여야 함.	• 특별한 주제에 대한 밀도 있는 접근 가능 • 의사전달 능력여하에 따라 강의가 다채롭고 창조적이고 변화 있게 진행가능 • 청중이 알고자 하는 문제의 전체적인 파악은 물론 부분적인 이해가 가능	• 연사의 발표내용에 중복이 있을 수 있음 • 청중이 주제에 대한 정확한 윤곽이 형성되지 못했을 때는 비효과적
브레인스토밍	특별한 문제를 해결하기 위한 단체의 협동적 토의방법으로 각자가 아이디어를 내어놓아 최선책을 결정하는 창조능력을 개발하는 방법이며, 어떤 문제를 중심으로 가능한 모든 면의 검토를 넓게 전개하는 방법의 하나	• 재미있고 어떤 문제든지 토론의 주제로 삼을 수 있음 • 단시간에 더 많고 좋은 아이디어 생산 • 즉시 강화의 효과 • 협동적 배양 • 자신감과 사기 높여줌 • 창조적 문제해결 능력	• 시간낭비로 끝날 수 있음 • 문제해결 과정이 아님 • 최종적 판단이나 답이 필요할 때는 적절하지 않음 • 간단하고 구체적 문제여야 함 • 잘 운영하지 않으면 효과내기 어려움
시범	이론과 아울러 시각적으로 볼 수 있는 모든 실물을 사용하던지 실제 장면을 만들어내어 지도하는 교육방법	• 학습을 흥미 있게 진행 가능 • 배운 내용을 실무에 적용하기 용이 • 학습목표 도달이 용이 • 속도가 유동적이며 필요시 반복 가능	• 소수에게만 적용 가능하므로 비경제적 • 자료가 비싸고 제한되거나 이동이 어려울 수 있음 • 교육을 위하여 많은 시간의 준비가 필요

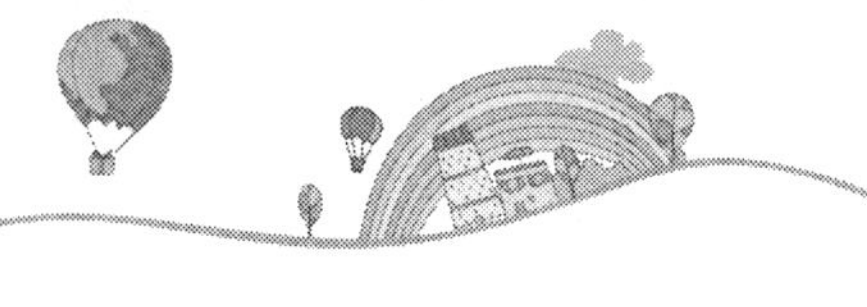

역할극	교육대상자들이 직접 실제 상황 중의 한 인물로 등장하여 연기를 해보임으로써, 실제 그 상황에 놓인 사람들의 입장이나 처지를 이해 가능	• 흥미와 동기유발 가능 • 실제 활용에 가능한 기술습득이 용이 • 학습자들의 사회성 개발 • 문제해결에 대한 교육대상자들의 이해능력이 개발 • 목표도달 용이	• 준비 시간과 비용이 많이 요구 • 극중 인물 선택 시 어려움이 있을 수 있음 • 사실과 거리감 있을 때 효과 떨어짐
모의 실험극 (시뮬레이션)	학습자에게 실제와 유사한 상황을 제공하여, 실제에서 있음직한 위험 부담 없이 학습을 할 수 있는 환경을 의미	• 대상자에게 흥미유발 • 다른 역할에 대한 책임감과 만족감 얻을 수 있음 • 상당한 기술습득 가능 • 발견학습이나 태도, 기술을 습득해야하는 교육에 유용 • 안전하고 빠르게 현실감 경험 가능	• 진행에 많은 시간과 비용 소모 • 교육자가 훈련 기회를 얻지 못해 익숙하지 못할 수 있음 • 학습준비가 부족한 경우 교육목적 달성 없이 흥미 거리로 끝날 수 있음
견학	현장을 직접 방문하여 관찰하며 배우는 교육활동	• 흥미와 동기유발 가능 • 실제 활용자료로서 유용 • 사물관찰능력 및 기술 배양 • 다양한 경험습득 및 적응력 향상	• 시간소요 크고 비용 많이 듦 • 현장학습장소 선택의 어려움 • 사전계획 부족 시 효과 얻기 어려움 • 부분에 치우쳐 전체를 포괄적으로 파악하지 못할 수도 있음
전람	교육적인 목적으로 다양한 실물이나 시각적 자료들을 모아 놓은 것	• 흥미유발 용이 • 핵심을 함축적으로 보여줄 수 있어 학습자 이해 쉬움 • 필요한 정보의 축적을 통해 교육의 효과를 높일 수 있음	• 잘 계획이 안되면 교육효과가 떨어짐 • 오랫동안 전시할 경우 학습자의 관심을 끌기 어려움
문제기반학습 (PBL)	구성주의적 학습원칙을 충실하게 반영하는 실천적 모형으로 실제생활의 복잡성을 반영하는 문제를 중심으로 학습자가 주도적 학습활동을 전개	• 학습동기 유발 • 문제해결능력 강화 • 지식, 수기, 태도, 사고와 판단 및 의사소통 기술을 동시에 배우게 됨 • 지식이 좀 더 융통성 있게 활용될 수 있음 • 협동학습 능력 향상	• 문제설계가 아주 복잡하고 어려움 • 반드시 알아야 할 지식이나 수기가 빠지거나 불필요한 것을 학습할 수 있음 • 사전교육과 준비가 필요 • 충분하고 다양한 학습매체가 준비되어야 함
문제해결법	학습자에게 문제를 던져주고 그것을 해결해 나가는 과정을 통해 학습이 이루어지게 하는 교육방법	• 시점에 관계없이 이루어질 수 있음 • 모든 분야에서 얻은 이론적 지식을 실제상황에 적용시켜볼 수 있음 • 학습자 개개인이 자립적으로	• 한꺼번에 많은 대상이 참여할 수 없음 • 학습자의 사전준비 및 능력의 한계에 결과가 좌우됨

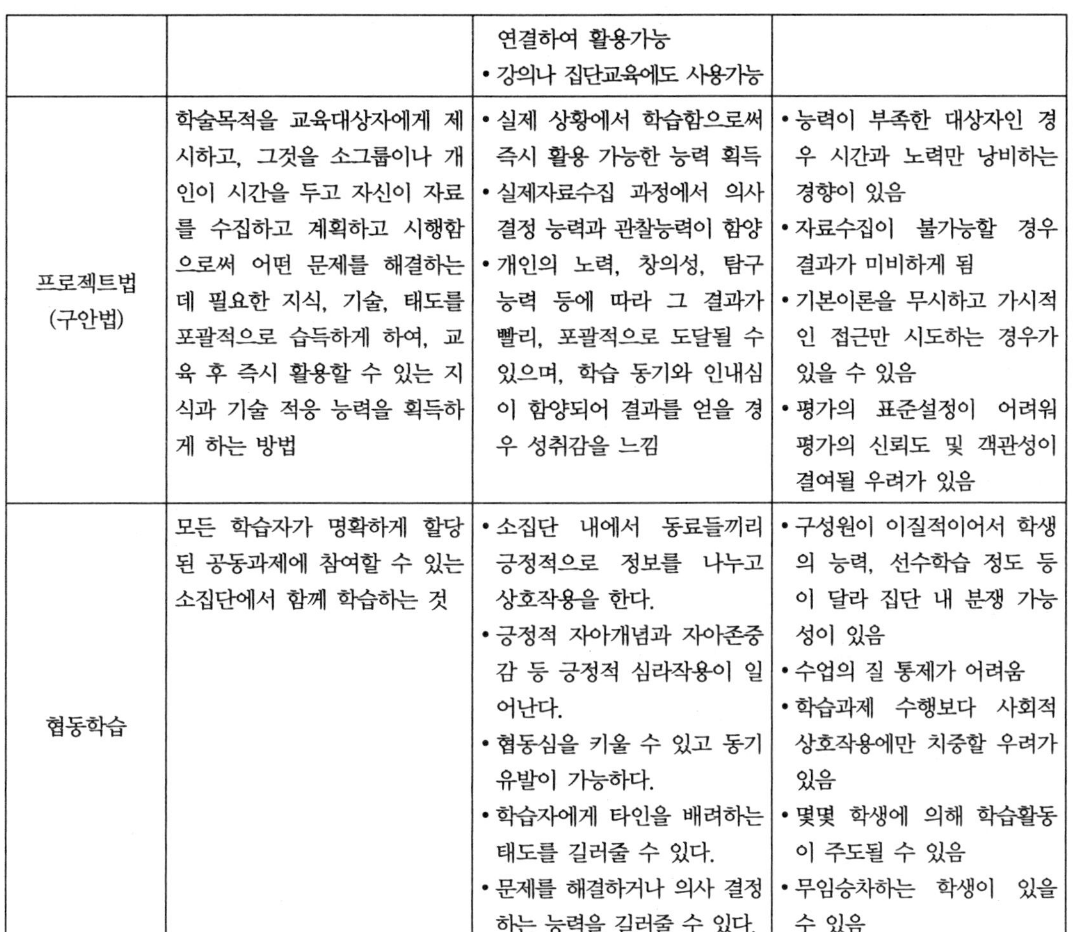

		연결하여 활용가능 • 강의나 집단교육에도 사용가능	
프로젝트법 (구안법)	학술목적을 교육대상자에게 제시하고, 그것을 소그룹이나 개인이 시간을 두고 자신이 자료를 수집하고 계획하고 시행함으로써 어떤 문제를 해결하는 데 필요한 지식, 기술, 태도를 포괄적으로 습득하게 하여, 교육 후 즉시 활용할 수 있는 지식과 기술 적용 능력을 획득하게 하는 방법	• 실제 상황에서 학습함으로써 즉시 활용 가능한 능력 획득 • 실제자료수집 과정에서 의사결정 능력과 관찰능력이 함양 • 개인의 노력, 창의성, 탐구능력 등에 따라 그 결과가 빨리, 포괄적으로 도달될 수 있으며, 학습 동기와 인내심이 함양되어 결과를 얻을 경우 성취감을 느낌	• 능력이 부족한 대상자인 경우 시간과 노력만 낭비하는 경향이 있음 • 자료수집이 불가능할 경우 결과가 미비하게 됨 • 기본이론을 무시하고 가시적인 접근만 시도하는 경우가 있을 수 있음 • 평가의 표준설정이 어려워 평가의 신뢰도 및 객관성이 결여될 우려가 있음
협동학습	모든 학습자가 명확하게 할당된 공동과제에 참여할 수 있는 소집단에서 함께 학습하는 것	• 소집단 내에서 동료들끼리 긍정적으로 정보를 나누고 상호작용을 한다. • 긍정적 자아개념과 자아존중감 등 긍정적 심리작용이 일어난다. • 협동심을 키울 수 있고 동기유발이 가능하다. • 학습자에게 타인을 배려하는 태도를 길러줄 수 있다. • 문제를 해결하거나 의사 결정하는 능력을 길러줄 수 있다.	• 구성원이 이질적이어서 학생의 능력, 선수학습 정도 등이 달라 집단 내 분쟁 가능성이 있음 • 수업의 질 통제가 어려움 • 학습과제 수행보다 사회적 상호작용에만 치중할 우려가 있음 • 몇몇 학생에 의해 학습활동이 주도될 수 있음 • 무임승차하는 학생이 있을 수 있음

7. 문제기반학습(PBL)의 단계

(1) 1단계

문제점을 발굴하고 학습목표를 설정하는 단계

(2) 2단계

자신이 맡은 부분을 공부하며 정리하는 단계

(3) 3단계

공부한 내용을 발표하고 토론하면서 지식을 재조합하는 단계

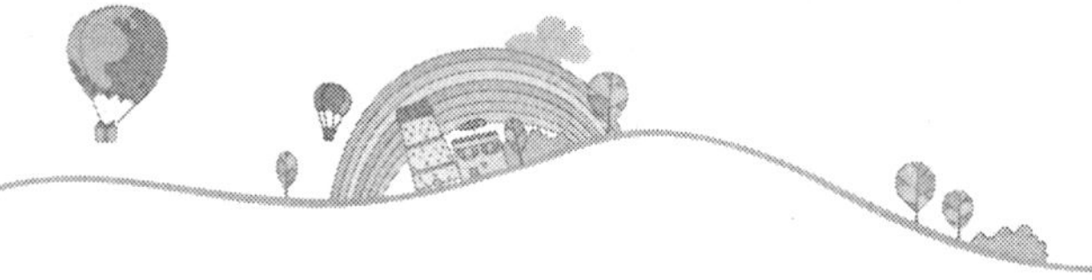

8. 문제해결법의 단계

(1) 1단계
문제의 인식

(2) 2단계
해결방안 연구

(3) 3단계
자료수집 및 조사연구

(4) 4단계
해결단계-수집된 자료의 조사, 관찰, 비교 등의 활동

(5) 5단계
결과평가 및 정리-결과에 대해 평가하고 보고서 등을 작성하여 건설적인 방향에 적용

9. 프로젝트법의 단계

(1) 1단계
목적설정-흥미있고 중요한 과제를 선정하고 문제해결을 위한 기본지식 및 기술을 제고

(2) 2단계
계획-관련 있는 대상을 찾아 관찰, 인터뷰, 자료수집, 설계

(3) 3단계
수행-창의력 발휘, 자료 정리, 보고서 작성

(4) 4단계
평가-동료평가, 자기평가, 문제점 토론, 발표 및 보고서 제출

10. 협동학습

(1) 팀 토너먼트식 게임법(TGT : Team Games Tournament)
① 게임상황에서 학습이 이루어지며, 성공의 기회를 모든 학생들에게 균등하게 제공한다는 점이 특징
② 준비→안내→팀별학습 및 게임→팀별보상의 순서를 따라서 활동이 진행

(2) 팀 성취 분배보상기법(STAD : Student Teams Achievement Divisions)

수업 절차보다는 평가 방식이 독특하기 때문에 유명해진 협력학습. 어떤 형태의 수업을 한 뒤에 학습지가 주어지면 학생은 곧 있을 퀴즈에 대비해서 소집단별로 공부를 함. 그리고 개인별로 시험을 치르는데 그 평가 방식이 소집단 구성원들끼리 활발하게 서로를 도와주지 않을 수 없는 동기를 제공

(3) Jigsaw-Ⅰ

① 개요

- ㉠ 팀 구성원 각자가 과제의 일부를 분담하여 책임지고 수행함으로써 팀 전체의 목표를 달성하도록 함
- ㉡ 팀 내의 역할분담 → 전문가 집단협의 → 팀 내 교수학습 등의 순서로 진행

② 특징

- ㉠ 개인의 과제해결력의 상호의존성은 높으나 보상의 상호의존성은 낮음
- ㉡ 집단 보상을 받지 못하므로 형식적인 집단 목표가 없음
- ㉢ 각 집단 구성원의 행동이 다른 구성원들에게 보상받도록 도와주므로 협동적 보상 구조의 본질적 역동성이 존재
- ㉣ 작업 분담 구조를 통해서 집단 구성원간의 상호의존성과 협동심을 유발함

(4) Jigsaw-Ⅱ

① 개요 … Jigsaw-Ⅰ에 STAD 평가 방식을 결합시켜서 과제 분담과 보상 효과를 동시에 추구하는 모형으로 개발

② 특징

- ㉠ Jigsaw-Ⅰ모형의 개별보상과 집단보상이 추가된 것으로, Jigsaw-Ⅰ모형과 달리 인지적·정의적 학업성취영역에서 전통적 수업보다 효과적이라는 장점
- ㉡ 개별학습자나 팀은 자신들이 좋아하거나 원하는 주제를 할당받을 수 있도록 한다는 점이 원래 모형과 다른 점
- ㉢ 교사의 주요역할은 세분화될 수 있는 학습과제를 선정하는 것

(5) 협동학습의 특성

- ㉠ 구성원간의 상호의존성
- ㉡ 개별적인 책무성
- ㉢ 이질적 집단 구성
- ㉣ 지도력 공유
- ㉤ 교사의 적극적인 개입

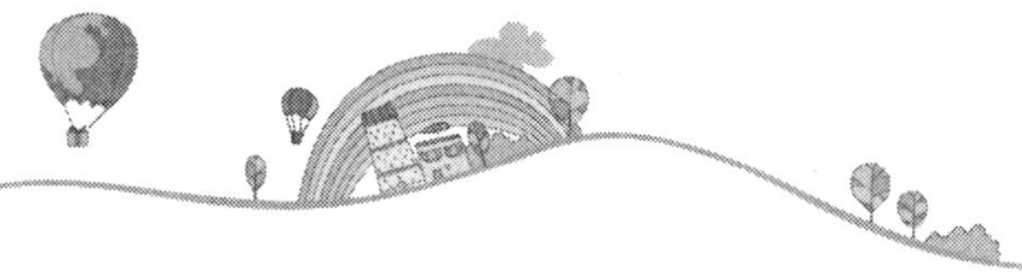

1. 교육매체의 이해

(1) 매체선택에 영향을 주는 5가지 요인

① **적절성** … 내용에 맞는 적합한 것인지, 목표달성에 용이한 것인지 검토

② **정교성** … 실제 사용 시 그 내용이 어느 정도 복잡한 것인지, 정교한 것인지 살펴보아야 함

③ 비용

④ **접근성** … 쉽게 구할 수 있어야 함

⑤ 매체의 질

(2) 교육매체활용의 의의(kemp & smelie)

① 교수활동이 보다 표준화 될 수 있음

② 가르치는 것을 보다 재미있게 해 줌

③ 교수이론의 적용을 통하여 학습을 보다 상호작용적으로 만들어 줌

④ 교수에 소요되는 시간을 줄여줌

⑤ 학습의 질을 높여줌

⑥ 필요시 필요한 장소에서 교수활동이 일어날 수 있게 함

⑦ 학습자들은 배우는 것과 학습과정 자체에 대해 긍정적인 태도를 갖게 됨

⑧ 교육자의 역할이 긍정적인 방향으로 바뀌어 질 수 있음

(3) ASSURE(Heinich와 그의 동료들, 1996)

① **A**(Analyze Learner Characteristics) … 학습자의 특성분석

② **S**(State objectives) … 목표진술

③ **S**(Select, Modify or Disign Materials) … 적절한 매체선택

④ **U**(Utilize Materials) … 교재활용

⑤ **R**(Require learner participation) … 학습자 참여

⑥ **E**(Evaluate) … 매체의 평가

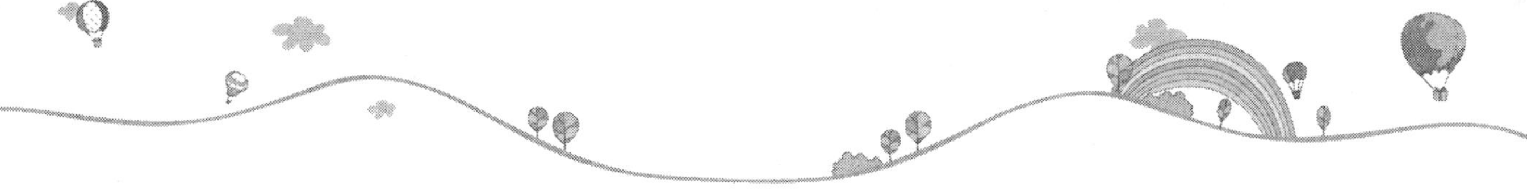

(4) 적합한 교육매체를 선택할 때 고려해야 할 요소

① 대상자의 특성

② 한 번에 교육에 여러 가지 보조자료가 활용되는 경우 학습목적에 따라 단계별로 제시할 것

③ 적절한 시간 배정

④ 장소

⑤ 경제성

⑥ 쉽게 구할 수 있고 조작이 간편할 것

2. 교육매체의 종류 및 특성

	장점	단점
실물	• 가장 효과적인 매체 • 학습흥미 높고 목표 도달용이 • 교육 후 실생활에서 즉시 활용 가능	• 시간적, 경제적, 환경적 측면에서 제한 • 보관 어렵고 쉽게 손상될 수 있음
모형	• 실물과 가장 비슷한 효과 • 반복관찰, 시행 가능 • 개념습득 용이	• 가격이 비쌈 • 파손 쉬우며 보관할 공간 필요
칠판	• 가격 저렴하고 구하기 쉬움 • 누구든지 활용 가능 • 다양한 방법으로 활용 가능	• 주의집중이 어려움 • 글씨 쓰는데 시간이 많이 걸림
융판	• 특별한 예산 없어도 손쉽게 제작 가능 • 반복 사용 가능 • 어디서나 쉽게 활용가능, 활용폭 넓음	• 사전준비에 많은 시간 요구 • 교육대상 소규모 일 때만 적용가능
게시판	• 전체 대상자가 볼 수 있어 효과적 • 교육자 없이도 게시된 내용이 대상자에게 전달되므로 경제적	길거나 복잡한 메시지 전달시 학습자들이 흥미를 잃음
그림, 사진	• 어떤 상황이나 모양을 압축하여 간결하게 표현 가능 • 구하기 쉽고 비용 저렴. 손쉽게 사용 가능 • 휴대간편. 어떤 장소, 어느 집단에서도 활용 가능	• 평면적이어서 입체성을 묘사할 수 없고 움직임 묘사 불가능 • 대규모 집단에는 이용하기 어려움
포스터	• 보관이 용이 • 쉽게 제작 가능하며 장기간 부착 가능 • 이동이 용이하며 매력적이고 관심 끌 수 있음	• 제작 시 전문적 기술 요구 • 교실에서의 강의 보조자료로써 소수에게만 적용 가능하며 학습자의 주의집중에 크게 도움을 주지 못함

매체	장점	단점
슬라이드	• 많은 대상자에게 일시에 시각적 경험 제공 • 학습자가 이해 시까지 상세히 분석하며 볼 수 있어 학습효과 높음 • 필요에 따라서 수시로 다시 반복해서 볼 수 있으므로 학습자의 개인차 극복 가능	• 전기와 암막시설 필요 • 연속적 과정 배워야 할 때에는 제한점 • 암막 사용하므로 학습자 졸음 촉진
OHP (실물환등기)	• 밝은 장소에서도 영사 가능하므로 주의집중 • 교사와 학습자 시선일치 • 매우 간편하고 쉽게 조작 가능 • 활용이 매우 용이하고 사용방법 다양 • 자료 관리 쉬움	• 기계부피가 커서 움직일 때 번거로움 • 직접경험이 요구되는 학습에 비해 비효과적 • 장비 보관 어려움
빔 프로젝터	• 화면 크고 선명히 많은 사람이 볼 수 있음 • 내용 수정 및 반복 시청 가능 • 다양한 색상과 도표 그림 제시	• 장비가 비쌈 • 사용자 준비조작능력이 없으면 활용 어려움 • 자료준비 조작이 복잡함
실물환등기	• 실물을 직접 보여줄 수 있음 • 관찰과 학습이 용이하고 정확한 상황을 쉽고 빠르게 제시 가능 • 조작이 용이 • 사전준비시간이 짧음	• 암막시설 필요 • 기계의 부피가 크고 운반이 어려움 • 자료가 너무 크면 사용 어려움
실물 화상기	• 시청각 자료와 교재 활용 • 다양한 시청각 기기와의 연결	비싼 비용
비디오테이프	• 대리경험 가능 • 구입용이 • 재생 및 수정 가능하므로 반복학습 가능	• 기술적 능력 필요 • 스크린 크기 고려한 대상자 수 조절
영화	• 대상자의 높은 집중력 • 긍정적 태도 형성	• 고비용, 보관의 불편 • 암막장치가 필수
차트	• 다양한 용도 • 간편한 이동 • 대상자의 관심 유도	• 예술적 재능이 필요 • 제한된 견해만 제공
대중매체	• 시청각 효과 • 다양한 계층에게 정보 전달 • 동시성	• 대상자 반응 관찰 불가 • 일방적인 정보 전달

4 보건교육 평가

1. 보건교육 평가의 이해

(1) 보건교육의 평가원칙

① 평가는 명확한 목표 하에 계속적으로 시행되어야 한다.

② 평가는 객관적이어야 하며, 장·단점을 명확하게 지적하여야 한다.

③ 평가는 계획에 관계된 사람, 사업에 참여한 사람, 기타 평가에 영향을 받을 사람에 의해서 행해져야 한다.

④ 평가자료 및 보고서는 누구나 알기 쉽게 정리되어야 하며 미래의 보건교육자료로서 효율적으로 활용될 수 있도록 하여야 한다.

(2) 보건교육 평가 설계모형

① **단일군 사전사후조사 평가모형** ··· 대조군을 설정하지 않고 실험군만을 대상으로 프로그램 투입 이전의 정보와 투입한 이후의 정보를 수집하여 프로그램을 평가하도록 설계된 모형

② **실험군 및 대조군 사후조사 평가모형** ··· 프로그램을 투입하기 이전에 조사가 실시될 수 없거나 사전조사가 프로그램의 수행에 나쁜 영향을 미칠 것이 예상될 경우 일단 프로그램을 시행한 후, 실험군에 대한 정보와 대조군에 대한 정보를 동시에 수집하여 A와 B의 차이를 관찰하여 프로그램의 효과를 평가하는 모형

③ **실험군 및 대조군 사전사후조사 평가모형** ··· 프로그램의 평가모형으로 가장 흔하게 채택되어 이용되는 것으로 프로그램에 노출된 집단과 프로그램에 노출되지 않은 집단에 대한 정보를 프로그램을 투입하기 전후에 각각 수집하여 프로그램 시행 이전과 시행 이후에 변화된 무엇인가, 얼마나 변화되었는가를 비교하여 평가하는 모형

(3) 보건교육 평가의 계획

① **기본적 준비**
  ㉠ 자료
  ㉡ 평가요원의 역할과 과제의 진행일정
  ㉢ 분석과 보고

② **평가계획의 수립단계**

    ㉠ 1단계 : 프로그램과 프로그램의 특정목표 및 목적 기술

    ㉡ 2단계 : 평가기준 결정

    ㉢ 3단계 : 평가모형 선택

    ㉣ 4단계 : 자료수집 계획

    ㉤ 5단계 : 분석 및 보고 계획

2. 보건교육 평가의 유형

(1) 진단, 형성, 총괄평가

구분	진단평가	형성평가	총괄평가
실시시기	교육 시초	교육 도중	교육 후
실시목적	사전활동	교육방법 개선	영향평가
기능	㉠ 출발점 행동확인 ㉡ 교육(사업)중복 회피 ㉢ 교육(사업)곤란에 대한 사전 대책의 수립	㉠ 교육활동 조정과 강화 ㉡ 교육(사업)곤란 진단교정 ㉢ 교육 지도방법 개선 ㉣ 타당도 분석	㉠ 사업영향 결정 ㉡ 교수방법의 개선 ㉢ 개인·집단 간 사업효과 비교

(2) 과정, 영향, 성과평가

① **과정평가** … 프로그램이 계획한 대로 시행되었는지를 사정하여 프로그램을 관리하는데 필요한 기초정보와 평가의 영향 또는 성과를 결과를 해석하는데 기초를 마련하고, 시행된 프로그램이 다른 환경에서도 실현될 가능성과 일반화, 그리고 프로그램의 확산에 관건이 되는 사항에 대한 판단의 실마리 제공

② **영향평가** … 프로그램을 투입한 결과로 대상자의 지식, 태도, 신념, 가치관, 기술, 행동 또는 실천양상에 일어난 변화를 사정하려는데 목적이 있음

③ **성과평가** … 프로그램을 시행한 결과로 얻어진 건강 또는 사회적 요인의 개선점들을 측정

(3) 투입, 변환, 산출평가

① 투입된 자원에 대한 평가

② 사업진행에 대한 평가

③ 목표달성정도에 대한 평가

④ 사업의 효율성에 대한 평가

⑤ 사업의 적합성에 대한 평가

3. 보건교육평가 방법

(1) 평가영역별 평가방법

① **인지적 영역** … 질문지, 구두질문

② **정의적 영역** … 질문지, 관찰, 태도 척도를 통한 측정

③ **운동기술 영역** … 직접관찰, 실기의 시범

(2) 평가방법의 종류

① **관찰법**

    ㉠ 관찰법의 분류 : 자연적 관찰/통제적 관찰, 참여 관찰/비참여 관찰

    ㉡ 관찰결과의 기록 방법 : 일회기록법, 체크리스트 활용한 관찰법

② 평정법

③ 구두질문, 구술시험

④ **질문지법** … 구조적 질문지와 비구조적 질문지가 있음

⑤ **지필검사**

    ㉠ 선택형 문항 : 진위형 문항, 배합형 문항, 선다형 문항

    ㉡ 서답형 문항 : 단답형, 완성(완결)형, 논문형

⑥ 실기시험

(3) 평가도구의 조건

① **타당도**

    ㉠ 교육 실시 전에 설정된 목적을 평가하고 있느냐, 없느냐 하는 것

    ㉡ 평가자가 알아내려고 하는 것이 사전에 설정된 목적을 정확히 측정하느냐 안하느냐를 말하는 것

    ㉢ 보건교육평가에서는 목적지향 타당도인 내용타당도를 유지하는 것이 중요

② **신뢰도**

    ㉠ 측정하려고 하는 목적과 내용을 얼마나 사실과 가깝게 오차 없이 정확하게 측정하느냐 하는 개념

    ㉡ 신뢰도에 영향주는 요인 : 개인의 특징이나 체계적, 우연적인 요인 등

    ㉢ 신뢰도 높이는 방법 : 문제의 안정성을 높이고 표본을 무작위 추출하고, 문항의 동질성을 유지시킴

③ **객관도**

    ㉠ 평가 결과를 결정하는 사람에 의해 발생하는 오차

    ㉡ 객관도 높이는 방법 : 평가자의 의도가 개입될 수 없는 선다형이나 선택형 선택, 평가자 자질 향상, 평가기준 명확히 설정, 평가 후 결과를 여러 사람이 검토

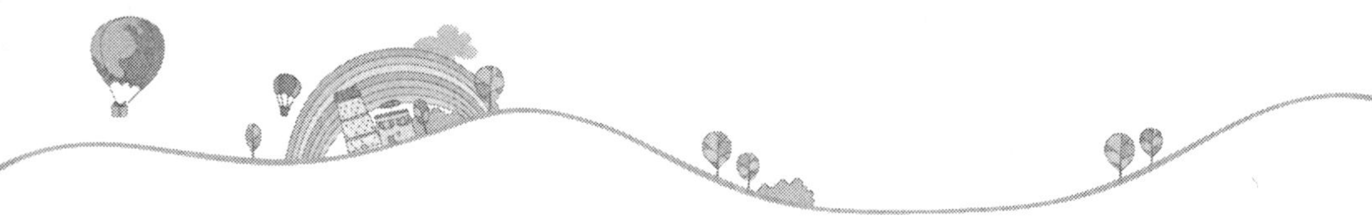

④ **실용도**

    ㉠ 그 평가 방법이 얼마나 쉽게 적용할 수 있느냐 하는 정도

    ㉡ 실용도 높이는 방법 : 간편성 유지, 평가한 것을 채점하는 방법도 실용성 있어야 함

(4) 평가척도

① **명목척도** … 평가해야 할 사업의 내용을 각각 이름을 붙여 구분 짓는 것

② **서열척도** … 보건교육사업의 내용, 결과를 양적·질적인 측면에서 서열화하는 것

③ **등간척도** … 간격이 똑같은 자를 가지고 측정하듯이 일정한 간격으로 평가기준을 설정하여 보건교육의 사업의 각 범주에 적용하는 것

④ **비율척도** … 보건교육 사업의 결과를 평균점을 산출하여 이를 기초로 표준편차를 구하고, 이 표준편차에 의한 간격으로 척도화한 것

5 분야별 보건교육

1. 학교 보건교육

(1) 학교보건교육의 주요내용

① 교통 안전교육

② 실종·유괴의 예방·방지교육

③ 약물오남용 예방교육

④ 재난대비 안전교육

⑤ 성폭력 예방교육

(2) 학교보건교육 실시 시 주요 주의사항

① 흥미를 갖게 한다.

② 어려운 전문용어 및 어려운 이론을 피한다.

③ 합리적 계획을 세운다.

④ 적절한 예를 든다.

⑤ 문제를 제기한다.

⑥ 학생심리에 적응한다.

⑦ 적절한 평가를 시행한다.

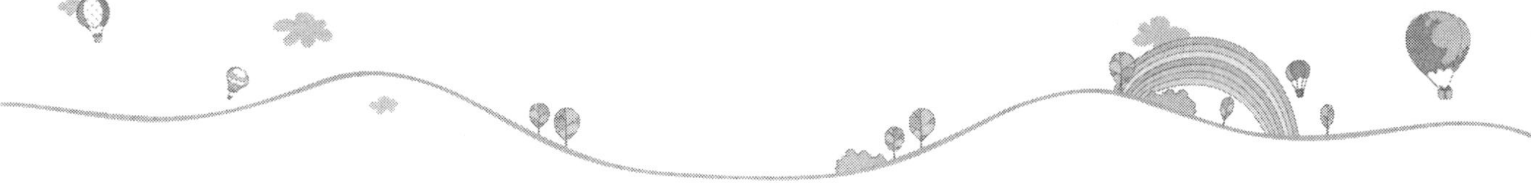

(3) 학교건강증진사업

① 보건 서비스
    ㉠ 건강평가
    ㉡ 예방 서비스
    ㉢ 일차진료
    ㉣ 체력측정 및 향상

② 보건교육
    ㉠ 건강관련 정규교과
    ㉡ 관련교과지도
    ㉢ 생활지도
    ㉣ 건강증진 관련 학습

③ 건강한 학교환경
    ㉠ 물리적 환경
    ㉡ 정신적 환경
    ㉢ 학교생활
    ㉣ 스트레스 해소 환경

(4) WHO의 건강증진 학교 운동

① 건강증진 학교의 영역 및 요소
    ㉠ 건강한 학교 보건정책
    ㉡ 학교의 물리적 환경
    ㉢ 학교의 사회적 환경
    ㉣ 지역사회와의 연계
    ㉤ 건강한 삶을 위한 활동
    ㉥ 학교건강증진 및 보호

② 건강증진 학교 건강한 학교정책 평가지표
    ㉠ 학교급식의 수행
    ㉡ 흡연
    ㉢ 향정신성약물에 관한 지도사항
    ㉣ 학생신체검진 결과의 환류 및 가정통보
    ㉤ 감염병 관리 정책
    ㉥ 화재대비 대책 수립

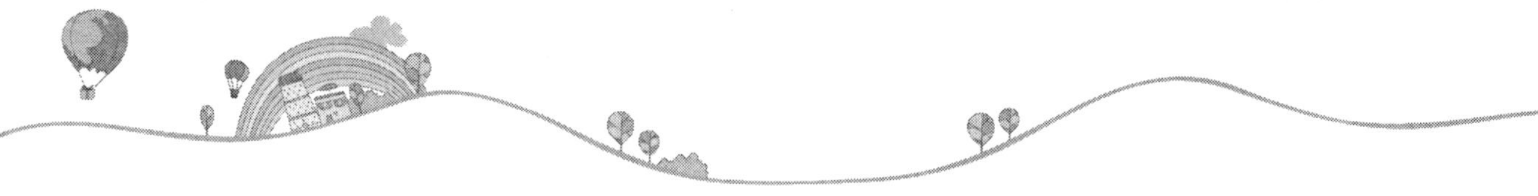

2. 지역사회 보건교육

(1) 지역사회 보건교육의 기본원칙

① 건강증진 및 질병예방에 우선순위를 둘 것

② 보건교육 계획은 지역사회 진단을 통한 실증적인 자료를 근거로 수립

③ 보건교육 계획은 지역사회 보건프로그램의 일부로 포함하여 상호 조정해야 함

④ 보건교육사업은 건강증진사업과 연계되어 추진되어야 함

⑤ 지역주민의 적극적인 참여 유도

⑥ 보건소의 보건교육 전문인력 활용

⑦ 지역사회의 보건관련 민간조직의 적극적인 참여 유도

⑧ 지역사회 보건관련 공공조직의 행정지원 유도

(2) 지역주민 대상의 보건교육

① 가정방문을 통한 계몽교육

② 반상회 등을 이용한 좌담회

③ 강연회 개최

④ 예비군·민방위 대상 보건교육

(3) 지역사회 보건교육

① 모든 보건교육은 보건교육 활동과 각 보건사업이 통합되도록 한다.

② 보건소는 지역사회 보건교육 활동의 중심이다.

③ 보건소는 지역사회의 요구에 맞는 건강사업을 개발 추진한다.

④ 지역사회 건강상태에 따라 학교보건교육 사업을 개발 지원한다.

⑤ 보건소 활동을 보건교육 측면에서 평가한다.

3. 산업장의 보건교육

(1) 산업장 보건교육의 필요성

① 취업한 근로자는 건강관리가 체계적으로 시행되어야 하는 시기이다.

② 입사부터 퇴사까지 오랜 기간 같은 환경에 노출되어 건강에 악영향을 미칠 수 있다.

③ 산업장 건강관리는 산업장의 생산성과 경제적 효과와 밀접하다.

④ 안전과 보건교육은 밀접하게 상호 연관되어 있다.

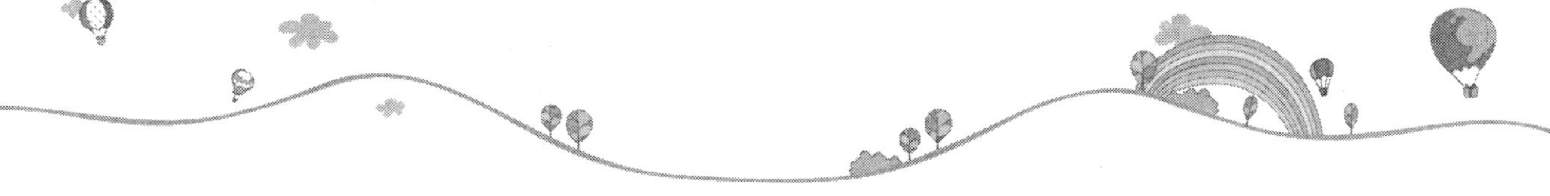

⑤ 웰빙에 대한 인식과 건강 및 삶의 질에 대한 관심이 높아지고 있다.

⑥ 보건교육의 효과가 입증되어 관심이 증대되었다.

(2) 산업장 보건교육의 효과

① 안전사고의 발생이 감소된다.

② 질병과 사고로 인한 결근율이 감소된다.

③ 질병과 사고로 인한 이직률이 감소된다.

④ 질병과 사고로 인한 의료비 지출이 감소된다.

⑤ 업무능률과 생산성 향상으로 경제적 이익이 증가된다.

⑥ 산업장 스트레스와 비만 등 건강증진 위험요인을 줄인다.

⑦ 건강한 직장 분위기 조성에 기여한다.

(3) 안전관리를 위한 3E와 4M

① 3E
　　㉠ Engineering의 관리
　　㉡ Education의 관리
　　㉢ Enforcement의 관리

② 4M
　　㉠ Man(작업자)의 관리
　　㉡ Machine(기계설비재료)의 관리
　　㉢ Media(작업방법)의 관리
　　㉣ Management(관리)의 관리

(4) 위험관리의 5단계

① 위험원의 제거

② 위험원의 격리

③ 위험원의 방호

④ 위험원에 대한 인간의 보강

⑤ 위험원에 대한 인간의 적응

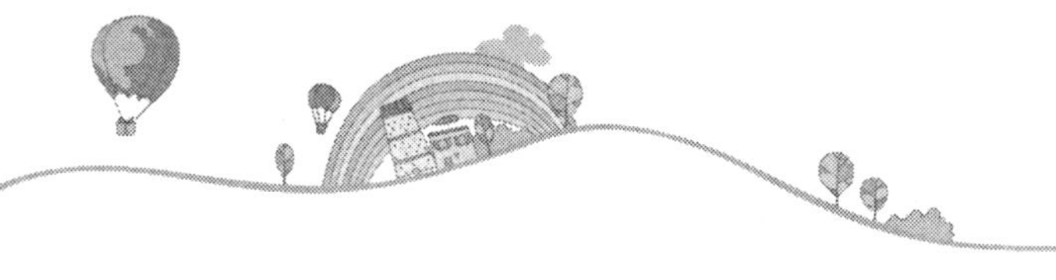

4. 의료기관에서의 보건교육

(1) 의료기관 보건교육의 효과

① 의료비 지출의 감소

② 입원일수 감소

③ 질병으로부터 고통과 불편을 줄임

④ 질병에 효율적으로 대처

⑤ 질병의 예후에 바람직한 영향을 줌

⑥ 질병의 합병증을 줄임

⑦ 건강생활습관을 익힘

(2) 환자교육 시 고려사항

① 환자와 의료요원간의 정보교환

② 자기관리에 대한 교육

③ 환자에 의한 자주적 치료계획 수립능력의 습득에 대한 교육

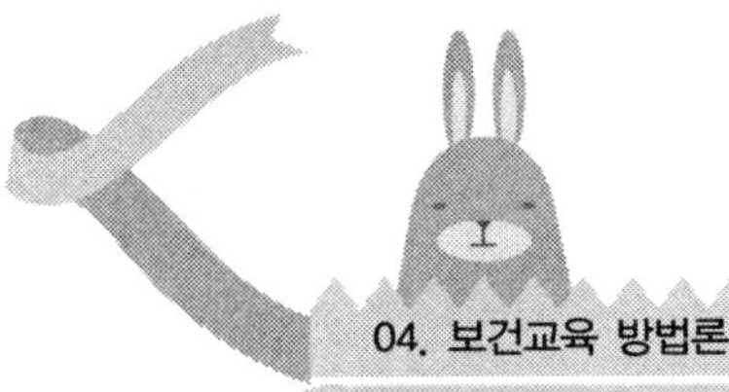

핵심예상문제

1 보건교육시 흡연으로 인해 사망한 연예인의 사진을 보여주면서 교육할 때 동기를 유발하는 단계는?

① 도약단계
② 도입단계
③ 전개단계
④ 종결단계
⑤ 평가단계

> **Advice** 도입단계 : 동기유발, 전시 학습 상기, 학습목표 확인, 학습활동 안내

2 교육방법 선정에 영향을 미치는 요소가 아닌 것은?

① 대상자 수
② 대상자의 교육수준
③ 대상자의 경제적 능력
④ 교육자의 능력
⑤ 교육시설

> **Advice** 보건교육 실시 시 유의사항
> ㉠ 실시 시기 및 시간
> ㉡ 장소 및 시설
> ㉢ 대상자의 특성
> ㉣ 학습목표의 난이도

3 다음 중 문제기반학습(PBL)의 장점으로 적절하지 않은 것은?

① 학습동기 유발
② 문제해결능력 강화
③ 지식, 수기, 태도, 사고와 판단 및 의사소통 기술을 동시에 배우게 됨
④ 지식이 좀 더 융통성 있게 활용될 수 있음
⑤ 개별학습능력 향상

> **Advice** 협동학습능력 향상

Answer 1.② 2.③ 3.⑤

4 교육매체의 효과를 높이기 위한 전략으로 올바르지 않은 것은?

① 매체의 집중성
② 내용의 집중성
③ 대상의 집중성
④ 시기의 집중성
⑤ 각종 매체의 단일성

> **Advice** ⑤ 한 번의 교육에 여러 가지 보조자료가 활용되는 경우 학습목적에 따라 단계별로 적절하게 제시

5 4~5명의 전문가들이 단상에 둘러앉아서 어떤 주제에 대하여 서로 찬반양론의 의견을 진술하고 청중은 청중석에서 듣고 있다. 이와 같은 교육방법은?

① 버즈 토의(buzz session)
② 패널 토의(panel discussion)
③ 브레인스토밍
④ 세미나(seminar)
⑤ 심포지엄(symposium)

> **Advice** 버즈 토의 : 집회에 참가자가 많은 경우에 전체를 여러 분단으로 나누어 각 분단별로 토론 후 참가자 전원이 모인 전체 회의에서 각 분단대표가 발표하는 과정을 거쳐 의견 종합

6 특정 지역에 콜레라 환자가 발생하였다. 주민을 대상으로 실시할 수 있는 보건교육 방법 중 가장 적당한 것은?

① 집단토의
② 강의
③ 대중매체활동
④ 방문활동
⑤ 개별상담

> **Advice** 대중매체
> • 장점 : 시청각 효과, 다양한 계층에게 정보 전달, 동시성
> • 단점 : 대상자 반응 관찰 불가, 일방적인 정보 전달

7 보건교육 매체선택에 영향을 주는 요인으로 적절하지 않은 것은?

① 내용에 맞는 적합한 것인지, 목표달성에 용이한 것인지 검토
② 실제 사용 시 그 내용이 어느 정도 복잡한 것인지, 정교한 것인지 살펴보아야 함
③ 비용
④ 구하기 어려워도 효과가 좋으면 원하는 효과를 얻을 수 있음
⑤ 매체의 질

> **Advice** ④ 쉽게 구할 수 있어야 함

(Answer)　4.⑤　5.②　6.③　7.④

8 보건교육에 사용할 매체를 선정할 때 유의할 점이 아닌 것은?

① 구입하기 쉬워야 한다.　　② 교육 주제에 알맞아야 한다.

③ 학습자에게 적합해야 한다.　　④ 유지비가 적게 들어야 한다.

⑤ 가격은 상관없다.

> **Advice** 매체 선택에 영향 주는 요인
> - 적절성
> - 정교성
> - 비용
> - 접근성
> - 매체의 질

9 특별한 문제를 해결하기 위한 단체의 협동적 토의방법으로 각자가 아이디어를 내놓아 최선책을 결정하는 창조능력을 개발하는 방법이며, 어떤 문제를 중심으로 가능한 모든 면의 검토를 넓게 전개하는 방법은?

① 분단 토의　　② 버즈 토의

③ 브레인스토밍　　④ 집단 명목법

⑤ 델파이 기법

> **Advice** 브레인스토밍
> - 장점 : 즉시 강화효과, 흥미로운, 단시간에 더 많고 좋은 아이디어 생산 등
> - 단점 : 시간낭비로 끝날 수 있음, 문제해결 과정이 아님 등

10 유방자가 검진을 위한 교육 시 교육 방법은?

① 모형　　② 포스터

③ 슬라이드　　④ 실물화상기

⑤ 유인물

> **Advice** 모형
> - 장점 : 실물과 가장 비슷한 효과, 반복관찰·시행, 개념습득 용이
> - 단점 : 가격 비쌈, 파손 쉬우며 보관할 공간 필요

Answer　　8.⑤　9.③　10.①

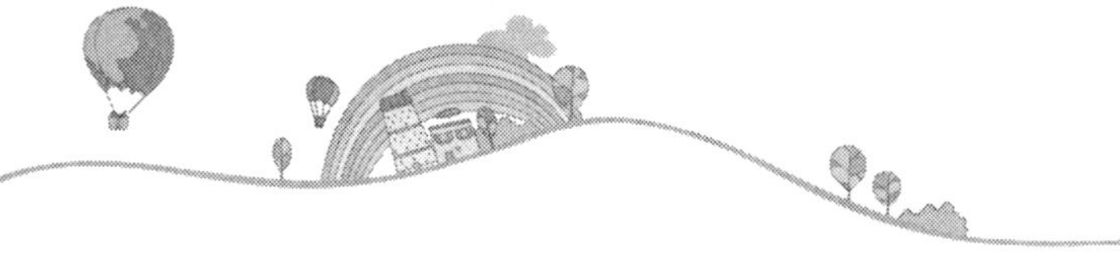

11 보건교육 자료로 팸플릿이나 포스터를 작성할 때 유의해야 할 사항은?

① 예술작품처럼 아름답게 만든다.

② 흑백으로 제작한다.

③ 포스터 그림은 사실 복잡하게 제작하는 것이 좋다.

④ 되도록 많은 정보를 담기 위해 여백 없이 지면을 활용한다.

⑤ 대상자의 연령, 성, 사회경제적 특성에 알맞은 것으로 한다.

> **Advice** 포스터
> - 장점 : 보관 용이, 쉽게 제작 가능, 장기간 부착 가능, 이동용이
> - 단점 : 제작 시 전문적 기술 요구, 교실에서의 강의 보조자료로써 소수에게만 적용 가능하며 학습자의 주의 집중도에 크게 도움 주지 못함.

12 제철소 사업장 300명 대상으로 열과 관련한 질병에 대한 예방교육을 하려고 했는데, 작업장 내 소음이 90dB이고, 3교대 근무라면 이때 작업장에서의 효율적인 홍보방법은 무엇인가?

① 흥판 ② 모형

③ 인쇄물 ④ OHP

⑤ 실물

> **Advice** 인쇄물
> - 장점 : 필요할 때 언제나 볼 수 있음, 특별한 장비나 환경이 필요 없음, 제작용이, 이해 빠르며 쉽게 정보 전달
> - 단점 : 글을 읽는 학습자에게만 이용, 독해 수준이 학습자 수준과 맞아야 함.

13 시연(Demonstration, 시범) 교육방식의 장점은?

① 교육대상자의 교육수준이 일정해야 한다.

② 학습을 흥미 있게 진행 가능하다.

③ 단시간에 더 많고 좋은 아이디어 생산이 가능하다.

④ 말이나 글로 교육하는 것이 더욱 분명해진다.

⑤ 특별한 주제에 대한 밀도 있는 접근 가능하다.

> **Advice** 시범
> - 장점 : 흥미 있는 학습 가능, 실무적용 용이, 목표 도달용이, 속도 유동적이며 반복 가능
> - 단점 : 비경제적, 이동 어려움, 많은 시간의 준비 필요

Answer 11.⑤ 12.③ 13.②

14 금연을 위한 행동실천을 유도하는데 효과적인 보건교육 방법은?

① 역극 ② 슬라이드
③ 영화 ④ 시범
⑤ 강의

> **Advice** 시범 : 이론과 아울러 시각적으로 볼 수 있는 모든 실물을 사용하던지 실제 장면을 만들어내어 지도하는 교육방법

15 여론을 형성하여 금연에 관한 압력을 가하고 편지쓰기 등의 활동을 전개하는 것의 활동유형은?

① 행동수정 활동 ② 교육활동
③ 사회적 중재활동 ④ 지역사회 지지활동
⑤ 평가활동

> **Advice** 보건교육이 건강에 영향을 줄 수 있는 요소
> ㉠ 개인 내 요인(개인 상담)
> ㉡ 개인 간 요인(동아리)
> ㉢ 조직적 요인(학교, 회사)
> ㉣ 지역사회 요인(강남역 금연 구역 지정)

16 학습자 위주의 교육전략으로 교육대상자의 참여를 유도하는 교육방법인 참여학습을 진행할 때, 학습자 스스로 문제점, 장애요인, 효과적 대안을 파악하고 작성하여 발표하는 등의 과정에서 활용하게 되는 것은?

① 삽화 ② 워크시트
③ 금연, 절주 가이드 ④ 로고
⑤ 포스터

> **Advice** 워크시트 : 데이터를 일정한 양식으로 정리할 수 있도록 구성된 시트로 데이터를 효과적으로 수록하고 관리 가능

17 자가평가 설문, 건강검사 또는 전문적 집단, 흡연교육용 인체모형의 활용을 하는 등의 활동을 하는 교육방법은?

① 통신활동 ② 건강상태 평가활동
③ 격려, 자극활동 ④ 사회적 중재활동
⑤ 동기활동

> **Advice** 평가영역별 평가방법
> ㉠ 인지적 영역 : 질문지, 구두질문
> ㉡ 정의적 영역 : 질문지, 관찰·태도 적도를 통한 측정
> ㉢ 운동기술 영역 : 직접관찰, 실기의 시범

Answer 14.④ 15.④ 16.② 17.②

18 블룸이 제시한 완전학습모형의 주요 요소 중 학습성과에 해당하는 것은?

① 인지적 투입행동

② 정의적 투입특성

③ 학습속도

④ 학습과제

⑤ 학습량

> **Advice** 블룸의 완전학습
> • 수업을 받은 학생의 약 95%가 주어진 학습과제의 약 90% 이상을 완전히 습득하게 하는 학습법
> • 캐롤의 학교학습모형을 기본 모형으로 삼고 학습에 필요한 시간과 학습에 사용한 시간을 결정하는 변인을 조정하여 완전학습에 이를 수 있다고 보는 수업 모형

19 최근 교수학습 과정을 설명하는 가장 유용한 모형으로서, 인간의 기억과정에 투입, 과정, 산출의 과정을 교육에 적용한 이론은?

① 발견적 교수학습이론

② 적성처치 상호작용이론

③ 정보처리모형

④ 학습된 능력별 교수학습이론

⑤ 사회인지이론

> **Advice** ① **발견학습(브루너)** : 학습자에게 최종 지식을 제공하는 것이 아니라, 최종 형태를 학습자가 스스로 발견하도록 하는 것
> ② **적성처치 상호작용** : 수업방법의 탐구는 학습자 개개인에게 적합한 수업방법의 연구로 대체되어야 하며, 학습자의 적성과 수업 방법은 상호 작용한다.
> ⑤ **사회인지이론(반두라)** : 사회적 상황에서의 학습은 환경, 개인 변인과 행동 간의 심원적 상호 작용에 의해 이루어진다.

20 성인 대상의 보건교육 학습과징 중 목표가 달성되는 최종단계로서 학습의 효과를 판정할 수 있는 단계는?

① 수용단계

② 인지단계

③ 실험단계

④ 심리적 평가단계

⑤ 인지적 평가단계

> **Advice** 보건교육을 위한 학습과정 5단계 : 인지단계 → 흥미단계 → 심리적 평가단계 → 실험단계 → 수용단계

21 학교보건의 범위에 속하지 않는 것은?

① 학교보건봉사

② 학교환경위생

③ 가정보건교육

④ 지역사회보건

⑤ 학교건강진단

> **Advice** ③ 가정보건교육은 가정에서 부모가 실시하는 것이므로 학교보건에서 제외된다.

Answer 18.③ 19.③ 20.① 21.③

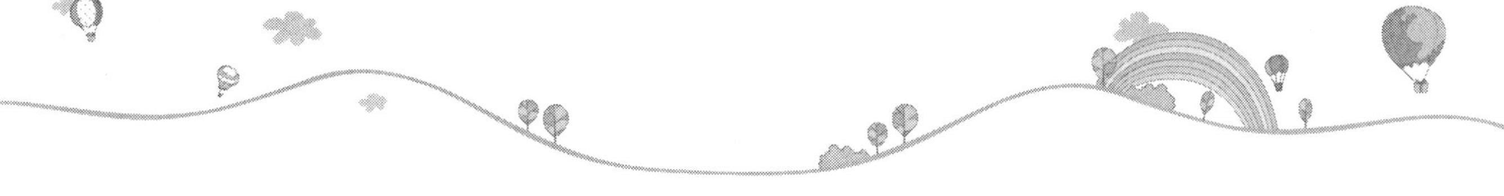

22 학교보건에 대한 설명으로 옳지 않은 것은?

① 학교보건의 대상인구는 전체 인구의 약 25% 내외이다.

② 학교보건 인력에는 양호교사, 교의가 포함된다.

③ 학교보건서비스에는 보건교육 상담 외에 건강진단, 학교급식이 포함된다.

④ 병·의원이나 보건소와의 의뢰체계가 잘 갖추어져 있다.

⑤ 간호사 면허를 가진 사람을 양호교사로 채용하며 충원율은 낮은 편이다.

Advice ④ 병·의원이나 보건소와의 의뢰체계는 잘 갖추어져 있지 않은 편이다.

23 6-6법의 하나로 참석자가 다수여서 여러 소그룹으로 나누어 소집단으로 토의하는 방법은?

① Symposium ② Group Discussion

③ Buzz Session ④ Role Playing

⑤ Panel Discussion

Advice 보건교육방법
　㉠ **버즈세션**(Buzz Session ; 6-6법) : 많은 수의 참가인원을 몇 개의 부분집단으로 나누어 토의하고, 이를 다시 전체회의에서 종합하는 토론방식이다.
　㉡ **심포지엄**(Symposium) : 일정수준 이상의 청중을 대상으로 청중도 참여 가능하며 특정주제에 대하여 전문가가 연설하는 방법이다.
　㉢ **집단토론**(Group Discussion) : 다수인(20명 정도)으로 구성되는 집단이 각자의 의견을 진술하고 사회자가 전체 의견을 종합하는 효과적인 방법이다.
　㉣ **강연회** : 일방적 의사전달방법으로 강사가 연설하는 방법이다.
　㉤ **롤 플레잉**(Role Playing) : 개인접촉방법을 청중 앞에서 실연하는 방법으로 시청각교육 중 가장 효과가 높다.
　㉥ **패널 디스커션**(Panel Discussion) : 몇 사람의 전문가가 청중 앞 단상에 둘러앉아서 자유롭게 토론하며, 사회자가 이를 진행·정리하는 토론방식이다.

24 주로 빈곤층이나 노약자에게 사용되는 보건교육방법은?

① 개별상담 ② 역할극

③ 소집단토의 ④ 세미나

⑤ 시범회

Advice ① 빈곤층이나 노약자는 의욕이 상실되고 건강에 적극적인 관심을 보이지 않으므로 개별접촉을 통하는 것이 바람직하다.

Answer　　22.④　23.③　24.①

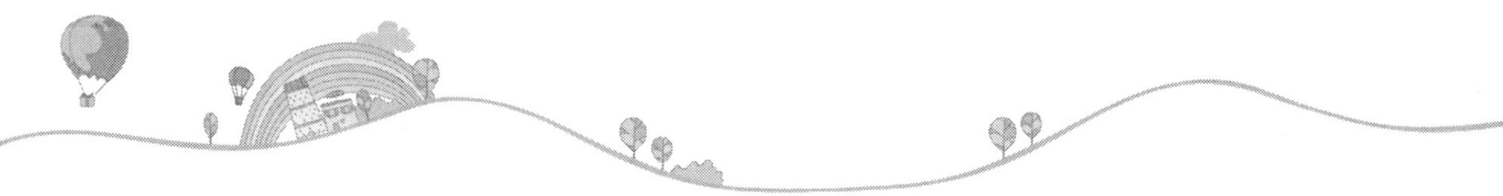

25 산업장 보건교육의 효과로 적절하지 않은 것은?

① 안전사고의 발생이 감소된다.

② 질병과 사고로 인한 결근율이 증가한다.

③ 질병과 사고로 인한 이직률이 감소된다.

④ 질병과 사고로 인한 의료비 지출이 감소된다.

⑤ 업무능률과 생산성 향상으로 경제적 이익이 증가된다.

Advice ② 결근율이 감소한다.

26 다음 중 문제기반학습의 궁극적 목표로 적절하지 않은 것은?

① 문제해결능력 향상

② 관련분야의 지식/기술습득

③ 자신의 견해를 분명히 제시, 설명, 옹호, 반박할 수 있는 능력

④ 경청하는 능력 향상

⑤ 협동학습 능력 향상

Advice 문제기반학습(PBL)

• 장점 : 학습동기유발, 문제해결능력 강화, 사고판단 및 의사소통기술 향상, 협동학습능력 향상
• 단점 : 문제설계 복잡, 사전교육과 준비 필요, 충분하고 다양한 학습매체가 준비되어야 함

27 다음이 설명하는 평가도구의 조건은?

> 그 평가 방법이 얼마나 쉽게 적용할 수 있느냐 하는 정도를 나타내는 것으로 평가 실시 방법의
> 간편성을 유지하면 이것이 높아질 수 있다.

① 내용타당도 　　　　　　② 신뢰도

③ 실용도 　　　　　　　　④ 객관도

⑤ 측정타당도

Advice 평가도구의 조건

㉠ 타당도 : 평가자가 알아내려고 하는 것이 사전에 설정된 목적을 정확히 측정하느냐 안하느냐
㉡ 신뢰도 : 측정하려고 하는 목적과 내용을 얼마나 사실과 가깝게 오차없이 정확히 측정하느냐
㉢ 객관도 : 평가 결과를 경정하는 사람에 의해 발생하는 오차
㉣ 실용도

Answer 　　25.② 26.④ 27.③

28 다음 중 평가의 객관도를 높이는 방법으로 적절하지 않은 것?

① 표본을 무작위 추출

② 평가자의 의도가 개입될 수 없는 선다형이나 선택형 선택

③ 평가자 자질 향상

④ 평가기준 명확히 설정

⑤ 평가 후 결과를 여러 사람이 검토

> **Advice** 문제의 안정성을 높이고 표본을 무작위 추출하고, 문항의 동질성을 유지시키는 것은 신뢰도를 높이는 방법

29 보건교육 평가방법 중 사업의 즉각적 효과나 지식, 태도, 행위측면의 영향에 중점을 둔 평가방법은?

① 과정평가   ② 영향평가

③ 결과평가   ④ 총괄평가

⑤ 진단평가

> **Advice** 보건교육 평가의 유형
> ㉠ 진단, 형성, 총괄평가
> ㉡ 과정, 영향, 성과평가
> ㉢ 투입, 변환, 산출평가

30 보건교육 시 집단별 크기에 따라 개별학습, 집단교육으로 크게 나눌 수 있다. 교육방법 중 문제해결 능력과 창의성 개발을 위하여 팀 학습과 자기주도적인 교육방법이 함께 활용되는 교육유형은?

① 현장학습   ② 시뮬레이션

③ 문제기반학습   ④ 시범

⑤ 역할극

> **Advice** 문제기반학습(PBL) : 구성주의적 학습원칙을 충실하게 반영하는 실천적 모형으로 실제생활의 복잡성을 발생하는 문제를 중심으로 학습자가 주도적 학습활동을 전개

31 대상자의 건강문제를 보다 정확하게 파악하여 전문적인 지식과 조언을 제공하고 대상자의 행위변화를 유도하는데 가장 효과적인 개별교육 방법은?

① 상담   ② 역할극

③ 웹기반 교육   ④ 강의

⑤ 집단토론

> **Advice** ㉠ **개별교육방법** : 면접, 상담
> ㉡ **집단교육방법** : 강의, 집단토론, 심포지엄, 역할극, 시범 등

Answer   28.① 29.② 30.③ 31.①

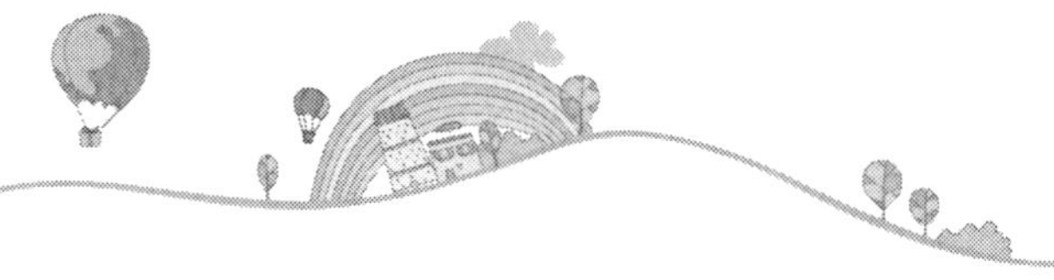

32 집단 보건교육 방법 중 다음과 같은 특징을 가지는 방법은?

> • 단시간에 많은 양의 교육내용이 전달되고 비용과 시간이 절약된다.
> • 대상자들은 교육에 대한 긴장감이 적다.
> • 대상자의 교육준비 시간이 짧다.
> • 수동적인 참여로 대상자의 변화유도와 문제해결 능력이 용이하지 않다.

① 집단토론   ② 강의
③ 패널토의   ④ 심포지엄
⑤ 버즈토의

> **Advice** 강의법
> • 교육내용에 관해서 교육대상자가 기본지식이 별로 없을 때 이용
> • 보편적으로 모든 교육에서 가장 많이 사용되는 방법으로 사전에 교육 계획을 수립하여 실시하면 효과가 큼

33 이론과 함께 시각적으로 볼 수 있는 모든 실제 물건을 사용하는 것으로서, 교육의 가장 오랜 형태이며 현실적으로 실천이 가능하므로 가장 많이 이용되는 교육 방법은?

① 역할극   ② 강의
③ 시범   ④ 집단토론
⑤ 문제기반학습

> **Advice** 시범
> • 장점 : 학습을 흥미 있게 진행 가능, 배운 내용을 실부에 적용용이, 속노가 유동석이며 필요시 반복 가능
> • 단점 : 소수에게만 적용 가능해 비경제적, 자료 비싸고 제한되거나 이동이 어려울 수 있음, 교육을 위하여 많은 시간의 준비 필요

34 시청각교육에 대한 이론인 경험원추설의 학자로 적절한 것은?

① Hoban   ② Dale
③ Olsen   ④ Rogers
⑤ Maslow

> **Advice** 데일의 경험원추설 : 인간이 하게 되는 모든 경험은 현실 그 자체와 같은 수준인 직접적이고 목적적인 경험에서부터 점차 간접성의 정도가 높아져 마지막에는 언어·기호와 같이 아주 추상적이며 고안된 경험에 이르는 원추의 모양을 하게 된다.

Answer   **32.② 33.③ 34.②**

35 다음은 교육매체의 장점에 대하여 서술한 것이다. 옳은 것은?

① OHP : 복잡하게 제작되어도 일목요연하게 보여 줄 수 있다.

② 비디오테이프 : 실상을 전달하기 위하여 시각과 청각을 겸비한 매체로서 비용이 저렴

③ 라디오와 신문 : 지역사회 내의 대규모 주민들에게 전달이 가능

④ 게시판 : 동시에 여러 가지 메시지를 주는데 효과적

⑤ 슬라이드 : 밝은 장소에서 영사 가능하며 주의집중의 효과가 큼

> **Advice** ㉠ 게시판 : 길거나 복잡한 메시지 전달시 학습자들이 흥이 잃음
> ㉡ 슬라이드 : 전기와 암막시설 필요하며 암막을 사용하므로 학습자 졸음 촉진

36 좋은 평가도구의 기준으로 적절하지 않은 것은?

① 타당도   ② 객관도

③ 신뢰도   ④ 상관도

⑤ 실용도

> **Advice** 평가도구의 조건 : 타당도, 신뢰도, 객관도, 실용도

37 상대평가의 장점으로 적절하지 않은 것은?

① 객관적인 평가가 가능하며, 교육자의 주관이 개입될 수 없다.

② 점수는 개인별 비교가 가능하다.

③ 평가나 해석은 타인과 비교해 본 후 이해가 잘 된다.

④ 교육의 효과에 대한 적극적인 신념을 기초로 하고 있다.

⑤ 교육심리, 통계적으로 건전하다.

> **Advice** ④는 절대평가의 특징

38 교육활동 과정에서 교육평가의 순서로 적절한 것은?

① 진단평가-총괄평가-형성평가   ② 진단평가-형성평가-총괄평가

③ 형성평가-총괄평가-진단평가   ④ 형성평가-진단평가-총괄평가

⑤ 총괄평가-형성평가-진단평가

> **Advice** ㉠ **진단평가** : 출발점 행동확인, 교육(사업) 중복 회피, 교육곤란에 대한 사전 대책의 수립
> ㉡ **형성평가** : 교육활동 조정과 강화, 교육곤란 진단교정, 교육 지도방법 개선, 타당도 분석
> ㉢ **총괄평가** : 사업영향 결정, 교수방법의 개선, 기인·집단 간 사업효과 비교

Answer   35.③   36.④   37.④   38.②

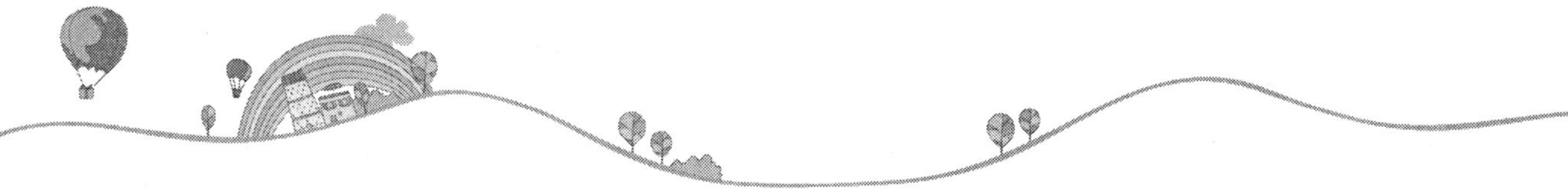

39 다음 중 설명이 옳지 않은 것은?

① 배합형 문항은 정답의 단서를 줄 위험이 없다.
② 진위형 문항은 추측요인의 통제가 어렵다.
③ 선다형 문항은 신뢰도와 객관도가 높다.
④ 객관식 문항으로 배합형과 진위형, 선다형이 있다.

> **Advice** ㉠ 배합형 문항 : 문제와 답지가 다 같이 여러 개인 선다형
> ㉡ 진위형 문항 : 답지가 두 개뿐인 선다형

40 산업장소에서 일반질병 관리측면에서 강조할 내용에 해당되는 것은?

① 작업자세 ② 보호구 착용법
③ 작업관리 ④ 생활양식 개선
⑤ 난청예방

> **Advice** 일반질병은 생활양식 개선(식습관, 운동, 스트레스 관리 등)으로 예방 가능

41 산업장 보건교육 대상을 옳게 구분한 것은?

① A판정 : 경미한 이상소견이 있는 자로서 건강인으로 구분
② C-2판정 : 직업성 질병으로 진전될 우려가 있어 추적검사 등 관찰이 필요한 사람
③ D-1 판정 : 직업병이 있는 사람
④ D-2판정 : 직업성 질환으로 진전될 우려가 있어 추적관찰이 필요한 자
⑤ R판정 : 특수선상신난에서 질병이 의심뇌는 사람

> **Advice** ① A판정 : 건강관리상 사후 관리가 필요 없는 근로자(건강한 근로자)
> ② C-2판정 : 일반질병으로 진전될 우려가 있어 추적관찰이 필요한 자(요관찰자)
> ③ D-2판정 : 일반 질병의 소견을 보여 사후관리가 필요한 자(일반질병 유소견자)
> ⑤ R판정 : 일반 건강진단에서의 질환 의심자, 2차 건강진단 대상자

42 근로자 보건교육 계획 시 고려해야 할 사항으로 옳은 것은?

① 근로자에게 직접적으로 영향을 주는 유해요인만 제거한다.
② 지역사회 보건사업과 연계할 수 있도록 한다.
③ 가급적 모든 근로자가 교육에 참여할 수 있도록 교육목표 대상을 포괄적으로 둔다.
④ 근로자 개인의 비밀보장을 위하 근로자의 근무평점, 업무 등을 참고하는 것은 지양한다.
⑤ 사업주가 원하는 내용으로 보건교육을 실시한다.

> **Advice** 지역사회 보건사업과의 연계를 통해 지속적으로 보건교육이 진행되면 좀 더 높은 효과를 얻을 수 있다.

Answer 39.① 40.④ 41.③ 42.②

43 지역사회 보건교육 사업을 위한 진단내용 중에서 역학진단에 해당되는 것은?

① 과거 질병발생 현황

② 성별·연령별 인구분포

③ 보건의료 자원활용 정도

④ 지역사회 단체 및 조직

⑤ 지역주민 주요 교통수단

> **Advice** 역학 진단 : 역학, 의학자료를 이용한 건강문제의 우선순위 결정

44 매트릭스 접근법을 확대한 것으로 건강증진 실무에서 관찰된 차이(gap)를 제거하기 위하여 계획자들에게 사회적·행위적·환경적·조직적·정책적 사정을 실시하여 파악한 내용들을 이론적으로 완전하고 적절한 중재가 될 수 있도록 전환시켜 주는 구체적 지침은?

① 질병가이드

② 평가지침

③ 중재지도

④ 치료지침

⑤ 중재전략

> **Advice** ③ 중재지도에 대한 설명이다.

45 지역사회 사정에 있어서 보건행태 사정과 관계가 깊은 것은?

① 인구 규모

② 문화시설, 오락시설, 강우량

③ 건강에 대한 일반적 태도, 보건정보 구독, 질병예방 행태

④ 교통수단, 종교

⑤ 성별 및 연령별 분포

> **Advice** 보건형태 사정 : 건강문제와 연관되는 특별한 행위를 파악하는 것

<hr>

Answer 43.① 44.③ 45.③

46 보건교육 대상 가운데 가장 효율적이고 파급효과가 큰 대상자는?

① 산업장

② 지역주민

③ 학교

④ 기숙사 집단

⑤ 병원

> **Advice** ③ 학령기 학생들이 하루일과 중 상당시간을 학교에서 보내며, 학교에서 배운 보건교육을 가정에 전파함으로써 파급효과가 크다.

47 지역사회 보건교육 사업의 구체적 계획 수립에 있어서의 기본원리 중 한 가지에 대한 설명이다. 다음에서 설명하는 것과 관계가 깊은 것은?

> "보건교육의 최종효과는 주민의 건강증진이나 가정의 행복 등으로 표현될 수 있겠으나 1차적으로 달성할 수 있는 구체적인 목표는 지식수준, 태도, 그리고 행위의 변화이다"

① 사업주제 선택과 결정에 대한 타당성 수립

② 실증적인 자료의 이용

③ 사업의 연속성 또는 지속성

④ 사업의 효율성

⑤ 사업의 기대효과 설정

> **Advice** ⑤ 보건교육 사업이 기대효과에 관한 설명

48 지역사회보건사업 및 보건교육의 가장 기본적인 사항은?

① 지역사회진단 및 요구도 사정

② 지역사회 예산 확보

③ 지역사회 협력체제 확산

④ 건강규범의 사회적 확산

⑤ 지역사회 인력확보

> **Advice** 보건교육 실시 전 지역사회진단 및 요구도 사정을 통해 지역사회에 대한 전반적인 파악을 실시해야 한다.

Answer   46.③ 47.⑤ 48.①

49 지역주민을 대상으로 보건교육 실시하고자 할 때 가장 우선적으로 해야 하는 것은?

① 대상자의 교육요구 사정

② 대상자의 건강문제를 파악

③ 협조 가능한 인력 섭외

④ 이용할 수 있는 교육자원 파악

⑤ 기관의 철학 및 목표 등을 사정

> **Advice** 보건교육 계획 과정 : ㉠ 보건교육 요구 사정 → ㉡ 보건교육 지정, 기준 확인 및 우선순위 설정 → ㉢ 목표설정 → ㉣ 수행계획 → ㉤ 평가계획

50 학교보건의 목적으로 볼 수 없는 것은?

① 질병치료

② 건강관리

③ 질병예방

④ 건강보호

⑤ 건강유지

> **Advice** 학교보건의 목적 : 학생들이 건강한 생활을 통하여 행복을 느끼고 회대의 학습능률을 높이고 평생건강의 기틀을 마련하는데 중점을 두고 있으며, 더 나아가 육체적 · 정신적 · 사회적으로 건전한 국민을 육성하는 데 그 목적이 있다.

51 학교보건교육에 관한 내용으로 올바르지 못한 것은?

① 학교보건교육의 목표는 건강생활에 필요한 지식 습득, 태도 변화, 습관 형성에 있다.

② 개인의 건강문제는 보건교육만으로는 대부분 해결이 불가능하다.

③ 학교 보건교육은 건강문제 해결에 중점을 둔다.

④ 초등학교 보건교육은 가족 및 지역사회 건강을 포함한 사회적 건강문제에 관한 내용으로 구성된다.

⑤ 중학교 보건교육은 성교육, 금연교육, 안전교육, 절주교육 등 다양한 분야의 교육을 실시한다.

> **Advice** ② 개인의 건강문제는 보건교육만으로 대부분 해결이 가능

Answer   49.① 50.① 51.②

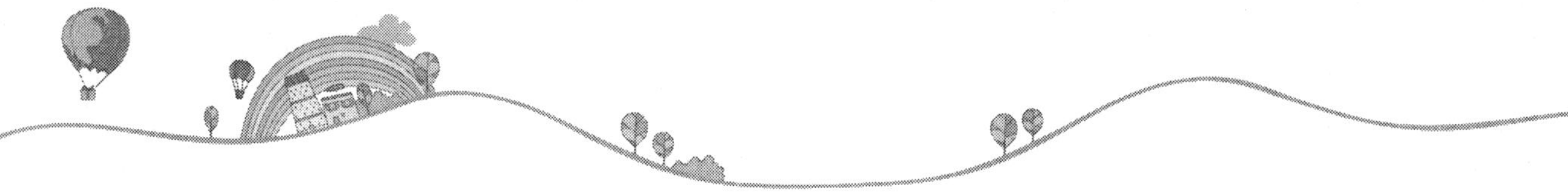

52 산업보건에서 보건교육에 대한 설명으로 적합하지 않은 것은?

① 작업으로 초래될 수 있는 건강장애와 질병

② 작업환경 측정 유해인자의 종류와 유해정도, 대처방안

③ 생활습관의 개선과 일반질병의 치료방법

④ 응급환자 발생 시 대처방법

⑤ 정기적 안전교육 및 훈련 실시

> **Advice** ③ 생활습관의 개선과 일반질병의 관리방법

53 환자교육에 유용한 교육지침으로 'TEACH' 전략에서 'T'가 의미하는 것은?

① 환자에게 맞추어 조정하기

② 교육내용을 적절하게 구성하기

③ 적정시간에 교육하기

④ 명료하게 만들기

⑤ 환자를 존중하기

> **Advice** T-환자에게 맞추어 조정하기, E-교육내용을 적절하게 구성하기, A-적정시간에 교육하기, C-명료하 게 만들기, H-환자를 존중하기

54 환자에게 실시하여야 할 보건교육은?

① 건강증진과 질병치료에 필요한 지식을 전달한다.

② 질병 발생의 요인과 생활습관 및 청결에 대해서 인식시켜 준다.

③ 치료의학의 중요성을 강조하여 교육시킨다.

④ 건강보험에 대해서 교육시킨다.

⑤ 재활치료에 대하여 교육시킨다.

> **Advice** 환자에 대한 보건교육
> ① 각종 질병발생의 요인과 생활습관 및 청결에 대하여 교육시킨다.
> ② 질병의 치료뿐만 아니라 예방의 중요성도 강조하여 교육시킨다.
> ③ 잘못 인식된 환자의 질병에 대한 인식을 바로잡아 준다.
> ④ 건강증진과 질병예방에 필요한 지식을 전달한다.
> ⑤ 재활과 사회 적응에 대하여 교육시킨다.

Answer   52.③ 53.① 54.②

55 보건의료기관에서 보건교육사의 역할이 아닌 것은?

① 환자 개인의 건강정보 수집

② 치료에 긍정적으로 따르게 교육 실시

③ 환자의 동의를 토대로 치료 전 지도교육

④ 자신이 받는 치료에 대해 의사 결정할 권리에 대해 인식시킴

⑤ 환자와 의료기관 사이의 의사소통을 원활하도록 함

> **Advice** 보건교육기관에서의 보건교육사의 역할
> • 환자 개인의 건강정보 수집
> • 치료에 대해 의사 결정할 권리에 대해 인식시킴
> • 환자의 동의를 전제로 한 치료 전 지도 교육
> • 치료에 대해 긍정적 생각을 갖도록 교육

Answer 55.⑤

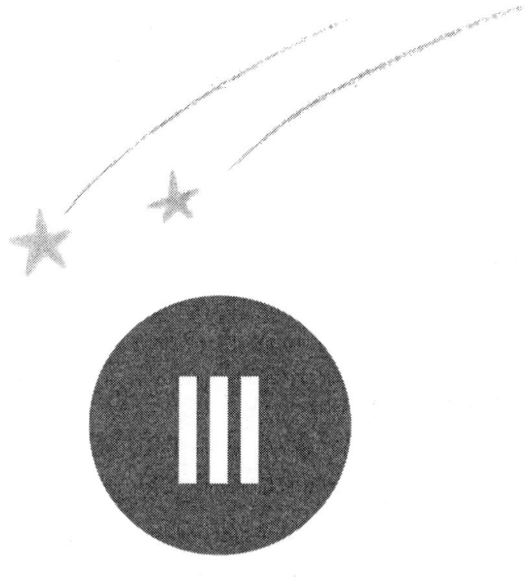

III

보건프로그램 개발 및 평가

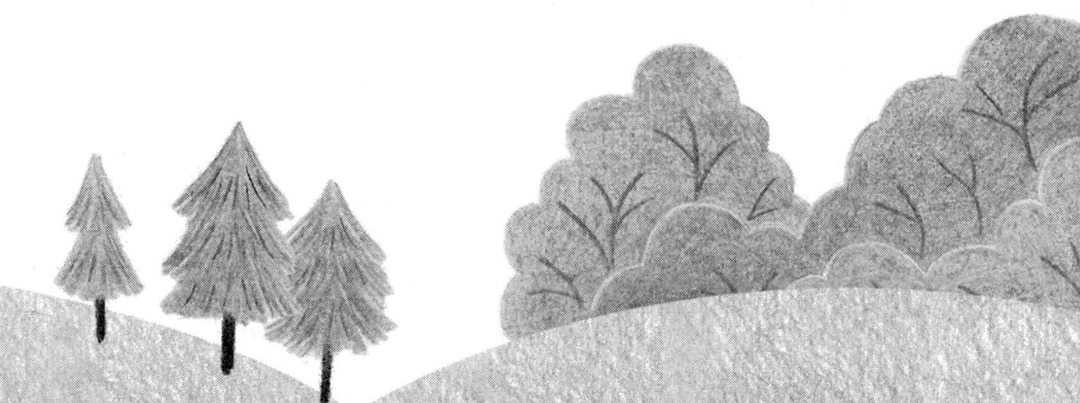

CHAPTER 01 보건프로그램의 이해

1 보건프로그램의 개념

1. 보건프로그램 기본 개념

(1) 정의

프로그램이란 특정 과제의 수행에 필요한 능력을 향상시키기 위하여 체계적인 활동을 제공하는 것으로 보건프로그램은 아주 간단한 것에서 국가단위의 대규모 프로그램까지 그 대상자의 포함 정도나 내용이 매우 다양

(2) 보건프로그램의 필요성

① 국민 건강행위 개선 미흡

② 만성질환 및 합병증 증가, 진료비 증가

③ 인구 고령화 심화로 인한 의료비 증가

④ 계층 간·인구집단 간 건강형평성 저하

⑤ 소득, 생활수준 향상 등으로 새로운 건강수요 증가

(3) 보건프로그램의 요건

① **목적성** … 목적에 맞는 내용·활동

② **계획성** … 실행 방법과 절차가 사전에 계획되어야 함

③ **조직성** … 목적달성을 위해 방법과 순서가 구조적으로 잘 조직되어야 함

④ **공평성** … 누구나 쉽게 실행할 수 있도록 프로그램의 실행절차를 통제

⑤ **과학성** … 평가를 통해 프로그램의 효율성이 입증되어야 함

⑥ **접근성** … 필요로 하는 사람이 쉽게 접근 가능해야 함

⑦ **포괄성** … 포괄적 방법으로 다양한 서비스 제공

⑧ **지속성** … 서비스 분산·중단 등의 초래를 방지하기 위해 중장기적으로 계속 운영

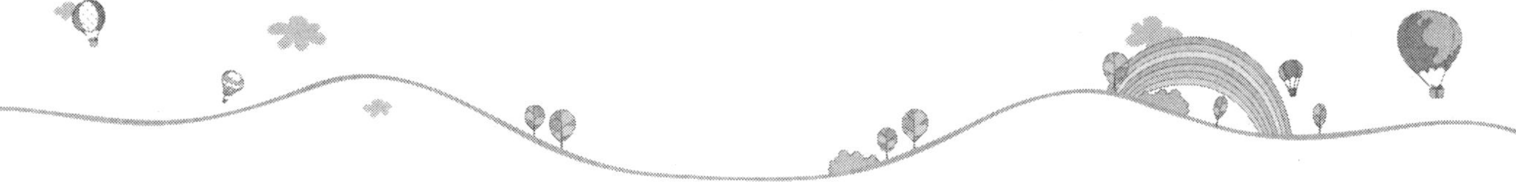

(4) 좋은 프로그램의 특징(Royes 등, 2001)

① 프로그램 실행되려면 그 프로그램을 운영할 인력 필요

② 프로그램을 수행하는데 자체의 예산과 안정된 재정이 있어야 함

③ 일반 사람들이 그 프로그램이 어떤 것이라고 인지할 수 있는 특성을 가져야 함

④ 이론적 근거를 가지고 있어야 함

⑤ 서비스 제공 철학이 분명하게 존재하며, 대상자에게 명확하게 의사소통되어야 함

⑥ 서비스의 경험적 평가에 대한 체계적인 노력이 있어서 프로그램 제공 결과를 분명하게 알 수 있어야 함

(5) 보건프로그램 개발 과정

① **1단계** … 문제분석(문제파악, 우선순위 결정) 및 요구조사(요구 파악, 대상자 결정)

② **2단계** … 목적, 목표설정 및 보건프로그램 설계(내용 설정, 예산배분)

③ **3단계** … 실행

④ **4단계** … 평가

2. 보건프로그램의 유형

(1) 개발주체에 따른 유형

① **국가 수준 보건프로그램**
- ㉠ 국가 차원에서 정책적으로 수행하는 사업
- ㉡ 예 국민건강증진 종합계획에 따라 추진되는 여러 건강증진 프로그램

② **기관 수준 보건프로그램** … 개별 단위의 조직이 추구하는 목적 또는 목표 달성을 위한 개발사업의 활동

(2) 구성범위에 따른 유형

① **단일 보건프로그램**
- ㉠ 보통 1회 활동으로 특정한 단일 목적 또는 목표 달성을 위한 독자적인 활동
- ㉡ 예 청소년 건강캠프

② **연속 보건프로그램**
- ㉠ 동일한 특성의 여러 활동으로 보건프로그램이 단일한 목적과 목표를 달성하기 위해 연속적으로 실시되는 프로그램
- ㉡ 예 초·중·고급 운동교실, 생애주기별 건강교실 등

③ **통합 보건프로그램**
- ㉠ 한 주제에서 비슷한 성격을 가진 여러 프로그램 활동들을 하나의 체계로 통합한 것
- ㉡ 예 금연프로그램에서 흡연예방교육, 금연상담, 금연동아리 결성 등으로 구성하는 것

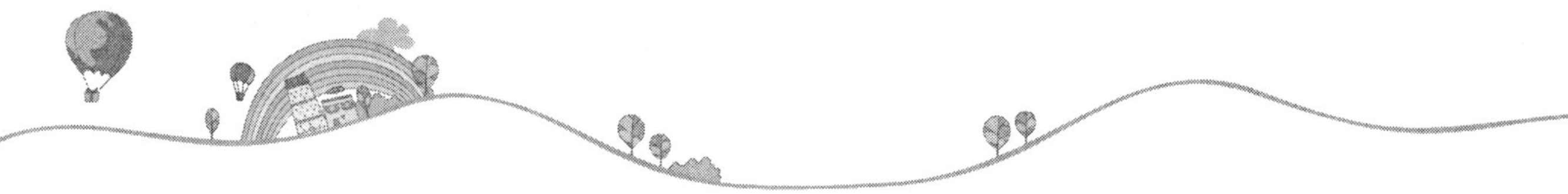

④ **종합 보건프로그램**
　　㉠ 여러 분야 영역의 보건프로그램을 하나로 묶어 종합적으로 전개하는 보건프로그램
　　㉡ 📵 건강박람회 개최 시, 각 영역별로 다양한 주제의 세부 보건프로그램 전시 · 운영 등

(3) 대상 수준에 따른 유형

① **개인 수준 보건프로그램** … 개인에게 동기, 가치, 지식, 기술을 제공하여 스스로 문제해결과 위기상황 대처능력을 습득시켜 주는 프로그램

② **개인 간 수준 보건프로그램** … 건강행동에 영향을 주는 가족, 친구, 친지, 직장동료 등 공식적 · 비공식적 사회적 관계망과 사회적지지 시스템을 활용하는 프로그램

③ **조직 수준 보건프로그램** … 조직의 규칙, 규제, 시책, 비공식적 구조를 활용하여 조직의 구조, 규범, 질서를 건강 지향적으로 만드는 것이 중요한 과제인 프로그램

④ **지역사회 수준 보건프로그램** … 조직 수준에서 존재하는 네트워크를 지역사회 수준으로 활성화하여 각 부분과 협력을 강화함으로써 프로그램의 성취도를 높이는데 관심을 기울이는 프로그램

⑤ **정책 수준 보건프로그램** … 국가 단위에서 시행되며 건강증진법과 지역보건법에 근거한 건강증진을 위한 조례제정이나 각종 규제조치를 통하여 프로그램을 활성화하는 프로그램

(4) 내용에 따른 유형

① **인지 보건프로그램**
　　㉠ 보건프로그램 주제에 대한 대상자의 인지 수준과 관심을 증가시키는 프로그램으로 인지 프로그램은 하나로는 거의 가치가 없으며 다른 보건프로그램과 결합되어 제공될 때 유용
　　㉡ 📵 화보, 포스터, 전단, 건강박람회 등

② **생활양식 변화 보건프로그램**
　　㉠ 행동변화와 관련된 생활양식을 정착화 하는 프로그램
　　㉡ 📵 금연, 규칙적 운동, 구강보건, 스트레스 관리, 절주, 식생활 개선 등

③ **건강생활 분위기 보건프로그램**
　　㉠ 개인, 조직 또는 지역사회에 건강한 생활양식을 권장하고 격려하는 환경을 만들어 주는 프로그램
　　㉡ 📵 금연구역 설정, 각종 운동시설 설치 등

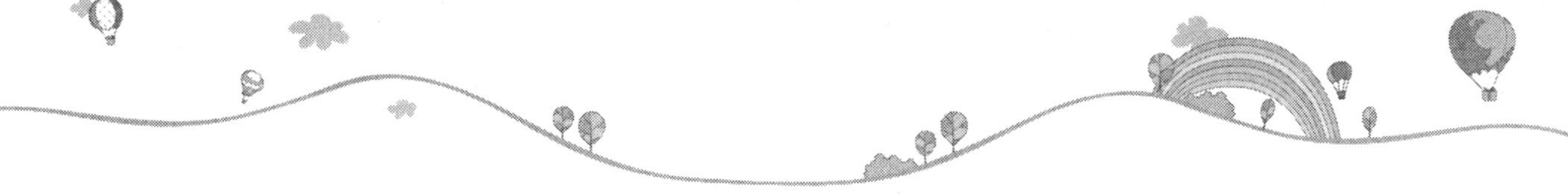

3. 보건프로그램 기획

(1) 보건기획의 정의(WHO)

보건상의 목표를 달성하기 위해 복수의 대안 중에 최선의 안을 선택하여 조직적으로, 의식적으로, 계속적으로 노력하는 것

(2) 보건 기획의 특성

① 미래 지향적

② 목표 지향적이며 의도적

③ 목표달성을 위한 최적의 수단을 제공

④ 권한과 자원을 동반하는 행동 지향적

⑤ 일련의 체계적인 의사결정과정

(3) 보건기획 과정

미래예측 및 목표설정 → 정보수집 · 분석 → 대안작성 · 평가 → 최종안 선택

① **미래예측 및 목표설정**
 ㉠ 예측이란 과거와 현재에 대한 정보를 수집하고 분석하여 미래를 추정하는 것
 ㉡ 목표는 일반적으로 추상적이고 불분명한 상태에서 실현 가능한 목적으로 구체화하는 과정

② **정보수집, 분석** … 목표가 설정되면 미래의 목표를 달성하는 데 문제점을 파악하고 장애요인을 규명하는 것

③ **대안작성, 평가**
 ㉠ 대안 평가에서 자칫하면 측정이 가능하고 쉬운 양적인 것에 치우쳐 질적인 것이 경시되기 쉬우므로 주의하기
 ㉡ 실현 가능성, 형평성, 효과성, 능률성 고려하기

④ **최종안 선택** … 경제적 합리성, 실현가능성과 확실성, 예산의 뒷받침, 지역사회 주민이나 국민의 지지와 같은 정치적 합리성 고려

(4) 보건프로그램 기획의 필요성

① 각종 요구와 희소자원의 효과적인 배분

② 이해대립의 조정 및 결정

③ 새로운 지식과 기술 개발

④ 합리적 의사결정

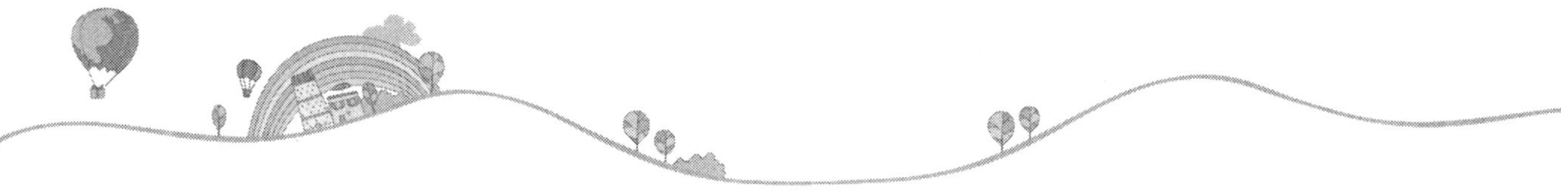

1. 개인 수준의 이론들

(1) 합리적 행위이론(Theory of Reasoned Action : TRA)

① 특징
- ㉠ 특정 행위 의도를 파악함으로써 행위를 예측하는 이론
- ㉡ 행위가 의지의 조절 하에 있기 때문에, 의도한 행위 수행에 장애가 없다고 가정할 때 사회적 행위나 건강관련행위를 예측할 수 있다고 설명

② 주요내용
- ㉠ 행동에 대한 의도 : 인간의 행동은 그 행동을 하고자 하는 개인의 의향에 의해 결정되기 때문에 행동하고자 하는 의향은 행동에 대한 가장 직접적인 결정요인이 된다는 것
- ㉡ 행위에 대한 태도 : 행위가 초래할 결과의 가치와 그 결과들이 발생할 가능성을 따져서 결정
- ㉢ 주관적 규범 : 주위의 중요한 사람들이 그 행위와 관련하여 어떠한 기대를 하는지에 대한 개인의 판단과 그러한 기대에 부응하려는 동기에 의해 결정

(2) 계획적 행동이론(Theory of Planned Acton : TPB)

① 특징
- ㉠ 합리적 행위 이론에 행동 통제 신념 구조가 추가된 것
- ㉡ 합리적인 행동이론과는 달리 의향에 영향을 미치는 요소로 인지된 행동 통제를 포함하고 있음

② 주요내용
- ㉠ 행위에 대한 태도 : 어떤 태도·대상에 대해 개인이 반응하는 소인으로 감정을 갖고 있으며 학습에 의해 변화하고 행동의 소인이 되며 특정대상에 대해 좋아하고 싫어하는 감정을 나타내는 선호적 특징을 가짐
- ㉡ 주관적 규범 : 주어진 행위를 수행하는 것에 대해 대상자가 주변사람들의 자신에 대한 기대감을 주관적으로 지각하는 것
- ㉢ 인지된 행동통제 : 특정한 행동수행의 어려움이나 용이함을 지각하는 정도
- ㉣ 행동에 대한 의도 : 특정행동에 대한 동기유발이나 준비를 의미. 인간은 그 행동을 하고자 하는 개인의 의향에 의해 결정되기 때문에 행동하고자 하는 의향은 행동에 대한 가장 직접적인 결정요인

(3) 건강신념모형(Health Belief Model : HBM)

① 특징
- ㉠ 건강 행위를 예측하는데 사용

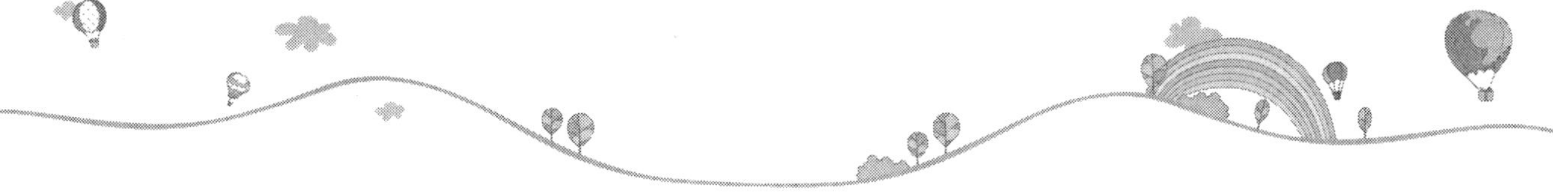

   ⓛ 사람들이 질병 예방 행위를 할 가능성을 높이는 것이 궁극적인 목표
   ⓒ 인지가 의사결정에 가장 중요한 역할을 함
   ⓔ 신념은 어떤 행동의 결과에 대한 기대를 불러일으키게 되며, 이를 동기 있는 행동의 기대라고 함
   ⓜ 보건교육 대상 집단의 요구도 진단 시 유용하게 사용

  ② **5가지 주요개념**
   ㉠ **인지된 감수성** : 질병에 걸릴 위험에 대한 주관적인 인식으로 진단된 병명을 받아들이고 이 질병의 재발 가능성에 대한 판단 및 일반적인 질병에 대한 민감성을 포함
   ⓛ **인지된 심각성** : 질병에 감염되거나 질병을 치료하지 않고 방치하는 것이 얼마나 심각한가를 인지하는 것
   ⓒ **인지된 유익성** : 감수성이나 심각성보다는 건강행동이 실행 가능하고 효과가 있다고 인지하는 정도(지각된 이익정도)에 따라 건강행동을 하게 됨
   ⓔ **인지된 장애요인** : 사람들이 특정 행위를 수행하는데 부딪칠 어려움에 대한 인지정도로, 특정행위에 참여하는데 비용이 많이 든다던지 불쾌감을 느낀다던지 하는 것들이 포함됨
   ⓜ **행위를 위한 중재** : 사람들로 하여금 특정 행위에 참여하도록 자극을 줄 수 있는 중재로 보건교육이나 대중매체를 이용한 광고 등이 있음

(4) 건강증진모형(Health Promotion Model : HPM)

 ① **특징**
   ㉠ 사회학습이론(건강증진 행위를 통제하는데 있어서 인식의 조정 과정이 중요함을 강조한 이론)으로부터 유래
   ⓛ 건강신념 모형과 구조적으로 유사하지만, 건강신념모형은 질병예방에 초점을 두고 있고 건강증진 모형은 건강증진에 초점을 둠
   ⓒ 건강증진에 인지 · 지각요인이 크다는 것을 강조

 ② **주요개념**
   ㉠ **개인적 특성과 경험** : 이전의 연관된 행위, 개인적 요인
   ⓛ **행위와 관련된 인지와 감정** : 행위의 지각된 이익, 행위의 지각된 장애, 지각된 자기 효능감, 행위과 관련된 감정, 인간 상호간의 영향, 상황적 영향
   ⓒ **행위의 결과** : 행동계획 수립, 즉각적인 갈등적 요구와 선호, 건강증진 행위

(5) 횡이론적 변화단계모형

 ① **특징**
   ㉠ 개개인의 건강생활 습과 정도 및 태도, 지식 등에 따라 보건교육적 접근법을 달리하여 접근하는 방법
   ⓛ 중요 중재 이론으로부터 변화의 원리와 과정들을 통합하여 변화단계를 설명
   ⓒ 행동변화에 대한 준비나 시도 여부는 개인에 따라 또는 개인 내에서도 시간에 따라 달라짐

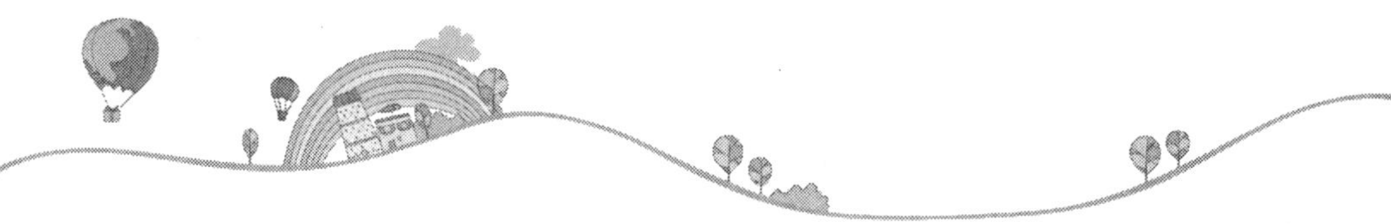

② 변화 단계

단계	특징
계획 전 단계	가까운 미래(6개월 이내)에 행동을 변화시킬 의사가 없음 자신의 행동에 문제를 갖지 않으며 변화하여야 할 필요성을 느끼지 않음
계획단계	문제를 인식(6개월 이내) 주위로부터 자극이나 동기부여가 없다면 이러한 단계가 지속되면서 올바르지 못한 행동이 계속될 수 있음
준비단계	1달 이내에 행동으로 옮길 계획이 있음 구체적인 행동실행계획이 잡혀져 있는 단계
행동단계	행동을 실행에 옮긴지 6개월 이내 건강한 생활습관을 갖기 위하여 노력하는 단계
유지단계	행동이 6개월 이상 지속 중독성 또는 습관성이던 불건전한 행동이 없어진 단계

2. 대인관계 수준의 이론

(1) 사회인지이론

① 특징
    ㉠ Bandura(1977)에 의해 제시
    ㉡ 인간이 건강과 관련된 행동을 하게 되는 저변의 사회심리적 요소들의 역동적 관계와 행동변화를 촉진시키는 빙법을 설명하는 이론으로 보건교육 프로그램을 개발하는데 유용하게 사용
    ㉢ 사회학습이론의 기본 전제는 인간(개인), 행동, 그리고 그 행동이 수행되는 환경이 끊임없는 동적인 상호작용을 하고 있다는 것

② 사회인지이론의 구성요소
    ㉠ 상호결정론
    ㉡ 관찰학습
    ㉢ 행동능력
    ㉣ 강화
    ㉤ 결과기대
    ㉥ 결과기대치
    ㉦ 자기효능
    ㉧ 자기통제
    ㉨ 정서적 각성의 관리

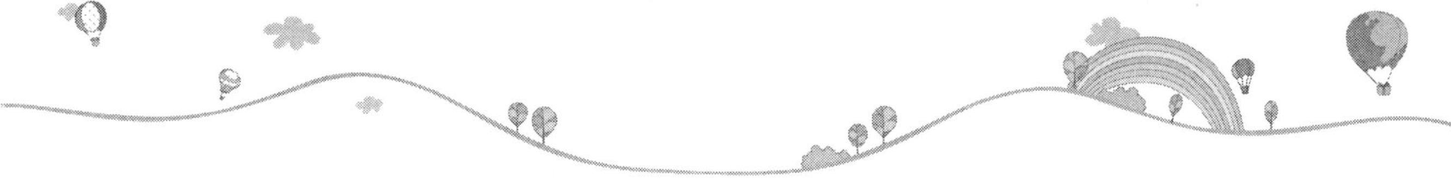

3. 지역사회 수준의 이론들

(1) PRECEDE-PROCEED

① **특징** ··· 어떤 건강증진사업을 해야 할지에 대한 요구도 사정을 행정적·교육적·행위적·역학적 진단을 통해 가장 우선순위가 되는 건강증진사업을 선정하여 설계하는데 지침이 되는 진단 단계

② **과정**
　㉠ 1단계 : 사회적 진단
　㉡ 2단계 : 역학적 진단
　㉢ 3단계 : 행위적/환경적 진단
　㉣ 4단계 : 교육적/조직적 진단 -성향요인, 가능성 요인, 강화 요인
　㉤ 5단계 : 행정적 진단
　㉥ 6단계 : 프로그램 수행
　㉦ 7단계 : 과정평가
　㉧ 8단계 : 영향평가(중간평가)
　㉨ 9단계 : 결과평가(성과평가)

(2) 지역사회 준비 모형(Community Readiness Model : CRM)

① **특징**
　㉠ 지역사회를 위한 단계모형으로 지역사회 프로그램의 개발과 유지와 관련된 문제들을 이해하기 위한 필요에 의해 생겨남
　㉡ 주로 알코올과 약물 남용을 다루기 위해 최초로 개발되었지만, 다양한 건강과 영양과 관련된 주제와 사회적 프로그램에도 유용하게 사용됨

② **단계**
　㉠ 미인식 : 이슈에 대한 인식의 상승
　㉡ 부인 : 문제가 있다는 것을 아예 인정하지 않음
　㉢ 막연한 인식 : 몇몇 문제가 있으며 무언가 행해져야 한다고 느낌
　㉣ 준비 전 단계 : 문제가 있으며 무언가 행해져야 한다고 분명하게 인정
　㉤ 준비단계 : 전략 수립을 위한 정보들을 수집
　㉥ 개시단계 : 구체적인 정보를 제공
　㉦ 안정화단계 : 프로그램은 지역사회와 의사결정자들에 의해 계속되며 조언을 받고 안정화됨
　㉧ 조직/확장 : 표준적인 노력의 성과가 발생하며 지역사회와 의사결정자들에 의해 지지받음
　㉨ 전문화 : 서비스의 계속적 추진 및 성장

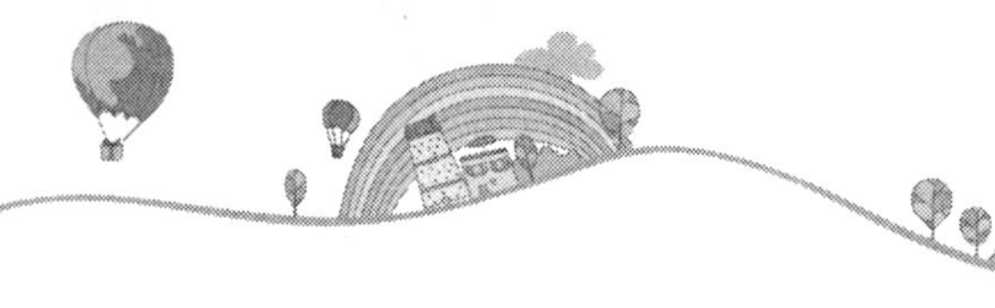

(3) 혁신확산이론

① 개요

- ㉠ 로저스에 의해 개발
- ㉡ 혁신 : 개인이나 대상 집단에 의하여 새로운 것으로 인식되어지는 생각이나 실무 그리고 목표를 의미
- ㉢ 확산 : 시간이 흐름에 따라 어떤 경로로 통하여 사회조직의 구성원들 사이로 혁신이 전달되는 과정

② 수용과정의 5단계

- ㉠ 인지 : 새로운 변화에 대해 처음으로 접하게 되는 단계
- ㉡ 관심 : 변화에 대한 정보가 구전 등에 의해 반복적으로 노출됨으로써 자신의 건강과 관련하여 관심을 가지는 단계
- ㉢ 평가
- ㉣ 시도 : 혁신이 자신이 갖고 있는 문제를 해결하는데 적합한지를 판단하기 위하여 먼저 소규모로 그 가치를 경험적으로 확인해 본 다음, 혁신의 채택 여부를 확인하는 단계
- ㉤ 채택=수용 : 시도 후 변화에 대한 경험이 긍정적이었다면 혁신을 지속하거나 자신의 생활양식으로 받아들이고, 부정적이었으면 변화를 거부

(4) 사회마케팅론(Social Marketing Model)

개인과 사회의 안녕을 향상시키기 위하여 표적집단의 자발적 행동에 영향을 미치기 위해 설계된 프로그램을 분석, 기획, 실행 그리고 평가하는데 있어서 상업적 시장 확보 또는 판매대상을 확보하는 기술을 적용하는 것

① 사회적 마케팅 접근의 주요요소

- ㉠ 사회적 마케팅은 기업의 이익에 초점을 두는 것이 아니라 개인과 사회의 이익에 초점을 둠
- ㉡ 인식이나 태도의 변화가 아닌 행동변화에 초점을 둠
- ㉢ 사회적 마케팅과정에서 표적집단이 중요한 역할을 가지고 있다는 것에 중점을 두는 접근

② 마케팅의 본질

- ㉠ 대상자 지향성
- ㉡ 자발적 교환
- ㉢ 집단분석과 분화전략
- ㉣ 형성연구
- ㉤ 의사소통 채널분석
- ㉥ 마케팅전략
- ㉦ 과정추적체계
- ㉧ 관리과정

③ **사회적 마케팅 과정**
- ㉠ 계획과 전략
- ㉡ 채널과 자료선택
- ㉢ 자료개발과 사전조사
- ㉣ 수행
- ㉤ 효과사정
- ㉥ 프로그램 수정을 위한 회환

3 행위 변화 방법

1. 건강행위

(1) Kasl&Cobb(1966)의 건강행위

① **예방 및 보호행위**
- ㉠ 대개 자신이 건강하고 질병이 없다고 생각하는 사람들에게서 건강을 유지하기 위하여 행해지는 행위들
- ㉡ 손 씻기, 끓인 물 먹기, 교통안전수칙 준수 등

② **질병 관련 행위**
- ㉠ 질병의 징후가 있다고 믿는 사람들이 하는 행위
- ㉡ 증상이 있을 때 가족이나 친구에게 증상 완화를 위한 도움 청함, 전문가에게 질문 등

③ **환자 역할 행위**
- ㉠ 자신이나 타인에 의해 이미 질병이 있다고 인정된 사람들에게서 나타나는 행위
- ㉡ 입원하여 치료 받는 행위, 처방대로 약 복용하는 행위 등

(2) 건강행위 변화방법

① **건강행위에 영향 주는 요인** … 자기효능감, 민감성, 심각성, 이익성, 장애성, 지식, 신념, 태도, 기술

② **행위변화를 위한 과정**
- ㉠ 변화해야 할 행동에 대한 주제 강조
- ㉡ 대상자 사정
- ㉢ 대상자에게 필요한 것 자문
- ㉣ 대상자 지지
- ㉤ 지속적인 추후관리

보건
프로
그램
개발
및
평가

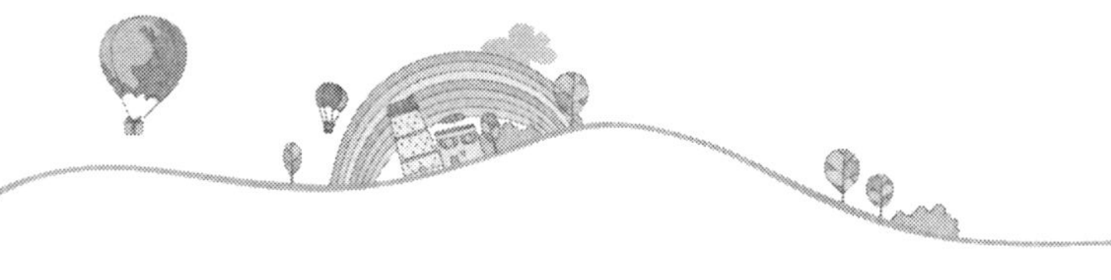

(3) 행위변화의 장애요소

① 개인과 관련된 장애
- ㉠ 장애성이 클수록 행위 변화가 쉽게 일어나지 않음
- ㉡ 경제적 문제, 지식부족, 논리적인 설득부족, 가족이나 친구의 지지부족 등

② 보건의료제도 및 제공자 관련 장애
- ㉠ 성공적인 프로그램 참여는 개인뿐 아니라 제공자, 제도에 모두 책임이 있음
- ㉡ 제공자 또는 정부가 개인이 건강한 행위를 할 수 있도록 대상자를 위한 좋은 교육프로그램을 제공하고 이에 대해 알려야 함

(4) 행위 변화를 위한 전략

① **대상자를 중심으로 한 변화 전략** ⋯ 대상자 개인에 대한 고려, 대상자와의 신뢰 관계 유지, 효과적 의사소통, 공감, 경청, 자기효능감, 행위에 대한 기록

② **프로그램 중심의 변화 전략** ⋯ 쉽고 편리한 프로그램, 달성 가능한 목표, 즐거움을 주는 내용과 성공에 대한 보상, 자가관리 가능한 프로그램, 사회적지지, 경제적 유인, 다양한 분야로의 접근과 평가

2. 동기강화상담

(1) 동기의 구성요소

① 변화의 중요성(의지)

② 변화의 자신감

③ 변화의 준비

(2) 동기강화상담의 정신

협동, 유발성, 자율성

(3) 동기강화 상담의 기본원리

① **공감 표현하기** ⋯ 판단하거나 비판하지 않고 대상자의 말을 존중하는 태도로 적극적으로 귀 기울임

② **불일치감 확인하기** ⋯ 대상자 관점에서 현재와 과거의 행동, 미래 목표 사이에 있는 모순을 발견하고 확인해 나가는 것

③ **저항 수용하기** ⋯ 대상자가 저항할 때 저항을 약간씩 돌림으로 대상자가 변화의 유익한 점이나 변화를 하고자 하는 이유를 스스로 말하는 입장에 서게 함

④ **자기효능감 지지하기** ⋯ 다양한 방식으로 변화에 대한 자신의 능력에 대해 대상자의 확신을 지지

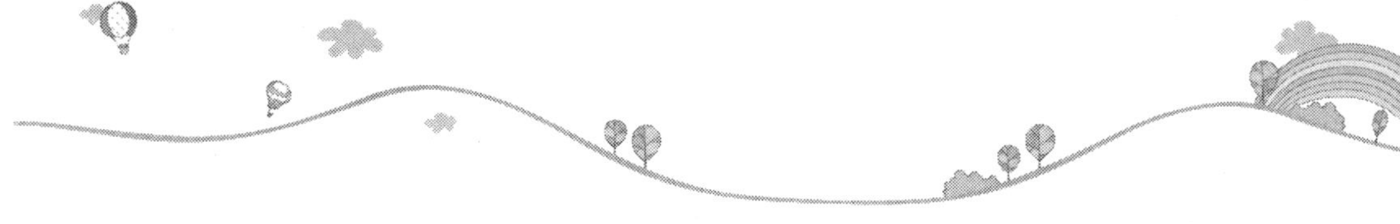

(4) 동기강화상담을 이용한 건강행위 변화 접근

① 대상자 스스로 변화하기

② 대상자의 지식 인정

③ 좋은 라포 형성

④ 협력을 통한 파트너십

(5) 동기강화상담 전략

개방형 질문과 칭찬, 감사, 이해의 말을 대상자에게 직접 해주기, 사려 깊은 경청, 요약하기 등

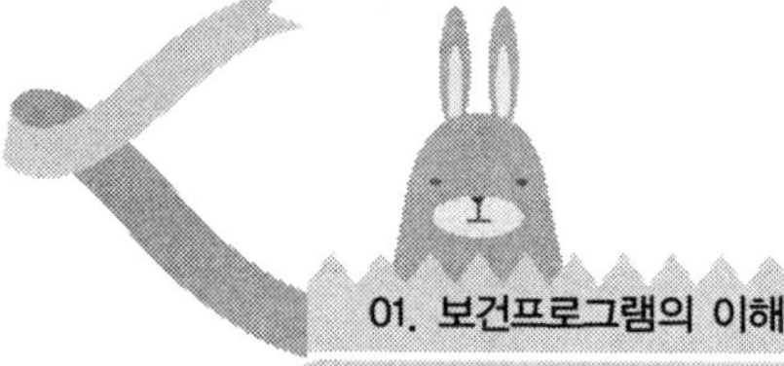

핵심예상문제

1 **보건프로그램 기획의 필요성으로 적절하지 않은 것은?**

① 국민 건강행위 개선 미흡
② 만성질환 및 합병증 감소, 진료비 증가
③ 인구 고령화 심화로 인한 의료비 증가
④ 계층 간, 인구집단 간 건강형평성 저하
⑤ 소득, 생활수준 향상 등으로 새로운 건강수요 증가

    Advice ② 만성질환 및 합병증 증가, 진료비 증가

2 **좋은 프로그램의 특징으로 적절하지 않은 것은?**

① 프로그램 실행되려면 그 프로그램을 운영할 인력 필요하지 않음
② 프로그램을 수행하는데 자체의 예산과 안정된 재정이 있어야 함
③ 일반 사람들이 그 프로그램이 어떤 것이라고 인지할 수 있는 특성을 가져야 함
④ 이론적 근서를 가지고 있어아 힘
⑤ 서비스 제공 철학이 분명하게 존재하며, 대상자에게 명확하게 의사소통되어야 함

    Advice ① 프로그램 실행되려면 그 프로그램을 운영할 인력 필요

3 **보건기획의 특징으로 적절하지 않은 것은?**

① 기획은 본질적으로 미래지향적이다.
② 목표지향적이다.
③ 목표달성을 위한 최적의 수단을 제시한다.
④ 본질적으로 일련의 체계적인 의사결정 과정이다.
⑤ 비의도적이다.

    Advice ⑤ 의도적이다.

Answer   1.② 2.① 3.⑤

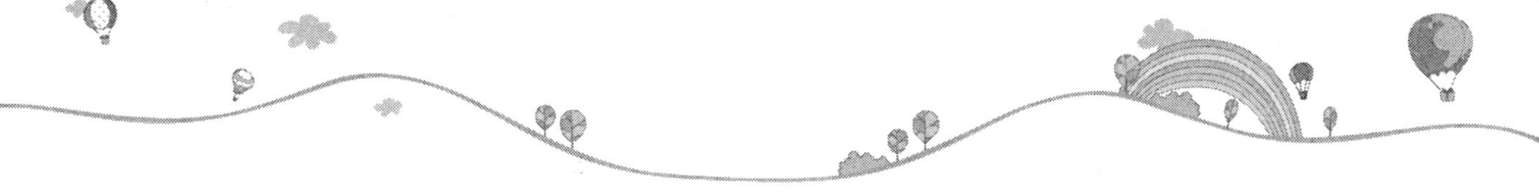

4 **보건기획과정으로 옳은 것은?**

① 정보의 수집·분석 – 미래예측 및 목표설정 – 대안작성·평가 – 최종안 선택
② 미래예측 및 목표설정 – 대안작성, 평가 – 정보의 수집·분석 – 최종안 선택
③ 미래예측 및 목표설정 – 정보의 수집·분석 – 대안작성·평가 – 최종안 선택
④ 대안작성·평가 – 미래예측 및 목표설정 – 정보의 수집·분석 – 최종안 선택
⑤ 정보의 수집·분석 – 대안작성·평가 – 미래예측 및 목표설정 – 최종안 선택

> **Advice** 보건기획과정은 '미래예측 및 목표설정→정보의 수집·분석→대안작성·평가→최종안 선택'이다.

5 **보건 기획의 특성으로 적절하지 않은 것은?**

① 미래 지향적
② 목표 지향적이며 의도적
③ 목표달성을 위한 최적의 수단을 제공
④ 권한과 자원을 동반하는 행동 지향적
⑤ 상의하달식의 의사결정과정

> **Advice** ⑤ 일련의 체계적인 의사결정과정

6 **다음이 설명하는 이론은?**

> • 개개인의 건강생활 습과 정도 및 태도, 지식 등에 따라 보건교육적 접근법을 달리하여 접근하는 방법
> • 중요 중재 이론으로부터 변화의 원리와 과정들을 통합하여 변화단계를 설명
> • 행동변화에 대한 준비나 시도 여부는 개인에 따라 또는 개인 내에서도 시간에 따라 달라짐

① 합리적 행위이론   ② 계획적 행동이론
③ 건강신념모형   ④ 건강증진모형
⑤ 횡이론적 변화단계모형

> **Advice** **횡이론적 변화단계** : 계획 전 단계, 계획단계, 행동단계, 유지단계

보건
프로
그램
개발
및
평가

Answer   4.③   5.⑤   6.⑤

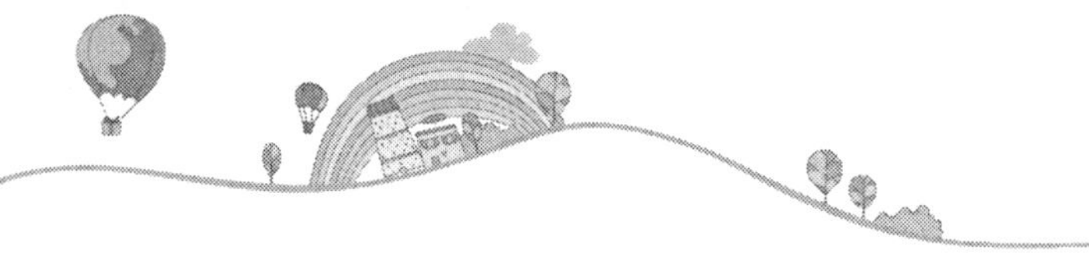

7 다음이 설명하는 이론은?

> • 특정 행위 의도를 파악함으로써 행위를 예측하는 이론
> • 행위가 의지의 조절 하에 있기 때문에, 의도한 행위 수행에 장애가 없다고 가정할 때 사회적 행위나 건강관련행위를 예측할 수 있다고 설명
> • 주요내용으로는 행동에 대한 의도, 행위에 대한 태도, 주관적 규범이 있음

① 합리적 행위이론　　　　　　② 계획적 행동이론
③ 건강신념모형　　　　　　　　④ 건강증진모형
⑤ 횡이론적 변화단계모형

> **Advice**　• 행동에 대한 의도 : 행동에 대한 가장 직접적인 결정요인이 됨
> 　• 행위에 대한 태도 : 행위가 초래할 결과의 가치와 그 결과들이 발생할 가능성을 따져서 결정
> 　• 주관적 규범 : 행위에 대한 주위사람의 태도, 주위사람의 뜻에 동조하는 동기에 의해 결정

8 다음이 설명하는 이론은?

> • 합리적 행위 이론에 행동 통제 신념 구조가 추가된 것
> • 합리적인 행동이론과는 달리 의향에 영향을 미치는 요소로 인지된 행동 통제를 포함하고 있음

① 합리적 행위이론　　　　　　② 계획적 행동이론
③ 건강신념모형　　　　　　　　④ 건강증진모형
⑤ 횡이론적 변화단계모형

> **Advice**　계획적 행동이론의 주요내용 : 행위에 대한 태도, 주관적 규범, 인지된 행동통제, 행동에 대한 의도

9 다음이 설명하는 이론은?

> • 건강 행위를 예측하는데 사용
> • 사람들이 질병 예방 행위를 할 가능성을 높이는 것이 궁극적인 목표
> • 인지가 의사결정에 가장 중요한 역할을 함
> • 신념은 어떤 행동의 결과에 대한 기대를 불러일으키게 되며, 이를 동기 있는 행동의 기대라고 함
> • 보건교육 대상 집단의 요구도 진단 시 유용하게 사용

（ Answer ）　7.① 8.② 9.③

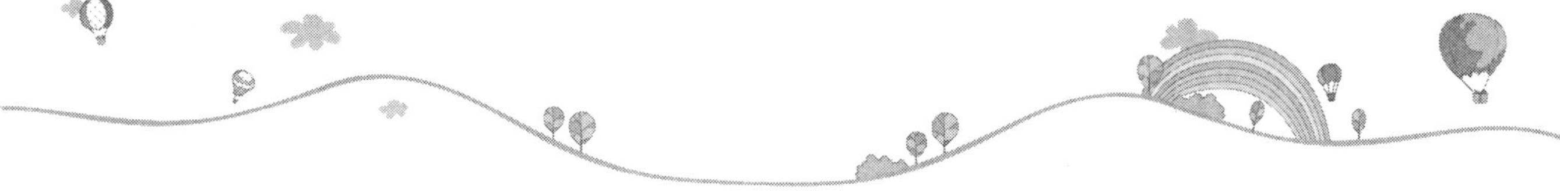

① 합리적 행위이론   ② 계획적 행동이론

③ 건강신념모형   ④ 건강증진모형

⑤ 횡이론적 변화단계모형

> **Advice** 건강신념모형의 5가지 주요개념 : 인지된 감수성, 인지된 심각성, 인지된 유의성, 인지된 장애요인, 행위를 위한 중재

10 건강신념 모형의 5가지 주요개념에 대한 설명으로 적절한 것은?

① 인지된 감수성 : 질병에 걸릴 위험에 대한 주관적인 인식으로 진단된 병명을 받아들이고 이 질병의 재발 가능성에 대한 판단 및 일반적인 질병에 대한 민감성을 포함

② 인지된 심각성 : 감수성이나 심각성보다는 건강행동이 실행 가능하고 효과가 있다고 인지하는 정도(지각된 이익정도)에 따라 건강행동을 하게 됨

③ 인지된 유익성 : 질병에 감염되거나 질병을 치료하지 않고 방치하는 것이 얼마나 심각한가를 인지하는 것

④ 인지된 장애요인 : 사람들로 하여금 특정 행위에 참여하도록 자극을 줄 수 있는 중재로 보건교육이나 대중매체를 이용한 광고 등이 있음

⑤ 행위를 위한 중재 : 사람들이 특정 행위를 수행하는데 부딪힐 어려움에 대한 인지정도로, 특정행위에 참여하는데 비용이 많이 든다던지 불쾌감을 느낀다던지 하는 것들이 포함됨

> **Advice** ② 인지된 심각성 : 질병에 감염되거나 질병을 치료하지 않고 방치하는 것이 얼마나 심각한가를 인지하는 것
> ③ 인지된 유익성 : 감수성이나 심각성보다는 건강행동이 실행 가능하고 효과가 있다고 인지하는 정도(지각된 이익정도)에 따라 건강행동을 하게 됨
> ④ 인지된 장애요인 : 사람들이 특정 행위를 수행하는데 부딪힐 어려움에 대한 인지정도로, 특정행위에 참여하는데 비용이 많이 든다던지 불쾌감을 느낀다던지 하는 것들이 포함됨
> ⑤ 행위를 위한 중재 : 사람들로 하여금 특정 행위에 참여하도록 자극을 줄 수 있는 중재로 보건교육이나 대중매체를 이용한 광고 등이 있음

11 동기화를 위한 상담에 대한 설명으로 옳은 것은?

① 동기는 행동 에너지를 제공하는 역할을 할 수 없다.

② 동기화는 대상자에게 행동에 대한 자기 통제가 실패하는 이유를 알게 해 준다.

③ 동기는 행동을 하게 하나 유지하게 할 수는 없다.

④ 이론에 나타난 개념은 실제에서는 동기화를 위하여 사용할 수 없다.

⑤ 동기화 상담은 대상자의 내면에 있는 감정보다는 대상자에게 나타난 행동을 탐색하는데 초점을 둔다.

> **Advice** 동기화는 행동에너지를 제공하는 역할을 하여 행동하게 하고 유지하게 할 수 있음. 이론에 나타난 개념을 실제에서 동기화를 위하여 사용 가능

(Answer)   10.①   11.②

12 동기강화상담의 기본 원리로 옳게 짝지은 것은?

① 공감 표현하기-일치감 불어넣기-저항 지지하기
② 공감 표현하기-일치감 만들기-저항 제거하기
③ 경청하기-불일치감 확인하기-저항 제거하기
④ 대상자 판단하기-일치감 불어넣기-저항 수용하기
⑤ 공감 표현하기-불일치감 확인하기-자기효능감 지지하기

> **Advice** • 공감 표현하기 : 판단하거나 비판하지 않고 대상자의 말에 적극적으로 귀 기울임
> • 불일치감 확인하기 : 대상자 관점에서 현재와 과거의 행도, 미래 목표사이에 있는 모순을 발견하고 확인해 나가는 것
> • 저항 수용하기
> • 자기효능감 지지하기 : 다양한 방식으로 변화에 대한 자신의 능력에 대해 대상자의 확신을 지지

13 프로그램 기획의 개발단계를 바르게 제시한 것은?

① 목적을 위한 목표수립-자원과 장애요소 탐색-방법과 활동선택-평가계획수립
② 프로그램 목적개발-방법과 활동선택-평가계획수립-수행계획수립
③ 프로그램 목적개발-방법과 활동선택-자원과 장애요소 탐색-수행계획수립
④ 기획위원회 구성-목적개발-자원과 장애요소 탐색-평가계획 수립
⑤ 기획위원회 구성-목적재발-평가계획수립-자원과 장애요소 탐색

> **Advice** 프로그램 기획의 개발단계 : 목표수립 – 자원과 장애요소 탐색 – 방법과 활동선택 – 평가계획 수립

14 대상별 맞춤활동을 개발하고자 할 때 개인 간 차원의 전략으로 이미 건강행태개선을 경험한 사람을 멘토로 활용하여 사회적 지지를 제공하고자 하는 방법을 무엇인가?

① 짝짓기
② 후견인 제도
③ 사회적 친목회합
④ 동아리조직
⑤ 자생적 지도자 활용

> **Advice** • 개인적 차원의 전략 : 교육, 행태 개선 훈련, 직접 서비스의 개선 등
> • 지역사회 차원의 전략 : 조직요인, 지역사회 요인(이벤트, 홍보, 사회마케팅 등)
> • 개인 간 차원의 전략 : 기존 네트워크 활용, 새로운 네트워크 개발(짝짓기, 후견인제도, 동아리 조직 등)

(Answer)   12.⑤   13.①   14.②

15 Kasl&Cobb(1966)의 건강행위 중에서 자신이나 타인에 의해 이미 질병이 있다고 인정된 사람들에게서 나타나는 행위로 입원하여 치료 받는 행위, 처방대로 약 복용하는 행위 등이 해당하는 것은?

① 예방 및 보호행위　　　　　　② 환자 역할 행위
③ 질병 관련 행위　　　　　　　④ 예방행위
⑤ 보호행위

> **Advice**　• 예방 및 보호행위 : 대개 자신이 건강하다고 질병이 없다고 생각하는 사람들에게서 건강을 유지하기 위하여 행해지는 행위들
> • 질병 관련 행위 : 질병의 징후가 있다고 믿는 사람들이 하는 행위

16 다음에 해당하는 프로그램의 요건은?

> 보건프로그램은 잠재적 클라이언트가 쉽게 찾아갈 수 있는 기관이나 장소에 있어야 하고, 실제적이고 실용적이어야 하며, 클라이언트가 편리하게 이용할 수 있는 시간으로 편성해야 한다.

① 조직성　　　　　　　　　　② 계획성
③ 통제성　　　　　　　　　　④ 접근성
⑤ 통합성

> **Advice**　• 조직성 : 목적달성을 위해 방법과 순서가 구조적으로 잘 조직되어야 함
> • 통제성(공평성) : 누구나 쉽게 실행할 수 있도록 프로그램의 실행절차를 통제
> • 계획성 : 실행 방법과 절차가 사전에 계획되어야 함

17 보건프로그램 유형에 관한 설명으로 적절하지 않은 것은?

① 개발주체에 따라 국가 수준과 기관 수준 보건프로그램으로 나눈다.
② 대상자에 따라 개인과 단체 프로그램으로 나눈다.
③ 구성범위에 따라 단일, 연속, 통합, 종합보건프로그램으로 나눈다.
④ 내용에 따라 인지, 생활양식 변화, 건강생활 분위기 보건프로그램으로 나눈다.
⑤ 개인에게 동기, 가치, 지식, 기술을 제공하여 스스로 문제해결과 위기상황 대처능력을 습득시켜 주는 프로그램은 개인수준프로그램이다.

> **Advice**　③ 대상 수준에 따라 개인수준, 개인 간 수준, 조직 수준, 지역사회 수준, 정책 수준 보건프로그램으로 나눈다.

Answer　　15.② 16.④ 17.②

01. 보건프로그램의 이해_**261**

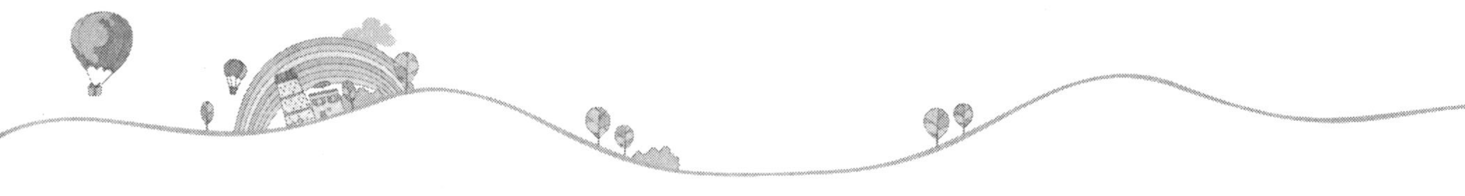

18 다음에 해당하는 보건프로그램 유형은?

> 동일한 특성의 여러 활동으로 보건프로그램이 단일한 목적과 목표를 달성하기 위해 연속적으로
> 실시되는 프로그램으로 초·중·고급 운동교실, 생애주기별 건강교실 등이 해당된다.

① 개인 간 보건프로그램
② 연속 보건프로그램
③ 통합 보건프로그램
④ 종합 보건프로그램
⑤ 인지 보건프로그램

> **Advice** 개인 간 프로그램 : 건강행동에 영향을 주는 가족, 친구, 친지, 직장동료 등 공직적·비공식적 사회적
> 관계망과 사회적지지 시스템을 활용하는 프로그램

19 건강행동에 영향을 주는 가족, 친구, 친지, 직장동료 등 공식적·비공식적 사회적 관계망과 사회적 지지 시스템을 활용하는 프로그램은?

① 개인 수준 보건프로그램
② 개인 간 수준 보건프로그램
③ 조직 수준 보건프로그램
④ 지역사회 수준 보건프로그램
⑤ 정책 수준 보건프로그램

> **Advice**
> • 조직 수준 프로그램 : 조직의 규칙, 규제, 시책, 비공식적 구조를 활용하여 조직의 구조·규범·질
> 서를 건강지향적으로 만드는 것이 중요한 과제인 프로그램
> • 정책 수준 프로그램 : 국가 단위에서 시행되며 건강증진법과 지역보건법에 근거한 건강증진을 위한 조
> 례제정이나 각종 규제조치를 통하여 프로그램을 활성화하는 프로그램

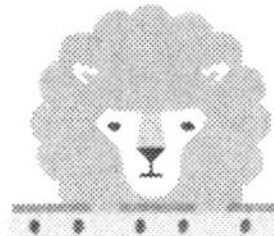

CHAPTER 02 보건프로그램의 기획 및 계획

① 요구도 조사

1. 요구도 조사의 이해

(1) 정의

우선순위의 인구집단의 요구를 파악하고 분석하며 우선순위를 결정하는 과정

(2) 요구도조사가 기획과정의 다른 단계 시작 전 반드시 이루어져야 하는 이유

① 요구가 충족되기 전에 그 요구를 파악하고 측정하는 출발점이 됨

② 기획에 필요한 자원의 적절한 사용을 보장할 수 있음

③ 중요한 건강문제에 쏟아야 할 방향을 잡을 수 있음

④ 특별한 문제를 갖고 있는 지역사회의 내부 역량을 찾아낼 수 있음

⑤ 우선순위를 두어야 할 인구집단의 요구를 평가하는 것은 앞으로 행해질 요구도 사정을 비교할 수 있는 근거 제공

(3) 요구도 조사의 목적

① 대상 집단의 건강문제를 찾아내기 위해

② 발견된 건강문제가 실제 상황에서 해결 가능한가를 파악하기 위해

③ 대상 집단과 그들이 소속된 지역사회의 문제해결 능력을 파악하기 위해

④ 보건프로그램의 결과를 평가하기 위한 기초자료 확보 위해

(4) 요구도의 유형(Bradshow, 1972)

① **규범적 요구** … 보건의료전문가의 전문적인 판단을 반영하는 것

② **내면적 요구** … 학습자가 교육의 필요성, 의문 등을 품고 있는 상태

③ **외향적 요구** … 학습자의 내면적 요구에서 말이나 행동으로 나타난 상태

④ **상대적 요구** … 개인 보건교육 요구, 가족보건교육 요구, 집단 및 지역사회 보건교육 요구

(5) 요구사정방법

① 직접 관찰법

- ㉠ **일반인구 조사** : 지정된 지역의 전체 대상자 중에서 표본을 추출하여 질문지나 면접을 통하여 자료를 얻고, 이를 기초로 요구를 파악하는 방법
- ㉡ **표적인구 조사** : 일반인구 중에서 어떤 특성을 가진 특정인구(표적인구)를 대상으로 질문이나 면접을 통하여 요구를 파악하는 방법
- ㉢ **델파이** : 전문가들에 의해 체계적으로 세밀하게 작성된 일련의 몇 단계 질문지를 통하여 대상 집단으로부터 그들의 요구를 조사하는 방법
- ㉣ **심층면접** : 대상 집단 중에서 중요한 정보를 제공해 줄 수 있는 특정인을 다수 선정하고, 조사자가 참가자를 대상으로 자유롭게 말할 수 있도록 면담을 실시하여 자료를 수집하는 방법
- ㉤ **관찰** : 조사자가 현장을 직접 방문하여 필요한 정보나 상황을 알아내는 방법
- ㉥ **직접 경험** : 조사자가 실제상황을 직접 체험하면서 요구를 파악하는 방법
- ㉦ **공청회** : 조사자가 지역사회의 모든 사람들이 참여할 수 있는 공개적인 모임을 개최하여 요구나 문제들을 파악하는 방법

② 간접 관찰법

- ㉠ **보건지표 분석** : 인간의 건강상태뿐만 아니라 이와 관련된 제반사항 등을 분석하는 것으로 인구 센서스 및 인구동태자료, 국민건강영양조사결과 등이 대표적인 방법
- ㉡ **행정자료 조사** : 행정기관이 업무 추진을 위해 수집하여 보관하고 있는 자료를 활용하는 방법
- ㉢ **개인별 기록자료 조사** : 학생 생활기록부나 병원의 개인별 차트 등 개인별로 기록되어 있는 각종 자료를 분석하여 요구를 확인하는 방법

③ 사례조사법

- ㉠ **보건프로그램 운영자 및 서비스 제공자 조사** : 서비스 직접 제공자나 보건프로그램의 운영담당자를 만나 이용자와 관련된 여러 가지 상황을 조사하여 관련자들의 요구를 확인하는 방법
- ㉡ **주요 정보제공자 조사** : 보건프로그램 운영이나 서비스 전달에는 직접 참여하지 않지만 지역사회에서 오랫동안 거주했거나 그 지역 사정을 잘 알며, 대상 주민들의 사정을 대변할 수 있는 사람들을 조사하여 요구를 확인하는 방법

(6) SWOT 분석

대상 집단 외부의 환경적 요인과 집단 내부의 구성요인을 분석하여 전략적 방향을 도출해 내는 기법

① 4가지 요인(SWOT)

- ㉠ **강점**(Strength) : 집단 내부의 강점이 되는 요소로 노력 여하에 따라 변화 가능
- ㉡ **약점**(Weakness) : 집단 내부의 약점이 되는 요소로 노력 여하에 따라 변화 가능
- ㉢ **기회**(Opportunity) : 집단의 노력과 상관없이 통제할 수 없는 환경적 요인으로 집단에 도움이 되는 것
- ㉣ **위협**(Threat) : 집단의 노력과 상관없이 통제할 수 없는 환경적 요인으로 나쁜 영향을 줄 수 있는 것

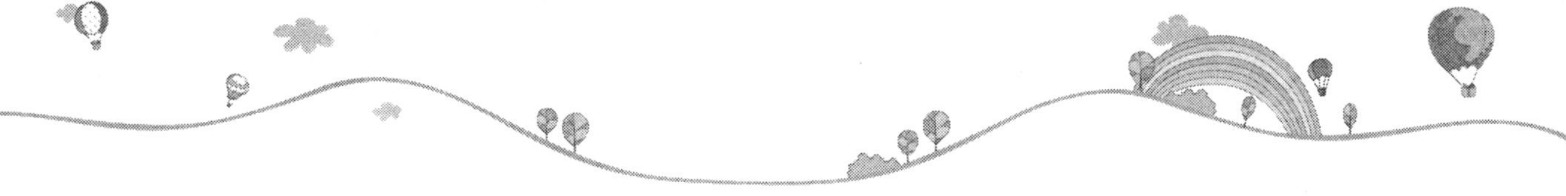

② **전략**

 ㉠ SO 전략 : 기회와 강점을 결합한 공격적 전략으로 사업구조, 영역, 대상을 확대하는 내용이 해당

 ㉡ WO 전략 : 기회와 약점을 결합한 상황전환 전략으로 구조조정, 혁신운동 등이 해당

 ㉢ ST 전략 : 위협과 강점을 결합한 다각화 전략으로 신사업 개발, 신기술, 새로운 대상집단 개발 등이 해당

 ㉣ WT 전략 : 위협과 단점을 결합한 방어적 전략으로 사업의 축소, 폐지 등이 해당

2. 요구도 조사 단계

(1) 자료 수집 단계

① **자료수집 원칙**

 ㉠ 비교가 가능하도록 자료 수집

 ㉡ 2차 자료를 최대한 활용

 ㉢ 포괄적으로 자료를 수집

 ㉣ 수집된 자료의 질을 평가

② **1차 자료 수집방법**

 ㉠ 단면설문조사 : 건강문제와 관련된 내용을 한 시점에서 다수의 대상자에게 실시하는 설문조사방법으로 구조화된 설문지를 이용하거나 면담, 전화, 이메일, 그룹상담 등을 통하여 실시

 ㉡ 다단계 설문조사(델파이기법) : 여러 번에 걸쳐 이루어지는 설문조사방법으로 우편 또는 전자우편 이용, 질적·양적으로 응답의 대표성을 얻을 수 있는 자료를 수집할 수 있으며 비용과 시간이 많이 소요

 ㉢ 지역사회 공청회 : 적은 비용으로 광범위한 지역과 계층의 집단을 접할 수 있고 설문조사의 사전기회가 될 수 있는 반면, 자기선택으로 인한 표본의 편의현상이 나타날 수 있고 참석자 중 소수의 의견만 표현되어 특정 이해관계가 표출될 수 있는 한계도 존재

 ㉣ 초점집단면담 : 대상 집단이 관심을 갖는 생각이나 쟁점에 대한 의견, 신념, 인식, 감정, 태도 등에 대한 정보를 얻고자 할 때 유용, 면담결과는 대표성을 갖기 힘들며 문제의 방향성을 파악하는 근거로 해석되어야 함

 ㉤ 명목집단과정

 ㉥ 관찰 : 직접관찰, 간접관찰, 지역시찰 등의 방법이 활용

 ㉦ 자가진단 또는 자가사정

③ **2차 자료 수집방법** … 관심 주제가 포함되어 있는 다양한 자료원을 수집하는 방법으로 정부기관이나 대학, 연구소 등 비정부기관의 자료들이 여기에 해당되며 기존 자료가 있어서 지료 수집시간이 절약되고 자료를 얻는 비용이 적게 듦

④ **양적 자료 수집방법** … 수집된 자료의 형태가 수량화 할 수 있는 자료

⑤ **질적 자료 수집방법** … 어떤 사건, 상황 또는 관찰된 인간행위 등을 상세하게 서술한 자료

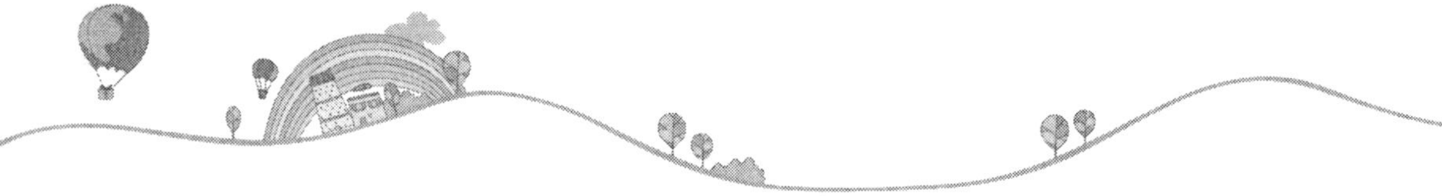

⑥ **역량 자료 수집방법** … 보건프로그램 개발과 실행을 위해 필요한 대상 집단의 역량을 파악하는 방법으로 전략경영에서 사용하는 SWOT 분석 중 내부역량기법을 활용 가능

(2) 자료분석 단계

① **건강문제와 관련된 유전적·환경적·행위적 요인 파악** … 보건프로그램이 초점을 맞추어야 할 건강문제 또는 쟁점을 파악하는 단계로 우선순위를 매긴 건강문제에 가장 영향을 미치는 행위적·환경적 건강문제를 확인 후 이 확인된 우선순위 건강문제를 프로그램이 개발될 수 있도록 하기 위해 측정 가능한 목표로 옮기게 됨

② **건강행동요인에 영향을 미치는 요인**

　　교육, 생태학적 사정 단계 … 건강증진 사업의 내용 설정을 위하여 무엇이 건강상태나 삶의 질과 연관된 행위를 가져왔는지에 관심을 두며 건강행위에 영향을 주는 요인을 세 가지 성향요인, 촉진요인, 강화요인으로 구분

　　㉠ 성향요인은 행위를 초래하거나 행위의 근거가 되는 요인을 말한다.

　　㉡ 촉진요인은 개인이나 조직으로 하여금 행동을 취하도록 촉진하는 것이다.

　　㉢ 강화요인은 행위의 결과로 행동을 한 후 받게 되는 긍정적 또는 부정적 피드백을 말한다.

③ **중재 프로그램의 핵심요소 규명** … 확인된 인구집단의 위험요인에 영향을 미칠 수 있는 성향요인과 강화요인, 촉진요인을 규명하여 변화가능하고 비용효과적인 근거를 찾는 단계

3. 요구도 우선순위 결정

(1) PATCH(미국의 질병관리본부에서 지역보건요원의 보건사업기획 지침서로 개발)

① **중요성** … 건강문제의 크기(유병률 또는 발생률)와 해당문제가 지역사회 건강수준에 미치는 위중도(특정 질병의 사망률이나 장애 발생률, 질병부담비용 등)로 평가

② **변화가능성** … 건강문제가 얼마나 쉽게 변화할 수 있는가로 문헌이나 다른 지역의 보건프로그램 시행 경험을 참고하여 평가

(2) Bryant

① 문제의 크기, 문제의 심각도, 보건프로그램의 기술적 해결 가능성, 주민의 관심도 등의 기준으로 결정

② PATCH의 기준에 주민관심도가 추가된 방법

(3) BPRS(Basic Priority Process : 우선순위 등급화)

A. **문제의 크기**(0~10)

B. **문제의 심각성**(0~20) : 경제적 손실(0~5), 초기에 그 문제에 관련되지 않은 사람들의 수(0~5), 심각성(0~5), 긴급성(0~5)

C. **가능한 중재의 유효성**(0~10)

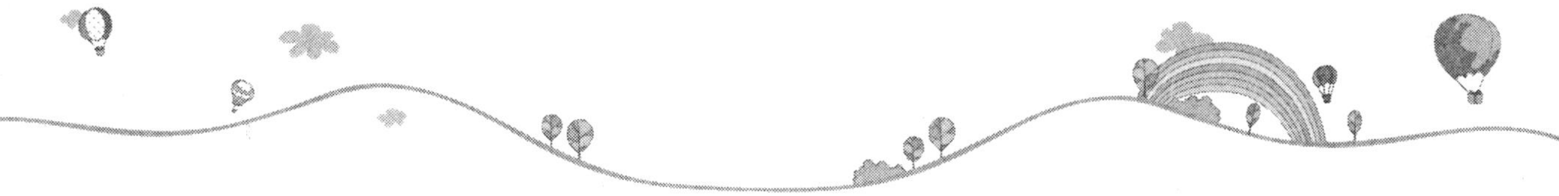

D. 적절성, 경제성, 수용성, 자원, 적법성(PEARL),(0또는 1)

$$BRD = \frac{(A+B)C}{3} \times D$$

(4) NIBP

① 건강문제의 크기(need)와 해결을 위한 방법의 효과(impact)를 기준으로 결정

② 필요의 크기와 추정효과의 정도에 따라 보건프로그램을 반드시 실행해야 할 문제, 연구를 촉진해야 할 문제, 중단해야 할 문제로 구분

(5) PEARL

Propriety(적절성), Economics(경제성), Acceptability(수용성), Resources(자원), Legality(적법성)

① 주로 BRPS의 계산 후 보건프로그램의 실행 가능성을 판단하는 기준으로 사용

② 4가지 각 항목마다 0점 또는 1점을 부여하여 5가지 항목의 곱으로 총점을 계산하여 결정

(6) CLEAR

지역사회 역량(Community capacity), 합법성(Legality), 효율성(Efficiency), 수용성(Acceptability), 자원 이용 가능성(Resources availability)을 기준으로 결정

2 목적과 목표 설정

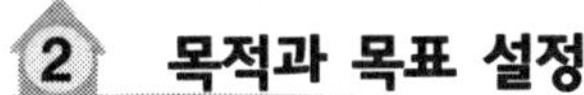

1. 비전, 미션, 목적과 목표

(1) 차이점

① 비전이란 보이지 않는 미래를 예측하는 것으로 조직이 성취하고자 하는 궁극적 가치, 꿈 등을 기술한 미래상

② 미션은 사명, 임무로서 조직의 핵심가치, 서비스, 기술, 철학 등으로 기술·목적은 광범위한 사업목적에 대한 궁극적인 진술이며, 행위의 목표인 건강한 지역사회에 대한 조직의 비전으로부터 나옴

③ 목표는 프로그램의 목적보다 더 세부적인 단계이며 이 단계가 완성되면 목적에 도달하게 됨

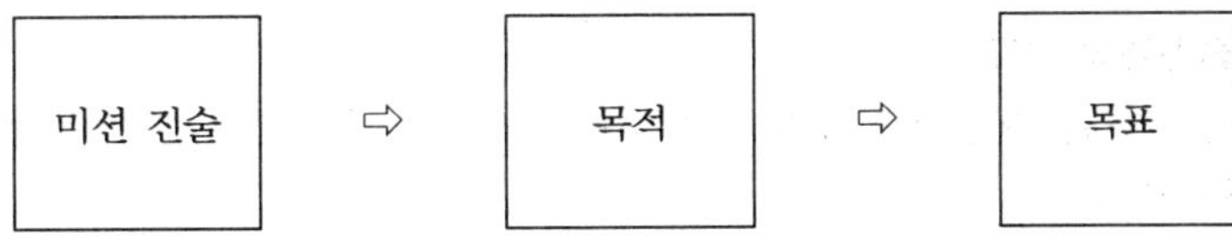

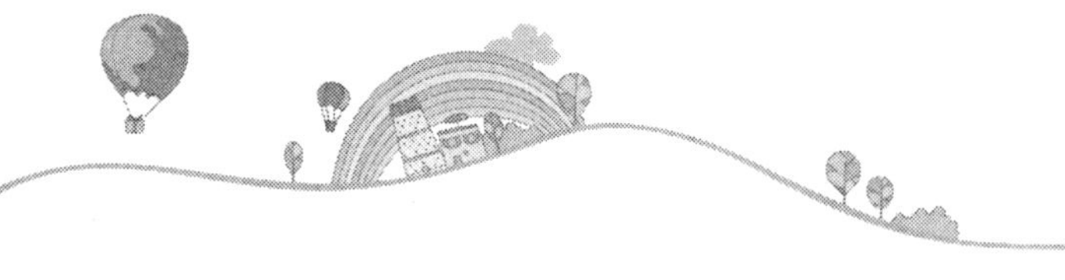

(2) 목표가 갖추어야 할 기준과 기술(SMART)

① Specific(구체성) … 구체적으로 기술

② Measurable(측정가능성) … 측정 가능해야 함

③ Aggressive & Achievable(실현 가능성) … 성취 가능하고 현실적이어야 함

④ Relevant(관련성) … 사업목적 및 문제해결과 직접 관련성이 있어야 함

⑤ Time limited(시간성) … 목적달성 시기, 기한, 시점을 밝혀야 함

(3) 목표의 유형

① **투입, 산출, 결과목표**
    ㉠ 투입목표 : 사업에 투입하는 입력, 시간, 돈, 장비, 시설 등의 자원에 관한 지표
    ㉡ 산출목표 : 사업의 결과 나타나는 활동, 이벤트, 서비스, 생산물 등의 이용건수, 교육건수 등에 관한 지표
    ㉢ 결과목표 : 사업의 결과 나타나는 건강수준이나 건강 결정요인, 삶의 질, 사망률 등의 변화

② **단기, 중기, 장기목표**
    ㉠ 단기목표 : 2~3개월부터 2년 이내 달성될 수 있는 목표
    ㉡ 중기목표 : 3~7년 사이의 기간 동안 달성하고자 하는 목표
    ㉢ 장기목표 : 달성에 10년 이상이 소요되는 목표

③ **영향목표, 성취목표, 활동목표, 이용자목표**
    ㉠ 영향목표 : 프로그램이 문제지표에 대해 얼마나 많은 영향을 미칠 수 있는지를 진술
    ㉡ 성취목표 : 무엇이 얼마만큼 성취되어야 할지를 진술한 목표
    ㉢ 활동목표 : 얼마나 많은 서비스가 제공될 것인지를 구체화한 목표
    ㉣ 이용자목표 : 얼마나 많은 이용자들이 서비스를 받게 될 것인지를 진술한 목표

2. 국가의 건강증진 목적과 목표

(1) 우리나라 국민건강증진종합계획 2020의 목적과 목표

① **배경**
    ㉠ 제1차 '국민건강증진종합계획 2010' : 2002~2005년
    ㉡ 제2차 '국민건강증진종합계획 2010' : 2006~2010년
    ㉢ 제3차 '국민건강증진종합계획 2020' : 2011~2020년
    ㉣ 제4차 '국민건강증진종합계획 2020' : 2016~2020년

② **제4차 국민건강증진계획 개요**
    ㉠ 비전 : 국민의 건강은 개인이나 정부만의 노력으로는 효과적으로 관리할 수가 없고 온 국민이 함께 만들어가고 누리는 것
    ㉡ 목표 : 보건의료부문의 일차적 목표인 국민의 건강수명 연장을 효과적으로 달성하려면 사회경제적 계층 간의 격차를 줄여야 할 것이므로 형평성 제고도 목표로 추구

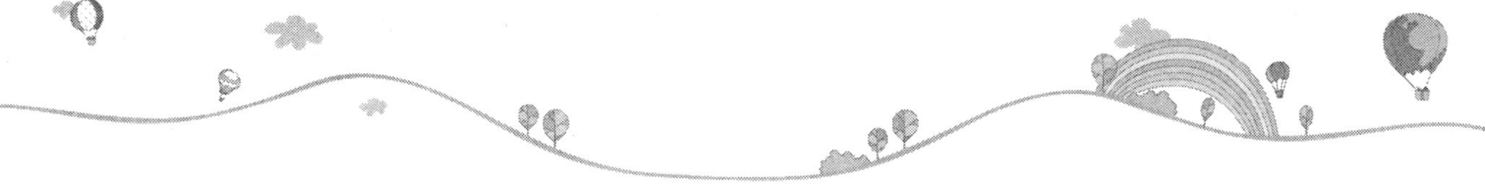

    © 사업분야 : 건강생활 실천확산(금연, 절주, 운동, 영양), 예방중심 건강관리(암관리, 만성병관리, 전염병관리, 정신보건, 구강보건), 인구집단별 건강관리(모자보건, 노인보건, 근로자보건, 학교보건), 건강환경 조성(식품 안전, 음용수, 공기, 지역사회 환경 등)

(2) 미국 Healthy People 2020의 목적 및 목표

① **비전** … 모든 사람이 건강하게 오래 사는 사회

② **미션**
    ㉠ 국가 차원에서 건강향상을 위한 우선순위 설정
    ㉡ 건강, 질병, 그리고 장애유발과 관련된 결정요인에 대한 국민의 인식과 이해를 제고하고 이해 증진의 기회를 늘림
    ㉢ 국가 차원, 주정부 차원, 지방 차원에서 각각 적용될 수 있도록 측정 가능한 목표 및 중점과제 제공
    ㉣ 최선의 근거와 지식에 기초하여 정책을 강화하고 사업을 개선하기 위해 다양한 부문에 참여시킴
    ㉤ 핵심적인 연구, 평가, 데이터 수집의 필요성 확인

③ **총괄목표**
    ㉠ 예방 가능한 질병, 장애, 상해 그리고 조기사망으로부터 벗어나 장수하는 동시에 삶의 질 확보
    ㉡ 건강형평성을 달성하고, 건강 격차를 해소하며, 모든 인구집단의 건강을 증진
    ㉢ 모든 국민의 건강을 증진시킬 수 있도록 사회적·물리적 환경 조성
    ㉣ 생의 모든 단계에서 건강한 성장발달과 건강한 생활습관, 그리고 삶의 질 향상

3 보건프로그램 설계

1. 보건교육 및 건강증진 프로그램의 기획

(1) 보건프로그램 설계

① 목적과 목표달성을 위한 구체적인 활동을 계획하는 것

② 대안선택 과정과 예산배분 과정으로 나누어 짐

③ 특정 목적을 달성하기 위해 다양한 담당자들에게 요구되는 최소한의 실천방법을 규정한 문서

(2) 프로그램 기획과정

① 기획위원회 구성

② 지역사회 분석결과 토대로 목적 설정

③ 구체적인 프로그램의 목표 수립

④ 자원과 장애요소 탐색

⑤ 프로그램 목적 달성하기 위하여 이용되는 방법과 활동 선정

⑥ 수행 및 평가계획 수립

(3) 보건교육 기획(Ewles & Simnett)

① 대상자의 선정 및 특성 파악

② 대상자의 요구 정도 파악

③ 보건교육의 목적 결정

④ 세부 목표의 설정

⑤ 활용 가능한 자원 파악

⑥ 내용 및 방법에 대한 계획

⑦ 보건교육 실시

⑧ 평가방법 계획

⑨ 평가

(4) PATCH

① 지역사회에서 건강증진 및 질병예방사업을 기획, 수행, 평가하는 하나의 과정

② 1983년 미국 질병예방통제센터(CDC)가 개발

③ 지역사회 건강문제의 우선순위를 확인하는데 사용

④ **수행단계**
    ㉠ 1단계 : 지역사회 자원 동원
    ㉡ 2단계 : 자료수집 및 분석
    ㉢ 3단계 : 건강문제 우선순위 선정
    ㉣ 4단계 : 포괄적 중재계획 수립
    ㉤ 5단계 : PATCH 평가

(5) Dignan과 Carr의 7단계

① **1단계(지역사회 분석)** … 프로그램이 시행된 지역사회에 관한 여러 가지 정보들을 자세하게 수집하는 것으로 기존의 문헌, 각종 사업통계, 사회조사 등을 통해 자료수집. 특히 지역사회가 어떻게 기능을 발휘하고 있으며 왜 그와 같이 기능하고 있는가를 반드시 검토

② **2단계(지역사회 진단)** … 지역사회에 대한 분석의 최종단계로 전 단계에서 수집된 자료를 종합하여 발견된 보건문제와 기존의 서비스 간에 있는 격차를 파악

③ **3단계(프로그램 초점 확립)** … 주민의 요구가 확정된 다음에는 확정된 요구를 가진 특정한 대상자들을 개인 · 집단 · 지역사회로 나누고, 이들을 초점으로 하여 보건교육 프로그램을 설계

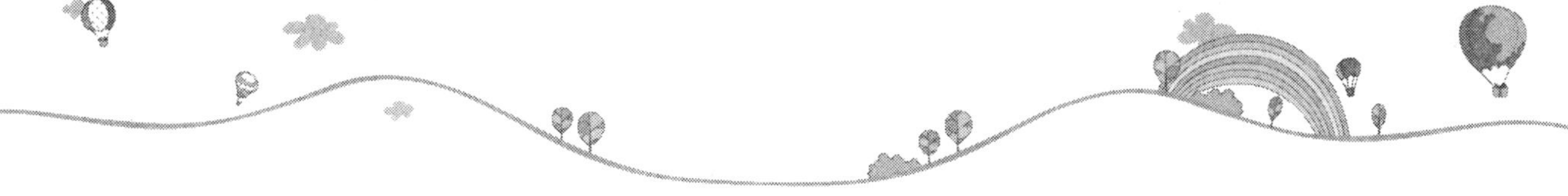

④ **4단계**(대상자 분석) ⋯ 보건교육 프로그램의 초점이 되는 건강문제가 확인되면 대상자 분석을 통해 그 문제와 관련된 행동들이 무엇인가를 정의

⑤ 5단계(프로그램 계획 개발)

⑥ 6단계(프로그램 시행)

⑦ **7단계**(프로그램 평가) ⋯ 과정평가 · 영향평가 · 결과평가 가운데 어느 하나를 취하거나 둘 또는 모두를 취할 수 있음

(6) MATCH(Multilevel Approach to Community Health : 지역사회 보건에 대한 다단계 접근)

① 질병이나 상해에 대한 행동적 · 환경적 위험 또는 보호요인들에 대한 사업 활동의 우선순위가 결정될 때 적용될 수 있는 모형

② **수행단계**
  ㉠ 1단계(목표선정) : 건강문제의 정도, 건강문제의 상대적 중요도, 문제의 변화 가능성 등을 고려하여 선정
  ㉡ 2단계(중재기획) : 중재대상, 중재목표, 중재목표에 대한 매개요인을 파악한 후 중재방법을 선정
  ㉢ 3단계(프로그램개발)
  ㉣ 4단계(실행준비)
  ㉤ 5단계(평가) : 프로그램 실행계획의 유용성, 실행의 정도와 질, 학습결과에 대한 프로그램 실행의 효과와 영향을 평가

(7) MAPP모형

① 전략기획과 공공–민간 협력을 통한 건강증진 전략

② 지역사회 중심 접근법을 사용

③ **지역사회 4가지 평가도구**
  ㉠ 지역사회 특성 및 강점 파악
  ㉡ 지역사회 공공보건체계 평가
  ㉢ 지역건강수준 파악
  ㉣ 변화 가능성 파악

④ **기획과정**
  ㉠ 1단계 : 조직화와 협력체계의 개발
  ㉡ 2단계 : 비전의 확립
  ㉢ 3단계 : 지역현황평가
  ㉣ 4단계 : 전략적 과제의 확인
  ㉤ 5단계 : 목표와 전략의 개발
  ㉥ 6단계 : 실행

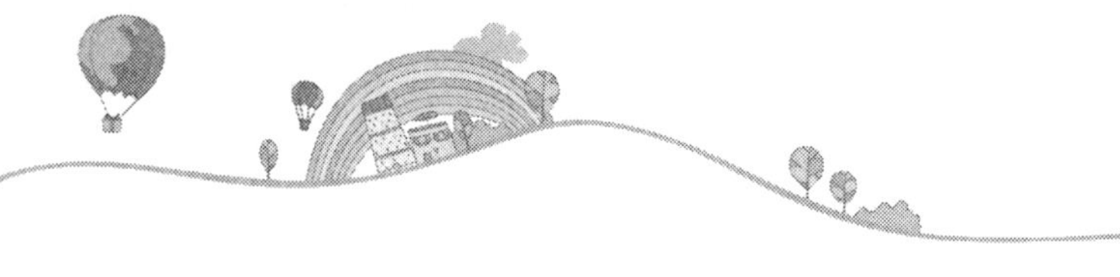

2. 적정 중재 개발

(1) 건강증진 중재 개발을 위한 지침과 기준(미국공중보건협회)

① 건강증진 프로그램은 신중하게 정의되고 측정 가능하며 변경 가능해야 하며, 표적집단의 구성원들에게 나타나는 한 개 또는 그 이상의 위험요인들을 다루어야 함

② 건강증진 프로그램은 표적 집단의 고유한 특성, 요구 및 선호에 대한 고려가 반영되어야 함

③ 건강증진 프로그램은 위험요인을 명확하고 효율적으로 감소시킬 수 있으며, 특정 상황에 부합하는 중재들을 포함시켜야 함

④ 건강증진 프로그램은 가용자원의 적정 활용을 가능하게 하는 중재들을 확인하고 실행해야 함

⑤ 시작단계부터 건강증진 프로그램은 조직적으로 계획해야 하며, 프로그램의 운영과 효과를 평가할 수 있는 방식으로 수행해야 함

(2) 건강증진 중재 개발 시 고려해야 할 항목

① 변화되어야 하는 요구는 무엇인지

② 프로그램이 목표로 하는 것은 어떤 수준의 중재인지

③ 어느 정도로 영향을 미치는지

④ 프로그램의 초점을 다루는데 어떤 유형의 중재전략이 효과적이라고 알려져 있는지

⑤ 표적집단에 부합하는 중재인지

⑥ 선정된 중재를 실행하는데 필요한 자원은 이용 가능한지

⑦ 단일전략으로 구성된 중재와 복합전략으로 구성된 중재 중 어떤 것을 활용하는 것이 좋은지

⑧ 체계적으로 계획된 중재인지

(3) 대상별 맞춤활동 개발

① **개인적 차원의 전략** ··· 교육, 행태 개선 훈련, 직접 서비스의 개선, 유인과 불이익 제공

② **개인간 차원의 전략** ··· 기존 네트워크 활용, 새로운 네트워크 개발(짝짓기, 후견인제도, 사회적 친목 회합, 동아리 조직), 자생적 지도자 활용

③ **지역사회 차원의 전략** ··· 조직요인, 지역사회 요인(이벤트, 홍보, 사회마케팅, 환경 개선, 지역사회의 규범 개선, 지역사회 개발), 정책요인

3. 중재전략 구성하기

(1) 프로그램 확산전략 개발하기(확산이론)

혁신을 빠른 속도로 지역사회 전체에 확산시키려면 조기 채택자 또는 조기 다수자 공략

① **혁신가**
- ㉠ 모험을 좋아하고, 독립적이며, 위험을 감수하는 특성을 가짐
- ㉡ 이들이 살고 있는 사회체계 안에서 남들이 아직 하지 않은 일을 처음으로 시도해보길 원함

② **조기채택자**
- ㉠ 혁신가들이 참여하는 것을 지켜보며 특정프로그램이 유용하다는 것에 대한 확신을 가질때까지 기다림
- ㉡ 사회체계 안에서 존경받는 존재이며 여론을 주도하는 사람들

③ **조기다수자**
- ㉠ 건강증진 프로그램에 관심을 가지고는 있지만 외적 동기가 있어야만 참여
- ㉡ 시간을 가지고 심사숙고한 후에 참여 결정 내림

④ **후기다수자**
- ㉠ 회의적이어서 다수가 참여할 때까지 혁신 채택을 보류하는 경향
- ㉡ 동료 또는 멘토링 프로그램 활용, 지속적으로 이들을 새로운 프로그램에 노출

⑤ **느림보**
- ㉠ 혁신에 매우 무관심하며, 새로운 건강증진 프로그램에 마지막으로 참여하거나 일부는 아예 참여하지 않음
- ㉡ 매우 보수적이며 혁신을 의심하는 성향, 새로운 것에 정보 부족

(2) 커뮤니케이션 전략 개발하기

① 커뮤니케이션 전략은 개인이나 지역사회가 건강을 향상시키기 위한 의사결정을 내리도록 정보를 전달하고 영향을 줄 수 있도록 기획됨

② 수많은 의사소통 활동은 의사소통 경로를 통해 구분됨. 의사소통 경로는 메시지를 대상 집단에게 전달하는 경로를 말하며 대상자의 수에 따라 대인경로 · 대집단경로 · 커뮤니티경로 · 대중매체 경로 등이 있음

(3) 교육전략 개발하기

① 교육전략은 가장 흔한 건강증진 중재전략으로 대상자들로 하여금 특정 건강 주제에 대하여 깊이 있는 지식을 얻도록 기회를 제공하는 전략

② 건강교육 전략에는 강연, 토론, 단체 토론, 시청각 교재, 전산화된 지침, 실험실 작업, 문서류(책자, 간행물) 등과 같은 다양한 방법이 있음

(4) 환경변화전략 개발하기

① 건강증진 서비스의 제공을 개선하기 위해 보건의료서비스 또는 시스템의 구조나 유형을 변화시키는 전략

② 개개인의 주변에 변화를 줌으로써 개개인의 인식도, 지식, 태도, 숙련도, 행동 등에 영향을 줄 수 있음

보건
프로
그램
개발
및
평가

③ 다른 전략과 마찬가지로 다른 종류의 전략과 병행해서 사용함으로써 더 높은 효과 기대 가능

④ 例 자동차 안전벨트, 에어백, 유아보호시트 등의 장착, 운동장 주변의 주차장이나 어린이가 출현 가능한 장소에서의 차량 속도를 늦추는 과속방지턱 설치, 아파트 주민의 안전을 위한 방화문 또는 안전문 설치

(5) 지역사회 서비스 전략 개발하기

① 특정 집단의 건강증진을 위한 의료서비스, 검사, 치료 등으로 특정 집단을 대상으로 직접적인 활동을 제공하므로 서비스 제공에 대한 장애물을 감소시키는 것이 중요

② 기획자는 서비스의 가능성과 접근성을 염두에 두어야 함

③ 일반적으로 의료인들이 관여하기 때문에 그 대상 집단에게 매우 신뢰성 높은 전략

④ 例 건강위험 사정도구 개발, 저비용의 예방백신 접종, 건강검진시행 등

4. 수행 계획하기

업무수행을 위한 인력과 물품 등 자원을 검토하고 이를 바탕으로 예산을 산출하며 구체적인 업무일정을 구체화하여 직접 사업계획서를 작성하는 과정을 포함

(1) 필요자원 검토하기

건강증진 프로그램 집행을 성공적으로 하기 위한 필수요소는 필요할 때 자원을 적절하게 공급받을 수 있는 것

① **인적자원**
　㉠ 보건프로그램의 핵심자원
　㉡ 내부인력 : 기획조직 내 사람이나 프로그램 대상자 등
　㉢ 외부인력 : 프로그램 기획조직이나 프로그램 대상자와 무관한 사람들로 달성하기 어려운 업무를 수행하기 위해 동원

② **교과과정 및 교육자료**
　㉠ 자체적인 교육자료를 개발하거나 누군가에게 개발 업무를 시킴
　㉡ 외부에서 여러 가지 교육 자료 구입
　㉢ 외부 업체로부터 이미 판매되고 있는 교육프로그램 구입
　㉣ 자체 개발한 교육 자료와 외부의 교육자료 및 구입한 프로그램 자료를 혼합하여 사용

③ 장소

④ 장비와 소모품

⑤ **재정자원** … 참가비에 의한 재정조달, 외부단체 지원금 등을 통한 조달, 참가자나 기획자가 아닌 제3의 비용지불자에 의한 재정조달이 있음

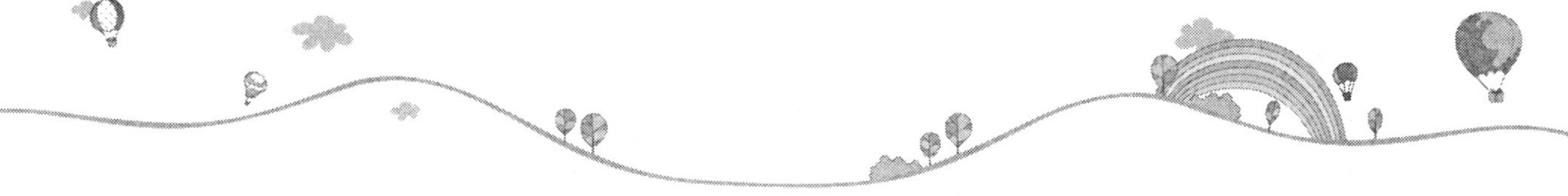

(2) 필요 예산 산출하기

① 의사결정권자는 원하는 목표를 달성하는 방향으로 예산을 집행하므로 예산을 보면 의사결정권자의 목적을 알 수 있음
② 예산은 일반적으로 프로그램이 수행되는 기간 전체를 대상으로 해서 만들어짐
③ 예산편성을 프로그램 기획의 핵심적 부분

(3) 수행일정 계획하기

① 주요 활동 차트
ㄱ 가장 단순한 차트
ㄴ 3가지 요소 : 수행해야 할 모든 업무의 리스트 작성, 각 업무별 수행 예정일 결정, 업무수행 소요시간 결정 등

② 업무 진행 계획표(Task Development Time Lines : TDTLs)
ㄱ Ganttt Chat와 유사
ㄴ 표의 열은 수행할 업무를 의미하고, 행은 수행시간을 나타냄

③ 활동별 시간계획표(Ganttt Chat)
ㄱ 업무를 성공적으로 수행한 것을 각기 다른 크기의 선으로 표시함으로써 업무수행 예정시간과 업무수행 정도의 차이를 구분하는 방법을 사용
ㄴ 행 위쪽에 현재시점을 알 수 있도록 표식을 함으로써 이 차트 이용 시 기획자는 주기적으로 계획표상에 업무수행 정도를 갱신 가능

③ 프로그램 평가 및 기술검토 차트(PERT : Program Evaluation and Review Technique)
ㄱ Gantt chart보다 훨씬 복잡하고 건강증진 프로그램에서 자주 사용되지는 않음
ㄴ 구성요소 : 도표(수행할 업무들 간의 관계를 가시적으로 나타냄)와 시간표
ㄷ 이 차트의 시간표는 주요 활동 차트에서와 비슷하지만, 각 업무에 대해 3가지 수행시간지표(긍정적, 비관적, 확률적일 수행 업무시간)을 설정해 둠

④ Critical Path Method(CPM)
ㄱ PERT chart와 비슷하며 때로는 PERT/CPM으로 알려져 있기도 함
ㄴ 다른 계획표 양식과 마찬가지로 업무수행 일정을 도식화해서 나타내며 프로젝트를 완성하는 데 소요되는 시간을 예측
ㄷ 어떤 업무가 전체 일정을 유지하는데 중요한지를 보여주기 위해 업무수행 소요시간에 초점을 둠. 따라서 수행 소요 시간이 매우 오래 걸리며 선행업무와 그 이후의 업무가 서로 연관되는 것들로 구성된 critical path가 결정됨

(4) 사업계획서 작성하기

① 프로그램 배경을 기술한 다음 프로그램 실행을 위한 필요한 업무를 나열하고 각 업무에 필요한 인원과 예산 및 장비나 시설을 제시하고, 각 업무의 순서와 시간을 검토하여 총 소요일수를 계산하고 사업일정 결정
② 사업계획서는 각 업무의 최종 결과물로 기대하는 내용이 무엇인지 구체적으로 작성해야 함

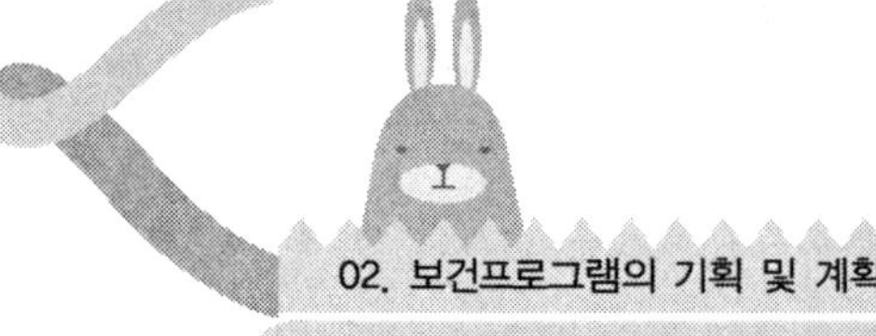

핵심예상문제

1 지역사회 보건사업에는 여러 보건관련 인력이 팀으로 일하는 경우가 많다. 팀과의 상호관계로 적절한 것은?

㉠ 수평관계	㉡ 수직관계
㉢ 유기적 관계	㉣ 종속관계

① ㉠㉡㉢　　　　　　　　　　　② ㉠㉢
③ ㉡㉣　　　　　　　　　　　　④ ㉣
⑤ ㉠㉡㉢㉣

Advice 성공적인 보건사업을 위해 수평적인 기능과 팀 접근을 시도하여야 하며, 종속적·수직적 관계는 바람직하지 않다.

2 지역사회 보건사업 시 고려해야 할 기준 및 지침으로 옳은 것은?

㉠ 기술성	㉡ 교육성
㉢ 경제성	㉣ 정치성

① ㉠㉡㉢　　　　　　　　　　　② ㉠㉢
③ ㉡㉣　　　　　　　　　　　　④ ㉣
⑤ ㉠㉡㉢㉣

Advice 지역사회의 보건사업은 기술적·교육적·경제적·보건학적·법적 타당성이 검토되어야 한다.

Answer　1.② 2.①

3 지역사회 보건관리자로서 지역사회 보건계획을 수립하려고 한다. 계획수립시 옳지 않은 것은?

> ㉠ 계획은 인지된 요구와 관심에 근거하여 고안되어야 한다.
> ㉡ 지역주민이 참여할 수 있는 계획이어야 한다.
> ㉢ 인적자원 등 유용한 자원과 관련하여 실현 가능하여야 한다.
> ㉣ 정치성을 지향한다.

① ㉠㉡㉢ 　　　　　　　　　② ㉠㉢
③ ㉡㉣ 　　　　　　　　　　④ ㉣
⑤ ㉠㉡㉢㉣

> **Advice** 현실진단을 근거로 지역사회 주민의 수요특성을 고려하여야 하며, 지역사회 보건에서 정치성은 바람직하지 않다.

4 지역사회 보건문제 중 가장 우선순위가 높은 것은?

① 영유아의 사망에 원인이 되는 문제
② 지역사회 주민 다수에게 영향을 미치는 문제
③ 모성건강에 영향을 미치는 문제
④ 학령기 아동 및 청년기에 영향을 미치는 문제
⑤ 만성질환이나 불구 문제

> **Advice** 보건문제 중 가장 우선순위가 높은 것은 가장 다수에게 영향을 미치는 공통의 보건문제이다.

5 요구도조사가 기획과정의 다른 단계 시작 전 반드시 이루어져야 하는 이유로 적절하지 않은 것은?

① 요구가 충족되기 전에 그 요구를 파악하고 측정하는 출발점이 됨
② 기획에 필요한 자원의 적절한 사용을 보장할 수 있음
③ 중요한 건강문제에 쏟아야 할 방향을 잡을 수 있음
④ 특별한 문제를 갖고 있는 지역사회의 외부 역량을 찾아낼 수 있음
⑤ 우선순위를 두어야 할 인구집단의 요구를 평가하는 것은 앞으로 행해질 요구도 사정을 비교할 수 있는 근거 제공

> **Advice** ④ 특별한 문제를 갖고 있는 지역사회의 내부 역량을 찾아낼 수 있음

Answer　　　3.④　4.②　5.④

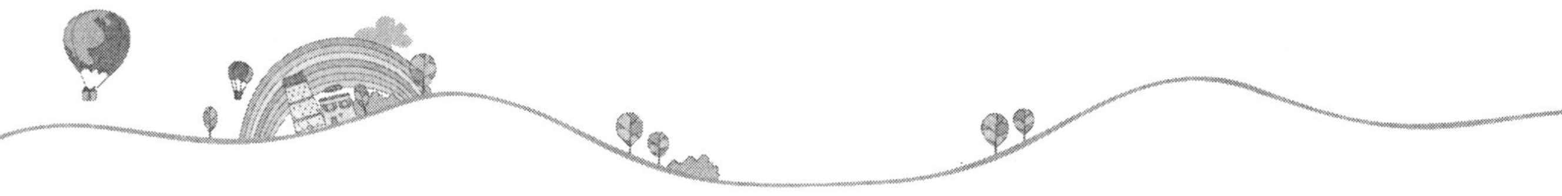

6 다음 중 보건사업계획을 위한 요구도 조사의 목적으로 적절하지 않은 것은?

① 대상 집단의 건강문제를 찾아내기 위해

② 발견된 건강문제가 실제 상황에서 해결 가능한가를 파악하기 위해

③ 대상 집단과 그들이 소속된 지역사회의 문제해결 능력을 파악하기 위해

④ 보건프로그램의 과정 평가를 위한 기초자료 확보

⑤ 보건프로그램의 결과 평가를 위한 기초자료 확보

> **Advice** ④ 요구도조사의 목적은 보건프로그램의 결과 평가를 위한 기초자료 확보이다.

7 요구도의 유형 중 '학습자가 교육의 필요성, 의문 등을 품고 있는 상태'를 나타내는 것은?

① 규범적 요구   ② 내면적 요구

③ 외향적 요구   ④ 상대적 요구

⑤ 절대적 요구

> **Advice** ① 규범적 요구 : 보건의료전문가의 전문적인 판단을 반영하는 것
> ② 내면적 요구 : 학습자가 교육의 필요성, 의문 등을 품고 있는 상태
> ③ 외향적 요구 : 학습자의 내면적 요구에서 말이나 행동으로 나타난 상태
> ④ 상대적 요구 : 개인 보건교육 요구, 가족보건교육 요구, 집단 및 지역사회 보건교육 요구

8 요구도조사를 위한 자료수집 방법 중 1차 자료 수집방법에 해당하지 않는 것은?

① 구조화된 설문지   ② 대학기관 자료조사

③ 초점집단면접   ④ 공청회

⑤ 자가진단

> **Advice** 2차 자료 수집방법 : 관심주제가 포함되어 있는 다양한 자료원을 수집하는 방법으로 정부기관이나 대학, 연구소 등 비정부기관의 자료들이 해당

9 요구도 조사 시 2차 자료 이용의 단점은?

① 1차 자료 수집에 비해 자료 수집 시간이 절약된다.

② 1차 자료 수집보다 절차가 단순하다.

③ 프로그램 계획 시 지원의 제한이 있을 때는 사용이 어렵다.

④ 자료 수집시기, 방법 등에 대한 파악이 반드시 필요하다.

⑤ 자료 수집 대상이 파악되어야 한다.

> **Advice** 2차 자료 수집 장점 : 자료 수집시간이 절약되고 경제적(적은 비용)

Answer   6.④ 7.② 8.② 9.③

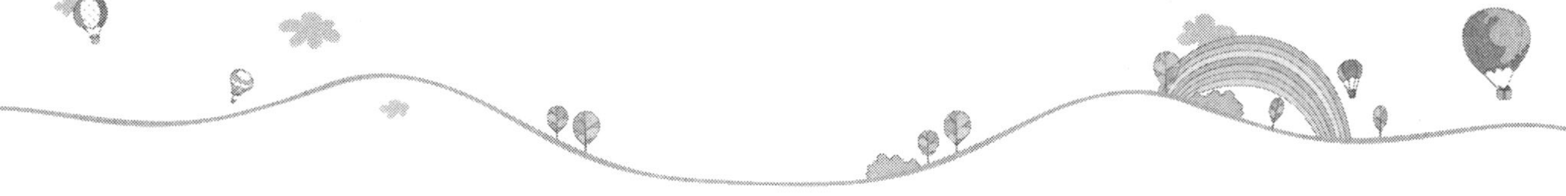

10 대상 집단 외부의 환경적 요인과 집단 내부의 구성요인을 분석하여 전략적 방향을 도출해 내는 기법인 SWOT 분석에 대한 설명으로 적절하지 않은 것은?

① 강점, 약점, 기회, 위협의 4가지 요소를 파악한다.
② SO 전략 : 기회와 강점을 결합한 소극적 전략이다.
③ WO 전략 : 기회와 약점을 결합한 상황전환 전략으로 구조조정, 혁신운동 등이 해당
④ ST 전략 : 위협과 강점을 결합한 다각화 전략으로 신사업 개발, 신기술, 새로운 대상집단 개발 등이 해당
⑤ WT 전략 : 위협과 단점을 결합한 방어적 전략으로 사업의 축소, 폐지 등이 해당

　　Advice　SO 전략 : 기회와 강점을 결합한 공격적 전략으로 사업구조, 영역, 대상을 확대하는 내용이 해당

11 요구도의 우선순위를 정하기 위하여 우선순위 등급화(BPR)를 적용할 때 $\dfrac{(A+B)C}{3} \times D$에서 B란 무엇을 말하는가?

① 문제의 크기
② 문제의 심각성
③ 가능한 중재의 유효성
④ 요구도 개선의 타당성
⑤ 요구도 개선에 대한 대상 집단의 수용성

　　Advice　A : 문제의 크기
　　　　　C : 가능한 중재의 유효성
　　　　　D : 적절성, 경제성, 수용성, 자원, 적변성(PEARL)

12 지역사회 보건문제를 발견하고 사업계획을 수립하기 위해 가장 먼저 해야 할 일은?

① 예산수립
② 지역사회 참여유도
③ 목표설정
④ 지역사회 진단
⑤ 전문가 섭외

　　Advice　보건사업계획의 순서 … 지역사회 진단→목표설정→현황분석→대안제시 및 선택→우선순위 결정→집행→평가

13 지역사회개발 프로그램은 우선적으로 누구에 의해 형성되고 실천되어야 하는가?

① 지역사회 지도자
② 지역주민 개개인
③ 지역사회 주민
④ 지역사회 전문가
⑤ 지방자치단체

　　Advice　지역사회개발은 지역주민의 사회적 욕구에 대한 문제이므로 지역주민이 참여하는 프로그램으로 마련되어야 한다.

Answer　　10.② 11.② 12.④ 13.③

보건
프로
그램
개발
및
평가

14 지역사회 보건사업의 계획과정으로 적절한 것은?

① 자료수집 → 자료분석 → 사업계획표 수립 → 평가 → 환류
② 환류 → 자료수집 → 사업계획표 수립 → 자료분석 → 평가
③ 자료수집 → 자료분석 → 사업계획표 수립 → 환류 → 평가
④ 평가 → 자료수집 → 자료분석 → 사업계획표 수립 → 환류
⑤ 환류 → 평가 → 자료분석 → 자료수집 → 사업계획표 수립

> **Advice** 목표설정 → 자료수집 → 자료분석 → 우선순위 결정 → 실행 → 평가

15 지역사회 문제해결을 위한 프로그램 개발에 있어 기준이 되는 요소는?

① 문제해결의 장애요소　　　② 업무의 난이도
③ 자원동원 가능성　　　④ 효과성과 효율성
⑤ 프로그램의 목표

> **Advice** 경제적인 합리성인 효율성과 목표달성 정도인 효과성이 문제해결의 기준요소

16 여러 가지 보건프로그램 중재전략 중 개개인의 주변에 변화를 줌으로써 개개인의 인식도, 지식, 태도, 숙련도, 행동 등에 영향을 줄 수 있는 전략은?

① 프로그램 확산전략　　　② 커뮤니케이션전략
③ 교육전략　　　④ 환경변화전략
⑤ 지역사회 서비스 전략

> **Advice** 환경변화전략
> • 다른 종류의 전략과 병행해서 사용함으로써 더 높은 효과 기대 가능
> • 예 자동차 안전벨트, 에어백, 유아보호시트 등의 장착, 과속방지턱 설치 등

17 여러 가지 보건프로그램 중재전략 중 일반적으로 의료인들이 관여하기 때문에 그 대상 집단에게 매우 신뢰성 높은 전략으로 건강위험 사전도두 개발, 저비용의 예방 백신 접종, 전문적인 건강검진 제공 등이 해당하는 전략은?

① 프로그램 확산전략　　　② 커뮤니케이션전략
③ 교육전략　　　④ 환경변화전략
⑤ 지역사회 서비스 전략

> **Advice** 지역사회 서비스 전략 : 특정집단의 건강증진을 위한 의료서비스, 검사, 치료 등으로 특정 집단을 대상으로 직접적인 활동을 제공하므로 서비스제공에 대한 장애물을 감소시키는 것이 중요

Answer　14.① 15.④ 16.④ 17.⑤

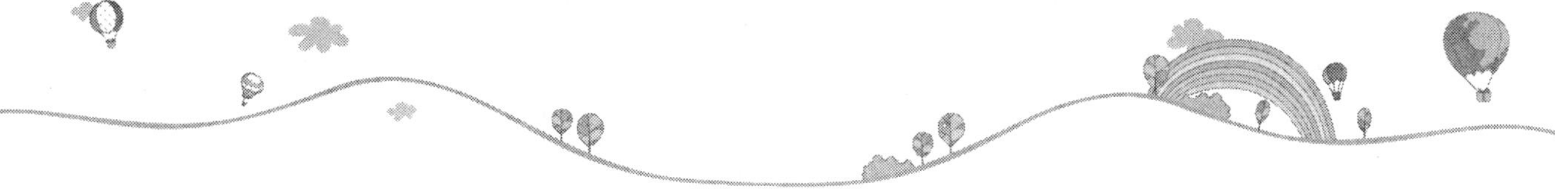

18 커뮤니케이션 전략은 개인이나 지역사회가 건강을 향상시키기 위한 의사결정을 내리도록 정보를 전달하고 영향을 줄 수 있도록 기획된다. 다음 중 커뮤니케이션 전략을 제시하는 이유로 적절하지 않은 것은?

① 대부분의 건강증진을 위한 중재는 의사소통 형태를 취하고 있다.
② 건강증진 프로그램의 수많은 목적이나 목표를 달성하는데 유용하다.
③ 여러 가지 전략과 병행해서 사용해야 하는 다른 전략들과는 달리 단독으로 사용할 때 더 효과가 높은 전략이다.
④ 모든 방법 중에서 가장 높은 전달력을 나타낸다.
⑤ 가장 경제적이고 다른 전략들에 비해 덜 공격적인 방법이다.

> **Advice** ③ 커뮤니케이션 전략도 다른 전략과 마찬가지로 병행해서 사용해야 더 효과 높음

19 프로그램 확산전략 수립 시 혁신을 빠른 속도로 지역사회 전체로 확산시키려고 할 때 제일 효과적인 집단은?

① 혁신가
② 조기채택자
③ 조기다수자
④ 후기다수자
⑤ 느림보

> **Advice** ② 혁신을 빠른 속도로 지역사회 전체에 확산시키려면 프로그램 기획자들은 제일 처음으로 혁신을 채택하는 혁신가보다는 조기 채택자 또는 조기 다수자를 공략해야 한다. 특히 조기 채택자들은 지역 내에서 여론 주도자들이기 때문에 이들은 가능한 한 빨리 식별하는 일이 무엇보다 중요

20 건강증진 프로그램을 마케팅하고자 할 때 혁신 채택 유형에 따른 대상자들의 특성을 구분할 수 있는 장점이 있어 적용하기 좋은 전략은?

① 확산이론
② 커뮤니케이션 전략
③ 교육전략
④ 환경변화전략
⑤ 지역사회 서비스 전략

> **Advice** ① 혁신가, 조기채택자, 조기다수자, 후기다수자, 느림보로 대상자 구분

21 보건프로그램 수행을 위한 여러 가지 필요자원 중 가장 핵심자원은?

① 인적자원
② 교과과정 및 교육자료
③ 장소
④ 장비 및 소모품
⑤ 재정자원

> **Advice** 보건프로그램 수행을 위해서는 인적자원이 가장 핵심이다.

Answer 18.③ 19.② 20.① 21.①

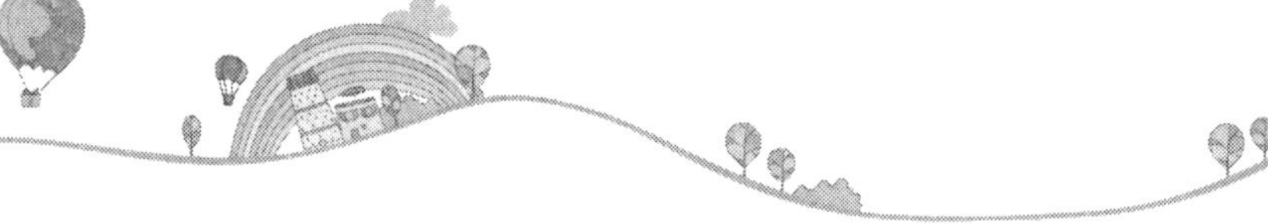

22 보건프로그램 수행에 필요한 인적자원 중 외부인력의 장점에 해당하지 않는 것은?

① 전문성
② 책임성
③ 프로그램 수행 보증
④ 다양한 경험 덕분에 국제적 안목을 지님
⑤ 가격 절감

Advice

	장점	단점
내부인력	• 가격절감 • 내부인력의 일상 업무 면제 • 관리용이	• 개인적 관심과 능력의 한계 • 훈련 필요 또는 전문성 한계 • 수행보다 기획에 초점, 수혜자가 적어짐
외부인력	• 전문성 • 책임성 • 프로그램 수행 보증 • 국제적 안목 • 더욱 세련된 도구와 프로그램 자원 확보 • 넓은 지역, 많은 대상자들에게 혜택 줄 수 있음	• 내부인력보다 비용 많이 소요 • 업체 자체의 한계성 • 관리의 어려움

23 다음 중 보건교육을 수행하기 위해 필요한 교과과정과 교육 자료 마련 방법으로 적절하지 않은 것은?

① 자체적인 교육자료 개발하거나 누군가에게 개발 업무를 시킴
② 외부에서 여러 가지 교육 자료 구입
③ 외부 업체로부터 이미 판매되고 있는 교육프로그램 구입
④ 자체 개발한 교육 자료와 외부의 교육자료 및 구입한 프로그램 자료를 혼합하여 사용
⑤ 다른 기획자가 만들어 놓은 자료를 무단으로 사용

Advice ⑤ 다른 기획자가 만들어 놓은 자료를 무단으로 사용하면 안됨

24 프로그램 기획자가 재원 할당에 앞서 확인해야 할 요소에 해당하지 않는 것은?

① 소수의 대상자에게 충분한 재원으로 프로그램을 할 것인지 아니면, 다수의 대상자에게 부족한 재원으로 운영되는 프로그램을 할 것인지?
② 재원이 부족하다면 무엇을 포기해야 하는지?
③ 재원이 부족한 것을 알면서도 일단 프로그램을 시작할 것인지, 아니면 충분한 재원이 확보될 때까지 프로그램 시작을 유보할 것인지?
④ 재원이 부족하므로 다음 기회에 프로그램 진행하는 것은 어떤지?
⑤ 교육 담당자를 줄일 것인지? 아니면 물품을 줄일 것인지?

Advice ④ 필요 예산 등을 산출하여 재원 부족 시 우선순위를 선정하여 프로그램 기획·수정

Answer 22.⑤ 23.⑤ 24.④

25 프로그램 수행을 위해 사용되는 계획표 중 업무를 성공적으로 수행한 것을 각기 다른 크기의 선으로 표시함으로써 업무수행 예정시간과 업무수행 정도의 차이를 구분하는 방법을 사용하는 것은?

① 주요 활동 차트
② 업무 진행 계획표
③ Gantt chart
④ PERT chart
⑤ CPM

> **Advice** 활동별 시간계획표(Gantt Chat) : 행 위쪽에 현재시점을 알 수 있도록 표식을 함으로써 이 차트 이용 시 기획자는 주기적으로 계획표상에 업무수행 정도를 갱신 가능

26 Gantt chart보다 훨씬 복잡하고 건강증진 프로그램에서 자주 사용되지는 않으면서 도표(수행할 업무들 간의 관계를 가시적으로 나타냄)와 시간표로 구성되는 프로그램 수행 계획표는?

① 주요 활동 차트
② 업무 진행 계획표
③ Gantt chart
④ PERT chart
⑤ CPM

> **Advice** 프로그램 평가 및 기술검토 차트(PEAL)에 대한 설명이다.

27 어떤 업무가 전체 일정을 유지하는데 중요한지를 보여주기 위해 업무수행 소요시간에 초점을 두기 때문에 수행 소요 시간이 매우 오래 걸리며 선행업무와 그 이후의 업무가 서로 연관되는 것들로 구성된 critical path가 결정되는 프로그램 수행 계획표는?

① 주요 활동 차트
② 업무 진행 계획표
③ Gantt chart
④ PERT chart
⑤ CPM

> **Advice** Critical Path Method(CPM) : 다른 계획표 양식과 마찬가지로 업무수행 일정을 도식화해서 나타내어 프로젝트를 완성하는데 소요되는 시간을 예측

28 보건프로그램 기획 및 수행에 있어 지역 주민의 참여가 갖는 이점으로 적절하지 않은 것은?

① 지역의 문화와 정보를 단편적적으로 이해할 수 있다.
② 주민은 나중에 사업의 대상(고객)이 될 수도 있다.
③ 지역 주민들과 효과적인 의사소통의 창구로 활용될 수 있다.
④ 평가단계에서는 지역사회 주민을 참여시킴으로서 더 적절한 평가가 이루어 질 수 있다.
⑤ 지역보건사업의 제공자로서 역할을 할 수도 있다.

> **Advice** ① 보다 심층적으로 이해할 수 있다.

Answer   25.③ 26.④ 27.⑤ 28.①

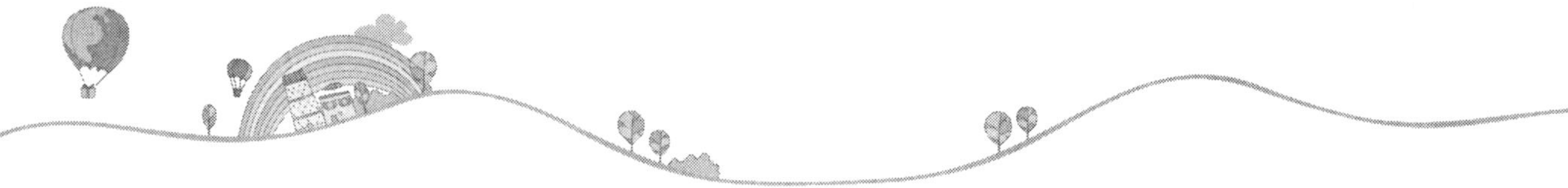

29 Dignan과 Carr의 모형에 대한 설명으로 옳지 않은 것은?

① 지역사회 분석, 보건프로그램 초점 확인, 보건프로그램 개발, 실행, 평가 5단계로 이루어져 있다.

② 1단계로 기존의 문헌, 각종 통계, 사회조사 등을 통해 지역사회 분석이 이루어진다.

③ 2단계로 지역사회 진단이 이루어진다.

④ 주민의 요구가 확정된 다음에는 확정된 요구를 가진 특정한 대상자들을 개인·집단·지역사회로 나누고, 이들을 초점으로 하여 보건교육 프로그램을 설계한다.

⑤ 보건교육 프로그램의 초점이 되는 건강문제가 확인되면 대상자 분석을 통해 그 문제와 관련된 행동들이 무엇인가를 정의한다.

> **Advice** ① 지역사회 분석, 지역사회 진단, 프로그램 초점 확립, 대상자 분석, 프로그램 계획 개발, 프로그램 시행, 프로그램 평가의 단계로 진행됨

30 지역사회에서 건강증진 및 질병예방사업을 기획, 수행, 평가하는 하나의 과정으로 1983년 미국 질병예방통제센터(CDC)가 개발하였으며 지역사회 건강문제의 우선순위를 확인하는데 사용되는 것은?

① PRECEDE-PROCEED 모형 ② Dignan과 Carr 모형
③ PATCH 모형 ④ MATCH 모형
⑤ MAPP 모형

> **Advice** 지역사회 자원 동원, 자료수집 및 분석, 건강문제 우선순위 선정, 포괄적 중재계획 수립, PATCH 평가의 단계로 이루어짐

31 PATCH 모형에 대한 설명으로 거리가 먼 것은?

① 지역사회 건강문제의 우선순위를 확인하는 데 사용된다.

② 1단계는 지역사회 자원동원이다.

③ 사망과 이환, 지역주민의 의식, 건강행동 등 3가지 종류의 자료를 수집하여 분석한다.

④ 추진위원회를 조직하고 지역회의 개최, 실무작업팀을 구성하여 진행한다.

⑤ 평가는 영향평가로 이루어진다.

> **Advice** ⑤ 평가는 PATCH 각 단계에서 이루어지는 일련의 과정이 지역사회에 미치는 영향평가와 중재활동으로 인한 지역사회 변화 확인 등 2가지 측면에서 이루어진다.

Answer 29.① 30.③ 31.⑤

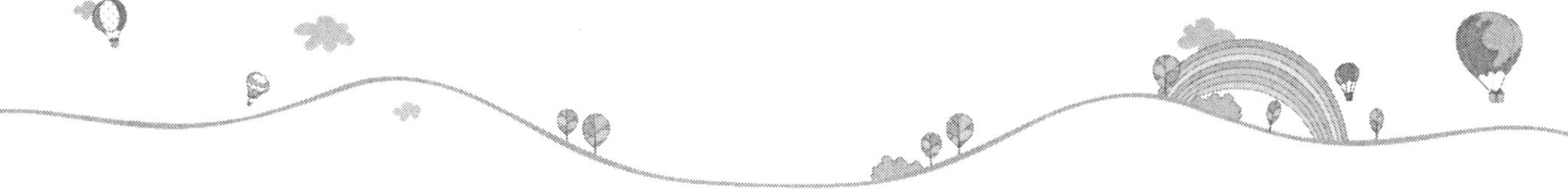

32 질병이나 상해에 대한 행동적, 환경적 위험 또는 보호요인들에 대한 사업 활동의 우선순위가 결정될 때 적용될 수 있는 모형으로 목표선정, 중재기획, 프로그램개발, 실행준비, 평가의 단계로 이루어지는 것은?

① PRECEDE-PROCEED 모형　　　　② Dignan과 Carr 모형
③ PATCH 모형　　　　　　　　　　④ MATCH 모형
⑤ MAPP 모형

> **Advice** MATCH(지역사회 보건에 대한 다단계 접근)에 대한 설명이다.

33 MAPP의 기획과정 순서로 옳은 것은?

① 조직화와 협력체계 개발→비전 설정→지역사회 현황 분석→전략적 과제 선정→목표와 전략 설정→실행
② 비전 설정→지역사회 현황 분석→조직화와 협력체계 개발→전략적 과제 선정→목표와 전략 설정→실행
③ 조직화와 협력체계 개발→비전 설정→지역사회 현황 분석→목표와 전략 설정→전략적 과제 선정→실행
④ 조직화와 협력체계 개발→지역사회 현황 분석→비전 설정→전략적 과제 선정→목표와 전략설정 → 실행
⑤ 비전 설정→조직화와 협력체계 개발→지역사회 현황 분석→전략적 과제 선정→목표와 전략 설정→실행

> **Advice** MAPP 모형
> • 전략기획과 공공-민간 협력을 통한 건강증진 전략
> • 지역사회 중심 접근법을 사용

34 MAPP 모형의 지역사회 평가도구 4가지에 해당하지 않는 것은?

① 지역사회 특성 및 강점 파악　　　② 지역사회 공공보건체계 평가
③ 지역건강수준 파악　　　　　　　④ 변화 가능성 파악
⑤ 건강문제와 관련된 개인의 성향

> **Advice** MAPP 모형의 지역사회 4가지 평가 도구
> ㉠ 지역사회 특성 및 강점 파악
> ㉡ 지역사회 공공보건체계 평가
> ㉢ 지역건강수준 파악
> ㉣ 변화 가능성 파악

보건
프로
그램
개발
및
평가

Answer　32.④　33.①　34.⑤

35 다음 중 미래의 추상적인 가치로부터 현재의 구체적인 행동의 방향으로 향한 순서로 옳은 것은?

① 목표-전략-목적-비전
② 목표-목적-비전-전략
③ 목적-목표-전략-비전
④ 전략-목표-목적-비전
⑤ 전략-비전-목적-목표

> **Advice** 비전 : 보이지 않는 미래를 예측하는 것으로 조직이 성취하고자 하는 궁극적 가치, 꿈 등을 기술한 미래상

36 A시 보건소에서는 "내 몸은 내가 지키자! 비만예방 건강강좌"라는 주제로 보건교육사가 비만예방 관련 교육을 실시하고자 계획서를 작성하고자 한다. 이때 목표기술로 옳은 것은?

① A지역 비만대상자 예방을 위해 홍보를 강화한다.
② A지역 비만대상자 단계적으로 낮춘다.
③ A지역 비만대상자를 철저히 한다.
④ A지역 비만대상자를 1년 안에 10%에서 5%로 줄인다.
⑤ A지역 비만예방을 위해 교육을 실시한다.

> **Advice** 목표는 측정가능하고 관찰 가능하도록 구체적으로 기술한다.

37 목표가 갖추어야 할 기준과 기술로 적절하지 않은 것은?

① 추상적으로 기술
② 측정 가능해야 함
③ 성취 가능하고 현실적이어야 함
④ 사업목적 및 문제해결과 직접 관련성이 있어야 함
⑤ 목적달성 시기, 기한, 시점을 밝혀야 함

> **Advice** ① Specific(구체성) : 구체적으로 기술
> ② Measurable(측정가능성) : 측정 가능해야 함
> ③ Aggressive & Achievable(실현 가능성) : 성취 가능하고 현실적이어야 함
> ④ Relevant(관련성) : 사업목적 및 문제해결과 직접 관련성이 있어야 함
> ⑤ Time limited(시간성) : 목적달성 시기, 기한, 시점을 밝혀야 함

Answer   35.⑤   36.④   37.①

38 요구도 우선순위 결정방법에서 문제의 크기, 문제의 심각도, 보건프로그램의 기술적 해결 가능성, 주민의 관심도 등의 기준으로 결정하며 PATCH의 기준에 주민관심도가 추가된 방법은?

① PEARL   ② Bryant
③ BPRS   ④ NIBP
⑤ CLEAR

> **Advice** Bryant : 문제의 크기, 문제의 심각성, 해결 가능성, 주민의 관심도
> ※ Hanlon의 우선순위 설정시 원칙들 : 크기, 심각성, 필요한 기술과 지식, 지원동원 가능성, 수용력

39 적절성, 경제성, 수용성, 자원, 적법성을 기준으로 요구도 우선순위 결정하는 방법은?

① PEARL   ② Bryant
③ BPRS   ④NIBP
⑤ CLEAR

> **Advice** Propriety(적절성), Economics(경제성), Acceptability(수용성), Resources(자원), Legality(적법성)

40 보건프로그램 대상자 설정에 있어 앞으로 개발될 보건프로그램의 수혜자가 예상되는 잠재적 집단의 윤곽을 정하는 것으로, 참여가 예상되는 대상이 누구이며, 이들의 특성이 어떤지 대략적으로 파악하는 과정을 의미하는 것은?

① mapping   ② setting
③ patching   ④ targeting
⑤ reporting

> **Advice** mapping : 보건프로그램 대상자 설정에 있어 앞으로 개발될 보건프로그램의 수혜자가 예상되는 잠재적 집단의 윤곽을 정하는 것

Answer   38.②   39.①   40.①

CHAPTER 03
보건프로그램의 평가

1 평가 개요

1. 프로그램 평가 목적

① 기획 및 관리프로그램과 계획에 대한 의사결정을 가능하게 하기 위함

② 목적 달성을 위한 프로그램의 효과 또는 효율성을 개선하고자 함

③ 부합하는 보건활동을 효과적이며 효율적으로 수정하기 위함

④ 서비스 제공 및 자원을 할당하기 위한 보건사업 조직과 프로그램을 개선하기 위함

2. 프로그램 평가의 문제점

① 프로그램의 목적이 달성되었는지를 알 수 있어야 함

② 우선순위를 결정할 수 있어야 함

③ 프로그램의 장·단점을 지적해 낼 수 있어야 함

④ 목적을 달성하기 위해 사용한 여러 방법들의 효율성과 적절성을 비교할 수 있어야 함

⑤ 과학적인 지식에 근거해야 함

⑥ 프로그램을 진행하는 사람들의 사기를 진작할 수 있어야 함

⑦ 프로그램 수행자간의 비판적인 태도를 장려하고 의사소통을 원활히 해야 함

⑧ 다른 대상 집단에도 적용 가능해야 함

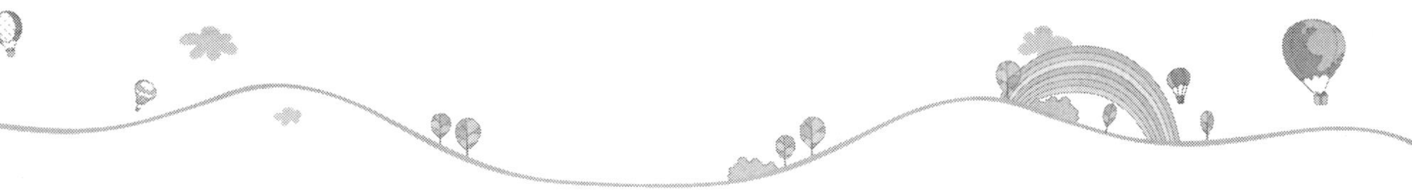

3. 평가의 유형

구분기준	구체적 분류
평가주체	1) **내부평가** : 쉽게 실행 가능하나 객관성과 전문성 부족 2) **외부평가** : 전문성 있으나 사업 실행자와 목표에 합의하고, 평가과정에 참여를 이끌어 내어 충분히 사업을 파악하여 평가하는 것이 어려움
평가자료	1) **양적 평가** : 숫자 자료로 대개 구조화된 설문지를 이용하여 수집된 정보 이용 2) **질적 평가** : 진술 등을 이용하여 깊이 있는 이해가 가능하며 주관성을 내포
사업진행 경과	1) **두 가지 분류** : 형성평가, 종합평가 2) **세 가지 분류** : 과정평가, 영향평가, 결과평가
사업성과 영역	1) **적절성** : 프로그램이 전체 요구에 비하여 얼마나 적절하였는가를 판단하기 위한 평가 2) **노력** : 결과와는 관련 없이 실제 투입된 서비스 활동의 양과 질 3) **성과** : 노력의 결과로 나온 산출물 4) **효과평가** : 프로그램의 결과가 미리 정한 목표와 일치하는가를 평가하는 것 5) **효율성 평가** : 프로그램의 투입 비용에 대한 성과의 효율을 평가하는 것

4. 평가의 원칙

① 명확한 목적 아래 시행

② 의사결정을 하기 위한 중요한 수단이므로 전향적이며, 행위 중심적이어야 함

③ 포괄적이고 역동적

④ 계획에 관련된 사람, 사업에 참여한 사람, 평가에 영향을 받게 될 사람에 대하여 이루어져야 함

⑤ 객관적

⑥ 측정하는 기준이 명시되어야 함

⑦ 그 결과가 사업의 장점과 단점을 지적하며, 프로그램의 개선과 발전을 위하여 경험적 자료로 사용 가능해야 함

⑧ 지속적으로 이루어져야 함

⑨ 결과는 통제에 의한 것인지 우연에 의한 것인지 확인해야 함

5. 평가를 위한 자료 수집방법

평가자료 수집은 관찰, 개별 혹은 집단 면접, 설문지, 기록과 보고자료, 조사 및 통계자료의 분석으로 이루어지며, 여러 방법을 동시에 복합적으로 사용

(1) 사례연구

① 프로그램이 주민의 요구에 부응했는지 평가할 때 적합하며 관찰, 보고서, 대화자료, 통계자료, 면접 및 설문을 통해 자료를 수집

② 프로그램의 관련성이나 진행과정 평가에 좋으나 소수의 사례만 본다는 점 때문에 일반화가 어려움

(2) 조사연구

① 기술적 조사와 분석적 조사가 있으며 프로그램의 관련성과 진행과정에 대한 평가가 용이

② 대상자나 제공자들의 인식을 잘 알 수 있지만 비용효과나 효율성 및 영향평가가 어려움

(3) 실험설계연구

① 프로그램으로 인한 대상자의 행위, 지식 및 태도에 대한 변화를 알 수 있음

② 프로그램 효과나 영향평가에 좋으며 바람직한 결과가 나왔는지, 더 나은 결과를 위한 프로그램인지를 알 수 있으나 진행 상태나 비용효율을 평가하긴 어려움

(4) 모니터링

① 프로그램이 계획대로 진행되는가를 평가하는 것으로 활동의 순차성에 초점을 둠. 누가, 어떻게, 언제 하는가를 주로 기록 및 관찰을 통해 평가

② 프로그램 진행평가에 적절하며 비용효율성이나 효과를 알 수 있으나 프로그램의 관련성이나 장기적 영향은 보기 어려움

6. 평가의 단계

(1) 프로그램 관계자와 협의

① 핵심적인 의사 결정자들과 함께 프로그램 성공에 대한 정의를 개념적인 측면과 운영의 측면에서 어떻게 내릴 것인지에 대한 의견을 취합하는 것

② 프로그램을 왜 평가하려 하는가? 무엇을 평가할 것인가? 측정하려는 결과는 무엇이며, 그 결과는 누구에게 공개되며 어떻게 이용할 것인가? 등에 대해 협의

(2) 프로그램에 대한 기술

프로그램이 개발된 이론적 근거, 프로그램의 미션과 목표를 고려하여 상세히 기술하는 단계. 또한 프로그램이 가진 역량, 개발과정, 지역사회 확대 방안 등도 상세히 검토할 필요가 있음. 이 과정을 통해 평가할 대상과 범위를 확정

(3) 적절한 평가설계를 선택

평가의 목적, 평가결과를 활용할 대상을 규정하고 평가질문을 만들고, 평가설계를 결정하여 전체적인 동의를 구하는 단계. 이 단계에서 조직의 책임자나 평가예산 지원자는 평가에 소요되는 시간이나 재원을 어떻게 효율적으로 사용하는가에 관심을 둠

(4) 자료수집을 위한 계획을 수립

사용 가능한 정보를 확인하고 정보수집 도구를 선택하여 자료수집을 실시하며, 측정하고자 하는 지표를 자료원을 통해 충실히 얻고 있는가를 양적인 측면과 질적인 측면을 모두 고려하면서 자료를 수집해 가는 과정

(5) 자료분석과 결과의 도출

수집된 자료를 분석해서 얻은 결과를 해석하는 과정으로 평가에서 수용할 수 있는 기준으로 설정한 부분과 비교하여 해석하고 판단하며, 프로그램의 강점과 단점 향후 진행에 대한 권고사항 등을 포함하게 됨. 자료 분석에서는 평가결과를 평가기준에 비교하기 위하여 어떻게 자료가 수집되었는지, 기준에 부합하였는지, 프로그램 향상을 위해 필요한 요소는 무엇인지를 밝혀야 함

(6) 평가결과 배포

평가보고를 받을 사람을 결정하고, 결과를 확산시킬 방법을 고안·보고방법을 결정하여 준비하며 결과를 발표하고 배포 또한 평가결과에 따른 사후조치의 과정도 포함

7. 평가지표

(1) 평가지표의 요건

측정가능성, 개선가능성, 관리가능성, 상대적 중요성, 충분성, 비교가능성

(2) 평가지표의 분류

① **서비스 지표** … 암 예방, 비만율 감소, 예방접종, 보건교육, 고혈압 관리, 당뇨관리 등

② **양적 지표** … 예방접종 수, 보건교육 참여인원 수, 고혈압 등록수 등

③ **질적 지표** … 항체보유율, 교육 후 교육내용 실천율, 혈압조절률, 당뇨관리율 등

④ **관리지표** … 적기 전문인력 충원률, 적기 물자 및 예산지원률, 보고서 생성률 등

⑤ **영향지표** … 건강증진사업 등

(3) Suchman의 보건사업 평가항목

① **업무량**(Effort) … 효과에 관계없이 목표달성을 위해 수행된 업무의 질과 양을 측정·평가하는 것

② **성과**(Performance) … 목표달성을 위한 활동이 기대했던 만큼의 변화를 초래했는가를 측정하는 것

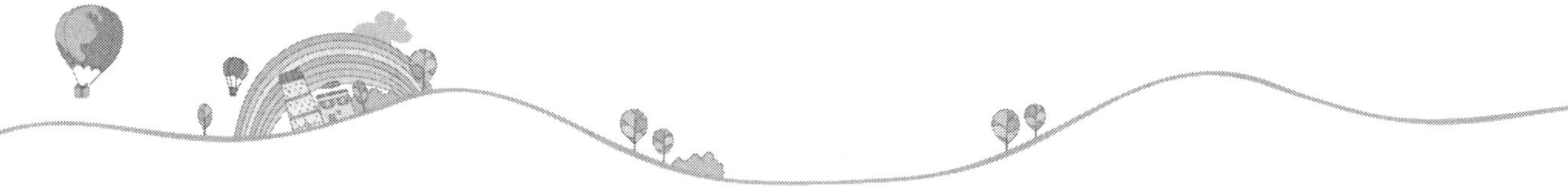

③ **충족도**(Adequacy of Performance) … 성과가 총필요량을 얼마나 충족시켰느냐를 평가하는 것

④ **효율성**(Efficiency) … 동일한 양의 업무와 비용의 투자로 어떤 방법이 업무수행에 가장 큰 효과를 가져 오는가를 분석한 투자효과의 개념

⑤ **과정**(Process)

 ⊙ 사업의 운영과정에 있어서 '어떻게 하면 성공하는가' 또는 '무엇이 성패를 결정하는가' 하는 요인분석

 ⓒ 몇 개의 대안 중 '어느 운영방법이 주어진 여건하에 가장 알맞는가' 하는 문제와, 평가 시 결론 지어진 성공 또는 실패를 초래한 관련요인들을 규명하는 2개 차원

8. 평가도구의 4 요소

(1) 타당도

① **측정의 타당도** … 어떤 측정방법이 측정하고자 하는 것을 어느 정도까지 측정할 수 있는지

 ⊙ 내용타당도 : 어떤 측정방법이 측정해야 할 영역을 어느 정도 적절하게 반영하고 있는가를 표시하는 개념

 ⓒ 기준타당도 : 새로운 측정도구와 기존의 측정도구를 비교하여 새로운 측정도구의 타당도를 판단

 ⓒ 구성타당도 : 연구자가 측정하고자 하는 추상적인 개념이 실제로 측정도구에 의해 제대로 측정되었는지의 정도

(2) 신뢰도

① 같은 대상을 반복 측정하는 경우 일치하는 값을 얻을 수 있는 정도

② **신뢰도 종류**

 ⊙ 재검사법 : 동일한 측정도구를 동일한 대상에게 반복 측정하는 방법

 ⓒ 복수양식법 : 동일한 대상에게 유사한 형태의 두 개 이상의 측정도구를 사용하는 방법

 ⓒ 이분법 : 하나의 측정도구를 반으로 나누어 이들의 측정결과의 상관관계를 계산하여 측정하는 방법. 단일의 신뢰도 계산을 하기 어려움

 ⓔ 크론바흐 알파(Cronbach's α) : 내적 일관성에 의해 신뢰도를 측정하는 방법으로 가장 널리 쓰이는 측정기법 중 하나. 한 측정에서 가능한 모든 이분법 신뢰도들의 평균값을 신뢰도로 추정하는 내적 일관성 분석방법. 0~1사이의 값을 가지며 0.6을 넘어야 만족할 만한 신뢰수준으로 판단

> **★Tip★** 신뢰도에 영향을 미치는 요인
> ① 시험문항
> ② 문항변별도
> ③ 문항의 난이도
> ④ 문항의 대표성
> ⑤ 시험시간
> ⑥ 시험실시상황의 적합성
> ⑦ 객관적인 채점방법의 사용
> ⑧ 좁은 범위의 출제

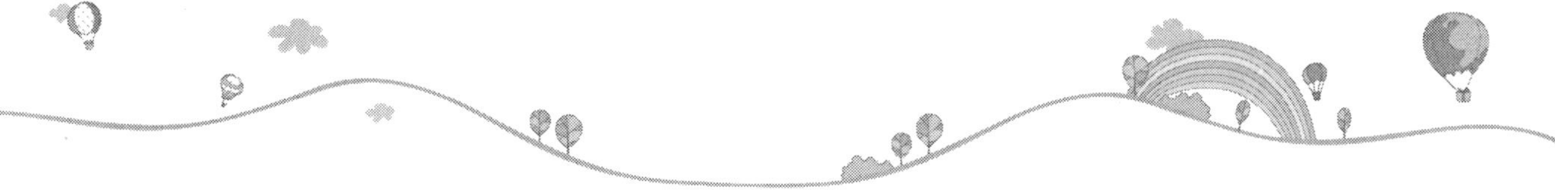

(3) 객관도

① 평가결과를 결정하는 사람에 의해 발생하는 오차

② 평가자의 객관성 부족으로 평가결과가 사실과 다르게 나타난 정도를 말함

③ 객관도를 높이기 위해서는 평가자가 개입될 수 없는 선다형이나 선택형을 선택하면 용이하며, 평가자의 주관이 개입되지 않게 자질을 향상시키고, 평가기준을 명확히 설정

④ 평가 후 여러 사람이 검토하면 객관도 높이는데 도움이 됨

(4) 실용도

① 타당도, 신뢰도, 객관도가 유지된다 하더라도 이런 평가를 실시하는 데 소요하는 시간과 노력 및 경비가 많이 소모되는 평가라면 실제 적용이 불가능하므로 실용도가 없다고 할 수 있음

② 평가의 실용도란 그 평가 방법이 얼마나 쉽게 적용할 수 있느냐 하는 정도를 말하는 것

③ 실용도를 높이기 위해 평가실시 방법의 간편성을 유지하고, 평가한 것을 채점하는 방법도 실용성이 있어야 함

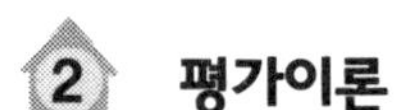 신뢰도와 타당도의 관계
① 타당도가 높을 경우 신뢰도는 높지만, 신뢰도가 높은 경우 타당도는 낮을 수 있음
② 타당도과 낮아도 신뢰도는 높을 수 있음
③ 측정에서 신뢰도와 타당도를 동시에 확보하는 것은 매우 중요한 문제
④ 타당도를 강조하다 보면 신뢰도가 약해질 수 있고, 신뢰도를 강화하기 위한 노력들은 타당도를 저해하는 결과를 초래 가능

2 평가이론

1. 프로그램 이론의 활용

(1) 프로그램 이론을 만드는 목적

① 보건프로그램을 개발하는 것과 프로그램 평가는 프로그램 이론에 따름

② 프로그램 이론을 만드는 목적은 왜 프로그램을 하는지(프로그램의 목적), 무엇을 하는지(프로그램의 내용)를 설명하고, 바람직한 결과를 성취하는 방법에 대한 합리적 근거를 제공하기 위함

(2) 프로그램 이론 설계를 위한 자료 수집방법

프로그램 이론을 설계하기 위한 가장 직접적인 방법은 프로그램 인력과 관련 실무자로부터 정보를 얻는 것. 이러한 정보를 얻는 방법은 프로그램 기록물과 문헌, 프로그램 인력과의 인터뷰, 장소를 방문하여 프로그램의 기능과 환경을 관찰하는 것이 있음

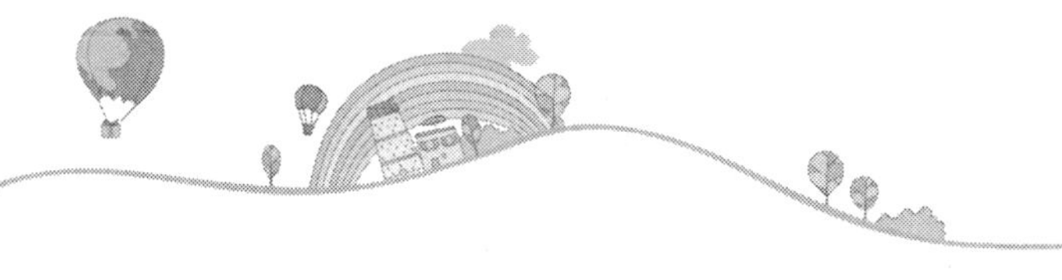

(3) 프로그램 이론을 위해 얻어야 하는 정보

① 프로그램의 목표와 목적

② 프로그램 기능, 구성요소, 활동

③ 프로그램의 기능, 구성요소, 활동 간의 논리적 연결

2. 프로그램 이론

(1) 과정이론

① 구조적 계획
- ㉠ 프로그램이 필요로 하는 자원의 특성과 역량의 요소, 즉 인프라, 정보기술, 재정자원, 인사 자원 등을 포함
- ㉡ 예 지역사회에서 자살예방 사업을 실행한다면 구조 계획에서는 관여하는 인력, 사업장소, 예상, 시간상 계획을 만들어야 함

② 서비스 이용계획
- ㉠ 어떻게 표적 집단에 접근하며 그 집단에게 어떤 서비스를 제공할 것인가에 대해 구체화하여 기술하는 것
- ㉡ 서비스 계획을 개발할 때 프로그램의 사회적 마케팅 프로그램의 접근성과 이용가능성 스크리닝 절차 혹은 프로그램을 제공하는 다른 상세한 계획들을 포함하며, 중재에 대한 표적그룹의 문화적 민감성과 저항성을 반영해야 함

③ 실적과 결과

(2) 영향이론

프로그램 중재가 어떻게 건강문제와 관련한 선행요인·결정요인·기여요인에 영향을 미치는가, 그래서 프로그램 중재와 프로그램 참여자가 기대한 단기·장기목표 사이의 관계는 어떠한가에 대해 설명하는 이론으로 원인이론, 중재이론, 결과이론 등을 포괄하고 있음

① 원인이론
- ㉠ 지역사회 요구 사정 단계에서 수집된 자료들을 토대로 건강문제를 유발하는 결정요인들 간의 관계를 설명하는 진술이나 가정을 도식화한 것
- ㉡ 예 취약계층이 보건소 서비스를 이용하지 않는 이유는 낮은 접근성, 익명성이 보장 안 됨, 외부 자원에 낮은 신뢰도, 비공식적 지원체계와 서비스 요구에 대한 인지도가 낮은 점 등

② 중재이론
- ㉠ 중재가 어떻게 결정요인, 선행요인, 기여요인에 영향을 미치는가를 설명하기 위해 개발된 것으로 프로그램 중재를 인과관계로 설정하여 가정을 만든 것
- ㉡ 중재이론을 개발하는 것은 프로그램에서 수행할 중재의 수(종류)를 결정하는 데 도움이 되며, 선행연구의 결과에서 결정요인·선행용인·기여요인에 제한적으로 효과를 나타낸 것으로 제시되었다면 중재를 재검토 해야 함

③ **영향이론**

　　㉠ 건강문제의 원인, 중재 그리고 결과사이를 연결하는 관계에 대해 기술하는 진술

　　㉡ 중재의 단기적 결과에 관해 기술하는 것

　　㉢ 중재이론은 건강문제를 야기하는 요인들에 대해 기술한 것인 반면, 영향이론은 중재가 건강문제에 어떻게 영향을 미치는 것인지에 대해 기술한 것

　　㉣ 영향이론을 통해 프로그램 중재와 건강문제의 의도하는 효과 간의 연결고리를 만들 수 있음

④ **결과이론**

　　㉠ 결과가 어떻게 효과(성과)를 유도하는지에 관해 진술한 것으로 결과는 훨씬 광범위하고 장기적인 효과를 의미

　　㉡ 프로그램의 즉각적인 결과와 건강문제에 대해 장기적이고 궁극적인 변화들 간의 관계에 대해 구체적으로 진술하기 때문에, 성과에 대해 광범위하고 이상적으로 보이는 계획자들의 주장을 구체화하는 데 도움이 됨

3. 평가의 준비와 계획

(1) 평가 준비

① **평가참여자의 결정과 역할 선정** … 평가참여자는 조직의 책임자, 업무 진행과정을 잘 아는 사람, 프로그램을 운영하는 사람, 서비스나 영향을 받는 사람, 그리고 프로그램 예산을 자원하거나 평가결과를 1차로 이용할 사람 등이 해당

② 예산 및 평가를 위한 구조적 준비

③ 윤리적 고려

④ **평가결과를 수용하는 기준 결정**

　　㉠ 평가와 관련된 의사결정이 평가자 모두가 참여한 포괄적이고 충분한 논의과정을 거쳐 이루어졌는가 하는 점

　　㉡ 평가요구자가 평가결과와 평가자를 믿을 수 있는가의 문제와 관련한 것

　　㉢ 그들이 평가를 과학적이고 윤리적으로 수행된 것이라 믿을 수 있으며, 평가자 역시 윤리적이고 과학적인 견고한 토대 위에서 평가를 시행했음을 믿는가에 대한 문제

　　㉣ 주어진 자원 안에서 가장 실현가능하고 합리적인 평가서례가 사용되었는가의 기준

(2) 평가계획

① **평가 프로그램의 기술** … 평가할 프로그램 기술시에 우선 프로그램의 목적과 목표를 분명히 파악하고 목적과 관련한 기준을 마련해야 함

② **평가설계의 선택** … 평가설계 선택 시에 자료원 인력의 역할과 업무일정, 분석과 보고 등을 확인해야 함

③ 평가질문의 개발

④ **평가지표 및 변수의 개발** … 평가지표는 효과이론을 토대로 세운 영향목표와 결과목표에 따라 달라짐

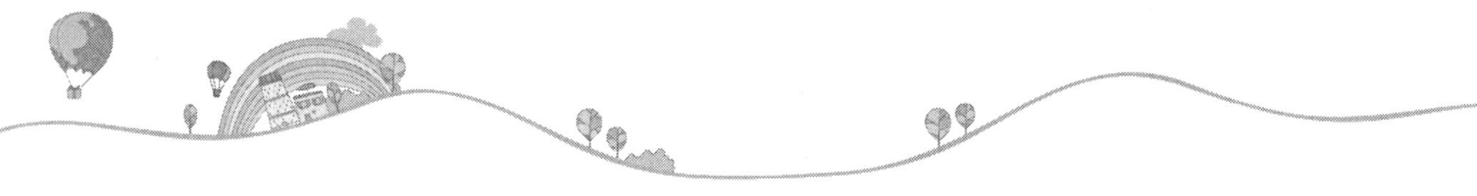

⑤ **측정 시 고려할 점**
  ㉠ 측정단위 : 프로그램과 일치해야 함
  ㉡ 측정 수준 : 명목척도(가장 간단한 척도로 예/아니오, 있음/없음 등), 서열척도, 등간/비율척도
      (정보를 가장 풍부히 제공하며 간격이 일정한 의미를 지님)
  ㉢ 측정시기 : 중재이론과 결정이론을 계획할 때 측정시기도 결정해야 함
  ㉣ 측정 도구의 민감성 : 도구가 변수의 변이를 민감하게 반영할 수 있는가에 대한 고려

⑥ **자료의 질적 수준 유지**
  ㉠ 자료의 누락
  ㉡ 신뢰도
  ㉢ 타당도

⑦ **자료수집 방법과 자료원**
  ㉠ 1차 자료의 수집 : 주로 조사를 통해 이루어지며, 일반적으로 설문지를 사용
  ㉡ 2차 자료를 통한 자료수집 : 2차 자료에는 생정통계, 출생 및 사망신고, 질병 등록 자료 등이 있음
  ㉢ 생물학적 측정 자료 : 생리적 측정, 체격 측정, 환경 측정 등이 주로 건강평가 영역에서 사용됨

3 평가방법과 실행

1. 프로그램 평가방법

(1) 타당성 평가
목적과 목표의 적절성, 프로그램 전개의 논리적 타당성

(2) 프로그램 이론별 평가

① **과정평가**
  ㉠ 프로그램이 계획대로 성공적으로 수행되었는지에 대한 평가
  ㉡ 평가영역 : 적절성, 근거성, 인력의 역량, 자원 확보 적절성, 고객지향성, 프로그램 복합성, 프
      로그램의 지원적 요소 확보, 프로그램의 신뢰성 등
  ㉢ 자료수집방법 : 초점집단면접, 조사, 델파이 면접조사, 비공식적 면담 등
  ㉣ 모니터링을 위한 자료수집방법 : 평가자에 의한 자료수집, 서비스 기록에 의한 자료, 프로그램
      참가자에 의한 자료

② **효과평가**
  ㉠ 지표 : 단기목표(단기효과 평가지표), 영향목표(중기효과 평가지표), 결과목표(장기효과 평가지표)

(3) 경제성 평가

① **비용-효과분석**(CEA : Cost Effectiveness Analysis)
　　㉠ 투입과 산출을 각각 비용과 효과단위로 측정 및 평가하는 방법
　　㉡ 하나의 목표를 달성하기 위한 여러 대안들 중 투입된 비용에 비해 더 많은 효과를 낼 수 있는
　　　보건프로그램을 선정하기 위해 수행

② **비용-편익분석**(CBA : Cost Benefit Analysis) ··· 결과를 화폐단위로 평가하기 때문에 평가자가 보건
　프로그램의 비용증가와 결과증가를 직접 비교 가능

③ **비용-효용분석**(CUA : Cost Utility Analysis) ··· 프로그램의 산출물인 건강상의 효과를 종합적으로
　나타내주는 점수로 평가하여 비용과 비교하는 것

2. 평가결과의 분석과 보고

(1) 평가결과의 검증

① **내적타당도** ··· 종속변수에 나타나는 변화가 독립변수의 영향이라는 것을 확신할 수 있는 정도로 우연
　한 사건, 성숙, 시험효과, 회귀, 선택, 탈락, 연구대상자 선정의 편견, 낮은 신뢰도의 측정도구 등에
　의해 내적 타당도가 저해됨

② **외적 타당도** ··· 조사를 통하여 파악한 결과를 다른 경우에도 일반화할 수 있느냐의 문제를 나타내는
　방법으로 사회적 바람직성, 호손 효과, 플라시보 효과, 실험대상자 선정과 실험처치 간의 상호작용,
　검사의 상호작용 효과, 다중실험처치 간의 간섭 등이 외적 타당도를 저해함

(2) 평가결과의 해석

평가결과를 더 공정하고 객관적으로 해석하기 위해서는 평가자가 혼자 해석하기보다 여러 이해관계
자들과 함께 결과를 검토하고 해석해야 함

(3) 평가보고서 작성

① **평가보고서의 구성** ··· 요약, 서론, 방법/과정, 결과, 결론 및 제언

② **평가결과 작성 지침**
　　㉠ 수치가 포함된 자료를 발표할 때는 가능하면 그래프 사용
　　㉡ 표와 그래프를 중심으로 결과와 논의를 구성
　　㉢ 각 표와 그림만으로 모든 것을 설명할 수 있도록 함
　　㉣ 각 표와 그림에 대한 중요한 사항을 본문에서 기술
　　㉤ 그래프를 잘 활용해야 함
　　㉥ 표와 그래프 중 무엇이 더 적절한지 선택
　　㉦ 만약 질적 자료와 양적 자료를 모두 사용하여 평가하였다면 양적 자료는 표와 그래프로 나타
　　　내고 질적 자료는 직접적인 인용과 설명을 통해 나타냄

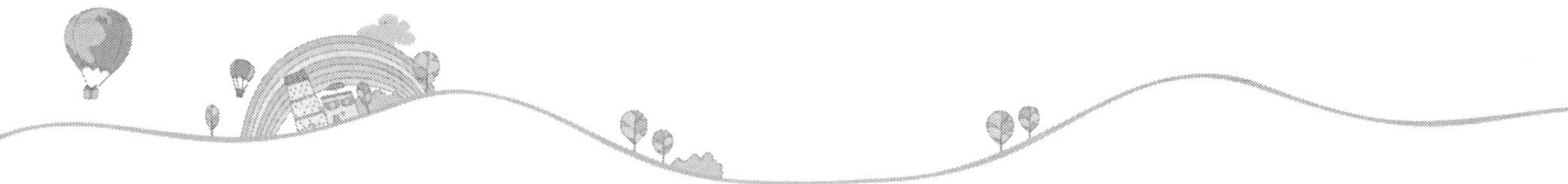

◎ 청중들에게 표와 그래프에 대해 구두로 발표한다면 표와 그래프를 읽는 방법을 먼저 간단히 설명하고 결과를 발표

㊈ 평가 보고서 초안을 완성한 후 몇 가지 사항을 점검

3. 평가결과의 활용

(1) 평가결과의 피드백

① 프로그램 내용을 개선한다.

② 프로그램 제공 인력의 교육과 지원에 활용한다.

③ 프로그램에 관한 정책결정에 활용한다.

④ 의사결정자나 지역사회 주민의 관심을 집중시킬 수 있음

(2) 평가결과 발표

① 평가보고서 발표

② 평가결과의 보급

(3) 평가결과의 사회적 활용

① 직접적이고 수단적인 활용

② 개념적인 활용

③ 설득적 이용

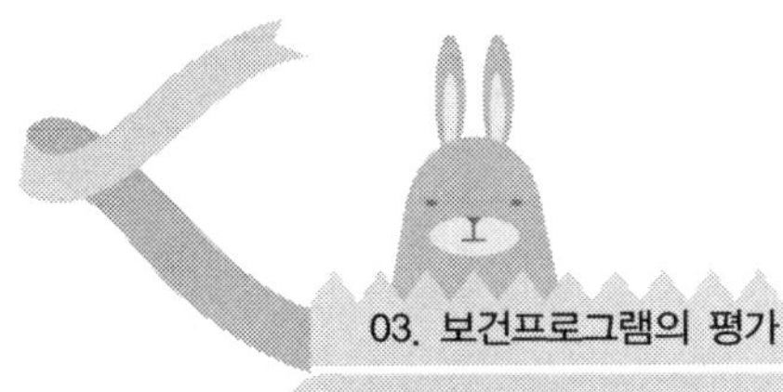

핵심예상문제

1 보건프로그램 평가이론 중 건강문제의 원인, 중재 그리고 결과사이를 연결하는 관계에 대해 기술하는 진술로 중재가 건강문제에 어떻게 영향을 미치는 것인지에 대해 기술한 이론은?

① 과정이론
② 원인이론
③ 중재이론
④ 영향이론
⑤ 결과이론

> **Advice** 중재이론은 건강문제를 야기하는 요인들에 대해 기술한 것인 반면, 영향이론은 중재가 건강문제에 어떻게 영향을 미치는 것인지에 대해 기술한 것

2 보건프로그램 평가이론 중 지역사회 요구 사정 단계에서 수집된 자료들을 토대로 건강문제를 유발하는 결정요인들 간의 관계를 설명하는 진술이나 가정을 도식화한 것은?

① 과정이론
② 원인이론
③ 중재이론
④ 영향이론
⑤ 결과이론

> **Advice** 원인이론의 예 : 취약계층이 보건소 서비스를 이용하지 않는 이유는 낮은 접근성, 익명성이 보장 안 됨, 외부 지원에 낮은 신뢰도 등

3 보건프로그램 평가이론 중 프로그램의 즉각적인 결과와 건강문제에 대해 장기적이고 궁극적인 변화들 간의 관계에 대해 구체적으로 진술하기 때문에 성과에 대해 광범위하고 이상적으로 보이는 계획자들의 주장을 구체화하는 데 도움이 되는 이론은?

① 과정이론
② 원인이론
③ 중재이론
④ 영향이론
⑤ 결과이론

> **Advice** 프로그램 이론
> • 과정이론 : 구조적 계획, 서비스 이용계획, 실적과 결과
> • 영향이론 : 원인이론, 중재이론, 영향이론, 결과이론

(Answer)　　1.④　2.②　3.⑤

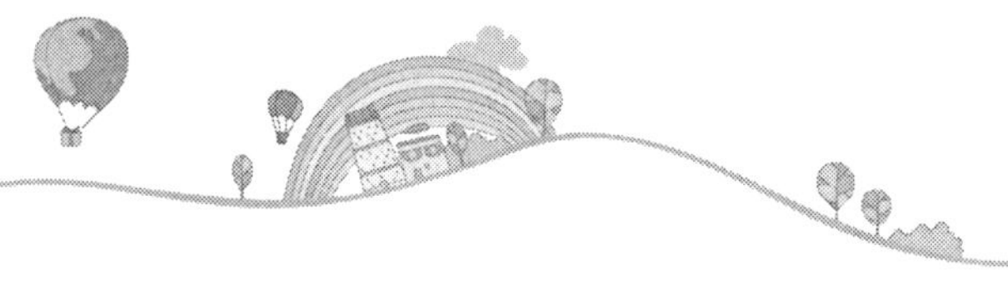

4 다음 중 평가를 위한 준비에 해당하지 않는 것은?

① 대상별 맞춤활동 개발　　② 평가참여자의 결정과 역할 선정

③ 예산 및 평가를 위한 구조적 준비　　④ 윤리적 고려

⑤ 평가결과를 수용하는 기준 결정

    Advice 프로그램 수행에 관련한 것임

5 다음 중 평가결과를 수용하는 4가지 기준에 해당하지 않는 것은?

① 평가와 관련된 의사결정이 평가자 모두가 참여한 포괄적이고 충분한 논의과정을 거쳐 이루어졌는가

② 평가요구자가 평가결과와 평가자를 믿을 수 있는가

③ 여러 가지 비밀 유지를 위해 프로그램 수행 대상자만 평가에 참여하는가

④ 그들이 평가를 과학적이고 윤리적으로 수행된 것이라 믿을 수 있으며, 평가자 역시 윤리적이고 과학적인 견고한 토대 위에서 평가를 시행했음을 믿는가

⑤ 주어진 자원 안에서 가장 실현가능하고 합리적인 평가서례가 사용되었는가

    Advice 평가참여자는 조직의 책임자, 업무 진행과정을 잘 아는 사람, 프로그램을 운영하는 사람, 서비스나 영향을 받는 사람, 그리고 프로그램 예산을 자원하거나 평가결과를 1차로 이용할 사람 등이 있음

6 다음 중 건강평가에 사용되는 2차 자료에 해당되지 않는 것은?

① 생리적 측정　　② 생정통계

③ 출생신고　　④ 사망신고

⑤ 질병 등록 자료

    Advice ①은 생물학적 측정 자료임

7 다음 중 신뢰도를 떨어뜨리는 요인으로 적절하지 않은 것은?

① 대상자에게 적합하지 않은 설문지 사용

② 정보를 제공하는 사람에 의한 오류 발생

③ 측정하는 개인 간의 차이

④ 다양한 분야를 대상으로 평가

⑤ 자료 입력시 입력 오류

    Advice ④는 신뢰도 높이는 방법임

(Answer)　　4.① 5.③ 6.① 7.④

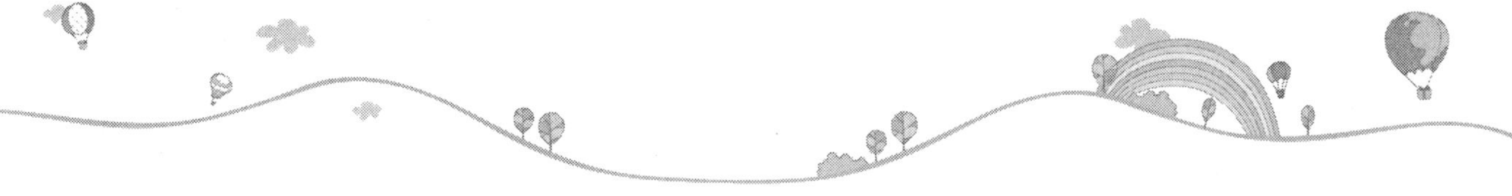

8 다음 중 신뢰도와 타당도의 관계에 대해 올바르지 않은 것은?

① 타당도가 높을 경우 신뢰도는 높지만, 신뢰도가 높은 경우 타당도는 낮을 수 있음
② 타당도가 낮아도 신뢰도는 높을 수 있음
③ 측정에서 신뢰도와 타당도를 동시에 확보하는 것은 매우 중요한 문제
④ 타당도를 강조하다 보면 신뢰도가 약해질 수 있고, 신뢰도를 강화하기 위한 노력들은 타당도를 저해하는 결과를 초래 가능
⑤ 타당도가 낮으면 신뢰도도 낮음

> **Advice** 타당도가 낮아도 신뢰도는 높을 수 있음

9 다음 중 프로그램이 계획대로 성공적으로 수행되었는지에 대한 평가로 프로그램 적절성, 근거성, 인력의 역량, 자원확보 적절성 등의 영역을 평가하는 것은?

① 타당성 평가
② 경제성 평가
③ 과정평가
④ 효과평가
⑤ 신뢰도 평가

> **Advice** 과정평가
> • 자료수집방법 : 초점집단면접, 조사, 델파이 면접조사, 비공식적 면담 등

10 다음 중 영향목표를 모두 고른 것은?

> ㉠ 국가 암 검진대상자에게 5대 암에 대한 조기 검진율을 50%에서 2014년 말까지 60%로 증가시킨다.
> ㉡ 2014년 말까지 암 검진사업을 통해 발견된 취약계층 암환자의 치료비를 70%이상 지원한다.
> ㉢ 사업홍보를 강화하여 2013년 말까지 조기검진의 중요성에 대한 주민의 인지율을 70%까지 올린다.
> ㉣ 의료접근도 향상을 위해 관 내 검진기관을 안내하여 2014년 말까지 주민의 80%는 검진기관을 알고 있다.
> ㉤ 취약계층 암환자의 치료 지속률을 높이기 위해 2013년 말까지 대상 환자의 60%에게 치료비를 지원한다.

① ㉠㉡
② ㉠㉡㉢
③ ㉢㉣㉤
④ ㉢㉣
⑤ ㉠㉡㉢㉣㉤

> **Advice** ㉢㉣㉤은 과정목표

보건
프로
그램
개발
및
평가

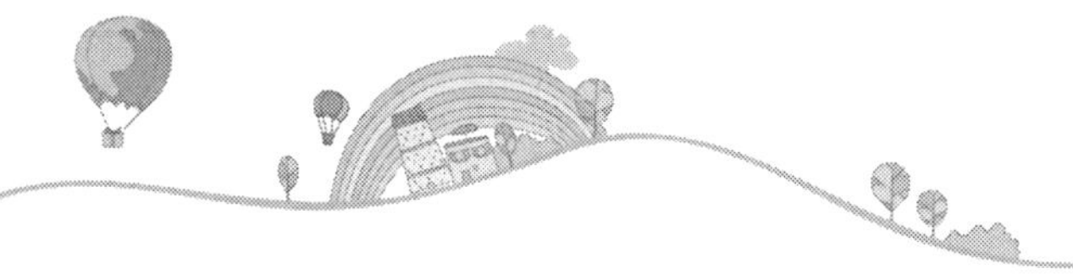

11 과정평가의 자료수집 방법 중 다음에 해당하는 것은?

> 프로그램 참여자와의 공식적인 면담으로 면담지침에 준하여 30분 이상 진행된다. 질문에 대한 정보 수집 외에도 얼굴 표정이나 행동에 나타난 정보도 관찰한다.

① 비공식적 면담   ② 대표자 면담
③ 조사   ④ 직접관찰
⑤ 델파이 면접조사

> **Advice** ① 비공식적 면담 : 프로그램 참가자와의 간단한 면담
> ② 대표자 면담 : 질적으로 접근하는 것으로 우선순위 집단을 대표할 수 있는 대상자를 중심으로 태도, 가치, 의견을 수집
> ③ 조사 : 집단을 대표하는 표본을 대상으로 설문지를 이용하여 결과를 얻고 이를 분석하여 우선집단 전체에 대한 현상을 추정
> ④ 직접관찰

12 과정평가의 자료수집 방법 중 다음에 해당하는 것은?

> 질적 연구방법으로서, 훈련된 수행자가 지침에 따라 집단을 대표할 수 있는 6~12명의 개인을 대상으로 관심 주제에 대한 태도나 견해를 묻거나 새로운 프로그램에 대한 의견을 묻는다.

① 비공식적 면담   ② 대표자 면담
③ 조사   ④ 직접관찰
⑤ 델파이 면접조사

> **Advice** 과정평가
> • 프로그램이 계획대로 성공적으로 수행되었는지에 대한 평가
> • 평가영역 : 적절성, 근거성, 인력의 역량, 자원확보 적절성, 고객 지향성 등
> • 자료수집 방법 : 초점 집단면접, 조사, 델파이 면접조사 , 비공식적 면담 등

13 다음 중 프로그램 효과평가에서 효과를 측정하기 위한 전략으로 적절한 것은?

① 총 효과 = 순 효과 − 외연적 혼란변수 + 설계효과
② 총 효과 = 순 효과 − 외연적 혼란변수 − 설계효과
③ 총 효과 = 순 효과 + 외연적 혼란변수 − 설계효과
④ 총 효과 = 순 효과 + 외연적 혼란변수 + 설계효과
⑤ 총 효과 = 순 효과 + (외연적 혼란변수 × 설계효과)

> **Advice** 순 효과란 다른 요소로 인한 혼란 효과를 제거한 중재 자체의 독특한 효과

Answer   11.⑤   12.②   13.④

14 프로그램 과정평가에서 프로그램 모니터링의 유형에는 여러 가지가 있다. 다음의 설명에 해당하는 모니터링 유형은?

> • 목적 : 프로그램의 노력과 관리가 목표 성취에 합당한가
> • 측정내용 : 프로그램이론에 따라 점검, 프로그램제공의 실패, 서비스전달체계, 프로그램 지지 기능의 작동
> • 자료수집방법 : 직접관찰, 면담, 서비스 기록, MIS 활용, 프로그램 참여자 자료

① 프로그램 기능 모니터링
② 프로그램 결과 모니터링
③ 서비스 이용 모니터링
④ 프로그램 예산 모니터링
⑤ 프로그램 인력 모니터링

> **Advice** 모니터링 유형에는 프로그램 기능 모니터링, 프로그램 결과 모니터링, 서비스 이용 모니터링이 있다.

15 프로그램 경제성 평가의 방법인 비용-효용평가에서 효용에 해당하는 것으로 적절한 것은?

① 장애보정 생존년수
② 생산성의 증가
③ 미래의 보건비용이나 서비스 비용의 감소
④ 이환률의 감소
⑤ 불편의 감소

> **Advice** ① 이외에도 질 보정수명, 신체적 삶의 질 지수, 건강일수 등이 있다.

16 프로그램 경제성 평가의 방법인 비용-편익평가에서 편익에 해당하는 것으로 적절한 것은?

① 질 보정수명
② 신체적 삶의 질 지수
③ 이환율의 감소
④ 건강일수
⑤ 표준화된 단위

> **Advice** ③ 이외에도 환자, 가족, 지역사회의 고통과 장애, 불편의 감소, 기능적 수행능력의 감소, 삶의 질 향상, 치명률의 감소 또는 기대수명의 증가, 생산성의 증가, 미래의 보건비용이나 서비스 비용의 감소 등

Answer   14.① 15.① 16.③

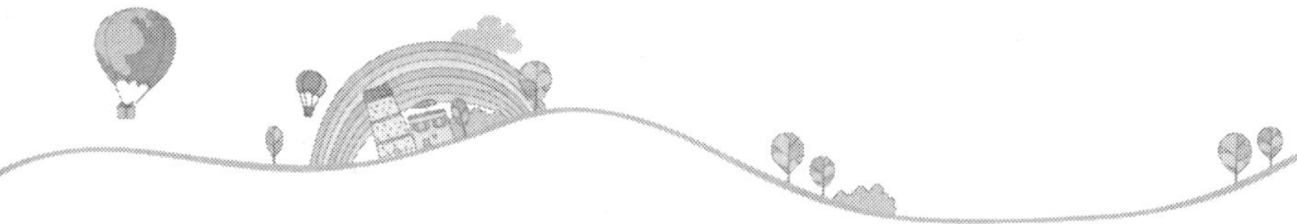

17 다음 중 평가결과 작성지침으로 적절한 것은?

① 수치가 포함된 자료를 발표할 때는 가능하면 그림 사용

② 표와 그래프를 중심으로 결과와 논의를 구성

③ 각 표와 그림만으로 모든 것을 설명해서는 안된다.

④ 각 표와 그림에 대한 중요한 사항을 본문에서 기술하지 않아도 된다.

⑤ 그래프 보다는 글을 잘 활용해야 한다.

> **Advice** ① 수치가 포함된 자료를 발표할 때는 가능하면 그래프 사용
> ③ 각 표와 그림만으로 모든 것을 설명할 수 있도록 한다.
> ④ 각 표와 그림에 대한 중요한 사항을 본문에서 기술
> ⑤ 그래프를 잘 활용해야 한다.

18 다음 중 프로그램 평가결과의 피드백으로 적절하지 않은 것은?

① 프로그램 내용을 개선한다.

② 프로그램 제공 인력의 교육과 지원에 활용한다.

③ 프로그램에 관한 정책결정에 활용한다.

④ 의사결정자나 지역사회 주민의 관심을 집중시킬 수 있다.

⑤ 프로그램 결과를 개선한다.

> **Advice** ⑤ 평가결과의 피드백은 프로그램 내용을 개선

19 보건사업에 투입된 인적·물적 자원을 비용으로 환산하여 목표량에 대한 두입비용을 산출하여 분석하는 평가의 범주는?

① 사업의 효율성에 따른 평가

② 투입된 노력에 대한 평가

③ 사업의 적합성에 대한 평가

④ 사업진행에 대한 평가

⑤ 보건사업 목적달성의 정도에 대한 평가

> **Advice** 효율성 평가는 투입비용에 대한 산출량을 측정하고자 하는 것이다.

(Answer)   17.② 18.⑤ 19.①

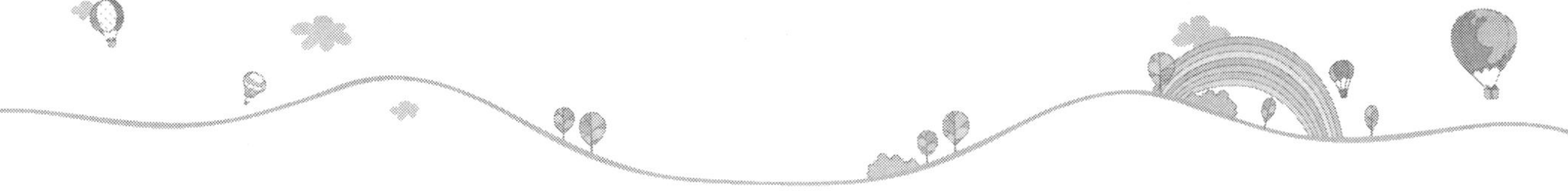

20 흡연으로 인하여 개인이 겪게 되는 건강문제에 대한 설명으로 옳은 것은?

① 담배연기의 시안화수소는 섬모에 직접 유해작용을 하여 만성폐쇄성 폐질환을 일으킨다.

② 여성의 경우는 남성보다 지방이 많아 흡연으로 인한 피해가 적다.

③ 담배연기 성분의 대사물질인 일산화탄소는 방광암을 유발한다.

④ 담배연기 성분으로부터 생성되는 방향족 아민과 니트로사민은 비특이성 항암 물질이다.

⑤ 담배연기 속에 포함된 주요 발암 물질인 니코틴으로 인해 폐암을 유발할 수 있다.

> **Advice** ② 여성이 피해가 큼
> ③ 나프틸아민이 방광암 유발
> ④ 특이성 발암 물질
> ⑤ 타르로 인한 폐암 유발

21 금연프로그램의 개인/행위적 중재방법에 대한 설명으로 옳지 않은 것은?

① 자아효능감은 행동변화에 강력한 예측인자가 될 수 있다.

② 동기는 행동변화를 결정하고, 또 그 계획을 수행하는데 중요한 요인이다.

③ 인지행동요법에서는 담배 대신 다른 대체물을 사용하는 것은 효과를 볼 수 없다.

④ 동기강화 상담기법을 이용한 환자중심 면담과 변화단계를 이해하는 것은 흡연자의 금연하고 자 하는 정도와 확신을 평가하는데 매우 유용하다.

⑤ 금연프로그램 이용 시 변화단계모델을 통해 대상자의 동기화와 수준에 따라 중재를 제공하 는 것은 유용하다.

> **Advice** ③ 답변대신 다른 대체물을 사용하는 것도 효과 볼 수 있음

22 식행위 변화를 위한 중재 프로그램에서의 중재 전략에 대한 설명으로 적절하지 않은 것은?

① 적절한 영양 정보는 식습관 중재 성공에 중요한 요소이다.

② 식이권고를 받아들이는 것은 개인의 의지에 따라 다양하기 때문에 대상자의 동기를 강화하 는 것이 중요하다.

③ 목표 설정은 좋은 식습관 유지를 위한 중재의 중요한 요소이다.

④ 식습관 변화를 위한 중재는 대상자 상황에 맞게 단계적으로 제공하는 것이 적절하다.

⑤ 사회적 지원과 식이변화와는 큰 관련성이 없다.

> **Advice** ⑤ 사회적 지원이 부족한 것은 식이변화를 만들고 유지하는데 걸림돌이 된다.

Answer　　20.① 21.③ 22.⑤

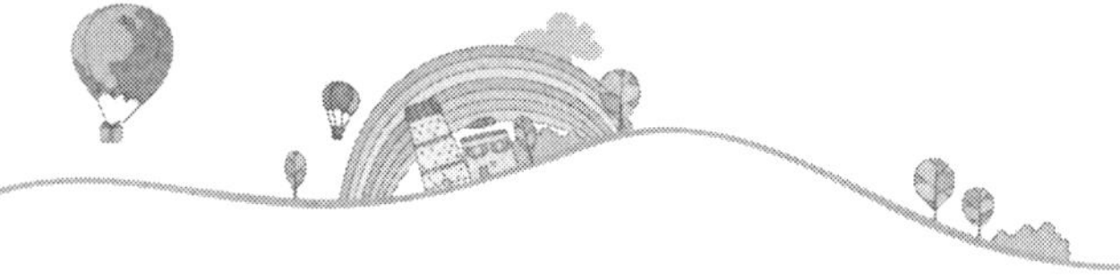

23 사업성과를 평가할 때 포함되는 성과의 기준항목으로 적절하지 않은 것은?

① 사업 선정의 적절성과 타당성
② 사업수행 과정
③ 사업실적
④ 사업을 위한 노력
⑤ 이상 모두

    Advice ①~④ 모두 해당

24 사업과정을 평가할 때 프로그램 중재가 원하는 결과를 얻지 못하고 실패하는 이유가 있다. 그 이유로 타당하지 않은 것은?

① 문제해결을 위한 중재가 없을 때
② 문제해결을 위한 중재가 불충분할 때
③ 사업에 예산이 부족하여 사업을 축소했을 때
④ 목적에 비추어 잘못된 중재를 제공했을 때
⑤ 중재가 체계적으로 제공되지 못하였거나 중재대상이 다양하거나 중복된 경우

    Advice 사업의 예산은 평가보다는 계획수립단계에서 고려되어야 함

25 평가의 원칙으로 적절하지 않은 것은?

① 명확한 복적 아래 시행
② 의사결정을 하기 위한 중요한 수단이므로 전향적이며, 행위 중심적이어야 함
③ 포괄적이고 역동적
④ 계획에 관련된 사람, 사업에 참여한 사람, 평가에 영향을 받게 될 사람에 대하여 이루어져야 함
⑤ 주관적이다.

    Advice ⑤ 객관적이다.

Answer   23.⑤ 24.③ 25.⑤

26 Suchman의 보건사업 평가항목에 해당하지 않는 것은?

① 업무량(Effort)　　　　　　　② 성과(Performance)

③ 충족도(Adequacy of Performance)　　　　④ 효과성

⑤ 과정

　　Advice 효과성이 아닌 효율성이 평가항목에 해당됨

IV

보건의료법규

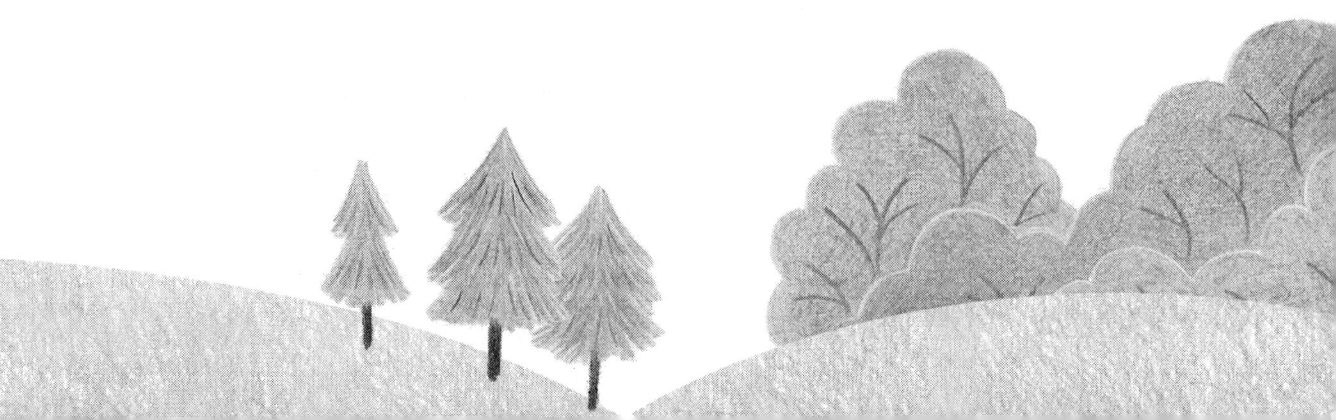

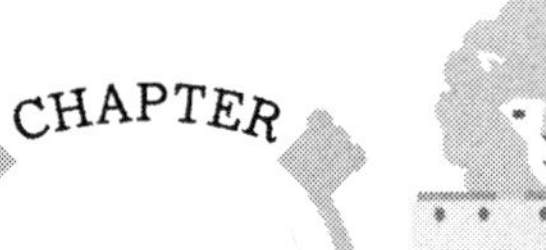

CHAPTER 01 의료법

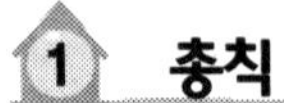

1 총칙

1. 목적(법 1조)

이 법은 모든 국민이 수준 높은 의료 혜택을 받을 수 있도록 국민의료에 필요한 사항을 규정함으로써 국민의 건강을 보호하고 증진하는 데에 목적이 있다.

2. 의료인 및 의료인의 업무(법 2조, 시행령 2조)

보건복지부장관의 면허를 받은 의사·치과의사·한의사·조산사 및 간호사

① **의사** ··· 의료와 보건지도

② **치과의사** ··· 치과 의료와 구강 보건지도

③ **한의사** ··· 한방 의료와 한방 보건지도

④ **조산사** ··· 조산과 임부·해산부·산욕부 및 신생아에 대한 보건과 양호지도

⑤ **간호사** ··· 상병자나 해산부의 요양을 위한 간호 또는 진료 보조 및 대통령령으로 정하는 보건활동
　　㉠ 「농어촌 등 보건의료를 위한 특별조치법」 제19조에 따라 보건진료원으로서 하는 보건활동
　　㉡ 「모자보건법」 제2조제10호에 따른 모자보건요원으로서 행하는 모자보건 및 가족계획 활동
　　㉢ 「결핵예방법」 제18조에 따른 보건활동
　　㉣ 그 밖의 법령에 따라 간호사의 보건활동으로 정한 업무

3. 의료기관(법 3조~3조의5)

(1) 의료기관

의료인이 공중 또는 특정 다수인을 위하여 의료·조산의 업("의료업")을 하는 곳

(2) 의료기관의 구분

① **의원급 의료기관** … 의사, 치과의사 또는 한의사가 주로 외래환자를 대상으로 각각 그 의료행위를 하는 의료기관으로 의원, 치과의원, 한의원이 있음

② **조산원** … 조산사가 조산과 임부·해산부·산욕부 및 신생아를 대상으로 보건활동과 교육·상담을 하는 의료기관

③ **병원급 의료기관** … 의사, 치과의사 또는 한의사가 주로 입원환자를 대상으로 의료행위를 하는 의료기관으로 병원, 치과병원, 한방병원, 요양병원, 종합병원이 있음

(3) 병원

병원·치과병원·한방병원 및 요양병원은 30개 이상의 병상(병원·한방병원만 해당) 또는 요양병상(요양병원만 해당하며, 장기입원이 필요한 환자를 대상으로 의료행위를 하기 위하여 설치한 병상을 말한다)을 갖추어야 함

(4) 종합병원

① 100개 이상의 병상을 갖출 것

② **100병상 이상 300병상 이하인 경우** … 내과·외과·소아청소년과·산부인과 중 3개 진료과목, 영상의학과, 마취통증의학과와 진단검사의학과 또는 병리과를 포함한 7개 이상의 진료과목을 갖추고 각 진료과목마다 전속하는 전문의를 둘 것

③ **300병상을 초과하는 경우** … 내과, 외과, 소아청소년과, 산부인과, 영상의학과, 마취통증의학과, 진단검사의학과 또는 병리과, 정신건강의학과 및 치과를 포함한 9개 이상의 진료과목을 갖추고 각 진료과목마다 전속하는 전문의를 둘 것

④ 종합병원은 위의 진료과목("필수진료과목") 외에 필요하면 추가로 진료과목을 설치·운영 가능

(5) 상급종합병원 지정

① 종합병원 중에서 중증질환에 대하여 난이도가 높은 의료행위를 전문적으로 하는 종합병원을 상급종합병원으로 지정 가능

② 보건복지부령으로 정하는 20개 이상의 진료과목을 갖추고 각 진료과목마다 전속하는 전문의를 둘 것

③ 전문의가 되려는 자를 수련시키는 기관

④ 보건복지부령으로 정하는 인력·시설·장비 등을 갖출 것

⑤ 질병군별(疾病群別) 환자구성 비율이 보건복지부령으로 정하는 기준에 해당할 것

⑥ 상급종합병원으로 지정받은 종합병원에 대하여 3년마다 평가를 실시하여 재지정하거나 지정 취소 가능

(6) 전문병원 지정

① 병원급 의료기관 중에서 특정 진료과목이나 특정 질환 등에 대하여 난이도가 높은 의료행위를 하는 병원을 전문병원으로 지정

② 특정 질환별·진료과목별 환자의 구성비율 등이 보건복지부령으로 정하는 기준에 해당되며 보건복지부령으로 정하는 수 이상의 진료과목을 갖추고 각 진료과목마다 전속하는 전문의 둘 것

③ 전문병원으로 지정하는 경우 ②의 사항 및 진료의 난이도 등에 대하여 평가를 실시해야 함

④ 전문병원으로 지정받은 의료기관에 대하여 3년마다 ③에 따른 평가를 실시하여 재지정할 수 있음

⑤ 보건복지부장관은 ①또는 ④에 따라 지정받거나 재지정 받은 전문병원이 다음의 어느 하나에 해당하는 경우 그 지정 또는 재지정을 취소할 수 있음(다만, ㉠에 해당하는 경우에는 지정 또는 재지정을 취소해야 함)
　㉠ 거짓이나 그 밖의 부정한 방법으로 지정 또는 재지정을 받은 경우
　㉡ 지정 또는 재지정의 취소를 원하는 경우
　㉢ ④에 따른 평가 결과 ②의 각 호의 요건을 갖추지 못한 것으로 확인된 경우

2　의료인

제1절 자격과 면허

4. 의료인과 의료기관의 장의 의무(법 4조)

① 의료의 질을 높이고 병원감염을 예방하며 의료기술을 발전시키는 등 환자에게 최선의 의료서비스를 제공하기 위하여 노력

② 의료인은 다른 의료인의 명의로 의료기관을 개설하거나 운영 불가

③ 의료기관의 장은 「보건의료기본법」 제6조·제12조 및 제13조에 따른 환자의 권리 등 보건복지부령으로 정하는 사항을 접수창고나 대기실 등 환자가 쉽게 볼 수 있도록 의료기관 내에 게시

④ 의료인은 발급받은 면허증을 다른 사람에게 빌려주어서는 안 됨

5. 간호·간병통합서비스 제공 등(법 4조의2)

① 간호·간병통합서비스란 보건복지부령으로 정하는 입원 환자를 대상으로 보호자 등이 상주하지 않고 간호사, 간호조무사 및 그 밖에 간병지원인력(간호·간병통합서비스 제공인력)에 의하여 포괄적으로 제공되는 입원서비스

② 보건복지부령으로 정하는 병원급 의료기관은 간호 · 간병통합서비스를 제공할 수 있도록 노력해야 함

③ ②에 따라 간호 · 간병통합서비스를 제공하는 병원급 의료기관(간호 · 간병통합서비스 제공기관)은 보건복지부령으로 정하는 인력, 시설, 운영 등의 기준을 준수해야 함

④ 「공공보건의료에 관한 법률」 제2조제3호에 따른 공공보건의료기관 중 보건복지부령으로 정하는 병원급 의료기관은 간호 · 간병통합서비스를 제공하여야 하며, 이 경우 국가 및 지방자치단체는 필요한 비용의 전부 또는 일부를 지원할 수 있음

⑤ 간호 · 간병통합서비스 제공기관은 보호자 등의 입원실 내 상주를 제한하고 환자 병문안에 관한 기준을 마련하는 등 안전관리를 위하여 노력해야 함

⑥ 간호 · 간병통합서비스 제공기관은 간호 · 간병통합서비스 제공인력의 근무환경 및 처우 개선을 위하여 필요한 지원을 해야 함

⑦ 국가 및 지방자치단체는 간호 · 간병통합서비스의 제공 · 확대, 간호 · 간병통합서비스 제공인력의 원활한 수급 및 근무환경 개선을 위하여 필요한 시책을 수립하고 그에 따른 지원을 해야 함

6. 의사 · 치과의사 및 한의사 면허(법 5조)

해당 대학 또는 대학원을 졸업한 후 의사 · 치과의사 또는 한의사 국가시험에 합격하여 보건복지부장관의 면허를 취득

7. 조산사 면허(법 6조, 규칙 3조)

다음 중 하나에 해당하는 자로서 조산사 국가시험에 합격한 후 면허를 취득

① 간호사 면허를 가지고 보건복지부장관이 인정하는 의료기관(산부인과 수련병원 및 소아청소년과 수련병원으로서 월평균 분만 건수가 100건 이상 되는 의료기관)에서 1년간 조산 수습과정을 마친 자

② 보건복지부장관이 인정하는 외국의 조산사 면허를 받은 자

8. 간호사 면허(법 7조)

해당 대학이나 전문대학 졸업 후 국가시험에 합격하여 보건복지부장관의 면허를 취득, 혹은 보건복지부 장관이 인정하는 외국의 학교를 외국의 간호사 면허를 받은 자

9. 의료인 결격사유(법 8조)

다음의 어느 하나에 해당하는 자

① 「정신보건법」에 따른 정신질환자. 다만, 전문의가 의료인으로서 적합하다고 인정하는 사람은 그러하지 아니함

② 마약 · 대마 · 향정신성의약품 중독자

③ 금치산자 · 한정치산자

보건의료법규

④ 「의료법」, 「형법」 제233조, 제234조, 제269조, 제270조, 제317조제1항 및 제347조(허위로 진료비를 청구하여 환자나 진료비를 지급하는 기관이나 단체를 속인 경우만을 말함), 「보건범죄단속에 관한 특별조치법」, 「지역보건법」, 「후천성면역결핍증 예방법」, 「응급의료에 관한 법률」, 「농어촌 등 보건의료를 위한 특별 조치법」, 「시체해부 및 보존에 관한 법률」, 「혈액관리법」, 「마약류관리에 관한 법률」, 「약사법」, 「모자보건법」, 그 밖에 대통령령으로 정하는 의료 관련 법령을 위반하여 금고 이상의 형을 선고받고 그 형의 집행이 종료되지 아니하였거나, 집행을 받지 아니하기로 확정되지 아니한 자

10. 국가시험(법 9 · 10조, 시행령 4조)

(1) 시행 및 관리

① 의사 · 치과의사 · 한의사 · 조산사 또는 간호사 국가시험과 의사 · 치과의사 · 한의사 예비시험은 매년 보건복지부장관이 시행

② 보건복지부장관은 국가시험 등의 관리를 대통령령으로 정하는 바에 따라 한국보건의료인국가시험원에 위탁 가능하며, 이 경우 관리에 필요한 예산 보조 가능

(2) 국가시험의 시행 및 공고 등

① 보건복지부장관은 매년 1회 이상 국가시험과 예비시험(이하 "국가시험 등"이라 한다)을 시행

② 보건복지부장관은 국가시험 등의 관리를 한국보건의료인국가시험원(국가시험 등 관리기관)에 위탁

③ 국가시험 등 관리기관의 장은 국가시험 등을 실시하려면 미리 보건복지부장관의 승인을 받아 시험 일시, 시험 장소, 시험과목, 응시원서 제출기간, 그 밖에 시험의 실시에 관하여 필요한 사항을 시험 실시 90일 전까지 공고(단, 시험 장소는 지역별 응시인원이 확정된 후 시험 실시 30일 전까지 공고)

(3) 응시자격의 제한

① 부정한 방법으로 국가시험 등에 응시한 자나 국가시험 등에 관하여 부정행위를 한 자는 그 수험을 정지시키거나 합격 무효

② 수험이 정지되거나 합격이 무효가 된 자는 그 다음에 치러지는 2회의 국가시험 등에 응시 불가

11. 의료인의 권리(법 12~14조)

(1) 의료기술 등에 대한 보호

① 의료인이 하는 의료 · 조산 · 간호 등 의료기술의 시행(이하 "의료행위"라 한다)에 대하여는 이 법이나 다른 법령에 따로 규정된 경우 외에는 누구든지 간섭 불가

② 누구든지 의료기관의 의료용 시설 · 기재 · 약품, 그 밖의 기물 등을 파괴 · 손상하거나 의료기관을 점거하여 진료를 방해하여서는 아니 되며, 이를 교사하거나 방조 금지

(2) 의료기재 압류 금지

의료인의 의료 업무에 필요한 기구·약품, 그 밖의 재료는 압류 불가

(3) 기구 등 우선공급

① 의료인은 의료행위에 필요한 기구·약품, 그 밖의 시설 및 재료를 우선적으로 공급받을 권리 있음

② 의료인은 ①에 부수되는 물품, 노력, 교통수단에 대하여서도 ①과 같은 권리 있음

12. 의료인의 의무와 벌칙(법 15~20조)

(1) 진료거부 금지 등

① 의료인은 진료나 조산 요청을 받으면 정당한 사유 없이 거부 불가

② 의료인은 응급환자에게 「응급의료에 관한 법률」에서 정하는 바에 따라 최선의 처치를 해야 함

(2) 세탁물 처리

① 의료기관에서 나오는 세탁물은 의료인·의료기관 또는 특별자치시장·특별자치도지사·시장·군수·구청장에게 신고한 자만 처리 가능

② 세탁물을 처리하는 자는 보건복지부령으로 정하는 바에 따라 위생적으로 보관·운반·처리

③ 의료기관의 개설자와 ①에 따라 의료기관 세탁물 처리업 신고를 한 자(세탁물 처리업자)는 ①에 따른 세탁물의 처리업무에 종사하는 사람에게 보건복지부령으로 정하는 바에 따라 감염 예방에 관한 교육을 실시하고 그 결과를 기록·유지해야 함

④ 세탁물 처리업자가 보건복지부령으로 정하는 신고사항을 변경하거나 그 영업의 휴업(1개월 이상의 휴업)·폐업 또는 재개업을 하려는 경우, 보건복지부령으로 정하는 바에 따라 특별자치시장·특별자치도지사·시장·군수·구청장에게 신고해야 함

(3) 진단서 등

① 의료업에 종사하고 직접 진찰하거나 검안한 의사, 치과의사, 한의사만 진단서·검안서·증명서 또는 처방전을 작성하여 교부하거나 발송 가능(단, 진료 중이던 환자가 최종 진료 시부터 48시간 이내에 사망한 경우에는 다시 진료하지 아니하더라도 진단서나 증명서를 내줄 수 있으며, 환자 또는 사망자를 직접 진찰하거나 검안한 의사·치과의사 또는 한의사가 부득이한 사유로 진단서·검안서 또는 증명서를 내줄 수 없으면 같은 의료기관에 종사하는 다른 의사·치과의사 또는 한의사가 환자의 진료기록부 등에 따라 내줄 수 있음)

② 의료업에 종사하고 직접 조산한 의사·한의사 또는 조산사가 아니면 출생·사망 또는 사산 증명서 발급 불가(다만, 직접 조산한 의사·한의사 또는 조산사가 부득이한 사유로 증명서를 내줄 수 없으면 같은 의료기관에 종사하는 다른 의사·한의사 또는 조산사가 진료기록부 등에 따라 증명서를 내줄 수 있음)

③ 의사 · 치과의사 또는 한의사는 자신이 진찰하거나 검안한 자에 대한 진단서 · 검안서 또는 증명서 교부를 요구받은 때에는 정당한 사유 없이 거부 불가

④ 의사 · 한의사 또는 조산사는 자신이 조산(助産)한 것에 대한 출생 · 사망 또는 사산 증명서 교부를 요구받은 때에는 정당한 사유 없이 거부 불가

(4) 처방전 작성과 교부

① 의사나 치과의사는 환자에게 의약품을 투여할 필요가 있다고 인정하면 「약사법」에 따라 자신이 직접 의약품을 조제할 수 있는 경우가 아니면 보건복지부령으로 정하는 바에 따라 처방전을 작성하여 환자에게 내주거나 발송해야 하며 약사 또는 한약사가 문의한 때 즉시 이에 응해야 함

② 약사 또는 한약사의 문의에 응할 수 없는 아래와 같은 경우 그 사유가 종료된 때 즉시 응해야 함
　㉠ 「응급의료에 관한 법률」 제2조제1호에 따른 응급환자를 진료 중인 경우
　㉡ 환자를 수술 또는 처치 중인 경우
　㉢ 그 밖에 약사의 문의에 응할 수 없는 정당한 사유가 있는 경우

(5) 비밀 누설 금지

의료인은 이 법이나 다른 법령에 특별히 규정된 경우 외에는 의료 · 조산 또는 간호를 하면서 알게 된 다른 사람의 비밀을 누설하거나 발표 불가

(6) 태아 성 감별 행위 등 금지

① 의료인은 태아 성 감별을 목적으로 임부를 진찰하거나 검사하여서는 아니 되며, 같은 목적을 위한 다른 사람의 행위를 도와서도 안 됨

② 의료인은 임신 32주 이전에 태아나 임부를 진찰하거나 검사하면서 알게 된 태아의 성(性)을 임부, 임부의 가족, 그 밖의 다른 사람이 알게 해서는 안 됨

13. 기록 열람 등(법 21조)

(1) 의료인이나 의료기관 종사자는 환자가 아닌 다른 사람에게 환자에 관한 기록을 열람하게 하거나 그 사본을 내주는 등 내용을 확인할 수 있게 해서는 안 됨

(2) (1)에도 불구하고 의료인이나 의료기관 종사자는 다음의 어느 하나에 해당하면 그 기록을 열람하게 하거나 그 사본을 교부하는 등 그 내용을 확인할 수 있게 해야 함 (다만, 의사 · 치과의사 또는 한의사가 환자의 진료를 위하여 불가피하다고 인정한 경우에는 그러하지 아니함)

① 환자의 배우자, 직계 존속 · 비속 또는 배우자의 직계 존속이 환자 본인의 동의서와 친족관계임을 나타내는 증명서 등을 첨부하는 등 보건복지부령으로 정하는 요건을 갖추어 요청한 경우

② 환자가 지정하는 대리인이 환자 본인의 동의서와 대리권이 있음을 증명하는 서류를 첨부하는 등 보

건복지부령으로 정하는 요건을 갖추어 요청한 경우

③ 환자가 사망하거나 의식이 없는 등 환자의 동의를 받을 수 없어 환자의 배우자, 직계 존속·비속 또는 배우자의 직계 존속이 친족관계임을 나타내는 증명서 등을 첨부하는 등 보건복지부령으로 정하는 요건을 갖추어 요청한 경우

④ 「국민건강보험법」에 따라 급여비용 심사·지급·대상여부 확인·사후관리 및 요양급여의 적정성 평가·가감지급 등을 위하여 국민건강보험공단 또는 건강보험심사평가원에 제공하는 경우

⑤ 「의료급여법」에 따라 의료급여 수급권자 확인, 급여비용의 심사·지급, 사후관리 등 의료급여 업무를 위하여 보장기관(시·군·구), 국민건강보험공단, 건강보험심사평가원에 제공하는 경우

⑥ 「형사소송법」 제106조, 제215조 또는 제218조에 따른 경우

⑦ 「민사소송법」에 따라 문서제출을 명한 경우

⑧ 「산업재해보상보험법」에 따라 근로복지공단이 보험급여를 받는 근로자를 진료한 산재보험 의료기관 (의사를 포함한다)에 대하여 그 근로자의 진료에 관한 보고 또는 서류 등 제출을 요구하거나 조사하는 경우

⑨ 「자동차손해배상 보장법」에 따라 의료기관으로부터 자동차보험진료수가를 청구 받은 보험회사 등이 그 의료기관에 대하여 관계 진료기록의 열람을 청구한 경우

⑩ 「병역법」에 따라 지방병무청장이 징병검사와 관련하여 질병 또는 심신장애의 확인을 위하여 필요하다고 인정하여 의료기관의 장에게 징병검사대상자의 진료기록·치료 관련 기록의 제출을 요구한 경우

⑪ 「학교안전사고 예방 및 보상에 관한 법률」에 따라 공제회가 공제급여의 지급 여부를 결정하기 위하여 필요하다고 인정하여 「국민건강보험법」에 따른 요양기관에 대하여 관계 진료기록의 열람 또는 필요한 자료의 제출을 요청하는 경우

⑫ 「고엽제후유의증 등 환자지원 및 단체설립에 관한 법률」에 따라 의료기관의 장이 진료기록 및 임상소견서를 보훈병원장에게 보내는 경우

⑬ 「의료사고 피해구제 및 의료분쟁 조정 등에 관한 법률」 제28조제1항 또는 제3항에 따른 경우

⑭ 「국민연금법」에 따라 국민연금공단이 부양가족연금, 장애연금 및 유족연금 급여의 지급심사와 관련하여 가입자 또는 가입자였던 사람을 진료한 의료기관에 해당 진료에 관한 사항의 열람 또는 사본 교부를 요청하는 경우

(3) 의료인은 다른 의료인으로부터 제22조 또는 제23조에 따른 진료기록의 내용 확인이나 환자의 진료경과에 대한 소견 등을 송부할 것을 요청받은 경우 해당 환자나 환자 보호자의 동의를 받아 송부해야 함 (다만, 해당 환자의 의식이 없거나 응급환자인 경우 또는 환자의 보호자가 없어 동의를 받을 수 없는 경우 환자나 환자 보호자의 동의 없이 송부할 수 있음)

(4) 진료기록을 보관하고 있는 의료기관이나 진료기록이 이관된 보건소에 근무하는 의사·치과의사 또는 한의사는 자신이 직접 진료하지 아니한 환자의 과거 진료 내용의 확인 요청을 받은 경우 진료기록을 근거로 하여 사실을 확인해 줄 수 있음

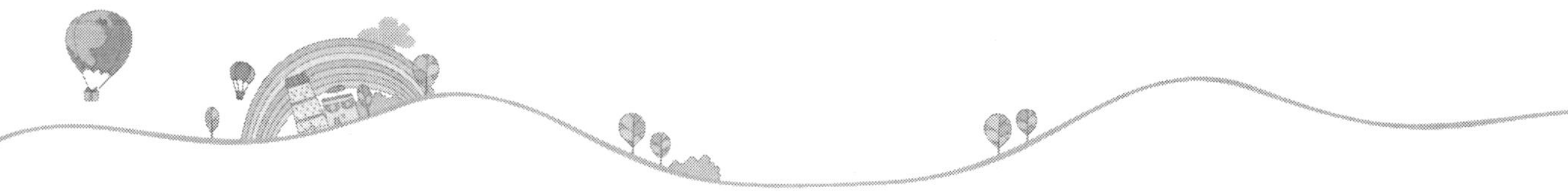

(5) 의료인은 응급환자를 다른 의료기관에 이송하는 경우 지체 없이 내원 당시 작성된 진료기록의 사본 등을 이송해야 함

제2절 권리와 의무

14. 진료기록부 (법 22조, 규칙 14~15조)

의료인은 각각 진료기록부, 조산기록부, 간호기록부, 그 밖의 진료에 관한 기록을 갖추어 두고 환자의 주된 증상, 진단 및 치료 내용 등 보건복지부령으로 정하는 의료행위에 관한 사항과 의견을 상세히 기록하고 서명해야 함

(1) 진료기록부 기재사항

① 진료를 받은 사람의 주소 · 성명 · 연락처 · 주민등록번호 등 인적사항

② 주된 증상

③ 진단결과 또는 진단명

④ 진료경과

⑤ 치료 내용(주사 · 투약 · 처치 등)

⑥ 진료 일시

(2) 조산기록부

① 조산을 받은 자의 주소 · 성명 · 연락처 · 주민등록번호 등 인적사항

② 생 · 사산별 분만 횟수

③ 임신 후의 경과와 그에 대한 소견

④ 임신 중 의사에 의한 건강진단의 유무(결핵 · 성병에 관한 검사를 포함)

⑤ 분만 장소 및 분만 연월일시분

⑥ 분만의 경과 및 그 처치

⑦ 산아 수와 그 성별 및 생사의 구별

⑧ 산아와 태아부속물에 대한 소견

⑨ 산후의 의사의 건강진단 유무

(3) 간호기록부

① 간호를 받는 사람의 성명

② 체온 · 맥박 · 호흡 · 혈압에 관한 사항

③ 투약에 관한 사항

④ 섭취 및 배설물에 관한 사항

⑤ 처치와 간호에 관한 사항

⑥ 간호 일시

(4) 진료에 관한 기록의 보존

① **진료기록, 수술기록 보존연한** … 10년

② **환자의 명부, 검사소견기록, 방사선 사진 및 그 소견서, 간호기록부, 조산기록부** … 5년

③ **진단서 등 부본**(진단서·사망진단서 및 시체검안서 등 별도 구분 보존) … 3년

④ **처방전** … 2년

15. 신고(법 25조, 시행령 11조)

① 의료인은 최초로 면허를 받은 후부터 3년마다 그 실태와 취업상황 등을 보건복지부장관에게 신고

② 보건복지부장관은 보수교육을 이수하지 아니한 의료인에 대하여 신고 반려 가능

③ 보건복지부장관은 신고 수리 업무를 대통령령으로 정하는 바에 따라 의사회·치과의사회·한의사회·조산사회 및 간호사회 등에 위탁 가능

16. 변사체 신고(법 26조)

의사·치과의사·한의사 및 조산사는 사체를 검안하여 변사한 것으로 의심되는 때에는 사체의 소재지를 관할하는 경찰서장에게 신고

제3절 의료행위의 제한

17. 무면허 의료행위 등 금지(법 27조, 규칙 18조, 19조)

(1) 의료인 외에 보건복지부령으로 정하는 범위에서 의료행위를 할 수 있는 경우

① **외국의 의료인 면허를 가진 자로서 일정 기간 국내에 체류하는 자**
  ㉠ 외국과의 교육 또는 기술협력에 따른 교환교수의 업무
  ㉡ 교육연구사업을 위한 업무
  ㉢ 국제의료봉사단의 의료봉사 업무

② **의과대학, 치과대학, 한의과대학, 의학전문대학원, 치의학전문대학원, 한의학전문대학원, 종합병원 또는 외국 의료원조기관의 의료봉사 또는 연구 및 시범사업을 위하여 의료행위를 하는 자**

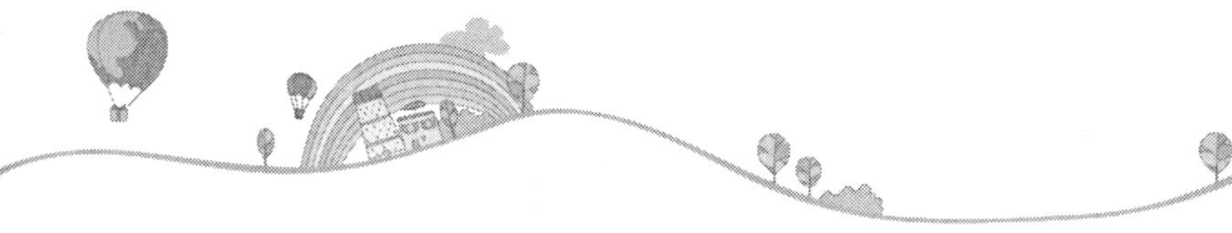

    ㉠ 국민에 대한 의료봉사활동을 위한 의료행위

    ㉡ 전시 · 사변이나 그 밖에 이에 준하는 국가비상사태 시에 국가나 지방자치단체의 요청에 따라 행하는 의료행위

    ㉢ 일정한 기간의 연구 또는 시범 사업을 위한 의료행위

③ 의학 · 치과의학 · 한방의학 또는 간호학을 전공하는 학교의 학생

    ㉠ 전공 분야와 관련되는 실습을 하기 위하여 지도교수의 지도 · 감독을 받아 행하는 의료행위

    ㉡ 국민에 대한 의료봉사활동으로서 의료인의 지도 · 감독을 받아 행하는 의료행위

    ㉢전시 · 사변이나 그 밖에 이에 준하는 국가비상사태 시에 국가나 지방자치단체의 요청에 따라 의료인의 지도 · 감독을 받아 행하는 의료행위

(2) 누구든지 「국민건강보험법」이나 「의료급여법」에 따른 본인부담금을 면제하거나 할인하는 행위, 금품 등을 제공하거나 불특정 다수인에게 교통편의를 제공하는 행위 등 영리를 목적으로 환자를 의료기관이나 의료인에게 소개 · 알선 · 유인하는 행위 및 이를 사주하는 행위 불가. 단, 다음의 사례는 예외

① 환자의 경제적 사정 등을 이유로 개별적으로 관할 시장 · 군수 · 구청장의 사전승인을 받아 환자를 유치하는 행위

② 「국민건강보험법」에 따른 가입자나 피부양자가 아닌 외국인 환자를 유치하기 위한 행위

③ 「보험업법」에 따른 보험회사, 상호회사, 보험설계사, 보험대리점 또는 보험중개사는 외국인환자를 유치하기 위한 행위를 해서는 안 됨

제4절 의료인 단체

18. 의료인 단체(법 28조~32조, 규칙 20조)

(1) 중앙회와 지부

① 의사 · 치과의사 · 한의사 · 조산사 및 간호사는 대통령령으로 정하는 바에 따라 각각 전국적 조직을 두는 의사회 · 치과의사회 · 한의사회 · 조산사회 및 간호사회를 각각 설립해야 하며 중앙회는 법인으로 함

② 중앙회가 설립된 경우에는 의료인은 당연히 해당하는 중앙회의 회원이 되며, 중앙회의 정관을 지켜야 함

③ 각 중앙회는 제66조의2에 따른 자격정지 처분 요구에 관한 사항 등을 심의 · 의결하기 위하여 윤리위원회를 둠

(2) 설립 허가 등

중앙회를 설립하려면 대표자는 정관과 그 밖에 필요한 서류를 보건복지부장관에게 제출하여 설립 허가를 받아야 함

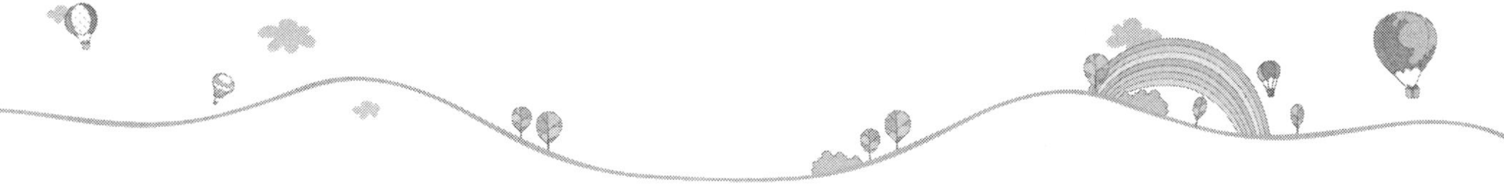

(3) 협조의무

① 중앙회는 보건복지부장관으로부터 의료와 국민보건 향상에 관한 협조 요청을 받으면 협조

② 중앙회는 회원의 자질 향상을 위하여 필요한 보수교육 매년 실시

 ㉠ 보수교육 횟수 및 시간 : 의료인은 보수교육을 연간 8시간 이상 이수

 ㉡ 보수교육 실시기관

  • 중앙회 지부 또는 중앙회의 정관에 따라 설치된 의학 · 치의학 · 한의학 · 간호학 분야별 전문학회 및 전문단체

  • 의과대학 · 치과대학 · 한의과대학 · 의학전문대학원 · 치의학전문대학원 · 한의학전문대학원 · 간호대학 및 그 부속병원

  • 수련병원

  • 한국보건복지인력개발원

  • 다른 법률에 따른 보수교육 실시기관

 ㉢ 보수교육 면제 대상자

  • 전공의

  • 의과대학 · 치과대학 · 한의과대학 · 간호대학의 대학원 재학생

  • 영 제8조에 따라 면허증을 발급받은 신규 면허취득자

  • 보건복지부장관이 보수교육을 받을 필요가 없다고 인정하는 사람

 ㉣ 보수교육 유예대상자

  • 해당 연도에 6개월 이상 환자진료 업무에 종사하지 아니한 사람

  • 보건복지부장관이 보수교육을 받기가 곤란하다고 인정하는 사람

3 의료기관

제1절 의료기관의 개설

19. 의료기관 개설 등 (법 33 · 36 · 40조, 규칙 24조)

① 의료인은 의료법에 따른 의료기관을 개설하지 아니하고는 의료업 불가

② **예외인 경우**

 ㉠ 「응급의료에 관한 법률」 제2조제1호에 따른 응급환자를 진료하는 경우

 ㉡ 환자나 환자 보호자의 요청에 따라 진료하는 경우

 ㉢ 국가나 지방자치단체의 장이 공익상 필요하다고 인정하여 요청하는 경우

  ⓔ 보건복지부령으로 정하는 바에 따라 가정간호를 하는 경우 : 간호, 검체의 채취 및 운반, 투약, 주사, 응급처치 등에 대한 교육 및 훈련, 상담, 등

  ⓜ 그 밖에 이 법 또는 다른 법령으로 특별히 정한 경우나 환자가 있는 현장에서 진료를 하여야 하는 부득이한 사유가 있는 경우

③ **의료기관 개설 가능한 자**

  ㉠ 의사(종합병원, 병원, 요양병원, 의원), 치과의사(치과병원 ,치과의원), 한의사(한방병원, 요양병원, 한의원) 또는 조산사(조산원)

  ㉡ 국가나 지방자치단체

  ㉢ 의료업을 목적으로 설립된 법인

  ㉣ 「민법」이나 특별법에 따라 설립된 비영리법인

  ㉤ 「공공기관의 운영에 관한 법률」에 따른 준정부기관, 「지방의료원의 설립 및 운영에 관한 법률」에 따른 지방의료원, 「한국보훈복지의료공단법」에 따른 한국보훈복지의료공단

④ **의료기관 개설, 이전 등**

  ㉠ 의원 · 치과의원 · 한의원 또는 조산원을 개설, 이전 : 시장 · 군수 · 구청장에게 신고

  ㉡ 종합병원 · 병원 · 치과병원 · 한방병원 또는 요양병원을 개설, 이전 : 시 · 도지사의 허가

  ㉢ 조산원 개설 : 반드시 지도의사 지정

  ㉣ 의료인은 어떠한 명목으로도 둘 이상의 의료기관을 개설 · 운영할 수 없다

  ㉤ 의료기관을 개설 · 운영하는 의료법인 등은 다른 자에게 그 법인의 명의를 빌려주어서는 아니 됨

⑤ **의료기관 개설 불가인 경우**

  ㉠ 약국 시설 안이나 구내인 경우

  ㉡ 약국의 시설이나 부지 일부를 분할 · 변경 또는 개수하여 의료기관을 개설하는 경우

  ㉢ 약국과 전용 복도 · 계단 · 승강기 또는 구름다리 등의 통로가 설치되어 있거나 이런 것들을 설치하여 의료기관을 개설하는 경우

⑥ **의료기관 개설시 준수사항**

  ㉠ 의료기관의 종류에 따른 시설기준 및 규격에 관한 사항

  ㉡ 의료기관의 안전관리시설 기준에 관한 사항

  ㉢ 의료기관 및 요양병원의 운영 기준에 관한 사항

  ㉣ 고가의료장비의 설치 · 운영 기준에 관한 사항

  ㉤ 의료기관의 종류에 따른 의료인 등의 정원 기준에 관한 사항

  ㉥ 급식관리 기준에 관한 사항

   ★Tip★ 요양병원 입원 대상자(규칙 36조)
     1. 노인성 질환자
     2. 만성질환자
     3. 외과적 수술 후 또는 상해 후 회복기간에 있는 자

⑦ **폐업·휴업 신고와 진료기록부등의 이관**

  ㉠ 의료기관 개설자는 의료업을 폐업하거나 1개월 이상 휴업하려면 관할 시장·군수·구청장에게 신고

  ㉡ 의료기관 개설자는 폐업 또는 휴업 신고를 할 때 기록·보존하고 있는 진료기록부등을 관할 보건소장에게 넘김

20. 원격의료(법 34조)

① 의료인(의료업에 종사하는 의사·치과의사·한의사만 해당)은 컴퓨터·화상통신 등 정보통신기술을 활용하여 먼 곳에 있는 의료인에게 의료지식이나 기술을 지원하는 원격의료 가능

② 원격의료를 행하거나 받으려는 자는 보건복지부령으로 정하는 시설과 장비를 갖추어야 함

③ 원격의료를 하는 자는 환자를 직접 대면하여 진료하는 경우와 같은 책임을 짐

④ 원격지의사의 원격의료에 따라 의료행위를 한 의료인이 의사·치과의사 또는 한의사(현지의사)인 경우에는 그 의료행위에 대하여 원격지의사의 과실을 인정할 만한 명백한 근거가 없으면 환자에 대한 책임은 현지의사에게 있는 것으로 봄

21. 시설 등의 공동이용(법 39조)

① 의료인은 다른 의료기관의 장의 동의를 받아 그 의료기관의 시설·장비 및 인력 등을 이용하여 진료 가능

② 의료기관의 장은 그 의료기관의 환자를 진료하는 데에 필요하면 해당 의료기관에 소속되지 아니한 의료인에게 진료하도록 할 수 있음

③ 의료인이 다른 의료기관의 시설·장비 및 인력 등을 이용하여 진료하는 과정에서 발생한 의료사고에 대하여는 진료를 한 의료인의 과실 때문이면 그 의료인에게, 의료기관의 시설·장비 및 인력 등의 결함 때문이면 그것을 제공한 의료기관 개설자에게 각각 책임이 있는 것으로 봄

22. 당직의료인의 수(법 41조, 시행령 18조)

① **입원환자 200명까지** … 의사·치과의사 또는 한의사의 경우 1명, 간호사의 경우 2명

② **입원환자 200명 초과** … 입원환자 200명을 초과하는 200명마다 의사·치과의사 또는 한의사의 경우 1명, 간호사의 경우 2명을 추가한 인원 수

③ **정신병원, 재활병원, 결핵병원** … 입원환자를 진료하는 데에 지장이 없도록 해당 병원의 자체 기준에 따라 배치

23. 의료기관의 명칭(법 42조)

(1) 의료기관은 의료기관의 종류에 따르는 명칭 외의 명칭은 사용 불가

(2) 예외의 경우

① 종합병원이 그 명칭을 병원으로 표시하는 경우

② 상급종합병원으로 지정받거나 전문병원으로 지정받은 의료기관이 지정받은 기간 동안 그 명칭을 사용하는 경우

③ 의원급 의료기관이 면허 종별에 따른 종별명칭을 함께 사용하는 경우

④ 국가나 지방자치단체에서 개설하는 의료기관이 보건복지부장관이나 시ㆍ도지사와 협의하여 정한 명칭을 사용하는 경우

⑤ 다른 법령으로 따로 정한 명칭을 사용하는 경우

24. 진료과목 등(법 43조)

① 병원ㆍ치과병원 또는 종합병원은 한의사를 두어 한의과 진료과목을 추가로 설치ㆍ운영 가능

② 한방병원 또는 치과병원은 의사를 두어 의과 진료과목을 추가로 설치ㆍ운영 가능

③ 병원ㆍ한방병원 또는 요양병원은 치과의사를 두어 치과 진료과목을 추가로 설치ㆍ운영 가능

④ 추가로 진료과목을 설치ㆍ운영하는 경우에는 진료에 필요한 시설ㆍ장비를 갖춰야 함

25. 병원감염 예방(법 47조, 규칙 43ㆍ46조)

(1) 일정 규모 이상(200병상 이상)의 병원 및 종합병원으로서 중환자실을 운영하는 의료기관의 장은 감염관리위원회와 감염관리실을 설치ㆍ운영

(2) 의료기관의 장은 감염병이 유행하는 경우 환자, 환자의 보호자, 의료인, 의료기관 종사자 및 경비원 등 해당 의료기관 내에서 업무를 수행하는 사람에게 감염병의 예방을 위하여 보건복지부령으로 정하는 바에 따라 필요한 정보를 제공하거나 관련 교육을 실시해야 함

(3) 감염관리위원회의 업무

① 병원감염에 대한 대책, 연간 감염예방계획의 수립 및 시행에 관한 사항

② 감염관리요원의 선정 및 배치에 관한 사항

③ 감염병 환자, 감염병 의사환자 또는 병원체보유자의 처리에 관한 사항

④ 병원의 전반적인 위생관리에 관한 사항

⑤ 병원감염관리에 관한 자체 규정의 제정 및 개정에 관한 사항

⑥ 그 밖에 병원감염관리에 관한 중요한 사항

(4) 감염관리실의 업무

① 병원감염의 발생 감시

② 병원감염관리 실적의 분석 및 평가

③ 직원의 감염관리교육 및 감염과 관련된 직원의 건강관리에 관한 사항

④ 그 밖에 감염 관리에 필요한 사항

(5) 감염관리실 운영

다음의 사람을 각각 1명 이상 두어야 함

① 감염 관리에 경험과 지식이 있는 의사

② 감염 관리에 경험과 지식이 있는 간호사

③ 감염 관리에 경험과 지식이 있는 사람으로서 해당 의료기관의 장이 인정하는 사람

제2절 의료법인

26. 의료법인 (법 48 · 49 · 51조)

(1) 설립허가

의료법인을 설립하려는 자는 대통령령이 정하는 바에 의하여 시 · 도지사의 허가를 받아야 함

(2) 부대사업

부대사업으로 얻은 수익에 관한 회계는 의료법인의 다른 회계와 구분하여 계산

① 의료인과 의료관계자 양성이나 보수교육

② 의료나 의학에 관한 조사 연구

③ 노인의료복지시설의 설치 · 운영

④ 장례식장의 설치 · 운영

⑤ 부설주차장의 설치 · 운영

⑥ 의료업 수행에 수반되는 의료정보시스템 개발 · 운영사업 중 대통령령으로 정하는 사업

⑦ 그 밖에 휴게음식점영업, 일반음식점영업, 이용업, 미용업 등 환자 또는 의료법인이 개설한 의료기관 종사자 등의 편의를 위하여 보건복지부령으로 정하는 사업

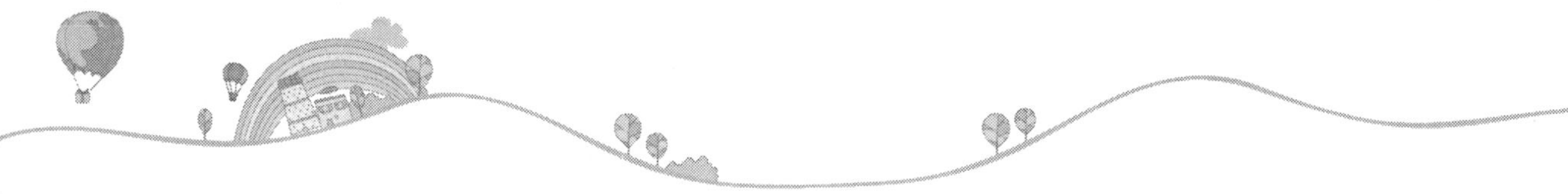

(3) 설립 허가 취소

① 정관으로 정하지 아니한 사업을 한 때

② 설립된 날부터 2년 안에 의료기관을 개설하지 아니한 때

③ 의료법인이 개설한 의료기관이 개설허가를 취소당한 때

④ 보건복지부장관 또는 시 · 도지사가 감독을 위하여 내린 명령을 위반한 때

⑤ 부대사업 외의 사업을 한 때

제3절 의료기관 단체

27. 의료기관단체 설립(법 52조)

병원급 의료기관의 장은 의료기관의 건전한 발전과 국민보건 향상에 기여하기 위하여 전국 조직을
두는 단체를 설립 가능

28. 대한민국의학한림원(법 52조의2)

(1) 의료인에 관련되는 의학 및 관계 전문분야(의학 등)의 연구 · 진흥기반을 조성하고 우수한 보건의료인
을 발굴 · 활용하기 위하여 대한민국의학한림원(한림원)을 두며, 한림원은 법인으로 함

(2) 한림원의 사업

① 의학 등의 연구진흥에 필요한 조사 · 연구 및 정책자문

② 의학 등의 분야별 중장기 연구 기획 및 건의

③ 의학 등의 국내외 교류협력사업

④ 의학 등 및 국민건강과 관련된 사회문제에 관한 정책자문 및 홍보

⑤ 보건의료인의 명예를 기리고 보전하는 사업

⑥ 보건복지부장관이 의학 등의 발전을 위하여 지정 또는 위탁하는 사업

4　신의료기술평가

29. 신의료기술(법 53조)

보건복지부장관은 국민건강을 보호하고 의료기술의 발전을 촉진하기 위하여 대통령령으로 정하는 바에 따라 신의료기술평가위원회의 심의를 거쳐 신의료기술의 안전성·유효성 등에 관한 평가를 실시

5　의료광고

30. 의료광고의 금지 등(법56조)

(1) 의료법인·의료기관 또는 의료인이 아닌 자는 의료에 관한 광고 불가

(2) 의료광고의 금지

① 평가를 받지 아니한 신의료기술에 관한 광고

② 치료효과를 보장하는 등 소비자를 현혹할 우려가 있는 내용의 광고

③ 다른 의료기관·의료인의 기능 또는 진료 방법과 비교하는 내용의 광고

④ 다른 의료법인·의료기관 또는 의료인을 비방하는 내용의 광고

⑤ 수술 장면 등 직접적인 시술행위를 노출하는 내용의 광고

⑥ 의료인의 기능, 진료 방법과 관련하여 심각한 부작용 등 중요한 정보를 누락하는 광고

⑦ 객관적으로 인정되지 아니하거나 근거가 없는 내용을 포함하는 광고

⑧ 신문, 방송, 잡지 등을 이용하여 기사 또는 전문가의 의견 형태로 표현되는 광고

⑨ 심의를 받지 아니하거나 심의 받은 내용과 다른 내용의 광고

⑩ 외국인환자를 유치하기 위한 국내광고

⑪ 그 밖에 의료광고의 내용이 국민건강에 중대한 위해를 발생하게 하거나 발생하게 할 우려가 있는 것으로서 대통령령으로 정하는 내용의 광고

(3) 의료법인·의료기관 또는 의료인은 거짓이나 과장된 내용의 의료광고 불가

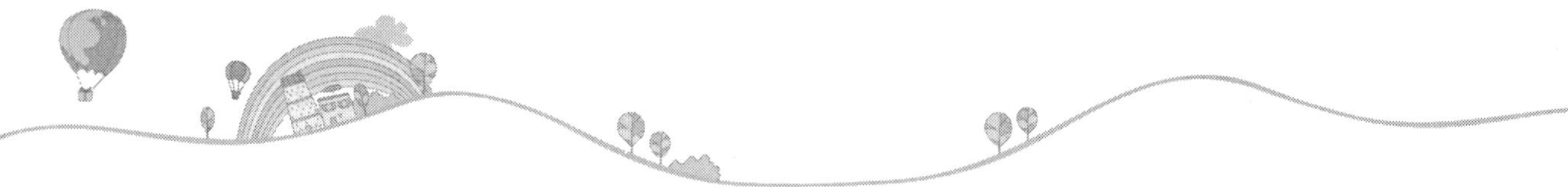

31. 광고의 심의(법 57조, 시행령 24조)

(1) 의료법인·의료기관·의료인이 미리 광고의 내용과 방법 등에 관하여 보건복지부장관의 심의를 받아야 함

(2) 심의대상

① 신문·인터넷신문 또는 정기간행물

② 옥외광고물 중 현수막, 벽보, 전단 및 교통시설·교통수단에 표시되는 것

③ 전광판

④ 대통령령으로 정하는 인터넷 매체

    ㉠ 인터넷뉴스서비스

    ㉡ 방송사업자가 운영하는 인터넷 홈페이지

    ㉢ 방송사업자의 방송프로그램을 주된 서비스로 하여 '방송', 'TV' 또는 '라디오' 등의 명칭을 사용하면서 인터넷을 통하여 제공하는 인터넷 매체

    ㉣ 정보통신서비스 제공자 중 전년도 말 기준 직전 3개월 간 일일 평균 이용자 수가 10만 명 이상인 자가 운영하는 인터넷 매체

(3) 보건복지부장관은 광고심의업무를 의사회, 치과의사회, 한의사회, 조산사회 및 간호사회에 위탁 가능

6 감독

32. 의료기관 인증(법 58~58조의7, 규칙 64조의3)

(1) 보건복지부장관은 의료의 질과 환자 안전의 수준을 높이기 위하여 병원급 의료기관에 대한 인증 가능

(2) 보건복지부장관은 인증에 관한 업무를 관계 전문기관에 위탁, 예산지원 가능

(3) 보건복지부장관은 다른 법률에 따라 의료기관을 대상으로 실시하는 평가를 통합하여 인증전담기관으로 하여금 시행하도록 할 수 있음

(4) 의료기관인증위원회 : 의료기관 인증에 관한 주요 정책 심의

① 구성

    ㉠ 위원장 1명을 포함한 15인 이내의 위원으로 구성

    ⓛ 위원장은 보건복지부차관, 위원회의 위원은 다음의 사람 중에서 보건복지부장관이 임명 또는 위촉
- 의료인 단체 및 의료기관단체에서 추천하는 자
- 노동계, 시민단체, 소비자단체에서 추천하는 자
- 보건의료에 관한 학식과 경험이 풍부한 자
- 보건복지부 소속 3급 이상 공무원 또는 고위공무원단에 속하는 공무원

② **심의**
    ㉠ 인증기준 및 인증의 공표를 포함한 의료기관 인증과 관련된 주요 정책에 관한 사항
    ⓛ 의료기관 대상 평가제도 통합에 관한 사항
    ㉢ 의료기관 인증 활용에 관한 사항
    ㉣ 그 밖에 위원장이 심의에 부치는 사항

(5) 의료기관 인증기준 및 방법

① 환자의 권리와 안전

② 의료기관의 의료서비스 질 향상 활동

③ 의료서비스의 제공과정 및 성과

④ 의료기관의 조직·인력관리 및 운영

⑤ 환자 만족도

(6) 의료기관 인증의 신청

① 의료기관 인증을 받고자 하는 의료기관의 장은 보건복지부장관에게 신청

② 요양병원의 장은 보건복지부령으로 정하는 바에 따라 보건복지부장관에게 인증을 신청

③ 인증전담기관은 보건복지부장관의 승인을 받아 의료기관 인증을 신청한 의료기관의 장으로부터 인증에 소요되는 비용을 징수 가능
    ㉠ 조사수당, 여비 등 현지조사에 드는 직접비용
    ⓛ 인건비, 기관운영비 등 인증전담기관 운영에 드는 간접비용
    ㉢ 그 밖에 의료기관 인증기준을 충족하도록 지원하는 전문가의 진단 및 기술 지원 등에 드는 컨설팅 비용

(7) 이의신청

① 의료기관 인증을 신청한 의료기관의 장은 평가결과 또는 인증등급에 관하여 보건복지부장관에게 이의신청 가능

② 이의신청은 평가결과 또는 인증등급을 통보받은 날부터 30일 이내에 해야 함

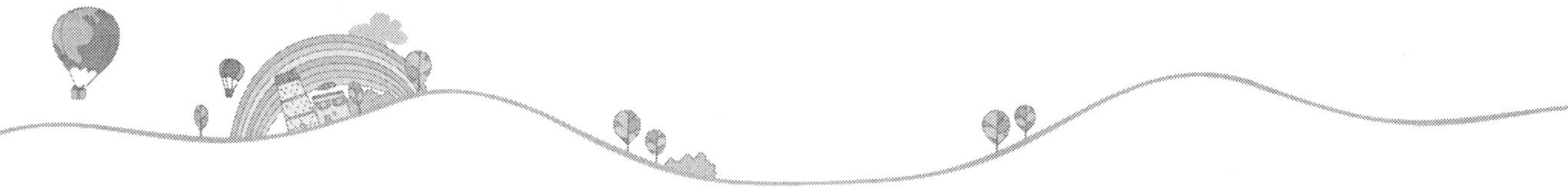

(8) 인증서와 인증마크, 인증의 공표 및 활용

① 보건복지부장관은 인증을 받은 의료기관에 인증서를 교부하고 인증을 나타내는 표시(인증마크)를 제작하여 인증을 받은 의료기관이 사용하도록 할 수 있음

② 보건복지부장관은 인증을 받은 의료기관에 관하여 인증기준, 인증 유효기간 및 평가한 결과 등 보건복지부령으로 정하는 사항을 인터넷 홈페이지 등에 공표

③ 보건복지부장관은 평가 결과와 인증등급을 활용하여 의료기관에 대하여 다음에 해당하는 행정적·재정적 지원 등 가능
　㉠ 상급종합병원 지정
　㉡ 전문병원 지정
　㉢ 그 밖에 다른 법률에서 정하거나 보건복지부장관이 필요하다고 인정한 사항

33. 개설 허가 취소 등(법 64조)

(1) 보건복지부장관 또는 시장·군수·구청장은 의료기관이 다음의 어느 하나에 해당하면 그 의료업을 1년의 범위에서 정지시키거나 개설 허가를 취소하거나 의료기관 폐쇄를 명할 수 있음

① 개설 신고나 개설 허가를 한 날부터 3개월 이내에 정당한 사유 없이 업무를 시작하지 아니한 때

② 의료인이나 의료기관 종사자가 무자격자에게 의료행위를 하게 하거나 의료인에게 면허 사항 외의 의료행위를 하게 한 때

③ 제61조에 따른 관계 공무원의 직무 수행을 기피 또는 방해하거나 제59조 또는 제63조에 따른 명령을 위반한 때

④ 제33조 제2항 제3호부터 제5호까지의 규정에 따른 의료법인·비영리법인, 준정부기관·지방의료원 또는 한국보훈복지의료공단의 설립허가가 취소되거나 해산된 때, 제33조 제2항을 위반하여 의료기관을 개설한 때

⑤ 제33조 제5항, 제9항, 제10항, 제40조 또는 제56조를 위반한 때

⑥ 제63조에 따른 시정명령을 이행하지 아니한 때

⑦ 「약사법」 제24조 제2항을 위반하여 담합행위를 한 때

⑧ 의료기관 개설자가 거짓으로 진료비를 청구하여 금고 이상의 형을 선고받고 그 형이 확정된 때

(2) 개설 허가를 취소당하거나 폐쇄 명령을 받은 자는 그 취소된 날이나 폐쇄 명령을 받은 날부터 6개월 이내에, 의료업 정지처분을 받은 자는 그 업무 정지기간 중에 각각 의료기관을 개설·운영 불가

(3) 단, 제1항 제8호에 따라 의료기관 개설 허가를 취소당하거나 폐쇄 명령을 받은 자는 취소당한 날이나 폐쇄 명령을 받은 날부터 3년 안에는 의료기관을 개설·운영하지 못함

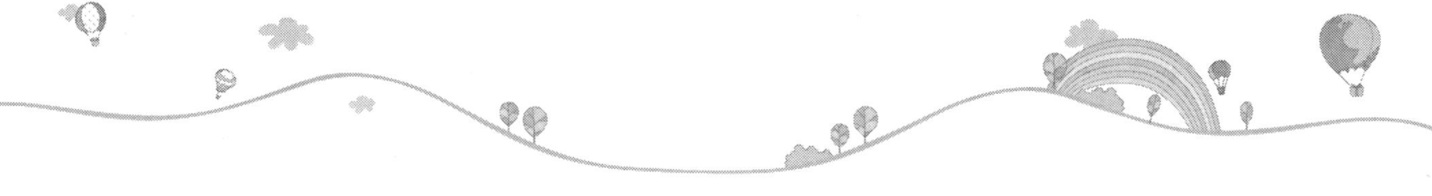

34. 면허 취소와 재교부(법 65조)

(1) 면허 취소 가능 사유

① 법 8조(의료인의 결격사유)중 어느 하나에 해당하게 된 경우 면허를 취소해야 함

② 자격 정지 처분 기간 중에 의료행위를 하거나 3회 이상 자격 정지 처분을 받은 경우

③ 제11조제1항(면허 조건과 등록)에 따른 면허 조건을 이행하지 아니한 경우

④ 면허증을 빌려준 경우

(2) 보건복지부장관은 면허가 취소된 자라도 취소의 원인이 된 사유가 없어지거나 개전의 정이 뚜렷하다고 인정되면 면허 재교부 가능. 단, ③에 따라 면허가 취소된 경우에는 취소된 날부터 1년 이내, ②, ④에 따라 면허가 취소된 경우에는 취소된 날부터 2년 이내, 제8조 제4호에 따른 사유로 면허가 취소된 경우에는 취소된 날부터 3년 이내에는 재교부 불가

35. 자격정지 등(법 66조, 시행령 32조) : 1년의 범위에서 면허자격을 정지 시킬 수 있는 경우

(1) 의료인의 품위를 심하게 손상시키는 행위를 한 때

① 학문적으로 인정되지 아니하는 진료행위(조산 업무와 간호 업무를 포함. 이하 동일)

② 비도덕적 진료행위

③ 거짓 또는 과대 광고행위

④ 불필요한 검사 · 투약 · 수술 등 지나친 진료행위를 하거나 부당하게 많은 진료비를 요구하는 행위

⑤ 전공의의 선발 등 직무와 관련하여 부당하게 금품을 수수하는 행위

⑥ 다른 의료기관을 이용하려는 환자를 영리를 목적으로 자신이 종사하거나 개설한 의료기관으로 유인하거나 유인하게 하는 행위

⑦ 자신이 처방전을 발급하여 준 환자를 영리를 목적으로 특정 약국에 유치하기 위하여 약국개설자나 약국에 종사하는 자와 담합하는 행위

⑧ 방송, 신문 · 인터넷신문 또는 정기간행물의 매체에서 식품에 대한 건강 · 의학정보, 건강기능식품에 대한 건강 · 의학정보, 의약품 · 한약 · 한약제제 또는 의약외품에 대한 건강 · 의학정보, 의료기기에 대한 건강 · 의학정보, 화장품 · 기능성화장품 또는 유기농화장품에 대한 건강 · 의학정보에 대하여 거짓 또는 과장하여 제공하는 행위

(2) 의료기관 개설자가 될 수 없는 자에게 고용되어 의료행위를 한 때

(3) 진단서 · 검안서 또는 증명서를 거짓으로 작성하여 내주거나 진료기록부 등을 거짓으로 작성하거나 고의로 사실과 다르게 추가기재 · 수정한 때

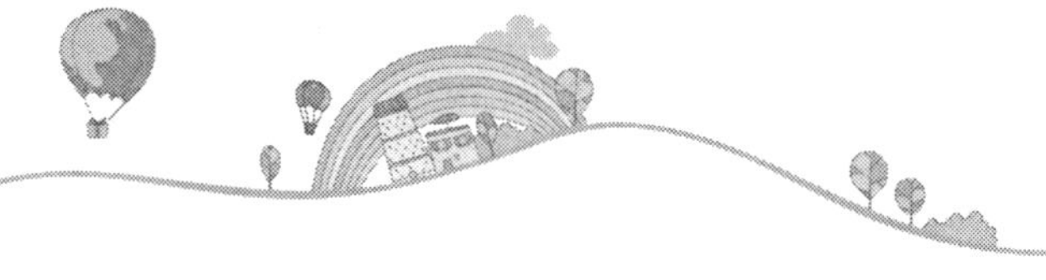

(4) 제20조(태아 성 감별 행위 등 금지)를 위반한 경우

(5) 의료인이 아닌 자로 하여금 의료행위를 하게 한 때

(6) 의료기사 아닌 자에게 의료기사의 업무를 하게 하거나 의료기사에게 그 업무 범위를 벗어나게 한 때

(7) 관련 서류를 위조·변조하거나 속임수 등 부정한 방법으로 진료비를 거짓 청구한 때

(8) 제23조의2(부당한 경제적 이득 등의 취득 금지)를 위반하여 경제적 이익 등을 제공받은 때

(9) 그 밖에 이 법 또는 이 법에 따른 명령을 위반한 때

36. 의료지도원(법 69조)

① 법 61조(보고와 업무 검사 등)에 따른 관계 공무원의 직무를 행하게 하기 위하여 보건복지부, 시·도 및 시·군·구에 의료지도원을 둠
② 의료지도원은 보건복지부장관, 시·도지사 또는 시장·군수·구청장이 그 소속 공무원 중에서 임명하되, 자격과 임명 등에 필요한 사항은 보건복지부령으로 지정
③ 의료지도원 및 그 밖의 공무원은 직무를 통하여 알게 된 의료기관, 의료인, 환자의 비밀 누설 불가

7 삭제

8 보칙

37. 보칙(법 77조~84조)

(1) 전문의

① 의사·치과의사 또는 한의사로서 전문의가 되려는 자는 대통령령으로 정하는 수련을 거쳐 보건복지부장관에게 자격 인정을 받아야 함

② 전문의 자격을 인정받은 자가 아니면 전문과목 표시 불가. 다만, 보건복지부장관은 의료체계를 효율적으로 운영하기 위하여 전문의 자격을 인정받은 치과의사와 한의사에 대하여 종합병원·치과병원·한방병원 중 보건복지부령으로 정하는 의료기관에 한하여 전문과목을 표시 가능하게 할 수 있음

③ 전문과목을 표시한 치과의원은 표시한 전문과목에 해당하는 환자만을 진료(단, 응급환자는 예외)

(2) 전문간호사

보건복지부장관은 간호사에게 간호사 면허 외에 전문간호사 자격 인정 가능

(3) 한지 의료인

① 이 법이 시행되기 전의 규정에 따라 면허를 받은 한지 의사, 한지 치과의사 및 한지 한의사는 허가받은 지역에서 의료업무에 종사하는 경우 의료인으로 봄

② 허가받은 지역 밖에서 의료행위를 하는 경우에는 그 면허 취소 가능

③ 한지 의사, 한지 치과의사, 한지 한의사로서 허가받은 지역에서 10년 이상 의료 업무에 종사한 경력이 있는 자 또는 이 법 시행 당시 의료업무에 종사하고 있는 자 중 경력이 5년 이상인 자에게는 의사, 치과의사 또는 한의사의 면허를 줄 수 있음

(4) 간호조무사

① 간호조무사가 되려는 사람은 간호조무사 자격시험에 합격하고 시·도지사의 자격인정을 받아야 함. 자격시험의 제한에 관하여는 제10조 준용

② 간호조무사는 제27조에도 불구하고 간호보조 업무에 종사할 수 있음. 이 경우 이 법을 적용할 때 간호사에 관한 규정을 준용하며, "면허"는 "자격"으로, "면허증"은 "자격증"으로 함

(5) 의료유사업자

① 이 법이 시행되기 전의 규정에 따라 자격을 받은 접골사, 침사, 구사(이하 "의료유사업자")는 각 해당 시술소에서 시술(施術)을 업(業)으로 할 수 있음

② 의료유사업자에 대하여는 이 법 중 의료인과 의료기관에 관한 규정을 준용.

(6) 안마사

안마사는 시각장애인 중 다음의 어느 하나에 해당하는 자로서 시·도지사에게 자격인정을 받아야 함

① 특수학교 중 고등학교에 준한 교육을 하는 학교에서 안마사의 업무한계에 따라 물리적 시술에 관한 교육과정을 마친 자

② 중학교 과정 이상의 교육을 받고 보건복지부장관이 지정하는 안마수련기관에서 2년 이상의 안마수련과정을 마친 자

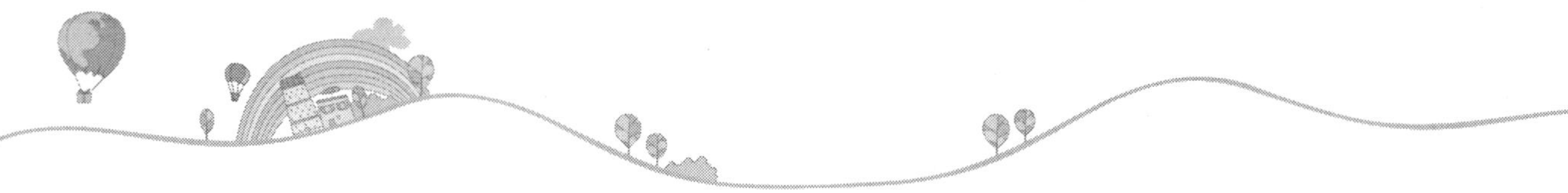

(7) 경비 보조 등

① 보건복지부장관 또는 시·도지사는 국민보건 향상을 위하여 필요하다고 인정될 때에는 의료인·의료기관·중앙회 또는 의료 관련 단체에 대하여 시설, 운영 경비, 조사·연구비용의 전부 또는 일부 보조 가능

② 보건복지부장관은 다음의 의료기관이 인증을 신청할 때 예산의 범위에서 인증에 소요되는 비용의 전부 또는 일부를 보조 가능
   ㉠ 인증을 신청하여야 하는 의료기관(요양병원 등)
   ㉡ 300병상 미만인 의료기관(종합병원은 제외) 중 보건복지부장관이 정하는 기준에 해당하는 의료기관

(8) 청문을 실시해야 하는 경우

① 제51조에 따른 설립 허가의 취소

② 제58조의9에 따른 의료기관 인증 또는 조건부인증의 취소

③ 제63조에 따른 시설·장비 등의 사용금지 명령

④ 제64조제1항에 따른 개설허가 취소나 의료기관 폐쇄 명령

⑤ 제65조제1항에 따른 면허의 취소

9 벌칙

38. 5년 이하의 징역 또는 2천만 원 이하의 벌금(법 87조)

① 면허증을 빌려준 사람

② 의료용 시설, 기재, 약품, 기타 기물 등을 파괴·손상한 자

③ 의료기관을 점거하여 진료를 방해한 자

④ ②,③을 교사 또는 방조한 자

⑤ 전자처방전·의무기록에 저장된 개인정보를 탐지하거나 누출·변조 또는 훼손한 자

⑥ 의료인이 아니면서 의료행위를 한 자

⑦ 면허된 이외의 의료행위를 한 자

⑧ 의사는 종합병원·병원·요양병원 또는 의원을, 치과의사는 치과병원 또는 치과의원을, 한의사는 한방병원, 요양병원 또는 한의원을, 조산사는 조산원만을 개설 가능한데, 이를 위반한 자

⑨ 둘 이상의 의료기관을 개설·운영한 경우

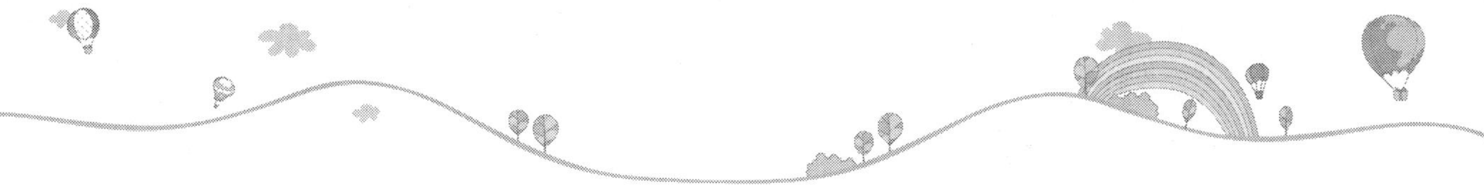

⑩ 의료기관을 개설·운영하는 의료법인 등이 다른 자에게 그 법인의 명의를 빌려준 경우

39. 3년 이하의 징역 또는 3천만 원 이하의 벌금(법 87조)

의료기관의 개설자나 관리자가 품질관리검사에서 부적합하다고 판정받은 특수의료장비를 사용한 경우

40. 3년 이하의 징역이나 1천만원 이하의 벌금(법 88조)

① 의료인이 의료법이나 다른 법령에 특별히 규정된 경우 외에 의료·조산·간호를 하면서 알게 된 다른 사람의 비밀을 누설하거나 발표한 경우(친고죄 : 고소시 처벌)

② 의료인이나 의료기관 종사자가 환자가 아닌 다른 사람에게 환자에 관한 기록을 열람하게 하거나 그 사본을 내주는 등 내용을 확인할 수 있게 한 경우(친고죄)

③ 의료인이 진료기록부 등을 거짓으로 작성하거나 고의로 사실과 다르게 추가기재 또는 수정한 경우

④ 「국민건강보험법」이나 「의료급여법」에 따른 본인부담금을 면제하거나 할인하는 행위, 금품 등을 제공하거나 불특정 다수인에게 교통편의를 제공하는 행위 등 영리를 목적으로 환자를 의료기관이나 의료인에게 소개·알선·유인하는 행위 및 이를 사주하는 행위를 한 경우

⑤ 보험회사, 상호회사, 보험설계사, 보험대리점 또는 보험중개사가 외국인환자를 유치하기 위한 행위를 한 경우

⑥ 종합병원·병원·치과병원·한방병원 또는 요양병원을 개설하기 위해 보건복지부령으로 정하는 바에 따라 시·도지사의 허가를 받지 않은 경우

⑦ 의료기관 개설이 가능한 자 외의 자가 그 소속 직원, 종업원, 그 밖의 구성원(수용자 포함)이나 그 가족의 건강관리를 위하여 부속 의료기관을 개설하려고 할 때 그 개설 장소를 관할하는 시장·군수·구청장에게 신고하지 않은 경우

⑧ 정당한 사유 없이 의료인과 의료기관 개설자가 업무개시 명령을 거부한 경우

⑨ 개설 허가를 취소당하거나 폐쇄 명령을 받은 자는 그 취소된 날이나 폐쇄 명령을 받은 날부터 6개월 이내에, 의료업 정지처분을 받은 자는 그 업무 정지기간 중에 각각 의료기관을 개설·운영하지 못한다는 규정을 위반한 경우. 다만, 의료기관 개설자가 거짓으로 진료비를 청구하여 금고 이상의 형을 선고받고 그 형이 확정되어 의료기관 개설 허가를 취소당하거나 폐쇄 명령을 받은 자는 취소당한 날이나 폐쇄 명령을 받은 날부터 3년 안에 의료기관을 개설·운영한 경우

⑩ 의료지도원 및 그 밖의 공무원이 직무를 통하여 알게 된 의료기관, 의료인, 환자의 비밀을 누설한 경우(친고죄)

⑪ 안마사의 자격인정을 받지 아니하고 영리를 목적으로 안마를 한 경우

보 건 의 료 법 규

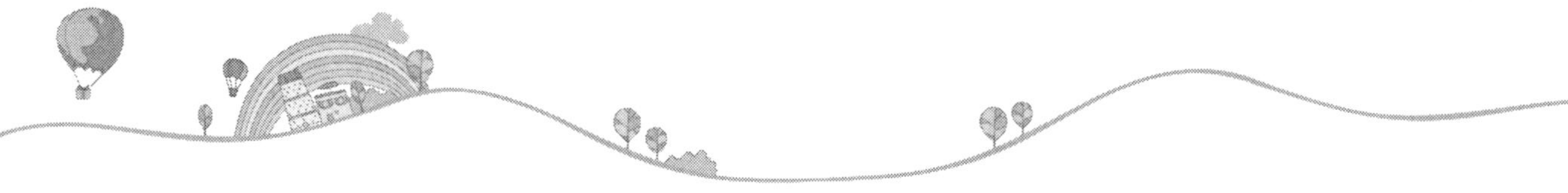

41. 2년 이하의 징역이나 3천만 원 이하의 벌금(법 88조의2)

의료인, 의료기관 개설자 및 의료기관 종사자가 의약품 공급자로부터 의약품 채택 · 거래유지 · 처방유도 등 판매촉진을 목적으로 제공되는 금전, 물품, 편익, 노무, 향응, 그 밖의 경제적 이익을 받을 경우, 의료기기 수입업자, 의료기기 판매업자 또는 임대업자로부터 의료기기 채택 · 사용유도 · 거래유지 등 판매촉진을 목적으로 제공되는 경제적 이익 등을 받을 경우

42. 2년 이하의 징역이나 1천만 원 이하의 벌금(법 88조의3)

① 태아 성 감별을 목적으로 임부를 진찰하거나 검사 또는 이를 돕는 행위를 한 경우
② 의료인은 임신 32주 이전에 태아나 임부를 진찰하거나 검사하면서 알게 된 태아의 성별을 임부, 임부의 가족, 그 밖의 다른 사람이 알게 한 경우

43. 1년 이하의 징역이나 500만 원 이하의 벌금(법 89조)

① 정당한 이유 없이 진료 또는 조산의 요청을 거부한 의료인
② 자신이 진찰 또는 검안한 의사 · 치과의사 · 한의사가 아니면서 진단서 · 검안서 · 증명서 또는 처방전을 교부 · 발송한 의료인
③ 비영리법인(의료법인 등)이 의료기관을 개설할 때 그 법인의 정관에 개설하고자 하는 의료기관의 소재지를 기재하고, 대통령령으로 정하는 바에 따라 정관의 변경허가를 얻지 않은 경우(의료법인 등을 설립할 때에는 설립 허가)
④ 의료법인 · 의료기관 또는 의료인이 아닌 자가 의료광고를 한 경우, 의료법인 · 의료기관 또는 의료인이 제56조제2항에 명시된 의료광고를 한 경우, 의료법인 · 의료기관 또는 의료인이 거짓이나 과장된 내용의 의료광고를 한 경우, 방송이나 그 밖에 국민의 보건과 건전한 의료경쟁의 질서를 유지하기 위하여 제한할 필요가 있는 경우로서 대통령령으로 정하는 방법으로 의료광고를 한 경우
⑤ 의료법인 · 의료기관 · 의료인이 신문, 인터넷신문, 정기간행물, 옥외광고물 중 현수막, 벽보, 전단 및 교통시설이나 교통수단에 표시되는 것, 전광판, 대통령령으로 정하는 매체를 이용하여 의료광고를 하려는 때에 미리 광고의 내용과 방법 등에 관하여 보건복지부장관의 심의를 받지 않은 경우
⑥ 의료기관 인증을 받지 아니하고 인증서나 인증마크를 제작 · 사용하거나, 그 밖의 방법으로 인증을 사칭한 경우

44. 300만원 이하의 벌금(법 90조)

① 의료기관에서 나오는 세탁물을 의료인 · 의료기관 또는 특별자치시장 · 특별자치도지사 · 시장 · 군수 · 구청장(자치구의 구청장을 말함)에게 신고하지 아니한 자가 처리한 경우 및 세탁물을 처리하는 자가 보건복지부령으로 정하는 바에 따라 위생적으로 보관 · 운반 · 처리하지 않은 경우

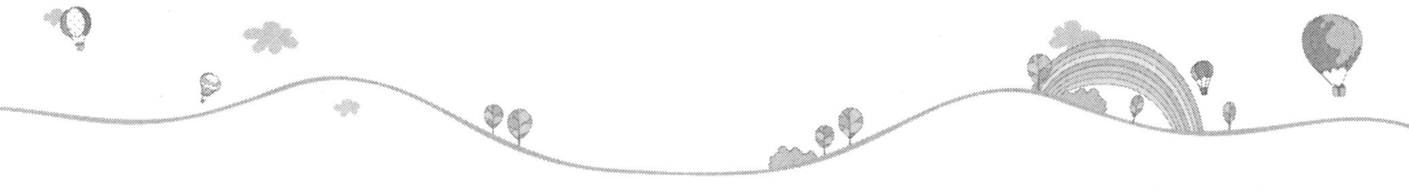

② 의사·치과의사 또는 한의사가 자신이 진찰하거나 검안한 자에 대한 진단서·검안서 또는 증명서 교부를 요구받은 때에 정당한 사유 없이 거부한 경우 및 의사·한의사 또는 조산사가 자신이 조산한 것에 대한 출생·사망 또는 사산 증명서 교부를 요구받은 때에 정당한 사유 없이 거부한 경우

③ 처방전을 발행한 의사 또는 치과의사(처방전을 발행한 한의사 포함)가 처방전에 따라 의약품을 조제하는 약사 또는 한약사의 문의에 즉시 응하지 않은 경우

④ 의료인이 다른 의료인으로부터 진료기록의 내용 확인이나 환자의 진료경과에 대한 소견 등을 송부할 것을 요청받은 경우에 해당 환자나 환자 보호자의 동의를 받아 송부하지 않은 경우 및 응급환자를 다른 의료기관에 이송하는 경우에 지체 없이 내원 당시 작성된 진료기록의 사본 등을 이송하지 않은 경우

⑤ 의료인이 각각 진료기록부, 조산기록부, 간호기록부, 그 밖의 진료에 관한 기록(진료기록부 등)을 갖추어 두고 환자의 주된 증상, 진단 및 치료 내용 등 보건복지부령으로 정하는 의료행위에 관한 사항과 의견을 상세히 기록하고 서명하지 않은 경우 및 의료인이나 의료기관 개설자가 진료기록부 등을 보건복지부령으로 정하는 바에 따라 보존하지 않은 경우

⑥ 사체를 검안하여 변사한 것으로 의심되는 때에 사체의 소재지를 관할하는 경찰서장에게 신고하지 않은 경우

⑦ 의료인이 아님에도 의사·치과의사·한의사·조산사 또는 간호사 명칭이나 이와 비슷한 명칭을 사용한 경우 및 의료인이 의료법에 따른 의료기관을 개설하지 않고 의료업을 한 경우

⑧ 의원·치과의원·한의원 또는 조산원을 개설하려는 자가 보건복지부령으로 정하는 바에 따라 시장·군수·구청장에게 신고하지 않은 경우 및 개설된 의료기관이 개설 장소를 이전하거나 개설에 관한 신고 또는 허가사항 중 보건복지부령으로 정하는 중요사항을 변경하려는 때에 신고하지 않은 경우

⑨ 소속 직원, 종업원, 그 밖의 구성원(수용자 포함)이나 그 가족의 건강관리를 위하여 부속 의료기관을 개설하기 위해 그 개설 장소를 관할하는 시장·군수·구청장에게 신고하지 않은 경우

⑩ 각종 병원에서 응급환자와 입원환자의 진료 등에 필요한 당직의료인을 두지 않은 경우

⑪ 의료기관이 제3조제2항에 명시한 의료기관의 종류에 따르는 명칭 외의 명칭을 사용한 경우

⑫ 의료법인이 재산을 처분하거나 정관을 변경하려할 때 시·도지사의 허가를 받지 않은 경우 및 의료법에 따른 의료법인이 아님에도 의료법인이나 이와 비슷한 명칭을 사용한 경우

⑬ 전문의 자격을 인정받은 자가 아님에도 전문과목을 표시한 경우

⑭ 시정명령을 위반한 경우

⑮ 의료기관 개설자가 될 수 없는 자에게 고용되어 의료행위를 한 경우

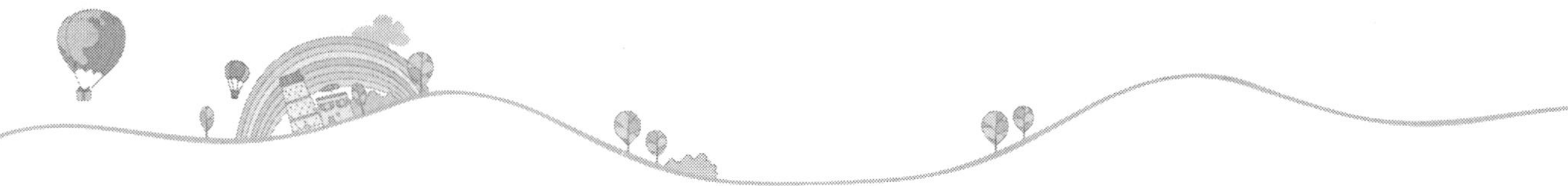

45. 과태료 (법 92조)

(1) 300만 원 이하의 과태료

① 신고를 하지 아니하고 진단용 방사선 발생장치를 설치·운영한 자

② 안전관리책임자를 선임하지 아니하거나 정기검사와 측정 또는 방사선 관계 종사자에 대한 피폭관리를 실시하지 아니한 자

③ 선택진료에 관한 정보를 제공하지 아니한 자

④ 부대사업을 하려는 의료법인이 보건복지부령으로 정하는 바에 따라 미리 의료기관의 소재지를 관할하는 시·도지사에게 신고하지 않은 경우(신고사항을 변경하려는 경우도 포함)

⑤ 세탁물의 처리업무에 종사하는 사람에게 보건복지부령으로 정하는 바에 따라 감염 예방에 관한 교육을 실시하지 아니한 경우

(2) 200만 원 이하의 과태료

의료기관이나 의료인이 보고를 하지 아니하거나, 검사를 거부·방해·기피한 자

(3) 100만원 이하의 과태료

① 기록 및 유지를 하지 아니한 자

② 변경이나 휴업·폐업 또는 재개업을 신고하지 아니한 자 및 변경신고를 하지 아니한 자

③ 휴업 또는 폐업 신고를 하지 아니하거나 진료기록부 등을 이관하지 아니한 자

④ 의료기관의 명칭 또는 이와 비슷한 명칭을 사용한 지

⑤ 진료과목 표시를 위반한 자

⑥ 환자의 권리 등을 게시하지 아니한 자

⑦ 대한민국의학한림원 또는 이와 유사한 명칭을 사용한 자

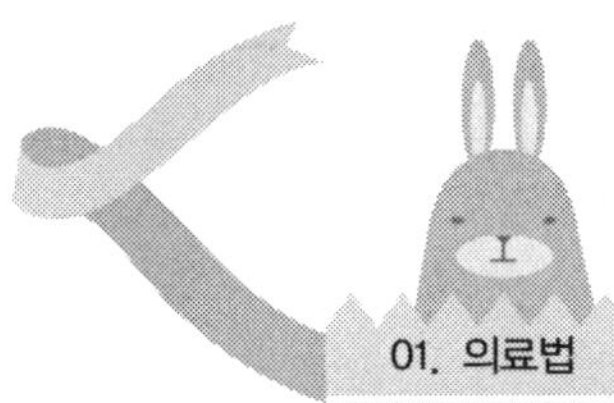

핵심예상문제

1 다음 중 의료법의 목적으로 가장 적절한 것은?

① 보건의료에 관한 국민의 권리·의무와 국가 및 지방자치단체의 책임을 정하고 보건의료의 수요와 공급에 관한 기본적인 사항을 규정함으로써 보건의료의 발전과 국민의 보건 및 복지의 증진에 이바지

② 국민들이 응급상황에서 신속하고 적절한 응급의료를 받을 수 있도록 응급의료에 관한 국민의 권리와 의무, 국가·지방자치단체의 책임, 응급의료제공자의 책임과 권리를 정하고 응급의료자원의 효율적 관리에 필요한 사항을 규정함으로써 응급환자의 생명과 건강을 보호하고 국민의료를 적정하게 함

③ 모든 국민이 수준 높은 의료혜택을 받을 수 있도록 국민의료에 필요한 사항을 규정함으로써 국민의 건강을 보호·증진

④ 국민에게 건강에 대한 가치와 책임의식을 함양하도록 건강에 관한 바른 지식을 보급하고 스스로 건강생활을 실천할 수 있는 여건을 조성함으로써 국민의 건강을 증진함

⑤ 공공보건의료의 기본적인 사항을 정하여 국민에게 양질의 공공보건의료를 효과적으로 제공함으로써 국민보건의 향상에 이바지함

> **Advice** 의료법 1조(목적)
> 모든 국민이 수준 높은 의료혜택을 받을 수 있도록 국민의료에 필요한 사항을 규정함으로써 국민의 건강을 보호하고 증진하기 위함

2 다음 중 의료인의 임무로 가장 알맞은 것은?

① 의사 : 한방 의료와 한방 보건지도
② 치과의사 : 치과 의료와 구강 보건지도
③ 한의사 : 의료와 보건지도
④ 조산사 : 상병자나 해산부의 요양을 위한 간호 또는 진료 보조 및 대통령령으로 정하는 보건활동
⑤ 간호사 : 조산과 임부·해산부·산욕부 및 신생아에 대한 보건과 양호지도

> **Advice** 법 2조(의료인)

Answer   1.③ 2.②

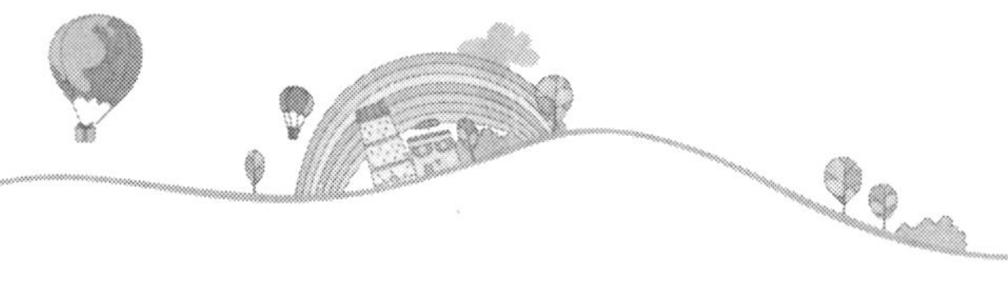

3 의료법에서 규정한 의료인으로 적절하지지 않은 것은?

① 의사 ② 약사
③ 한의사 ④ 치과의사
⑤ 조산사

> **Advice** 의료법 2조(의료인)
> ① 이 법에서 "의료인"이란 보건복지부장관의 면허를 받은 의사·치과의사·한의사·조산사 및 간호사를 말한다.
> ② 의료인은 종별에 따라 다음 각 호의 임무를 수행하여 국민보건 향상을 이루고 국민의 건강한 생활 확보에 이바지할 사명을 가진다.
> 1. 의사는 의료와 보건지도를 임무로 한다.
> 2. 치과의사는 치과 의료와 구강 보건지도를 임무로 한다.
> 3. 한의사는 한방 의료와 한방 보건지도를 임무로 한다.
> 4. 조산사는 조산(助産)과 임부(姙婦)·해산부(解産婦)·산욕부(産褥婦) 및 신생아에 대한 보건과 양호지도를 임무로 한다.
> 5. 간호사는 상병자(傷病者)나 해산부의 요양을 위한 간호 또는 진료 보조 및 대통령령으로 정하는 보건활동을 임무로 한다.

4 다음 중 의원급 의료기관에 해당하는 것은?

① 병원 ② 한의원
③ 치과병원 ④ 요양병원
⑤ 종합병원

> **Advice** 법 3조(의료기관)
> ① 이 법에서 "의료기관"이란 의료인이 공중(公衆) 또는 특정 다수인을 위하여 의료·조산의 업(이하 "의료업"이라 한다)을 하는 곳을 말한다.
> ② 의료기관은 다음 각 호와 같이 구분한다.
> 1. 의원급 의료기관 : 의사, 치과의사 또는 한의사가 주로 외래환자를 대상으로 각각 그 의료행위를 하는 의료기관으로서 그 종류는 다음 각 목과 같다.
>   가. 의원
>   나. 치과의원
>   다. 한의원
> 2. 조산원 : 조산사가 조산과 임부·해산부·산욕부 및 신생아를 대상으로 보건활동과 교육·상담을 하는 의료기관을 말한다.
> 3. 병원급 의료기관 : 의사, 치과의사 또는 한의사가 주로 입원환자를 대상으로 의료행위를 하는 의료기관으로서 그 종류는 다음 각 목과 같다.
>   가. 병원
>   나. 치과병원
>   다. 한방병원
>   라. 요양병원
>   마. 종합병원

Answer　　3.②　4.②

5 다음 중 의료법상 종합병원이 갖추어야 할 기본 병상수는?

① 30개 이상　　　　　　　　　② 50개 이상
③ 70개 이상　　　　　　　　　④ 100개 이상
⑤ 150개 이상

> **Advice** 법 3조의3(종합병원)
> ① 종합병원은 다음 각 호의 요건을 갖추어야 한다.
>   1. 100개 이상의 병상을 갖출 것
>   2. 100병상 이상 300병상 이하인 경우에는 내과·외과·소아청소년과·산부인과 중 3개 진료과목, 영상의학과, 마취통증의학과와 진단검사의학과 또는 병리과를 포함한 7개 이상의 진료과목을 갖추고 각 진료과목마다 전속하는 전문의를 둘 것
>   3. 300병상을 초과하는 경우에는 내과, 외과, 소아청소년과, 산부인과, 영상의학과, 마취통증의학과, 진단검사의학과 또는 병리과, 정신건강의학과 및 치과를 포함한 9개 이상의 진료과목을 갖추고 각 진료과목마다 전속하는 전문의를 둘 것
> ② 종합병원은 제1항제2호 또는 제3호에 따른 진료과목(이하 이 항에서 "필수진료과목"이라 한다) 외에 필요하면 추가로 진료과목을 설치·운영할 수 있다. 이 경우 필수진료과목 외의 진료과목에 대하여는 해당 의료기관에 전속하지 아니한 전문의를 둘 수 있다.

6 의료기관은 의료인이 공중 또는 특정 다수인을 위하여 의료·(　　)의 업을 행하는 곳을 말한다. (　　　) 안에 들어갈 알맞은 말은?

① 검진　　　　　　　　　　　② 치료
③ 조산　　　　　　　　　　　④ 예방
⑤ 간호

> **Advice** 법 3조(의료기관)

7 250병상을 갖춘 종합병원에 반드시 두어야 하는 진료과목으로 적절하지 것은?

① 영상의학과　　　　　　　　② 마취통증의학과
③ 정신건강의학과　　　　　　④ 진단검사의학과
⑤ 병리과

> **Advice** 법 3조의3(종합병원)
> 종합병원은 다음 각 호의 요건을 갖추어야 한다.
> 1. 100개 이상의 병상을 갖출 것
> 2. 100병상 이상 300병상 이하인 경우에는 내과·외과·소아청소년과·산부인과 중 3개 진료과목, 영상의학과, 마취통증의학과와 진단검사의학과 또는 병리과를 포함한 7개 이상의 진료과목을 갖추고 각 진료과목마다 전속하는 전문의를 둘 것
> 3. 300병상을 초과하는 경우에는 내과, 외과, 소아청소년과, 산부인과, 영상의학과, 마취통증의학과, 진단검사의학과 또는 병리과, 정신건강의학과 및 치과를 포함한 9개 이상의 진료과목을 갖추고 각 진료과목마다 전속하는 전문의를 둘 것

Answer　　　5.④　6.③　7.③

8 보건복지부장관은 일정 요건을 갖춘 종합병원 중에서 중증질환에 대하여 난이도가 높은 의료행위를 전문적으로 하는 종합병원을 상급종합병원으로 지정할 수 있다. 상급종합병원 지정 요건으로 적절하지 않은 것은?

① 보건복지부령으로 정하는 10개 이상의 진료과목을 갖추고 각 진료과목마다 전속하는 전문의를 둘 것
② 보건복지부령으로 정하는 20개 이상의 진료과목을 갖추고 각 진료과목마다 전속하는 전문의를 둘 것
③ 전문의가 되려는 자를 수련시키는 기관일 것
④ 보건복지부령으로 정하는 인력·시설·장비 등을 갖출 것
⑤ 질병군별(疾病群別) 환자구성 비율이 보건복지부령으로 정하는 기준에 해당할 것

> **Advice** 법 3조의4(상급종합병원 지정)
> ① 보건복지부장관은 다음 각 호의 요건을 갖춘 종합병원 중에서 중증질환에 대하여 난이도가 높은 의료행위를 전문적으로 하는 종합병원을 상급종합병원으로 지정할 수 있다.
>   1. 보건복지부령으로 정하는 20개 이상의 진료과목을 갖추고 각 진료과목마다 전속하는 전문의를 둘 것
>   2. 제77조제1항에 따라 전문의가 되려는 자를 수련시키는 기관일 것
>   3. 보건복지부령으로 정하는 인력·시설·장비 등을 갖출 것
>   4. 질병군별(疾病群別) 환자구성 비율이 보건복지부령으로 정하는 기준에 해당할 것

9 다음 중 의료인의 결격사유에 해당하는 것은?

① 「정신보건법」 제3조제1호에 따른 정신질환자 중 전문의가 의료인으로서 적합하다고 인정하는 사람
② 마약·대마·향정신성의약품 중독자
③ 「마약류관리에 관한 법률」을 위반하여 금고 이상의 형을 선고받고 그 형의 집행이 종료된 사람
④ 「응급의료에 관한 법률」을 위반하여 금고 이상의 형을 선고받고 그 형의 집행이 종료된 사람
⑤ 「모자보건법」을 위반하여 금고 이상의 형을 선고받고 그 형의 집행을 받지 아니하기로 확정된 자

> **Advice** 법 8조(결격사유 등)
> 다음 각 호의 어느 하나에 해당하는 자는 의료인이 될 수 없다.
>   1. 「정신보건법」 제3조제1호에 따른 정신질환자. 다만, 전문의가 의료인으로서 적합하다고 인정하는 사람은 그러하지 아니하다.
>   2. 마약·대마·향정신성의약품 중독자
>   3. 금치산자·한정치산자
>   4. 이 법 또는 「형법」 제233조, 제234조, 제269조, 제270조, 제317조제1항 및 제347조(허위로 진료비를 청구하여 환자나 진료비를 지급하는 기관이나 단체를 속인 경우만을 말한다), 「보건범죄단속에 관한 특별조치법」, 「지역보건법」, 「후천성면역결핍증 예방법」, 「응급의료에 관한 법률」, 「농어촌 등 보건의료를 위한 특별 조치법」, 「시체해부 및 보존에 관한 법률」, 「혈액관리법」, 「마약류관리에 관한 법률」, 「약사법」, 「모자보건법」, 그 밖에 대통령령으로 정하는 의료 관련 법령을 위반하여 금고 이상의 형을 선고받고 그 형의 집행이 종료되지 아니하였거나 집행을 받지 아니하기로 확정되지 아니한 자

Answer   8.① 9.②

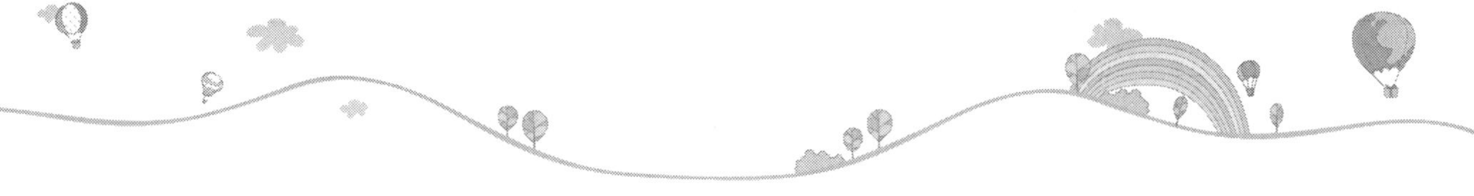

10 의료인 면허를 위한 국가시험 응시의 결격사유로 부적절한 것은?

① 「정신보건법」 제3조제1호에 따른 정신질환자

② 마약·대마·향정신성의약품 중독자

③ 「마약류관리에 관한 법률」을 위반하여 금고 이상의 형을 선고받고 그 형의 집행이 종료된 사람

④ 부정한 방법으로 국가시험 등에 응시한 자나 국가시험 등에 관하여 부정행위를 한 자

⑤ 「응급의료에 관한 법률」을 위반하여 금고 이상의 형을 선고받고 그 형의 집행이 종료되지 아니한 사람

> **Advice** 법 10조(응시자격 제한 등)
> ① 제8조(결격사유 등) 각 호의 어느 하나에 해당하는 자는 국가시험 등에 응시할 수 없다.
> ② 부정한 방법으로 국가시험 등에 응시한 자나 국가시험 등에 관하여 부정행위를 한 자는 그 수험을 정지시키거나 합격을 무효로 한다.
> ③ 제2항에 따라 수험이 정지되거나 합격이 무효가 된 자는 그 다음에 치러지는 2회의 국가시험 등에 응시할 수 없다.

11 부정한 방법으로 국가시험 등에 응시한 의료인에게 취할 수 있는 가장 적절한 조치는?

① 벌금을 부과함

② 과태료를 부과함

③ 해당시험을 무효처리함

④ 수험을 정지하거나 합격을 무효로 하고 그 다음에 치러지는 2회의 국가시험 등에 응시를 못하게 함

⑤ 수험을 정지하거나 합격을 무효로 하고 그 다음에 치러지는 3회의 국가시험 등에 응시를 못하게 함

> **Advice** 법 10조(응시자격 제한 등)

12 국가시험 합격 후 의료인의 면허증 교부는 신청한 날로부터 며칠 이내에 교부해야 하는가?

① 7일 이내   ② 14일 이내

③ 21일 이내   ④ 한 달 이내

⑤ 6개월 이내

> **Advice** 규칙 4조(면허증 발급)
> ③ 제2항에 따른 면허증은 영 제8조제1항에 따른 면허증 발급을 신청한 날부터 14일 이내에 발급하여야 한다. 다만, 법 제5조제1항제3호 및 법 제7조제2호에 해당하는 자의 경우에는 외국에서 면허를 받은 사실 등에 대한 조회가 끝난 날부터 14일 이내에 면허증을 발급한다.

Answer   10.③ 11.④ 12.②

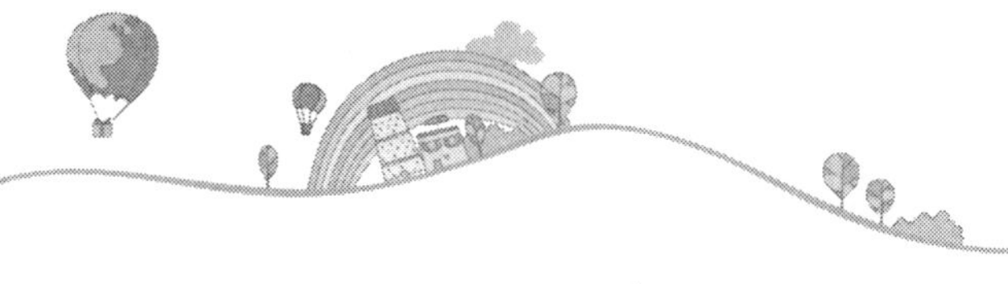

13 의료인의 권리에 대한 설명으로 적절하지 않은 것은?

① 의료인이 행하는 의료, 조산, 간호 등 의료기술의 시행에 간섭받지 않을 권리

② 의료기관의 의료용 시설·기재·약품, 그 밖의 기물 등을 파괴·손상받지 않을 권리

③ 의료기관 점거 등으로 진료를 방해받지 않을 권리

④ 필요한 경우 의료 업무에 필요한 약품을 압류 받을 수 있는 권리

⑤ 의료행위에 필요한 기구·약품, 그 밖의 시설 및 재료를 우선적으로 공급받을 권리

> **Advice** 법 12조(의료기술 등에 대한 보호)
> ① 의료인이 하는 의료·조산·간호 등 의료기술의 시행(이하 "의료행위"라 한다)에 대하여는 이 법이나 다른 법령에 따로 규정된 경우 외에는 누구든지 간섭하지 못한다.
> ② 누구든지 의료기관의 의료용 시설·기재·약품, 그 밖의 기물 등을 파괴·손상하거나 의료기관을 점거하여 진료를 방해하여서는 아니 되며, 이를 교사하거나 방조하여서는 아니 된다.
> 법 13조(의료기재 압류 금지)
> 의료인의 의료 업무에 필요한 기구·약품, 그 밖의 재료는 압류하지 못한다.
> 법 14조(기구 등 우선공급)
> ① 의료인은 의료행위에 필요한 기구·약품, 그 밖의 시설 및 재료를 우선적으로 공급받을 권리가 있다.
> ② 의료인은 제1항의 권리에 부수(附隨)되는 물품, 노력, 교통수단에 대하여서도 제1항과 같은 권리가 있다.

14 다음 괄호 안에 들어갈 사항으로 적절한 것은?

> 의료업에 종사하고 직접 진찰하거나 검안(檢案)한 의사, 치과의사, 한의사는 진료 중이던 환자가 최종 진료 시부터 ( )시간 이내에 사망한 경우에는 다시 진료하지 아니하더라도 진단서나 증명서를 내줄 수 있다.

① 24시간 ② 48시간

③ 72시간 ④ 일주일

⑤ 한 달

> **Advice** 법 17조(진단서 등)
> ① 의료업에 종사하고 직접 진찰하거나 검안(檢案)한 의사, 치과의사, 한의사가 아니면 진단서·검안서·증명서 또는 처방전을 작성하여 환자(환자가 사망한 경우에는 배우자, 직계존비속 또는 배우자의 직계존속을 말한다) 또는 「형사소송법」 제222조제1항에 따라 검시(檢屍)를 하는 지방검찰청검사(검안서에 한한다)에게 교부하거나 발송(전자처방전에 한한다)하지 못한다. 다만, 진료 중이던 환자가 최종 진료 시부터 48시간 이내에 사망한 경우에는 다시 진료하지 아니하더라도 진단서나 증명서를 내줄 수 있으며, 환자 또는 사망자를 직접 진찰하거나 검안한 의사·치과의사 또는 한의사가 부득이한 사유로 진단서·검안서 또는 증명서를 내줄 수 없으면 같은 의료기관에 종사하는 다른 의사·치과의사 또는 한의사가 환자의 진료기록부 등에 따라 내줄 수 있다.

Answer   13.④ 14.②

15 출생, 사망, 사산 증명서 발급이 가능한 의료인은?

① 의사, 한의사, 치과의사　　　　　② 의사, 한의사, 간호사

③ 의사, 한의사, 조산사　　　　　　④ 의사, 간호사, 조산사

⑤ 의사, 치과의사, 조산사

> **Advice** 법 17조(진단서 등)
> ② 의료업에 종사하고 직접 조산한 의사·한의사 또는 조산사가 아니면 출생·사망 또는 사산 증명서를 내주지 못한다. 다만, 직접 조산한 의사·한의사 또는 조산사가 부득이한 사유로 증명서를 내줄 수 없으면 같은 의료기관에 종사하는 다른 의사·한의사 또는 조산사가 진료기록부 등에 따라 증명서를 내줄 수 있다.

16 사망증명서 또는 시체검안서를 교부할 수 있는 자는?

① 의사, 치과의사, 한의사　　　　　② 의사, 치과의사

③ 의사, 한의사　　　　　　　　　　④ 의사, 한의사, 약사

⑤ 의사, 치과의사, 간호사

> **Advice** 법 17조(진단서 등)

17 처방전을 발행한 의사 또는 치과의사, 한의사는 처방전에 따라 의약품을 조제하는 약사 또는 한약사가 문의를 한 때에는 즉시 응해야 한다. 단, 어떠한 사유가 있어 문의에 응할 수 없는 경우 사유가 종료된 즉시 응해야 하는데 다음 중 이러한 사유에 해당하는 것은?

① 환자를 수술 또는 처치 중인 경우

② 정기회진중인 경우

③ 점심식사 시간인 경우

④ 휴가중인 경우

⑤ 대학 강의중인 경우

> **Advice** 법 18조(처방전 작성과 교부)
> ④ 제1항에 따라 처방전을 발행한 의사 또는 치과의사(처방전을 발행한 한의사를 포함한다)는 처방전에 따라 의약품을 조제하는 약사 또는 한약사가 「약사법」 제26조제2항에 따라 문의한 때 즉시 이에 응하여야 한다. 다만, 다음 각 호의 어느 하나에 해당하는 사유로 약사 또는 한약사의 문의에 응할 수 없는 경우 사유가 종료된 때 즉시 이에 응하여야 한다.
> 1. 「응급의료에 관한 법률」 제2조제1호에 따른 응급환자를 진료 중인 경우
> 2. 환자를 수술 또는 처치 중인 경우
> 3. 그 밖에 약사의 문의에 응할 수 없는 정당한 사유가 있는 경우

보
건
의
료
법
규

Answer　　　15.③　16.①　17.①

18 환자의 기록열람이 불가능한 경우로 적절한 것은?

① 「국민건강보험법」에 따라 급여비용 심사·지급·대상여부 확인을 위한 경우
② 「의료급여법」에 따라 의료급여 수급권자 확인을 위한 경우
③ 「자동차손해배상 보장법」에 따라 의료기관으로부터 자동차보험진료수가를 청구받은 보험회사 등이 그 의료기관에 대하여 관계 진료기록의 열람을 청구한 경우
④ 환자가 지정하는 대리인이 환자 본인의 동의서와 대리권이 있음을 증명하는 서류를 첨부하는 경우
⑤ 환자의 배우자가 환자 본인의 동의서 없이 기록열람을 요청하는 경우

> **Advice** 법 21조(기록 열람 등)

19 다음 중 의사·치과의사·한의사 및 조산사가 사체를 검안하여 변사(變死)한 것으로 의심되는 때 신고해야 하는 대상은?

① 사체의 소재지를 관할하는 보건소장
② 사체의 소재지를 관할하는 경찰서장
③ 사체의 소재지를 관할하는 시·군·구청장
④ 질병관리본부장
⑤ 보건복지부장관

> **Advice** 법 26조(변사체 신고)
> 의사·치과의사·한의사 및 조산사는 사체를 검안하여 변사(變死)한 것으로 의심되는 때에는 사체의 소재지를 관할하는 경찰서장에게 신고하여야 한다.

20 진료에 관한 기록 등 그 보존기간이 적절한 것은?

① 환자 명부 : 3년
② 진료기록부 : 5년
③ 처방전 : 3년
④ 방사선사진 및 그 소견서 : 10년
⑤ 간호기록부 : 5년

> **Advice** 규칙 15조(진료에 관한 기록의 보존)
> ① 의료기관의 개설자 또는 관리자는 진료에 관한 기록을 다음 각 호에 정하는 기간 동안 보존하여야 한다.
>   1. 환자 명부 : 5년
>   2. 진료기록부 : 10년
>   3. 처방전 : 2년
>   4. 수술기록 : 10년
>   5. 검사소견기록 : 5년
>   6. 방사선사진 및 그 소견서 : 5년
>   7. 간호기록부 : 5년
>   8. 조산기록부 : 5년
>   9. 진단서 등의 부본(진단서·사망진단서 및 시체검안서 등을 따로 구분하여 보존할 것) : 3년

(Answer)   18.⑤   19.②   20.⑤

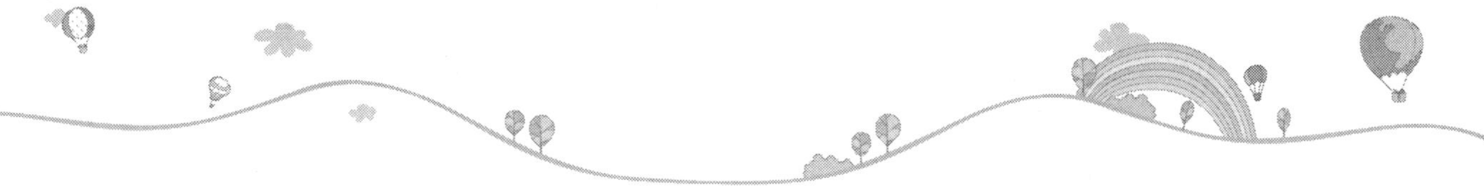

21 의료법상 보존기간이 10년인 것은?

> 가. 환자의 명부　　　　　　　　　　나. 처방전
> 다. 간호기록　　　　　　　　　　　　라. 진료기록부

① 가, 나, 다　　　　　　　　　　　② 가, 다
③ 나, 라　　　　　　　　　　　　　④ 라
⑤ 가, 나, 다, 라

　　Advice 규칙 15조(진료에 관한 기록의 보존)

22 의료기관의 개설자 또는 관리자가 준수해야 할 사항으로 적절하지 않은 것은?

① 필요한 경우 입원실이 아닌 장소에 환자·임부 또는 해산부를 입원시킬 수 있음
② 입원실의 정원을 초과하여 입원시키지 아니할 것
③ 입원실은 남·여별로 구별할 것
④ 정신병환자는 정신병 입원실 외에는 입원시키지 아니할 것
⑤ 외래진료실에 진료 중인 환자 외에 다른 환자를 대기시키지 않도록 할 것

　　Advice 규칙 33조(개설자 또는 관리자의 준수 사항)
　　1. 입원실의 정원을 초과하여 입원시키지 아니할 것
　　2. 입원실은 남·여별로 구별할 것
　　3. 입원실이 아닌 장소에 환자·임부 또는 해산부를 입원시키지 아니할 것
　　4. 정신병환자는 정신병 입원실 외에는 입원시키지 아니할 것
　　5. 전염의 우려가 있는 환자와 그 밖의 환자를 같은 입원실에 입원시키지 아니할 것
　　6. 전염의 우려가 있는 환자가 입원하였던 입원실 및 그 옷·침구·식기 등은 완전히 소독하기 전에는 사용하지 아니할 것
　　7. 변질·오염·손상되었거나 유효기간 또는 사용기한이 지난 의약품은 진열하거나 사용하지 아니할 것
　　8. 한방병원 또는 한의원의 개설자나 관리자는 「의약품 등의 안전에 관한 규칙」 제62조제5호에 따라 규격품으로 판매하도록 지정·고시된 한약을 조제하는 경우에는 규격품을 사용할 것
　　9. 외래진료실에 진료 중인 환자 외에 다른 환자를 대기시키지 않도록 할 것
　　10. 의료기관에서 환자의 처치에 사용되는 기구 및 물품(1회용품은 제외한다)은 보건복지부장관이 정하여 고시하는 방법에 따라 소독하여 사용할 것

보
건
의
료
법
규

Answer　　21.④　22.①

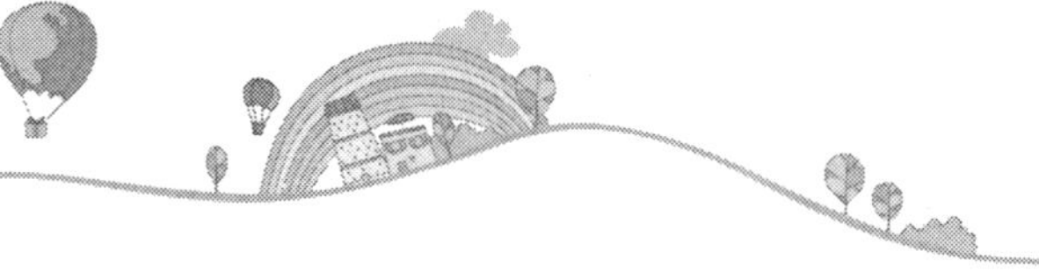

23 다음 중 의료기관을 개설하지 아니하고 의료업을 행할 수 있는 경우로 적절하지 않은 것은?

① 담당의사가 원하는 경우

② 응급환자를 진료하는 경우

③ 환자나 환자 보호자의 요청에 따라 진료하는 경우

④ 국가나 지방자치단체의 장이 공익상 필요하다고 인정하여 요청하는 경우

⑤ 보건복지부령으로 정하는 바에 따라 가정간호를 하는 경우

> **Advice** 법 33조(개설 등)
>
> ① 의료인은 이 법에 따른 의료기관을 개설하지 아니하고는 의료업을 할 수 없으며, 다음 각 호의 어느 하나에 해당하는 경우 외에는 그 의료기관 내에서 의료업을 하여야 한다.
>
> 1. 「응급의료에 관한 법률」 제2조제1호에 따른 응급환자를 진료하는 경우
> 2. 환자나 환자 보호자의 요청에 따라 진료하는 경우
> 3. 국가나 지방자치단체의 장이 공익상 필요하다고 인정하여 요청하는 경우
> 4. 보건복지부령으로 정하는 바에 따라 가정간호를 하는 경우
> 5. 그 밖에 이 법 또는 다른 법령으로 특별히 정한 경우나 환자가 있는 현장에서 진료를 하여야 하는 부득이한 사유가 있는 경우
>
> 규칙 24조(가정간호)
>
> ① 법 제33조제1항제4호에 따라 의료기관이 실시하는 가정간호의 범위는 다음 각 호와 같다.
>
> 1. 간호
> 2. 검체의 채취(보건복지부장관이 정하는 현장검사를 포함한다. 이하 같다) 및 운반
> 3. 투약
> 4. 주사
> 5. 응급처치 등에 대한 교육 및 훈련
> 6. 상담
> 7. 다른 보건의료기관 등에 대한 건강관리에 관한 의뢰

24 컴퓨터·화상통신 등 정보통신기술을 활용하여 먼 곳에 있는 의료인에게 의료지식이나 기술을 지원하는 것은?

① 원격간병

② 원격간호

③ 원격치료

④ 원격의료

⑤ 원격교육

> **Advice** 법 34조(원격의료)
>
> ① 의료인(의료업에 종사하는 의사·치과의사·한의사만 해당한다)은 제33조제1항에도 불구하고 컴퓨터·화상통신 등 정보통신기술을 활용하여 먼 곳에 있는 의료인에게 의료지식이나 기술을 지원하는 원격의료(이하 "원격의료"라 한다)를 할 수 있다.
> ② 원격의료를 행하거나 받으려는 자는 보건복지부령으로 정하는 시설과 장비를 갖추어야 한다.
> ③ 원격의료를 하는 자(이하 "원격지의사"라 한다)는 환자를 직접 대면하여 진료하는 경우와 같은 책임을 진다.
> ④ 원격지의사의 원격의료에 따라 의료행위를 한 의료인이 의사·치과의사 또는 한의사(이하 "현지의사"라 한다)인 경우에는 그 의료행위에 대하여 원격지의사의 과실을 인정할 만한 명백한 근거가 없으면 환자에 대한 책임은 제3항에도 불구하고 현지의사에게 있는 것으로 본다.

Answer   23.① 24.④

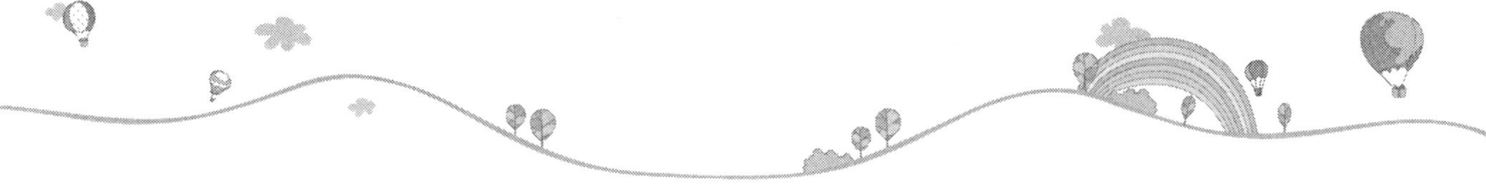

25 다음 중 요양병원에 입원할 수 있는 대상은?

① 정신분열증환자

② 감염병환자

③ 노인성질환자

④ 응급환자

⑤ 외과적 수술 후 회복되지 아니한 자

> **Advice** 규칙 36조(요양병원의 운영)
> ① 법 제36조제3호에 따른 요양병원의 입원 대상은 다음 각 호의 어느 하나에 해당하는 자로서 주로 요양이 필요한 자로 한다.
>   1. 노인성 질환자
>   2. 만성질환자
>   3. 외과적 수술 후 또는 상해 후 회복기간에 있는 자
> ② 제1항에도 불구하고 전염성 질환자는 요양병원의 입원 대상으로 하지 아니하며, 정신질환자(노인성 치매환자는 제외한다)는 정신병원(「정신보건법」 제3조제3호에 따른 정신병원을 말한다) 외의 요양병원의 입원 대상으로 하지 아니한다.
> ③ 각급 의료기관은 제1항에 따른 환자를 요양병원으로 옮긴 경우에는 환자 이송과 동시에 진료기록 사본 등을 그 요양병원에 송부하여야 한다.
> ④ 요양병원 개설자는 요양환자의 상태가 악화되는 경우에 적절한 조치를 할 수 있도록 환자 후송 등에 관하여 다른 의료기관과 협약을 맺거나 자체 시설 및 인력 등을 확보하여야 한다.

26 다음 중 감염관리위원회가 심의하는 업무에 해당하지 않는 것은?

① 병원감염에 대한 대책, 연간 감염예방계획의 수립 및 시행에 관한 사항

② 감염관리요원의 선정 및 배치에 관한 사항

③ 「감염병의 예방 및 관리에 관한 법률」에 따른 감염병환자, 감염병의사환자 또는 병원체보유자의 처리에 관한 사항

④ 병원의 전반적인 위생관리에 관한 사항

⑤ 감염관리요원의 보수에 관한 사항

> **Advice** 규칙 43조(감염관리위원회 및 감염관리실의 설치 등)
> ② 위원회는 다음 각 호의 업무를 심의한다.
>   1. 병원감염에 대한 대책, 연간 감염예방계획의 수립 및 시행에 관한 사항
>   2. 감염관리요원의 선정 및 배치에 관한 사항
>   3. 「감염병의 예방 및 관리에 관한 법률」에 따른 감염병환자, 감염병의사환자 또는 병원체보유자의 처리에 관한 사항
>   4. 병원의 전반적인 위생관리에 관한 사항
>   5. 병원감염관리에 관한 자체 규정의 제정 및 개정에 관한 사항
>   6. 삭제
>   7. 삭제
>   8. 삭제
>   9. 그 밖에 병원감염관리에 관한 중요한 사항

(Answer)   25.③ 26.⑤

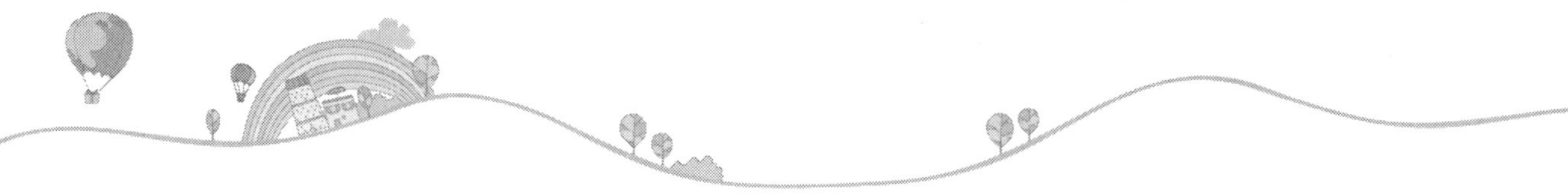

27 다음 중 감염관리위원회를 설치·운영해야 하는 의료기관에 해당하는 것은?

① 병상이 100개인 병원으로서 중환자실을 운영하는 의료기관
② 병상이 100개인 병원으로서 중환자실을 운영하지 않는 의료기관
③ 병상이 200개인 병원으로서 중환자실을 운영하는 의료기관
④ 병상이 200개인 병원으로서 중환자실을 운영하지 않는 의료기관
⑤ 병상이 300개인 병원으로서 중환자실을 운영하지 않는 의료기관

> **Advice** 규칙 43조(감염관리위원회 및 감염관리실의 설치 등)
> ① 법 제47조제1항에 따라 병원(병상이 200개 이상인 경우만 해당한다) 및 종합병원으로서 중환자실을 운영하는 의료기관의 장은 병원감염 예방을 위하여 감염관리위원회(이하 "위원회"라 한다)와 감염관리실을 설치·운영하여야 한다.

28 다음 중 감염관리실의 업무에 해당하지 않는 것은?

① 감염환자 입원허가에 관한 사항
② 병원감염의 발생 감시
③ 병원감염관리 실적의 분석 및 평가
④ 직원의 감염관리교육
⑤ 감염과 관련된 직원의 건강관리에 관한 사항

> **Advice** 규칙 43조(감염관리위원회 및 감염관리실의 설치 등)
> ③ 감염관리실은 다음 각 호의 업무를 수행한다.
> 1. 병원감염의 발생 감시
> 2. 병원감염관리 실적의 분석 및 평가
> 3. 직원의 감염관리교육 및 감염과 관련된 직원의 건강관리에 관한 사항
> 4. 그 밖에 감염 관리에 필요한 사항

29 다음 중 의료법인이 개설하는 의료기관에서 가능한 의료업무 외의 부대사업에 해당하지 않는 것은?

① 의료인과 의료관계자 양성이나 보수교육
② 건강기능식품 판매
③ 의료나 의학에 관한 조사 연구
④ 노인의료복지시설의 설치·운영
⑤ 부설주차장의 설치·운영

(Answer)   27.③   28.①   29.②

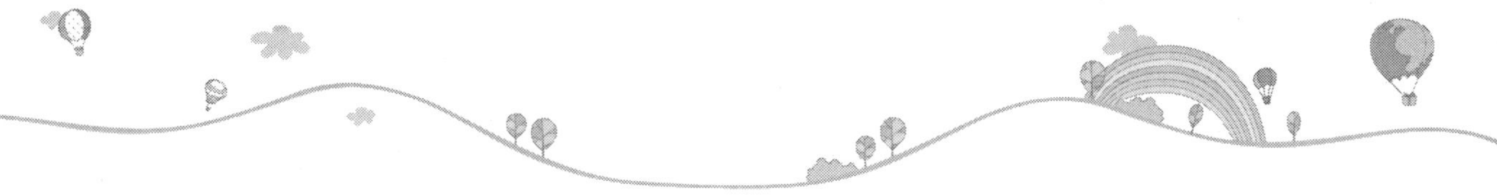

 법 49조(부대사업)

① 의료법인은 그 법인이 개설하는 의료기관에서 의료업무 외에 다음의 부대사업을 할 수 있다. 이 경우 부대사업으로 얻은 수익에 관한 회계는 의료법인의 다른 회계와 구분하여 계산하여야 한다.

1. 의료인과 의료관계자 양성이나 보수교육
2. 의료나 의학에 관한 조사 연구
3. 「노인복지법」 제31조제2호에 따른 노인의료복지시설의 설치·운영
4. 「장사 등에 관한 법률」 제29조제1항에 따른 장례식장의 설치·운영
5. 「주차장법」 제19조제1항에 따른 부설주차장의 설치·운영
6. 의료업 수행에 수반되는 의료정보시스템 개발·운영사업 중 대통령령으로 정하는 사업
7. 그 밖에 휴게음식점영업, 일반음식점영업, 이용업, 미용업 등 환자 또는 의료법인이 개설한 의료기관 종사자 등의 편의를 위하여 보건복지부령으로 정하는 사업

30 의료인이 행할 수 없는 의료광고의 범위에 해당하는 것을 모두 고르면?

> 가. 수술 장면 등 직접적인 시술행위를 노출하는 내용의 광고
> 나. 신문, 방송, 잡지 등을 이용하여 기사(記事) 또는 전문가의 의견 형태로 표현되는 광고
> 다. 의료인의 기능, 진료 방법과 관련하여 심각한 부작용 등 중요한 정보를 누락하는 광고
> 라. 치료효과를 보장하는 등 소비자를 현혹할 우려가 있는 내용의 광고

① 가, 나, 다   ② 나, 다, 라
③ 가, 다   ④ 나, 라
⑤ 가, 나, 다, 라

 법 56조(의료광고의 금지 등)

1. 제53조에 따른 평가를 받지 아니한 신의료기술에 관한 광고
2. 치료효과를 보장하는 등 소비자를 현혹할 우려가 있는 내용의 광고
3. 다른 의료기관·의료인의 기능 또는 진료 방법과 비교하는 내용의 광고
4. 다른 의료법인·의료기관 또는 의료인을 비방하는 내용의 광고
5. 수술 장면 등 직접적인 시술행위를 노출하는 내용의 광고
6. 의료인의 기능, 진료 방법과 관련하여 심각한 부작용 등 중요한 정보를 누락하는 광고
7. 객관적으로 인정되지 아니하거나 근거가 없는 내용을 포함하는 광고
8. 신문, 방송, 잡지 등을 이용하여 기사(記事) 또는 전문가의 의견 형태로 표현되는 광고
9. 제57조에 따른 심의를 받지 아니하거나 심의받은 내용과 다른 내용의 광고
10. 제27조제3항에 따라 외국인환자를 유치하기 위한 국내광고
11. 그 밖에 의료광고의 내용이 국민건강에 중대한 위해를 발생하게 하거나 발생하게 할 우려가 있는 것으로서 대통령령으로 정하는 내용의 광고

Answer   30.⑤

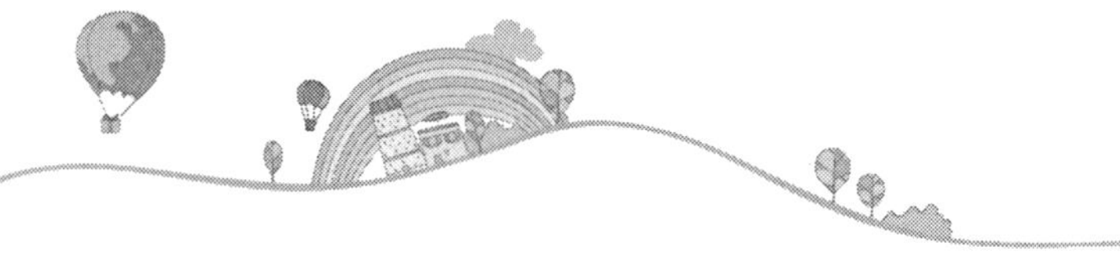

31 의료인이 의료광고를 하려고 하는 경우 미리 광고의 내용과 방법 등에 관하여 보건복지부장관의 심의를 받아야 하는 것으로 적절하지 않은 것은?

① 간판   ② 신문·인터넷 신문
③ 정기간행물   ④ 옥외광고물 중 현수막
⑤ 전광판

> **Advice** 법 57조(광고의 심의)
> ① 의료법인·의료기관·의료인이 다음 각 호의 어느 하나에 해당하는 매체를 이용하여 의료광고를 하려는 경우 미리 광고의 내용과 방법 등에 관하여 보건복지부장관의 심의를 받아야 한다.
> 　1. 「신문 등의 진흥에 관한 법률」 제2조에 따른 신문·인터넷신문 또는 「잡지 등 정기간행물의 진흥에 관한 법률」 제2조에 따른 정기간행물
> 　2. 「옥외광고물 등의 관리와 옥외광고산업 진흥에 관한 법률」 제2조제1호에 따른 옥외광고물 중 현수막(懸垂幕), 벽보, 전단(傳單) 및 교통시설·교통수단에 표시되는 것
> 　3. 전광판
> 　4. 대통령령으로 정하는 인터넷 매체

32 보건복지부장관은 의료의 질과 환자 안전의 수준을 높이기 위하여 병원급 의료기관에 대한 인증을 할 수 있는데 의료기관 인증기준에 포함되어야 하는 사항으로 적절하지 않은 것은?

① 환자의 권리와 안전

② 의료기관의 의료서비스 질 향상 활동

③ 의료서비스의 제공과정 및 성과

④ 직원의 업무만족도

⑤ 의료기관의 조직·인력관리 및 운영

> **Advice** 법 58조의3(의료기관 인증기준 및 방법 등)
> ① 의료기관 인증기준은 다음 각 호의 사항을 포함하여야 한다.
> 　1. 환자의 권리와 안전
> 　2. 의료기관의 의료서비스 질 향상 활동
> 　3. 의료서비스의 제공과정 및 성과
> 　4. 의료기관의 조직·인력관리 및 운영
> 　5. 환자 만족도
> ② 보건복지부장관은 인증을 신청한 의료기관에 대하여 제1항에 따른 인증기준의 충족 여부를 평가하여야 한다.
> ③ 보건복지부장관은 제2항에 따라 평가한 결과와 인증등급을 지체 없이 해당 의료기관의 장에게 통보하여야 한다.
> ④ 인증등급은 인증, 조건부인증 및 불인증으로 구분한다.
> ⑤ 인증의 유효기간은 4년으로 한다. 다만, 조건부인증의 경우에는 유효기간을 1년으로 한다.
> ⑥ 조건부인증을 받은 의료기관의 장은 유효기간 내에 보건복지부령으로 정하는 바에 따라 재인증을 받아야 한다.
> ⑦ 제1항에 따른 인증기준의 세부 내용은 보건복지부장관이 정한다.

(Answer)　　31.①　32.④

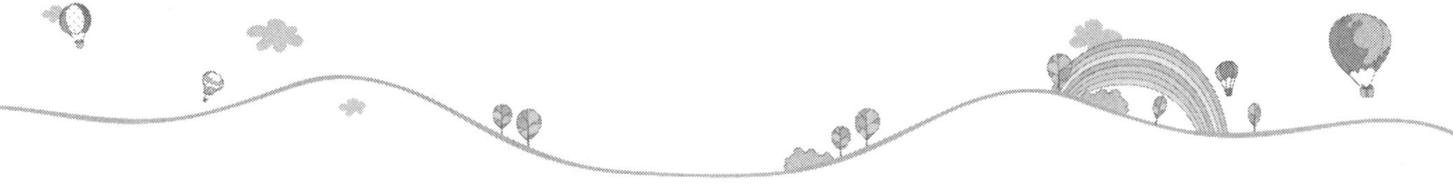

33 의료기관 인증의 유효기간으로 적절한 것은?

① 6개월　　　　　　　　　　　　② 2년

③ 3년　　　　　　　　　　　　　④ 4년

⑤ 5년

　　Advice　법 58조의3(의료기관 인증기준 및 방법 등)

34 보건의료정책을 위하여 필요한 경우 의료기관에게 지도와 명령을 할 수 있는 자로 가장 옳은 것은?

① 시 · 도지사　　　　　　　　　② 시장 · 군수 · 구청장

③ 보건복지부장관　　　　　　　④ 시장 · 군수 · 구청장, 시.도지사

⑤ 시 · 도지사, 보건복지부장관

　　Advice　법 59조

35 보건의료정책을 위하여 필요하거나 국민보건에 중대한 위해가 발생하거나 발생할 우려가 있을 때 의료기관이나 의료인에게 필요한 지도와 명령을 할 수 있는 자로 가장 적절한 것은?

① 대통령　　　　　　　　　　　② 보건복지부장관

③ 질병관리본부장　　　　　　　④ 보건소장

⑤ 보건지소장

　　Advice　법 59조(지도와 명령)
　　　　① 보건복지부장관 또는 시 · 도지사는 보건의료정책을 위하여 필요하거나 국민보건에 중대한 위해(危害)가 발생하거나 발생할 우려가 있으면 의료기관이나 의료인에게 필요한 지도와 명령을 할 수 있다.
　　　　② 보건복지부장관, 시 · 도지사 또는 시장 · 군수 · 구청장은 의료인이 정당한 사유 없이 진료를 중단하거나 의료기관 개설자가 집단으로 휴업하거나 폐업하여 환자 진료에 막대한 지장을 초래하거나 초래할 우려가 있다고 인정할 만한 상당한 이유가 있으면 그 의료인이나 의료기관 개설자에게 업무개시 명령을 할 수 있다.
　　　　③ 의료인과 의료기관 개설자는 정당한 사유 없이 제2항의 명령을 거부할 수 없다.

36 의료기관이 개설 신고나 개설 허가를 한 날부터 3개월 이내에 정당한 사유 없이 업무를 시작하지 아니하여 의료업의 정지를 명하려고 할 때 가능한 최대 정지기간은?

① 1년　　　　　　　　　　　　② 2년

③ 3년　　　　　　　　　　　　④ 4년

⑤ 5년

　　Advice　법 64조(개설 허가 취소 등)
　　　　① 보건복지부장관 또는 시장 · 군수 · 구청장은 의료기관이 다음 각 호의 어느 하나에 해당하면 그 의료업을 1년의 범위에서 정지시키거나 개설 허가를 취소하거나 의료기관 폐쇄를 명할 수 있다.

　　Answer　　　33.④　34.⑤　35.②　36.①

37 **1년의 범위 내에서 의료인의 면허자격이 정지될 수 있는 사유는?**

① 자격 정지 처분 기간 중에 의료행위를 하거나 3회 이상 자격 정지 처분을 받은 경우
② 면허증을 빌려준 경우
③ 마약 · 대마 · 향정신성의약품 중독자
④ 의료인이 아닌 자로 하여금 의료행위를 하게 한 때
⑤ 금치산자 · 한정치산자

> **Advice** 법 66조(자격정지 등)
> 1. 의료인의 품위를 심하게 손상시키는 행위를 한 때
> 2. 의료기관 개설자가 될 수 없는 자에게 고용되어 의료행위를 한 때
> 3. 제17조제1항 및 제2항에 따른 진단서 · 검안서 또는 증명서를 거짓으로 작성하여 내주거나 제22조제1항에 따른 진료기록부 등을 거짓으로 작성하거나 고의로 사실과 다르게 추가기재 · 수정한 때
> 4. 제20조(태아 성 감별 행위 등 금지)를 위반한 경우
> 5. 제27조제1항을 위반하여 의료인이 아닌 자로 하여금 의료행위를 하게 한 때
> 6. 의료기사가 아닌 자에게 의료기사의 업무를 하게 하거나 의료기사에게 그 업무 범위를 벗어나게 한 때
> 7. 관련 서류를 위조 · 변조하거나 속임수 등 부정한 방법으로 진료비를 거짓 청구한 때
> 8. 제23조의2를 위반하여 경제적 이익 등을 제공받은 때
> 9. 그 밖에 이 법 또는 이 법에 따른 명령을 위반한 때

38 **면허취소 사유에 해당하지 않는 것은?**

① 전문의가 의료인으로 적합하다고 인정하는 정신질환자
② 마약 · 대마 · 향정신성의약품 중독자
③ 금치산자 · 한정치산자
④ 자격 정지 처분 기간 중에 의료행위를 한 경우
⑤ 면허증을 빌려준 경우

> **Advice** 법 65조(면허 취소와 재교부)
> 1. 다음의 어느 하나에 해당하게 된 경우
> • 「정신보건법」 제3조제1호에 따른 정신질환자. 다만, 전문의가 의료인으로서 적합하다고 인정하는 사람은 그러하지 아니하다.
> • 마약 · 대마 · 향정신성의약품 중독자
> • 금치산자 · 한정치산자
> • 이 법 또는 「형법」, 「보건범죄단속에 관한 특별조치법」, 「지역보건법」, 「후천성면역결핍증 예방법」, 「응급의료에 관한 법률」, 「농어촌 등 보건의료를 위한 특별조치법」, 「시체해부 및 보존에 관한 법률」, 「혈액관리법」, 「마약류관리에 관한 법률」, 「약사법」, 「모자보건법」, 그 밖에 대통령령으로 정하는 의료 관련 법령을 위반하여 금고 이상의 형을 선고받고 그 형의 집행이 종료되지 아니하였거나 집행을 받지 아니하기로 확정되지 아니한 자
> 2. 제66조에 따른 자격 정지 처분 기간 중에 의료행위를 하거나 3회 이상 자격 정지 처분을 받은 경우
> 3. 제11조제1항에 따른 면허 조건을 이행하지 아니한 경우
> 4. 면허증을 빌려준 경우

Answer   **37.④ 38.①**

39 의료인으로서 품위를 손상시키는 행위에 해당하지 않는 것은?

① 학문적으로 인정되지 아니하는 진료행위

② 비도덕적 진료행위

③ 거짓 또는 과대 광고행위

④ 의료기관 개설자가 될 수 없는 자에게 고용되어 의료행위를 한 때

⑤ 다른 의료기관을 이용하려는 환자를 영리를 목적으로 자신이 종사하거나 개설한 의료기관으로 유인하거나 유인하게 하는 행위

> **Advice** 시행령 32조(의료인의 품위 손상 행위의 범위)
> ① 법 제66조제2항에 따른 의료인의 품위 손상 행위의 범위는 다음 각 호와 같다.
> 1. 학문적으로 인정되지 아니하는 진료행위(조산 업무와 간호 업무를 포함한다. 이하 같다)
> 2. 비도덕적 진료행위
> 3. 거짓 또는 과대 광고행위
> 4. 불필요한 검사·투약(投藥)·수술 등 지나친 진료행위를 하거나 부당하게 많은 진료비를 요구하는 행위
> 5. 전공의(專攻醫)의 선발 등 직무와 관련하여 부당하게 금품을 수수하는 행위
> 6. 다른 의료기관을 이용하려는 환자를 영리를 목적으로 자신이 종사하거나 개설한 의료기관으로 유인하거나 유인하게 하는 행위
> 7. 자신이 처방전을 발급하여 준 환자를 영리를 목적으로 특정 약국에 유치하기 위하여 약국개설자나 약국에 종사하는 자와 담합하는 행위
> 8. 「방송법」 제2조제1호에 따른 방송, 「신문 등의 진흥에 관한 법률」 제2조제1호·제2호에 따른 신문·인터넷신문 또는 「잡지 등 정기간행물의 진흥에 관한 법률」 제2조제1호에 따른 정기간행물의 매체에서 다음 각 목의 건강·의학정보(의학, 치의학, 한의학, 조산학 및 간호학의 정보를 말한다. 이하 같다)에 대하여 거짓 또는 과장하여 제공하는 행위
> • 「식품위생법」 제2조제1호에 따른 식품에 대한 건강·의학정보
> • 「건강기능식품에 관한 법률」 제3조제1호에 따른 건강기능식품에 대한 건강·의학정보
> • 「약사법」 제2조제4호부터 제7호까지의 규정에 따른 의약품, 한약, 한약제제 또는 의약외품에 대한 건강·의학정보
> • 「의료기기법」 제2조제1항에 따른 의료기기에 대한 건강·의학정보
> • 「화장품법」 제2조제1호부터 제3호까지의 규정에 따른 화장품, 기능성화장품 또는 유기농화장품에 대한 건강·의학정보

40 다음 중 의료인이 면허증을 다른 사람에게 빌려준 경우 벌칙은?

① 5년 이하의 징역이나 2천만 원 이하의 벌금

② 3년 이하의 징역 또는 3천만 원 이하의 벌금

③ 3년 이하의 징역이나 1천만 원 이하의 벌금

④ 2년 이하의 징역이나 3천만 원 이하의 벌금

⑤ 2년 이하의 징역이나 1천만 원 이하의 벌금

> **Advice** 법 87조(벌칙)

Answer 39.④ 40.①

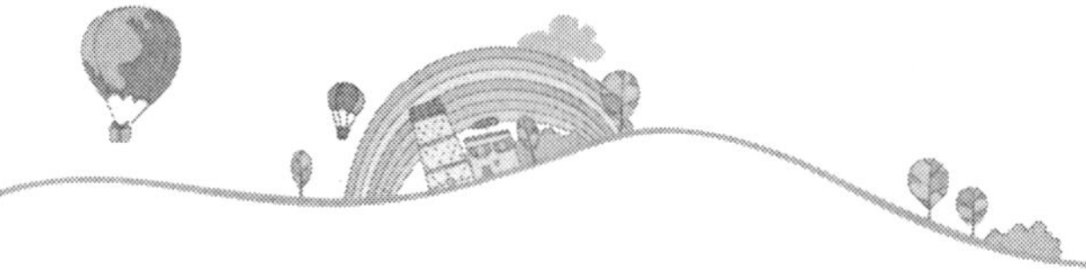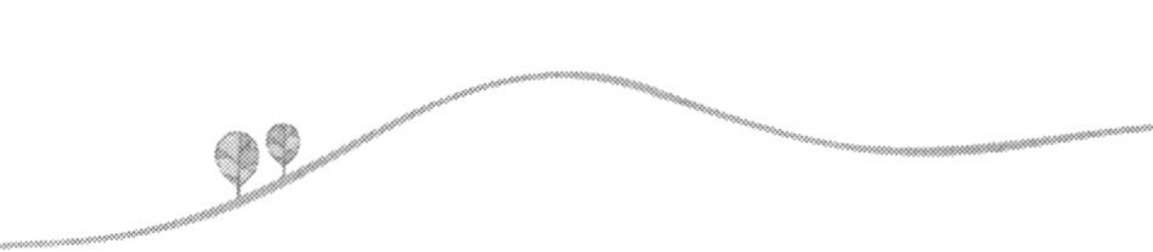

41 의료인이 의료·조산 또는 간호를 하면서 알게 된 다른 사람의 비밀을 누설한 경우 받게 되는 벌칙은?

① 5년 이하의 징역이나 2천만 원 이하의 벌금

② 3년 이하의 징역 또는 3천만 원 이하의 벌금

③ 3년 이하의 징역이나 1천만 원 이하의 벌금

④ 2년 이하의 징역이나 3천만 원 이하의 벌금

⑤ 2년 이하의 징역이나 1천만 원 이하의 벌금

Advice 법 88조(벌칙)

42 의료기관의 개설자가 품질관리검사에서 부적합하다고 판정받은 특수의료장비를 사용한 경우 받게 되는 처벌은?

① 5년 이하의 징역이나 2천만 원 이하의 벌금

② 3년 이하의 징역 또는 3천만 원 이하의 벌금

③ 3년 이하의 징역이나 1천만 원 이하의 벌금

④ 2년 이하의 징역이나 3천만 원 이하의 벌금

⑤ 2년 이하의 징역이나 1천만 원 이하의 벌금

Advice 법 87조(벌칙)

43 의료인이 의약품 공급자로부터 의약품 채택·처방유도 등 판매촉진을 목적으로 제공되는 금전, 물품, 편익, 노무, 향응, 그 밖의 경제적 이익을 받은 경우 받게 되는 처벌은?

① 5년 이하의 징역이나 2천만 원 이하의 벌금

② 3년 이하의 징역 또는 3천만 원 이하의 벌금

③ 3년 이하의 징역이나 1천만 원 이하의 벌금

④ 2년 이하의 징역이나 3천만 원 이하의 벌금

⑤ 2년 이하의 징역이나 1천만 원 이하의 벌금

Advice 법 88조의2(벌칙)

Answer　41.③　42.②　43.④

44 의료인이 임신 32주 이전에 태아나 임부를 진찰하거나 검사하면서 알게 된 태아의 성(性)을 임부에게 알려준 경우 받게 되는 처벌은?

① 5년 이하의 징역이나 2천만 원 이하의 벌금

② 3년 이하의 징역 또는 3천만 원 이하의 벌금

③ 3년 이하의 징역이나 1천만 원 이하의 벌금

④ 2년 이하의 징역이나 3천만 원 이하의 벌금

⑤ 2년 이하의 징역이나 1천만 원 이하의 벌금

Advice 법 88조의3(벌칙)

Answer 44.⑤

CHAPTER 02

국민건강증진법

1 총칙

1. 목적(법 1조)

국민에게 건강에 대한 가치와 책임의식을 함양하도록 건강에 관한 바른 지식을 보급하고 스스로 건강생활을 실천할 수 있는 여건을 조성함으로써 국민의 건강을 증진함

2. 정의(법 2조)

(1) 국민건강증진사업

보건교육, 질병예방, 영양개선, 건강관리 및 건강생활의 실천 등을 통하여 국민의 건강을 증진시키는 사업

(2) 보건교육

개인 또는 집단으로 하여금 건강에 유익한 행위를 자발적으로 수행하도록 하는 교육

(3) 영양개선

개인 또는 집단이 균형된 식생활을 통하여 건강을 개선시키는 것

(4) 건강관리

개인 또는 집단이 건강에 유익한 행위를 지속적으로 수행함으로써 건강한 상태를 유지하는 것

3. 책임(법 3조)

(1) 국가 및 지방자치단체는 건강에 관한 국민의 관심을 높이고 국민건강을 증진할 책임을 짐

(2) 모든 국민은 자신 및 가족의 건강을 증진하도록 노력하여야 하며, 타인의 건강에 해를 끼치는 행위를 하여서는 아니 됨

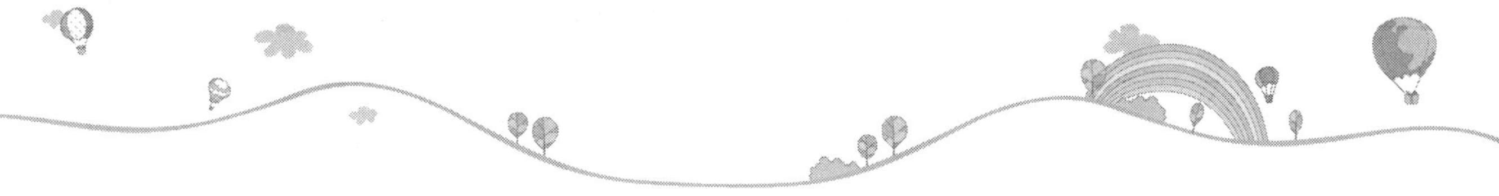

4. 보건의 날(법 3조의2)

보건에 대한 국민의 이해와 관심을 높이기 위하여 매년 4월 7일을 보건의 날로 정하며, 보건의 날부터 1주간을 건강주간으로 함. 국가와 지방자치단체는 보건의 날의 취지에 맞는 행사 등 사업을 시행하도록 노력해야 함

5. 국민건강증진종합계획의 수립, 실행계획의 수립, 계획수립의 협조(법 4조 · 4조의2 · 4조의3, 규칙 2조)

(1) 보건복지부장관은 국민건강증진정책심의위원회의 심의를 거쳐 아래의 내용을 포함한 국민건강증진종합계획을 5년마다 수립하여야 하며 이 경우 미리 관계중앙행정기관의 장과 협의를 거쳐야 함.

① 국민건강증진의 기본목표 및 추진방향

② 국민건강증진을 위한 주요 추진과제 및 추진방법

③ 국민건강증진에 관한 인력의 관리 및 소요재원의 조달방안

④ 국민건강증진기금의 운용방안 및 아동 · 여성 · 노인 · 장애인 등 건강취약 집단이나 계층에 대한 건강증진 지원방안

⑤ 국민건강증진 관련 통계 및 정보의 관리 방안

⑥ 그 밖에 국민건강증진을 위하여 필요한 사항

(2) 보건복지부장관, 관계중앙행정기관의장, 특별시장 · 광역시장 · 도지사 및 시장 · 군수 · 구청장은 종합계획을 기초로 하여 소관 주요시책의 실행계획을 매년 수립 · 시행하여야 하며 국가는 실행계획의 시행에 필요한 비용의 전부 또는 일부를 지방자치단체에 보조 가능

(3) 보건복지부장관, 관계중앙행정기관의 장, 시 · 도지사 및 시장 · 군수 · 구청장은 종합계획과 실행계획의 수립 · 시행을 위하여 필요한 때에는 관계 기관 · 단체 등에 대하여 자료 제공 등의 협조를 요청할 수 있으며 협조요청을 받은 관계 기관 · 단체 등은 특별한 사유가 없는 한 이에 응해야 함

| 보건복지부장관:
종합계획 수립 · 시행 | 통보
→
보고
← | 시 · 도지사 : 시 · 도 실행계획 수립 · 시행
−실행계획보고
　(매년 2월 10일까지)
−추진실적 보고
　(다음해 2월 10일까지) | 통보
→
보고
← | 시장 · 군수 · 구청장 : 시 · 군 · 구 실행계획 수립 · 시행
−실행계획 보고
　(매년 1월 31일 까지)
−추진실적 보고
　(다음해 1월 31일까지) |

6. 국민건강증진정책심의위원회, 위원회의 구성과 운영(법 5조 · 5조의2, 시행령 4조 · 5조 · 6조)

(1) 국민건강증진에 관한 주요사항을 심의하기 위하여 보건복지부에 국민건강증진정책심의위원회를 두며 다음의 사항을 심의함

① 종합계획

② 국민건강증진기금의 연도별 운용계획안 · 결산 및 평가

③ 2 이상의 중앙행정기관이 관련되는 주요 국민건강증진시책에 관한 사항으로서 관계중앙행정기관의 장이 심의를 요청하는 사항

④ 「국민영양관리법」 제9조에 따른 심의사항

⑤ 그 밖에 위원장이 심의에 부치는 사항

(2) 위원회는 위원장(위원회를 대표하고 위원회의 사무를 총괄) 1인 및 부위원장 1인을 포함한 15인 이내의 위원으로 구성하며 위원장은 보건복지부차관이 되고, 부위원장은 위원장이 공무원이 아닌 위원 중에서 지명한 자가 됨. 위원회의 사무를 처리하기 위하여 위원회에 간사 1인을 두되 간사는 보건복지부 소속공무원 중에서 보건복지부장관이 임명

(3) 위원은 국민건강증진 · 질병관리에 관한 학식과 경험이 풍부한 자, 「소비자기본법」에 따른 소비자단체 및 「비영리민간단체 지원법」에 따른 비영리민간단체가 추천하는 자, 관계공무원 중에서 보건복지부장관이 위촉 또는 지명하며 그 밖에 위원회의 구성 · 운영 등에 관하여 필요한 사항은 대통령령으로 정함

(4) 위원의 임기는 2년으로 하되 연임가능. 다만, 공무원인 위원의 임기는 그 재직기간으로 함

(5) 위원회의 회의는 재적위원 과반수의 출석으로 개의하고 출석위원 과반수의 찬성으로 의결되며 위원회 회의에 출석한 위원에게 예산의 범위 안에서 수당 및 여비 지급 가능(단, 공무원인 위원이 그 소관 업무와 직접 관련하여 출석하는 경우는 제외)

(6) 위원회는 심의사항을 전문적으로 연구 · 검토하기 위하여 분야별로 전문위원회 둘 수 있음

7. 한국건강증진개발원의 설립 및 운영(법 5조의3, 시행령 7조)

(1) 보건복지부장관은 제22조에 따른 국민건강증진기금의 효율적인 운영과 국민건강증진사업의 원활한 추진을 위하여 필요한 정책 수립의 지원과 사업평가 등의 업무를 수행할 수 있도록 한국건강증진개발원을 설립하며 다음의 업무를 수행

① 국민건강증진 정책수립을 위한 자료개발 및 정책분석

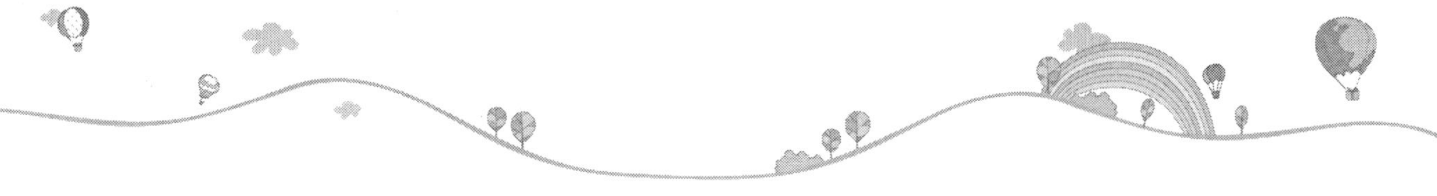

② 종합계획 수립의 지원

③ 위원회의 운영지원

④ 국민건강증진기금의 관리·운용의 지원 업무(법 24조 참고)

⑤ 국민건강증진기금을 사용하는 사업에 관한 업무(제 25조 참고)

⑥ 국민건강증진사업의 관리, 기술 지원 및 평가

⑦ 「지역보건법」 제7조부터 제9조까지에 따른 지역보건의료계획에 대한 기술 지원

⑧ 「지역보건법」 제24조에 따른 보건소의 설치와 운영에 필요한 비용의 보조

⑨ 국민건강증진과 관련된 연구과제의 기획 및 평가

⑩ 「농어촌 등 보건의료를 위한 특별조치법」 제2조의 공중보건의사의 효율적 활용을 위한 지원

⑪ 지역보건사업의 원활한 추진을 위한 지원

⑫ 그 밖에 국민건강증진과 관련하여 보건복지부장관이 필요하다고 인정한 업무

(2) 보건복지부장관 및 시·도지사는 위 (1)에 따라 국민건강증진사업지원기구의 운영을 다음의 어느 하나
에 해당하는 자에게 위탁가능

① 정부출연연구기관 등의 설립·운영 및 육성에 관한 법률」에 따른 정부출연 연구기관

② 「한국보건산업진흥원법」에 따른 한국보건산업진흥원

③ 정부가 설립하거나 운영비용의 전부 또는 일부를 지원하는 국민건강증진업무와 관련된 연구기관

④ 그 밖에 국민건강증진사업을 할 목적으로 설립된 비영리법인 및 연구소와 대학

(3) 개발원은 법인으로 하고, 주된 사무소의 소재지에 설립등기를 함으로써 성립하며 다음을 재원으로 함

① 부담금 및 기금의 운용 수입금으로 조성된 국민건강증진기금

② 정부출연금

③ 기부금

④ 그 밖의 수입금

(4) 정부는 개발원의 운영에 필요한 예산을 지급할 수 있으며 개발원에 관하여 이 법과 「공공기관의 운영
에 관한 법률」에서 정한 사항 외에는 「민법」 중 재단법인에 관한 규정을 준용

보
건
의
료
법
규

8. 건강생활의 지원 등(법 6조, 규칙 3조)

(1) 국가 및 지방자치단체는 국민이 건강생활을 실천할 수 있도록 지원하여야 함

(2) 국가는 혼인과 가정생활을 보호하기 위하여 혼인 전에 혼인 당사자의 건강을 확인하도록 권장해야 하며 건강 확인의 내용 및 절차에 관하여 필요한 사항은 보건복지부령으로 정함.

(3) 건강 확인의 내용은 다음의 질환으로서 보건복지부장관이 정하는 질환으로 함

① 자녀에게 건강상 현저한 장애를 줄 수 있는 유전성질환

② 혼인당사자 또는 그 가족에게 건강상 현저한 장애를 줄 수 있는 전염성질환

(4) 시장·군수·구청장은 혼인하고자 하는 자가 위 (3)의 규정에 의한 내용을 확인하고자 할 때에는 보건소 또는 시장·군수·구청장이 지정한 의료기관에서 그 내용을 확인받을 수 있도록 하여야 하며 이에 근거하여 보건소장 또는 의료기관의 장이 혼인하고자 하는 자의 건강을 확인한 경우에는 「의료법」에 의한 진단서에 그 확인내용을 기재하여 교부하여야 함

9. 광고의 금지 등(법 7조, 시행령 10~11조)

(1) 보건복지부장관은 국민건강의식을 잘못 이끄는 광고를 한 자에 대하여 그 내용의 변경 또는 금지를 명할 수 있으며(미리 관계전문가의 의견을 들은 후 광고방송 시정 요청해야 함. 단, 긴급한 필요가 있거나 경미한 사항의 경우는 예외) 변경 또는 광고의 금지를 명할 수 있는 광고는 다음과 같음

① 「주세법」에 따른 주류의 광고

② 의학 또는 과학적으로 검증되지 아니한 건강비법 또는 심령술의 광고(이러한 광고는 금지)

③ 그 밖에 건강에 관한 잘못된 정보를 전하는 광고로서 대통령령이 정하는 광고

> **Tip** 주세법에 의한 주류의 광고시에 해서는 안되는 광고
> 1. 음주행위를 지나치게 미화하는 표현
> 2. 음주가 체력 또는 운동능력을 향상시킨다거나 질병의 치료에 도움이 된다는 표현
> 3. 음주가 정신건강에 도움이 된다는 표현
> 4. 운전이나 작업중에 음주하는 행위를 묘사하는 표현
> 5. 임산부나 미성년자의 인물 또는 목소리를 묘사하는 표현
> 6. 다음에 해당하는 광고방송을 하는 행위
>   가. 텔레비전(종합유선방송을 포함) : 7시부터 22시까지의 광고방송
>   나. 라디오 : 17시부터 다음날 8시까지의 광고방송과 8시부터 17시까지 미성년자를 대상으로 하는 프로그램 전후의 광고방송

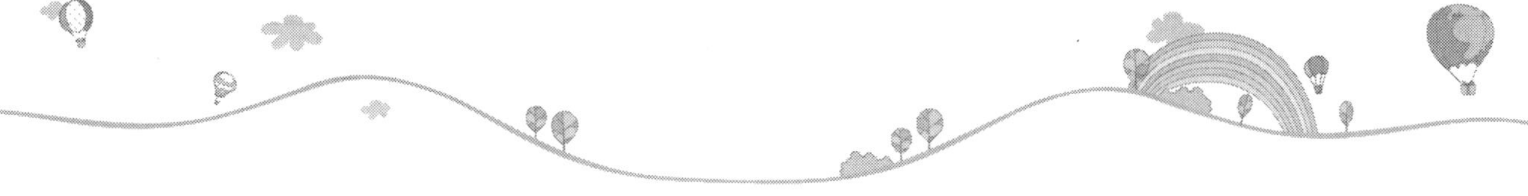

7. 주류의 판매촉진을 위하여 광고노래를 방송하거나 경품 및 금품을 제공한다는 내용의 표현

8. 알콜분 17도이상의 주류를 광고방송하는 행위

9. 법 제8조제4항의 규정에 의한 경고문구를 주류의 용기에 표기하지 아니하고 광고를 하는 행위. 다만, 경고 문구가 표기되어 있지 아니한 부분을 이용하여 광고를 하고자 할 때에는 경고문구를 주류의 용기하단에 별도로 표기하여야 함

10. 「영화 및 비디오물의 진흥에 관한 법률」에 따른 영화상영관에서 같은 법 제29조제2항제1호부터 제3호까지에 따른 상영등급으로 분류된 영화의 상영 전후에 상영되는 광고

11. 「도시철도법」에 따른 도시철도의 역사(驛舍)나 차량에서 이루어지는 동영상 광고 또는 스크린도어에 설치된 광고

(2) 보건복지부장관은 방송법에 의한 방송위원회 및 종합유선방송법에 의한 종합유선방송위원회의 심의를 거친 광고방송이 국민건강의식을 잘못 이끄는 광고에 해당하는 경우에는 관계 법률에 의하여 시정을 요청할 수 있으며 규정에 의한 광고내용의 기준, 변경 또는 금지절차 기타 필요한 사항은 대통령령으로 정함

10. 금연 및 절주운동 등(법 8조, 시행령 13조, 시행규칙 4조 · 23조)

(1) 국가 및 지방자치단체는 국민에게 담배의 직접흡연 또는 간접흡연과 과다한 음주가 국민건강에 해롭다는 것을 교육 · 홍보하여야 함

(2) 국가 및 지방자치단체는 금연 및 절주에 관한 조사 · 연구를 하는 법인 또는 단체를 지원 가능

(3) 「주세법」에 의하여 주류제조의 면허를 받은 자 또는 주류를 수입하여 판매하는 자는 대통령령이 정하는 주류의 판매용 용기에 과다한 음주는 건강에 해롭다는 내용과 임신 중 음주는 태아의 건강을 해칠 수 있다는 내용의 경고문구를 표기해야 함

(4) 위 (3)의 경고문구를 표기하여야 하는 주류는 국내에 판매되는 「주세법」에 의한 주류중 알콜분 1도 이상의 음료를 말함

> ※**Tip**※ **과음에 대한 경고문구의 표시방법** … 보건복지부장관은 과음에 대한 경고문구의 표시방법에 대하여 2014년 1월 1일을 기준으로 3년마다(매 3년이 되는 해의 1월 1일 전까지를 말한다) 그 타당성을 검토하여 개선 등의 조치를 하여야 한다.
>
> 1. **표기방법** : 경고문구는 사각형의 선안에 한글로 "경고"라고 표시하고, 보건복지부장관이 정하는 경고문구중 하나를 선택하여 기재하여야 한다.
> 2. **글자의 크기 등**
>   가. 경고문구는 판매용 용기에 부착되거나 새겨진 상표 또는 경고문구가 표시된 스티커에 상표면적의 10분의 1 이상에 해당하는 면적의 크기로 표기하여야 한다.
>   나. 글자의 크기는 상표에 사용된 활자의 크기로 하되, 그 최소크기는 다음과 같다.
>   (1) 용기의 용량이 300밀리리터 미만인 경우 : 7포인트 이상
>   (2) 용기의 용량이 300밀리리터 이상인 경우 : 9포인트 이상
> 3. **색상** : 경고문구의 색상은 상표도안의 색상과 보색관계에 있는 색상으로서 선명하여야 한다.
> 4. **글자체** : 고딕체
> 5. **표시위치** : 상표에 표기하는 경우에는 상표의 하단에 표기하여야 하며, 스티커를 사용하는 경우에는 상표 밑의 잘 보이는 곳에 표기하여야 한다.

보건의료법규

11. 금연을 위한 조치(법 9조, 시행령 15조, 규칙 5조의2·6조)

(1) 담배사업법에 의한 지정소매인 기타 담배를 판매하는 자는 대통령령이 정하는 장소 외에서 담배자동 판매기를 설치하여 담배를 판매하여서는 안되며 대통령령이 정하는 장소에 담배자동판매기를 설치하 여 담배를 판매하는 자는 보건복지부령이 정하는 바에 따라 성인인증장치를 부착해야 함.

(2) 담배자동판매기의 설치가 허용되는 장소는 아래와 같다. 단, 아래에 해당하는 장소임에도 미성년자 등 을 보호하는 법령에서 담배자동판매기의 설치를 금지하고 있는 장소에 대하여는 담배자동판매기의 설 치 허용불가

① 미성년자 등을 보호하는 법령에서 19세 미만의 자의 출입이 금지되어 있는 장소

② 지정소매인 기타 담배를 판매하는 자가 운영하는 점포 및 영업장의 내부

③ 공중이 이용하는 시설 중 흡연자를 위해 설치한 흡연실. 다만, 담배자동판매기를 설치하는 자가 19 세 미만의 자에게 담배자동판매기를 이용하지 못하게 할 수 있는 흡연실

(3) 담배자동판매기에 부착하여야 하는 성인인증장치

① 담배자동판매기 이용자의 신분증(주민등록증 또는 운전면허증에 한한다)을 인식하는 방법에 의하여 이용자가 성인임을 인증할 수 있는 장치

② 담배자동판매기 이용자의 신용카드·직불카드 등 금융신용거래를 위한 장치를 이용하여 이용자가 성 인임을 인증할 수 있는 장치

③ 그 밖에 이용자가 성인임을 인증할 수 있는 장치로서 보건복지부장관이 정하여 고시하는 장치

(4) 다음의 공중이 이용하는 시설의 소유자·점유자 또는 관리자는 해당 시설의 전체를 금연구역으로 지 정하여야 하며 이 경우 금연구역을 알리는 표지와 흡연자를 위한 흡연실을 설치할 수 있으며, 금연구 역을 알리는 표지와 흡연실을 설치하는 기준·방법 등은 보건복지부령으로 지정

① 국회의 청사, 정부 및 지방자치단체의 청사

② 법원과 그 소속 기관의 청사 및 공공기관의 청사, 지방공기업의 청사

③ 학교[교사(校舍)와 운동장 등 모든 구역을 포함]

④ 의료기관, 보건소·보건의료원·보건지소

⑤ 어린이집, 어린이놀이시설

⑥ 청소년수련관, 청소년수련원, 청소년문화의집, 청소년특화시설, 청소년야영장, 유스호스텔, 청소년 이용시설 등 청소년활동시설

⑦ 도서관

⑧ 학원 중 학교교과교습학원과 연면적 $1,000m^2$ 이상의 학원

⑨ 공항·여객부두·철도역·여객자동차터미널 등 교통 관련 시설의 대합실·승강장, 지하보도 및 16인 승 이상의 교통수단으로서 여객 또는 화물을 유상으로 운송하는 것

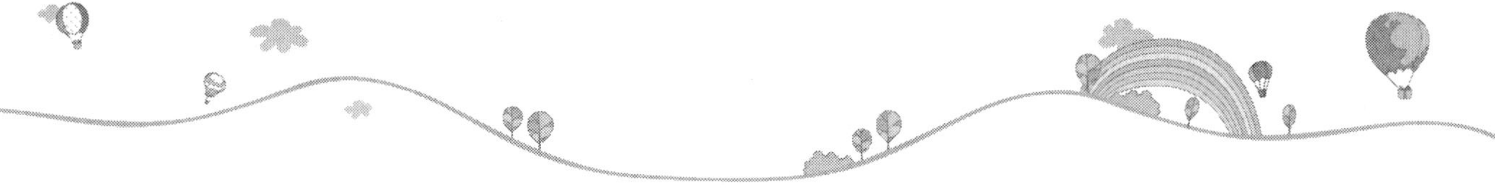

⑩ 어린이운송용 승합자동차

⑪ 연면적 1,000m^2 이상의 사무용건축물, 공장 및 복합용도의 건축물

⑫ 객석 수 300석 이상의 공연장

⑬ 대규모점포와 지하도에 있는 상점가

⑭ 관광숙박업소

⑮ 체육시설로서 1천명 이상의 관객을 수용할 수 있는 체육시설

⑯ 사회복지시설

⑰ 목욕장

⑱ 청소년게임제공업소, 일반게임제공업소, 인터넷컴퓨터게임시설제공업소 및 복합유통게임제공업소, 만화대여업소

⑲ 식품접객업 중 휴게음식점영업소, 일반 음식점영업소 및 제과점영업소(2015년 1월 1일~ : 모든 영업소)

⑳ 만화대여업소

㉑ **그 밖에 보건복지부령으로 정하는 시설 또는 기관** … 고속국도에 설치한 휴게시설(주유소, 충전소 및 교통·관광안내소 포함) 및 그 부속시설(지붕이 없는 건물 복도나 통로, 계단 포함)

(5) 시장·군수·구청장은 「주택법」 제2조제3호에 따른 공동주택의 거주 세대 중 2분의 1 이상이 그 공동주택의 복도, 계단, 엘리베이터 및 지하주차장의 전부 또는 일부를 금연구역으로 지정하여 줄 것을 신청하면 그 구역을 금연구역으로 지정하고, 금연구역임을 알리는 안내표지를 설치해야 함. 이 경우 금연구역 지정 절차 및 금연구역 안내표지 설치 방법 등은 보건복지부령으로 정함

(6) 지방자치단체는 흡연으로 인한 피해 방지와 주민의 건강 증진을 위하여 필요하다고 인정하는 경우 조례로 다수인이 모이거나 오고가는 관할 구역 안의 일정한 장소를 금연구역으로 지정 가능

(7) 누구든지 지정된 금연구역에서 흡연하여서는 안 됨

> **Tip** 금연구역을 알리는 표지와 흡연실을 설치하는 기준·방법 … 휴게음식점영업소, 일반음식점영업소 및 제과점영업소에 설치하는 흡연실에만 해당
> 1. 금연구역을 알리는 표지 설치 방법
>   가. 표지 부착
>   1) 법 제9조제4항 각 호의 어느 하나에 해당하는 시설의 소유자·점유자 또는 관리자는 해당 시설 전체가 금연구역임을 나타내는 표지판 또는 스티커를 달거나 부착하여야 한다.
>   2) 표지판 또는 스티커는 해당 시설을 이용하는 자가 잘 볼 수 있도록 건물 출입구에 부착하여야 하며, 그 외 계단, 화장실 등 주요 위치에 부착한다.
>   3) 표지판 또는 스티커는 해당 시설의 소유자·점유자 또는 관리자가 제작하여 부착하여야 한다. 다만, 보건복지부장관, 시·도지사 또는 시장·군수·구청장이 표지판 또는 스티커를 제공하는 경우에는 이를 부착할 수 있다.
>   나. 표지 내용
>   1) 각 목에 따른 표지판 또는 스티커에는 다음 사항이 포함되어야 한다.
>   가) 금연을 상징하는 그림 또는 문자

보건의료법규

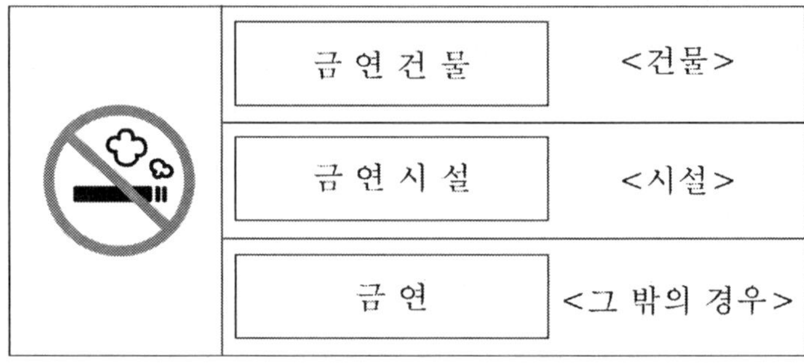

나) 위반시 조치사항(예시)

이 건물 또는 시설은 전체가 금연구역으로, 지정된 장소 외에서는 담배를 피울 수 없습니다. 이를 위반할 경우, 「국민건강증진법」에 따라 10만 원 이하의 과태료가 부과됩니다.

2) 건물 또는 시설의 규모나 구조에 따라 표지판 또는 스티커의 크기를 다르게 할 수 있으며, 바탕색 및 글씨 색상 등은 그 내용이 눈에 잘 띄도록 배색하여야 한다.

3) 표지판 또는 스티커의 글자는 한글로 표기하되, 필요한 경우에는 영어, 일본어, 중국어 등 외국어를 함께 표기할 수 있다.

4) 필요한 경우 표지판 또는 스티커 하단에 아래 사항을 추가로 표시할 수 있다. : 위반사항을 발견하신 분은 전화번호 ○○○ − ○○○○로 신고해주시기 바랍니다.

2. 흡연실을 설치하는 기준 및 방법

가. 흡연실의 설치 위치

1) 법 제9조제4항제6호, 제8호, 제9호, 제10호, 제11호, 제12호 및 제15호에 해당하는 시설의 소유자·점유자 또는 관리자가 흡연실을 설치하는 경우에는 의료기관 등의 이용자 및 어린이·청소년의 간접흡연 피해를 예방하기 위해 실외에 흡연실을 설치하여야 한다. 이 경우 흡연실은 옥상에 설치하거나 각 시설의 출입구로부터 10미터 이상의 거리에 설치하여야 한다.

2) 법 제9조제4항 각 호의 어느 하나에 해당하는 시설 중 1)에 따른 시설 외 시설의 소유자·점유자 또는 관리자는 가급적 실외에 흡연실을 설치하되, 부득이한 경우 건물 내에 흡연실을 설치할 수 있다.

나. 흡연실의 표지 부착

1) 건물 내에 흡연실을 설치한 경우 해당 시설의 소유자·점유자 또는 관리자는 시설 전체가 금연구역이라는 표시와 함께 해당 시설을 이용하는 자가 잘 볼 수 있는 위치에 아래 예시와 같이 흡연실임을 나타내는 표지판을 달거나 부착하여야 한다.

흡 연 실 (예시)

2) 건물 또는 시설의 규모나 구조에 따라 표지판 또는 스티커의 크기를 다르게 할 수 있으며, 바탕색 및 글씨 색상 등은 그 내용이 눈에 잘 띄도록 배색하여야 한다.

3) 표지판 또는 스티커의 글자는 한글로 표기하되, 필요한 경우에는 영어, 일본어, 중국어 등 외국어를 함께 표기할 수 있다.

4) 실외에 흡연실을 설치하는 경우 흡연이 가능한 영역을 명확히 알 수 있도록 그 경계를 표시하거나, 표지판을 달거나 부착하여야 한다.

다. 흡연실의 설치 방법

1) 실외에 흡연실을 설치하는 경우 자연 환기가 가능하도록 하고, 부득이한 경우에는 별도로 환기시설을 설치하여야 한다. 이 경우 해당 흡연실을 덮을 수 있는 지붕 및 바람막이 등을 설치할 수 있다.

2) 건물 내에 흡연실을 설치하는 경우 해당 시설의 규모나 특성 및 이용자 중 흡연자 수 등을 고려하여 담배 연기가 실내로 유입되지 않도록 실내와 완전히 차단된 밀폐 공간으로 하여야 한다. 이 경우 공동으로 이용하는 시설인 사무실, 화장실, 복도, 계단 등의 공간을 흡연실로 사용하여서는 아니 된다.

3) 건물 내 흡연실에는 흡연실의 연기를 실외로 배출할 수 있도록 환풍기 등 환기시설을 설치하여야 한다.

4) 흡연실에 재떨이 등 흡연을 위한 시설 외에 개인용 컴퓨터 또는 탁자 등 영업에 사용되는 시설 또는 설비를 설치하여서는 아니 된다.

12. 담배에 관한 경고문구 등 표시(법 9조의2, 시행령 16조, 시행규칙 6조의2)

(1) 담배의 제조자 또는 수입판매업자(이하 "제조자 등"이라 한다)는 담배갑 포장지 앞면·뒷면·옆면 및 대통령령으로 정하는 광고(판매촉진 활동을 포함)에 다음의 내용을 인쇄하여 표기해야 함

① 흡연이 폐암 등 질병의 원인이 될 수 있다는 내용의 경고문구

② 타르 흡입량은 흡연자의 흡연습관에 따라 다르다는 내용의 경고문구

③ **담배에 포함된 다음의 발암성물질** … 나프틸아민, 니켈, 벤젠, 비닐 크롤라이드, 비소, 카드뮴

④ 보건복지부령으로 정하는 금연상담전화의 전화번호: ☎1544-9030

(2) 위 (1)의 대통령령으로 정하는 광고란

① 지정소매인의 영업소 내부에 전시 또는 부착하는 보건복지부령으로 정하는 광고물(표시판, 스티커 및 포스터)에 관한 광고

② 잡지에 게재하는 광고

(3) 위 (1)에 따른 경고문구의 내용, 주요표시면에 나타나는 크기 등의 세부사항은 보건복지부령으로 정함 : 보건복지부장관은 경고문구의 내용과 경고문구등의 표시방법을 정하거나 이를 변경하려면 6개월 전에 그 내용을 일간지에 공고하거나 관보에 고시하여야 함. (단, 공고 또는 고시 이전에 발주·제조 또는 수입된 담배와 공고 또는 고시 이후 6월 이내에 제조되거나 수입된 담배는 공고 또는 고시를 한 날부터 1년까지는 종전의 경고문구 등을 표기하여 판매할 수 있다.)

(4) 전자담배 등 대통령령으로 정하는 담배에 제조자등이 표기하여야 할 경고문구 등의 내용과 그 표기 방법·형태 등은 대통령령으로 따로 정함

13. 가향물질 함유 표시 제한(법 9조의3)

제조자 등은 담배에 연초 외의 식품이나 향기가 나는 물질(이하 "가향물질"이라 한다)을 포함하는 경우 이를 표시하는 문구나 그림·사진을 제품의 포장이나 광고에 사용하여서는 안 됨

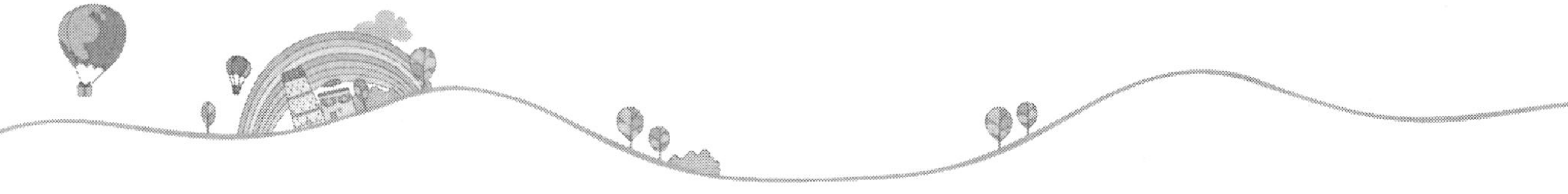

14. 담배에 관한 광고의 금지 또는 제한(법 9조의4)

(1) 담배에 관한 광고가 가능한 방법

① 지정소매인의 영업소 내부에서 보건복지부령으로 정하는 광고물을 전시 또는 부착하는 행위(영업소 외부에 그 광고내용이 보이게 전시 또는 부착하는 경우에는 불가)

② 품종군별로 연간 10회 이내(1회당 2쪽 이내)에서 잡지(여성 또는 청소년을 대상으로 하는 것은 제외)에 광고를 게재하는 행위. 다만, 보건복지부령으로 정하는 판매부수(1만부) 이하로 국내에서 판매되는 외국정기간행물로서 외국문자로만 쓰여져 있는 잡지인 경우에는 광고게재의 제한 없음

③ 사회 · 문화 · 음악 · 체육 등의 행사(여성 또는 청소년을 대상으로 하는 행사는 제외)를 후원하는 행위.(단, 후원하는 자의 명칭을 사용하는 외에 제품광고를 하여서는 안 됨)

④ 국제선의 항공기 및 여객선, 그 밖에 보건복지부령으로 정하는 장소 안에서 하는 광고

(2) 제조자등은 위 (1)에 따른 광고를 「담배사업법」에 따른 도매업자 또는 지정소매인으로 하여금 하게 할 수 있으며 이 경우 도매업자 또는 지정소매인이 한 광고는 제조자 등이 한 광고로 봄

(3) 위 (1)에 따른 광고 또는 그에 사용되는 광고물은 다음의 사항을 준수하여야 함

① 흡연자에게 담배의 품명 · 종류 및 특징을 알리는 정도를 넘지 아니할 것

② 비흡연자에게 직접적 또는 간접적으로 흡연을 권장 또는 유도하거나 여성 또는 청소년의 인물을 묘사하지 아니할 것

③ 표기하는 흡연 경고문구의 내용 및 취지에 반하는 내용 또는 형태가 아닐 것

④ 국민의 건강과 관련하여 검증되지 아니한 내용을 표시하지 아니할 것.(광고내용의 사실 여부에 대한 검증 방법 · 절차 등 필요한 사항은 대통령령으로 지정)

(4) 제조자 등은 담배에 관한 광고가 위 (1) 및 (3)에 위배되지 아니하도록 자율적으로 규제하여야 하며 보건복지부장관은 문화체육관광부장관에게 위 (1) 또는 (3)을 위반한 광고가 게재된 외국정기간행물의 수입업자에 대하여 시정조치 등을 할 것을 요청 가능

15. 금연지도원(법 9조의5, 시행령 16조의4)

(1) 시 · 도지사 또는 시장 · 군수 · 구청장은 금연을 위한 조치를 위하여 대통령령으로 정하는 자격이 있는 사람 중에서 금연지도원을 위촉할 수 있음, 대통령령으로 정하는 자격이 있는 사람이란

① 「민법」 제32조에 따른 비영리법인 또는 「비영리민간단체 지원법」 제4조에 따라 등록된 비영리 민간단체에 소속된 사람으로서 해당 법인 또는 단체의 장이 추천하는 사람

② 건강 · 금연 등 보건정책 관련 업무를 수행한 경력이 3개월 이상인 사람 또는 이에 준하는 경력이 있다고 시 · 도지사 또는 시장 · 군수 · 구청장이 인정하는 사람

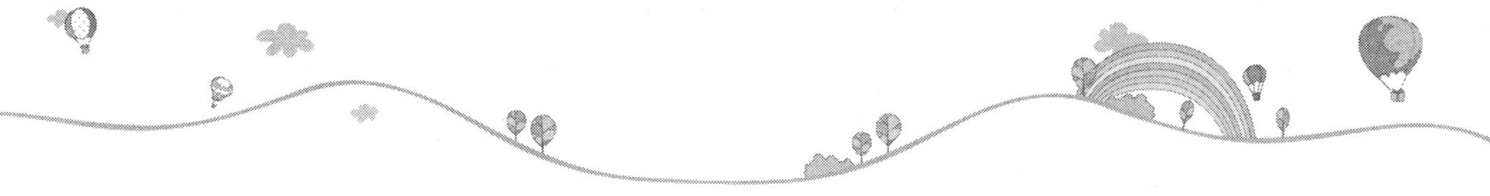

(2) 직무는 다음과 같음

① **금연구역의 시설기준 이행 상태 점검**
　가. 금연구역을 알리는 표지의 설치 위치 및 관리 상태
　나. 금연구역의 재떨이 제거 등 금연 환경 조성 상태
　다. 흡연실 설치 위치 및 설치 상태
　라. 흡연실의 표지 부착 상태
　마. 청소년 출입금지 표시 부착 상태

② **금연구역에서의 흡연행위 감시 및 계도** … 금연구역에서의 흡연행위를 예방하기 위한 감시 활동 및 금연에 대한 지도 · 계몽 · 홍보

③ 금연을 위한 조치를 위반한 경우 관할 행정관청에 신고하거나 그에 관한 자료 제공
　가. 금연구역에서의 흡연행위 촬영 등 증거수집
　나. 관할 행정관청에 신고를 하기 위한 위반자의 인적사항 확인 등

④ 그 밖에 금연 환경 조성에 관한 사항으로서 대통령령으로 정하는 사항으로 지역사회 금연홍보 및 금연교육 지원 업무
　가. 금연을 위한 캠페인 등 홍보 활동
　나. 청소년 등을 대상으로 한 금연교육
　다. 금연시설 점유자 · 소유자 및 관리자에 대한 금연구역 지정 · 관리에 관한 교육 지원

(3) 금연지도원은 (2)의 직무를 단독으로 수행하려면 미리 시 · 도지사 또는 시장 · 군수 · 구청장의 승인을 받아야 하며, 시 · 도지사 또는 시장 · 군수 · 구청장은 승인서를 교부하여야 하며 직무를 단독으로 수행하는 때에는 승인서와 신분을 표시하는 증표를 지니고 이를 관계인에게 내보여야 함

(4) 금연지도원을 위촉한 시 · 도지사 또는 시장 · 군수 · 구청장은 금연지도원이 그 직무를 수행하기 전에 직무 수행에 필요한 교육(금연 관련 법령, 금연의 필요성, 금연지도원의 자세 등에 대한 교육, 효율적인 교육을 위하여 금연지도원에 대한 합동교육 가능)을 실시하여야 하며 금연지도원은 직무를 수행하는 경우 권한을 남용해서는 안 됨

(5) 금연지도원의 활동을 지원하기 위하여 예산의 범위에서 수당을 지급 가능

(6) 시 · 도지사 또는 시장 · 군수 · 구청장은 금연지도원이 다음의 어느 하나에 해당하면 그 금연지도원을 해촉하여야 함

① 대통령령으로 정한 자격을 상실한 경우

② 직무와 관련하여 부정한 행위를 하거나 그 권한을 남용한 경우

③ 그 밖에 개인사정, 질병이나 부상 등의 사유로 직무 수행이 어렵게 된 경우

(7) 금연지도원의 직무범위 및 교육, 그 밖에 필요한 사항은 대통령령으로 정하며 금연지도원 제도 운영에 필요한 사항은 해당 지방자치단체의 조례로 정함

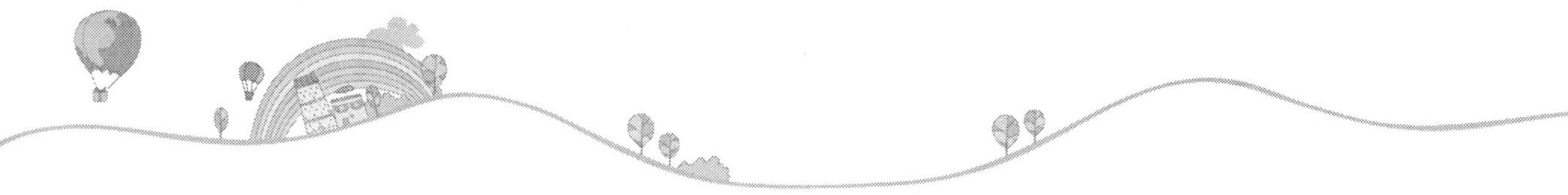

16. 건강생활실천협의회(법 10조)

시·도지사 및 시장·군수·구청장은 건강생활의 실천운동을 추진하기 위하여 지역사회의 주민·단체 또는 공공기관이 참여하는 건강생활실천협의회를 구성하여야 하며 협의회의 조직 및 운영에 관하여 필요한 사항은 지방자치단체의 조례로 정함

17. 보건교육의 관장, 실시 등(법 11~12조, 시행령 17조)

(1) 보건복지부장관은 국민의 보건교육에 관하여 관계중앙행정기관의 장과 협의하여 이를 총괄

(2) 국가 및 지방자치단체는 모든 국민이 올바른 보건의료의 이용과 건강한 생활습관을 실천할 수 있도록 그 대상이 되는 개인 또는 집단의 특성·건강상태·건강의식 수준 등에 따라 적절한 보건교육을 실시하며 국민건강증진사업관련 법인 또는 단체 등이 보건교육을 실시할 경우 이에 필요한 지원 가능

(3) **보건교육에 포함되어야 하는 사항은**

① 금연·절주 등 건강생활의 실천에 관한 사항

② 만성퇴행성질환 등 질병의 예방에 관한 사항

③ 영양 및 식생활에 관한 사항

④ 구강건강에 관한 사항

⑤ 공중위생에 관한 사항

⑥ 건강증진을 위한 체육활동에 관한 사항

⑦ 기타 건강증진사업에 관한 사항

(4) 보건복지부장관, 시·도지사 및 시장·군수·구청장은 (2)에 의하여 보건교육을 실시하는 국민건강증진사업관련 법인 또는 단체 등에 대하여 보건교육의 계획 및 그 결과에 관한 자료를 요청 가능

18. 보건교육사자격증의 교부 등, 국가시험, 보건교육사의 채용
(법 12조의2~4, 시행령 18조~18조2)

(1) 보건복지부장관은 국민건강증진 및 보건교육에 관한 전문지식을 가진 자에게 보건교육사의 자격증을 교부할 수 있으며 다음에 해당하는 자는 보건교육사가 될 수 없음

① 피성년후견인

② 금고 이상의 실형의 선고를 받고 그 집행이 종료되지 아니하거나 그 집행을 받지 아니하기로 확정되지 아니한 자

③ 법률 또는 법원의 판결에 의하여 자격이 상실 또는 정지된 자

(2) 보건교육사의 등급은 1급 내지 3급으로 하고, 등급별 자격기준 및 자격증의 교부절차 등에 관하여 필요한 사항은 대통령령으로 정함

보건교육사의 등급별 자격기준(시행령 제18조제1항 관련)

등급	자격기준
보건교육사 1급	보건교육사 1급 시험에 합격한 자
보건교육사 2급	1. 보건교육사 2급 시험에 합격한 자 2. 보건교육사 3급 자격을 취득한 자로서 보건복지부장관이 정하여 고시하는 보건교육 업무에 3년 이상 종사한 자
보건교육사 3급	보건교육사 3급 시험에 합격한 자

(3) 보건교육사 1급의 자격증을 교부받고자 하는 자는 국가시험에 합격하여야 함

(4) 보건교육사의 자격증을 발급받으려는 자는 보건복지부령으로 정하는 바에 따라 보건교육사 자격증 발급신청서에 그 자격을 증명하는 서류를 첨부하여 보건복지부장관에게 제출하여야 하며 자격증을 교부하는 때에는 보건복지부령이 정하는 바에 의하여 수수료 징수가능

(5) 국가시험은 보건복지부장관이 시행하며, 보건복지부장관은 국가시험(매년 1회 이상 실시)의 관리를 대통령령이 정하는 바에 의하여 「한국보건의료인국가시험원법」에 따른 한국보건의료인국가시험원에 위탁할 수 있고, 국가시험의 관리를 위탁한 때에는 그에 소요되는 비용을 예산의 범위 안에서 보조 가능

(6) 시험의 관리를 위탁받은 기관(이하 "시험관리기관"이라 한다)의 장은 시험을 실시하려면 미리 보건복지부장관의 승인을 받아 시험일시·시험장소 및 응시원서의 제출기간, 합격자 발표의 예정일 및 방법, 그 밖에 시험에 필요한 사항을 시험 90일 전까지 공고하여야 함. 다만, 시험장소는 지역별 응시인원이 확정된 후 시험 30일 전까지 공고 가능

(7) 보건복지부장관(국가시험의 관리를 위탁받은 기관을 포함)은 보건복지부령이 정하는 금액을 응시수수료로 징수가능

(8) 시험과목·응시자격 등 자격시험의 실시에 관하여 필요한 사항은 대통령령으로 정하며, 시험방법은 필기시험이고 시험의 합격자는 각 과목 4할 이상, 전과목 총점의 6할 이상을 득점한 자로 함.

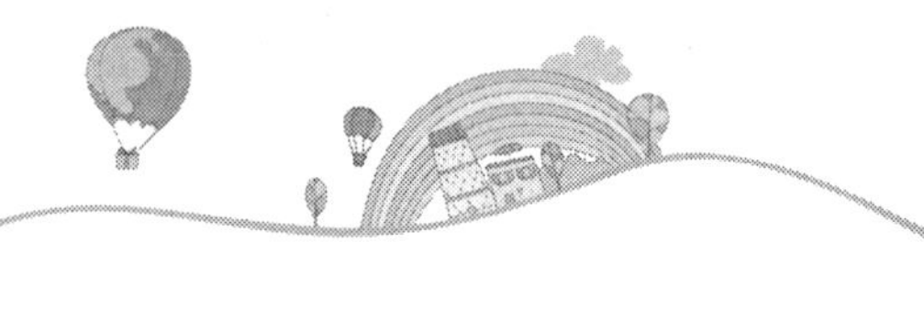

보건교육사 시험과목(시행령 제18조의2제4항 관련)

구분	시험 과목
보건교육사 1급	보건프로그램 개발 및 평가, 보건교육방법론, 보건사업관리
보건교육사 2급	보건교육학, 보건학, 보건프로그램 개발 및 평가, 보건교육방법론, 조사방법론, 보건사업관리, 보건의사소통, 보건의료법규
보건교육사 3급	보건교육학, 보건학, 보건프로그램 개발 및 평가, 보건의료법규

(9) 국가 및 지방자치단체는 대통령령이 정하는 국민건강증진사업관련 법인 또는 단체 등에 대하여 보건교육사를 그 종사자로 채용하도록 권장해야 함

19. 보건교육의 평가, 보건교육의 개발 등(법 13~14조, 시행규칙 8조)

(1) 보건복지부장관은 정기적으로 세부계획 및 추진실적에 근거하여 국민의 보건교육의 성과에 관하여 평가를 하여야 하며 평가의 방법 및 내용은 보건복지부령으로 정함

(2) 보건복지부장관은 필요하다고 인정하는 경우에는 다음의 사항을 조사하여 평가 가능

① 건강에 관한 지식 · 태도 및 실천

② 주민의 상병유무 등 건강상태

(3) 보건복지부장관은 정부출연연구기관 등의 설립 · 운영 및 육성에 관한 법률에 의한 한국보건사회연구원으로 하여금 보건교육에 관한 정보 · 자료의 수집 · 개발 및 조사, 그 교육의 평가 기타 필요한 업무를 행하게 할 수 있음

20. 영양개선(법 15조, 시행규칙 9조)

(1) 국가 및 지방자치단체는 국민의 영양상태를 조사하여 국민의 영양개선방안을 강구하고 영양에 관한 지도를 실시하여야 하며 국민의 영양개선을 위하여 다음의 사업을 행함

① 영양교육사업

② 영양개선에 관한 조사 · 연구사업

③ **기타 영양개선에 관하여 보건복지부령이 정하는 사업** ··· 국민의 영양 상태에 관한 평가사업, 지역사회의 영양개선사업

21. 국민영양조사 등(법 16조, 시행령 19조~22조, 규칙 10~13·17조)

(1) 보건복지부장관은 국민의 건강상태·식품섭취·식생활조사 등 국민의 영양에 관한 조사(이하 "국민 영양조사"라 한다)를 정기적으로 실시하며 특별시·광역시 및 도에는 국민영양조사와 영양에 관한 지도업무를 행하게 하기 위한 공무원을 두어야 함

① **조사시기** ⋯ 조사연도의 11월

② **조사대상** ⋯ 복지부장관이 3년마다 구역과 기준을 정하여 선정한 가구 및 그 가구원에 대하여 실시하며 노인·임산부 등 특히 영양개선이 필요하다고 판단되는 자에 대하여는 따로 조사기간을 정하여 영양조사 실시가능. 전출·전입 등의 사유로 선정된 조사가구에 변동이 있는 경우에는 같은 구역 안에서 조사가구를 다시 선정하여 조사가능.

③ **영양조사원**
   ㉠ 시·도지사가 다음에 해당하는 자 중에서 임명 또는 위촉
   - 의사·영양사 또는 간호사의 자격을 가진 자
   - 전문대학이상의 학교에서 식품학 또는 영양학의 과정을 이수한 자
   ㉡ 영양조사원의 구분 및 직무
   - 건강상태조사원 : 건강상태에 관한 조사사항의 조사·기록
   - 식품섭취조사원 : 식품섭취에 관한 조사사항의 조사·기록
   - 식생활조사원 : 식생활에 관한 조사사항의 조사·기록

④ **영양지도원**
   ㉠ **자격** : 영양사의 자격을 가진 자로 임명(단, 영양사의 자격을 가진 자가 없는 경우에는 의사 또는 간호사의 자격을 가진 자 중 에서 임명가능)
   ㉡ **시·도 영양지도원 업무**
   - 영양지도의 기획·분석·평가 및 영양상담
   - 보건소의 영양업무지도
   - 집단급식시설에 대한 급식업무지도
   - 영양조사 및 효과측정
   - 홍보 및 영양교육
   - 기타 영양과 식생활개선에 관한 사항
   ㉢ **시·군·구 영양지도원 업무**
   - 영양지도의 계획·분석
   - 지역주민의 영양지도(영·유아, 임산부, 수유부, 노인, 환자, 성인의 영양관리) 및 상담
   - 집단급식시설에 대한 현황파악 및 급식업무지도
   - 영양조사 및 지역주민의 영양평가실시
   - 영양교육자료의 개발·홍보 및 영양교육
   - 지역주민의 영양조사결과 자료활용
   - 기타 영양과 식생활개선에 관한 사항

(2) 국민영양조사를 행하는 공무원은 그 권한을 나타내는 증표를 관계인에게 내보여야 함

(3) 국민영양조사의 내용 및 방법 기타 국민영양조사와 영양에 관한 지도에 관하여 필요한 사항은 대통령령으로 정함

	조사항목	조사내용
건강상태조사	1. 신체상태 2. 영양관계 증후 3. 기타 건강상태에 관한 사항	급성 또는 만성질환을 앓거나 앓았는지 여부에 관한 사항, 질병·사고 등으로 인한 활동제한의 정도에 관한 사항, 혈압 등 신체계측에 관한 사항, 흡연·음주 등 건강과 관련된 생활태도에 관한 사항 기타 보건복지부장관이 정하여 고시하는 사항
식품섭취조사	1. 조사가구의 일반사항 2. 일정한 기간의 식사상황 3. 일정한 기간의 식품섭취상황	식품의 섭취횟수 및 섭취량에 관한 사항, 식품의 재료에 관한 사항 기타 보건복지부장관이 정하여 고시하는 사항
식생활조사	1. 가구원의 식사 일반사항 2. 조사가구의 조리시설과 환경 3 일정한 기간에 사용한 식품의 가격 및 조달방법	규칙적인 식사여부에 관한 사항, 식품섭취의 과다여부에 관한 사항, 외식의 횟수에 관한 사항, 2세 이하 영유아의 수유기간 및 이유보충식의 종류에 관한 사항 기타 보건복지부장관이 정하여 고시하는 사항

22. 구강건강사업의 계획수립·시행, 구강건강사업(법 17~18조, 시행령 23조, 규칙 18조)

(1) 국가 및 지방자치단체는 구강건강에 관한 사업의 계획을 수립·시행하여야 하며 국민의 구강질환의 예방과 구강건강의 증진을 위하여 다음의 사업을 행함 (내용·기준·방법은 보건복지부령 지정)

① 구강건강에 관한 교육사업

② **수돗물불소농도조정사업** ··· 시·도지사 또는 시장·군수·구청장이 수돗물에 대한 불소농도조정사업을 시행하고자 할 때에는 미리 보건복지부장관과 협의

③ 구강건강에 관한 조사·연구사업

④ 충치예방을 위한 치아 홈메우기 사업

⑤ 불소용액양치사업

⑥ 구강건강의 증진을 위하여 보건복지부령이 정하는 사업

23. 건강증진사업 등(법 19조, 규칙 19조)

(1) 국가 및 지방자치단체는 국민건강증진사업에 필요한 요원 및 시설을 확보하고, 그 시설의 이용에 필요한 시책을 강구하여야 함

(2) 시장·군수·구청장은 지역주민의 건강증진을 위하여 보건복지부령이 정하는 바에 의하여 보건소장으로 하여금 다음의 사업을 하게 할 수 있음

① 보건교육 및 건강상담

② 영양관리

③ 구강건강의 관리

④ 질병의 조기발견을 위한 검진 및 처방

⑤ 지역사회의 보건문제에 관한 조사·연구

⑥ 기타 건강교실의 운영 등 건강증진사업에 관한 사항

(3) 보건소장이 위 (2)의 규정에 의하여 '① 보건교육 및 건강상담 내지 ④ 질병의 조기발견을 위한 검진 및 처방'의 업무를 행한 때에는 이용자의 개인별 건강상태를 기록하여 유지·관리하여야 함

(4) 건강증진사업을 행하는 보건소장은 다음의 시설 및 장비를 확보하여 수행해야 함

① 시청각교육실 및 시청각교육장비

② 건강검진실 및 건강검진에 필요한 장비

③ 운동지도실 및 운동부하 검사장비(체력측정을 행하는 경우에 한한다)

④ 영양관리·구강건강사업 등 건강증진사업에 필요한 시설 및 장비

24. 검진, 검진결과의 공개금지(법 20~21조, 규칙 20조)

(1) 국가는 건강증진을 위하여 필요한 경우에 보건복지부령이 정하는 바에 의하여 국민에 대하여 건강검진을 실시할 수 있으며 건강검진을 한 자 또는 검진기관에 근무하는 자는 국민의 건강증진사업의 수행을 위하여 불가피한 경우를 제외하고는 정당한 사유 없이 검진결과를 공개하여서는 아니 됨

(2) 위 (1)에 근거하여 국가가 건강검진을 실시하는 경우에는 시장·군수·구청장으로 하여금 보건소장이 이를 실시하도록 하여야 하며 필요한 경우에는 기관에 위탁 가능. 규정에 의한 건강검진은 연령별·대상별로 검진항목을 정하여 실시

3 **국민건강증진기금**

25. 기금의 설치 등(법 22조, 시행령 26~27조)

보건복지부장관은 국민건강증진사업의 원활한 추진에 필요한 재원을 확보하기 위하여 국민건강증진기금을 설치하며 기금의 재원은 법 23조에 따른 부담금과 기금의 운용 수익금으로 조성됨. 국민건강증진기금의 수입과 지출을 명확히 하기 위하여 한국은행에 기금계정을 설치 및 소속공무원 중에서 기금수입징수관·기금재무관·기금지출관 및 기금출납공무원 임명

26. 국민건강증진부담금의 부과·징수 등(법 23조, 시행령 27조의2)

(1) 보건복지부장관은 제조자 등이 판매하는 담배에 아래의 구분에 따른 부담금을 부과·징수

>>> Tip <<< 담배의 부담금 및 담배의 구분
  ① 궐련(20개비당 841원) : 잎담배에 향료 등을 첨가하여 일정한 폭으로 썬 후 궐련제조기를 이용하여 궐련지로 말아서 피우기 쉽게 만들어진 담배 및 이와 유사한 형태의 것으로서 흡연용으로 사용될 수 있는 것
  ② 전자담배(니코틴 용액 1ml당 525원) : 니코틴이 포함된 용액을 전자장치를 이용하여 호흡기를 통하여 체내에 흡입함으로써 흡연과 같은 효과를 낼 수 있도록 만든 담배
  ③ 파이프담배(1g당 30.2원) : 고급 특수 잎담배를 중가향(重加香) 처리하고 압착·열처리 등 특수 가공을 하여 각 폭을 비교적 넓게 썰어서 파이프를 이용하여 피울 수 있도록 만든 담배
  ④ 엽궐련(1g당 85.8원) : 흡연 맛의 주체가 되는 전충엽을 체제와 형태를 잡아 주는 중권엽으로 싸고 겉모습을 아름답게 하기 위하여 외권엽으로 만 잎말음 담배
  ⑤ 각련(1g당 30.2원) : 하급 잎담배를 경가향(輕加香)하거나 다소 고급인 잎담배를 가향하여 가늘게 썰어, 담뱃대를 이용하거나 흡연자가 직접 궐련지로 말아 피울 수 있도록 만든 담배
  ⑥ 씹는 담배(1g당 34.4원) : 입에 넣고 씹음으로써 흡연과 같은 효과를 낼 수 있도록 가공 처리된 담배
  ⑦ 냄새 맡는 담배(1g당 21.4원) : 특수 가공된 담배 가루를 코 주위 등에 발라 냄새를 맡음으로써 흡연과 같은 효과를 낼 수 있도록 만든 가루 형태의 담배
  ⑧ 물담배(1g당 1,050.1원) : 장치를 이용하여 담배연기를 물로 거른 후 흡입할 수 있도록 만든 담배
  ⑨ 머금는 담배(1g당 534.5원) : 입에 넣고 빨거나 머금으면서 흡연과 같은 효과를 낼 수 있도록 특수 가공하여 포장된 담배가루, 니코틴이 포함된 사탕 및 이와 유사한 형태로 만든 담배

(2) 제조자 등은 매월 1일부터 말일까지 제조장 또는 보세구역에서 반출된 담배의 수량과 산출된 부담금의 내역에 관한 자료를 다음 달 15일까지 보건복지부장관에게 제출하여야 하며 자료를 제출 받은 장관은 그 날부터 5일 이내에 부담금의 금액과 납부기한 등을 명시하여 제조자 등에게 납부고지를 함

(3) 제조자 등은 납부고지를 받은 때에는 고지를 받은 달의 말일까지 이를 납부하여야 하며, 보건복지부장관은 부담금을 납부하여야 할 자가 납부기한 이내에 부담금을 납부하지 아니한 때에는 납부기간이 지난 후 10일 이내에 30일 이상의 기간을 정해 독촉장 발부. 이 경우 체납된 부담금에 대하여는 「국세징수법」을 준용하여 가산금 부과

(4) 보건복지부장관은 독촉을 받은 자가 그 기간 이내에 부담금과 가산금을 납부하지 아니한 때에는 국세
　체납처분의 예에 의하여 이를 징수

27. 부담금의 납부담보, 부담금 부과·징수의 협조(법 23조의2~3, 시행령 제27조의3)

(1) 보건복지부장관은 부담금의 납부 보전을 위하여 대통령령이 정하는 바에 따라 제조자 등에게 담보의
　제공을 요구할 수 있으며 담보제공 요구를 받은 제조자 등이 담보를 제공하지 아니하거나 요구분의
　일부만을 제공한 경우 특별시장·광역시장·시장·군수 및 세관장에게 담배의 반출금지 요구 가능

(2) **담보의 종류는 다음 중 어느 하나에 해당**

① 금전

② 국채 또는 지방채

③ 보건복지부장관이 정하여 고시하는 유가증권

④ 납부보증보험증권

⑤ 토지

⑥ 보험에 든 등기 또는 등록된 건물·공장재단·광업재단·선박·항공기나 건설기계

(2) 담배의 반출금지 요구를 받은 특별시장·광역시장·시장·군수 및 세관장은 이에 응하여야 함

(3) 보건복지부장관은 부담금의 부과·징수와 관련하여 필요한 경우에는 중앙행정기관·지방자치단체 그
　밖의 관계 기관·단체 등에 대하여 자료제출 등의 협조를 요청할 수 있으며 협조요청을 받은 중앙행
　정기관·지방자치단체 그 밖의 관계 기관·단체 등은 특별한 사유가 없는 한 이에 응하여야 함(보건
　복지부장관에게 제출되는 자료에 대하여는 사용료·수수료 등을 면제)

28. 기금의 관리·운용(법 24조)

(1) 기금은 보건복지부장관이 관리·운용하며 보건복지부장관은 기금의 운용성과 및 재정상태를 명확히
　하기 위하여 대통령령이 정하는 바에 의하여 계리하여야 함

(2) 기금의 관리·운용 기타 필요한 사항은 대통령령으로 정함

29. 기금의 사용 등(법 25조, 시행령 30조)

(1) 기금이 사용되는 사업

① 금연교육 및 광고, 흡연피해 예방 및 흡연피해자 지원 등 국민건강관리사업

② 건강생활의 지원사업

③ 보건교육 및 그 자료의 개발

④ 보건통계의 작성 · 보급과 보건의료관련 조사 · 연구 및 개발에 관한 사업

⑤ 질병의 예방 · 검진 · 관리 및 암의 치료를 위한 사업

⑥ 국민영양관리사업

⑦ 구강건강관리사업

⑧ 시 · 도지사 및 시장 · 군수 · 구청장이 행하는 건강증진사업

⑨ 공공보건의료 및 건강증진을 위한 시설 · 장비의 확충

⑩ 기금의 관리 · 운용에 필요한 경비

⑪ 만성퇴행정질환의 관리사업

⑫ 보건교육을 담당하거나 국민영양조사 및 영양에 관한 지도를 담당하는 공무원 또는 보건복지부령이 정하는 단체 및 공공기관에 종사하는 담당자의 자질향상을 위하여 필요한 지도와 훈련사업

⑬ 건강증진을 위한 체육활동 지원사업

⑭ 금연지도원 제도 운영 등 지역사회 금연 환경 조성 사업

(2) 보건복지부장관은 기금을 사업에 사용함에 있어서 아동 · 청소년 · 여성 · 노인 · 장애인 등에 대하여 특별히 배려 · 지원할 수 있으며 필요한 경우에는 보조금으로 교부할 수 있음

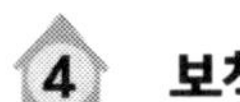 **4** **보칙**

30. 비용의 보조(법 26조)

국가 또는 지방자치단체는 매 회계연도마다 예산의 범위 안에서 건강증진사업의 수행에 필요한 비용의 일부를 부담하거나 이를 수행하는 법인 또는 단체에 보조할 수 있음

31. 지도 · 훈련(법 27조, 규칙 21~22조)

(1) 보건복지부장관은 보건교육을 담당하거나 국민영양조사 및 영양에 관한 지도를 담당하는 공무원 또는 보건복지부령이 정하는 단체 및 공공기관(보건복지부장관의 업무를 위탁받아 건강증진사업을 행하는 단체 및 공공기관)에 종사하는 담당자의 자질향상을 위하여 필요한 지도와 훈련을 할 수 있음

(2) 훈련은 질병관리본부, 한국보건사회연구원 및 보건복지부장관이 지정한 훈련기관이 실시

32. 보고 · 검사(법 28조)

보건복지부장관, 시 · 도지사 및 시장 · 군수 · 구청장은 필요하다고 인정하는 때에는 다음에 해당하는 자에 대하여 당해업무에 관한 보고를 명하거나 관계공무원으로 하여금 그의 사업소 또는 사업장에 출입하여 장부 · 서류 기타의 물건을 검사하게 할 수 있으며 규정에 의하여 검사를 하는 공무원은 그 권한을 나타내는 증표를 관계인에게 내보여야 함.

① 국민건강의식을 잘못 이끄는 광고를 한 자

② 주세법에 의하여 주류제조의 면허를 받은 자 또는 주류를 수입하여 판매하는 자

③ 담배사업법에 의한 지정소매인 기타 담배를 판매하는 자

④ 담배자동판매기를 설치하여 담배를 판매하는 자

⑤ 시설의 전체를 금연구역으로 지정하여야 하는 공중이 이용하는 시설의 소유자 · 점유자 또는 관리자

33. 권한의 위임 · 위탁(법 29조, 시행령 31조, 32조)

(1) 이 법에 의한 보건복지부장관의 권한은 대통령령이 정하는 바에 의하여 그 일부를 시 · 도지사에게 위임하거나 건강증진사업을 행하는 법인 또는 단체에 위탁 가능

(2) 위임 가능한 권한

① 광고내용의 변경 · 금지명령 또는 관계법률에 의한 시정의 요청

② 담배에 관한 광고의 금지 또는 제한 (관할지역에서 행하여지는 광고에 한하며, 잡지 광고 제외)

(3) 위탁 가능한 업무

① 건강생활의 지원사업

② 보건교육의 실시

③ 보건교육사 자격증 교부를 위한 업무

④ 건강증진 및 만성퇴행성질환의 예방을 위한 조사 · 연구

⑤ 건강검진

⑥ 건강증진을 위한 체육활동에 관한 사항

⑦ 담배 광고내용의 사실 여부에 대한 검증에 필요한 자료의 조사·확인 업무

34. 수수료(법 30조)

지방자치단체의 장은 건강증진사업에 소요되는 경비 중 일부에 대하여 그 이용자로부터 조례가 정하는 바에 의하여 수수료를 징수할 수 있으며 수수료를 징수하는 경우 노인, 장애인, 생활보호법에 의한 생활보호대상자 등에 대하여 수수료를 감면하여야 함

5 벌칙

35. 벌칙(법 31조·31조의2·32조)

(1) 3년 이하의 징역 또는 3천만 원 이하의 벌금

법 21조를 위반하여 정당한 사유 없이 건강검진의 결과를 공개한 자

(2) 1년 이하의 징역 또는 1천만 원 이하의 벌금

① 주류의 판매용 용기에 과다한 음주는 건강에 해롭다는 내용의 경고문구를 표기하지 않거나 이와 다른 경고문구를 표기한 자

② 담배에 관한 경고문구 등 표시(법 9조의2)를 위반하여 경고문구·발암성물질·금연상담전화번호를 표기하지 아니하거나 이와 다른 경고문구·발암성물질·금연상담전화번호를 표기한 자

③ 담배에 관한 광고의 금지 또는 제한(법 9조의4)을 위반하여 담배에 관한 광고를 한 자

(3) 100만 원 이하의 벌금

국민건강의식을 잘못 이끄는 광고를 하였다고 판단하여 보건복지부장관이 그 내용의 변경 또는 금지를 명했는데도 불구하고 정당한 사유 없이 명령을 이행하지 아니한 자

36. 양벌규정(법 33조)

법인의 대표자나 법인 또는 개인의 대리인, 사용인 그 밖의 종업원이 그 법인 또는 개인의 업무에 관하여 제31조, 제31조의2 또는 제32조의 위반행위를 하면 그 행위자를 벌하는 외에 그 법인 또는 개인에게도 해당 조문의 벌금형을 과(科)함.(법인 또는 개인이 그 위반행위를 방지하기 위하여 해당 업무에 관하여 상당한 주의와 감독을 게을리 하지 않은 경우는 제외)

37. 과태료(법 34조)

(1) 500만 원 이하의 과태료에 처하는 경우

① 대통령령이 정하는 장소 외에서 담배자동판매기를 설치하여 담배를 판매한 자

② 국회의 청사, 공공기관의 청사, 학교의 교사 등 해당 시설의 전체를 금연구역으로 지정하여야 하는 곳(법 9조)을 금연구역으로 지정하지 아니한 자

③ 가향물질을 표시하는 문구나 그림·사진을 제품의 포장이나 광고에 사용한 자

④ 제조장 또는 보세구역에서 반출된 담배의 수량과 산출된 부담금의 내역에 관한 자료(제23조제2항)를 제출하지 아니하거나 허위의 자료를 제출한 자

(2) 300만 원 이하의 과태료에 처하는 경우

① 성인인증장치가 부착되지 아니한 담배자동판매기를 설치하여 담배를 판매한 자

② 제28조의 규정에 의한 보고를 하지 아니하거나 허위로 보고한 자와 관계공무원의 검사를 거부·방해 또는 기피한 자

(3) 10만 원 이하의 과태료

금연구역에서 흡연을 한 자

38. 과태료의 부과·징수절차(법 35조)

(1) 과태료는 대통령령이 정하는 바에 의하여 보건복지부장관, 시·도지사 또는 시장·군수·구청장(이하 "부과권자"라 한다)이 부과·징수

(2) 과태료처분에 불복이 있는 자는 그 처분의 고지를 받은 날부터 30일 이내에 부과권자에게 이의 제기 가능

(3) 과태료처분을 받은 자가 이의를 제기한 때에는 부과권자는 지체 없이 관할법원에 그 사실을 통보하여야 하며 그 통보를 받은 관할법원은 비송사건절차법에 의한 과태료의 재판을 함

(4) 기간 내에 이의를 제기하지 아니하고 과태료를 납부하지 아니한 때에는 국세체납처분 또는 지방세체납처분의 예에 의하여 이를 징수함

보건의료법규

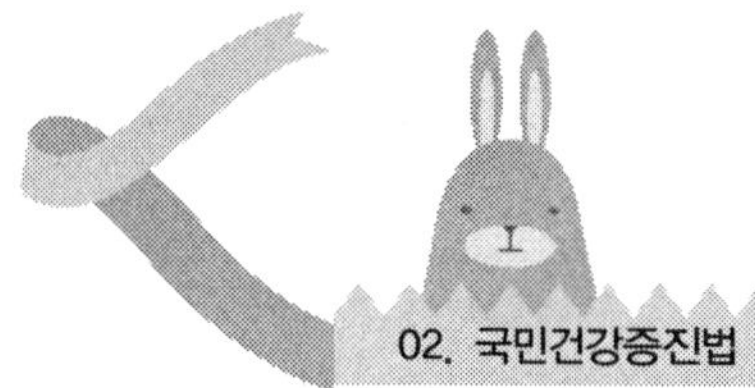

핵심예상문제

1 국민건강증진법의 제정 목적으로 적절한 것은?

① 국민에게 건강에 대한 가치와 책임의식을 함양하도록 건강에 관한 바른 지식을 보급하고 스스로 건강생활을 실천할 수 있는 여건을 조성함으로써 국민의 건강을 증진함

② 건강한 가정생활의 영위와 가족의 유지 및 발전을 위한 국민의 권리·의무와 국가 및 지방자치단체 등의 책임을 명백히 하고, 가정문제의 적절한 해결방안을 강구하며 가족구성원의 복지증진에 이바지할 수 있는 지원정책을 강화함으로써 건강가정 구현에 기여함

③ 국가건강검진에 관한 국민의 권리·의무와 국가 및 지방자치단체의 책임을 정하고 국가건강검진의 계획과 시행에 관한 기본적인 사항을 규정함으로써 국민의 보건 및 복지의 증진에 이바지함

④ 국민의 질병·부상에 대한 예방·진단·치료·재활과 출산·사망 및 건강증진에 대하여 보험급여를 실시함으로써 국민보건 향상과 사회보장 증진에 이바지함

⑤ 「학교보건법」의 규정에 의하여 학교 건강검사의 실시 및 그 결과의 기록에 관하여 필요한 사항을 규정함

> **Advice** 법 1조(목적)
> 이 법은 국민에게 건강에 대한 가치와 책임의식을 함양하도록 건강에 관한 바른 지식을 보급하고 스스로 건강생활을 실천할 수 있는 여건을 조성함으로써 국민의 건강을 증진함을 목적으로 한다.

2 보건에 대한 국민의 이해와 관심을 높이기 위해 지정한 보건의 날은 언제인가?

① 1월 7일 　　　　　　　　　② 2월 7일

③ 3월 7일 　　　　　　　　　④ 4월 7일

⑤ 5월 7일

> **Advice** 법 3조의2(보건의 날)
> ① 보건에 대한 국민의 이해와 관심을 높이기 위하여 매년 4월 7일을 보건의 날로 정하며, 보건의 날부터 1주간을 건강주간으로 한다.
> ② 국가와 지방자치단체는 보건의 날의 취지에 맞는 행사 등 사업을 시행하도록 노력하여야 한다.

> **Answer** 1.① 2.④

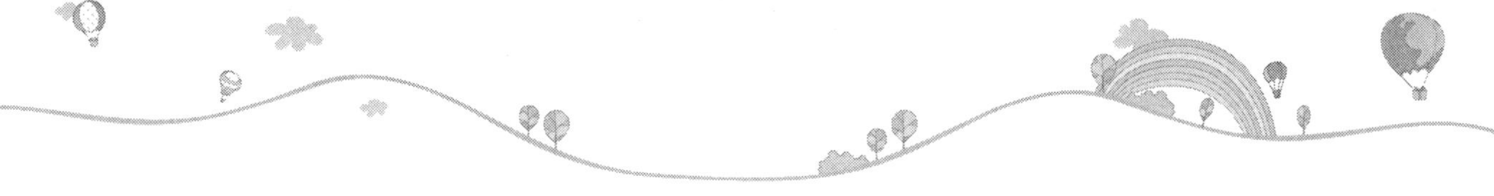

3 국민건강증진종합계획에 포함되어야 하는 사항으로 적절하지 않은 것은?

① 국민건강증진의 기본목표 및 추진방향

② 국민건강증진을 위한 주요 추진과제 및 추진방법

③ 국민건강증진에 관한 인력의 관리 및 소요재원의 조달방안

④ 국민건강증진기금의 운용방안

⑤ 지역사회 주민에 대한 건강증진 지원방안

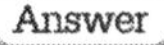 법 4조(국민건강증진종합계획의 수립)
　① 보건복지부장관은 제5조의 규정에 따른 국민건강증진정책심의위원회의 심의를 거쳐 국민건강증진종합계획(이하 "종합계획"이라 한다)을 5년마다 수립하여야 한다. 이 경우 미리 관계중앙행정기관의 장과 협의를 거쳐야 한다.
　② 종합계획에 포함되어야 할 사항은 다음과 같다.
　　1. 국민건강증진의 기본목표 및 추진방향
　　2. 국민건강증진을 위한 주요 추진과제 및 추진방법
　　3. 국민건강증진에 관한 인력의 관리 및 소요재원의 조달방안
　　4. 제22조의 규정에 따른 국민건강증진기금의 운용방안
　　4의2. 아동·여성·노인·장애인 등 건강취약 집단이나 계층에 대한 건강증진 지원방안
　　5. 국민건강증진 관련 통계 및 정보의 관리 방안
　　6. 그 밖에 국민건강증진을 위하여 필요한 사항

4 국민건강증진에 관한 주요사항을 심의하기 위하여 보건복지부에 두면서 종합계획, 국민건강증진기금의 연도별 운용계획안·결산 및 평가, 「국민영양관리법」 제9조에 따른 심의사항 등을 심의하는 곳은?

① 질병관리본부

② 건강관리협회

③ 국민건강증진정책심의위원회

④ 한국건강증진개발원

⑤ 한국보건산업진흥원

법 5조(국민건강증진정책심의위원회)
　① 국민건강증진에 관한 주요사항을 심의하기 위하여 보건복지부에 국민건강증진정책심의위원회(이하 "위원회"라 한다)를 둔다.
　② 위원회는 다음 각 호의 사항을 심의한다.
　　1. 종합계획
　　2. 제22조의 규정에 따른 국민건강증진기금의 연도별 운용계획안·결산 및 평가
　　3. 2 이상의 중앙행정기관이 관련되는 주요 국민건강증진시책에 관한 사항으로서 관계중앙행정기관의 장이 심의를 요청하는 사항
　　4. 「국민영양관리법」 제9조에 따른 심의사항
　　5. 그 밖에 위원장이 심의에 부치는 사항

Answer　　3.⑤　4.③

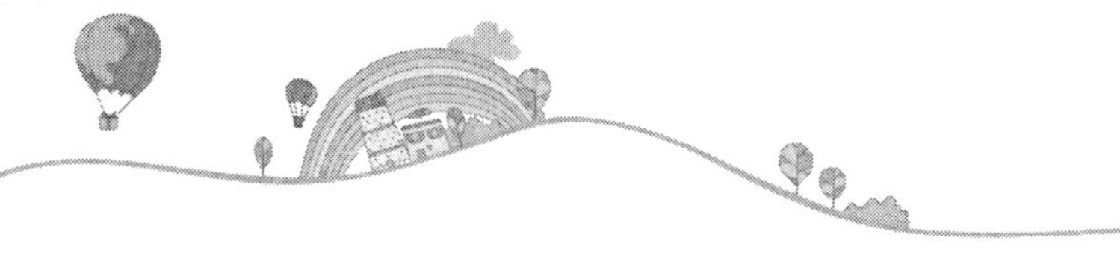

5 국가는 혼인과 가정생활을 보호하기 위하여 혼인 전에 혼인 당사자의 건강을 확인하도록 권장하여야 한다. 다음 중 국가가 규정하는 건강 확인의 내용으로 적절한 것은?

① 자녀에게 건강상 현저한 장애를 줄 수 있는 유전성질환

② 당뇨병

③ 고혈압

④ 류마티스 관절염

⑤ 치질

Advice **법 6조**(건강생활의 지원 등)
① 국가 및 지방자치단체는 국민이 건강생활을 실천할 수 있도록 지원하여야 한다.
② 국가는 혼인과 가정생활을 보호하기 위하여 혼인 전에 혼인 당사자의 건강을 확인하도록 권장하여야 한다.
③ 제2항의 규정에 의한 건강확인의 내용 및 절차에 관하여 필요한 사항은 보건복지부령으로 정한다.
규칙 제3조(건강확인의 내용 및 절차)
① 「국민건강증진법」(이하 "법"이라 한다) 제6조제3항의 규정에 의한 건강 확인의 내용은 다음 각 호의 질환으로서 보건복지부장관이 정하는 질환으로 한다.
  1. 자녀에게 건강상 현저한 장애를 줄 수 있는 유전성질환
  2. 혼인당사자 또는 그 가족에게 건강상 현저한 장애를 줄 수 있는 전염성질환
② 시장·군수·구청장은 혼인하고자 하는 자가 제1항의 규정에 의한 내용을 확인하고자 할 때에는 보건소 또는 시장·군수·구청장이 지정한 의료기관에서 그 내용을 확인받을 수 있도록 하여야 한다.
③ 제2항의 규정에 의하여 보건소장 또는 의료기관의 장이 혼인하고자 하는 자의 건강을 확인한 경우에는 「의료법」에 의한 진단서에 그 확인내용을 기재하여 교부하여야 한다.

6 공중이 이용하는 시설의 소유자·점유자 또는 관리자는 해당 시설의 전체를 금연구역으로 지정하여야 한다. 다음 중 전체를 금연구역으로 지정하는 시설에 해당하지 않는 것은?

① 「학원의 설립·운영 및 과외교습에 관한 법률」에 따른 학원 중 학교교과교습학원과 연면적 1,000m^2 이상의 학원

② 공항·여객부두·철도역·여객자동차터미널 등 교통 관련 시설의 대합실·승강장, 지하보도 및 16인승 이상의 교통수단으로서 여객 또는 화물을 유상으로 운송하는 것

③ 「자동차관리법」에 따른 어린이운송용 승합자동차

④ 연면적 1,000m^2 이상의 사무용건축물, 공장 및 복합용도의 건축물

⑤ 「공연법」에 따른 공연장으로서 객석 수 100석 이상의 공연장

Advice **법 9조**(금연을 위한 조치)
「공연법」에 따른 공연장으로서 객석 수 300석 이상의 공연장

Answer   5.① 6.⑤

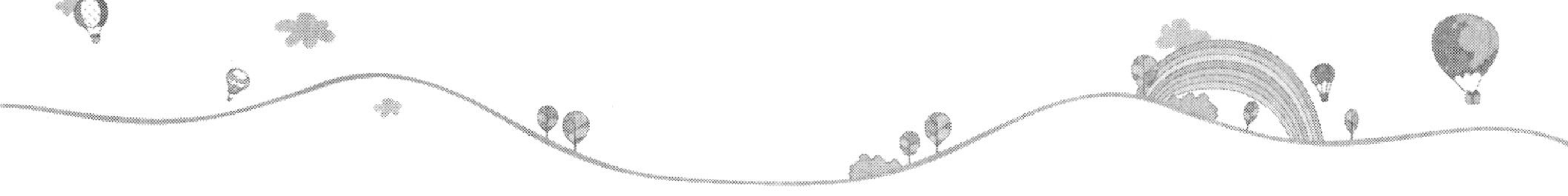

7 금연 및 절주를 위한 국가 및 지방자치단체의 활동으로 적절하지 않은 것은?

① 국민에게 담배의 직접흡연 또는 간접흡연과 과다한 음주가 국민건강에 해롭다는 것을 교육·홍보해야 한다.

② 금연 및 절주에 관한 조사·연구를 하는 법인 또는 단체를 지원할 수 있다.

③ 주세법에 의하여 주류제조의 면허를 받은 자 또는 주류를 수입하여 판매하는 자는 대통령령이 정하는 주류의 판매용 용기에 과다한 음주는 건강에 해롭다는 내용의 경고문구를 표기하여야 한다.

④ 판매용 용기에 과다한 음주는 건강에 해롭다는 내용의 경고문구를 표기하여야 하는 주류는 국내에 판매되는 「주세법」에 의한 주류중 알콜분 5도이상의 음료를 말한다.

⑤ 과다한 음주는 건강에 해롭다는 내용의 경고문구의 표시내용, 방법 등에 관하여 필요한 사항은 보건복지부령으로 정한다.

> **Advice** 법 8조(금연 및 절주운동 등)
> ① 국가 및 지방자치단체는 국민에게 담배의 직접흡연 또는 간접흡연과 과다한 음주가 국민건강에 해롭다는 것을 교육·홍보하여야 한다.
> ② 국가 및 지방자치단체는 금연 및 절주에 관한 조사·연구를 하는 법인 또는 단체를 지원할 수 있다.
> ④ 주세법에 의하여 주류제조의 면허를 받은 자 또는 주류를 수입하여 판매하는 자는 대통령령이 정하는 주류의 판매용 용기에 과다한 음주는 건강에 해롭다는 내용과 임신 중 음주는 태아의 건강을 해칠 수 있다는 내용의 경고문구를 표기하여야 한다.
> ⑥ 제4항에 따른 경고문구의 표시내용, 방법 등에 관하여 필요한 사항은 보건복지부령으로 정한다.
> **시행령 13조(경고문구의 표기대상 주류)**
> 법 제8조제4항의규정에 의하여 그 판매용 용기에 과다한 음주는 건강에 해롭다는 내용의 경고문구를 표기하여야 하는 주류는 국내에 판매되는 「주세법」에 의한 주류중 알콜분 1도이상의 음료를 말한다.

8 담배자동판매기 설치가 가능한 장소는?

① 19세 미만의 자의 출입이 금지되어 있는 술집 내부

② 미성년자 출입이 가능한 게임방 앞 도로

③ 담배를 판매하는 편의점 앞 도로

④ 담배를 판매하는 대형마트 정문 앞

⑤ 미성년자가 출입가능한 만화가게 앞 도로

> **Advice** 시행령 15조(담배자동판매기의 설치장소)
> ① 법 제9조제2항에 따라 담배자동판매기의 설치가 허용되는 장소는 다음 각 호와 같다.
> 　1. 미성년자 등을 보호하는 법령에서 19세 미만의 자의 출입이 금지되어 있는 장소
> 　2. 지정소매인 기타 담배를 판매하는 자가 운영하는 점포 및 영업장의 내부
> 　3. 법 제9조제4항 각 호 외의 부분 후단에 따라 공중이 이용하는 시설 중 흡연자를 위해 설치한 흡연실. 다만, 담배자동판매기를 설치하는 자가 19세 미만의 자에게 담배자동판매기를 이용하지 못하게 할 수 있는 흡연실로 한정한다.
> ② 제1항의 규정에 불구하고 미성년자 등을 보호하는 법령에서 담배자동판매기의 설치를 금지하고 있는 장소에 대하여는 담배자동판매기의 설치를 허용하지 아니한다.

Answer　　7.④ 8.①

9 담배의 제조자 또는 수입판매업자가 담배갑포장지 앞면·뒷면·옆면 및 대통령령으로 정하는 광고(판매촉진 활동을 포함한다. 이하 같다)에 인쇄하여 표기해야 하는 담배에 포함된 발암성물질에 해당하지 않는 것은?

① 나프틸아민
② 니켈
③ 벤젠
④ 카드뮴
⑤ 일산화탄소

> **Advice** 법 9조의2(담배에 관한 경고문구 등 표시)
> ① 「담배사업법」에 따른 담배의 제조자 또는 수입판매업자(이하 "제조자등"이라 한다)는 담배갑포장지 앞면·뒷면·옆면 및 대통령령으로 정하는 광고(판매촉진 활동을 포함한다. 이하 같다)에 다음 각 호의 내용을 인쇄하여 표기하여야 한다.
> 1. 흡연이 폐암 등 질병의 원인이 될 수 있다는 내용의 경고문구
> 2. 타르 흡입량은 흡연자의 흡연습관에 따라 다르다는 내용의 경고문구
> 3. 담배에 포함된 다음 각 목의 발암성물질
>   가. 나프틸아민
>   나. 니켈
>   다. 벤젠
>   라. 비닐 크롤라이드
>   마. 비소
>   바. 카드뮴
> 4. 보건복지부령으로 정하는 금연상담전화의 전화번호
> ② 제1항에 따른 경고문구의 내용, 주요 표시면에 나타나는 크기 등의 세부사항은 보건복지부령으로 정한다.

10 담배에 대한 광고가 가능한 방법으로 적절한 것은?

① 담배를 판매하는 편의점 외부에 광고물 부착
② 2만부 이상으로 국내에서 판매되는 외국정기간행물로 외국문자로만 쓰여져 있는 잡지
③ 사회·문화·음악·체육 등의 행사(여성 또는 청소년을 대상으로 하는 행사는 제외)를 후원하는 행위
④ 국제선 항공기 탑승하는 공항에서 하는 광고
⑤ 여객터미널에서 하는 광고

> **Advice** 법 9조의4(담배에 관한 광고의 금지 또는 제한)
> ① 담배에 관한 광고는 다음 각 호의 방법에 한하여 할 수 있다.
> 1. 지정소매인의 영업소 내부에서 보건복지부령으로 정하는 광고물을 전시(展示) 또는 부착하는 행위. 다만, 영업소 외부에 그 광고내용이 보이게 전시 또는 부착하는 경우에는 그러하지 아니하다.
> 2. 품종군별로 연간 10회 이내(1회당 2쪽 이내)에서 잡지[「잡지 등 정기간행물의 진흥에 관한 법률」에 따라 등록 또는 신고되어 주 1회 이하 정기적으로 발행되는 제책(製冊)된 정기간행물 및 「신문 등의 진흥에 관한 법률」에 따라 등록된 주 1회 이하 정기적으로 발행되는 신문과 「출판문화산업진흥법」에 따른 외국간행물로서 동일한 제호로 연 1회 이상 정기적으로 발행되는 것(이하 "외국정기간행물"이라 한다)을 말하며, 여성 또는 청소년을 대상으로 하는 것은 제외한다]에 광고를 게재하는 행위. 다만, 보건복지부령으로 정하는 판매부수 이하로 국내에서 판매되는 외국정기간행물로서 외국문자로만 쓰여져 있는 잡지인 경우에는 광고게재의 제한을 받지 아니한다.

Answer   9.⑤ 10.③

3. 사회·문화·음악·체육 등의 행사(여성 또는 청소년을 대상으로 하는 행사는 제외한다)를 후원하는 행위. 이 경우 후원하는 자의 명칭을 사용하는 외에 제품광고를 하여서는 아니 된다.

4. 국제선의 항공기 및 여객선, 그 밖에 보건복지부령으로 정하는 장소 안에서 하는 광고

규칙 7조(담배에 관한 광고)

① 법 제9조의4 제1항 제1호 본문 및 영 제16조 제1호에서 "보건복지부령으로 정하는 광고물"이란 표시판, 스티커 및 포스터를 말한다.

② 법 제9조의4 제1항 제2호 본문에서 "여성 또는 청소년을 대상으로 하는 것"이란 잡지의 명칭, 내용, 독자, 그 밖의 그 성격을 고려할 때 여성 또는 청소년이 주로 구독하는 것을 말한다.

③ 법 제9조의4 제1항 제2호 단서에서 "보건복지부령으로 정하는 판매부수"란 판매부수 1만부를 말한다.

④ 법 제9조의4 제1항 제3호에서 "여성 또는 청소년을 대상으로 하는 행사"란 행사의 목적, 내용, 참가자, 관람자, 청중, 그 밖의 그 성격을 고려할 때 주로 여성 또는 청소년을 대상으로 하는 행사를 말한다.

11 다음 중 금연지도원의 직무에 해당하지 않는 것은?

① 금연구역의 재떨이 제거 등 금연 환경 조성 상태
② 흡연실 설치 위치 및 설치 상태
③ 금연구역에서의 흡연행위 촬영 등 증거수집
④ 금연구역에서 흡연한 사람에게 과태료 부과
⑤ 청소년 등을 대상으로 한 금연교육

Advice 시행령 별표 1의 2

금연지도원의 직무범위(제16조의4제3항 관련)

직무	직무 범위
1. 금연구역의 시설기준 이행 상태 점검	법 제9조 제4항에 따른 금연구역의 지정 여부를 점검하기 위한 다음 각 목의 상태 확인 업무 지원 가. 금연구역을 알리는 표지의 설치 위치 및 관리 상태 나. 금연구역의 재떨이 제거 등 금연 환경 조성 상태 다. 흡연실 설치 위치 및 설치 상태 라. 흡연실의 표지 부착 상태 마. 청소년 출입금지 표시 부착 상태
2. 금연구역에서의 흡연행위 감시 및 계도	금연구역에서의 흡연행위를 예방하기 위한 감시 활동 및 금연에 대한 지도·계몽·홍보
3. 금연을 위한 조치를 위반한 경우 관할 행정관청에 신고하거나 그에 관한 자료 제공	법 제9조제6항을 위반한 자를 발견한 경우 다음 각 목의 조치 가. 금연구역에서의 흡연행위 촬영 등 증거수집 나. 관할 행정관청에 신고를 하기 위한 위반자의 인적사항 확인 등
4. 금연홍보 및 금연교육 지원	가. 금연을 위한 캠페인 등 홍보 활동 나. 청소년 등을 대상으로 한 금연교육 다. 금연시설 점유자·소유자 및 관리자에 대한 금연구역 지정·관리에 관한 교육 지원

Answer 11.④

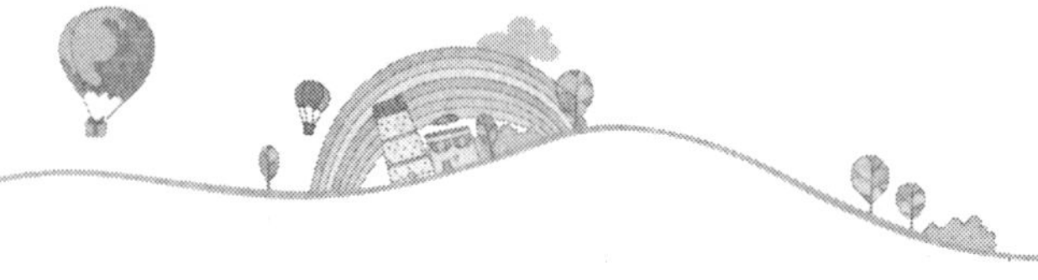

12 시설 전체를 '금연구역'으로 지정해야 하는 곳은?

① 보건소, 공연장, 국회청사

② 공연장, 사우나, 어린이집

③ 학원, 어린이집, 법원

④ 학원, 도서관, 고등학교 교사

⑤ 도서관, 고등학교 교사, 보건소

Advice 법 9조에 명시되어 있다.

13 흡연실 설치와 관련한 사항으로 적절한 것은?

① 의료기관에 흡연실 설치할 경우 실외에 설치

② 시설의 출입구로부터 5m 이상 떨어진 곳에 설치

③ 자연 환기가 불능하도록 해야하며, 부득이한 경우에는 별도로 환기시설을 설치하지 않을 수 있음

④ 부득이한 경우 화장실을 흡연실로 사용 가능

⑤ 흡연실에 흡연자의 편의를 위해 개인용 컴퓨터 설치 가능

Advice 규칙 별표2

2. 흡연실을 설치하는 기준 및 방법

가. 흡연실의 설치 위치

1) 법 제9조 제4항 제6호, 제8호, 제9호, 제10호, 제11호, 제12호 및 제15호에 해당하는 시설의 소유자·점유자 또는 관리자가 흡연실을 설치하는 경우에는 의료기관 등의 이용자 및 어린이·청소년의 간접흡연 피해를 예방하기 위해 실외에 흡연실을 설치하여야 한다. 이 경우 흡연실은 옥상에 설치하거나 각 시설의 출입구로부터 10m 이상의 거리에 설치하여야 한다.

2) 법 제9조 제4항 각 호의 어느 하나에 해당하는 시설 중 1)에 따른 시설 외 시설의 소유자·점유자 또는 관리자는 가급적 실외에 흡연실을 설치하되, 부득이한 경우 건물 내에 흡연실을 설치할 수 있다.

다. 흡연실의 설치 방법

1) 실외에 흡연실을 설치하는 경우 자연 환기가 가능하도록 하고, 부득이한 경우에는 별도로 환기시설을 설치하여야 한다. 이 경우 해당 흡연실을 덮을 수 있는 지붕 및 바람막이 등을 설치할 수 있다.

2) 건물 내에 흡연실을 설치하는 경우 해당 시설의 규모나 특성 및 이용자 중 흡연자 수 등을 고려하여 담배 연기가 실내로 유입되지 않도록 실내와 완전히 차단된 밀폐 공간으로 하여야 한다. 이 경우 공동으로 이용하는 시설인 사무실, 화장실, 복도, 계단 등의 공간을 흡연실로 사용하여서는 아니 된다.

3) 건물 내 흡연실에는 흡연실의 연기를 실외로 배출할 수 있도록 환풍기 등 환기시설을 설치하여야 한다.

4) 흡연실에 재떨이 등 흡연을 위한 시설 외에 개인용 컴퓨터 또는 탁자 등 영업에 사용되는 시설 또는 설비를 설치하여서는 아니 된다.

Answer 12.⑤ 13.①

14 시·도지사 및 시장·군수·구청장이 건강생활의 실천운동을 추진하기 위하여 지역사회의 주민·단체 또는 공공기관이 참여하는 협의회를 구성하여야 한다. 이 협의회 이름은?

① 질병예방협의회

② 만성질환예방협의회

③ 국민건강증진협의회

④ 건강운동실천협의회

⑤ 건강생활실천협의회

> **Advice** 법 10조(건강생활실천협의회)
> ① 시·도지사 및 시장·군수·구청장은 건강생활의 실천운동을 추진하기 위하여 지역사회의 주민·단체 또는 공공기관이 참여하는 건강생활실천협의회를 구성하여야 한다.
> ② 제1항의 규정에 의한 건강생활실천협의회의 조직 및 운영에 관하여 필요한 사항은 지방자치단체의 조례로 정한다.

15 관계 중앙행정기관장과 협의하여 국민의 보건교육을 총괄하는 주체는?

① 대통령

② 질병관리본부장

③ 보건복지부장관

④ 교육부장관

⑤ 대한적십자협회장

> **Advice** 법 11조(보건교육의 관장)
> 보건복지부장관은 국민의 보건교육에 관하여 관계중앙행정기관의 장과 협의하여 이를 총괄한다.

16 국가 및 지방자치단체가 실시하는 보건교육의 내용으로 적절하지 않은 것은?

① 금연·절주 등 건강생활의 실천에 관한 사항

② 만성퇴행성질환 등 질병의 예방에 관한 사항

③ 영양 및 식생활에 관한 사항

④ 건강보험료 청구에 관한 사항

⑤ 공중위생에 관한 사항

> **Advice** 시행령 17조(보건교육의 내용)
> 법 제12조의 규정에 의한 보건교육에는 다음 각 호의 사항이 포함되어야 한다.
> 1. 금연·절주 등 건강생활의 실천에 관한 사항
> 2. 만성퇴행성질환 등 질병의 예방에 관한 사항
> 3. 영양 및 식생활에 관한 사항
> 4. 구강건강에 관한 사항
> 5. 공중위생에 관한 사항
> 6. 건강증진을 위한 체육활동에 관한 사항
> 7. 기타 건강증진사업에 관한 사항

Answer 14.⑤ 15.③ 16.④

17 다음 중 보건교육사가 될 수 있는 사람은?

① 피성년후견인

② 금고 이상의 실형을 선고받고 그 집행을 받지 아니하기로 확정된 사람

③ 금고 이상의 실형을 선고받고 그 집행이 종료되지 아니한 사람

④ 법원의 판결에 의하여 자격이 상실된 자

⑤ 법원의 판결에 의하여 자격이 정지된 자

> **Advice** 법 12조의2(보건교육사자격증의 교부 등)
> ① 보건복지부장관은 국민건강증진 및 보건교육에 관한 전문지식을 가진 자에게 보건교육사의 자격증을 교부할 수 있다.
> ② 다음 각 호의 1에 해당하는 자는 보건교육사가 될 수 없다.
> > 1. 피성년후견인
> > 2. 삭제
> > 3. 금고 이상의 실형의 선고를 받고 그 집행이 종료되지 아니하거나 그 집행을 받지 아니하기로 확정되지 아니한 자
> > 4. 법률 또는 법원의 판결에 의하여 자격이 상실 또는 정지된 자
> ③ 제1항의 규정에 의한 보건교육사의 등급은 1급 내지 3급으로 하고, 등급별 자격기준 및 자격증의 교부절차 등에 관하여 필요한 사항은 대통령령으로 정한다.
> ④ 보건교육사 1급의 자격증을 교부받고자 하는 자는 국가시험에 합격하여야 한다.
> ⑤ 보건복지부장관은 제1항의 규정에 의하여 보건교육사의 자격증을 교부하는 때에는 보건복지부령이 정하는 바에 의하여 수수료를 징수할 수 있다.

18 다음은 국민건강증진법 시행령 제18조의2(국가시험의 시행 등)의 3항의 내용이다. 괄호 안에 들어갈 말이 순서대로 알맞게 나열된 것은?

> 제2항에 따라 시험의 관리를 위탁받은 기관(이하 "시험관리기관"이라 한다)의 장은 시험을 실시하려면 미리 보건복지부장관의 승인을 받아 시험일시·시험장소 및 응시원서의 제출기간, 합격자 발표의 예정일 및 방법, 그 밖에 시험에 필요한 사항을 시험 (　　)일 전까지 공고하여야 한다. 다만, 시험장소는 지역별 응시인원이 확정된 후 시험 (　　)일 전까지 공고할 수 있다.

① 30, 14　　　　　　　　　　② 60, 14

③ 60, 30　　　　　　　　　　④ 90, 30

⑤ 90, 60

> **Advice** 시행령 18조의2(국가시험의 시행) 등에 명시되어 있다.

(Answer)　　17.② 18.④

19 다음 중 국가 및 지방자치단체가 국민의 영양개선을 위하여 실시하는 사업으로 적절하지 않은 것은?

① 영양교육사업

② 영양개선에 관한 조사·연구사업

③ 국민의 영양상태에 관한 평가사업

④ 지역사회의 영양개선사업

⑤ 저소득층아동을 위한 도시락 배달 사업

> **Advice** 법 15조(영양개선)
> ① 국가 및 지방자치단체는 국민의 영양상태를 조사하여 국민의 영양개선방안을 강구하고 영양에 관한 지도를 실시하여야 한다.
> ② 국가 및 지방자치단체는 국민의 영양개선을 위하여 다음 각 호의 사업을 행한다.
>   1. 영양교육사업
>   2. 영양개선에 관한 조사·연구사업
>   3. 기타 영양개선에 관하여 보건복지부령이 정하는 사업
> 규칙 9조(영양개선사업)
> 법 제15조제2항제3호에서 "보건복지부령이 정하는 사업"이라 함은 다음 각 호의 사업을 말한다.
>   1. 국민의 영양상태에 관한 평가사업
>   2. 지역사회의 영양개선사업

20 다음 중 시·도의 영양지도원의 업무로 가장 적절한 것은?

① 보건소의 영양업무지도

② 영양지도의 계획·분석

③ 지역주민의 영양지도(영·유아, 임산부, 수유부, 노인, 환자, 성인의 영양관리) 및 상담

④ 집단급식시설에 대한 현황파악 및 급식업무지도

⑤ 영양조사 및 지역주민의 영양평가실시

> **Advice** 시행규칙 17조(영양지도원)
> ① 영 제22조의 규정에 의한 영양지도원의 임명은 별지 제10호 서식에 의한다.
> ② 시·도의 영양지도원은 다음 각 호의 업무를 담당한다.
>   1. 영양지도의 기획·분석·평가 및 영양상담
>   2. 보건소의 영양업무지도
>   3. 집단급식시설에 대한 급식업무지도
>   4. 영양조사 및 효과측정
>   5. 홍보 및 영양교육
>   6. 기타 영양과 식생활개선에 관한 사항
> ③ 시·군·구의 영양지도원은 다음 각 호의 업무를 담당한다.
>   1. 영양지도의 계획·분석
>   2. 지역주민의 영양지도(영·유아, 임산부, 수유부, 노인, 환자, 성인의 영양관리) 및 상담
>   3. 집단급식시설에 대한 현황파악 및 급식업무지도
>   4. 영양조사 및 지역주민의 영양평가실시
>   5. 영양교육자료의 개발·홍보 및 영양교육
>   6. 지역주민의 영양조사결과 자료활용
>   7. 기타 영양과 식생활개선에 관한 사항

Answer 19.⑤ 20.①

보건의료법규

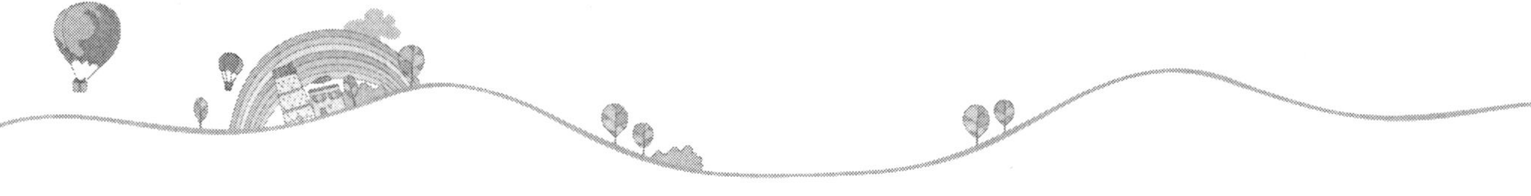

21 보건복지부장관은 국민의 건강상태·식품섭취·식생활조사 등 국민의 영양에 관한 조사(이하 "국민 영양조사"라 한다)를 정기적으로 실시한다. 이와 관련한 사항으로 적절하지 않은 것은?

① 국민영양조사는 조사연도의 10월에 실시한다.

② 의사·영양사 또는 간호사의 자격을 가진 자는 영양조사를 담당할 수 있다.

③ 전문대학이상의 학교에서 식품학 또는 영양학의 과정을 이수한 자는 영양조사를 담당할 수 있다

④ 특별시·광역시 및 도에는 국민영양조사와 영양에 관한 지도업무를 행하게 하기 위한 공무 원을 두어야 한다.

⑤ 국민영양조사를 행하는 공무원은 그 권한을 나타내는 증표를 관계인에게 내보여야 한다.

> **Advice** 규칙 10조(조사시기)
> 영 제19조의 규정에 의한 국민영양조사는 조사연도의 11월에 실시한다.

22 다음 중 건강상태조사의 내용에 해당하는 것은?

① 영양관계 증후

② 규칙적인 식사여부에 관한 사항

③ 식품섭취의 과다여부에 관한 사항

④ 외식의 횟수에 관한 사항

⑤ 2세 이하 영유아의 수유기간 및 이유보충식의 종류에 관한 사항

> **Advice** 시행령 21조(조사항목)
> ① 영양조사는 건강상태조사·식품섭취조사 및 식생활조사로 구분하여 행한다.
> ② 건강상태조사는 다음 각 호의 사항에 대하여 행한다.
>   1. 신체상태
>   2. 영양관계 증후
>   3. 기타 건강상태에 관한 사항
> 규칙 12조(조사내용)
> 영 제21조제5항의 규정에 의한 조사사항의 세부내용은 다음 각 호와 같다.
>   1. 건강상태조사 : 급성 또는 만성질환을 앓거나 앓았는지 여부에 관한 사항, 질병·사고 등으로 인한 활동제한의 정도에 관한 사항, 혈압 등 신체계측에 관한 사항, 흡연·음주 등 건강과 관련된 생활 태도에 관한 사항 기타 보건복지부장관이 정하여 고시하는 사항

(Answer)　　21.①　22.①

23 다음 중 식품섭취조사의 내용에 해당하는 것은?

① 급성 또는 만성질환을 앓거나 앓았는지 여부에 관한 사항

② 식품의 재료에 관한 사항

③ 질병·사고 등으로 인한 활동 제한의 정도에 관한 사항

④ 혈압 등 신체계측에 관한 사항

⑤ 흡연·음주 등 건강과 관련된 생활태도에 관한 사항

> **Advice** 시행령 21조(조사항목)
> ① 영양조사는 건강상태조사·식품섭취조사 및 식생활조사로 구분하여 행한다.
> ③ 식품섭취조사는 다음 각 호의 사항에 대하여 행한다.
>   1. 조사가구의 일반사항
>   2. 일정한 기간의 식사상황
>   3. 일정한 기간의 식품섭취상황
>
> **규칙 12조**(조사내용)
> 영 제21조제5항의 규정에 의한 조사사항의 세부내용은 다음 각 호와 같다.
>   1. 식품섭취조사 : 식품의 섭취횟수 및 섭취량에 관한 사항, 식품의 재료에 관한 사항 기타 보건복지
>   부장관이 정하여 고시하는 사항

24 다음 중 식생활 조사의 내용에 해당하는 것은?

① 급성 또는 만성질환을 앓거나 앓았는지 여부에 관한 사항

② 식품의 재료에 관한 사항

③ 질병·사고 등으로 인한 활동 제한의 정도에 관한 사항

④ 규칙적인 식사여부에 관한 사항

⑤ 흡연·음주 등 건강과 관련된 생활태도에 관한 사항

> **Advice** 시행령 21조(조사항목)
> ① 영양조사는 건강상태조사·식품섭취조사 및 식생활조사로 구분하여 행한다.
> ④ 식생활조사는 다음 각 호의 사항에 대하여 행한다.
>   1. 가구원의 식사 일반사항
>   2. 조사가구의 조리시설과 환경
>   3. 일정한 기간에 사용한 식품의 가격 및 조달방법
>
> **규칙 12조**(조사내용)
> 영 제21조제5항의 규정에 의한 조사사항의 세부내용은 다음 각 호와 같다.
>   3. 식생활조사 : 규칙적인 식사여부에 관한 사항, 식품섭취의 과다여부에 관한 사항, 외식의 횟수에
>   관한 사항, 2세 이하 영유아의 수유기간 및 이유보충식의 종류에 관한 사항 기타 보건복지부장관
>   이 정하여 고시하는 사항

보건의료법규

Answer   23.②   24.④

25 국가 및 지방자치단체가 국민의 구강질환의 예방과 구강건강의 증진을 위하여 실시하는 사업으로 적절하지 않은 것은?

① 구강건강에 관한 교육사업

② 수돗물불소농도조정사업

③ 구강건강에 관한 조사 · 연구사업

④ 충치예방을 위한 칫솔, 치약 배부사업

⑤ 불소용액양치사업

> **Advice** 법 18조(구강건강사업)
> ① 국가 및 지방자치단체는 국민의 구강질환의 예방과 구강건강의 증진을 위하여 다음 각 호의 사업을 행한다.
>   1. 구강건강에 관한 교육사업
>   2. 수돗물불소농도조정사업
>   3. 구강건강에 관한 조사 · 연구사업
>   4. 기타 구강건강의 증진을 위하여 대통령령이 정하는 사업
> ② 제1항 각 호의 사업내용 · 기준 및 방법은 보건복지부령으로 정한다.
> 제23조(구강건강사업)
> 법 제18조제1항제4호에서 "대통령령이 정하는 사업"이란 다음 각 호의 사업을 말한다.
>   1. 충치예방을 위한 치아 홈메우기 사업
>   2. 불소용액양치사업
>   3. 구강건강의 증진을 위하여 보건복지부령이 정하는 사업

26 시장 · 군수 · 구청장이 보건복지부령이 정하는 바에 의하여 보건소장으로 하여금 실시하게 하는 건강증진사업으로 적절하지 않은 것은?

① 보건교육 및 건강상담　　　　　② 영양관리

③ 구강건강의 관리　　　　　　　④ 감염병 예방을 위한 예방접종

⑤ 질병의 조기발견을 위한 검진 및 처방

> **Advice** 법 19조(건강증진사업 등)
> ① 국가 및 지방자치단체는 국민건강증진사업에 필요한 요원 및 시설을 확보하고, 그 시설의 이용에 필요한 시책을 강구하여야 한다.
> ② 시장 · 군수 · 구청장은 지역주민의 건강증진을 위하여 보건복지부령이 정하는 바에 의하여 보건소장으로 하여금 다음 각 호의 사업을 하게 할 수 있다.
>   1. 보건교육 및 건강상담
>   2. 영양관리
>   3. 구강건강의 관리
>   4. 질병의 조기발견을 위한 검진 및 처방
>   5. 지역사회의 보건문제에 관한 조사 · 연구
>   6. 기타 건강교실의 운영 등 건강증진사업에 관한 사항
> ③ 보건소장이 제2항의 규정에 의하여 제2항 제1호 내지 제4호의 업무를 행한 때에는 이용자의 개인별 건강상태를 기록하여 유지 · 관리하여야 한다.
> ④ 건강증진사업에 필요한 시설 · 운영에 관하여는 보건복지부령으로 정한다.

Answer　　14.⑤　15.③　16.④

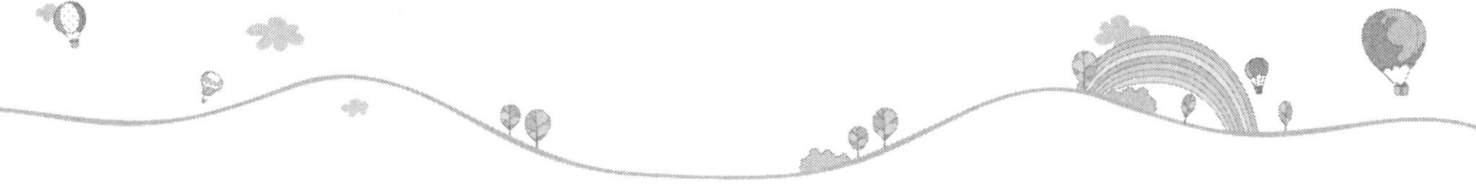

27 지역주민에 대한 건강증진사업을 수행하기 위해 보건소장이 확보해야 하는 시설 및 장비는?

① 시청각 교육실, 수술실

② 시청각 교육실, 응급실

③ 시청각 교육장비, 수술실

④ 운동지도실, 응급실

⑤ 건강검진실, 운동부하검사장비

Advice 규칙 19조(건강증진사업의 실시 등)

④ 법 제19조 제4항의 규정에 의한 건강증진사업을 행하는 보건소장은 다음 각 호의 시설 및 장비를 확보하여 지역주민에 대한 건강증진사업을 수행하여야 한다.
1. 시청각교육실 및 시청각교육장비
2. 건강검진실 및 건강검진에 필요한 장비
3. 운동지도실 및 운동부하검사장비(체력측정을 행하는 경우에 한한다)
4. 영양관리 · 구강건강사업 등 건강증진사업에 필요한 시설 및 장비

28 다음 중 담배에 부과되는 국민건강증진부담금으로 적절하지 않은 것은?

① 궐련 : 20개피당 841원

② 전자담배 : 니코틴 용액 1ml당 525원

③ 파이프담배 : 1g당 130원

④ 씹는 담배 : 1g당 34.4원

⑤ 물담배 : 1g당 1,051.1원

Advice 법 23조(국민건강증진부담금의 부과 · 징수 등)

3. 파이프담배 : 1g당 30.2원

29 보건복지부장관이 국민건강증진사업의 원활한 추진에 필요한 재원을 확보하기 위하여 설치하는 기금의 명칭은?

① 질병예방기금

② 감염병예방기금

③ 국민건강증진기금

④ 국민건강보험기금

⑤ 요양급여기금

Advice 법 22조(기금의 설치 등)

① 보건복지부장관은 국민건강증진사업의 원활한 추진에 필요한 재원을 확보하기 위하여 국민건강증진기금(이하 "기금"이라 한다)을 설치한다.
② 기금은 다음 각 호의 재원으로 조성한다.
1. 제23조 제1항의 규정에 의한 부담금
2. 기금의 운용 수익금

Answer   27.⑤ 28.③ 29.③

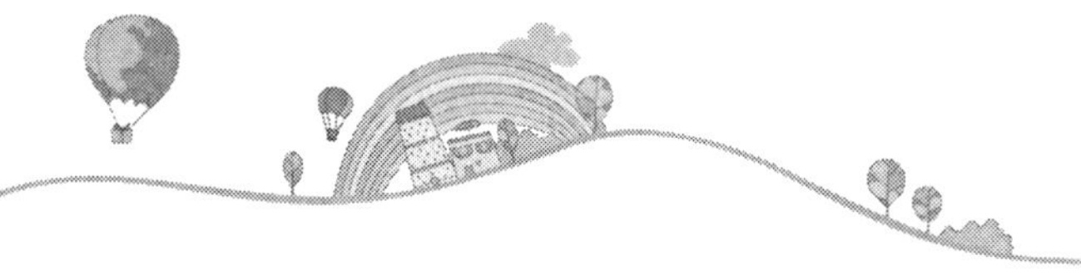

30 국민건강증진기금을 사용할 수 있는 사업은?

> ㉠ 건강생활의 지원사업 ㉡ 보건교육 및 그 자료의 개발
> ㉢ 국민영양관리사업 ㉣ 건강증진을 위한 체육활동 지원사업

① ㉠㉡㉢ ② ㉠㉢
③ ㉡㉣ ④ ㉣
⑤ ㉠㉡㉢㉣

Advice 법 25조(기금의 사용 등)

① 기금은 다음 각 호의 사업에 사용한다.
  1. 금연교육 및 광고, 흡연피해 예방 및 흡연피해자 지원 등 국민건강관리사업
  2. 건강생활의 지원사업
  3. 보건교육 및 그 자료의 개발
  4. 보건통계의 작성·보급과 보건의료관련 조사·연구 및 개발에 관한 사업
  5. 질병의 예방·검진·관리 및 암의 치료를 위한 사업
  6. 국민영양관리사업
  7. 구강건강관리사업
  8. 시·도지사 및 시장·군수·구청장이 행하는 건강증진사업
  9. 공공보건의료 및 건강증진을 위한 시설·장비의 확충
  10. 기금의 관리·운용에 필요한 경비
  11. 그 밖에 국민건강증진사업에 소요되는 경비로서 대통령령이 정하는 사업
② 보건복지부장관은 기금을 제1항 각 호의 사업에 사용함에 있어서 아동·청소년·여성·노인·장애인 등에 대하여 특별히 배려·지원할 수 있다.
③ 보건복지부장관은 기금을 제1항 각 호의 사업에 사용함에 있어서 필요한 경우에는 보조금으로 교부할 수 있다.

시행령 30조(기금의 사용)

법 제25조 제1항 제11호에서 "대통령령이 정하는 사업"이란 다음 각 호의 사업을 말한다.
  1. 만성퇴행성질환의 관리사업
  2. 법 제27조의 규정에 의한 지도·훈련사업
  3. 건강증진을 위한 체육활동 지원사업
  4. 금연지도원 제도 운영 등 지역사회 금연 환경 조성 사업

Answer 30.⑤

31 다음 중 국민건강증진법에서 구분한 담배의 정의로 적절한 것은?

① 궐련 : 잎담배에 향료 등을 첨가하여 일정한 폭으로 썬 후 궐련제조기를 이용하여 궐련지로 말아서 피우기 쉽게 만들어진 담배 및 이와 유사한 형태의 것으로서 흡연용으로 사용될 수 있는 것

② 전자담배 : 입에 넣고 빨거나 머금으면서 흡연과 같은 효과를 낼 수 있도록 특수가공하여 포장된 담배가루, 니코틴이 포함된 사탕 및 이와 유사한 형태로 만든 담배

③ 파이프담배 : 입에 넣고 씹음으로써 흡연과 같은 효과를 낼 수 있도록 가공처리된 담배

④ 엽궐련 : 장치를 이용하여 담배연기를 물로 거른 후 흡입할 수 있도록 만든 담배

⑤ 각련 : 니코틴이 포함된 용액을 전자장치를 이용하여 호흡기를 통하여 체내에 흡입함으로써 흡연과 같은 효과를 낼 수 있도록 만든 담배

> **Advice** 시행령 27조의2(담배의 구분)
> 법 제23조 제1항에 따른 담배의 구분은 다음 각 호와 같다.
> 1. 궐련(卷煙) : 잎담배에 향료 등을 첨가하여 일정한 폭으로 썬 후 궐련제조기를 이용하여 궐련지로 말아서 피우기 쉽게 만들어진 담배 및 이와 유사한 형태의 것으로서 흡연용으로 사용될 수 있는 것
> 2. 전자담배 : 니코틴이 포함된 용액을 전자장치를 이용하여 호흡기를 통하여 체내에 흡입함으로써 흡연과 같은 효과를 낼 수 있도록 만든 담배
> 3. 파이프담배 : 고급 특수 잎담배를 중가향(重加香) 처리하고 압착·열처리 등 특수가공을 하여 각 폭을 비교적 넓게 썰어서 파이프를 이용하여 피울 수 있도록 만든 담배
> 4. 엽궐련(葉卷煙) : 흡연 맛의 주체가 되는 전충엽을 체제와 형태를 잡아 주는 중권엽으로 싸고 겉모습을 아름답게 하기 위하여 외권엽으로 만 잎말음 담배
> 5. 각련(刻煙) : 하급 잎담배를 경가향(輕加香)하거나 다소 고급인 잎담배를 가향하여 가늘게 썰어, 담뱃대를 이용하거나 흡연자가 직접 궐련지로 말아 피울 수 있도록 만든 담배

32 보건교육담당자, 국민영양조사 및 영양에 관한 지도를 담당하는 공무원 등의 자질향상을 위하여 필요한 지도와 훈련을 담당하는 훈련기관을 지정할 수 있는 곳은?

① 질병관리본부, 대한적십자사　　　② 질병관리본부, 한국보건사회연구원

③ 보건복지부, 대한적십자사　　　④ 보건복지부, 보건소

⑤ 보건소, 보건지소

> **Advice** 법 27조(지도·훈련)
> ① 보건복지부장관은 보건교육을 담당하거나 국민영양조사 및 영양에 관한 지도를 담당하는 공무원 또는 보건복지부령이 정하는 단체 및 공공기관에 종사하는 담당자의 자질향상을 위하여 필요한 지도와 훈련을 할 수 있다.
> ② 제1항의 규정에 의한 훈련에 관하여 필요한 사항은 보건복지부령으로 정한다.
> 규칙 22조(훈련방법 등)
> ① 법 제27조의 규정에 의한 훈련은 질병관리본부, 한국보건사회연구원 및 보건복지부장관이 지정한 훈련기관이 행한다.
> ② 제1항의 규정에 의한 훈련기관의 장이 훈련대상자를 선발할 때에는 보건복지부장관이 정하는 바에 의하여 훈련을 받을 자가 공무원인 경우에는 보건복지부장관 또는 시·도지사, 단체 및 공공기관의 종사자인 경우에는 당해소속단체 및 공공기관의 장의 추천을 받아야 한다.
> ③ 기타 이 규칙에서 정한 것 외에 훈련방법·시기 등 훈련에 필요한 사항은 훈련기관의 장이 보건복지부장관의 승인을 얻어 정한다.

Answer　31.①　32.②

보건의료법규

33 보건복지부장관이 법인 또는 단체에 위탁 가능한 업무로 적절하지 않은 것은?

① 건강생활의 지원사업

② 보건교육의 실시

③ 보건교육사 자격증 교부를 위한 업무

④ 건강증진 및 만성퇴행성질환의 예방을 위한 조사·연구

⑤ 국민건강증진종합계획의 수립

> **Advice** 시행령 32조(업무위탁)
>
> ① 법 제29조 제2항에 따라 보건복지부장관은 다음 각 호의 사항을 제2항에 따른 법인 또는 단체에 위탁할 수 있다.
>   1. 법 제6조 제1항의 규정에 의한 건강생활의 지원사업
>   2. 법 제12조 제1항의 규정에 의한 보건교육의 실시
>   3. 법 제12조의2 제1항에 따른 보건교육사 자격증 교부를 위한 업무
>   4. 건강증진 및 만성퇴행성질환의 예방을 위한 조사·연구
>   5. 법 제20조의 규정에 의한 건강검진
>   6. 건강증진을 위한 체육활동에 관한 사항
>   7. 제16조의3제3항에 따른 담배 광고내용의 사실 여부에 대한 검증에 필요한 자료의 조사·확인 업무
> ② 보건복지부장관이 법 제29조제2항에 따라 그 업무의 일부를 위탁할 수 있는 법인 또는 단체는 다음 각 호의 기관으로 한다.
>   1. 「국민건강보험법」에 의한 국민건강보험공단
>   2. 「의료법」에 의한 종합병원 및 병원(치과병원 및 한방병원을 포함한다)
>   3. 보건복지부장관이 정하여 고시하는 보건교육 관련법인 또는 단체
>   3의2. 법 제5조의3에 따른 한국건강증진개발원
>   4. 기타 건강증진사업을 행하는 법인 또는 단체

34 지방자치단체의 장은 건강증진사업에 소요되는 경비 중 일부에 대하여 그 이용자로부터 수수료를 징수할 수 있는데, 이 경우 수수료를 감면해야 하는 대상자는?

① 노인, 장애인

② 노인, 어린이

③ 장애인, 어린이

④ 생활보호대상자, 만성질환환자

⑤ 장애인, 만성질환환자

> **Advice** 법 30조(수수료)
>
> ① 지방자치단체의 장은 건강증진사업에 소요되는 경비 중 일부에 대하여 그 이용자로부터 조례가 정하는 바에 의하여 수수료를 징수할 수 있다.
> ② 제1항의 규정에 의하여 수수료를 징수하는 경우 지방자치단체의 장은 노인, 장애인, 생활보호법에 의한 생활보호대상자등에 대하여 수수료를 감면하여야 한다.

Answer 33.⑤ 34.①

35 국민의 건강증진을 위하여 건강검진을 실시한 후 건강검진을 실시한 자가 정당한 사유없이 건강검진의 결과를 공개한 경우 받게되는 처벌은?

① 1년 이하의 징역 또는 1천만 원 이하의 벌금
② 3년 이하의 징역 또는 3천만 원 이하의 벌금
③ 100만 원 이하의 벌금
④ 300만 원 이하의 과태료
⑤ 500만 원 이하의 과태료

> **Advice** 법 31조(벌칙)
> 제21조를 위반하여 정당한 사유 없이 건강검진의 결과를 공개한 자는 3년 이하의 징역 또는 3천만 원 이하의 벌금에 처한다.

36 주류를 수입하여 판매하는 자가 주류의 판매용 용기에 과다한 음주는 건강에 해롭다는 내용의 경고문구를 표기하지 않은 경우 받게 되는 처벌은?

① 1년 이하의 징역 또는 1천만 원 이하의 벌금
② 3년 이하의 징역 또는 3천만 원 이하의 벌금
③ 100만 원 이하의 벌금
④ 300만 원 이하의 과태료
⑤ 500만 원 이하의 과태료

> **Advice** 법 31조의2(벌칙)
> 다음 각 호의 1에 해당하는 자는 1년 이하의 징역 또는 1천만 원 이하의 벌금에 처한다.
> 1. 제8조 제4항을 위반하여 경고문구를 표기하지 아니하거나 이와 다른 경고문구를 표기한 자
> 2. 제9조의2를 위반하여 경고문구·발암성물질·금연상담전화번호를 표기하지 아니하거나 이와 다른 경고문구·발암성물질·금연상담전화번호를 표기한 자
> 3. 제9조의4를 위반하여 담배에 관한 광고를 한 자
> 4. 삭제

37 보건복지부장관이 국민건강의식을 잘못 이끄는 광고를 한 자에 대하여 그 내용의 변경 또는 금지를 명하였는데 이를 행하지 않은 경우 받게되는 처벌은?

① 1년 이하의 징역 또는 1천만 원 이하의 벌금
② 3년 이하의 징역 또는 3천만 원 이하의 벌금
③ 100만 원 이하의 벌금
④ 300만 원 이하의 과태료
⑤ 500만 원 이하의 과태료

> **Advice** 법 32조(벌칙)
> 제7조 제1항의 규정에 위반하여 정당한 사유 없이 광고의 내용변경 또는 금지의 명령을 이행하지 아니한 자는 100만 원 이하의 벌금에 처한다.

> **Answer** 35.② 36.① 37.③

보건의료법규

38 대통령령으로 정하는 장소 외에 담배자동판매기를 설치하여 담배를 판매한 경우 받게 되는 처벌은?

① 1년 이하의 징역 또는 1천만 원 이하의 벌금

② 3년 이하의 징역 또는 3천만 원 이하의 벌금

③ 100만 원 이하의 벌금

④ 300만 원 이하의 과태료

⑤ 500만 원 이하의 과태료

> **Advice** 법 34조(과태료)
> ① 다음 각 호의 1에 해당하는 자는 500만 원 이하의 과태료에 처한다.
> 1. 제9조 제2항의 규정에 위반하여 담배자동판매기를 설치하여 담배를 판매한 자
> 2. 제9조 제4항을 위반하여 그 시설의 전체를 금연구역으로 지정하지 아니한 자
> 3. 제9조의3 을 위반하여 가향물질을 표시하는 문구나 그림·사진을 제품의 포장이나 광고에 사용한 자
> 4. 제23조 제2항의 규정에 위반하여 자료를 제출하지 아니하거나 허위의 자료를 제출한 자

39 성인인증장치를 부착하지 아니한 담배자동판매기를 설치하여 담배를 판매한 자가 받게되는 처벌은?

① 1년 이하의 징역 또는 1천만 원 이하의 벌금

② 3년 이하의 징역 또는 3천만 원 이하의 벌금

③ 100만 원 이하의 벌금

④ 300만 원 이하의 과태료

⑤ 500만 원 이하의 과태료

> **Advice** 법 34조(과태료)
> ② 다음 각 호의 1에 해당하는 자는 300만 원 이하의 과태료에 처한다.
> 1. 제9조 제3항의 규정에 위반하여 성인인증장치가 부착되지 아니한 담배자동판매기를 설치하여 담배를 판매한 자
> 2. 삭제
> 3. 제28조의 규정에 의한 보고를 하지 아니하거나 허위로 보고한 자와 관계공무원의 검사를 거부·방해 또는 기피한 자
> ③ 제9조 제7항을 위반하여 금연구역에서 흡연을 한 자에게는 10만 원 이하의 과태료를 부과한다.

Answer   38.⑤   39.④

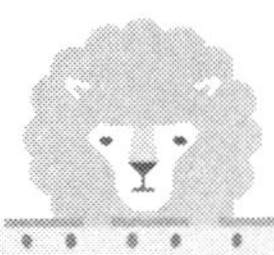

CHAPTER 03 지역보건법

1 총칙

1. 목적(법 1조)

보건소 등 지역보건의료기관의 설치·운영에 관한 사항과 보건의료 관련기관·단체와의 연계·협력을 통하여 지역보건의료기관의 기능을 효과적으로 수행하는 데 필요한 사항을 규정함으로써 지역보건의료정책을 효율적으로 추진하여 지역주민의 건강 증진에 이바지함

2. 정의(법 2조)

(1) 지역보건의료기관

지역주민의 건강을 증진하고 질병을 예방·관리하기 위하여 이 법에 따라 설치·운영하는 보건소, 보건의료원, 보건지소 및 건강생활지원센터

(2) 지역보건의료서비스

지역주민의 건강을 증진하고 질병을 예방·관리하기 위하여 지역보건의료기관이 직접 제공하거나 보건의료 관련기관·단체를 통하여 제공하는 서비스로서 보건의료인이 행하는 모든 활동

(3) 보건의료 관련기관·단체

지역사회 내에서 공중 또는 특정 다수인을 위하여 지역보건의료서비스를 제공하는 의료기관, 약국, 보건의료인 단체 등

3. 국가와 지방자치단체의 책무(법 3조)

(1) 지역보건의료에 관한 조사·연구, 정보의 수집·관리·활용·보호, 인력의 양성·확보 및 고용 안정과 자질 향상 등을 위하여 노력해야 함

(2) 지역보건의료 업무의 효율적 추진을 위하여 기술적·재정적 지원을 해야 함

(3) 지역주민의 건강 상태에 격차가 발생하지 아니하도록 필요한 방안을 마련해야 함

4. 지역사회 건강실태조사(법 4조, 시행령 2조)

(1) 국가와 지방지치단체는 지역주민의 건강 상태 및 건강 문제의 원인 등을 파악하기 위하여 매년 지역사회 건강실태조사를 실시해야 함

(2) 지역사회 건강실태조사의 방법 및 내용

① 보건복지부장관은 지방자치단체의 장에게 협조를 요청하여 매년 지역사회 건강실태조사 실시

② 협조 요청을 받은 지방자치단체의 장은 매년 보건소(보건의료원 포함. 이하 같음)를 통하여 지역 주민을 대상으로 지역사회 건강실태조사를 실시하고, 지역사회 건강실태조사의 결과를 보건복지부장관에게 통보해야 함

③ 표본조사가 원칙, 필요한 경우 전수조사 가능

④ 지역사회 건강실태조사에 포함되어야하는 내용
　　㉠ 흡연, 음주 등 건강 관련 생활습관에 관한 사항
　　㉡ 건강검진 및 예방접종 등 질병 예방에 관한 사항
　　㉢ 질병 및 보건의료서비스 이용 실태에 관한 사항
　　㉣ 사고 및 중독에 관한 사항
　　㉤ 활동의 제한 및 삶의 질에 관한 사항
　　㉥ 그 밖에 지역사회 건강실태조사에 포함되어야 한다고 보건복지부장관이 정하는 사항

5. 지역보건의료심의위원회(법 6조, 시행령 3조)

(1) 지역보건의료에 관한 다음의 사항을 심의하기 위하여 특별시·광역시·도(이하 시·도) 및 특별자치시·특별자치도·시·군·구(구는 자치구를 말함, 이하 시·군·구)에 지역보건의료심의위원회(이하 위원회)를 둠

① 지역사회 건강실태조사 등 지역보건의료의 실태조사에 관한 사항

② 지역보건의료계획 및 연차별 시행계획의 수립·시행 및 평가에 관한 사항

③ 지역보건의료계획의 효율적 시행을 위하여 보건의료 관련기관·단체, 학교, 직장 등과의 협력이 필요한 사항

④ 그 밖에 지역보건의료시책의 추진을 위하여 필요한 사항

(2) 위원회는 위원장 1명을 포함한 20명 이내의 위원으로 구성, 위원장은 해당 지방자치단체의 부단체장(부단체장이 2명 이상인 지방자치단체에서는 행정부시장이나 행정부지사. 행정부시장이나 행정부지사가 2명 있는 지방자치단체는 행정(1)부시장이나 행정(1)부지사)이 됨. 다만, 다른 위원회가 위원회의 기능을 대신하는 경우 위원장은 조례로 정함

(3) 위원회의 위원은 지역주민 대표, 학교보건 관계자, 산업안전·보건 관계자, 보건의료 관련기관·단체의 임직원 및 관계 공무원 중에서 해당 위원회가 속하는 지방자치단체의 장이 임명 또는 위촉

(4) 위원회는 그 기능을 담당하기에 적합한 다른 위원회가 있고 그 위원회의 위원이 (3)에 따른 자격을 갖춘 경우에는 시·도 또는 시·군·구의 조례에 따라 위원회의 기능을 통합해 운영 가능

(5) 지역보건의료심의위원회(이하 위원회)에 출석한 위원에게 예산의 범위에서 수당과 여비를 지급할 수 있음. 다만, 공무원인 위원이 그 소관 업무와 직접 관련되어 참석하는 경우는 그러하지 아니함

2 지역보건의료계획의 수립·시행

6. 지역보건의료계획의 수립 등(법 7조, 시행령 4~6조)

(1) 특별시장·광역시장·도지사(이하 시·도지사) 또는 특별자치시장·특별자치도지사·시장·군수·구청장(구청장은 자치구의 구청장, 이하 시장·군수·구청장)은 지역주민의 건강 증진을 위하여 다음의 사항이 포함된 지역보건의료계획을 4년마다 수립해야 함

① 보건의료 수요의 측정

② 지역보건의료서비스에 관한 장기·단기 공급대책

③ 인력·조직·재정 등 보건의료자원의 조달 및 관리

④ 지역보건의료서비스의 제공을 위한 전달체계 구성 방안

⑤ 지역보건의료에 관련된 통계의 수집 및 정리

(2) 시·도지사 또는 시장·군수·구청장은 매년 지역보건의료계획에 따라 연차별 시행계획을 수립해야 함

(3) 시장·군수·구청장(특별자치시장·특별자치도지사 제외. 이하 이 조에서 같음)은 해당 시·군·구 위원회의 심의를 거쳐 지역보건의료계획(연차별 시행계획 포함. 이하 이 조에서 같음)을 수립한 후 해당 시·군·구의회에 보고하고 시·도지사에게 제출해야 함

(4) 특별자치시장·특별자치도지사 및 관할 시·군·구의 지역보건의료계획을 받은 시·도지사는 해당 위원회의 심의를 거쳐 시·도(특별자치시·특별자치도 포함. 이하 이 조에서 같음)의 지역보건의료계획을 수립한 후 해당 시·도의회에 보고하고 보건복지부장관에게 제출해야 함

(5) 지역보건의료계획은 「사회보장기본법」에 따른 사회보장 기본계획 및 「사회보장급여의 이용·제공 및 수급권자 발굴에 관한 법률」에 따른 지역사회보장계획과 연계되도록 해야 함

(6) 특별자치시장·특별자치도지사, 시·도지사 또는 시장·군수·구청장은 지역보건의료계획을 수립하는 데에 필요하다고 인정하는 경우에는 보건의료 관련기관·단체, 학교, 직장 등에 중복·유사 사업의 조정 등에 관한 의견을 듣거나 자료의 제공 및 협력을 요청할 수 있으며, 해당 기관은 정당한 사유가 없으면 그 요청에 협조해야 함

(7) 지역보건의료계획의 내용에 관하여 필요하다고 인정하는 경우 보건복지부장관은 특별자치시장·특별자치도지사 또는 시·도지사에게, 시·도지사는 시장·군수·구청장에게 각각 보건복지부령으로 정하는 바에 따라 조정 권고 가능

(8) 지역보건의료계획의 세부 내용

① 시·도지사 및 특별자치시장·특별자치도지사가 포함시켜야 하는 내용
　ㄱ 지역보건의료계획의 달성 목표
　ㄴ 지역현황과 전망
　ㄷ 지역보건의료기관과 보건의료 관련기관·단체 간의 기능 분담 및 발전 방향
　ㄹ 법 제11조에 따른 보건소의 기능 및 업무의 추진계획과 추진현황
　ㅁ 지역보건의료기관의 인력·시설 등 자원 확충 및 정비 계획
　ㅂ 취약계층의 건강관리 및 지역주민의 건강 상태 격차 해소를 위한 추진계획
　ㅅ 지역보건의료와 사회복지사업 사이의 연계성 확보 계획
　ㅇ 의료기관의 병상(病床)의 수요·공급
　ㅈ 정신질환 등의 치료를 위한 전문치료시설의 수요·공급
　ㅊ 특별자치시·특별자치도·시·군·구(구는 자치구, 이하 시·군·구) 지역보건의료기관의 설치·운영 지원
　ㅋ 시·군·구 지역보건의료기관 인력의 교육훈련
　ㅌ 지역보건의료기관과 보건의료 관련기관·단체 간의 협력·연계
　ㅍ 그 밖에 시·도지사 및 특별자치시장·특별자치도지사가 지역보건의료계획을 수립함에 있어서 필요하다고 인정하는 사항

② 시장·군수·구청장이 포함시켜야 하는 내용
　ㄱ 시·도지사가 수립하는 지역보건의료계획 ㄱ부터 ㅅ까지의 내용
　ㄴ 그 밖에 시장·군수·구청장이 지역보건의료계획을 수립함에 있어서 필요하다고 인정하는 사항

(9) 지역보건의료계획의 수립 방법

① 시·도지사 또는 특별자치시장·특별자치도지사·시장·군수·구청장(이하 시장·군수·구청장)은 지역보건의료계획 수립 전에 지역 내 보건의료실태와 지역주민의 보건의료의식·행동양상 등에 대하여 조사 및 자료 수집을 해야 함

② 시·도지사 또는 시장·군수·구청장은 지역 내 보건의료실태 조사 결과에 따라 해당 지역에 필요한 사업 계획을 포함하여 지역보건의료계획을 수립하되 국가 또는 특별시·광역시·도(이하 시·도)의 보건의료시책에 맞춰 수립해야 함

③ 시·도지사 또는 시장·군수·구청장은 지역보건의료계획을 수립하는 경우에 그 주요 내용을 시·도 또는 시·군·구의 홈페이지 등에 2주 이상 공고하여 지역주민의 의견을 수렴해야 함

(10) 지역보건의료계획의 제출 시기

① 시장·군수·구청장은 지역보건의료계획을 계획 시행연도 1월 31일까지 시·도지사에게 제출해야 함

② 시·도지사는 지역보건의료계획을 계획 시행연도 2월 말일까지 보건복지부장관에게 제출해야 함

③ 시장·군수·구청장은 지역 내 인구의 급격한 변화 등 예측하지 못한 보건의료환경 변화에 따라 지역보건의료계획을 변경할 필요가 있는 경우에는 시·군·구 위원회의 심의를 거쳐 변경한 후 시·군·구 의회에 변경 사실 및 변경 내용을 보고하고, 시·도지사에게 지체 없이 변경 사실 및 변경 내용을 제출해야 함.

④ 시·도지사는 지역 내 인구의 급격한 변화 등 예측하지 못한 보건의료환경 변화에 따라 지역보건의료계획을 변경할 필요가 있는 경우에는 시·도 위원회의 심의를 거쳐 변경한 후 시·도 의회에 변경 사실 및 변경 내용을 보고하고, 보건복지부장관에게 지체 없이 변경 사실 및 변경 내용을 제출해야 함

7. 지역보건의료계획의 시행, 시행 결과의 평가(법 8~9조, 시행령 7조)

(1) 시·도지사 또는 시장·군수·구청장은 지역보건의료계획을 시행할 때 수립된 연차별 시행계획에 따라 시행해야 함

(2) 시·도지사 또는 시장·군수·구청장은 지역보건의료계획을 시행하는 데에 필요하다고 인정하는 경우에는 보건의료 관련기관·단체 등에 인력·기술 및 재정 지원을 할 수 있음

(3) 보건복지부장관은 특별자치시·특별자치도 또는 시·도의 지역보건의료계획의 시행결과를, 시·도지사는 시·군·구(특별자치시·특별자치도 제외)의 지역보건의료계획의 시행 결과를 대통령령으로 정하는 바에 따라 각각 평가 가능

① 시장·군수·구청장은 지역보건의료계획 시행 결과의 평가를 위하여 해당 시·군·구 지역보건의료계획의 연차별 시행계획에 따른 시행 결과를 매 시행연도 다음 해 1월 31일까지 시·도지사에게 제출해야 함

보건의료법규

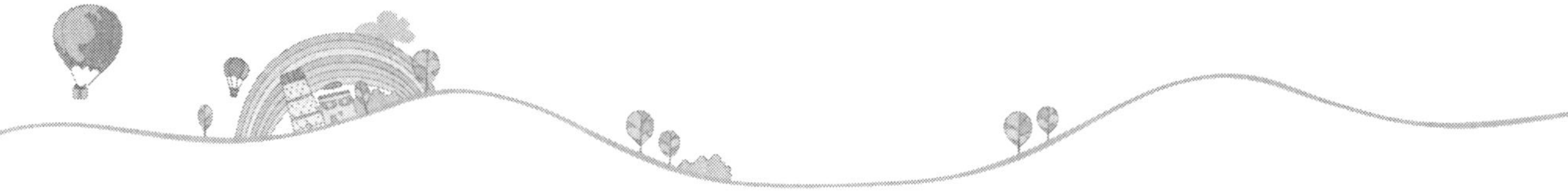

② 시·도지사(특별자치시장·특별자치도지사 포함)는 지역보건의료계획 시행 결과의 평가를 위하여 해당 시·도 지역보건의료계획의 연차별 시행계획에 따른 시행 결과를 매 시행연도 다음 해 2월 말일까지 보건복지부장관에게 제출해야 함

③ 보건복지부장관 또는 시·도지사는 지역보건의료계획의 연차별 시행계획에 따른 시행 결과를 평가한 경우 그 평가 결과를 공표 가능

3 지역보건의료기관의 설치·운영

8. 보건소의 설치, 보건소의 기능 및 업무, 보건의료원(법 10~12조, 시행령 8~9조)

(1) 보건소의 설치

① 지역주민의 건강을 증진하고 질병을 예방·관리하기 위하여 해당 지방자치단체의 조례로 시·군·구별로 1개씩 보건소(보건의료원 포함. 이하 같음)를 설치. 다만, 지역주민의 보건의료를 위하여 특별히 필요하다고 인정되는 경우 필요한 지역에 추가로 설치·운영 가능

② 동일한 시·군·구에 2개 이상의 보건소가 설치되어 있는 경우 해당 지방자치단체의 조례로 정하는 바에 따라 업무를 총괄하는 보건소를 지정하여 운영 가능

(2) 보건소의 기능 및 업무

① 건강 친화적인 지역사회 여건의 조성

② **지역보건의료정책의 기획, 조사·연구 및 평가**
　㉠ 지역보건의료계획 등 보건의료 및 건강증진에 관한 중장기 계획 및 실행계획의 수립·시행 및 평가에 관한 사항
　㉡ 지역사회 건강실태조사 등 보건의료 및 건강증진에 관한 조사·연구에 관한 사항
　㉢ 보건에 관한 실험 또는 검사에 관한 사항

③ **보건의료인 및 보건의료기관 등에 대한 지도·관리·육성과 국민보건 향상을 위한 지도·관리**
　㉠ 의료인 및 의료기관에 대한 지도 등에 관한 사항
　㉡ 의료기사·의무기록사 및 안경사에 대한 지도 등에 관한 사항
　㉢ 응급의료에 관한 사항
　㉣ 공중보건의사, 보건진료 전담공무원 및 보건진료소에 대한 지도 등에 관한 사항
　㉤ 약사에 관한 사항과 마약·향정신성의약품의 관리에 관한 사항
　㉥ 공중위생 및 식품위생에 관한 사항

④ 보건의료 관련기관·단체, 학교, 직장 등과의 협력체계 구축

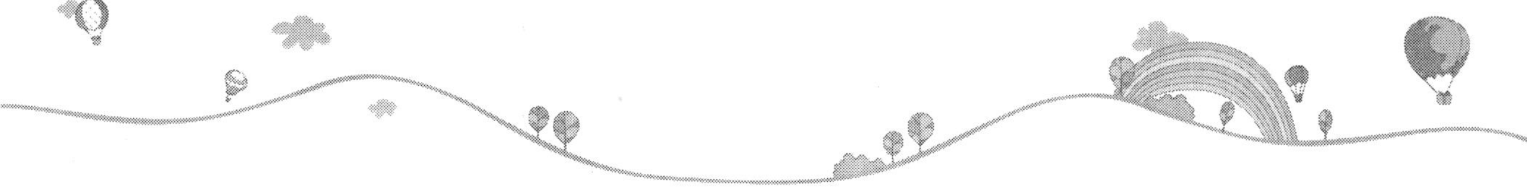

⑤ **지역주민의 건강증진 및 질병예방·관리를 위한 다음의 지역보건의료서비스의 제공**

   ㉠ 국민건강증진·구강건강·영양관리사업 및 보건교육

   ㉡ 감염병의 예방 및 관리

   ㉢ 모성과 영유아의 건강유지·증진

   ㉣ 여성·노인·장애인 등 보건의료 취약계층의 건강유지·증진

   ㉤ 정신건강증진 및 생명존중에 관한 사항

   ㉥ 지역주민에 대한 진료, 건강검진 및 만성질환 등의 질병관리에 관한 사항

   ㉦ 가정 및 사회복지시설 등을 방문하여 행하는 보건의료사업

(3) 보건의료원

보건소 중 「의료법」에 따른 병원의 요건을 갖춘 보건소는 보건의료원이라는 명칭 사용 가능

9. 보건지소의 설치, 건강생활지원센터의 설치(법 13~14조, 시행령 10~11조)

(1) 보건지소의 설치

지방자치단체는 보건소의 업무수행을 위하여 필요하다고 인정하는 경우에 해당 지방자치단체의 조례로 읍·면(보건소가 설치된 읍·면 제외)마다 보건지소 1개씩 설치 가능. 다만, 지역주민의 보건의료를 위하여 특별히 필요하다고 인정되는 경우에는 필요한 지역에 보건지소를 설치·운영하거나 여러 개의 보건지소 통합 설치·운영 가능

(2) 건강생활지원센터의 설치

지방자치단체는 보건소의 업무 중에서 특별히 지역주민의 만성질환 예방 및 건강한 생활습관 형성을 지원하는 건강생활지원센터를 해당 지방자치단체의 조례로 읍·면·동(보건소가 설치된 읍·면·동 제외)마다 1개씩 설치 가능

10. 보건소장, 보건지소장, 건강생활지원센터장(시행령 13~15조)

(1) 보건소장

① 보건소에 보건소장(보건의료원의 경우는 원장. 이하 같음) 1명을 두되, 의사 면허가 있는 사람 중에서 보건소장 임용. 다만, 의사 면허가 있는 사람 중에서 임용하기 어려운 경우에는 「지방공무원 임용령」 별표 1에 따른 보건·식품위생·의료기술·의무·약무·간호·보건진료(이하 보건 등) 직렬의 공무원을 보건소장으로 임용 가능

② 보건 등 직렬의 공무원을 보건소장으로 임용하려는 경우에 해당 보건소에서 실제로 보건 등과 관련된 업무를 하는 보건 등 직렬의 공무원으로서 보건소장으로 임용되기 이전 최근 5년 이상 보건 등의 업무와 관련하여 근무한 경험이 있는 사람 중에 임용해야 함

보건의료법규

③ 보건소장은 시장·군수·구청장의 지휘·감독을 받아 보건소의 업무를 관장하고 소속 공무원을 지
　휘·감독하며, 관할 보건지소, 건강생활지원센터 및 보건진료소의 직원 및 업무에 대하여 지도·감
　독함

(2) 보건지소장

① 보건지소에 보건지소장 1명을 두되, 지방 의무직공무원 또는 임기제공무원을 보건지소장으로 임용
② 보건지소장은 보건소장의 지휘·감독을 받아 보건지소의 업무를 관장하고 소속 직원을 지휘·감독하
　며, 보건진료소의 직원 및 업무에 대하여 지도·감독함

(3) 건강생활지원센터장

① 건강생활지원센터에 건강생활지원센터장 1명을 두되, 보건 등 직렬의 공무원 또는 「보건의료기본법」
　제3조제3호에 따른 보건의료인을 건강생활지원센터장으로 임용
② 건강생활지원센터장은 보건소장의 지휘·감독을 받아 건강생활지원센터의 업무를 관장하고 소속 직
　원을 지휘·감독

11. 전문인력의 적정 배치 등(법 16조, 시행령 16~21조, 시행규칙 4조)

(1) 지역보건의료기관에는 기관의 장과 해당 기관의 기능을 수행하는 데 필요한 면허·자격 또는 전문지
　식을 가진 인력(이하 전문인력)을 두어야 함

(2) 시·도지사(특별자치시장·특별자치도지사 포함)는 지역보건의료기관의 전문인력을 적정하게 배치하기
　위하여 필요한 경우 지역보건의료기관 간에 전문인력의 교류를 할 수 있음

(3) 보건복지부장관과 시·도지사(특별자치시장·특별자치도지사 포함)는 지역보건의료기관의 전문인력의
　자질 향상을 위하여 필요한 교육훈련을 시행해야 함

① **교육훈련 대상 및 기간**
　㉠ **기본교육훈련** : 해당 직급의 공무원으로서 필요한 능력과 자질을 배양할 수 있도록 신규로 임용
　　되는 전문인력을 대상으로 하는 3주 이상의 교육훈련
　㉡ **직무 분야별 전문교육훈련** : 보건소에서 현재 담당하고 있거나 담당할 직무 분야에 필요한 전문적
　　인 지식과 기술을 습득할 수 있도록 재직 중인 전문인력을 대상으로 하는 1주 이상의 교육훈련
② 보건복지부장관 또는 시·도지사는 교육훈련을 소속 교육훈련기관에서 받게 하거나 다른 행정기관
　소속의 교육훈련기관 또는 민간교육기관에 위탁하여 받게 할 수 있음

(4) 보건복지부장관은 지역보건의료기관의 전문인력의 배치 및 운영 실태를 조사할 수 있으며, 그 배치 및
　운영이 부적절하다고 판단될 때에는 그 시정을 위하여 시·도지사 또는 시장·군수·구청장에게 권고
　가능

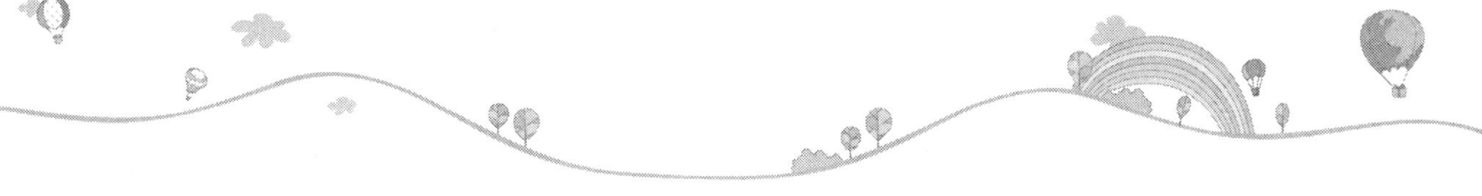

① 전문인력의 면허 또는 자격의 종류에 따른 최소 배치 기준

　㉠ 보건소

(단위: 명)

직종별 ＼ 구분	특별시의 구	광역시의 구, 인구 50만명 이상인 시의 구 및 인구 30만명 이상인 시	인구 30만명 미만인 시	도농복합형태의 시	군	보건의료원이 설치된 군
의사	3	3	2	2	1	6
치과의사	1	1	1	1	1	1
한의사	1	1	1	1	1	1
조산사	(1)	(1)	(1)	(1)	(1)	(1)
간호사	18	14	10	14	10	23
약사	3	2	1	1	1	2
임상병리사	4	4	3	4	2	4
방사선사	2	2	2	2	2	3
물리치료사	1	1	1	1	1	2
치과위생사	1	1	1	1	1	1
영양사	1	1	1	1	1	2
간호조무사	(2)	(2)	(2)	(2)	(2)	(6)
의무기록사	–	–	–	–	–	1
위생사	(3)	(3)	(2)	(2)	(2)	(2)
정신보건전문요원	1	1	1	1	1	1
정보처리기사 및 정보처리기능사	(1)	(1)	(1)	(1)	(1)	(1)
응급구조사	–	–	–	–	(1)	1

※비고

1. 이 기준은 보건소장을 제외한 기준이며, 해당 지방자치단체의 실정에 따라 이 기준을 초과하여 필요한 전문인력 배치 가능
2. 의사, 치과의사, 한의사의 기준은 공중보건의사 포함
3. 조산사 및 간호조무사는 간호사 전체 인력의 범위에서 간호사에 갈음하여 배치 가능
4. 위생사의 기준은 보건소에서 위생 업무를 관장하는 경우에 한정하여 적용
5. 정보처리기사·정보처리기능사 및 응급구조사의 기준 중 ( )로 표시된 기준은 해당 시·군·구의 여건에 따라 이 기준을 조정하여 배치 가능
6. 영양사는 인구 5만명 미만의 군(보건의료원이 설치된 군은 제외한다)의 경우에는 해당 군의 여건에 따라 이 기준을 조정하여 배치 가능

ⓛ 보건지소

(단위: 명)

구분	의사	치과의사	한의사	간호사 또는 간호조무사	치과위생사
보건지소	1	1	1	3	1
통합 보건지소	1×관할 읍·면수	1×관할 읍·면수	1×관할 읍·면수	3×관할 읍·면수	1×관할 읍·면수

※ 비고
1. 치과의사 및 한의사는 공중보건의사로서의 치과의사 및 한의사의 인력 사정에 따라 이 기준을 조정하여 배치 가능
2. 치과위생사는 치과의사의 배치를 고려하여 이 기준을 조정하여 배치 가능

ⓒ 건강생활지원센터

(단위: 명)

구분	의사 또는 한의사	간호사 또는 간호조무사	물리치료사 또는 체육지도자	영양사
건강생활지원센터	1	3	1	1

※ 비고
1. 의사 또는 한의사는 촉탁 등 비상근으로 배치 가능
2. 건강생활지원센터 사업 규모, 사업 내용 등에 따라 지방자치단체 여건에 맞게 기준을 조정하여 배치 가능

② 전문인력의 임용 자격 기준은 지역보건의료기관의 기능을 수행하는 데 필요한 면허·자격 또는 전문 지식이 있는 사람으로 하되, 해당 분야의 업무에서 2년 이상 종사한 사람을 우선적으로 임용해야 함

(6) 평가 및 그 결과 처리 등

① 보건복지부장관은 지역보건의료기관의 전문인력 배치 및 운영 실태를 2년마다 조사하여야 하며, 필요한 경우에는 시·도 또는 시·군·구에 대하여 수시로 조사할 수 있음

② 보건복지부장관은 실태 조사 결과 전문인력의 적절한 배치 및 운영에 필요하다고 판단하는 경우에는 시·도지사(특별자치시장·특별자치도지사 포함)에게 전문인력의 교류 권고 가능

③ 시·도지사(특별자치시장·특별자치도지사 포함) 또는 시장·군수·구청장(특별자치시장·특별자치도지사 제외)은 지역보건의료기관에 전문인력의 결원이 생겼을 때에는 지체 없이 결원 보충에 필요한 조치를 해야 함

12. 지역보건의료기관의 시설 · 장비, 시설의 이용(법 17~18조, 시행규칙 7조)

(1) 지역보건의료기관은 보건복지부령으로 정하는 기준에 적합한 시설 · 장비 등을 갖추어야 하며, 지역보건의료기관의 장은 지역주민이 지역보건의료기관을 쉽게 알아볼 수 있고 이용하기에 편리하도록 보건복지부령으로 정하는 표시를 해야 함

① **지역보건의료기관의 시설 · 장비 기준**
   ㉠ 시설기준
   - 진료실 : 일반진료, 치과진료, 한방진료, 만성질환 상담 등 진료에 필요한 시설
   - 진료지원실: 방사선 촬영, 임상병리검사 등 진료지원에 필요한 시설
   - 보건사업실: 건강증진 사업, 보건교육 등 보건사업에 필요한 시설
   ㉡ 장비기준
   - 진료실: 청진기, 진찰대, 혈압계, 체온계 등 진료에 필요한 장비
   - 진료지원실: 방사선 촬영 장비, 임상병리검사 장비 등 진료지원에 필요한 장비
   - 보건사업실: 건강증진 장비, 기초체력측정 장비, 교육용 모형 등 보건사업에 필요한 장비

② **지역보건의료기관의 표시 기준**
   지역보건의료기관은 다음의 표지와 함께 해당 지역 명을 표시해야 함

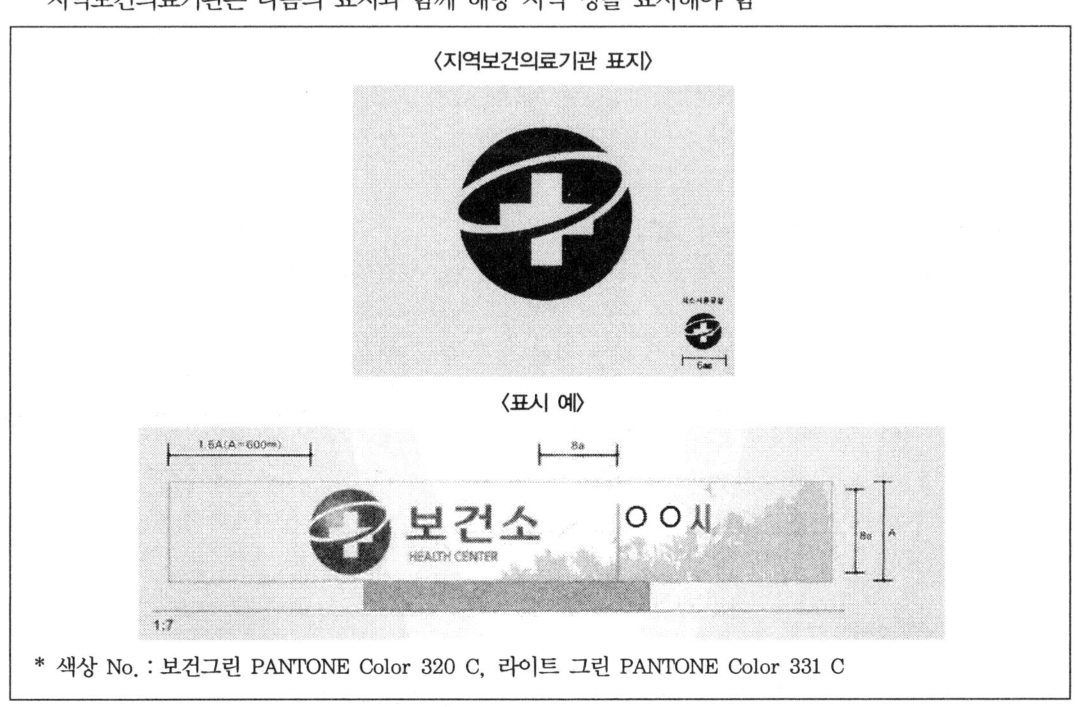

(2) 지역보건의료기관은 보건의료에 관한 실험 또는 검사를 위하여 의사 · 치과의사 · 한의사 · 약사 등에게 그 시설을 이용하게 하거나, 타인의 의뢰를 받아 실험 또는 검사를 할 수 있음

보
건
의
료
법
규

13. 지역보건의료서비스의 신청, 조사, 결정 및 실시, 정보의 파기(법 19~22조, 시행규칙 8조)

(1) 지역보건의료서비스의 신청

① 지역보건의료서비스 중 보건복지부령으로 정하는 서비스(소득, 재산, 건강상태 등에 따라 선별하여 제공하는 서비스)를 필요로 하는 사람(이하 서비스대상자)과 그 친족, 그 밖의 관계인은 관할 시장·군수·구청장에게 지역보건의료서비스의 제공(이하 서비스 제공)을 신청 할 수 있음

② 시장·군수·구청장이 서비스 제공 신청을 받는 경우 (2)에 따라 조사하려 하거나 제출받으려는 자료 또는 정보에 관하여 서비스대상자와 그 서비스대상자의 1촌 직계혈족 및 그 배우자(이하 부양의무자)에게 다음의 사항을 알리고, 해당 자료 또는 정보의 수집에 관한 동의를 받아야 함
　㉠ 법적 근거, 이용 목적 및 범위
　㉡ 이용 방법
　㉢ 보유기간 및 파기방법

③ 서비스 제공의 신청인은 서비스 제공 신청을 철회하는 경우 시장·군수·구청장에게 조사하거나 제출한 자료 또는 정보의 반환 또는 삭제를 요청할 수 있고, 이 경우 특별한 사유가 없으면 그 요청에 따라야 함

④ **서비스 제공의 신청·철회 및 고지·동의 방법**
　㉠ 지역보건의료서비스의 제공을 신청하거나 철회하려는 자는 지역보건의료서비스 신청서나 철회서(전자문서 포함)에 관련 서류(전자문서 포함)를 첨부하여 시장·군수·구청장에게 신청하거나 철회해야 함. 다만, 첨부하여야 하는 관련 서류 중 「전자정부법」 제36조제1항에 따른 행정정보의 공동이용을 통하여 관련 서류를 확인할 수 있는 경우에는 그 확인으로 첨부서류를 갈음하되, 신청인이 확인에 동의하지 아니하는 경우에는 그 서류를 첨부해야 함
　㉡ 시장·군수·구청장은 알리거나 자료 또는 정보의 수집에 관한 동의를 받아야 하는 경우에는 서면 또는 전자적인 방법으로 해야 함. 다만, 서면 또는 전자적인 방법으로 알리기 곤란한 경우에는 전화, 담당 공무원의 안내 등의 방법으로 알릴 수 있음

(2) 신청에 따른 조사

① 시장·군수·구청장은 서비스 제공 신청을 받으면 서비스대상자와 부양의무자의 소득·재산 등에 관하여 조사해야 함

② 시장·군수·구청장은 조사에 필요한 자료를 확보하기 위하여 서비스대상자 또는 그 부양의무자에게 필요한 자료 또는 정보의 제출 요구 가능

③ 조사의 실시는 「사회복지사업법」 제33조의3에 따름

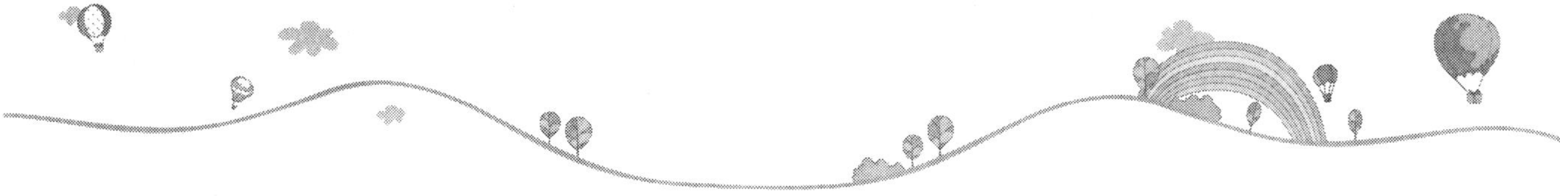

(3) 서비스 제공의 결정 및 실시

① 시장·군수·구청장은 조사를 하였을 때에는 예산 상황 등을 고려하여 서비스 제공의 실시 여부를 결정한 후 이를 서면이나 전자문서로 신청인에게 통보해야 함

② 시장·군수·구청장은 서비스대상자에게 서비스 제공을 하기로 결정하였을 때에는 서비스 제공기간 등을 계획하여 그 계획에 따라 지역보건의료서비스를 제공해야 함

(4) 정보의 파기

① 시장·군수·구청장은 조사하거나 제출받은 정보 중 서비스대상자가 아닌 사람의 정보는 5년을 초과하여 보유할 수 없고, 이 경우 시장·군수·구청장은 정보의 보유기한이 지나면 지체 없이 이를 파기해야 함

② 시장·군수·구청장은 정보가 지역보건의료정보시스템 또는 「사회복지사업법」 제6조의2에 따른 정보시스템에 수집되어 있는 경우 보건복지부장관에게 해당 정보의 파기를 요청할 수 있고, 이 경우 보건복지부장관은 지체 없이 이를 파기해야 함

14. 건강검진 등의 신고(법 23조, 시행규칙 9조)

(1) 「의료법」 제27조제1항 각 호의 어느 하나에 해당하는 사람이 지역주민 다수를 대상으로 건강검진 또는 순회 진료 등 주민의 건강에 영향을 미치는 행위(이하 건강검진 등)를 하려는 경우에는 (2)에 따라 건강검진 등을 하려는 지역을 관할하는 보건소장에게 신고해야 함

(2) 건강검진 등을 실시하기 3일 전까지 건강검진 등 신고서를 관할 보건소장(보건의료원장 포함. 이하 같음)에게 제출하는 방법으로 해야 함. 이 경우 관할 보건소장은 「전자정부법」 제36조제1항에 따른 행정정보의 공동이용을 통하여 의료기관 개설허가증 또는 의료기관 개설신고증명서(의료기관만 해당)와 의사·치과의사 또는 한의사 면허증을 확인할 수 있는 경우에는 그 확인으로 첨부자료의 제공을 갈음할 수 있고, 신고인이 자료 확인에 동의하지 아니하는 경우에는 해당 자료를 첨부하도록 해야 함

(3) 의료기관이 「의료법」 제33조제1항 각 호의 어느 하나에 해당하는 사유로 의료기관 외의 장소에서 지역주민 다수를 대상으로 건강검진 등을 하려는 경우에도 (1)에 따른 신고를 해야 함

보건의료법규

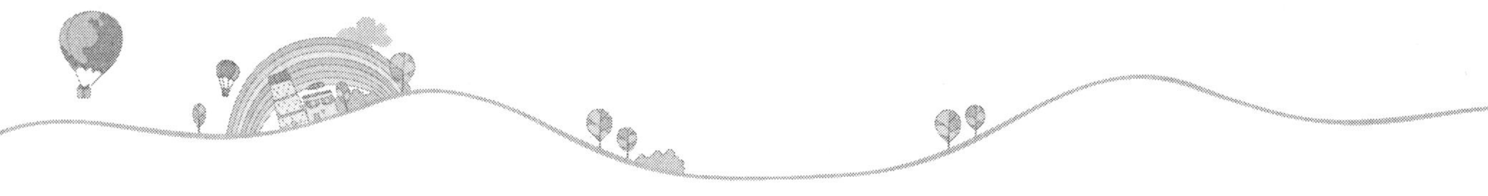

15. 비용의 보조(법 24조)

(1) 국가와 시·도는 지역보건의료기관의 설치와 운영에 필요한 비용 및 지역보건의료계획의 시행에 필요한 비용의 일부를 보조할 수 있음

(2) 보조금을 지급하는 경우 설치비와 부대비에 있어서는 그 3분의 2 이내, 운영비 및 지역보건의료계획의 시행에 필요한 비용에 있어서는 그 2분의 1 이내로 함

16. 수수료 등(법 25조, 시행규칙 10조)

(1) 지역보건의료기관은 그 시설을 이용한 자, 실험 또는 검사를 의뢰한 자, 진료를 받은 자로부터 수수료 또는 진료비를 징수 가능

(2) 지역보건의료기관에서 징수하는 수수료와 진료비는 「국민건강보험법」 제45조제4항에 따라 보건복지부장관이 고시하는 요양급여비용 명세의 기준에 따라 지방자치단체의 조례로 정함

17. 개인정보의 누설금지, 동일명칭 사용금지(법 28~29조)

(1) 개인정보의 누설금지

지역보건의료기관(「농어촌 등 보건의료를 위한 특별조치법」 제2조제4호에 따른 보건진료소 포함)의 기능 수행과 관련한 업무에 종사하였거나 종사하고 있는 사람 또는 지역보건의료정보시스템을 구축·운영하였거나 구축·운영하고 있는 자(제30조제2항 및 제4항에 따라 위탁받거나 대행하는 업무에 종사하거나 종사하였던 자 포함)는 업무상 알게 된 다음의 정보를 업무 외의 목적으로 사용하거나 다른 사람에게 제공 또는 누설하면 안 됨

① 보건의료인이 진료과정(건강검진 포함)에서 알게 된 개인 및 가족의 진료 정보

② **제20조에 따라 조사하거나 제출받은 다음의 정보**
　㉠ 금융정보(「국민기초생활 보장법」 제21조제3항제1호의 금융정보. 이하 같음)
　㉡ 신용정보 또는 보험정보(「국민기초생활 보장법」 제21조제3항제2호·제3호의 신용정보 및 보험정보. 이하 같음)

③ ① 및 ②를 제외한 개인정보(「개인정보 보호법」 제2조제1호의 개인정보. 이하 같음)

(2) 동일명칭 사용금지

이 법에 따른 보건소, 보건의료원, 보건지소 또는 건강생활지원센터가 아닌 자는 각각 보건소, 보건의료원, 보건지소 또는 건강생활지원센터라는 명칭을 사용하지 못함

18. 권한의 위임 등(법 30조, 시행령 23조)

(1) 이 법에 따른 보건복지부장관의 권한은 대통령령으로 정하는 바에 따라 그 일부를 시·도지사 또는 시장·군수·구청장에게 위임 가능

(2) 시·도지사 또는 시장·군수·구청장은 이 법에 따른 지역보건의료기관의 기능 수행에 필요한 다음의 업무를 대통령령으로 정하는 바에 따라 보건의료 관련기관·단체에 위탁하거나, 「의료법」 제2조에 따른 의료인에게 대행하게 할 수 있음

① 법 제4조에 따른 지역사회 건강실태조사에 관한 업무
② 법 제8조에 따른 지역보건의료계획의 시행에 관한 업무
③ 법 제11조제1항제5호나목에 따른 감염병의 예방 및 관리에 관한 업무
④ 법 제11조제1항제5호바목에 따른 지역주민에 대한 진료, 건강검진 및 만성질환 등 질병관리에 관한 사항 중 전문지식 및 기술이 필요한 진료, 실험 또는 검사 업무
⑤ 법 제11조제1항제5호사목에 따른 가정 및 사회복지시설 등을 방문하여 행하는 보건의료사업에 관한 업무
⑥ 「의료법」 제2조에 따른 의료인에게 법 제11조제1항제5호바목에 따른 지역주민에 대한 진료, 건강검진 및 만성질환 등 질병관리에 관한 사항 중 전문지식 및 기술이 필요한 진료에 관한 업무를 대행하게 할 수 있음

(3) 시·도지사 또는 시장·군수·구청장은 업무를 위탁한 경우에 그 비용의 전부 또는 일부를 보조할 수 있고, 의료인에게 그 업무의 일부를 대행하게 한 경우에는 그 업무수행에 드는 실비(實費) 보조 가능

(4) 보건복지부장관은 지역보건의료정보시스템의 구축·운영 등에 관한 업무를 「사회복지사업법」 제6조의3에 따른 전담기구에 대행하게 할 수 있음

(5) 보건복지부장관은 제4항에 따라 업무를 대행하게 한 경우에는 예산의 범위에서 그에 필요한 비용 보조 가능

6 **벌칙**

19. 벌칙(법 32조)

(1) 5년 이하의 징역 또는 5천만원 이하의 벌금

정당한 접근 권한 없이 또는 허용된 접근 권한을 넘어 지역보건의료정보시스템의 정보를 훼손·멸실·변경·위조 또는 유출한 자

(2) 5년 이하의 징역 또는 3천만원 이하의 벌금

보건의료인이 진료과정(건강검진 포함)에서 알게 된 개인 및 가족의 진료 정보 또는 금융정보를 사용·제공·누설한 자 및 그 사정을 알면서도 영리 목적 또는 부정한 목적으로 해당 정보를 제공받은 자

(3) 3년 이하의 징역 또는 2천만원 이하의 벌금

① 정당한 접근 권한 없이 또는 허용된 접근 권한을 넘어 지역보건의료정보시스템의 정보를 검색 또는 복제한 자

② 신용정보·보험정보 또는 개인정보를 사용·제공 또는 누설한 자 및 그 사정을 알면서도 영리 목적 또는 부정한 목적으로 해당 정보를 제공받은 자

20. 양벌규정(법 33조)

법인의 대표자나 법인 또는 개인의 대리인·사용인, 그 밖의 종업원이 그 법인 또는 개인의 업무에 관하여 제32조의 위반행위를 하면 그 행위자를 벌하는 외에 그 법인 또는 개인에게도 해당 조문의 벌금형을 과함. 다만, 법인 또는 개인이 그 위반행위를 방지하기 위하여 해당 업무에 관하여 상당한 주의와 감독을 게을리하지 아니한 경우에는 그러하지 아니함

21. 300만원 이하의 과태료(법 34조)

(1) 건강검진 등에 대한 신고를 하지 아니하거나 거짓으로 신고하고 건강검진 등을 한 자

(2) 동일명칭 사용금지를 위반하여 동일 명칭을 사용한 자

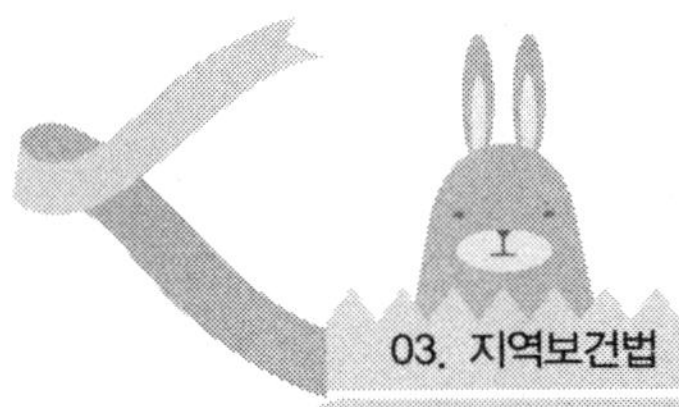

핵심예상문제

1 **지역보건법의 목적으로 적절한 것은?**

① 국민에게 건강에 관한 바른 지식을 보급하여 건강을 증진함

② 국민의료에 필요한 사항을 규정하여 국민의 건강을 보호하고 증진함

③ 감염병의 발생과 유행 방지

④ 보험급여를 실시함으로써 국민보건 향상과 사회보장 증진에 이바지함

⑤ 지역보건의료정책을 효율적으로 추진하여 지역주민의 건강 증진에 이바지함

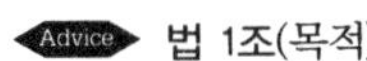 법 1조(목적)

이 법은 보건소 등 지역보건의료기관의 설치·운영에 관한 사항과 보건의료 관련기관·단체와의 연계·협력을 통하여 지역보건의료기관의 기능을 효과적으로 수행하는 데 필요한 사항을 규정함으로써 지역보건의료정책을 효율적으로 추진하여 지역주민의 건강 증진에 이바지함을 목적으로 한다.

2 **지역보건의료에 대한 국가의 의무로 적절하지 않은 것은?**

① 지역보건의료에 관한 조사·연구

② 지역보건의료에 관한 정보의 수집·관리·활용·보호

③ 지역보건의료에 관한 위법사항에 대한 감시

④ 지역보건의료 업무의 효율적 추진을 위하여 기술적·재정적 지원

⑤ 지역주민의 건강 상태에 격차가 발생하지 아니하도록 필요한 방안 마련

법 3조(국가와 지방자치단체의 책무)

① 국가 및 지방자치단체는 지역보건의료에 관한 조사·연구, 정보의 수집·관리·활용·보호, 인력의 양성·확보 및 고용 안정과 자질 향상 등을 위하여 노력하여야 한다.

② 국가 및 지방자치단체는 지역보건의료 업무의 효율적 추진을 위하여 기술적·재정적 지원을 하여야 한다.

③ 국가 및 지방자치단체는 지역주민의 건강 상태에 격차가 발생하지 아니하도록 필요한 방안을 마련하여야 한다.

Answer   1.⑤ 2.③

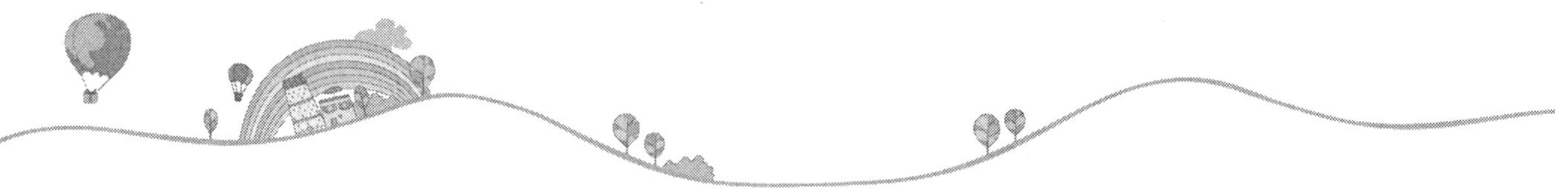

3 지역보건법의 정의로 옳지 않은 것은?

① 보건의료 관련기관·단체 : 의료기관, 약국, 제약회사, 보건의료인 단체 등

② 보건의료 관련기관·단체 : 지역사회 내에서 공중 또는 특정 다수인을 위하여 지역보건의료서비스를 제공하는 기관

③ 지역보건의료기관 : 지역주민의 건강을 증진하고 질병을 예방·관리하기 위하여 이 법에 따라 설치·운영하는 기관·단체

④ 지역보건의료기관 : 보건소, 보건의료원, 보건지소 및 건강생활지원센터

⑤ 지역보건의료서비스 : 지역주민의 건강을 증진하고 질병을 예방·관리하기 위하여 지역보건의료기관이 직접 제공하거나 보건의료 관련기관·단체를 통하여 제공하는 서비스로서 보건의료인이 행하는 모든 활동

 법 2조(정의)

이 법에서 사용하는 용어의 뜻은 다음과 같다.

1. '지역보건의료기관'이란 지역주민의 건강을 증진하고 질병을 예방·관리하기 위하여 이 법에 따라 설치·운영하는 보건소, 보건의료원, 보건지소 및 건강생활지원센터를 말한다.

2. '지역보건의료서비스'란 지역주민의 건강을 증진하고 질병을 예방·관리하기 위하여 지역보건의료기관이 직접 제공하거나 보건의료 관련기관·단체를 통하여 제공하는 서비스로서 보건의료인(「보건의료기본법」 제3조제3호에 따른 보건의료인을 말한다. 이하 같다)이 행하는 모든 활동을 말한다.

3. '보건의료 관련기관·단체'란 지역사회 내에서 공중(公衆) 또는 특정 다수인을 위하여 지역보건의료서비스를 제공하는 의료기관, 약국, 보건의료인 단체 등을 말한다.

4 지역보건의료심의위원회의 의원으로 위촉받거나 임명될 수 있는 자로 적절하지 않은 것은?

① 지역주민 대표

② 학교보건 관계자

③ 시의회 의원

④ 보건의료 관련기관의 임직원

⑤ 산업보건 관계자

 법 6조(지역보건의료심의위원회)

③ 위원회의 위원은 지역주민 대표, 학교보건 관계자, 산업안전·보건 관계자, 보건의료 관련기관·단체의 임직원 및 관계 공무원 중에서 해당 위원회가 속하는 지방자치단체의 장이 임명하거나 위촉한다.

Answer 3.① 4.③

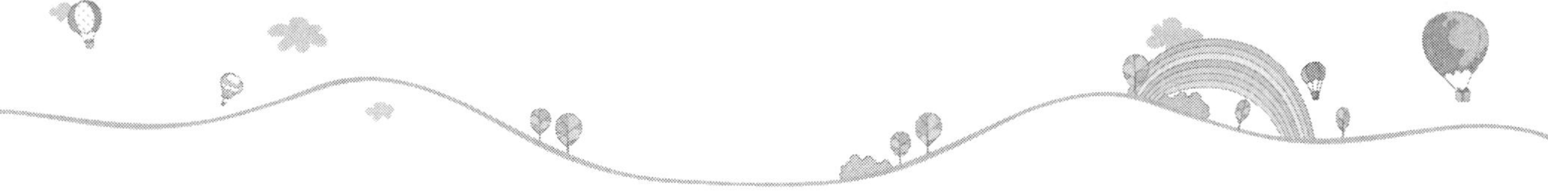

5 지역보건의료심의위원회에 대한 설명으로 옳지 않은 것은?

① 지역사회 건강실태조사 등 지역보건의료의 실태조사에 관한 사항을 심의

② 지역보건의료계획 및 연차별 시행계획의 수립·시행 및 평가에 관한 사항을 심의

③ 위원회의 위원은 해당 위원회가 속하는 지방자치단체의 장이 임명하거나 위촉

④ 해당 지방자치단체의 부단체장이 위원장이 됨

⑤ 위원회는 위원장 1명을 포함한 10명 이내의 위원으로 구성

> **Advice** 법 6조(지역보건의료심의위원회)
> ① 지역보건의료에 관한 다음 각 호의 사항을 심의하기 위하여 특별시·광역시·도(이하 '시·도'라 한다) 및 특별자치시·특별자치도·시·군·구(구는 자치구를 말하며, 이하 '시·군·구'라 한다)에 지역보건의료심의위원회(이하 '위원회'라 한다)를 둔다.
>   1. 지역사회 건강실태조사 등 지역보건의료의 실태조사에 관한 사항
>   2. 지역보건의료계획 및 연차별 시행계획의 수립·시행 및 평가에 관한 사항
>   3. 지역보건의료계획의 효율적 시행을 위하여 보건의료 관련기관·단체, 학교, 직장 등과의 협력이 필요한 사항
>   4. 그 밖에 지역보건의료시책의 추진을 위하여 필요한 사항
> ② 위원회는 위원장 1명을 포함한 20명 이내의 위원으로 구성하며, 위원장은 해당 지방자치단체의 부단체장(부단체장이 2명 이상인 지방자치단체에서는 대통령령으로 정하는 부단체장을 말한다)이 된다. 다만, 제4항에 따라 다른 위원회가 위원회의 기능을 대신하는 경우 위원장은 조례로 정한다.
> ③ 위원회의 위원은 지역주민 대표, 학교보건 관계자, 산업안전·보건 관계자, 보건의료 관련기관·단체의 임직원 및 관계 공무원 중에서 해당 위원회가 속하는 지방자치단체의 장이 임명하거나 위촉한다.
> ④ 위원회는 그 기능을 담당하기에 적합한 다른 위원회가 있고 그 위원회의 위원이 제3항에 따른 자격을 갖춘 경우에는 시·도 또는 시·군·구의 조례에 따라 위원회의 기능을 통합하여 운영할 수 있다.

6 시·도지사 또는 시장·군수·구청장이 지역보건의료계획 수립 시에 지역주민의 의견수렴을 위해 내용을 공고하는 기간은?

① 1주 이상   ② 2주 이상

③ 3주 이상   ④ 4주 이상

⑤ 5주 이상

> **Advice** 시행령 5조(지역보건의료계획의 수립 방법 등)
> ③ 시·도지사 또는 시장·군수·구청장은 지역보건의료계획을 수립하는 경우에 그 주요 내용을 시·도 또는 시·군·구의 홈페이지 등에 2주 이상 공고하여 지역주민의 의견을 수렴하여야 한다.

보건의료법규

(Answer)   5.⑤   6.②

7 시 · 군 · 구의 지역보건의료계획에 포함되는 내용으로 적절한 것은?

① 시 · 군 · 구 지역보건의료기관 인력의 교육훈련

② 정신질환 등의 치료를 위한 전문치료시설의 수요 · 공급

③ 지역보건의료와 사회복지사업 사이의 연계성 확보 계획

④ 지역보건의료기관과 보건의료 관련기관 · 단체 간의 협력 · 연계

⑤ 의료기관의 병상(病床)의 수요 · 공급

> **Advice** 시행령 4조(지역보건의료계획의 세부 내용)
>
> ① 특별시장 · 광역시장 · 도지사(이하 '시 · 도지사'라 한다) 및 특별자치시장 · 특별자치도지사는 법 제7조 제1항에 따라 수립하는 지역보건의료계획(이하 '지역보건의료계획'이라 한다)에 다음 각 호의 내용을 포함시켜야 한다.
>
> 1. 지역보건의료계획의 달성 목표
> 2. 지역현황과 전망
> 3. 지역보건의료기관과 보건의료 관련기관 · 단체 간의 기능 분담 및 발전 방향
> 4. 법 제11조에 따른 보건소의 기능 및 업무의 추진계획과 추진현황
> 5. 지역보건의료기관의 인력 · 시설 등 자원 확충 및 정비 계획
> 6. 취약계층의 건강관리 및 지역주민의 건강 상태 격차 해소를 위한 추진계획
> 7. 지역보건의료와 사회복지사업 사이의 연계성 확보 계획
> 8. 의료기관의 병상(病床)의 수요 · 공급
> 9. 정신질환 등의 치료를 위한 전문치료시설의 수요 · 공급
> 10. 특별자치시 · 특별자치도 · 시 · 군 · 구(구는 자치구를 말하며, 이하 '시 · 군 · 구'라 한다) 지역보건 의료기관의 설치 · 운영 지원
> 11. 시 · 군 · 구 지역보건의료기관 인력의 교육훈련
> 12. 지역보건의료기관과 보건의료 관련기관 · 단체 간의 협력 · 연계
> 13. 그 밖에 시 · 도지사 및 특별자치시장 · 특별자치도지사가 지역보건의료계획을 수립함에 있어서 필요하다고 인정하는 사항
>
> ② 시장 · 군수 · 구청장(구청장은 자치구의 구청장을 말한다. 이하 같다)은 지역보건의료계획에 다음 각 호의 내용을 포함시켜야 한다.
>
> 1. 제1항제1호부터 제7호까지의 내용
> 2. 그 밖에 시장 · 군수 · 구청장이 지역보건의료계획을 수립함에 있어서 필요하다고 인정하는 사항

8 시 · 도지사 또는 시장 · 군수 · 구청장은 몇 년마다 지역보건의료계획을 수립해야 하는가?

① 1년　　　　　　　　② 2년

③ 3년　　　　　　　　④ 4년

⑤ 5년

Answer　　7.③ 8.④

① 특별시장 · 광역시장 · 도지사(이하 '시 · 도지사'라 한다) 또는 특별자치시장 · 특별자치도지사 · 시장 · 군수 · 구청장(구청장은 자치구의 구청장을 말하며, 이하 '시장 · 군수 · 구청장'이라 한다)은 지역주민의 건강 증진을 위하여 다음 각 호의 사항이 포함된 지역보건의료계획을 4년마다 제3항 및 제4항에 따라 수립하여야 한다.
  1. 보건의료 수요의 측정
  2. 지역보건의료서비스에 관한 장기 · 단기 공급대책
  3. 인력 · 조직 · 재정 등 보건의료자원의 조달 및 관리
  4. 지역보건의료서비스의 제공을 위한 전달체계 구성 방안
  5. 지역보건의료에 관련된 통계의 수집 및 정리

9 괄호에 들어갈 적절한 말을 순서대로 바르게 나열한 것은?

> 지역보건의료계획의 시행결과를 평가하기 위하여 시장 · 군수 · 구청장은 당해 시 · 군 · 구의 지역보건의료계획의 연차별 시행계획에 따른 시행결과를 매 시행연도 다음해 (   )까지 시 · 도지사에게, 시 · 도지사는 당해 시 · 도의 지역보건의료계획의 연차별 시행계획에 따른 시행결과를 매 시행연도 다음해 (   )까지 보건복지부장관에게 각각 제출하여야 한다.

① 1월 1일 – 1월 31일   ② 1월 31일 – 2월 말일
③ 2월 말일 – 3월 31일   ④ 3월 31일 – 4월 30일
⑤ 4월 30일 – 5월 31일

① 제8조제1항에 따라 지역보건의료계획을 시행한 때에는 보건복지부장관은 특별자치시 · 특별자치도 또는 시 · 도의 지역보건의료계획의 시행결과를, 시 · 도지사는 시 · 군 · 구(특별자치시 · 특별자치도는 제외한다)의 지역보건의료계획의 시행 결과를 대통령령으로 정하는 바에 따라 각각 평가할 수 있다.
② 보건복지부장관 또는 시 · 도지사는 필요한 경우 제1항에 따른 평가 결과를 제24조에 따른 비용의 보조에 반영할 수 있다.
시행령 7조(지역보건의료계획 시행 결과의 평가)
① 시장 · 군수 · 구청장은 법 제9조제1항에 따른 지역보건의료계획 시행 결과의 평가를 위하여 해당 시 · 군 · 구 지역보건의료계획의 연차별 시행계획에 따른 시행 결과를 매 시행연도 다음 해 1월 31일까지 시 · 도지사에게 제출하여야 한다.
② 시 · 도지사(특별자치시장 · 특별자치도지사를 포함한다)는 법 제9조제1항에 따른 지역보건의료계획 시행 결과의 평가를 위하여 해당 시 · 도 지역보건의료계획의 연차별 시행계획에 따른 시행 결과를 매 시행연도 다음 해 2월 말일까지 보건복지부장관에게 제출하여야 한다.

Answer   9.②

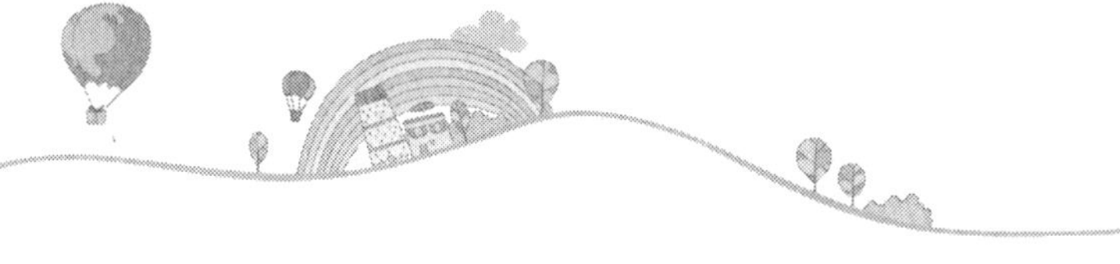

10 보건소(보건의료원 포함)의 설치에 대한 규정으로 적절한 것은?

① 보건소는 보건복지부령이 정하는 기준에 따라 당해 지방자치단체의 조례로 설치한다.

② 보건소는 시·군·구별로 1개소씩 설치한다.

③ 보건소는 동별로 1개소씩 설치한다.

④ 동일한 시·군·구에 2개 이상의 보건소가 설치되어 있는 경우 임의로 업무를 총괄하는 보건소를 지정하여 운영할 수 있다.

⑤ 지역주민의 보건의료를 위하여 특별히 필요하다고 인정되는 경우에도 보건소를 추가로 설치·운영할 수 없다.

> **Advice** 법 10조(보건소의 설치)
> ① 지역주민의 건강을 증진하고 질병을 예방·관리하기 위하여 시·군·구에 대통령령으로 정하는 기준에 따라 해당 지방자치단체의 조례로 보건소(보건의료원을 포함한다. 이하 같다)를 설치한다.
> ② 동일한 시·군·구에 2개 이상의 보건소가 설치되어 있는 경우 해당 지방자치단체의 조례로 정하는 바에 따라 업무를 총괄하는 보건소를 지정하여 운영할 수 있다.
>
> **시행령 8조(보건소의 설치)**
> ① 법 제10조에 따른 보건소는 시·군·구별로 1개씩 설치한다. 다만, 지역주민의 보건의료를 위하여 특별히 필요하다고 인정되는 경우에는 필요한 지역에 보건소를 추가로 설치·운영할 수 있다.
> ② 제1항 단서에 따라 보건소를 추가로 설치하려는 경우에는 「지방자치법 시행령」 제75조에 따른다. 이 경우 행정자치부장관은 보건복지부장관과 미리 협의하여야 한다.

11 보건지소의 설치에 대한 사항 중 올바른 것은?

① 보건복지부령으로 정하는 기준에 따라 해당 지방자치단체의 조례로 설치

② 읍·면(보건소가 설치된 읍·면은 제외)마다 1개씩 설치

③ 지역주민의 보건의료를 위하여 특별히 필요하다고 인정되는 경우에도 읍·면마다 1개 이상의 보건지소 설치·운영 불가

④ 어떠한 경우에도 여러 개의 보건지소 통합하여 설치·운영 불가

⑤ 보건소의 업무수행을 위하여 필요하다고 인정하는 경우 아무런 조건 없이 설치 가능

> **Advice** 법 13조(보건지소의 설치)
> 지방자치단체는 보건소의 업무수행을 위하여 필요하다고 인정하는 경우에는 대통령령으로 정하는 기준에 따라 해당 지방자치단체의 조례로 보건소의 지소(이하 '보건지소'라 한다)를 설치할 수 있다.
> **시행령 10조(보건지소의 설치)**
> 법 제13조에 따른 보건지소는 읍·면(보건소가 설치된 읍·면은 제외한다)마다 1개씩 설치할 수 있다. 다만, 지역주민의 보건의료를 위하여 특별히 필요하다고 인정되는 경우에는 필요한 지역에 보건지소를 설치·운영하거나 여러 개의 보건지소를 통합하여 설치·운영할 수 있다.

Answer 10.② 11.②

12 병원의 요건을 갖춘 보건소에서 사용할 수 있는 명칭은?

① 보건지소
② 보건소
③ 보건의료원
④ 정신보건센터
⑤ 모자보건센터

> **Advice** 법 12조(보건의료원)
> 보건소 중 「의료법」 제3조제2항제3호가목에 따른 병원의 요건을 갖춘 보건소는 보건의료원이라는 명칭
> 을 사용할 수 있다.

13 지역보건법에서 규정하는 보건소의 업무에서 제외되는 것은?

① 모성과 영유아의 건강유지 · 증진
② 보건의료 취약계층의 건강유지 · 증진
③ 정신건강증진 및 생명존중에 관한 사항
④ 국민건강증진 · 구강건강 · 영양관리사업 및 보건교육
⑤ 산업장 건강관리사업

> **Advice** 법 11조(보건소의 기능 및 업무)
> ① 보건소는 해당 지방자치단체의 관할 구역에서 다음 각 호의 기능 및 업무를 수행한다.
> 1. 건강 친화적인 지역사회 여건의 조성
> 2. 지역보건의료정책의 기획, 조사 · 연구 및 평가
> 3. 보건의료인 및 「보건의료기본법」 제3조제4호에 따른 보건의료기관 등에 대한 지도 · 관리 · 육성과
>   국민보건 향상을 위한 지도 · 관리
> 4. 보건의료 관련기관 · 단체, 학교, 직장 등과의 협력체계 구축
> 5. 지역주민의 건강증진 및 질병예방 · 관리를 위한 다음 각 목의 지역보건의료서비스의 제공
>   가. 국민건강증진 · 구강건강 · 영양관리사업 및 보건교육
>   나. 감염병의 예방 및 관리
>   다. 모성과 영유아의 건강유지 · 증진
>   라. 여성 · 노인 · 장애인 등 보건의료 취약계층의 건강유지 · 증진
>   마. 정신건강증진 및 생명존중에 관한 사항
>   바. 지역주민에 대한 진료, 건강검진 및 만성질환 등의 질병관리에 관한 사항
>   사. 가정 및 사회복지시설 등을 방문하여 행하는 보건의료사업
> ② 제1항에 따른 보건소 기능 및 업무 등에 관하여 필요한 세부 사항은 대통령령으로 정한다.

보 건 의 료 법 규

Answer　12.③　13.⑤

14 보건소장에 대한 설명으로 적절한 것은?

① 보건소에 보건소장(보건의료원장)은 2명 두어야 함

② 간호사 또는 의사의 면허를 가진 자 중에서 시장·군수·구청장이 임용

③「지방공무원 임용령」에 따른 의한 보건 등 직렬의 공무원을 보건소장으로 임용 가능

④ 보건복지부장관의 지휘·감독을 받아 보건소의 업무 관장

⑤ 보건소장으로 임용되기 이전 최근 3년 이상 관련 업무에 근무한 경험이 있는 사람 중에서 임용

> **Advice** 시행령 13조(보건소장)
> ① 보건소에 보건소장(보건의료원의 경우에는 원장을 말한다. 이하 같다) 1명을 두되, 의사 면허가 있는 사람 중에서 보건소장을 임용한다. 다만, 의사 면허가 있는 사람 중에서 임용하기 어려운 경우에는「지방공무원 임용령」별표 1에 따른 보건·식품위생·의료기술·의무·약무·간호·보건진료(이하 '보건 등'이라 한다) 직렬의 공무원을 보건소장으로 임용할 수 있다.
> ② 제1항 단서에 따라 보건 등 직렬의 공무원을 보건소장으로 임용하려는 경우에 해당 보건소에서 실제로 보건등과 관련된 업무를 하는 보건 등 직렬의 공무원으로서 보건소장으로 임용되기 이전 최근 5년 이상 보건 등의 업무와 관련하여 근무한 경험이 있는 사람 중에서 임용하여야 한다.
> ③ 보건소장은 시장·군수·구청장의 지휘·감독을 받아 보건소의 업무를 관장하고 소속 공무원을 지휘·감독하며, 관할 보건지소, 건강생활지원센터 및「농어촌 등 보건의료를 위한 특별조치법」제2조제4호에 따른 보건진료소(이하 '보건진료소'라 한다)의 직원 및 업무에 대하여 지도·감독한다.

15 의료기관이 의료기관 외의 장소에서 지역주민 다수를 대상으로 건강검진 등을 하려는 경우에 신고해야 하는 대상은?

① 보건복지부

② 국민건강보험공단

③ 시·도지사

④ 시·군·구청장

⑤ 보건소장

> **Advice** 법 23조(건강검진 등의 신고)
> ①「의료법」제27조제1항 각 호의 어느 하나에 해당하는 사람이 지역주민 다수를 대상으로 건강검진 또는 순회 진료 등 주민의 건강에 영향을 미치는 행위(이하 '건강검진 등'이라 한다)를 하려는 경우에는 보건복지부령으로 정하는 바에 따라 건강검진 등을 하려는 지역을 관할하는 보건소장에게 신고하여야 한다.
> ② 의료기관이「의료법」제33조제1항 각 호의 어느 하나에 해당하는 사유로 의료기관 외의 장소에서 지역주민 다수를 대상으로 건강검진 등을 하려는 경우에도 제1항에 따른 신고를 하여야 한다.

Answer   14.③ 15.⑤

16 지역보건의료기관 전문인력의 적정배치와 관련하여 옳은 것은?

① 지역보건의료기관의 기능을 수행하는 데 필요한 면허·자격 또는 전문지식이 있는 사람으로 하되, 해당 분야의 업무에서 3년 이상 종사한 사람을 우선적으로 임용해야 함

② 보건복지부장관은 전문인력 배치 및 운영 실태를 3년마다 조사해야 함

③ 보건복지부장관은 실태 조사 결과 전문인력의 적절한 배치 및 운영에 필요하다고 판단하는 경우에는 시·도지사에게 전문인력의 교류 권고 가능

④ 기본교육훈련은 신규로 임용되는 전문인력을 대상으로 하는 2주 이상의 교육훈련을 말함

⑤ 직무 분야별 전문교육훈련은 재직 중인 전문인력을 대상으로 하는 3일 이상의 교육훈련을 말함

> **Advice** 시행령 17조(전문인력의 임용 자격 기준)
> 전문인력의 임용 자격 기준은 지역보건의료기관의 기능을 수행하는 데 필요한 면허·자격 또는 전문지식이 있는 사람으로 하되, 해당 분야의 업무에서 2년 이상 종사한 사람을 우선적으로 임용하여야 한다.
> **시행령 19조(교육훈련의 대상 및 기간)**
> 법 제16조제3항에 따른 교육훈련 과정별 교육훈련의 대상 및 기간은 다음 각 호의 구분에 따른다.
> 1. 기본교육훈련 : 해당 직급의 공무원으로서 필요한 능력과 자질을 배양할 수 있도록 신규로 임용되는 전문인력을 대상으로 하는 3주 이상의 교육훈련
> 2. 직무 분야별 전문교육훈련 : 보건소에서 현재 담당하고 있거나 담당할 직무 분야에 필요한 전문적인 지식과 기술을 습득할 수 있도록 재직 중인 전문인력을 대상으로 하는 1주 이상의 교육훈련
> **시행령 20조(전문인력 배치 및 운영 실태 조사)**
> ① 보건복지부장관은 법 제16조제4항에 따라 지역보건의료기관의 전문인력 배치 및 운영 실태를 2년마다 조사하여야 하며, 필요한 경우에는 시·도 또는 시·군·구에 대하여 수시로 조사할 수 있다.
> ② 보건복지부장관은 제1항에 따른 실태 조사 결과 전문인력의 적절한 배치 및 운영에 필요하다고 판단하는 경우에는 시·도지사(특별자치시장·특별자치도지사를 포함한다)에게 전문인력의 교류를 권고할 수 있다.

17 다음 중 5년 이하의 징역 또는 3천만원 이하의 벌금에 처하는 경우는?

① 정당한 접근 권한 없이 지역보건의료정보시스템의 정보를 변경·위조 또는 유출한 자

② 허용된 접근 권한을 넘어 지역보건의료정보시스템의 정보를 훼손·멸실한자

③ 금융정보를 누설한 것을 알면서도 부정한 목적으로 해당 정보를 제공받은 자

④ 허용된 접근 권한을 넘어 지역보건의료정보시스템의 정보를 검색 또는 복제한 자

⑤ 신용정보·보험정보를 사용·제공·누설한 자

> **Advice** 법 32조(벌칙)
> ② 제28조를 위반하여 제28조제1호에 따른 정보 또는 같은 조 제2호가목에 따른 금융정보를 사용·제공·누설한 자 및 그 사정을 알면서도 영리 목적 또는 부정한 목적으로 해당 정보를 제공받은 자는 5년 이하의 징역 또는 3천만원 이하의 벌금에 처한다.

Answer   16.③ 17.③

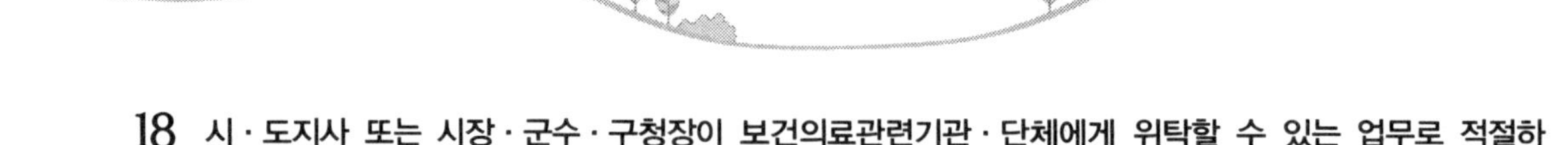

18 시·도지사 또는 시장·군수·구청장이 보건의료관련기관·단체에게 위탁할 수 있는 업무로 적절하지 않은 것은?

① 보건의료기관에서 위탁을 원하는 업무

② 감염병의 예방 및 관리에 관한 업무

③ 지역사회 건강실태조사에 관한 업무

④ 가정 및 사회복지시설 등을 방문하여 행하는 보건의료사업에 관한 업무

⑤ 지역보건의료계획의 시행에 관한 업무

> **Advice** 시행령 23조(업무의 위탁 및 대행)
> ① 법 제30조제2항에 따라 시·도지사 또는 시장·군수·구청장은 다음 각 호의 업무를 보건의료 관련 기관·단체에 위탁할 수 있다.
> 1. 법 제4조에 따른 지역사회 건강실태조사에 관한 업무
> 2. 법 제8조에 따른 지역보건의료계획의 시행에 관한 업무
> 3. 법 제11조제1항제5호나목에 따른 감염병의 예방 및 관리에 관한 업무
> 4. 법 제11조제1항제5호바목에 따른 지역주민에 대한 진료, 건강검진 및 만성질환 등 질병관리에 관한 사항 중 전문지식 및 기술이 필요한 진료, 실험 또는 검사 업무
> 5. 법 제11조제1항제5호사목에 따른 가정 및 사회복지시설 등을 방문하여 행하는 보건의료사업에 관한 업무
> ② 법 제30조제2항에 따라 시·도지사 또는 시장·군수·구청장은 「의료법」 제2조에 따른 의료인에게 법 제11조제1항제5호바목에 따른 지역주민에 대한 진료, 건강검진 및 만성질환 등 질병관리에 관한 사항 중 전문지식 및 기술이 필요한 진료에 관한 업무를 대행하게 할 수 있다.
> ③ 시·도지사 또는 시장·군수·구청장은 법 제30조제2항에 따라 제1항 각 호에 따른 업무를 위탁하는 경우 그 수탁자 및 위탁업무 등을 고시하여야 한다.

19 '보건소', '보건의료원', '보건지소' 또는 '건강생활지원센터'가 아닌 자가 그 명칭을 사용한 경우 받게 되는 처벌은?

① 400만원 이하의 과태료

② 300만원 이하의 과태료

③ 300만원 이하의 벌금

④ 200만원 이하의 과태료

⑤ 200만원 이하의 벌금

> **Advice** 법 34조(과태료)
> ① 다음 각 호의 어느 하나에 해당하는 자에게는 300만원 이하의 과태료를 부과한다.
> 1. 제23조에 따른 신고를 하지 아니하거나 거짓으로 신고하고 건강검진 등을 한 자
> 2. 제29조를 위반하여 동일 명칭을 사용한 자

Answer   18.①   19.②

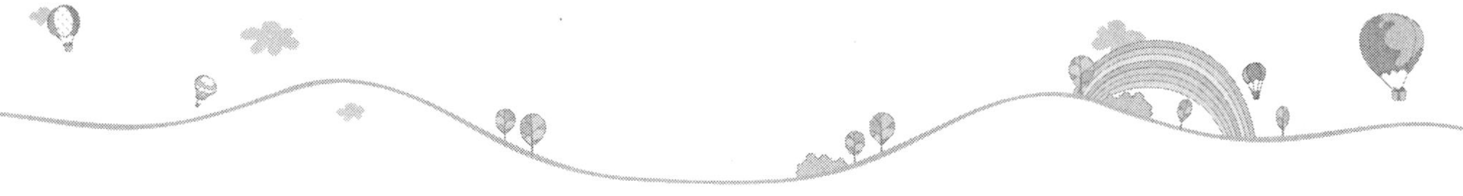

20 전문인력의 면허 또는 자격의 종류에 따른 최소 배치 기준에서 보건지소에 배치되어야 하는 인력으로 적절하지 않은 것은?

① 의사 - 1명
② 치과의사 - 2명
③ 간호사 또는 간호조무사 - 3명
④ 한의사 - 1명
⑤ 치과위생사 - 1명

> **Advice** 시행규칙 4조(별표 2) … 전문인력의 면허 또는 자격의 종류에 따른 최소 배치 기준

보건지소 (단위 : 명)

구분	의사	치과의사	한의사	간호사 또는 간호조무사	치과위생사
보건지소	1	1	1	3	1
통합 보건지소	1 × 관할 읍·면수	1 × 관할 읍·면수	1 × 관할 읍·면수	3 × 관할 읍·면수	1 × 관할 읍·면수

21 지역보건법에 의한 표시기준에 따라 보건소 및 보건지소를 나타낼 때 심볼마크와 표시해야 하는 것은?

① 지역 보건소만의 특징을 나타내는 문구
② 시설 및 장비규모
③ (지)소장명
④ 해당 지역명
⑤ 보건(지)소 업무내용

> **Advice** 시행규칙 7조(별표 3)…지역보건의료기관의 표시 기준
> 지역보건의료기관은 다음의 표지와 함께 해당 지역 명을 표시해야 함

〈지역보건의료기관 표지〉

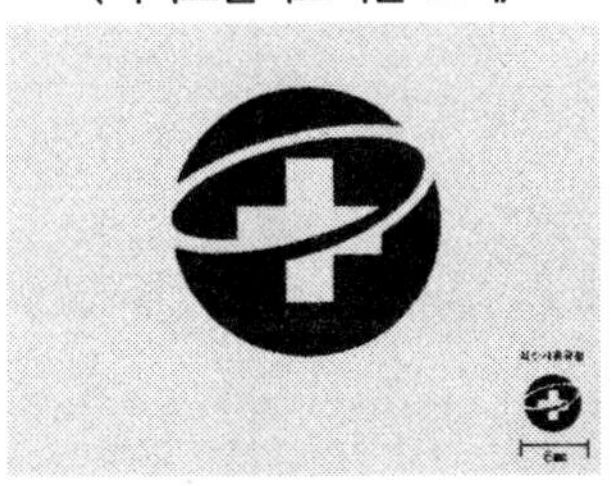

〈표시 예〉

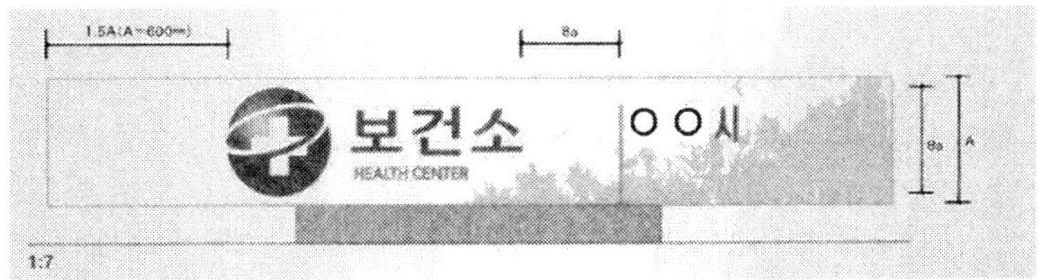

* 색상 No. : 보건그린 PANTONE Color 320 C, 라이트 그린 PANTONE Color 331 C

Answer 20.② 21.④

보건의료법규

CHAPTER 04

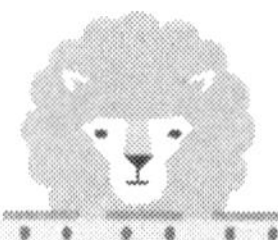

감염병 예방 및 관리에 관한 법률

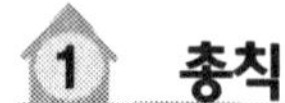 ① 총칙

1. 목적(법 1조)

국민 건강에 위해(危害)가 되는 감염병의 발생과 유행을 방지하고, 그 예방 및 관리를 위하여 필요한 사항을 규정함으로써 국민 건강의 증진 및 유지에 이바지 함

2. 정의 (법 2조, 규칙 3~5조)

제1군 감염병	마시는 물 또는 식품을 매개로 발생하고 집단 발생의 우려가 커서 발생 또는 유행 즉시 방역대책을 수립하여야 하는 다음 각 목의 감염병 ① 콜레라　　　② 장티푸스　　　③ 파라티푸스 ④ 세균성이질　　　⑤ 장출혈성대장균감염증　　　⑥ A형간염
제2군 감염병	예방접종을 통하여 예방 및 관리가 가능하여 국가예방접종사업의 대상이 되는 다음 각 목의 감염병 ① 디프테리아　　　② 백일해　　　③ 파상풍 ④ 홍역　　　⑤ 유행성이하선염　　　⑥ 풍진 ⑦ 폴리오　　　⑧ B형간염　　　⑨ 일본뇌염 ⑩ 수두　　　⑪ b형헤모필루스인플루엔자 ⑫ 폐렴구균
제3군 감염병	간헐적으로 유행할 가능성이 있어 계속 그 발생을 감시하고 방역대책의 수립이 필요한 다음 각 목의 감염병 ① 말라리아　　　② 결핵　　　③ 한센병 ④ 성홍열　　　⑤ 수막구균성수막염　　　⑥ 레지오넬라증 ⑦ 비브리오패혈증　　　⑧ 발진티푸스　　　⑨ 발진열 ⑩ 쯔쯔가무시증　　　⑪ 렙토스피라증　　　⑫ 브루셀라증 ⑬ 탄저　　　⑭ 공수병　　　⑮ 신증후군출혈열 ⑯ 인플루엔자　　　⑰ 후천성면역결핍증(AIDS)　⑱ 매독 ⑲ 크로이츠펠트-야콥병(CJD) 및 변종크로이츠펠트-야콥병(vCJD))

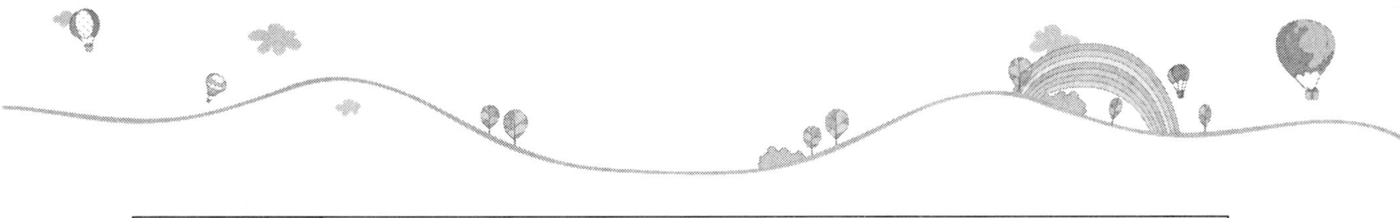

제4군감염병	국내에서 새롭게 발생하였거나 발생할 우려가 있는 감염병 또는 국내 유입이 우려되는 해외 유행 감염병, 갑작스러운 국내 유입 또는 유행이 예견되어 긴급히 예방·관리가 필요하여 보건복지부장관이 지정하는 감염병 포함 ① 페스트　　② 황열　　③ 뎅기열 ④ 바이러스성 출혈열　　⑤ 두창　　⑥ 보툴리눔독소증 ⑦ 중증 급성호흡기 증후군(SARS)　　⑧ 동물인플루엔자 인체감염증 ⑨ 신종인플루엔자　　⑩ 야토병　　⑪ 큐열(Q熱) ⑫ 웨스트나일열　　⑬ 신종감염병증후군　　⑭ 라임병 ⑮ 진드기매개뇌염　　⑯ 유비저(類鼻疽)　　⑰ 치쿤구니야열 ⑱ 중증열성혈소판감소증후군(SFTS)　　⑲ 중동 호흡기 증후군(MERS)
제5군감염병	기생충에 감염되어 발생하는 감염병으로서 정기적인 조사를 통한 감시가 필요하여 보건복지부령으로 정하는 감염병, 갑작스러운 국내 유입 또는 유행이 예견되어 긴급히 예방·관리가 필요하여 보건복지부장관이 지정하는 감염병 포함 ① 회충증　　② 편충증　　③ 요충증 ④ 간흡충증　　⑤ 폐흡충증　　⑥ 장흡충증
지정감염병	제1군감염병부터 제5군감염병까지의 감염병 외에 유행 여부를 조사하기 위하여 감시활동이 필요하여 보건복지부장관이 지정하는 감염병
세계보건기구 감시대상 감염병	세계보건기구가 국제공중보건의 비상사태에 대비하기 위하여 감시대상으로 정한 질환으로서 보건복지부장관이 고시하는 감염병
생물테러감염병	고의 또는 테러 등을 목적으로 이용된 병원체에 의하여 발생된 감염병 중 보건복지부장관이 고시하는 감염병
성매개감염병	성 접촉을 통하여 전파되는 감염병 중 보건복지부장관이 고시하는 감염병
인수공통감염병	동물과 사람 간에 서로 전파되는 병원체에 의하여 발생되는 감염병 중 보건복지부장관이 고시하는 감염병
의료관련감염병	환자나 임산부 등이 의료행위를 적용받는 과정에서 발생한 감염병으로서 감시활동이 필요하여 보건복지부장관이 고시하는 감염병
감염병환자	감염병의 병원체가 인체에 침입하여 증상을 나타내는 사람으로서 제11조제6항의 진단 기준에 따른 의사 또는 한의사의 진단이나 보건복지부령으로 정하는 기관의 실험실 검사를 통하여 확인된 사람 〈감염병의 병원체를 확인할 수 있는 기관〉 ① 질병관리본부 ② 국립검역소 ③ 「보건환경연구원법」에 따른 보건환경연구원 ④ 「지역보건법」에 따른 보건소 ⑤ 「의료법」에 따른 의료기관 중 진단검사의학과 전문의가 상근(常勤)하는 기관 ⑥ 「고등교육법」에 따라 설립된 의과대학 ⑦ 「결핵예방법」에 따라 설립된 대한결핵협회(결핵 병원체 확인하는 경우) ⑧ 「민법」에 따라 한센병환자 등의 치료·재활을 지원할 목적으로 설립된 기관(한센병환자의 병원체를 확인하는 경우만 해당한다) ⑨ 인체에서 채취한 가검물에 대한 검사를 국가, 지방자치단체, 「의료법」 제3조에 따른 의료기관 등으로부터 위탁받아 처리하는 기관 중 진단검사의학과 전문의가 상근하는 기관

감염병의사환자	감염병병원체가 인체에 침입한 것으로 의심이 되나 감염병환자로 확인되기 전 단계에 있는 사람
병원체보유자	임상적인 증상은 없으나 감염병병원체를 보유하고 있는 사람
감시	감염병 발생과 관련된 자료 및 매개체에 대한 자료를 체계적이고 지속적으로 수집, 분석 및 해석하고 그 결과를 제때에 필요한 사람에게 배포하여 감염병 예방 및 관리에 사용하도록 하는 일체의 과정
역학조사	감염병환자, 감염병의사환자 또는 병원체보유자(이하 "감염병환자 등"이라 한다)가 발생한 경우 감염병의 차단과 확산 방지 등을 위하여 감염병환자 등의 발생 규모를 파악하고 감염원을 추적하는 등의 활동과 감염병 예방접종 후 이상반응 사례가 발생한 경우 그 원인을 규명하기 위하여 하는 활동
예방접종 후 이상반응	예방접종 후 그 접종으로 인하여 발생할 수 있는 모든 증상 또는 질병으로서 해당 예방접종과 시간적 관련성이 있는 것
고위험병원체	생물테러의 목적으로 이용되거나 사고 등에 의하여 외부에 유출될 경우 국민 건강에 심각한 위험을 초래할 수 있는 감염병병원체로서 보건복지부령으로 정하는 것
관리대상 해외 신종 감염병	기존 감염병의 변이 및 변종 또는 기존에 알려지지 아니한 새로운 병원체에 의해 발생하여 국제적으로 보건문제를 야기하고 국내 유입에 대비하여야 하는 감염병으로서 보건복지부장관이 지정하는 것

3. 다른 법률과의 관계(법 3조)

감염병의 예방 및 관리에 관하여는 다른 법률에 특별한 규정이 있는 경우를 제외하고는 이 법에 따름

4. 국가 및 지방자치단체의 책무(법 4조)

(1) 감염병환자등의 인간으로서의 존엄과 가치를 존중하고 그 기본적 권리를 보호하며, 법률에 따르지 아니하고는 취업 제한 등의 불이익을 주어서는 안 됨

(2) 국가 및 지방자치단체는 감염병의 예방 및 관리를 위하여 다음의 사업을 수행

① 감염병의 예방 및 방역대책

② 감염병환자 등의 진료 및 보호

③ 감염병 예방을 위한 예방접종계획의 수립 및 시행

④ 감염병에 관한 교육 및 홍보

⑤ 감염병에 관한 정보의 수집·분석 및 제공

⑥ 감염병에 관한 조사·연구

⑦ 감염병병원체 검사·보존·관리 및 약제내성 감시(藥劑耐性 監視)

⑧ 감염병 예방을 위한 전문인력의 양성

⑨ 감염병 관리정보 교류 등을 위한 국제협력

⑩ 감염병의 치료 및 예방을 위한 약품 등의 비축

⑪ 감염병 관리사업의 평가

⑫ 기후변화, 저출산·고령화 등 인구변동 요인에 따른 감염병 발생조사·연구 및 예방대책 수립

⑬ 한센병의 예방 및 진료 업무를 수행하는 법인 또는 단체에 대한 지원

⑭ 감염병 예방 및 관리를 위한 정보시스템의 구축 및 운영

⑮ 해외 신종감염병의 국내 유입에 대비한 계획 준비, 교육 및 훈련

⑯ 해외 신종감염병 발생 동향의 지속적 파악, 위험성 평가 및 관리대상 해외 신종감염병의 지정

⑰ 관리대상 해외 신종감염병에 대한 병원체 등 정보 수집, 특성 분석, 연구를 통한 예방과 대응체계 마련, 보고서 발간 및 지침(매뉴얼 포함) 고시

(3) 국가·지방자치단체(교육감 포함)는 감염병의 효율적 치료 및 확산방지를 위하여 질병의 정보, 발생 및 전파 상황을 공유하고 상호 협력해야 함

(4) 국가 및 지방자치단체는 「의료법」에 따른 의료기관 및 의료인단체와 감염병의 발생 감시·예방을 위하여 관련 정보를 공유해야 함

5. 의료인 등의 책무와 권리(법 5조)

① 「의료법」에 따른 의료인 및 의료기관의 장 등은 감염병 환자의 진료에 관한 정보를 제공받을 권리가 있고, 감염병 환자의 진단 및 치료 등으로 인하여 발생한 피해에 대하여 보상받을 수 있음

② 「의료법」에 따른 의료인 및 의료기관의 장 등은 감염병 환자의 진단·관리·치료 등에 최선을 다하여야 하며, 보건복지부장관 또는 지방자치단체의 장의 행정명령에 적극 협조해야 함

③ 「의료법」에 따른 의료인 및 의료기관의 장 등은 국가와 지방자치단체가 수행하는 감염병의 발생 감시와 예방·관리 및 역학조사 업무에 적극 협조해야 함

6. 국민의 권리와 의무(법 6조)

① 국민은 감염병으로 격리 및 치료 등을 받은 경우 이로 인한 피해를 보상받을 수 있음

② 국민은 감염병 발생 상황, 감염병 예방 및 관리 등에 관한 정보와 대응방법을 알 권리가 있고, 국가와 지방자치단체는 신속하게 정보를 공개해야 함

③ 국민은 의료기관에서 이 법에 따른 감염병에 대한 진단 및 치료를 받을 권리가 있고, 국가와 지방자치단체는 이에 소요되는 비용을 부담해야 함

④ 국민은 치료 및 격리조치 등 국가와 지방자치단체의 감염병 예방 및 관리를 위한 활동에 적극 협조
해야 함

② 기본계획 및 사업

7. 감염병 예방 및 관리 계획의 수립 등(법 7조)

(1) 보건복지부장관은 감염병의 예방 및 관리에 관한 기본계획을 5년마다 수립·시행

(2) **기본계획에 포함되는 사항**

① 감염병 예방·관리의 기본목표 및 추진방향

② 주요 감염병의 예방·관리에 관한 사업계획 및 추진방법

③ 전문인력의 양성 및 감염병 위기대응역량의 강화 방안

④ 감염병 통계 및 정보의 관리 및 감염병 관련 정보의 의료기관 간 공유 방안

⑤ 그 밖에 감염병의 예방 및 관리에 필요한 사항

(3) 특별시장·광역시장·도지사·특별자치도지사와 시장·군수·구청장은 기본계획에 따라 시행계획을
수립·시행

(4) 보건복지부장관, 시·도지사 또는 시장·군수·구청장은 기본계획이나 시행계획의 수립·시행에 필요
한 자료의 제공 등을 관계 행정기관 또는 단체에 요청 가능

8. 감염병 관리사업 지원기구의 운영(법 8조)

(1) 보건복지부장관 및 시·도지사는 기본계획 및 시행계획의 시행과 국제협력 등의 업무를 지원하기 위
하여 민간전문가로 구성된 감염병 관리사업 지원기구를 둘 수 있음

(2) 국가 및 지방자치단체는 감염병 관리사업 지원기구의 운영 등에 필요한 예산을 지원가능

9. 감염병병원(법 8조의2)

① 국가는 감염병의 연구·예방, 전문가 양성 및 교육, 환자의 진료 및 치료 등을 위한 시설, 인력 및 연구능력을 갖춘 감염병전문병원 또는 감염병연구병원을 설립 또는 지정하여 운영

② 국가는 감염병환자의 진료 및 치료 등을 위하여 권역별로 보건복지부령으로 정하는 일정규모 이상의 병상(음압병상 및 격리병상 포함)을 갖춘 감염병전문병원을 설립 또는 지정하여 운영

③ 국가는 예산의 범위에서 감염병전문병원 또는 감염병연구병원을 설립 또는 지정하여 운영하는 데 필요한 예산 지원 가능

④ 감염병전문병원 또는 감염병연구병원을 설립 또는 지정하여 운영하는 데 필요한 절차, 방법, 지원내용 등의 사항은 대통령령으로 정함

10. 감염병관리위원회(법 9조, 시행령 2~5조)

(1) 기능

감염병의 예방 및 관리에 관한 주요 시책을 심의

(2) 심의내용

① 기본계획의 수립

② 감염병 관련 의료 제공

③ 감염병에 관한 조사 및 연구

④ 감염병의 예방·관리 등에 관한 지식 보급 및 감염병환자 등의 인권 증진

⑤ 제20조에 따른 해부명령에 관한 사항

⑥ 예방접종의 실시기준과 방법에 관한 사항

⑦ 감염병 위기관리대책의 수립 및 시행

⑧ 예방·치료 의약품 및 장비 등의 사전 비축, 장기 구매 및 생산에 관한 사항 및 의약품 공급의 우선순위 등 분배기준, 그 밖에 필요한 사항의 결정

⑨ 예방접종 등으로 인한 피해에 대한 국가보상에 관한 사항

⑩ 그 밖에 감염병의 예방 및 관리에 관한 사항으로서 위원장이 위원회의 회의에 부치는 사항

(3) 위원회의 운영 및 임기 등

① 위원장은 위원회를 대표하고 위원회의 사무를 총괄하며, 위원회 부위원장은 위원장을 보좌하고 위원장이 부득이한 사유로 직무를 수행할 수 없을 때에는 그 직무를 대행

② 위원 중 위촉위원의 임기는 2년이며 위원회 위원의 자리가 빈 경우 그 보궐위원의 임기는 전임위원 임기의 남은 기간으로 함

③ 위원회의 사무 처리를 위하여 위원회에 간사 1명을 두며, 간사는 보건복지부 소속 공무원 중에서 위원장이 임명

④ 위원회의 회의에 출석한 위원에게 예산의 범위에서 수당과 여비 지급 가능(단, 공무원인 위원이 그 소관 업무와 직접 관련하여 출석하는 경우에는 제외

(4) 회의

① 보건복지부장관 또는 위원 과반수가 요구하거나 위원장이 필요하다고 인정할 때에 소집

② 재적위원 과반수의 출석으로 개의(開議)하고 출석위원 과반수의 찬성으로 의결

③ 위원회 위원장은 위원회에서 의결된 사항을 보건복지부장관에게 보고

④ 위원회는 그 업무 수행에 필요하다고 인정할 때에는 관계 공무원 또는 관계 전문가를 위원회에 출석하게 하여 그 의견을 들을 수 있음

11. 위원회의 구성(법 10조, 시행령 7조)

(1) 위원장 1명과 부위원장 1명을 포함하여 20명 이내의 위원으로 구성

(2) 위원장은 보건복지부차관이 되고, 부위원장은 위원 중에서 위원장이 지명하며, 위원은 다음의 어느 하나에 해당하는 사람 중에서 보건복지부장관이 임명하거나 위촉하는 사람

① 감염병의 예방 또는 관리 업무를 담당하는 공무원

② 감염병 또는 감염관리를 전공한 의료인

③ 감염병과 관련된 전문지식을 소유한 사람

④ 「비영리민간단체 지원법」에 따른 비영리민간단체가 추천하는 사람

⑤ 그 밖에 감염병에 관한 지식과 경험이 풍부한 사람

(3) 전문위원회

위원회의 업무를 효율적으로 수행하기 위한 것으로 위원장 1명을 포함한 15명 이내의 위원으로 구성

① 예방접종 전문위원회

② 예방접종피해보상 전문위원회

③ 후천성면역결핍증 전문위원회

④ 결핵 전문위원회

⑤ 역학조사 전문위원회

⑥ 인수(人獸)공통감염 전문위원회

⑦ 감염병 위기관리대책 전문위원회

⑧ 감염병 연구기획 전문위원회

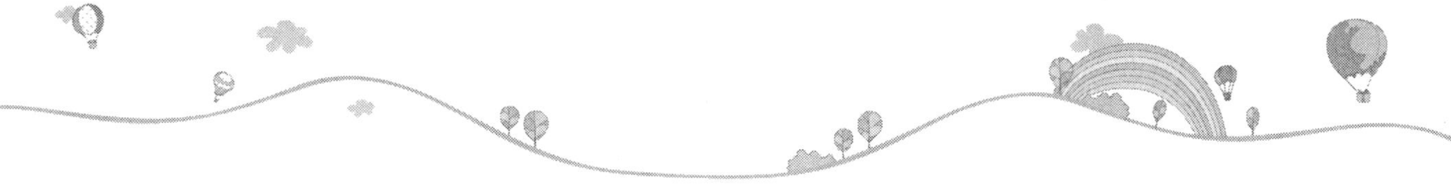

12. 의사 등의 신고(법 11조)

(1) 의사나 한의사가 (표본감시 대상이 되는 감염병으로 인한 경우는 제외)소속 의료기관의 장에게 보고하여야 하고, 해당 환자와 그 동거인에게 보건복지부장관이 정하는 감염 방지 방법 등을 지도해야 하는 경우 (단, 의료기관에 소속되지 아니한 의사 또는 한의사는 그 사실을 관할 보건소장에게 신고)

① 감염병환자등을 진단하거나 그 사체를 검안(檢案)한 경우

② 예방접종 후 이상반응자를 진단하거나 그 사체를 검안한 경우

③ 감염병환자 등이 제1군감염병부터 제4군감염병까지에 해당하는 감염병으로 사망한 경우

(2) 감염병병원체 확인기관의 소속 직원은 실험실 검사 등을 통하여 감염병환자 등을 발견한 경우 그 사실을 감염병병원체 확인기관의 장에게 보고

(3) 보고를 받은 의료기관의 장 및 감염병병원체 확인기관의 장은 제1군감염병부터 제4군감염병까지의 경우에는 지체 없이, 제5군감염병 및 지정감염병의 경우에는 7일 이내에 보건복지부장관 또는 관할 보건소장에게 신고

(4) 육군, 해군, 공군 또는 국방부 직할 부대에 소속된 군의관은 (1)의 어느 하나에 해당하는 사실(제16조제5항에 따라 표본감시 대상이 되는 감염병으로 인한 경우는 제외)이 있으면 소속 부대장에게 보고하여야 하고, 보고를 받은 소속 부대장은 관할 보건소장에게 지체 없이 신고

(5) 제16조제1항에 따른 감염병 표본감시기관은 제16조제6항에 따라 표본감시 대상이 되는 감염병으로 인하여 (1)의 ① 또는 ③에 해당하는 사실이 있으면 보건복지부령으로 정하는 바에 따라 보건복지부장관 또는 관할 보건소장에게 신고

13. 그 밖의 신고의무재(법 12조, 규칙 8조)

(1) 다음 어느 하나에 해당하는 사람은 제1군감염병 감염병환자 등 또는 제1군감염병이나 그 의사증으로 인한 사망자가 있을 경우와 제2군감염병부터 제4군감염병까지에 해당하는 감염병 중 보건복지부령으로 정하는 감염병(홍역, 결핵)이 발생한 경우에는 의사나 한의사의 진단이나 검안을 요구하거나 해당 주소지를 관할하는 보건소장에게 신고

① 일반가정에서는 세대를 같이하는 세대주. 다만, 세대주가 부재중인 경우에는 그 세대원

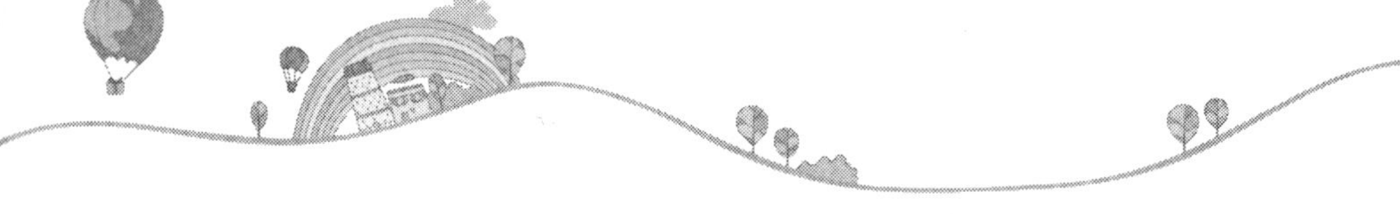

② 학교, 병원, 관공서, 회사, 공연장, 예배장소, 선박·항공기·열차 등 운송수단, 각종 사무소·사업소, 음식점, 숙박업소 또는 그 밖에 여러 사람이 모이는 장소(약국, 사회복지시설, 산후조리원, 목욕장업소, 이용업소, 미용업소)의 관리인, 경영자 또는 대표자

(2) (1)에 따른 신고의무자가 아니더라도 감염병환자 등 또는 감염병으로 인한 사망자로 의심되는 사람을 발견하면 보건소장에게 알려야 함

14. 보건소장 등의 보고(법 13조, 규칙 10조)

(1) 신고를 받은 보건소장은 그 내용을 관할 특별자치도지사 또는 시장·군수·구청장에게 보고하여야 하며, 보고를 받은 특별자치도지사 또는 시장·군수·구청장은 이를 보건복지부장관 및 시·도지사에게 각각 보고

(2) 보고하려는 보건소장은 다음의 구분에 따른 시기에 감염병 발생 신고서, 감염병환자 등 사망(검안) 신고서, 병원체 검사결과 신고서[전자문서로 된 신고서 포함](전자문서로 된 보고서 포함) 또는 예방접종 후 이상반응 발생보고서(전자문서로 된 보고서 포함)를 특별자치도지사 또는 시장·군수·구청장(자치구의 구청장. 이하 같음)에게 제출하여야 하고, 보고를 받은 특별자치도지사 또는 시장·군수·구청장은 해당 보고서를 질병관리본부장 및 특별시장·광역시장·도지사(이하 시·도지사)에게 각각 제출해야 함

① 제1군감염병부터 제4군감염병까지의 발생, 사망, 병원체검사결과 및 예방접종 후 이상반응의 보고 : 법 제11조 및 제12조에 따라 신고를 받은 후 지체 없이

② 제5군감염병 및 지정감염병의 발생 보고 : 매주 1회

15. 인수공통감염병의 통보(법 14조, 시행령 9조)

(1) 「가축감염병예방법」에 따라 신고를 받은 특별자치도지사·시장·구청장·읍장 또는 면장은 같은 법에 따른 가축감염병 중 다음의 어느 하나에 해당하는 감염병의 경우에는 즉시 질병관리본부장에게 통보

① 탄저

② 고병원성조류인플루엔자

③ 광견병

④ 동물인플루엔자

(2) 통보를 받은 질병관리본부장은 감염병의 예방 및 확산 방지를 위하여 이 법에 따른 적절한 조치를 취해야 함

(3) 신고 또는 통보를 받은 행정기관의 장은 신고자의 요청이 있는 때에는 신고자의 신원을 외부에 공개하면 안 됨

16. 감염병환자 등의 파악 및 관리(법 15조, 규칙 12조)

(1) 보건소장은 관할구역에 거주하는 감염병환자 등에 관하여 신고를 받았을 때에는 보건복지부령으로 정하는 바에 따라 기록하고 그 명부를 관리

(2) 보건소장은 감염병환자 등의 명부를 작성하고 이를 3년간, 예방접종 후 이상반응자의 명부를 작성하고 이를 10년간 보관

4 감염병감시 및 역학조사 등

17. 감염병 표본감시 등(법 16조, 시행령 10~11조, 규칙 13~14조)

(1) 보건복지부장관은 감염병 발생의 의과학적인 감시를 위하여 질병의 특성과 지역을 고려하여 「보건의료기본법」에 따른 보건의료기관이나 그 밖의 기관 또는 단체를 감염병 표본감시기관으로 지정 가능

(2) 보건복지부장관, 시·도지사 또는 시장·군수·구청장은 지정받은 감염병 표본감시기관의 장에게 감염병의 표본감시와 관련하여 필요한 자료의 제출을 요구하거나 감염병의 예방·관리에 필요한 협조를 요청 가능

(3) 보건복지부장관, 시·도지사 또는 시장·군수·구청장은 수집한 정보 중 국민 건강에 관한 중요한 정보를 관련 기관·단체·시설 또는 국민들에게 제공하여야 하며 표본감시활동에 필요한 경비를 표본감시기관에 지원 가능

(4) 질병관리본부장은 감염병이 발생하거나 유행할 가능성이 있어 관련 정보를 확보할 긴급한 필요가 있다고 인정하는 경우 「공공기관의 운영에 관한 법률」에 따른 공공기관 중 대통령령으로 정하는 공공기관(「국민건강보험법」에 따른 건강보험심사평가원 및 국민건강보험공단)의 장에게 다음의 정보 제공을 요구할 수 있음

① 감염병 환자, 감염병 의사환자 또는 병원체보유자의 성명·주민등록번호·성별·주소·전화번호·직업·감염병명·발병일 및 진단일

② 감염병환자 등을 진단한 의료기관의 명칭·주소지·전화번호 및 의사 이름

(6) 표본감시의 대상이 되는 감염병

① 제3군감염병 중 인플루엔자

② 지정감염병

③ 제5군감염병

(7) 감염병 표본감시기관

① **인플루엔자** … 「의료법」에 따른 의료기관 중 소아과·내과·가정의학과·이비인후과 진료과목이 있는 의료기관 또는 「지역보건법」에 따른 보건소 중 보건의료원

② **지정감염병** … 「의료법」에 따른 의료기관 중 의원·병원 및 종합병원, 「지역보건법」에 따른 보건소 또는 지정감염병에 관한 연구 및 학술발표 등을 목적으로 결성된 학회

③ **제5군감염병** … 「보건환경연구원법」에 따른 보건환경연구원, 의료기관 중 의원·병원 및 종합병원, 「지역보건법」에 따른 보건소, 제5군감염병에 관한 연구 및 학술발표 등을 목적으로 결성된 학회 또는 제5군감염병의 예방 및 관리를 목적으로 설립된 비영리법인

(8) 표본감시기관 지정취소 가능한 경우

① 감염병의 발생 감시 업무를 게을리 하는 경우

② 감염병의 발생 감시 업무를 계속하여 수행할 수 없는 경우(폐업 등)

③ 표본감시 관련 자료 제출 요구와 감염병의 예방 및 관리에 필요한 협조 요청에 불응하는 경우

18. 실태조사(법 17조)

(1) 보건복지부장관 및 시·도지사는 감염병의 관리 및 감염 실태를 파악하기 위하여 실태조사 실시

(2) 실태조사에 포함되어야 할 사항과 실태조사의 방법과 절차 등에 관하여 필요한 사항은 보건복지부령으로 정함

19. 역학조사(법 18조, 시행령 12~16조)

(1) 질병관리본부장, 시·도지사 또는 시장·군수·구청장은 감염병이 발생하여 유행할 우려가 있다고 인정하면 지체 없이 역학조사 실시, 그 결과에 관한 정보를 필요한 범위 에서 해당 의료기관에 제공해야 함. 다만, 지역확산 방지 등을 위하여 필요한 경우 다른 의료기관에 제공

(2) 질병관리본부장, 시·도지사 또는 시장·군수·구청장은 역학조사를 하기 위하여 역학조사반을 각각 설치해야 함

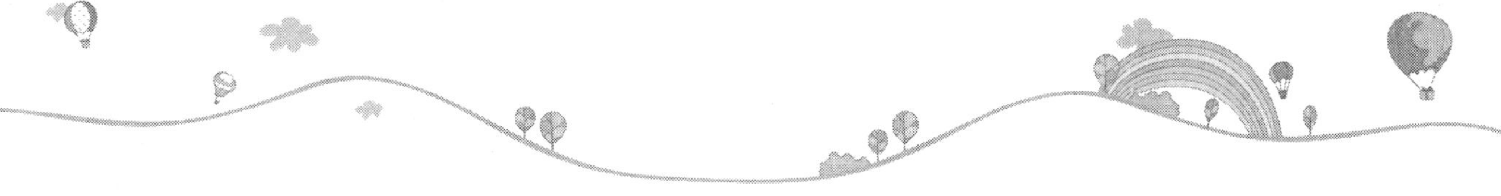

(3) 누구든지 질병관리본부장, 시·도지사 또는 시장·군수·구청장이 실시하는 역학조사에서 다음의 행위를 하여서는 안 됨

① 정당한 사유 없이 역학조사를 거부·방해 또는 회피하는 행위

② 거짓으로 진술하거나 거짓 자료를 제출하는 행위

③ 고의적으로 사실을 누락·은폐하는 행위

(4) 역학조사의 내용

① 감염병환자 등의 인적 사항

② 감염병환자 등의 발병일 및 발병 장소

③ 감염병의 감염원인 및 감염경로

④ 감염병환자 등에 관한 진료기록

⑤ 그 밖에 감염병의 원인 규명과 관련된 사항

(5) 역학조사의 시기

① **질병관리본부장이 역학조사를 하여야 하는 경우**
   ㉠ 둘 이상의 특별시·광역시·도·특별자치도(이하 시·도)에서 역학조사가 동시에 필요한 경우
   ㉡ 감염병 발생 및 유행 여부 또는 예방접종 후 이상반응에 관한 조사가 긴급히 필요한 경우
   ㉢ 특별시장·광역시장·도지사·특별자치도지사(이하 시·도지사)의 역학조사가 불충분하였거나 불가능하다고 판단되는 경우

② **시·도지사 또는 시장·군수·구청장(자치구의 구청장. 이하 같음)이 역학조사를 하여야 하는 경우**
   ㉠ 관할 지역에서 감염병이 발생하여 유행할 우려가 있는 경우
   ㉡ 관할 지역 밖에서 감염병이 발생하여 유행할 우려가 있는 경우로서 그 감염병이 관할구역과 역학적 연관성이 있다고 의심되는 경우
   ㉢ 관할 지역에서 예방접종 후 이상반응 사례가 발생하여 그 원인 규명을 위한 조사가 필요한 경우

(6) 역학조사반의 구성 및 임무는 대통령령으로 정함

20. 역학조사의 요청, 역학조사인력의 양성, 자료제출요구 등(법 18조의2~4)

(1) 역학조사의 요청

① 「의료법」에 따른 의료인 또는 의료기관의 장은 감염병 또는 알 수 없는 원인으로 인한 질병이 발생하였거나 발생할 것이 우려되는 경우 보건복지부장관 또는 시·도지사에게 역학조사 실시 요청 가능

② 요청을 받은 보건복지부장관 또는 시·도지사는 역학조사의 실시 여부 및 그 사유 등을 지체 없이 해당 의료인 또는 의료기관 개설자에게 통지

③ 역학조사 실시 요청 및 통지의 방법·절차 등 필요한 사항은 보건복지부령으로 정함

(2) 역학조사인력의 양성

① 보건복지부장관은 역학조사관에 대하여 정기적으로 역학조사에 관한 교육·훈련 실시

② 교육·훈련 과정 및 그 밖에 필요한 사항은 보건복지부령으로 정함

(3) 자료제출요구 등

① 보건복지부장관은 역학조사 등을 효율적으로 시행하기 위하여 관계 중앙행정기관의 장, 대통령령으로 정하는 기관·단체 등에 대하여 역학조사에 필요한 자료제출 요구 가능

② 보건복지부장관은 역학조사를 실시하는 경우 필요에 따라 관계 중앙행정기관의 장에게 인력 파견 등 필요한 지원 요청 가능

③ 자료제출 요구 및 지원 요청 등의 범위와 방법 등에 관하여 필요한 사항은 대통령령으로 정함

21. 건강진단(법 19조)

성매개감염병의 예방을 위하여 종사자의 건강진단이 필요한 직업으로 보건복지부령으로 정하는 직업에 종사하는 자와 성매개감염병에 감염되어 그 전염을 매개할 상당한 우려가 있다고 시장·군수·구청장이 인정한 자는 보건복지부령으로 정하는 바에 따라 성매개감염병에 관한 건강진단을 받아야 함

22. 해부명령(법 20조)

(1) 질병관리본부장은 국민 건강에 중대한 위협을 미칠 우려가 있는 감염병으로 사망한 것으로 의심이 되어 시체를 해부하지 아니하고는 감염병 여부의 진단과 사망의 원인규명을 할 수 없다고 인정 시 그 시체의 해부를 명할 수 있음

(2) 해부를 하려면 미리 연고자의 동의를 받아야 함(단, 소재불명 및 연락두절 등 미리 연고자의 동의를 받기 어려운 특별한 사정이 있고 해부가 늦어질 경우 감염병 예방과 국민 건강의 보호라는 목적을 달성하기 어렵다고 판단되는 경우에는 연고자의 동의를 받지 않아도 가능)

(3) 감염병 전문의, 해부학, 병리학 또는 법의학을 전공한 사람을 해부를 담당의사로 지정하여 해부

(4) 해부는 사망자가 걸린 것으로 의심되는 감염병의 종류별로 보건복지부장관이 정하여 고시한 생물학적 안전 등급을 갖춘 시설에서 실시

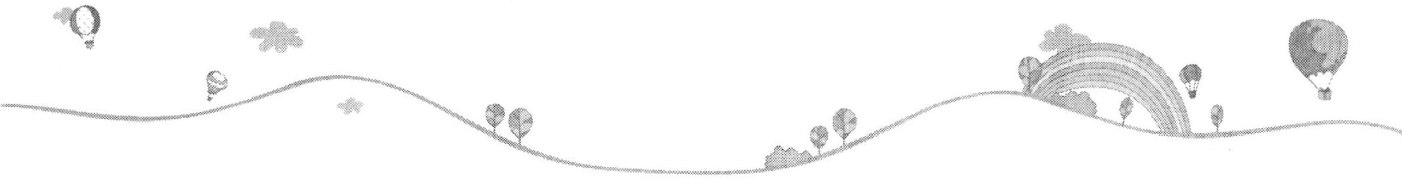

23. 고위험병원체의 분리 및 이동 신고(법 21조, 규칙 18조)

(1) 감염병환자, 식품, 동식물, 그 밖의 환경 등으로부터 고위험병원체를 분리하거나 이미 분리된 고위험병원체를 이동하려는 자는 지체 없이 고위험병원체의 명칭, 분리된 검체명, 분리 일시 또는 이동계획을 보건복지부장관에게 신고

(2) 고위험병원체의 분리신고를 하려는 자는 고위험병원체 분리신고서를 질병관리본부장에게 제출하고 신고를 받은 질병관리본부장은 관리번호를 매기고 이를 신고자에게 알림

(3) 고위험병원체의 이동신고를 하려는 자는 고위험병원체 이동신고서에 이동하는 고위험병원체의 정보 및 사용계획서, 대행기관이 고위험병원체의 이동을 대행하는 경우에는 이동대행계약서, 운반경로·운반수단 및 운반업자가 기록된 운반계약서 또는 운반계획서를 첨부하여 질병관리본부장에게 제출해야 함

24. 고위험병원체의 반입 허가 등(법 22조, 시행령 18~19조)

(1) 감염병의 진단 및 학술 연구 등을 목적으로 고위험병원체를 국내로 반입하려는 자는 대통령령으로 정하는 요건을 갖추어 보건복지부장관의 허가 필요

(2) 허가받은 사항을 변경하려는 자는 보건복지부장관의 허가 필요. 다만, 허가받은 자의 성명 및 주소, 전담 관리자의 성명 및 소속을 변경하려는 경우에는 보건복지부장관에게 신고

(3) 고위험병원체의 반입 허가를 받은 자가 해당 고위험병원체를 인수하여 이동하려면 보건복지부장관이 정하는 장소 중에서 인수 장소를 지정하고 이동계획을 보건복지부장관에게 미리 신고

25. 고위험병원체의 안전관리(법 23조, 규칙 21조)

(1) 고위험병원체를 검사, 보존, 관리 및 이동하려는 자는 그 검사, 보존, 관리 및 이동에 필요한 시설 및 장비 등에 대하여 보건복지부령으로 정하는 안전관리기준을 지켜야 하며 보건복지부장관은 안전관리기준을 지키고 있는지 여부 등을 점검 가능

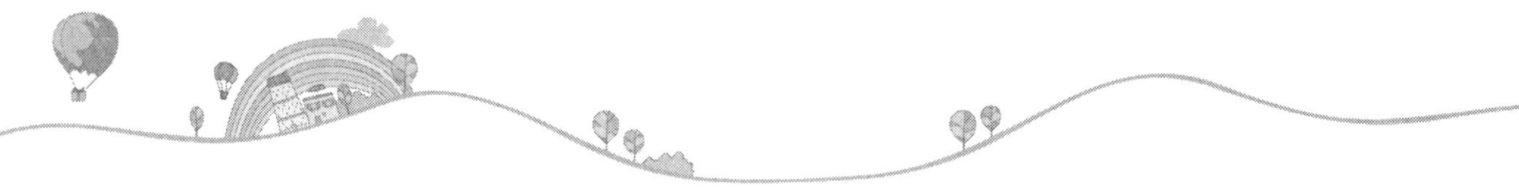

(2) 안전관리기준

① 「유전자변형생물체의 국가간 이동 등에 관한 법률」 제22조제1항에 따라 안전관리 등급별로 허가를 받거나 신고를 한 연구시설을 설치 · 운영할 것

② 고위험병원체의 보존 시에는 별표 4에 따른 고위험병원체 보존관리 방법을 준수할 것

③ 별지 제14호서식의 고위험병원체 관리대장을 작성하여 갖추어 둘 것

④ 고위험병원체의 폐기는 고압증기멸균(高壓蒸氣滅菌) 등의 방법으로 할 것

6 예방접종

26. 정기예방접종(법 24조, 시행령 20조, 규칙 21조의 2)

(1) 보건소를 통하여 정기예방접종 실시해야하는 질병

① 디프테리아

② 폴리오

③ 백일해

④ 홍역

⑤ 파상풍

⑥ 결핵

⑦ B형간염

⑧ 유행성이하선염

⑨ 풍진

⑩ 수두

⑪ 일본뇌염

⑫ b형 헤모필루스 인플루엔자

⑬ 폐렴구균

⑭ 그 밖에 보건복지부장관이 감염병의 예방을 위하여 필요하다고 인정하여 지정하는 감염병

(2) 특별자치도지사 또는 시장 · 군수 · 구청장은 보건소에서 시행하기 어렵거나 보건소를 이용하기 불편한 주민 등에 대한 예방접종업무를 「의료법」에 따른 종합병원, 병원, 요양병원(의사가 의료행위를 하는 곳만 해당) 또는 의원 중에서 위탁 가능

(3) 특별자치도지사 또는 시장·군수·구청장은 예방접종업무를 위탁할 때 다음의 사항이 포함된 위탁계약서 작성

① 예방접종업무의 위탁범위에 관한 사항

② 위탁계약 기간에 관한 사항

③ 위탁계약 조건에 관한 사항

③ 위탁계약 해지에 관한 사항

(4) 특별자치도지사 또는 시장·군수·구청장은 휴대전화에 의한 문자 전송, 전자메일, 전화, 우편 또는 이에 상당하는 방법으로 정기예방접종 대상 아동 부모에게 사전에 알림(사전 알림에 동의한 경우). 사전 알림에 동의하지 않거나 필요한 개인 정보가 없는 경우에는 해당 지방자치단체의 인터넷 홈페이지에 공고함으로써 정기예방접종을 사전에 알림

27. 임시예방접종을 실시하는 경우(법 25조)

① 보건복지부장관이 감염병 예방을 위하여 특별자치도지사 또는 시장·군수·구청장에게 예방접종을 실시할 것을 요청한 경우

② 특별자치도지사 또는 시장·군수·구청장이 감염병 예방을 위하여 예방접종이 필요하다고 인정하는 경우

28. 예방접종의 공고(법 26조)

임시예방접종을 할 경우에는 예방접종의 일시 및 장소, 예방접종의 종류, 예방접종을 받을 사람의 범위를 정하여 미리 공고

29. 예방접종증명서(법 27조)

(1) 보건복지부장관, 특별자치도지사 또는 시장·군수·구청장은 정기예방접종 또는 임시예방접종을 받은 사람 본인 또는 법정대리인에게 보건복지부령으로 정하는 바에 따라 예방접종증명서를 발급해야 함

(2) 특별자치도지사나 시장·군수·구청장이 아닌 자가 이 법에 따른 예방접종을 한 때에는 보건복지부장관, 특별자치도지사 또는 시장·군수·구청장은 보건복지부령으로 정하는 바에 따라 해당 예방접종을 한 자로 하여금 예방접종증명서를 발급하게 할 수 있음

(3) 예방접종증명서는 전자문서를 이용하여 발급할 수 있음

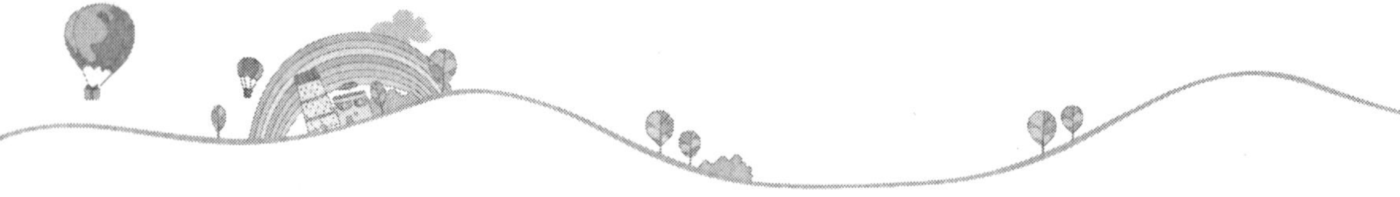

30. 예방접종 기록의 보존 및 보고 등(법 28조, 규칙 23조)

(1) 특별자치도지사 또는 시장·군수·구청장은 정기예방접종 및 임시예방접종을 하거나 예방접종을 한 다른 기관(사람)에게 보고를 받은 경우에는 보건복지부령으로 정하는 바에 따라 예방접종에 관한 기록을 작성·보관하여야 하고, 그 내용을 시·도지사 및 보건복지부장관에게 각각 보고

(2) 특별자치도지사나 시장·군수·구청장이 아닌 자가 예방접종을 실시하면 예방접종 실시기록 및 보고서에 예방접종에 관한 기록을 작성하고 해당 예방접종 실시기록 및 보고서를 특별자치도지사 또는 시장·군수·구청장에게 제출

(3) 특별자치도지사 또는 시장·군수·구청장은 예방접종에 관한 기록을 작성하거나 제출받은 예방접종 실시기록 및 보고서를 시·도지사 및 질병관리본부장에게 각각 제출

31. 예방접종에 관한 역학조사(법 29조)

(1) 질병관리본부장, 시·도지사 또는 시장·군수·구청장은 다음의 구분에 따라 조사 실시

① 질병관리본부장 : 예방접종의 효과 및 예방접종 후 이상반응에 관한 조사

② 시·도지사 또는 시장·군수·구청장 : 예방접종 후 이상반응에 관한 조사

(2) 예방접종 후 이상반응 사례 발생 시 그 원인을 밝히기 위해 실시하는 역학조사에 포함되어야 하는 내용

① 예방접종 후 이상반응자의 인적 사항

② 예방접종기관, 접종일시 및 접종내용

③ 예방접종 후 이상반응에 관한 진료기록

④ 예방접종약에 관한 사항

⑤ 그 밖에 예방접종 후 이상반응의 원인 규명과 관련된 사항

32. 예방접종피해조사반(법 30조, 시행령 21조)

(1) 기능

예방접종으로 인한 질병·장애·사망의 원인 규명 및 피해 보상 등을 조사하고 제3자의 고의 또는 과실 유무를 조사하기 위하여 질병관리본부에 설치

(2) 구성 및 운영

① 10명 이내의 반원으로 구성

② 피해조사반원은 질병관리본부장이 소속 공무원이나 예방접종 및 예방접종 후 이상반응 분야의 전문가, 의료인 중에서 임명하거나 위촉

③ 피해조사반원에게 예산의 범위에서 피해조사 활동에 필요한 수당과 여비를 지급 가능

(3) 피해조사반은 다음의 사항 조사, 그 결과를 예방접종피해보상 전문위원회에 보고

① 시·도지사가 제출한 기초조사 결과에 대한 평가 및 보완

② 제3자의 고의 또는 과실 유무

③ 그 밖에 예방접종으로 인한 피해보상과 관련하여 예방접종피해보상 전문위원회가 결정하는 사항

33. 예방접종 완료 여부의 확인(법 31조)

(1) 특별자치도지사 또는 시장·군수·구청장은 초등학교와 중학교의 장에게 「학교보건법」 예방접종 완료 여부에 대한 검사 기록을 제출하도록 요청 가능

(2) 「유아교육법」에 따른 유치원의 장과 「영유아보육법」에 따른 어린이집의 원장에게 보건복지부령으로 정하는 바에 따라 영유아의 예방접종 여부를 확인하도록 요청 가능

(3) 제출 기록 및 확인 결과를 확인하여 예방접종을 끝내지 못한 영유아, 학생 등이 있으면 그 영유아 또는 학생 등에게 예방접종 실시해야 함

34. 예방접종의 실시주간 및 실시기준 등(법 32조, 규칙 26조)

(1) 보건복지부장관은 국민의 예방접종에 대한 관심을 높여 감염병에 대한 예방접종을 활성화하기 위하여 예방접종주간 설정 가능

(2) 예방접종의 실시기준과 방법 등에 관한 사항은 「약사법」에 따른 용법 및 용량 등을 따르되, 예방접종의 실시 대상·시기 및 주의사항은 예방접종 전문위원회의 심의를 거쳐 보건복지부장관이 고시

35. 예방접종약품의 계획생산(법 33조, 규칙 27조)

(1) 보건복지부장관은 예산의 범위에서 감염병의 예방접종에 필요한 수량의 예방접종약품을 미리 계산하여 「약사법」에 따른 의약품 제조업자에게 생산하게 할 수 있으며, 예방접종약품을 연구하는 자 등을 지원 가능

(2) **예방접종약품의 생산에 드는 비용의 전부 또는 일부를 해당 의약품 제조업자에게 미리 지급 가능**

① 원료의 수입에 드는 금액의 전액

② 예방접종약품의 제조에 드는 금액의 전액

③ 예방접종약품의 제조에 드는 금액의 2분의 1

(3) **의약품 제조업자로 하여금 예방접종약품을 미리 생산하게 할 수 있는 경우**

① 예방접종약품의 원료를 외국으로부터 수입하여야 하는 경우

② 시범접종에 사용할 목적으로 생산하게 하는 경우

③ 예방접종약품의 생산기간이 6개월 이상 걸릴 경우

④ 예방접종약품의 국내 공급이 부족하다고 판단될 경우

36. 예방접종통합관리시스템의 구축 · 운영 등(법 33조의2)

(1) 보건복지부장관은 예방접종업무에 필요한 각종 자료 또는 정보의 효율적 처리와 기록 · 관리업무의 전산화를 위하여 예방접종통합관리시스템(이하 통합관리시스템)을 구축 · 운영

(2) 보건복지부장관은 통합관리시스템을 구축 · 운영하기 위하여 다음의 자료를 수집 · 관리 · 보유할 수 있으며, 관련 기관 및 단체에 필요한 자료의 제공 요청 가능

① 예방접종 대상자의 인적사항(「개인정보 보호법」에 따른 고유식별정보 등 대통령령으로 정하는 개인정보 포함)

② 예방접종을 받은 사람의 이름, 접종명, 접종일시 등 예방접종 실시 내역

③ 예방접종 위탁 의료기관 개설 정보, 예방접종 피해보상 신청 내용 등 그 밖에 예방접종업무를 하는 데에 필요한 자료로서 대통령령으로 정하는 자료

(3) 보건소장 및 예방접종업무를 위탁받은 의료기관의 장은 이 법에 따른 예방접종을 하면 예방접종을 받은 사람의 이름, 접종명, 접종일시 등 예방접종 실시 내역을 대통령령으로 정하는 바에 따라 통합관리시스템에 입력해야 함

(4) 보건복지부장관은 대통령령으로 정하는 바에 따라 통합관리시스템을 활용하여 예방접종 대상 아동 부모에게 자녀의 예방접종 내역을 제공하거나 예방접종증명서 발급 지원 가능. 이 경우 예방접종 내역 제공 또는 예방접종증명서 발급의 적정성을 확인하기 위하여 법원행정처장에게 「가족관계의 등록 등에 관한 법률」에 따른 등록전산정보자료를 요청 가능

(5) **통합관리시스템은 예방접종업무와 관련된 다음의 정보시스템과 연계해 활용가능**

① 「초·중등교육법」에 따른 교육정보시스템

② 「유아교육법」에 따른 유아교육정보시스템

③ 「전자정부법」에 따른 통합전자민원창구 등 그 밖에 보건복지부령으로 정하는 정보시스템

(6) (1)부터 (5)까지의 정보의 보호 및 관리에 관한 사항은 이 법에서 규정된 것을 제외하고는 「개인정보 보호법」의 규정에 따름

7 감염 전파의 차단 조치

37. 감염병 위기관리대책의 수립·시행(법 34조, 시행령 22조)

(1) 보건복지부장관은 감염병의 확산 또는 해외 신종감염병의 유입으로 인한 재난상황에 대처하기 위하여 위원회의 심의를 거쳐 감염병 위기관리대책을 수립·시행

(2) **감염병 위기관리대책에 포함되어야 하는 사항**

① 재난상황 발생 및 해외 신종감염병 유입에 대한 대응체계 및 기관별 역할

② 재난 및 위기상황의 판단, 위기경보 결정 및 관리체계

③ 감염병위기 시 동원하여야 할 의료인 등 전문인력, 시설, 의료기관의 명부 작성

④ 의료용품의 비축방안 및 조달방안

⑤ 재난 및 위기상황별 국민행동요령, 동원 대상 인력, 시설, 기관에 대한 교육 및 도상연습 등 실제 상황대비 훈련

⑥ 그 밖에 재난상황 및 위기상황 극복을 위하여 필요하다고 보건복지부장관이 인정하는 사항

(3) 감염병 위기관리대책을 수립하기 위하여 관계 행정기관, 지방자치단체 및 「공공기관의 운영에 관한 법률」에 따른 공공기관 등에 자료의 제출을 요청 가능하며 보건복지부장관은 수립한 감염병 위기관리대책을 관계 중앙행정기관의 장에게 통보

보건의료법규

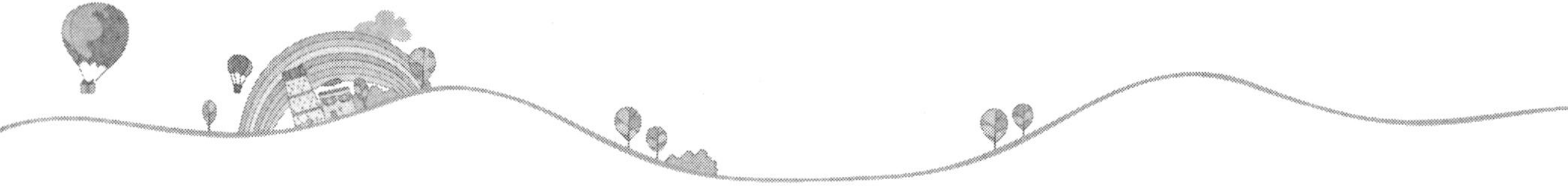

(4) 보건복지부장관은 감염병 위기관리대책에 따른 정기적인 훈련 실시

38. 감염병위기 시 정보공개(법 34조의2)

(1) 보건복지부장관은 국민의 건강에 위해가 되는 감염병 확산 시 감염병 환자의 이동경로, 이동수단, 진료의료기관 및 접촉자 현황 등 국민들이 감염병 예방을 위하여 알아야 하는 정보를 신속히 공개. 다만, 공개된 사항 중 사실과 다르거나 의견이 있는 당사자는 보건복지부장관에게 이의신청 가능

(2) 정보공개의 범위, 절차 및 방법 등에 관하여 필요한 사항은 보건복지부령으로 정함

39. 시·도별 감염병 위기관리대책의 수립 등, 재난 시 의료인에 대한 거짓 진술 등의 금지(법 35조, 35조의2)

(1) 보건복지부장관은 수립한 감염병 위기관리대책을 시·도지사에게 알려야 하며, 시·도지사는 통보된 감염병 위기관리대책에 따라 특별시·광역시·도·특별자치도(이하 시·도)별 감염병 위기관리대책을 수립·시행

(2) 누구든지 감염병에 관하여 「재난 및 안전관리 기본법」에 따른 주의 이상의 예보 또는 경보가 발령된 후에는 의료인에 대하여 의료기관 내원이력 및 수진이력 등 감염 여부 확인에 필요한 사실에 관하여 거짓 진술, 거짓 자료를 제출하거나 고의적으로 사실을 누락·은폐하여서는 안 됨

40. 감염병관리기관의 지정 등(법 36조, 규칙 28조, 29조)

(1) 시·도지사 또는 시장·군수·구청장은 병원 및 종합병원을 감염병관리기관으로 지정가능

(2) 지정받은 의료기관(이하 감염병관리기관)의 장은 감염병을 예방하고 감염병환자 등을 진료하는 시설(이하 감염병관리시설)을 설치. 이 경우 보건복지부령으로 정하는 일정규모 이상의 감염병관리기관에는 감염병의 전파를 막기 위하여 전실 및 음압시설 등을 갖춘 1인 병실을 보건복지부령으로 정하는 기준에 따라 설치

(3) 시·도지사 또는 시장·군수·구청장은 감염병관리시설의 설치 및 운영에 드는 비용을 감염병관리기관에 지원

(4) 감염병관리기관이 아닌 의료기관이 감염병관리시설을 설치·운영하려면 보건복지부령으로 정하는 바에 따라 특별자치도지사 또는 시장·군수·구청장에게 신고

(5) 시·도지사 또는 시장·군수·구청장은 감염병 발생 등 긴급상황 발생 시 감염병관리기관에 진료개시 등 필요한 사항을 지시 가능

41. 감염병위기 시 감염병관리기관의 설치 등(법 37조)

(1) 보건복지부장관, 시·도지사 또는 시장·군수·구청장은 감염병환자가 대량으로 발생하거나 제36조에 따라 지정된 감염병관리기관만으로 감염병환자 등을 모두 수용하기 어려운 경우에는 다음의 조치를 취함

① 지정된 감염병관리기관이 아닌 의료기관을 일정 기간 동안 감염병관리기관으로 지정

② 격리소·요양소 또는 진료소의 설치·운영

(2) 지정된 감염병관리기관의 장은 보건복지부령으로 정하는 바에 따라 감염병관리시설을 설치해야 하며 보건복지부장관, 시·도지사 또는 시장·군수·구청장은 시설의 설치 및 운영에 드는 비용을 감염병관리기관에 지원

42. 감염병환자등의 입소 거부 금지(법 38조)

감염병관리기관은 정당한 사유 없이 감염병환자 등의 입소 거부 불가

43. 감염병관리시설 등의 설치 및 관리방법, 감염병관리시설 평가(법 39조, 39조의2, 규칙 31조)

(1) 감염병관리시설, 격리소·요양소 또는 진료소의 설치 기준

① **감염병관리시설** ··· 외부와 격리된 진료실 또는 격리된 병실을 갖출 것

② **격리소·요양소** ··· 「의료법 시행규칙」에 따른 의료기관의 시설 기준 중 의원에 해당하는 시설을 갖추거나 임시숙박시설 및 간이진료시설을 갖출 것

③ **진료소** ··· 「의료법 시행규칙」에 따른 의료기관의 시설 기준 중 의원에 해당하는 시설을 갖추거나 「지역보건법」에 따른 보건지소일 것

(2) 보건복지부장관, 시·도지사 및 시장·군수·구청장은 감염병관리시설을 정기적으로 평가하고 그 결과를 시설의 감독·지원 등에 반영할 수 있음. 이 경우 평가의 방법, 절차, 시기 및 감독·지원의 내용 등은 보건복지부령으로 정함

보건의료법규

44. 생물테러감염병 등에 대비한 의약품 및 장비의 비축, 감염병 대비 의약품 공급의 우선순위 등 분배기준(법 40조, 40조의 2)

(1) 보건복지부장관은 생물테러감염병 및 그 밖의 감염병의 대유행이 우려되면 위원회의 심의를 거쳐 예방·치료 의약품 및 장비 등의 품목을 정하여 미리 비축하거나 장기 구매를 위한 선계약 가능

(2) 보건복지부장관은 「약사법」에도 불구하고 생물테러감염병이나 그 밖의 감염병의 대유행이 우려되면 예방·치료 의약품을 정하여 의약품 제조업자에게 생산하게 할 수 있으며 예방·치료 의약품의 효과와 이상반응에 관하여 조사하고, 이상반응 사례 발생 시 역학조사 실시

(3) 보건복지부장관은 생물테러감염병이나 그 밖의 감염병의 대유행에 대비하여 비축하거나 생산한 의약품 공급의 우선순위 등 분배기준, 그 밖에 필요한 사항을 위원회의 심의를 거쳐 정할 수 있음

45. 감염병환자등의 관리(법 41조)

(1) 감염병 중 특히 전파 위험이 높은 감염병으로서 보건복지부장관이 고시한 감염병에 걸린 감염병환자 등은 감염병관리기관에서 입원치료를 받아야 함

(2) 보건복지부장관, 시·도지사 또는 시장·군수·구청장은 감염병관리기관의 병상(病床)이 포화상태에 이르러 감염병환자 등을 수용하기 어려운 경우에는 감염병관리기관이 아닌 다른 의료기관에서 입원치료하게 할 수 있으며 다음의 어느 하나에 해당하는 사람에게 자가(自家) 또는 감염병관리시설에서 치료하게 할 수 있음

① 입원치료 대상자가 아닌 사람
② 감염병환자 등과 접촉하여 감염병이 감염되거나 전파될 우려가 있는 사람

46. 사업주의 협조의무(법 41조의2)

(1) 사업주는 근로자가 이 법에 따라 입원 또는 격리되는 경우 「근로기준법」 제60조 외에 그 입원 또는 격리기간 동안 유급휴가를 줄 수 있음. 이 경우 사업주가 국가로부터 유급휴가를 위한 비용을 지원받을 때에는 유급휴가를 주어야 함

(2) 사업주는 유급휴가를 이유로 해고나 그 밖의 불리한 처우를 하여서는 아니 되며, 유급휴가 기간에는 그 근로자를 해고하지 못함. 단, 사업을 계속할 수 없는 경우 제외

(3) 국가는 유급휴가를 위한 비용 지원 가능

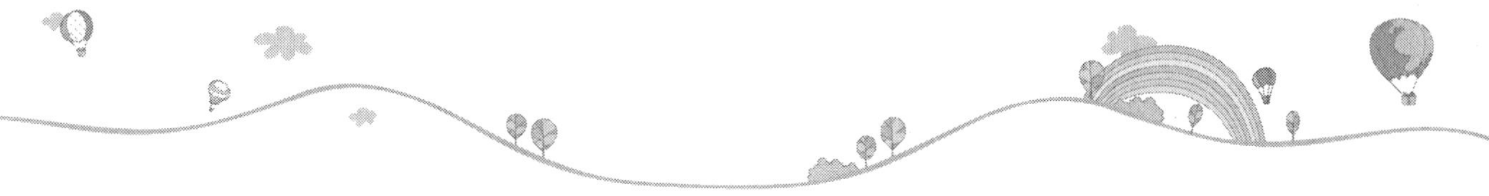

47. 감염병에 관한 강제처분(법 42조)

(1) 보건복지부장관, 시·도지사 또는 시장·군수·구청장은 해당 공무원으로 하여금 다음의 어느 하나에 해당하는 감염병환자 등이 있다고 인정되는 주거시설, 선박·항공기·열차 등 운송수단 또는 그 밖의 장소에 들어가 필요한 조사나 진찰을 하게 할 수 있으며, 그 진찰 결과 감염병환자 등으로 인정될 때에는 동행하여 치료받게 하거나 입원시킬 수 있음

① 제1군감염병
② 제2군감염병 중 디프테리아, 홍역 및 폴리오
③ 제3군감염병 중 결핵, 성홍열 및 수막구균성수막염
④ 제4군감염병 중 보건복지부장관이 정하는 감염병
⑤ 세계보건기구 감시대상 감염병
⑥ 생물테러감염병

(2) 보건복지부장관, 시·도지사 또는 시장·군수·구청장은 감염병환자 등의 확인을 위한 조사·진찰을 거부하는 사람(조사거부자)에 대해서는 해당 공무원으로 하여금 감염병관리기관에 동행하여 필요한 조사나 진찰을 받게 해야 함

(3) 조사·진찰을 하거나 동행하는 공무원은 그 권한을 증명하는 증표를 지니고 이를 관계인에게 보여주어야 함

(4) 보건복지부장관, 시·도지사 또는 시장·군수·구청장은 조사·진찰을 위하여 필요한 경우에는 관할 경찰서장에게 이에 필요한 협조 요청 가능

(5) 보건복지부장관, 시·도지사 또는 시장·군수·구청장은 조사거부자를 자가 또는 감염병관리시설에 격리할 수 있으며, 조사·진찰 결과 감염병환자 등으로 인정될 때에는 감염병관리시설에서 치료받게 하거나 입원시켜야 함

(6) 보건복지부장관, 시·도지사 또는 시장·군수·구청장은 조사거부자가 감염병환자 등이 아닌 것으로 인정되면 격리조치 즉시 해제

(7) 보건복지부장관, 시·도지사 또는 시장·군수·구청장은 조사거부자를 치료·입원시킨 경우 그 사실을 조사거부자의 보호자에게 통지

(8) 정당한 사유 없이 격리조치가 해제되지 아니하는 경우 조사거부자는 구제청구를 할 수 있으며, 그 절차 및 방법 등에 대해서는 「인신보호법」 준용. 이 경우 '조사거부자'는 '피수용자'로, 격리조치를 명한 '보건복지부장관, 시·도지사 또는 시장·군수·구청장'은 '수용자'로 봄(단, 「인신보호법」 제6조제1항제3호는 적용 제외)

(9) 조사 또는 진찰을 하거나 격리 등을 하는 기관의 지정 및 기준 등 필요한 사항은 대통령령으로 정함

48. 감염병환자 등의 입원통지(법 43조)

보건복지부장관, 시·도지사 또는 시장·군수·구청장은 감염병환자 등이 제41조에 따른 입원치료가 필요한 경우에는 그 사실을 입원치료 대상자와 그 보호자에게 통지

49. 수감 중인 환자의 관리(법 44조)

교도소장은 수감자로서 감염병에 감염된 자에게 감염병의 전파를 차단하기 위한 조치와 적절한 의료를 제공

50. 업무 종사의 일시 제한(법 45조, 규칙 33조)

(1) 감염병환자 등은 보건복지부령으로 정하는 바에 따라 업무의 성질상 일반인과 접촉하는 일이 많은 직업에 종사할 수 없고, 누구든지 감염병환자 등을 그러한 직업에 고용 불가. 일시적으로 업무 종사의 제한을 받는 감염병환자 등은 제1군감염병환자 등으로 하고, 그 제한 기간은 증상 및 감염력이 소멸되는 날까지

(2) (1)에 따라 업무 종사의 제한을 받는 업종

① 「식품위생법」에 따른 집단급식소

② 「식품위생법」에 따른 식품접객업

(3) 제19조에 따른 성매개감염병에 관한 건강진단을 받아야 할 자가 건강진단을 받지 아니한 때에는 같은 조에 따른 직업에 종사할 수 없으며 해당 영업을 영위하는 자는 건강진단을 받지 아니한 자를 그 영업에 종사하게 하여서는 안 됨

51. 건강진단 및 예방접종 등의 조치를 해야 하는 대상자(법 46조)

① 감염병환자 등의 가족 또는 그 동거인

② 감염병 발생지역에 거주하는 사람 또는 그 지역에 출입하는 사람으로서 감염병에 감염되었을 것으로 의심되는 사람

③ 감염병환자 등과 접촉하여 감염병에 감염되었을 것으로 의심되는 사람

52. 감염병 유행에 대한 방역 조치(법 47조)

보건복지부장관, 시·도지사 또는 시장·군수·구청장은 감염병이 유행하면 감염병 전파를 막기 위하여 다음에 해당하는 모든 조치를 하거나 그에 필요한 일부 조치 실시

① **감염병환자 등이 있는 장소나 감염병병원체에 오염되었다고 인정되는 장소에 대한 다음의 조치**
　　㉠ 일시적 폐쇄
　　㉡ 일반 공중의 출입금지
　　㉢ 해당 장소 내 이동제한
　　㉣ 그 밖에 통행차단을 위하여 필요한 조치

② 감염병병원체에 감염되었다고 의심되는 사람을 적당한 장소에 일정한 기간 입원 또는 격리시키는 것

③ 감염병병원체에 오염되었거나 오염되었다고 의심되는 물건을 사용·접수·이동하거나 버리는 행위 또는 해당 물건의 세척을 금지하거나 태우거나 폐기처분하는 것

④ 감염병병원체에 오염된 장소에 대한 소독이나 그 밖에 필요한 조치를 명하는 것

⑤ 일정한 장소에서 세탁하는 것을 막거나 오물을 일정한 장소에서 처리하도록 명하는 것

⑥ 감염병병원체에 오염되었거나 오염되었다고 의심되는 물건을 사용·접수·이동하거나 버리는 행위 또는 해당 물건의 세척을 금지하거나 태우거나 폐기처분하는 것

53. 오염장소 등의 소독 조치(법 48조)

(1) 육군·해군·공군 소속 부대의 장, 국방부직할부대의 장 및 제12조 제1항 각 호의 어느 하나에 해당하는 사람은 감염병환자 등이 발생한 장소나 감염병병원체에 오염되었다고 의심되는 장소에 대하여 의사, 한의사 또는 관계 공무원의 지시에 따라 소독이나 그 밖에 필요한 조치 실시

(2) 소독 등의 조치에 관하여 필요한 사항은 보건복지부령으로 지정

8　예방 조치

54. 감염병의 예방 조치(법 49조)

(1) 보건복지부장관, 시·도지사 또는 시장·군수·구청장은 감염병을 예방하기 위하여 다음에 해당하는 모든 조치를 하거나 그에 필요한 일부 조치 실시

① 관할 지역에 대한 교통의 전부 또는 일부를 차단하는 것

② 흥행, 집회, 제례 또는 그 밖의 여러 사람의 집합을 제한하거나 금지하는 것

③ 건강진단, 시체 검안 또는 해부를 실시하는 것

④ 감염병 전파의 위험성이 있는 음식물의 판매·수령을 금지하거나 그 음식물의 폐기나 그 밖에 필요한 처분을 명하는 것

⑤ 인수공통감염병 예방을 위하여 살처분(殺處分)에 참여한 사람 또는 인수공통감염병에 드러난 사람 등에 대한 예방조치를 명하는 것

⑥ 감염병 전파의 매개가 되는 물건의 소지·이동을 제한·금지하거나 그 물건에 대하여 폐기, 소각 또는 그 밖에 필요한 처분을 명하는 것

⑦ 선박·항공기·열차 등 운송 수단, 사업장 또는 그 밖에 여러 사람이 모이는 장소에 의사를 배치하거나 감염병 예방에 필요한 시설의 설치를 명하는 것

⑧ 공중위생에 관계있는 시설 또는 장소에 대한 소독이나 그 밖에 필요한 조치를 명하거나 상수도·하수도·우물·쓰레기장·화장실의 신설·개조·변경·폐지 또는 사용을 금지하는 것

⑨ 쥐, 위생해충 또는 그 밖의 감염병 매개동물의 구제(驅除) 또는 구제시설의 설치를 명하는 것

⑩ 일정한 장소에서의 어로(漁撈)·수영 또는 일정한 우물의 사용을 제한하거나 금지하는 것

⑪ 감염병 매개의 중간 숙주가 되는 동물류의 포획 또는 생식을 금지하는 것

⑫ 감염병 유행기간 중 의료인·의료업자 및 그 밖에 필요한 의료관계요원을 동원하는 것

⑬ 감염병병원체에 오염된 건물에 대한 소독이나 그 밖에 필요한 조치를 명하는 것

⑭ 감염병병원체에 감염되었다고 의심되는 자를 적당한 장소에 일정한 기간 입원 또는 격리시키는 것

(2) 시·도지사 또는 시장·군수·구청장은 제 (1)의 ⑧ 및 ⑩에 따라 식수를 사용하지 못하게 하려면 그 사용금지기간 동안 별도로 식수를 공급하여야 하며, ①, ②, ⑥, ⑧, ⑩, ⑪에 따른 조치를 하려면 그 사실을 주민에게 미리 알림

55. 그 밖의 감염병 예방 조치(법 50조)

(1) 육군·해군·공군 소속 부대의 장, 국방부직할부대의 장 및 제12조 제1항 제2호에 해당하는 사람은 감염병환자 등이 발생하였거나 발생할 우려가 있으면 소독이나 그 밖에 필요한 조치를 하여야 하고, 특별자치도지사 또는 시장·군수·구청장과 협의하여 감염병 예방에 필요한 추가 조치 실시

(2) 교육부장관 또는 교육감은 감염병 발생 등을 이유로 「학교보건법」의 학교에 대하여 「초·중등교육법」에 따른 휴업 또는 휴교를 명령하거나 「유아교육법」에 따른 휴업 또는 휴원을 명령할 경우 보건복지부장관과 협의

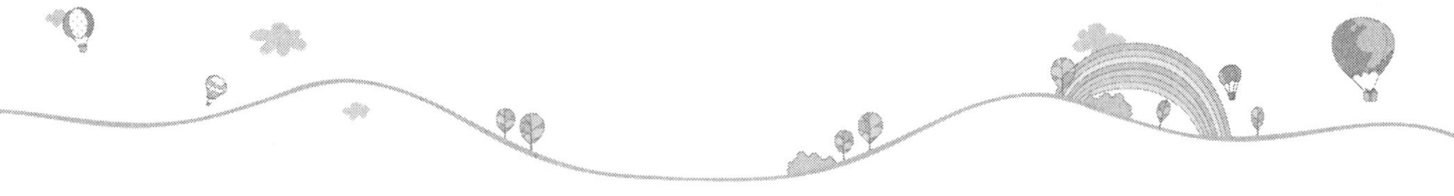

56. 소독 의무(법 51조, 시행령 24조)

(1) 특별자치도지사 또는 시장·군수·구청장은 감염병을 예방하기 위하여 보건복지부령으로 정하는 바에 따라 청소나 소독을 실시하거나 쥐, 위생해충 등의 구제조치(이하 소독)을 해야 함

(2) 공동주택, 숙박업소 등 여러 사람이 거주하거나 이용하는 시설 중 감염병 예방에 필요한 소독을 하여 야 하는 시설

① 「공중위생관리법」에 따른 숙박업소(객실 수 20실 이상인 경우만 해당), 「관광진흥법」에 따른 관광숙 박업소

② 연면적 300m^2 이상의 식품접객업소

③ 「여객자동차 운수사업법」에 따른 시내버스·농어촌버스·마을버스·시외버스·전세버스·장의자동 차, 「항공법」에 따른 항공기와 공항시설, 「해운법」에 따른 여객선, 「항만법」에 따른 연면적 300m^2 이상의 대합실, 「철도사업법」 및 「도시철도법」에 따른 여객운송 철도차량과 역사(驛舍) 및 역 시설

④ 「유통산업발전법」에 따른 대형마트, 전문점, 백화점, 쇼핑센터, 복합쇼핑몰, 그 밖의 대규모 점포와 「전통시장 및 상점가 육성을 위한 특별법」에 따른 전통시장

⑤ 종합병원·병원·요양병원·치과병원 및 한방병원

⑥ 「식품위생법」에 따른 한 번에 100명 이상에게 계속적으로 식사를 공급하는 집단급식소 및 「식품위 생법 시행령」에 따른 위탁급식영업을 하는 식품접객업소 중 연면적 300제곱미터 이상의 업소

⑦ 「건축법 시행령」에 따른 기숙사 및 「화재예방, 소방시설 설치·유지 및 안전관리에 관한 법률 시행령」 에 따른 50명 이상을 수용할 수 있는 합숙소

⑧ 「공연법」에 따른 공연장(객석 수 300석 이상인 경우만 해당)

⑨ 「초·중등교육법」 제2조 및 「고등교육법」 제2조에 따른 학교

⑩ 「학원의 설립·운영 및 과외교습에 관한 법률」에 따른 연면적 1,000m^2 이상의 학원

⑪ 연면적 2,000m^2 이상의 사무실용 건축물 및 복합용도의 건축물

⑫ 「영유아보육법」에 따른 어린이집 및 「유아교육법」에 따른 유치원(50명 이상을 수용하는 어린이집 및 유치원만 해당)

⑬ 「주택법」에 따른 공동주택(300세대 이상인 경우만 해당)

(3) 소독을 하여야 하는 시설의 관리·운영자는 소독업의 신고를 한 자에게 소독하게 하여야 함. 단, 「공 동주택관리법」에 따른 주택관리업자가 소독장비를 갖추었을 때에는 그가 관리하는 공동주택은 직접 소독 가능

57. 소독업의 신고 등(법 52조)

(1) 소독을 업으로 하려는 자는 보건복지부령으로 정하는 시설·장비 및 인력을 갖추어 특별자치도지사 또는 시장·군수·구청장에게 신고. 신고한 사항을 변경하려는 경우에도 동일

(2) 특별자치도지사 또는 시장·군수·구청장은 (1)에 따라 소독업의 신고를 한 자가 다음의 어느 하나에 해당하면 소독업 신고가 취소된 것으로 봄

① 「부가가치세법」에 따라 관할 세무서장에게 폐업 신고를 한 경우
② 「부가가치세법」에 따라 관할 세무서장이 사업자등록을 말소한 경우
③ 제53조에 따른 휴업이나 폐업 신고를 하지 아니하고 소독업에 필요한 시설 등이 없어진 상태가 6개월 이상 계속된 경우

58. 소독업의 휴업 등의 신고(법 53조)

소독업자가 그 영업을 30일 이상 휴업하거나 폐업 또는 재개업하려면 보건복지부령으로 정하는 바에 따라 특별자치도지사 또는 시장·군수·구청장에게 신고

59. 소독의 실시 등(법 54조)

소독업자는 보건복지부령으로 정하는 기준과 방법에 따라 소독하며, 소독하였을 때에는 보건복지부령으로 정하는 바에 따라 그 소독에 관한 사항을 기록·보존

60. 소독업자 등에 대한 교육(법 55조, 규칙 41조)

(1) 소독업자는 소독업의 신고를 한 날부터 6개월 이내에 소독에 관한 교육을 받아야 함(단, 신고를 한 날이 교육을 받은 날부터 3년이 지나지 않은 경우는 제외)

(2) 소독업자는 소독업무 종사자에게 소독에 관한 교육을 받게 해야 하며 교육의 내용과 방법, 교육시간, 교육비 부담 등에 관하여 필요한 사항은 보건복지부령으로 지정

61. 소독업무의 대행(법 56조)

특별자치도지사 또는 시장·군수·구청장은 소독을 실시하여야 할 경우에는 그 소독업무를 소독업자가 대행하게 할 수 있음

62. 서류제출 및 검사 등(법 57조)

(1) 특별자치도지사 또는 시장·군수·구청장은 소속 공무원으로 하여금 소독업자에게 소독의 실시에 관한 관계 서류의 제출을 요구하게 하거나 검사 또는 질문을 하게 할 수 있음

(2) 서류제출을 요구하거나 검사 또는 질문을 하려는 소속 공무원은 그 권한을 표시하는 증표를 지니고 이를 관계인에게 보여줘야 함

63. 시정명령(법 58조)

특별자치도지사 또는 시장·군수·구청장이 소독업자에게 1개월 이상의 기간을 정하여 그 위반 사항을 시정하도록 명할 수 있는 경우

① 제52조제1항에 따른 시설·장비 및 인력 기준을 갖추지 못한 경우

② 제55조제1항에 따른 교육을 받지 아니하거나 소독업무 종사자에게 교육을 받게 하지 아니한 경우

64. 영업정지 등(법 59조)

(1) 영업소의 폐쇄를 명하거나 6개월 이내의 기간을 정하여 영업의 정지를 명할 수 있는 경우(단, ⑤의 경우에는 영업소의 폐쇄를 명)

① 변경 신고를 하지 아니하거나 휴업, 폐업 또는 재개업 신고를 하지 아니한 경우

② 소독의 기준과 방법에 따르지 아니하고 소독을 실시하거나 소독실시 사항을 기록·보존하지 아니한 경우

③ 관계 서류의 제출 요구에 따르지 아니하거나 소속 공무원의 검사 및 질문을 거부·방해 또는 기피한 경우

④ 시정명령에 따르지 아니한 경우

⑤ 영업정지기간 중에 소독업을 한 경우

(2) 영업소의 폐쇄명령을 받고도 계속하여 영업을 하거나 신고를 하지 아니하고 소독업을 하는 경우에는 관계 공무원에게 해당 영업소를 폐쇄하기 위한 다음의 조치를 하게 할 수 있음

① 해당 영업소의 간판이나 그 밖의 영업표지 등의 제거·삭제

② 해당 영업소가 적법한 영업소가 아님을 알리는 게시물 등의 부착

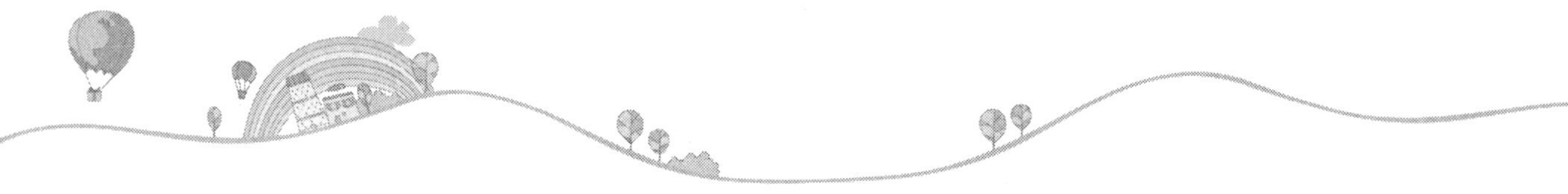

65. 방역관, 역학조사관, 역학조사반(법 60조, 60조의2, 시행령 15~16조)

(1) 방역관

① 보건복지부장관 및 시·도지사는 소속 공무원 중 감염병 예방 및 방역에 관한 업무를 담당하는 방역관 임명. 다만, 시·도지사는 감염병 예방 및 방역에 관한 업무를 처리하기 위하여 필요한 경우 시·군·구에도 방역관 배치 가능

② **방역관의 업무**
   ㉠ 감염병의 예방 및 방역대책
   ㉡ 감염병환자 등의 진료 및 보호
   ㉢ 감염병 예방을 위한 예방접종계획의 수립 및 시행
   ㉣ 감염병에 관한 교육 및 홍보
   ㉤ 감염병에 관한 정보의 수집·분석 및 제공
   ㉥ 감염병에 관한 조사·연구
   ㉦ 감염병병원체 검사·보존·관리 및 약제내성 감시(藥劑耐性 監視)
   ㉧ 보건복지부 소속 방역관은 감염병 예방을 위한 전문인력의 양성도 담당

③ 방역관은 감염병의 국내 유입 또는 유행이 예견되어 긴급한 대처가 필요한 경우 통행의 제한 및 주민의 대피, 감염병의 매개가 되는 음식물·물건 등의 폐기·소각, 의료인 등 감염병 관리인력에 대한 임무부여 및 방역물자의 배치 등 감염병 발생지역의 현장에 대한 조치권한 가짐

④ 감염병 발생지역을 관할하는 「경찰법」에 따른 경찰관서 및 「소방기본법」에 따른 소방관서의 장, 「지역보건법」에 따른 보건소의 장 등 관계 공무원 및 그 지역 내의 법인·단체·개인은 정당한 사유가 없으면 방역관의 조치에 협조해야 함

(2) 역학조사관

① 감염병 역학조사에 관한 사무를 처리하기 위하여 보건복지부 소속 공무원으로 30명 이상, 시·도 소속 공무원으로 각각 2명 이상의 역학조사관을 둠. 다만, 시·도지사는 역학조사에 관한 사무를 처리하기 위하여 필요한 경우 시·군·구에도 역학조사관을 둘 수 있음

② **역학조사관은 다음의 하나에 해당하는 사람으로서 역학조사 교육·훈련 과정을 이수한 사람 중 임명**
   ㉠ 방역, 역학조사 또는 예방접종 업무를 담당하는 공무원
   ㉡ 「의료법」에 따른 의료인
   ㉢ 그 밖에 「약사법」에 따른 약사, 「수의사법」에 따른 수의사 등 감염병·역학 관련 분야의 전문가

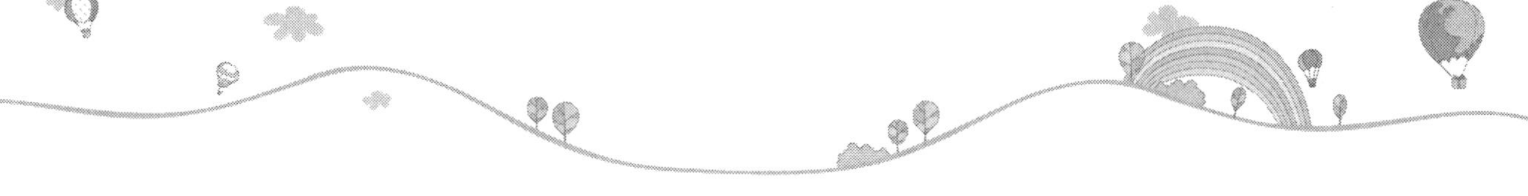

③ 역학조사관은 감염병의 확산이 예견되는 긴급한 상황으로서 즉시 조치를 취하지 아니하면 감염병이 확산되어 공중위생에 심각한 위해를 가할 것으로 우려되는 경우 일시적으로 제47조제1호 각 목의 조치를 할 수 있음

④ 「경찰법」에 따른 경찰관서 및 「소방기본법」에 따른 소방관서의 장, 「지역보건법」에 따른 보건소의 장 등 관계 공무원은 정당한 사유가 없으면 제3항에 따른 역학조사관의 조치에 협조해야 함

⑤ 역학조사관은 조치를 한 경우 즉시 보건복지부장관 또는 시·도지사에게 보고해야 함

⑥ 보건복지부장관 또는 시·도지사는 임명된 역학조사관에게 예산의 범위에서 직무 수행에 필요한 비용 등 지원 가능

(3) 역학조사반

① 역학조사반의 구성

㉠ 역학조사를 하기 위하여 질병관리본부에 중앙역학조사반을 두고, 시·도에 시·도역학조사반을 두며, 시·군·구(자치구를 말함. 이하 같음)에 시·군·구역학조사반을 둠

㉡ 중앙역학조사반은 30명 이상, 시·도역학조사반 및 시·군·구역학조사반은 각각 20명 이내의 반원으로 구성하고, 각 역학조사반의 반장은 방역관 또는 역학조사관으로 함

㉢ 역학조사반원은 다음의 어느 하나에 해당하는 사람 중에서 질병관리본부장, 시·도지사 및 시장·군수·구청장이 각각 임명 또는 위촉
- 방역, 역학조사 또는 예방접종 업무를 담당하는 공무원
- 역학조사관
- 「농어촌 등 보건의료를 위한 특별조치법」에 따라 채용된 공중보건의사
- 「의료법」에 따른 의료인
- 그 밖에 감염병 등과 관련된 분야의 전문가

㉣ 역학조사반은 감염병 분야와 예방접종 후 이상반응 분야로 구분하여 운영하되, 분야별 운영에 필요한 사항은 질병관리본부장이 정함

② 역학조사반의 임무

㉠ 중앙역학조사반
- 역학조사 계획의 수립, 시행 및 평가
- 역학조사의 실시 기준 및 방법의 개발
- 시·도역학조사반 및 시·군·구역학조사반에 대한 교육·훈련
- 감염병에 대한 역학적인 연구
- 감염병의 발생·유행 사례 및 예방접종 후 이상반응의 발생 사례 수집, 분석 및 제공
- 시·도역학조사반에 대한 기술지도 및 평가

㉡ 시·도 역학조사반
- 관할 지역 역학조사 계획의 수립, 시행 및 평가
- 관할 지역 역학조사의 세부 실시 기준 및 방법의 개발
- 중앙역학조사반에 관할 지역 역학조사 결과 보고

- • 관할 지역 감염병의 발생·유행 사례 및 예방접종 후 이상반응의 발생 사례 수집, 분석 및 제공
  - • 시·군·구역학조사반에 대한 기술지도 및 평가
  - ㉢ 시·군·구 역학조사반
    - • 관할 지역 역학조사 계획의 수립 및 시행
    - • 시·도역학조사반에 관할 지역 역학조사 결과 보고
    - • 관할 지역 감염병의 발생·유행 사례 및 예방접종 후 이상반응의 발생 사례 수집, 분석 및 제공

66. 한시적 종사명령(법 60조의3)

(1) 보건복지부장관 또는 시·도지사는 감염병의 유입 또는 유행이 우려되거나 이미 발생한 경우 기간을 정하여 「의료법」의 의료인에게 감염병관리기관으로 지정된 의료기관 또는 감염병전문병원 또는 감염병연구병원에서 방역업무에 종사하도록 명할 수 있음

(2) 보건복지부장관은 감염병이 유입되거나 유행하는 긴급한 경우 의료인, 약사, 수의사 등을 기간을 정하여 방역관으로 임명, 방역업무를 수행하게 할 수 있음

(3) 보건복지부장관 또는 시·도지사는 감염병의 유입 또는 유행으로 역학조사인력이 부족한 경우 의료인, 약사, 수의사 등을 기간을 정하여 역학조사관으로 임명, 역학조사에 관한 직무를 수행하게 할 수 있음

(4) (2), (3)에 따라 보건복지부장관 또는 시·도지사가 임명한 방역관 또는 역학조사관은 「국가공무원법」에 따른 임기제공무원으로 임용된 것으로 봄

67. 검역위원(법 61조, 규칙 43조)

(1) 시·도지사는 감염병을 예방하기 위하여 필요하면 검역위원(보건·위생 분야에 종사하는 소속 공무원 중에서 임명)을 두고 검역에 관한 사무를 담당하게 하며, 특별히 필요하면 운송수단 등을 검역하게 가능

(2) 검역위원은 사무나 검역을 수행하기 위하여 운송수단 등에 무상으로 승선하거나 승차 가능

(3) 검역위원의 직무

① 역학조사에 관한 사항

② 감염병병원체에 오염된 장소의 소독에 관한 사항

③ 감염병환자 등의 추적, 입원치료 및 감시에 관한 사항

④ 감염병병원체에 오염되거나 오염이 의심되는 물건 및 장소에 대한 수거, 파기, 매몰 또는 폐쇄에 관한 사항

⑤ 검역의 공고에 관한 사항

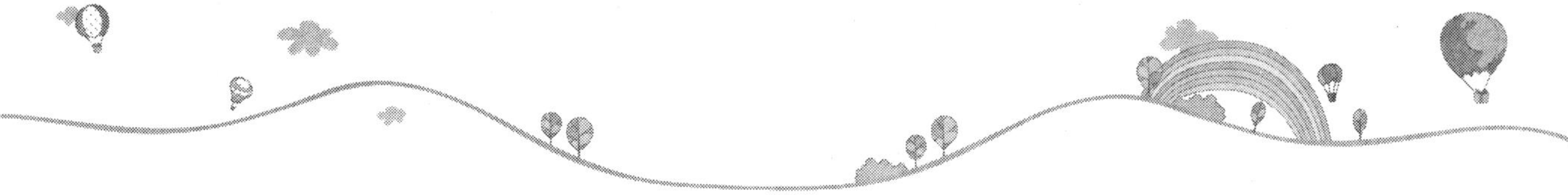

68. 예방위원(법 62조, 규칙 44조)

(1) 특별자치도지사 또는 시장·군수·구청장은 감염병이 유행하거나 유행할 우려가 있으면 특별자치도 또는 시·군·구에 감염병 예방 사무를 담당하는 예방위원을 둘 수 있음

(2) 예방위원은 무보수(단, 특별자치도 또는 시·군·구의 인구 2만 명 당 1명의 비율로 유급위원 가능)

(3) 예방위원의 임명 또는 위촉

① 의사, 한의사, 수의사, 약사 또는 간호사

②「고등교육법」제2조에 따른 학교에서 공중보건 분야 학과를 졸업한 사람

③ 공중보건 분야에 근무하고 있는 소속 공무원

④ 그 밖에 공중보건 분야에 관한 학식과 경험이 풍부하다고 인정하는 사람

(4) 예방위원의 직무

① 역학조사에 관한 사항

② 감염병 발생의 정보 수집 및 판단에 관한 사항

③ 위생교육에 관한 사항

④ 감염병환자 등의 관리 및 치료에 관한 기술자문에 관한 사항

⑤ 그 밖에 감염병 예방을 위하여 필요한 사항

69. 한국건강관리협회(법 63조)

제5군감염병에 관한 조사·연구 등 제5군감염병의 예방사업을 수행하기 위하여 한국건강관리협회(이하 "협회"라 한다)를 두며 협회는 법인으로 함

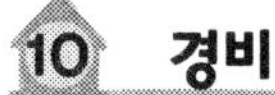 **경비**

70. 특별자치도·시·군·구가 부담할 경비(법 64조)

다음의 경비는 특별자치도와 시·군·구가 부담

① 한센병의 예방 및 진료 업무를 수행하는 법인 또는 단체에 대한 지원 경비의 일부

② 예방접종에 드는 경비

③ 의료기관이 예방접종을 하는데 드는 경비의 전부 또는 일부

④ 특별자치도지사 또는 시장·군수·구청장이 지정한 감염병관리기관의 감염병관리시설의 설치·운영에 드는 경비

⑤ 특별자치도지사 또는 시장·군수·구청장이 설치한 격리소·요양소 또는 진료소 및 같은 조에 따라 지정된 감염병관리기관의 감염병관리시설 설치·운영에 드는 경비

⑥ 제47조제1호 및 제2호에 따른 교통 차단 또는 입원으로 인하여 생업이 어려운 사람에 대한 「국민기초생활 보장법」에 따른 최저보장수준 지원

⑦ 특별자치도·시·군·구에서 실시하는 소독이나 그 밖의 조치에 드는 경비

⑧ 의사의 배치 및 의료인·의료업자·의료관계요원 등의 동원을 위한 수당·치료비 또는 조제료

⑨ 제49조제2항에 따른 식수 공급에 드는 경비

⑩ 예방위원의 배치에 드는 경비

⑪ 그 밖에 이 법에 따라 특별자치도·시·군·구가 실시하는 감염병 예방 사무에 필요한 경비

71. 시·도가 부담할 경비(법 65조)

다음의 경비는 시·도가 부담

① 한센병의 예방 및 진료 업무를 수행하는 법인 또는 단체에 대한 지원 경비의 일부

② 시·도지사가 지정한 감염병관리기관의 감염병관리시설의 설치·운영에 드는 경비

③ 시·도지사가 설치한 격리소·요양소 또는 진료소 및 같은 조에 따라 지정된 감염병관리기관의 감염병관리시설 설치·운영에 드는 경비

④ 내국인 감염병환자 등의 입원치료, 조사, 진찰 등에 드는 경비

⑤ 제46조에 따른 건강진단, 예방접종 등에 드는 경비

⑥ 제49조 제1항 제1호에 따른 교통 차단으로 생업이 어려운 자에 대한 「국민기초생활 보장법」에 따른 최저보장수준 지원, 시·도지사가 의료인·의료관계업자·의료관계요원 등을 동원하는 데 드는 수당·치표비 또는 조제료

⑦ 제49조제2항에 따른 식수 공급에 드는 경비, 시·도지사가 의료인 등을 방역업무에 종사하게 하는 데 드는 수당 등 경비

⑧ 제61조에 따른 검역위원의 배치에 드는 경비

⑨ 그 밖에 이 법에 따라 시·도가 실시하는 감염병 예방 사무에 필요한 경비

72. 시·도가 보조할 경비(법 66조, 시행령 27조)

시·도(특별자치도는 제외)는 제64조에 따라 시·군·구가 부담할 경비의 3분의 2를 부담

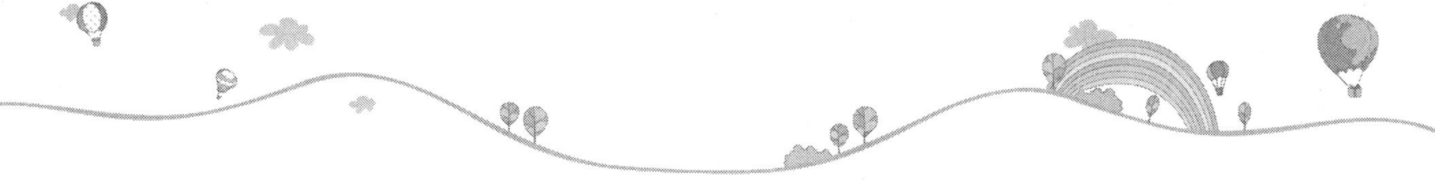

73. 국고 부담 경비(법 67조)

다음의 경비는 국가가 부담

① 감염병환자등의 진료 및 보호에 드는 경비

② 감염병 교육 및 홍보를 위한 경비

③ 감염병 예방을 위한 전문인력의 양성에 드는 경비

④ 표본감시활동에 드는 경비, 교육·훈련에 드는 경비

⑤ 해부에 필요한 시체의 운송과 해부 후 처리에 드는 경비, 시신의 장사를 치르는 데 드는 경비

⑥ 예방접종약품의 생산 및 연구 등에 드는 경비

⑦ 보건복지부장관이 설치한 격리소·요양소 또는 진료소 및 같은 조에 따라 지정된 감염병관리기관의 감염병관리시설 설치·운영에 드는 경비

⑧ 제40조제1항에 따라 위원회의 심의를 거친 품목의 비축 또는 장기구매를 위한 계약에 드는 경비

⑨ 제41조 및 제42조에 따라 외국인 감염병환자 등의 입원치료, 조사, 진찰 등에 드는 경비

⑩ 국가가 의료인·의료업자·의료관계요원 등을 동원하는 데 드는 수당·치료비 또는 조제료

⑪ 국가가 의료인 등을 방역업무에 종사하게 하는 데 드는 수당 등 경비

⑫ 제71조에 따른 예방접종 등으로 인한 피해보상을 위한 경비

74. 국가가 보조할 경비(법 68조)

국가는 다음의 경비를 보조

① 한센병의 예방 및 진료 업무를 수행하는 법인 또는 단체에 대한 지원 경비의 일부

② 제65조 및 제66조에 따라 시·도가 부담할 경비의 2분의 1 이상

75. 본인으로부터 징수할 수 있는 경비(법 69조, 규칙 45조)

본인이나 그 보호자로부터 징수할 수 있는 경비

① 진찰비, 치료비, 검사료

② 수술비

③ 입원료

④ 그 밖에 진료에 든 경비

76. 손실보상(법 70조, 시행령 28조)

(1) 보건복지부장관, 시·도지사 및 시장·군수·구청장은 다음의 어느 하나에 해당하는 손실을 입은 자에게 손실보상심의위원회의 심의·의결에 따라 그 손실 보상

① 감염병관리기관의 지정 또는 격리소 등의 설치·운영으로 발생한 손실

② 이 법에 따른 조치에 따라 감염병환자, 감염병의사환자 등을 진료한 의료기관의 손실

③ 이 법에 따른 의료기관의 폐쇄 또는 업무 정지 등으로 의료기관에 발생한 손실

④ 제47조제1호, 제4호 및 제5호, 제48조제1항, 제49조제1항제4호, 제6호부터 제10호까지, 제12호 및 제13호에 따른 조치로 인하여 발생한 손실

⑤ 감염병환자 등이 발생·경유하거나 보건복지부장관, 시·도지사 또는 시장·군수·구청장이 그 사실을 공개하여 발생한 「국민건강보험법」 제42조에 따른 요양기관의 손실로서 제1호부터 제4호까지의 손실에 준하고, 제70조의2에 따른 손실보상심의위원회가 심의·의결하는 손실

(2) 손실보상금을 받으려는 자는 보건복지부령으로 정하는 바에 따라 손실보상 청구서에 관련 서류를 첨부하여 보건복지부장관, 시·도지사 또는 시장·군수·구청장에게 청구해야 함

(3) 보상액을 산정함에 있어 손실을 입은 자가 이 법 또는 관련 법령에 따른 조치의무를 위반하여 그 손실을 발생시켰거나 확대시킨 경우에는 보상금을 지급하지 아니하거나 보상금을 감액하여 지급 가능

(4) 손실보상의 범위

① **법 제37조의 경우** : 의료기관이 감염병관리시설을 설치·운영하는 데에 든 비용

② **법 제49조제1항제13호의 경우** : 건물의 소유자가 해당 건물에 대한 소독이나 그 밖에 필요한 조치를 하는 데에 든 비용

(5) 손실보상을 청구한 자가 결정된 보상금에 대하여 불복할 때에는 그 처분을 받은 날부터 30일 이내에 그 처분관청에 이의 신청 가능

77. 손실보상심의위원회(법 70조의2)

(1) 손실보상에 관한 사항을 심의·의결하기 위하여 보건복지부 및 시·도에 손실보상심의위원회(이하 심의위원회)를 둠

(2) 위원회는 위원장 2인을 포함 20인 이내의 위원으로 구성, 보건복지부에 설치된 심의위원회의 위원장은 보건복지부차관과 민간위원이 공동으로 되며, 시·도에 설치된 심의위원회의 위원장은 부시장 또는 부지사와 민간위원이 공동

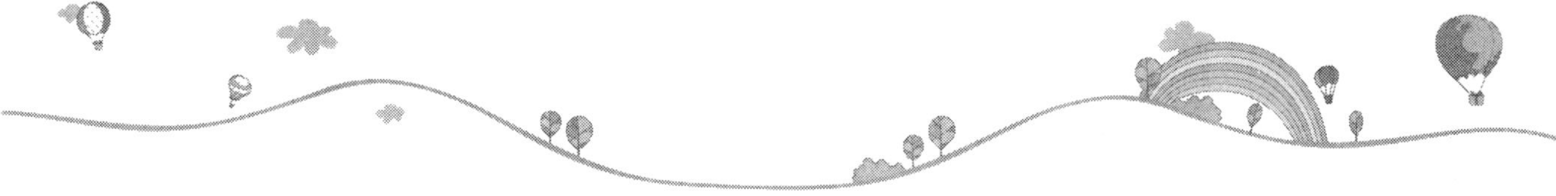

(3) 심의위원회 위원은 관련 분야에 대한 학식과 경험이 풍부한 사람과 관계 공무원 중에서 대통령령으로 정하는 바에 따라 보건복지부장관 또는 시·도지사가 임명 또는 위촉

(4) 심의위원회는 심의·의결을 위하여 필요한 경우 관계자에게 출석 또는 자료의 제출 등 요구 가능

(5) 그 밖의 심의위원회의 구성과 운영 등에 관하여 필요한 사항은 대통령령으로 정함

78. 의료인 또는 의료기관 개설자에 대한 재정적 지원, 감염병환자 등에 대한 생활지원 (법 70조의3~4)

(1) 의료인 또는 의료기관 개설자에 대한 재정적 지원

① 보건복지부장관, 시·도지사 및 시장·군수·구청장은 이 법에 따른 감염병의 발생 감시, 예방·관리 및 역학조사업무에 조력한 의료인 또는 의료기관 개설자에 대하여 예산의 범위에서 재정적 지원 가능

② 지원 내용, 절차, 방법 등 지원에 필요한 사항은 대통령령으로 정함

(2) 감염병환자 등에 대한 생활지원

① 보건복지부장관, 시·도지사 및 시장·군수·구청장은 이 법에 따라 입원 또는 격리된 사람에 대하여 예산의 범위에서 치료비, 생활지원 및 그 밖의 재정적 지원 가능

② 시·도지사 및 시장·군수·구청장은 ①에 따른 사람 및 제70조의3제1항에 따른 의료인이 입원 또는 격리조치, 감염병의 발생 감시, 예방·관리 및 역학조사업무에 조력 등으로 자녀에 대한 돌봄 공백이 발생한 경우 「아이돌봄 지원법」에 따른 아이돌봄서비스를 제공하는 등 필요한 조치를 해야 함

③ 지원·제공을 위하여 필요한 사항은 대통령령으로 정함

79. 예방접종 등에 따른 피해의 국가보상(법 71조, 시행령 29~30조)

(1) 국가는 예방접종을 받은 사람 또는 생산된 예방·치료 의약품을 투여받은 사람이 그 예방접종 또는 예방·치료 의약품으로 인하여 질병에 걸리거나 장애인이 되거나 사망하였을 때에는 대통령령으로 정하는 기준과 절차에 따라 다음의 구분에 따른 보상

① **질병으로 진료를 받은 사람** … 진료비 전액 및 정액 간병비(본인이 보상받음)

② **장애인이 된 사람** … 일시보상금(본인이 보상받음)

③ **사망한 사람** … 대통령령으로 정하는 유족(배우자, 자녀, 부모, 손자·손녀, 조부모, 형제자매)에 대한 일시보상금 및 장제비(유족 중 우선순위자가 보상받음)

(2) 보상받을 수 있는 질병, 장애 또는 사망은 예방접종약품의 이상이나 예방접종 행위자 및 예방·치료 의약품 투여자 등의 과실 유무에 관계없이 해당 예방접종 또는 예방·치료 의약품을 투여받은 것으로 인하여 발생한 피해로서 보건복지부장관이 인정하는 경우

(3) 보건복지부장관은 보상청구가 있은 날부터 120일 이내에 제2항에 따른 질병, 장애 또는 사망에 해당 하는지를 결정해야 하며, 이 경우 미리 위원회의 의견을 들어야 함

(4) 보상의 청구, 결정의 방법과 절차 등에 관하여 필요한 사항은 대통령령으로 정함

80. 손해배상청구권과의 관계 등(법 72조)

(1) 국가는 예방접종약품의 이상이나 예방접종 행위자, 예방·치료 의약품의 투여자 등 제3자의 고의 또 는 과실로 인하여 피해보상을 하였을 때에는 보상액의 범위에서 보상을 받은 사람이 제3자에 대하여 가지는 손해배상청구권을 대위

(2) 예방접종을 받은 자, 예방·치료 의약품을 투여받은 자 또는 유족이 제3자로부터 손해배상을 받았을 때에는 국가는 그 배상액의 범위에서 제71조에 따른 보상금을 지급하지 아니하며, 보상금을 잘못 지 급하였을 때에는 해당 금액을 국세 징수의 예에 따라 징수 가능

81. 국가보상을 받을 권리의 양도 등 금지(법 73조)

제70조 및 제71조에 따라 보상받을 권리는 양도하거나 압류 불가

11 보칙

82. 비밀누설의 금지(법 74조)

이 법에 따라 건강진단, 입원치료, 진단 등 감염병 관련 업무에 종사하는 자 또는 종사하였던 자는 그 업무상 알게 된 비밀을 다른 사람에게 누설하여서는 안 됨

83. 청문(법 75조)

특별자치도지사 또는 시장·군수·구청장은 제59조제1항에 따라 영업소의 폐쇄를 명하려면 청문을 실시

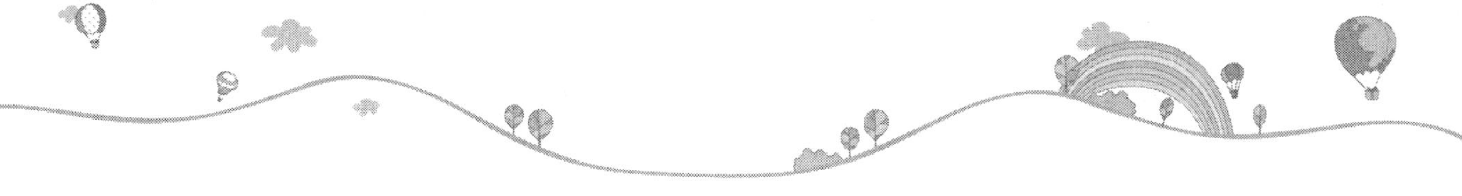

84. 위임 및 위탁(법 76조, 시행령 32조)

(1) 보건복지부장관은 이 법에 따른 업무의 일부를 대통령령으로 정하는 바에 따라 질병관리본부장, 시.도지사, 관련 기관 또는 관련 단체에 위탁가능

(2) 보건복지부 장관이 질병관리본부장에게 위임 가능한 업무

① 법 제10조제3항에 따른 전문위원회의 운영에 관한 업무

② 법 제11조제5항에 따른 표본감시 대상이 되는 감염병의 신고에 관한 업무

③ 법 제13조에 따른 특별자치도지사 · 시장 · 군수 · 구청장의 보고에 관한 업무

④ 법 제16조에 따른 감염병 표본감시 등에 관한 업무

⑤ 법 제17조에 따른 실태조사에 관한 업무

⑥ 법 제21조에 따른 고위험병원체의 분리 및 이동 신고에 관한 업무

⑦ 법 제22조에 따른 고위험병원체의 반입 허가 등에 관한 업무

⑧ 법 제23조에 따른 고위험병원체의 안전관리에 관한 업무

⑨ 법 제25조제1항제1호에 따른 임시예방접종의 요청에 관한 업무

⑩ 법 제28조에 따른 예방접종 기록의 보고에 관한 업무

⑪ 법 제32조에 따른 예방접종의 실시주간 및 실시기준 등에 관한 업무

⑫ 법 제33조에 따른 예방접종약품의 계획 생산, 지원 및 비용 지급에 관한 업무

⑬ 법 제37조에 따른 감염병위기 시 감염병관리기관의 설치 등에 관한 업무

⑭ 법 제40조에 따른 생물테러감염병 등에 대비한 의약품 및 장비의 비축, 계약, 생산지시, 역학조사 등에 관한 업무

⑮ 법 제41조에 따른 감염병환자 등의 관리에 관한 업무

⑯ 법 제42조에 따른 감염병에 관한 강제처분에 관한 업무

⑰ 법 제43조에 따른 감염병환자 등의 입원 통지에 관한 업무, 법 제46조에 따른 건강진단 및 예방접종 등의 조치에 관한 업무, 법 제47조에 따른 감염병 유행 시 감염병 전파를 막기 위한 조치에 관한 업무, 법 제49조에 따른 감염병을 예방하기 위한 조치에 관한 업무

⑱ 법 제60조 및 제60조의2에 따른 방역관 및 역학조사관에 관한 업무

⑲ 법 제70조에 따른 손실보상에 관한 업무

⑳ 법 제71조에 따른 예방접종 등에 따른 피해의 국가보상에 관한 업무

(3) 보건복지부장관이 정부출연연구기관, 학교, 감염병의 예방 및 관리 업무와 관련된 「민법」 또는 다른 법률에 따라 설립된 비영리법인, 그 밖에 감염병의 예방 및 관리 업무에 전문성이 있다고(보건복지부장관이) 인정하는 기관 또는 단체에게 위탁할 수 있는 업무

① 감염병에 관한 교육 및 홍보

② 감염병에 관한 정보의 수집·분석 및 제공

③ 감염병에 관한 조사·연구

④ 감염병병원체 검사·보존·관리 및 약제내성 감시

⑤ 감염병 예방을 위한 전문인력의 양성

⑥ 감염병 관리정보 교류 등을 위한 국제협력

⑦ 감염병 예방 및 관리를 위한 정보시스템의 구축 및 운영

⑧ 해외 신종감염병의 국내 유입에 대비한 계획 준비, 교육 및 훈련

⑨ 해외 신종감염병 발생 동향의 지속적 파악, 위험성 평가 및 관리대상 해외 신종감염병의 지정

⑩ 관리대상 해외 신종감염병에 대한 병원체 등 정보 수집, 특성 분석, 연구를 통한 예방과 대응체계 마련, 보고서 발간 및 지침(매뉴얼 포함) 고시

(4) 보건복지부장관은 (3)에 따라 업무를 위탁하는 경우 위탁받는 기관 및 위탁업무의 내용 고시

85. 정보 제공 요청 등 (법 76조의2)

(1) 보건복지부장관 또는 질병관리본부장은 감염병 예방 및 감염 전파의 차단을 위하여 필요한 경우 관계 중앙행정기관(그 소속기관 및 책임운영기관 포함)의 장, 지방자치단체의 장(교육감 포함), 공공기관, 의료기관 및 약국, 법인·단체·개인에 대하여 감염병환자 등 및 감염이 우려되는 사람에 관한 다음의 정보 제공을 요청할 수 있으며, 요청을 받은 자는 이에 따라야 함

① 성명, 주민등록번호, 주소 및 전화번호(휴대전화번호 포함) 등 인적사항

② 「의료법」에 따른 처방전 및 진료기록부 등

③ 보건복지부장관이 정하는 기간의 출입국관리기록

④ 그 밖에 이동경로를 파악하기 위하여 대통령령으로 정하는 정보

(2) 보건복지부장관은 감염병 예방 및 감염 전파의 차단을 위하여 필요한 경우 감염병환자 등 및 감염이 우려되는 사람의 위치정보를 경찰청, 지방경찰청 및 경찰서(이하 경찰관서)의 장에게 요청 가능. 이 경우 보건복지부장관의 요청을 받은 경찰관서의 장은 위치정보사업자, 전기통신사업자에게 감염병환자 등 및 감염이 우려되는 사람의 위치정보를 요청할 수 있고, 요청을 받은 경우 정당한 사유가 없으면 이에 따라야 함

(3) 보건복지부장관은 수집한 정보를 관련 중앙행정기관의 장, 지방자치단체의 장, 국민건강보험공단 이사장, 건강보험심사평가원 원장 및 감염병 관련 업무를 수행 중인 의료인, 의료기관, 그 밖의 단체 등에게 제공 가능. 이 경우 감염병 예방 및 감염 전파의 차단을 위하여 해당 기관의 업무에 관련된 정보로 한정

(4) 정보를 제공받은 자는 이 법에 따른 감염병 관련 업무 이외의 목적으로 정보를 사용할 수 없으며, 업무 종료 시 지체 없이 파기하고 보건복지부장관에게 통보

(5) 보건복지부장관은 수집된 정보의 주체에게 다음의 사실 통지

① 감염병 예방 및 감염 전파의 차단을 위하여 필요한 정보가 수집되었다는 사실

② (1)의 정보가 다른 기관에 제공되었을 경우 그 사실

③ (2)의 경우에도 이 법에 따른 감염병 관련 업무 이외의 목적으로 정보를 사용할 수 없으며, 업무 종료 시 지체 없이 파기된다는 사실

(6) 정보를 제공받은 자가 이 법의 규정을 위반하여 해당 정보를 처리한 경우에는 「개인정보 보호법」에 따름

(7) 정보 제공의 대상·범위 및 통지의 방법 등에 관하여 필요한 사항은 보건복지부령으로 정함

12 벌칙

86. 5년 이하의 징역 또는 5천만 원 이하의 벌금(법 77조)

고위험병원체의 반입 허가를 받지 아니하고 반입한 자

87. 3년 이하의 징역 또는 3천만 원 이하의 벌금(법 78조)

업무상 알게 된 비밀을 누설한 자

88. 2년 이하의 징역 또는 2천만원 이하의 벌금(법 79조)

(1) 정당한 사유 없이 역학조사를 거부·방해 또는 회피하는 행위, 거짓으로 진술하거나 거짓 자료를 제출하는 행위, 고의적으로 사실을 누락·은폐하는 행위를 한 자

(2) 고위험병원체의 분리 및 이동 신고 또는 고위험병원체 인수 장소 지정 및 이동계획 신고를 하지 아니하거나 거짓으로 신고한 자

(3) 고위험병원체에 대한 안전관리 점검을 거부·방해 또는 기피한 자

(4) 정당한 사유 없이 방역관의 조치에 협조하지 않은 자(감염병 발생지역을 관할하는 경찰관서 및 소방관서의 장, 보건소의 장 등 관계 공무원 및 그 지역 내의 법인·단체·개인. 단, 공무원 제외)

(5) 정보를 제공받은 자 중 이 법에 따른 감염병 관련 업무 이외의 목적으로 정보를 사용하거나, 업무 종료 시 지체 없이 파기하고 보건복지부장관에게 통보하지 않은 자

89. 1년 이하의 징역 또는 2천만원 이하의 벌금(법 79조의2)

감염병환자 등 및 감염이 우려되는 사람의 위치정보에 대한 경찰관서의 요청을 거부한 자

90. 300만 원 이하의 벌금(법 80조)

(1) 감염병관리시설을 설치하지 아니한 자

(2) 제41조제1항을 위반하여 입원치료를 받지 아니하거나 같은 조 제2항 및 제3항을 위반하여 입원 또는 치료를 거부한 자

(3) 제42조에 따른 강제처분에 따르지 아니한 자

(4) 일반인과 접촉하는 일이 많은 직업에 종사한 자 또는 감염병환자 등을 그러한 직업에 고용한 자

(5) 특별자치도지사 또는 시장·군수 구청장은 감염병이 유행하면 감염병 전파를 막기 위해 감염병 유행에 대한 방역 조치와 감염병 예방 조치를 하는데 이 조치에 위반한 자

(6) 소독업 신고를 하지 아니하거나 거짓이나 그 밖의 부정한 방법으로 신고하고 소독업을 영위한 자

(7) 기준과 방법에 따라 소독하지 아니한 자

91. 200만 원 이하의 벌금(법 81조)

(1) 제11조에 따른 보고 또는 신고를 게을리 하거나 거짓으로 보고 또는 신고한 의사, 한의사, 군의관, 의료기관의 장, 감염병병원체 확인기관의 장 또는 감염병 표본감시기관

(2) 제11조에 따른 의사, 한의사, 군의관, 의료기관의 장, 감염병병원체 확인기관의 장 또는 감염병 표본감시기관의 보고 또는 신고를 방해한 자

(3) 제1군감염병 감염병환자 등 또는 제1군감염병이나 그 의사증으로 인한 사망자가 있을 경우와 제2군감염병부터 제4군감염병까지에 해당하는 감염병 중 보건복지부령으로 정하는 감염병이 발생한 경우에 해당 주소지를 관할하는 보건소장에게 신고를 게을리 한 자

(4) 세대주, 관리인 등으로 하여금 감염병 발생 신고를 하지 아니하도록 한 자

(5) 제20조에 따른 해부명령을 거부한 자

(6) 예방접종증명서를 거짓으로 발급한 자

(7) 제29조를 위반하여 역학조사를 거부·방해 또는 기피한 자

(8) 성매개감염병에 관한 건강진단을 받지 아니한 자를 영업에 종사하게 한 자

(9) 제46조 또는 제49조 제1항 제3호에 따른 건강진단을 거부하거나 기피한 자

92. 양벌규정(법 82조)

법인의 대표자나 법인 또는 개인의 대리인, 사용인, 그 밖의 종업원이 그 법인 또는 개인의 업무에 관하여 제77조부터 제81조까지의 어느 하나에 해당하는 위반행위를 하면 그 행위자를 벌하는 외에 그 법인 또는 개인에게도 해당 조문의 벌금형. 단, 법인 또는 개인이 그 위반행위를 방지하기 위하여 해당 업무에 관하여 상당한 주의와 감독을 게을리 하지 아니한 경우에는 그러하지 아니함

93. 과태료(법 83조)

(1) 1천만원 이하의 과태료

거짓 진술, 거짓 자료를 제출하거나 고의적으로 사실을 누락·은폐한 자

(2) 100만원 이하의 과태료

① 제28조제2항에 따른 보고를 하지 아니하거나 거짓으로 보고한 자
② 제51조제2항에 따른 소독을 하지 아니한 자
③ 제53조에 따른 휴업·폐업 또는 재개업 신고를 하지 아니한 자
④ 제54조제2항에 따른 소독에 관한 사항을 기록·보존하지 아니하거나 거짓으로 기록한 자

핵심예상문제

1 감염병의 예방 및 관리에 관한 법률의 목적으로 가장 적절한 것은?

① 감염병을 예방하기 위한 조치에 관한 사항을 규정하여 국내외로 감염병이 번지는 것을 방지함으로써 국민의 건강을 유지·보호

② 결핵을 예방하고 결핵환자에 대한 적절한 의료를 실시함으로써 결핵으로 생기는 개인적·사회적 피해를 방지하여 국민의 건강증진에 이바지함

③ 공중이 이용하는 영업시설의 위생관리 등에 관한 사항을 규정함으로써 위생수준을 향상시켜 국민의 건강증진에 기여함

④ 성매개감염병에 관한 건강진단의 실시에 필요한 사항을 규정함

⑤ 감염병의 발생과 유행을 방지하고 예방 및 관리에 필요한 사항을 규정하여 국민건강의 증진 및 유지에 이바지함

> **Advice** 법 1조(목적)
> 이 법은 국민 건강에 위해(危害)가 되는 감염병의 발생과 유행을 방지하고, 그 예방 및 관리를 위하여 필요한 사항을 규정함으로써 국민 건강의 증진 및 유지에 이바지함을 목적으로 한다.

2 법정감염병을 군별로 분류하였다. 동일한 군별의 조합으로 적절한 것은?

① 장출혈성대장균감염증, A형간염, B형간염, 일본뇌염

② 폴리오, B형간염, 성홍열, 수막구균성수막염

③ 말라리아, 결핵, 한센병, 성홍열

④ 공수병, 신증후군출혈열, 인플루엔자, 파상풍

⑤ 인플루엔자, 후천성면역결핍증(AIDS), 매독, 파라티푸스

> **Advice** 법 2조
> 제3군감염병 … 말라리아, 결핵, 한센병, 성홍열, 수막구균성수막염, 레지오넬라증, 비브리오패혈증, 발진티푸스, 발진열, 쯔쯔가무시증, 렙토스피라증, 브루셀라증, 탄저, 공수병, 신증후군출혈열, 인플루엔자, 후천성면역결핍증(AIDS), 매독, 크로이츠펠트-야콥병(CJD) 및 변종크로이츠펠트-야콥병(vCJD)

Answer 1.⑤ 2.③

3 마시는 물 또는 식품을 매개로 발생하고 집단 발생의 우려가 커서 발생 또는 유행 즉시 방역대책을 수립하여야 하는 감염병으로 적절한 것은

① A형 간염　　　　　　　　　　　② B형 간염
③ 디프테리아　　　　　　　　　　④ 홍역
⑤ 비브리오패혈증

> **Advice** 법 2조(정의)
> 1. "감염병"이란 제1군감염병, 제2군감염병, 제3군감염병, 제4군감염병, 제5군감염병, 지정감염병, 세계보건기구 감시대상 감염병, 생물테러감염병, 성매개감염병, 인수(人獸)공통 감염병 및 의료관련감염병을 말한다.
> 2. "제1군감염병"이란 마시는 물 또는 식품을 매개로 발생하고 집단 발생의 우려가 커서 발생 또는 유행 즉시 방역대책을 수립하여야 하는 다음 각 목의 감염병을 말한다. : 콜레라, 장티푸스, 파라티푸스, 세균성이질, 장출혈성대장균감염증, A형간염
> 3. "제2군감염병"이란 예방접종을 통하여 예방 및 관리가 가능하여 국가예방접종사업의 대상이 되는 다음 각 목의 감염병을 말한다. : 디프테리아, 백일해, 파상풍, 홍역, 유행성이하선염, 풍진, 폴리오, B형간염, 일본뇌염, 수두, b형헤모필루스인플루엔자, 폐렴구균
> 4. "제3군감염병"이란 간헐적으로 유행할 가능성이 있어 계속 그 발생을 감시하고 방역대책의 수립이 필요한 다음 각 목의 감염병을 말한다. 말라리아, 결핵, 한센병, 성홍열, 수막구균성수막염, 레지오넬라증, 비브리오패혈증, 발진티푸스, 발진열, 쯔쯔가무시증, 렙토스피라증, 브루셀라증, 탄저, 공수병, 신증후군출혈열, 인플루엔자, 후천성면역결핍증(AIDS), 매독, 크로이츠펠트-야콥병(CJD) 및 변종크로이츠펠트-야콥병(vCJD)

4 예방접종을 통하여 예방 및 관리가 가능하여 국가예방접종사업의 대상이 되는 감염병으로 알맞은 것은?

① 장티푸스　　　　　　　　　　　② 파상풍
③ 결핵　　　　　　　　　　　　　④ A형간염
⑤ 인플루엔자

> **Advice** 법 2조(정의) 참고

5 간헐적으로 유행할 가능성이 있어 계속 그 발생을 감시하고 방역대책의 수립이 필요한 감염병으로 적절한 것은?

① A형간염　　　　　　　　　　　② 폴리오
③ 인플루엔자　　　　　　　　　　④ 유행성이하선염
⑤ 풍진

> **Advice** 법 2조

Answer　　3.① 4.② 5.③

6 감염병의 예방 및 관리에 관한 용어의 정의로 적절하지 않은 것은?

① "세계보건기구 감시대상 감염병" : 세계보건기구가 국제공중보건의 비상사태에 대비하기 위하여 감시대상으로 정한 질환으로서 보건복지부장관이 고시하는 감염병

② "생물테러감염병" : 생물테러의 목적으로 이용되거나 사고 등에 의하여 외부에 유출될 경우 국민 건강에 심각한 위험을 초래할 수 있는 감염병병원체로서 보건복지부령으로 정하는 것

③ "성매개감염병" : 성 접촉을 통하여 전파되는 감염병 중 보건복지부장관이 고시하는 감염병

④ "인수공통감염병" : 동물과 사람 간에 서로 전파되는 병원체에 의하여 발생되는 감염병 중 보건복지부장관이 고시하는 감염병

⑤ "의료관련감염병" : 환자나 임산부 등이 의료행위를 적용받는 과정에서 발생한 감염병으로서 감시활동이 필요하여 보건복지부장관이 고시하는 감염병

> **Advice** 법 2조(정의)
> "생물테러감염병"이란 고의 또는 테러 등을 목적으로 이용된 병원체에 의하여 발생된 감염병 중 보건복지부장관이 고시하는 감염병을 말한다.

7 다음의 정의가 설명하는 용어는?

> 감염병환자, 감염병의사환자 또는 병원체보유자(이하 "감염병환자 등"이라 한다)가 발생한 경우 감염병의 차단과 확산 방지 등을 위하여 감염병환자 등의 발생 규모를 파악하고 감염원을 추적하는 등의 활동과 감염병 예방접종 후 이상반응 사례가 발생한 경우 그 원인을 규명하기 위하여 하는 활동을 말한다.

① 감시
② 역학조사
③ 예방접종 후 이상반응
④ 건강검진
⑤ 건강조사

> **Advice** 법 2조(정의)

8 감염병의 예방 및 관리에 관한 용어의 정의로 적절한 것은?

① 감염병환자 : 감염병병원체가 인체에 침입한 것으로 의심이 되나 감염병환자로 확인되기 전 단계에 있는 사람

② 감염병의사환자 : 임상적인 증상은 없으나 감염병병원체를 보유하고 있는 사람

③ 병원체보유자 : 감염병병원체가 인체에 침입한 것으로 의심이 되나 감염병환자로 확인되기 전 단계에 있는 사람

④ 예방접종 후 이상반응 : 예방접종 후 그 접종으로 인하여 발생할 수 있는 모든 증상 또는 질병으로서 해당 예방접종과 시간적 관련성이 있는 것

⑤ 고위험병원체 : 고의 또는 테러 등을 목적으로 이용된 병원체에 의하여 발생된 감염병 중 보건복지부장관이 고시하는 감염병

> **Advice** 법 2조(정의)
> - "감염병환자"란 감염병의 병원체가 인체에 침입하여 증상을 나타내는 사람으로서 제11조제6항의 진단기준에 따른 의사 또는 한의사의 진단이나 보건복지부령으로 정하는 기관의 실험실 검사를 통하여 확인된 사람을 말한다.
> - "감염병의사환자"란 감염병병원체가 인체에 침입한 것으로 의심이 되나 감염병환자로 확인되기 전 단계에 있는 사람을 말한다.
> - "병원체보유자"란 임상적인 증상은 없으나 감염병병원체를 보유하고 있는 사람을 말한다.
> - "예방접종 후 이상반응"이란 예방접종 후 그 접종으로 인하여 발생할 수 있는 모든 증상 또는 질병으로서 해당 예방접종과 시간적 관련성이 있는 것을 말한다.
> - "고위험병원체"란 생물테러의 목적으로 이용되거나 사고 등에 의하여 외부에 유출될 경우 국민 건강에 심각한 위험을 초래할 수 있는 감염병병원체로서 보건복지부령으로 정하는 것을 말한다.

9 국가 및 지방자치단체가 감염병의 예방 및 관리를 위하여 수행하는 사업으로 적절하지 않은 것은?

① 감염병의 예방 및 방역대책

② 감염병에 관한 진료 및 보호

③ 감염병 예방을 위한 예방접종계획의 수립 및 시행

④ 감염병의 치료 및 예방을 위한 약품 등의 비축

⑤ 감염병예방을 위한 약품의 생산

(Answer)   8.④   9.⑤

04. 감염병 예방 및 관리에 관한 법률_475

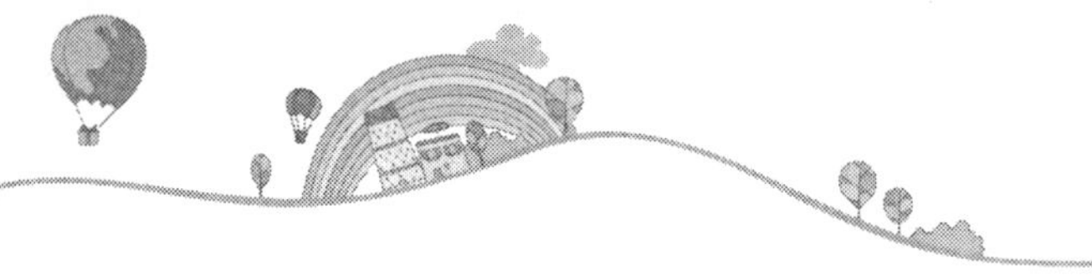

Advice 법 4조(국가 및 지방자치단체의 책무)

① 국가 및 지방자치단체는 감염병환자 등의 인간으로서의 존엄과 가치를 존중하고 그 기본적 권리를 보호하며, 법률에 따르지 아니하고는 취업 제한 등의 불이익을 주어서는 아니 된다.

② 국가 및 지방자치단체는 감염병의 예방 및 관리를 위하여 다음 각 호의 사업을 수행하여야 한다.
1. 감염병의 예방 및 방역대책
2. 감염병환자 등의 진료 및 보호
3. 감염병 예방을 위한 예방접종계획의 수립 및 시행
4. 감염병에 관한 교육 및 홍보
5. 감염병에 관한 정보의 수집·분석 및 제공
6. 감염병에 관한 조사·연구
7. 감염병병원체 검사·보존·관리 및 약제내성 감시(藥劑耐性 監視)
8. 감염병 예방을 위한 전문인력의 양성
9. 감염병 관리정보 교류 등을 위한 국제협력
10. 감염병의 치료 및 예방을 위한 약품 등의 비축
11. 감염병 관리사업의 평가
12. 기후변화, 저출산·고령화 등 인구변동 요인에 따른 감염병 발생조사·연구 및 예방대책 수립
13. 한센병의 예방 및 진료 업무를 수행하는 법인 또는 단체에 대한 지원
14. 감염병 예방 및 관리를 위한 정보시스템의 구축 및 운영
15. 해외 신종감염병의 국내 유입에 대비한 계획 준비, 교육 및 훈련
16. 해외 신종감염병 발생 동향의 지속적 파악, 위험성 평가 및 관리대상 해외 신종감염병의 지정
17. 관리대상 해외 신종감염병에 대한 병원체 등 정보 수집, 특성 분석, 연구를 통한 예방과 대응체계 마련, 보고서 발간 및 지침(매뉴얼을 포함한다) 고시

---

10 보건복지부장관은 감염병의 예방 및 관리에 관한 기본계획을 몇 년 마다 수립·시행해야 하는가?

① 5년 ② 4년

③ 3년 ④ 2년

⑤ 1년

Advice 법 7조(감염병 예방 및 관리 계획의 수립 등)

① 보건복지부장관은 감염병의 예방 및 관리에 관한 기본계획(이하 "기본계획"이라 한다)을 5년마다 수립·시행하여야 한다.

② 기본계획에는 다음 각 호의 사항이 포함되어야 한다.
1. 감염병 예방·관리의 기본목표 및 추진방향
2. 주요 감염병의 예방·관리에 관한 사업계획 및 추진방법
3. 감염병 전문인력의 양성 방안
3의2. 「의료법」 제3조제2항 각 호에 따른 의료기관 종별 감염병 위기대응역량의 강화 방안
4. 감염병 통계 및 정보의 관리 방안
5. 감염병 관련 정보의 의료기관 간 공유 방안
6. 그 밖에 감염병의 예방 및 관리에 필요한 사항

③ 특별시장·광역시장·도지사·특별자치도지사(이하 "시·도지사"라 한다)와 시장·군수·구청장(자치구의 구청장을 말한다. 이하 같다)은 기본계획에 따라 시행계획을 수립·시행하여야 한다.

④ 보건복지부장관, 시·도지사 또는 시장·군수·구청장은 기본계획이나 제3항에 따른 시행계획의 수립·시행에 필요한 자료의 제공 등을 관계 행정기관 또는 단체에 요청할 수 있다.

⑤ 제4항에 따라 요청받은 관계 행정기관 또는 단체는 특별한 사유가 없으면 이에 따라야 한다.

Answer 10.①

11 감염병의 예방 및 관리에 관한 기본계획에 포함되어야 하는 사항으로 적절하지 않은 것은?

① 감염병 예방·관리의 기본목표

② 감염병 예방·관리의 추진방향

③ 주요 감염병의 예방·관리에 관한 사업계획 및 추진방법

④ 전문 의료기관의 양성

⑤ 감염병 통계 및 정보의 관리 방안

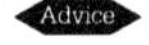 법 7조(감염병 예방 및 관리 계획의 수립 등) 참고

12 감염병의 예방 및 관리에 관한 주요 시책을 심의하기 위하여 두는 감염병관리위원회(이하 "위원회"
라 한다)의 업무로 적절하지 않은 것은?

① 기본계획의 수립

② 감염병 관련 의료 제공

③ 감염병에 관한 조사 및 연구

④ 감염병의 예방·관리 등에 관한 지식 보급 및 감염병환자 등의 인권 증진

⑤ 감염병 관리사업의 평가

법 9조(감염병관리위원회)
① 감염병의 예방 및 관리에 관한 주요 시책을 심의하기 위하여 보건복지부에 감염병관리위원회(이하 "위
원회"라 한다)를 둔다.
1. 기본계획의 수립
2. 감염병 관련 의료 제공
3. 감염병에 관한 조사 및 연구
4. 감염병의 예방·관리 등에 관한 지식 보급 및 감염병환자 등의 인권 증진
5. 제20조에 따른 해부명령에 관한 사항
6. 제32조제2항에 따른 예방접종의 실시기준과 방법에 관한 사항
7. 제34조에 따른 감염병 위기관리대책의 수립 및 시행
8. 제40조제1항 및 제2항에 따른 예방·치료 의약품 및 장비 등의 사전 비축, 장기 구매 및 생산에
   관한 사항
8의2. 제40조의2에 따른 의약품 공급의 우선순위 등 분배기준, 그 밖에 필요한 사항의 결정
9. 제71조에 따른 예방접종 등으로 인한 피해에 대한 국가보상에 관한 사항
10. 그 밖에 감염병의 예방 및 관리에 관한 사항으로서 위원장이 위원회의 회의에 부치는 사항

13 감염병의 예방 및 관리에 관한 주요 시책을 심의하기 위하여 감염병관리위원회를 두는 곳은?

① 질병관리본부   ② 대한적십자사

③ 보건복지부   ④ 보건소

⑤ 보건지소

법 9조(감염병관리위원회) 참고

Answer   11.④ 12.⑤ 13.③

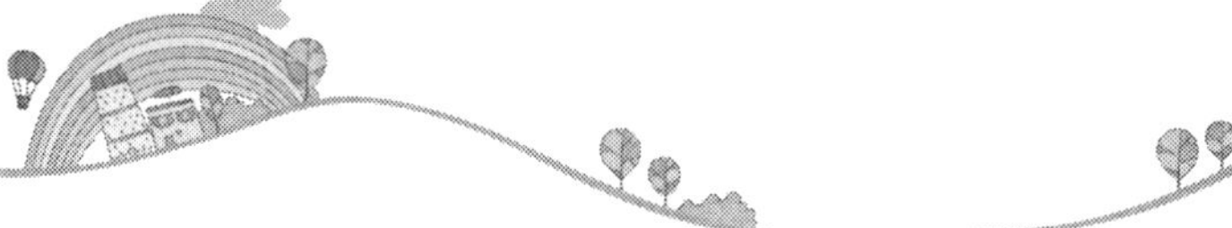

14 의료기관의 장 및 의료기관에 소속되지 아니한 의사 또는 한의사가 보건소장에게 지체 없이 신고해야 하는 경우는?

<table>
<tr><td>㉠ 제2군 감염병</td><td>㉡ 제3군 감염병</td></tr>
<tr><td>㉢ 제4군 감염병</td><td>㉣ 제5군 감염병</td></tr>
</table>

① ㉠㉡㉢
② ㉠㉢
③ ㉡㉣
④ ㉣
⑤ ㉠㉡㉢㉣

Advice 법 11조(의사 등의 신고)

① 의사나 한의사는 다음 각 호의 어느 하나에 해당하는 사실(제16조제6항에 따라 표본감시 대상이 되는 감염병으로 인한 경우는 제외한다)이 있으면 소속 의료기관의 장에게 보고하여야 하고, 해당 환자와 그 동거인에게 보건복지부장관이 정하는 감염 방지 방법 등을 지도하여야 한다. 다만, 의료기관에 소속되지 아니한 의사 또는 한의사는 그 사실을 관할 보건소장에게 신고하여야 한다.

　　1. 감염병환자 등을 진단하거나 그 사체를 검안(檢案)한 경우
　　2. 예방접종 후 이상반응자를 진단하거나 그 사체를 검안한 경우
　　3. 감염병환자 등이 제1군감염병부터 제4군감염병까지에 해당하는 감염병으로 사망한 경우

③ 보고를 받은 의료기관의 장 및 감염병병원체 확인기관의 장은 제1군감염병부터 제4군감염병까지의 경우에는 지체 없이, 제5군감염병 및 지정감염병의 경우에는 7일 이내에 보건복지부장관 또는 관할 보건소장에게 신고하여야 한다.

15 제1군감염병 감염병환자가 사망한 경우 해당 주소지를 관할하는 보건소장에게 신고해야 하는 신고의무자로 적절한 것은?

① 일반가정에서는 세대를 같이하는 세대주
② 일반가정에서 세대주가 부재중인 경우는 이웃
③ 회사에서 사망한 경우 회사 동료
④ 병원에서 사망한 경우 옆자리 환자
⑤ 열차에서 사망한 경우 옆자리 승객

Advice 법 12조(그 밖의 신고의무자)

① 다음 각 호의 어느 하나에 해당하는 사람은 제1군감염병 감염병환자 등 또는 제1군감염병이나 그 의사증(擬似症)으로 인한 사망자가 있을 경우와 제2군감염병부터 제4군감염병까지에 해당하는 감염병 중 보건복지부령으로 정하는 감염병이 발생한 경우에는 의사나 한의사의 진단이나 검안을 요구하거나 해당 주소지를 관할하는 보건소장에게 신고하여야 한다.

　　1. 일반가정에서는 세대를 같이하는 세대주. 다만, 세대주가 부재 중인 경우에는 그 세대원
　　2. 학교, 병원, 관공서, 회사, 공연장, 예배장소, 선박·항공기·열차 등 운송수단, 각종 사무소·사업소, 음식점, 숙박업소 또는 그 밖에 여러 사람이 모이는 장소로서 보건복지부령으로 정하는 장소의 관리인, 경영자 또는 대표자

② 제1항에 따른 신고의무자가 아니더라도 감염병환자 등 또는 감염병으로 인한 사망자로 의심되는 사람을 발견하면 보건소장에게 알려야 한다.

Answer　　14.①　15.①

16 의료기관에 소속되지 아니한 의사 또는 한의사가 예방접종 후 이상반응자를 진단하거나 그 사체를 검안한 경우 누구에게 신고해야 하는가?

① 질병관리본부장　　　　　　　　　② 시장 · 군수 · 구청장
③ 시 · 도지사　　　　　　　　　　　④ 관할 경찰서장
⑤ 관할 보건소장

　　Advice　법 11조

17 인수공통감염병의 신고를 받은 특별자치도지사, 시장, 구청장, 읍장 또는 면장이 즉시 질병관리본부장에게 통보해야 하는 가축감염병으로 적절하지 않은 것은?

① 탄저　　　　　　　　　　　　　　② 고병원성조류인플루엔자
③ 광견병　　　　　　　　　　　　　④ 브루셀라증
⑤ 돼지인플루엔자

　　Advice　법 14조(인수공통감염병의 통보)
　　① 「가축감염병예방법」 제11조제1항제2호에 따라 신고를 받은 특별자치도지사(특별자치도의 동지역에 한정된다) · 시장(구를 두지 아니하는 시의 시장을 말하며, 도농복합형태의 시에 있어서는 가축 등의 소재지가 동지역인 경우에 한정된다) · 구청장(도농복합형태의 시의 구에 있어서는 가축 등의 소재지가 동지역인 경우에 한정된다) · 읍장 또는 면장은 같은 법에 따른 가축감염병 중 다음 각 호의 어느 하나에 해당하는 감염병의 경우에는 즉시 질병관리본부장에게 통보하여야 한다.
　　　1. 탄저
　　　2. 고병원성조류인플루엔자
　　　3. 광견병
　　　4. 그 밖에 대통령령으로 정하는 인수공통감염병
　　③ 제1항에 따른 신고 또는 통보를 받은 행정기관의 장은 신고자의 요청이 있는 때에는 신고자의 신원을 외부에 공개하여서는 아니 된다.
　　④ 제1항에 따른 통보의 방법 및 절차 등에 관하여 필요한 사항은 보건복지부령으로 정한다.
　　시행령 9조(그 밖의 인수공통감염병)
　　법 제14조제1항제4호에서 "대통령령으로 정하는 인수공통감염병"이란 동물인플루엔자를 말한다.

18 질병관리본부장이 지체 없이 역학조사를 실시해야 하는 경우로 적절한 것은?

① 관할 지역에서 감염병이 발생하여 유행할 우려가 있는 경우
② 관할 지역 밖에서 감염병이 발생하여 유행할 우려가 있는 경우로서 그 감염병이 관할구역과 역학 적 연관성이 있다고 의심되는 경우
③ 관할 지역에서 예방접종 후 이상반응 사례가 발생하여 그 원인 규명을 위한 조사가 필요한 경우
④ 감염병 발생이 의심되는 사람의 가족이 요청하는 경우
⑤ 감염병 발생 및 유행 여부 또는 예방접종 후 이상반응에 관한 조사가 긴급히 필요한 경우

　　Answer　　16.⑤　17.④　18.⑤

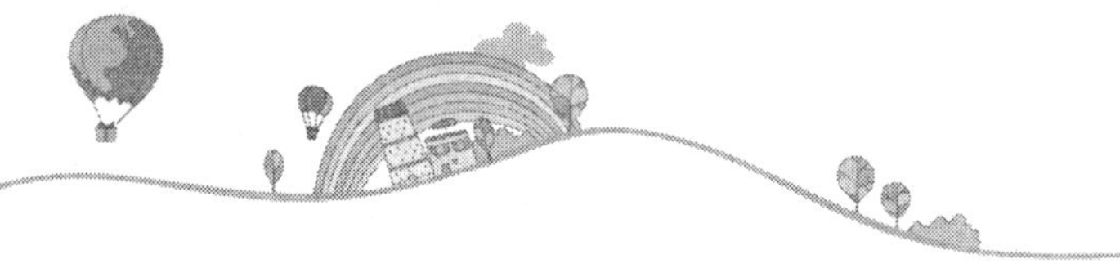

 법 18조(역학조사)

① 질병관리본부장, 시·도지사 또는 시장·군수·구청장은 감염병이 발생하여 유행할 우려가 있다고 인정하면 지체 없이 역학조사를 하여야 하고, 그 결과에 관한 정보를 필요한 범위에서 해당 의료기관에 제공하여야 한다. 다만, 지역확산 방지 등을 위하여 필요한 경우 다른 의료기관에 제공하여야 한다.

② 질병관리본부장, 시·도지사 또는 시장·군수·구청장은 역학조사를 하기 위하여 역학조사반을 각각 설치하여야 한다.

④ 제1항에 따른 역학조사의 내용과 시기·방법 및 제2항에 따른 역학조사반의 구성·임무 등에 관하여 필요한 사항은 대통령령으로 정한다.

시행령 13조(역학조사의 시기)

법 제18조제1항 및 제29조에 따른 역학조사는 다음 각 호의 구분에 따라 해당 사유가 발생하면 실시한다.

  1. 질병관리본부장이 역학조사를 하여야 하는 경우

    가. 둘 이상의 특별시·광역시·도·특별자치도(이하 "시·도"라 한다)에서 역학조사가 동시에 필요한 경우

    나. 감염병 발생 및 유행 여부 또는 예방접종 후 이상반응에 관한 조사가 긴급히 필요한 경우

    다. 특별시장·광역시장·도지사·특별자치도지사(이하 "시·도지사"라 한다)의 역학조사가 불충분하였거나 불가능하다고 판단되는 경우

  2. 시·도지사 또는 시장·군수·구청장(자치구의 구청장을 말한다. 이하 같다)이 역학조사를 하여야 하는 경우

    가. 관할 지역에서 감염병이 발생하여 유행할 우려가 있는 경우

    나. 관할 지역 밖에서 감염병이 발생하여 유행할 우려가 있는 경우로서 그 감염병이 관할구역과 역학적 연관성이 있다고 의심되는 경우

    다. 관할 지역에서 예방접종 후 이상반응 사례가 발생하여 그 원인 규명을 위한 조사가 필요한 경우

19 시·도지사 또는 시장·군수·구청장(자치구의 구청장을 말한다. 이하 같다)이 역학조사를 하여야 하는 경우로 적절한 것은?

① 둘 이상의 특별시·광역시·도·특별자치도에서 역학조사가 동시에 필요한 경우

② 감염병 발생 및 유행 여부 또는 예방접종 후 이상반응에 관한 조사가 긴급히 필요한 경우

③ 특별시장·광역시장·도지사·특별자치도지사의 역학조사가 불충분하였거나 불가능하다고 판단되는 경우

④ 관할 지역 밖에서 감염병이 발생하여 유행할 우려가 있는 경우로서 그 감염병이 관할구역과 역학적 연관성이 있다고 의심되는 경우

⑤ 보건소장이 요청하는 경우

 시행령 13조(역학조사의 시기) 참고

Answer   19.④

20 국민건강에 중대한 위험을 미칠 우려가 있는 감염병으로 사망한 것으로 의심이 되어 시체를 해부하지 아니하고는 감염병 여부의 진단과 사망의 원인을 규명할 수 없다고 인정하여 그 시체의 해부를 명할 수 있는 사람은?

① 시장, 군수, 구청장
② 보건복지부장관
③ 질병관리본부장
④ 관할 보건소장
⑤ 사망한 병원의 병원장

Advice 법 20조(해부명령)
① 질병관리본부장은 국민 건강에 중대한 위협을 미칠 우려가 있는 감염병으로 사망한 것으로 의심이 되어 시체를 해부(解剖)하지 아니하고는 감염병 여부의 진단과 사망의 원인규명을 할 수 없다고 인정하면 그 시체의 해부를 명할 수 있다.
② 제1항에 따라 해부를 하려면 미리 「장사 등에 관한 법률」 제2조제16호에 따른 연고자(같은 호 각 목에 규정된 선순위자가 없는 경우에는 그 다음 순위자를 말한다. 이하 "연고자"라 한다)의 동의를 받아야 한다. 다만, 소재불명 및 연락두절 등 미리 연고자의 동의를 받기 어려운 특별한 사정이 있고 해부가 늦어질 경우 감염병 예방과 국민 건강의 보호라는 목적을 달성하기 어렵다고 판단되는 경우에는 연고자의 동의를 받지 아니하고 해부를 명할 수 있다.
③ 질병관리본부장은 감염병 전문의, 해부학, 병리학 또는 법의학을 전공한 사람을 해부를 담당하는 의사로 지정하여 해부를 하여야 한다.
④ 제3항에 따른 해부는 사망자가 걸린 것으로 의심되는 감염병의 종류별로 보건복지부장관이 정하여 고시한 생물학적 안전 등급을 갖춘 시설에서 실시하여야 한다.
⑤ 제3항에 따른 해부를 담당하는 의사의 지정, 감염병 종류별로 갖추어야 할 시설의 기준, 해당 시체의 관리 등에 관하여 필요한 사항은 보건복지부령으로 정한다.

21 감염병환자, 식품, 동식물, 그 밖의 환경 등으로부터 고위험병원체를 분리하거나 이동하려는 자는 즉시 그 사실을 신고해야 한다. 누구에게 신고해야 하는가?

① 시장, 군수, 구청장
② 보건복지부장관
③ 질병관리본부장
④ 관할 보건소장
⑤ 고위험병원체를 분리한 기관의 기관장

Advice 법 21조(고위험병원체의 분리 및 이동 신고)
① 감염병환자, 식품, 동식물, 그 밖의 환경 등으로부터 고위험병원체를 분리하거나 이미 분리된 고위험병원체를 이동하려는 자는 지체 없이 고위험병원체의 명칭, 분리된 검체명, 분리 일시 또는 이동계획을 보건복지부장관에게 신고하여야 한다.
② 제1항에 따른 신고의 방법 및 절차 등에 관하여 필요한 사항은 보건복지부령으로 정한다.

보
건
의
료
법
규

(Answer)   20.③ 21.②

22 다음 중 정기예방접종 대상 감염병으로 적절하지 않은 것은?

① 인플루엔자   ② 디프테리아

③ 홍역   ④ 풍진

⑤ 폐렴구균

> **Advice** 법 24조(정기예방접종)
> ① 특별자치도지사 또는 시장·군수·구청장은 다음 각 호의 질병에 대하여 관할 보건소를 통하여 정기예방접종(이하 "정기예방접종"이라 한다)을 실시하여야 한다.
> 1. 디프테리아
> 2. 폴리오
> 3. 백일해
> 4. 홍역
> 5. 파상풍
> 6. 결핵
> 7. B형간염
> 8. 유행성이하선염
> 9. 풍진
> 10. 수두
> 11. 일본뇌염
> 12. b형헤모필루스인플루엔자
> 13. 폐렴구균
> 14. 그 밖에 보건복지부장관이 감염병의 예방을 위하여 필요하다고 인정하여 지정하는 감염병
> ② 특별자치도지사 또는 시장·군수·구청장은 제1항에 따른 정기예방접종업무를 대통령령으로 정하는 바에 따라 관할구역 안에 있는 「의료법」에 따른 의료기관에 위탁할 수 있다.
> ③ 특별자치도지사 또는 시장·군수·구청장은 정기예방접종 대상 아동 부모에게 보건복지부령으로 정하는 바에 따라 정기예방접종을 사전에 알려야 한다. 이 경우 「개인정보 보호법」 제24조에 따른 고유식별정보를 처리할 수 있다.

23 특별자치도지사 또는 시장·군수·구청장이 관할 보건소를 통하여 임시예방접종을 실시하는 경우로 적절한 것은?

① 대통령이 감염병 예방을 위하여 보건복지부장관에게 예방접종을 실시할 것을 요청한 경우

② 보건복지부장관이 감염병 예방을 위하여 특별자치도지사 또는 시장·군수·구청장에게 예방접종을 실시할 것을 요청한 경우

③ 보건복지부장관이 감염병 예방을 위하여 예방접종이 필요하다고 인정하는 경우

④ 질병관리본부장이 감염병 예방을 위하여 예방접종이 필요하다고 인정하는 경우

⑤ 보건소장이 감염병 예방을 위하여 예방접종이 필요하다고 인정하는 경우

> **Advice** 법 25조(임시예방접종)
> ① 특별자치도지사 또는 시장·군수·구청장은 다음 각 호의 어느 하나에 해당하면 관할 보건소를 통하여 임시예방접종(이하 "임시예방접종"이라 한다)을 하여야 한다.
> 1. 보건복지부장관이 감염병 예방을 위하여 특별자치도지사 또는 시장·군수·구청장에게 예방접종을 실시할 것을 요청한 경우
> 2. 특별자치도지사 또는 시장·군수·구청장이 감염병 예방을 위하여 예방접종이 필요하다고 인정하는 경우
> ② 제1항에 따른 임시예방접종업무의 위탁에 관하여는 제24조제2항을 준용한다.

Answer   22.①   23.②

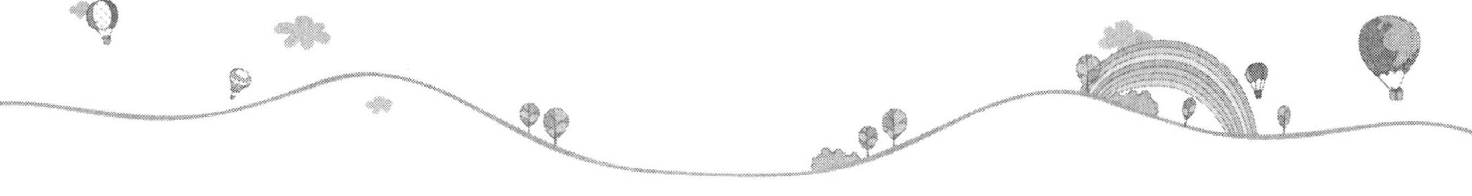

24 특별자치도지사 또는 시장·군수·구청장이 임시예방접종을 할 경우 공고하는 내용에 포함되지 않는 사항은?

① 예방접종의 일시

② 예방접종의 장소

③ 예방접종의 비용

④ 예방접종의 종류

⑤ 예방접종을 받을 사람의 범위

> **Advice** 법 26조(예방접종의 공고)
> 특별자치도지사 또는 시장·군수·구청장은 임시예방접종을 할 경우에는 예방접종의 일시 및 장소, 예방접종의 종류, 예방접종을 받을 사람의 범위를 정하여 미리 공고하여야 한다. 다만, 제32조제2항에 따른 예방접종의 실시기준 등이 변경될 경우에는 그 변경 사항을 미리 공고하여야 한다.

25 예방접종 후 이상반응 발생시에 실시하는 역학조사에 포함되어야 하는 내용으로 적절하지 않은 것은?

① 감염병의 감염원인 및 감염경로

② 예방접종 후 이상반응자의 인적 사항

③ 예방접종기관, 접종일시 및 접종내용

④ 예방접종 후 이상반응에 관한 진료기록

⑤ 예방접종약에 관한 사항

> **Advice** 법 29조(예방접종에 관한 역학조사)
> 질병관리본부장, 시·도지사 또는 시장·군수·구청장은 다음 각 호의 구분에 따라 조사를 실시하고, 예방접종 후 이상반응 사례가 발생하면 그 원인을 밝히기 위하여 제18조에 따라 역학조사를 하여야 한다.
> 　　1. 질병관리본부장: 예방접종의 효과 및 예방접종 후 이상반응에 관한 조사
> 　　2. 시·도지사 또는 시장·군수·구청장: 예방접종 후 이상반응에 관한 조사
> 시행령 12조(역학조사의 내용)
> ① 법 제18조제1항에 따른 역학조사에 포함되어야 하는 내용은 다음 각 호와 같다.
> 　　1. 감염병환자 등의 인적 사항
> 　　2. 감염병환자 등의 발병일 및 발병 장소
> 　　3. 감염병의 감염원인 및 감염경로
> 　　4. 감염병환자 등에 관한 진료기록
> 　　5. 그 밖에 감염병의 원인 규명과 관련된 사항
> ② 법 제29조에 따른 역학조사에 포함되어야 하는 내용은 다음 각 호와 같다.
> 　　1. 예방접종 후 이상반응자의 인적 사항
> 　　2. 예방접종기관, 접종일시 및 접종내용
> 　　3. 예방접종 후 이상반응에 관한 진료기록
> 　　4. 예방접종약에 관한 사항
> 　　5. 그 밖에 예방접종 후 이상반응의 원인 규명과 관련된 사항

Answer　24.③ 25.①

보건의료법규

26 초등학교와 중학교장으로부터 예방접종 완료여부에 대한 검사기록을 제출받아 확인하여 예방접종을 끝내지 못한 학생 등에게 예방접종을 실시하는 주체는?

① 보건복지부장관

② 질병관리본부장보건교사

③ 특별자치도지사 또는 시장·군수·구청장

④ 관할 보건소장

⑤ 보건교사

> **Advice** 법 31조(예방접종 완료 여부의 확인)
> ① 특별자치도지사 또는 시장·군수·구청장은 초등학교와 중학교의 장에게 「학교보건법」 제10조에 따른 예방접종 완료 여부에 대한 검사 기록을 제출하도록 요청할 수 있다.
> ② 특별자치도지사 또는 시장·군수·구청장은 「유아교육법」에 따른 유치원의 장과 「영유아보육법」에 따른 어린이집의 원장에게 보건복지부령으로 정하는 바에 따라 영유아의 예방접종 여부를 확인하도록 요청할 수 있다.
> ③ 특별자치도지사 또는 시장·군수·구청장은 제1항에 따른 제출 기록 및 제2항에 따른 확인 결과를 확인하여 예방접종을 끝내지 못한 영유아, 학생 등이 있으면 그 영유아 또는 학생 등에게 예방접종을 하여야 한다.

27 보건복지부장관이 감염병의 확산으로 인한 재난상황에 대처하기 위하여 수립·시행하는 감염병위기관리 대책에 포함되어야 하는 사항에 해당하지 않는 것은?

① 재난상황 발생에 대한 대응체계 및 기관별 역할

② 재난관리 인력의 양성

③ 재난상황의 판단, 위기경보 결정 및 관리체계

④ 의료용품의 비축방안 및 조달방안

⑤ 재난상황별 국민행동요령 등 실제 상황대비 훈련

> **Advice** 법 34조(감염병 위기관리대책의 수립·시행)
> ① 보건복지부장관은 감염병의 확산 또는 해외 신종감염병의 국내 유입으로 인한 재난상황에 대처하기 위하여 위원회의 심의를 거쳐 감염병 위기관리대책(이하 "감염병 위기관리대책"이라 한다)을 수립·시행하여야 한다.
> ② 감염병 위기관리대책에는 다음 각 호의 사항이 포함되어야 한다.
>   1. 재난상황 발생 및 해외 신종감염병 유입에 대한 대응체계 및 기관별 역할
>   2. 재난 및 위기상황의 판단, 위기경보 결정 및 관리체계
>   3. 감염병위기 시 동원하여야 할 의료인 등 전문인력, 시설, 의료기관의 명부 작성
>   4. 의료용품의 비축방안 및 조달방안
>   5. 재난 및 위기상황별 국민행동요령, 동원 대상 인력, 시설, 기관에 대한 교육 및 도상연습 등 실제 상황대비 훈련
>   6. 그 밖에 재난상황 및 위기상황 극복을 위하여 필요하다고 보건복지부장관이 인정하는 사항
> ③ 보건복지부장관은 감염병 위기관리대책에 따른 정기적인 훈련을 실시하여야 한다.
> ④ 감염병 위기관리대책의 수립 및 시행 등에 필요한 사항은 대통령령으로 정한다.

Answer   26.③   27.②

28 보건복지부장관, 시·도지사 또는 시장·군수·구청장이 감염병환자가 대량으로 발생하거나 감염병관리기관만으로 감염병환자 등을 모두 수용하기 어려운 경우에 취하는 조치로 적절한 것은?

① 자택에서 통원치료

② 자택에서 격리치료

③ 보건지소에 수용

④ 보건소에 수용

⑤ 감염병 관리기관이 아닌 의료기관을 일정 기간 동안 감염병관리기관으로 지정

> **Advice** 법 37조(감염병위기 시 감염병관리기관의 설치 등)
> ① 보건복지부장관, 시·도지사 또는 시장·군수·구청장은 감염병환자가 대량으로 발생하거나 제36조에 따라 지정된 감염병관리기관만으로 감염병환자 등을 모두 수용하기 어려운 경우에는 다음 각 호의 조치를 취할 수 있다.
> 　1. 제36조에 따라 지정된 감염병관리기관이 아닌 의료기관을 일정 기간 동안 감염병관리기관으로 지정
> 　2. 격리소·요양소 또는 진료소의 설치·운영
> ② 제1항 제1호에 따라 지정된 감염병관리기관의 장은 보건복지부령으로 정하는 바에 따라 감염병관리시설을 설치하여야 한다.
> ③ 보건복지부장관, 시·도지사 또는 시장·군수·구청장은 제2항에 따른 시설의 설치 및 운영에 드는 비용을 감염병관리기관에 지원하여야 한다.
> ④ 제1항 제1호에 따라 지정된 감염병관리기관의 장은 정당한 사유없이 제2항의 명령을 거부할 수 없다.

29 해당공무원이 감염병환자 등이 있다고 인정되는 주거시설, 선박·항공기·열차 등 운송수단 또는 그 밖의 장소에 들어가 필요한 조사나 진찰을 실시한 결과 감염병환자 등으로 인정되어 동행하여 치료받게 하거나 입원시킬 수 있는 감염병으로 적절하지 않은 것은?

① 제1군감염병

② 디프테리아, 홍역 및 폴리오

③ 결핵, 후천성면역결핍증(AIDS) 및 수막구균성수막염

④ 세계보건기구 감시대상 감염병

⑤ 생물테러감염병

> **Advice** 법 42조(감염병에 관한 강제처분)
> ① 보건복지부장관, 시·도지사 또는 시장·군수·구청장은 해당 공무원으로 하여금 다음 각 호의 어느 하나에 해당하는 감염병환자 등이 있다고 인정되는 주거시설, 선박·항공기·열차 등 운송수단 또는 그 밖의 장소에 들어가 필요한 조사나 진찰을 하게 할 수 있으며, 그 진찰 결과 감염병환자 등으로 인정될 때에는 동행하여 치료받게 하거나 입원시킬 수 있다.
> 　1. 제1군감염병
> 　2. 제2군감염병 중 디프테리아, 홍역 및 폴리오
> 　3. 제3군감염병 중 결핵, 성홍열 및 수막구균성수막염
> 　4. 제4군감염병 중 보건복지부장관이 정하는 감염병
> 　5. 세계보건기구 감시대상 감염병
> 　6. 생물테러감염병

（Answer）　28.⑤　29.③

30 보건복지부장관, 시·도지사 또는 시장·군수·구청장이 보건복지부령으로 정하는 바에 따라 건강진단을 받거나 감염병 예방에 필요한 예방접종을 받게 하는 등의 조치를 할 수 있는 대상은?

> ㉠ 감염병 환자의 가족 ㉡ 감염병 환자의 동거인
> ㉢ 감염병 발생지역의 출입자 ㉣ 감염병 발생지역의 거주자

① ㉠㉡㉢ ② ㉠㉢
③ ㉡㉣ ④ ㉣
⑤ ㉠㉡㉢㉣

Advice 법 46조(건강진단 및 예방접종 등의 조치)
보건복지부장관, 시·도지사 또는 시장·군수·구청장은 보건복지부령으로 정하는 바에 따라 다음 각 호의 어느 하나에 해당하는 사람에게 건강진단을 받거나 감염병 예방에 필요한 예방접종을 받게 하는 등의 조치를 할 수 있다.
1. 감염병환자 등의 가족 또는 그 동거인
2. 감염병 발생지역에 거주하는 사람 또는 그 지역에 출입하는 사람으로서 감염병에 감염되었을 것으로 의심되는 사람
3. 감염병환자 등과 접촉하여 감염병에 감염되었을 것으로 의심되는 사람

31 보건복지부장관, 시·도지사 또는 시장·군수·구청장이 감염병 유행시에 감염병 전파를 막기 위하여 실시하는 조치로 적절하지 않은 것은?

① 감염병환자 등이 있는 장소에 대한 일시적 폐쇄
② 감염병병원체에 감염되었다고 의심되는 사람을 적당한 장소에 일정한 기간 입원 또는 격리시키는 것
③ 감염병병원체에 오염되었거나 오염되었다고 의심되는 물건을 사용·접수·이동하거나 버리는 행위 또는 해당 물건의 세척을 금지하거나 태우거나 폐기처분하는 것
④ 감염병 환자 가족들의 세탁물끼리 따로 모아서 세탁하도록 하는 것
⑤ 감염병병원체에 오염된 장소에 대한 소독이나 그 밖에 필요한 조치를 명하는 것

Advice 법 47조(감염병 유행에 대한 방역 조치)
1. 감염병환자 등이 있는 장소나 감염병병원체에 오염되었다고 인정되는 장소에 대한 일시적 폐쇄, 일반 공중의 출입금지, 해당 장소 내 이동제한, 그 밖에 통행차단을 위하여 필요한 조치
2. 의료기관에 대한 업무 정지
3. 감염병병원체에 감염되었다고 의심되는 사람을 적당한 장소에 일정한 기간 입원 또는 격리시키는 것
4. 감염병병원체에 오염되었거나 오염되었다고 의심되는 물건을 사용·접수·이동하거나 버리는 행위 또는 해당 물건의 세척을 금지하거나 태우거나 폐기처분하는 것
5. 감염병병원체에 오염된 장소에 대한 소독이나 그 밖에 필요한 조치를 명하는 것
6. 일정한 장소에서 세탁하는 것을 막거나 오물을 일정한 장소에서 처리하도록 명하는 것

Answer 30.⑤ 31.④

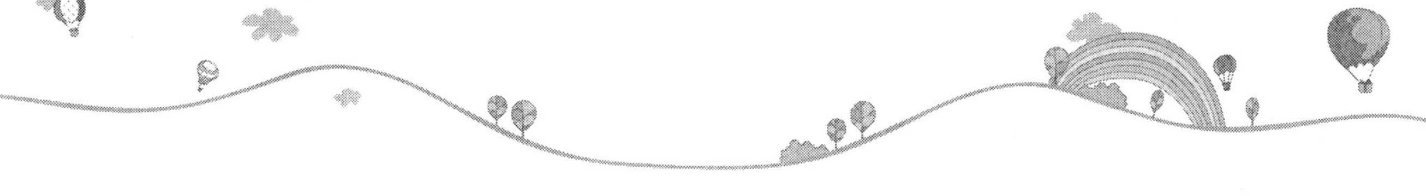

32 공동주택, 숙박업소 등 여러 사람이 거주하거나 이용하는 시설 중 대통령령으로 정하는 시설을 관리·운영하는 자는 보건복지부령으로 정하는 바에 따라 감염병 예방에 필요한 소독을 하여야 한다. 다음 중 감염병 예방에 필요한 소독을 하여야 하는 시설로 적절한 것은?

① 「공중위생관리법」에 따른 숙박업소 중 객실 수가 10실인 숙박업소

② 「항만법」에 따른 연면적 300m^2 이상의 대합실

③ 연면적 100m^{2}인 식품접객업소

④ 한 번에 50명에게 계속적으로 식사를 공급하는 집단급식소

⑤ 「공연법」에 따른 객석 수 200석 공연장

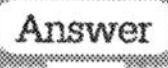 법 51조(소독 의무)

① 특별자치도지사 또는 시장·군수·구청장은 감염병을 예방하기 위하여 보건복지부령으로 정하는 바에 따라 청소나 소독을 실시하거나 쥐, 위생해충 등의 구제조치(이하 "소독"이라 한다)를 하여야 한다.

② 공동주택, 숙박업소 등 여러 사람이 거주하거나 이용하는 시설 중 대통령령으로 정하는 시설을 관리·운영하는 자는 보건복지부령으로 정하는 바에 따라 감염병 예방에 필요한 소독을 하여야 한다.

③ 제2항에 따라 소독을 하여야 하는 시설의 관리·운영자는 제52조제1항에 따라 소독업의 신고를 한 자에게 소독하게 하여야 한다. 다만, 「공동주택관리법」 제2조제1항제15호에 따른 주택관리업자가 제52조제1항에 따른 소독장비를 갖추었을 때에는 그가 관리하는 공동주택은 직접 소독할 수 있다.

시행령 24조(소독을 하여야 하는 시설)

법 제51조제2항에 따라 감염병 예방에 필요한 소독을 하여야 하는 시설은 다음 각 호와 같다.

1. 「공중위생관리법」에 따른 숙박업소(객실 수 20실 이상인 경우만 해당한다), 「관광진흥법」에 따른 관광숙박업소
2. 연면적 300m^2 이상의 식품접객업소
3. 「여객자동차 운수사업법」에 따른 시내버스·농어촌버스·마을버스·시외버스·전세버스·장의자동차, 「항공법」에 따른 항공기와 공항시설, 「해운법」에 따른 여객선, 「항만법」에 따른 연면적 300m^2 이상의 대합실, 「철도사업법」 및 「도시철도법」에 따른 여객운송 철도차량과 역사(驛舍) 및 역 시설
4. 「유통산업발전법」에 따른 대형마트, 전문점, 백화점, 쇼핑센터, 복합쇼핑몰, 그 밖의 대규모 점포와 「전통시장 및 상점가 육성을 위한 특별법」에 따른 전통시장
5. 종합병원·병원·요양병원·치과병원 및 한방병원
6. 한 번에 100명 이상에게 계속적으로 식사를 공급하는 집단급식소
6의2. 위탁급식영업을 하는 식품접객업소 중 연면적 300㎡ 이상의 업소
7. 「건축법 시행령」 별표 1 제2호라목에 따른 기숙사
7의2. 「화재예방, 소방시설 설치·유지 및 안전관리에 관한 법률 시행령」 별표 2 제8호가목에 따른 합숙소(50명 이상을 수용할 수 있는 경우만 해당한다)
8. 「공연법」에 따른 공연장(객석 수 300석 이상인 경우만 해당한다)
9. 「초·중등교육법」 제2조 및 「고등교육법」 제2조에 따른 학교
10. 「학원의 설립·운영 및 과외교습에 관한 법률」에 따른 연면적 1,000m^2 이상의 학원
11. 연면적 2,000m^2 이상의 사무실용 건축물 및 복합용도의 건축물
12. 「영유아보육법」에 따른 어린이집 및 「유아교육법」에 따른 유치원(50명 이상을 수용하는 어린이집 및 유치원만 해당한다)
13. 「주택법」에 따른 공동주택(300세대 이상인 경우만 해당한다)

Answer   32.②

33 다음 중 제5군감염병에 관한 조사·연구 등 제5군감염병의 예방사업을 수행하기 위한 기관으로 적절한 것은?

① 질병관리본부

② 보건소

③ 대한적십자사

④ 한국건강관리협회

⑤ 대한결핵협회

> **Advice** 법 63조(한국건강관리협회)
> ① 제5군감염병에 관한 조사·연구 등 제5군감염병의 예방사업을 수행하기 위하여 한국건강관리협회(이하 "협회"라 한다)를 둔다.
> ② 협회는 법인으로 한다.
> ③ 협회에 관하여는 이 법에서 정한 사항 외에는 「민법」 중 사단법인에 관한 규정을 준용한다.

34 다음 중 역학조사관의 업무에 해당하는 것은?

① 감염병병원체에 오염된 장소의 소독에 관한 사항

② 감염병환자 등의 추적, 입원치료 및 감시에 관한 사항

③ 감염병병원체에 오염되거나 오염이 의심되는 물건 및 장소에 대한 수거·파기·매몰 또는 폐쇄에 관한 사항

④ 검역의 공고에 관한 사항

⑤ 감염병에 대한 역학적인 연구

> **Advice** ⑤ (①~④는 검역위원의 직무)
> 시행령 26조(역학조사관의 자격 및 직무 등)
> ② 역학조사관은 다음 각 호의 업무를 담당한다.
>   1. 역학조사 계획 수립
>   2. 역학조사 수행 및 결과 분석
>   3. 역학조사 실시 기준 및 방법의 개발
>   4. 역학조사 기술지도
>   5. 역학조사 교육훈련
>   6. 감염병에 대한 역학적인 연구

Answer   33.④   34.⑤

35 건강진단, 입원치료, 진단 등 감염병 관련 업무에 종사하는 자 또는 종사하였던 자가 업무상 알게 된 비밀을 다른 사람에게 누설한 경우 받게 되는 처벌은?

① 5년 이하의 징역 또는 5천만 원 이하의 벌금
② 5년 이하의 징역 또는 3천만 원 이하의 벌금
③ 3년 이하의 징역 또는 5천만 원 이하의 벌금
④ 3년 이하의 징역 또는 3천만 원 이하의 벌금
⑤ 1년 이하의 징역 또는 1천만 원 이하의 벌금

> **Advice** 법 78조(벌칙)
> 제74조를 위반하여 업무상 알게 된 비밀을 누설한 자는 3년 이하의 징역 또는 3천만 원 이하의 벌금에 처한다.

36 감염병이 유행하거나 유행할 우려가 있으면 특별자치도 또는 시·군·구(자치구를 말한다. 이하 같다)에 감염병 예방 사무를 담당하는 예방위원을 둘 수 있는데 다음 중 예방위원의 업무로 적절하지 않은 것은?

① 역학조사에 관한 사항
② 감염병 발생의 정보 수집 및 판단에 관한 사항
③ 역학조사 계획수립
④ 위생교육에 관한 사항
⑤ 감염병환자 등의 관리 및 치료에 관한 기술자문에 관한 사항

> **Advice** 규칙 44조(예방위원의 임명 및 직무)
> ① 법 제62조 제1항에 따라 특별자치도지사 또는 시장·군수·구청장은 다음 각 호의 어느 하나에 해당하는 사람 중에서 예방위원을 임명 또는 위촉할 수 있다.
>   1. 의사, 한의사, 수의사, 약사 또는 간호사
>   2. 「고등교육법」 제2조에 따른 학교에서 공중보건 분야 학과를 졸업한 사람
>   3. 공중보건 분야에 근무하고 있는 소속 공무원
>   4. 그 밖에 공중보건 분야에 관한 학식과 경험이 풍부하다고 인정하는 사람
> ② 예방위원의 직무는 다음 각 호와 같다.
>   1. 역학조사에 관한 사항
>   2. 감염병 발생의 정보 수집 및 판단에 관한 사항
>   3. 위생교육에 관한 사항
>   4. 감염병환자 등의 관리 및 치료에 관한 기술자문에 관한 사항
>   5. 그 밖에 감염병 예방을 위하여 필요한 사항

보건의료법규

Answer 35.④ 36.③

37 특별자치도지사 또는 시장·군수·구청장이 보건복지부령으로 정하는 바에 따라 본인이나 그 보호자로부터 징수할 수 있는 경비에 해당하지 않는 것은?

① 진찰비
② 치료비
③ 검사료
④ 수술비
⑤ 간병비

> **Advice** 법 69조(본인으로부터 징수할 수 있는 경비)
> 특별자치도지사 또는 시장·군수·구청장은 보건복지부령으로 정하는 바에 따라 제41조 및 제42조에 따른 입원치료비 외에 본인의 지병이나 본인에게 새로 발병한 질환 등으로 입원, 진찰, 검사 및 치료 등에 드는 경비를 본인이나 그 보호자로부터 징수할 수 있다.
> 규칙 45조(본인으로부터 징수할 수 있는 경비)
> 법 제69조에 따라 본인이나 그 보호자로부터 징수할 수 있는 경비는 다음 각 호와 같다.
> 1. 진찰비, 치료비, 검사료
> 2. 수술비
> 3. 입원료
> 4. 그 밖에 진료에 든 경비

38 다음은 예방접종 등에 따른 피해의 국가보상에 관한 내용이다. 적절하지 않은 것은?

① 보건복지부장관은 예방접종으로 인한 피해 보상청구가 있는 날부터 90일 이내에 예방접종 또는 예방·치료 의약품을 투여받은 것으로 인하여 발생한 질병, 장애 또는 사망에 해당하는지를 결정해야 함
② 질병으로 진료를 받은 사람 : 진료비 전액 및 정액 간병비 보상
③ 장애인이 된 사람 : 일시보상금 보상
④ 사망한 사람 : 대통령령으로 정하는 유족에 대한 장제비 보상
⑤ 사망한 사람 : 대통령령으로 정하는 유족에 대한 일시보상금 보상

> **Advice** 법 71조(예방접종 등에 따른 피해의 국가보상)
> ① 국가는 제24조 및 제25조에 따라 예방접종을 받은 사람 또는 제40조제2항에 따라 생산된 예방·치료 의약품을 투여받은 사람이 그 예방접종 또는 예방·치료 의약품으로 인하여 질병에 걸리거나 장애인이 되거나 사망하였을 때에는 대통령령으로 정하는 기준과 절차에 따라 다음 각 호의 구분에 따른 보상을 하여야 한다.
> 1. 질병으로 진료를 받은 사람 : 진료비 전액 및 정액 간병비
> 2. 장애인이 된 사람 : 일시보상금
> 3. 사망한 사람 : 대통령령으로 정하는 유족에 대한 일시보상금 및 장제비
> ② 제1항에 따라 보상받을 수 있는 질병, 장애 또는 사망은 예방접종약품의 이상이나 예방접종 행위자 및 예방·치료 의약품 투여자 등의 과실 유무에 관계없이 해당 예방접종 또는 예방·치료 의약품을 투여받은 것으로 인하여 발생한 피해로서 보건복지부장관이 인정하는 경우로 한다.
> ③ 보건복지부장관은 제1항에 따른 보상청구가 있는 날부터 120일 이내에 제2항에 따른 질병, 장애 또는 사망에 해당하는지를 결정하여야 한다. 이 경우 미리 위원회의 의견을 들어야 한다.
> ④ 제1항에 따른 보상의 청구, 제3항에 따른 결정의 방법과 절차 등에 관하여 필요한 사항은 대통령령으로 정한다.

Answer 37.⑤ 38.①

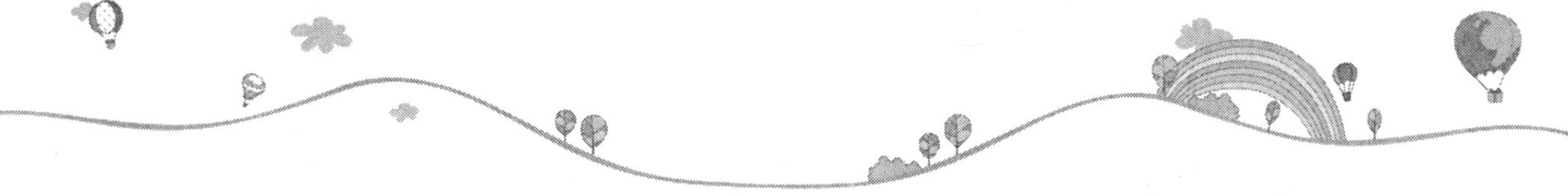

39 고위험병원체의 반입 허가를 받지 아니하고 반입한 자에게 주어지는 처벌은?

① 5년 이하의 징역 또는 5천만 원 이하의 벌금

② 5년 이하의 징역 또는 3천만 원 이하의 벌금

③ 3년 이하의 징역 또는 5천만 원 이하의 벌금

④ 3년 이하의 징역 또는 3천만 원 이하의 벌금

⑤ 1년 이하의 징역 또는 1천만 원 이하의 벌금

Advice **법 77조(벌칙)**
제22조 제1항 또는 제2항을 위반하여 고위험병원체의 반입 허가를 받지 아니하고 반입한 자는 5년 이하의 징역 또는 5천만 원 이하의 벌금에 처한다.

CHAPTER 05 국민건강보험법

1 총칙

1. 목적(법 1조)

국민의 질병·부상에 대한 예방·진단·치료·재활과 출산·사망 및 건강증진에 대하여 보험급여를 실시함으로써 국민보건 향상과 사회보장 증진에 이바지함

2. 관장(법 2조)

이 법에 다른 건강보험사업은 보건복지부장관이 맡아 주관

3. 정의(법 3조)

(1) 근로자

직업의 종류와 관계없이 근로의 대가로 보수를 받아 생활하는 사람으로서 공무원 및 교직원을 제외한 사람

(2) 사용자

① 근로자가 소속되어 있는 사업장의 사업주

② 공무원이 소속되어 있는 기관의 장으로서 대통령령으로 정하는 사람

③ 교직원이 소속되어 있는 사립학교를 설립·운영하는 자

(3) 사업장

사업소나 사무소

(4) 공무원

국가나 지방자치단체에서 상시 공무에 종사하는 사람

(5) 교직원

사립학교나 사립학교의 경영기관에서 근무하는 교원과 직원

4. 국민건강보험종합계획의 수립 등(법 3조의2)

(1) 보건복지부장관은 이 법에 따른 건강보험(이하 건강보험)의 건전한 운영을 위하여 제4조에 따른 건강
보험정책심의위원회(이하 이 조에서 건강보험정책심의위원회)의 심의를 거쳐 5년마다 국민건강보험종
합계획(이하 종합계획)을 수립해야 함. 수립된 종합계획 변경시 동일

(2) 종합계획에 포함되어야 하는 사항

① 건강보험정책의 기본목표 및 추진방향

② 건강보험 보장성 강화의 추진계획 및 추진방법

③ 건강보험의 중장기 재정 전망 및 운영

④ 보험료 부과체계에 관한 사항

⑤ 요양급여비용에 관한 사항

⑥ 건강증진 사업에 관한 사항

⑦ 취약계층 지원에 관한 사항

⑧ 건강보험에 관한 통계 및 정보의 관리에 관한 사항

⑨ 그 밖에 건강보험의 개선을 위하여 필요한 사항으로 대통령령으로 정하는 사항

(3) 보건복지부장관은 종합계획에 따라 매년 연도별 시행계획(이하 시행계획)을 건강보험정책심의위원회의
심의를 거쳐 수립 · 시행

(4) 보건복지부장관은 매년 시행계획에 따른 추진실적을 평가

(5) 보건복지부장관이 관련 사항에 대한 보고서를 작성하여 지체 없이 국회 소관 상임위원회에 보고해야
하는 사유

① 제1항에 따른 종합계획의 수립 및 변경

② 제3항에 따른 시행계획의 수립

③ 제4항에 따른 시행계획에 따른 추진실적의 평가

(6) 보건복지부장관은 종합계획의 수립, 시행계획의 수립 · 시행 및 시행계획에 따른 추진실적의 평가를 위
하여 필요하다고 인정하는 경우 관계 기관의 장에게 자료 제출을 요구할 수 있으며, 자료의 제출을
요구받은 자는 특별한 사유가 없으면 이에 따라야 함

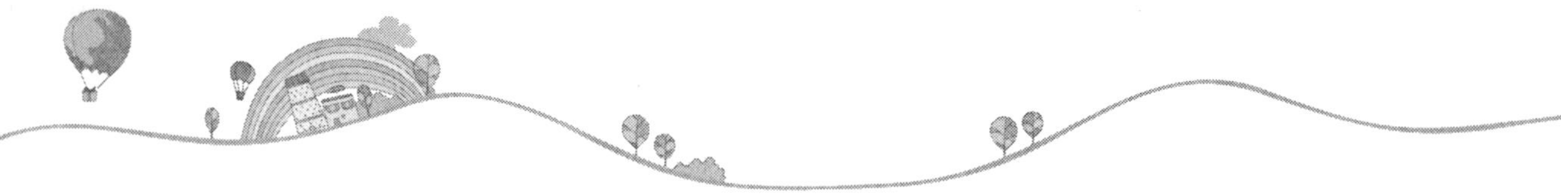

(7) 그 밖에 종합계획의 수립 및 변경, 시행계획의 수립·시행 및 시행계획에 따른 추진실적의 평가 등에 필요한 사항은 대통령령으로 정함

5. 건강보험정책심의위원회(법 4조, 시행령 3조)

(1) 심의·의결 사항

① 종합계획 및 시행계획에 관한 사항(심의에 한정)

② 요양급여의 기준

③ 요양급여비용에 관한 사항

④ 직장가입자의 보험료율

⑤ 지역가입자의 보험료부과 점수당 금액

⑥ 그 밖에 요양급여 각 항목에 대한 상대가치점수, 약제·치료재료별 요양급여비용의 상한 등

(2) 심의위원회 구성 및 임기

① 위원장 1명과 부위원장 1명을 포함하여 25명의 위원으로 구성

② 심의위원회의 위원장은 보건복지부차관이 되고, 부위원장은 위원 중에서 위원장이 지명하는 사람

③ 심의위원회 위원의 임기는 3년(보궐된 위원의 임기는 전임자의 남은 임기기간)

(3) 심의위원회의 위원은 다음 중 보건복지부장관이 임명 또는 위촉

① 근로자단체 및 사용자단체가 추천하는 각 2명

② 시민단체(「비영리민간단체지원법」 제2조에 따른 비영리민간단체를 말한다. 이하 같다), 소비자단체, 농어업인단체 및 자영업자단체가 추천하는 각 1명

③ 의료계를 대표하는 단체 및 약업계를 대표하는 단체가 추천하는 8명

④ 대통령령으로 정하는 중앙행정기관 소속 공무원 2명, 국민건강보험공단의 이사장 및 건강보험심사평가원의 원장이 추천하는 각 1명, 건강보험에 관한 학식과 경험이 풍부한 4명

6. 적용 대상 등(법 5조)

(1) 국내에 거주하는 국민은 이 법에 따른 건강보험의 가입자 또는 피부양자가 되는데 다음의 어느 하나에 해당하는 사람은 제외

① 「의료급여법」에 따라 의료급여를 받는 사람(이하 "수급권자"라 한다)

② 「독립유공자예우에 관한 법률」 및 「국가유공자 등 예우 및 지원에 관한 법률」에 따라 의료보호를 받는 사람(이하 "유공자 등 의료보호대상자"라 한다) 단, 다음의 어느 하나에 해당하는 사람은 가입자 또는 피부양자가 됨

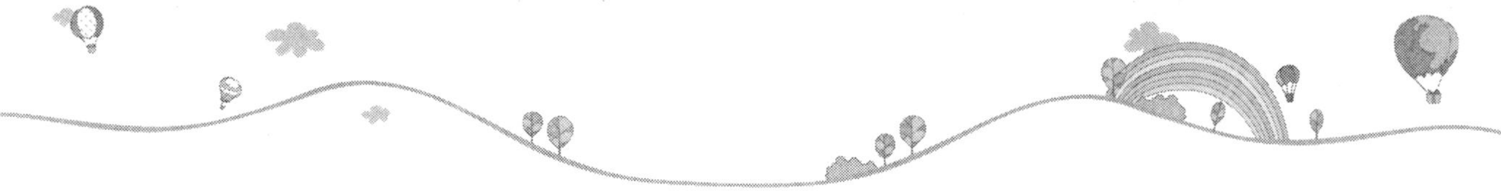

    ㉠ 유공자 등 의료보호대상자 중 건강보험의 적용을 보험자에게 신청한 사람

    ㉡ 건강보험을 적용받고 있던 사람이 유공자 등 의료보호대상자로 되었으나 건강보험의 적용배제 신청을 보험자에게 하지 아니한 사람

(2) 피부양자는 다음의 어느 하나에 해당하는 사람 중 직장가입자에게 주로 생계를 의존하는 사람으로서 보수나 소득이 없는 사람

① 직장가입자의 배우자

② 직장가입자의 직계존속(배우자의 직계존속을 포함한다)

③ 직장가입자의 직계비속(배우자의 직계비속을 포함한다)과 그 배우자

④ 직장가입자의 형제ㆍ자매

7. 가입자의 종류(법 6조, 시행령 9조)

(1) 직장가입자

모든 사업장의 근로자 및 사용자와 공무원 및 교직원. 다만, 다음의 어느 하나에 해당하는 사람은 제외

① 고용 기간이 1개월 미만인 일용근로자

② 「병역법」에 따른 현역병(지원에 의하지 아니하고 임용된 하사를 포함), 전환복무된 사람 및 무관후 보생

③ 선거에 당선되어 취임하는 공무원으로서 매월 보수 또는 보수에 준하는 급료를 받지 아니하는 사람

④ 비상근 근로자 또는 1개월 동안의 소정(所定)근로시간이 60시간 미만인 단시간근로자, 비상근 교직원 또는 1개월 동안의 소정근로시간이 60시간 미만인 시간제공무원 및 교직원, 소재지가 일정하지 아니한 사업장의 근로자 및 사용자, 근로자가 없거나 ①에 해당하는 근로자만을 고용하고 있는 사업장의 사업주(대통령령으로 정하는 절차에 따라 직장가입자가 되거나 탈퇴 가능)

(2) 지역가입자

직장가입자와 그 피부양자를 제외한 가입자

8. 사업장의 신고(법 7조)

(1) 사업장의 사용자가 14일 이내에 보험자에게 신고해야 하는 경우

① 직장가입자가 되는 근로자ㆍ공무원 및 교직원을 사용하는 사업장이 된 경우(보험자에게 신고한 내용이 변경된 경우에도 동일)

② 휴업ㆍ폐업 등 보건복지부령으로 정하는 사유가 발생한 경우

9. 자격의 취득 시기 등(법 8조)

(1) 가입자는 국내에 거주하게 된 날에 직장가입자 또는 지역가입자의 자격 취득. 단, 다음의 어느 하나에 해당하는 사람은 그 해당되는 날에 각각 자격 얻음

① 수급권자이었던 사람은 그 대상자에서 제외된 날

② 직장가입자의 피부양자이었던 사람은 그 자격을 잃은 날

③ 유공자 등 의료보호대상자이었던 사람은 그 대상자에서 제외된 날

④ 보험자에게 건강보험의 적용을 신청한 유공자 등 의료보호대상자는 그 신청한 날

⑤ 자격을 얻은 경우 그 직장가입자의 사용자 및 지역가입자의 세대주는 그 명세를 보건복지부령으로 정하는 바에 따라 자격을 취득한 날부터 14일 이내에 보험자에게 신고해야 함

9. 자격의 변동 시기 등(법 9조)

(1) 가입자의 자격이 변동되는 날

① 지역가입자가 적용대상사업장의 사용자로 되거나, 근로자 · 공무원 또는 교직원(이하 "근로자 등"이라 한다)으로 사용된 날

② 직장가입자가 다른 적용대상사업장의 사용자로 되거나 근로자 등으로 사용된 날

③ 직장가입자인 근로자 등이 그 사용관계가 끝난 날의 다음 날

④ 적용대상사업장에 제7조제2호에 따른 사유가 발생한 날의 다음 날

⑤ 지역가입자가 다른 세대로 전입한 날

(2) (1)에 따라 자격이 변동된 경우 직장가입자의 사용자와 지역가입자의 세대주는 다음의 구분에 따라 그 명세를 보건복지부령으로 정하는 바에 따라 자격이 변동된 날부터 14일 이내에 보험자에게 신고

① (1)의 ①,②에 따라 자격이 변동된 경우 … 직장가입자의 사용자

② (1)의 ③~⑤의 규정에 따라 자격이 변동된 경우 … 지역가입자의 세대주

(3) 법무부장관 및 국방부장관은 직장가입자나 지역가입자가 「병역법」에 따른 현역병, 전환 복무된 사람 및 무관후보생이 되거나 교도소, 그 밖에 이에 준하는 시설에 수용되는 경우에 해당하면 보건복지부령으로 정하는 바에 따라 그 사유에 해당된 날부터 1개월 이내에 보험자에게 알림

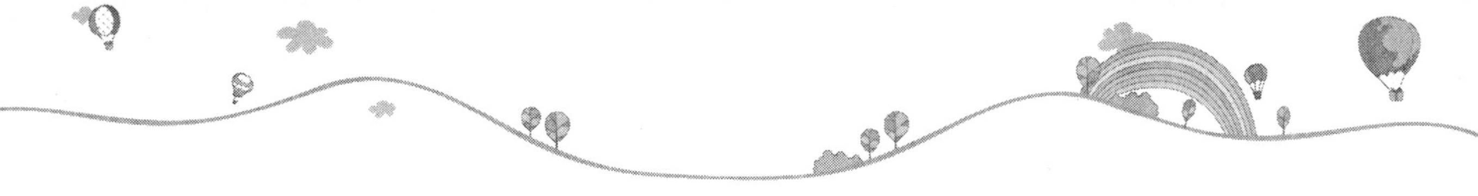

11. 자격의 상실 시기 등(법 10조)

아래에 따라 자격을 잃은 경우 직장가입자의 사용자와 지역가입자의 세대주는 그 명세를 보건복지부령으로 정하는 바에 따라 자격을 잃은 날부터 14일 이내에 보험자에게 신고

① 사망한 날의 다음 날

② 국적을 잃은 날의 다음 날

③ 국내에 거주하지 아니하게 된 날의 다음 날

④ 직장가입자의 피부양자가 된 날

⑤ 수급권자가 된 날

⑥ 건강보험을 적용받고 있던 사람이 유공자 등 의료보호대상자가 되어 건강보험의 적용배제신청을 한 날

12. 자격취득 등의 확인(법 11조)

(1) 가입자 자격의 취득·변동 및 상실은 제8조부터 제10조까지의 규정에 따른 자격의 취득·변동 및 상실의 시기로 소급하여 효력 발생. 이 경우 보험자는 그 사실을 확인할 수 있음

(2) 가입자나 가입자이었던 사람 또는 피부양자나 피부양자이었던 사람은 (1)에 따른 확인 청구 가능

13. 건강보험증(법 12조)

(1) 국민건강보험공단은 가입자에게 건강보험증을 발급해야 함

(2) 가입자 또는 피부양자가 요양급여를 받을 때에는 건강보험증을 요양기관에 제출해야 함 (단, 천재지변이나 그 밖의 부득이한 사유가 있으면 그러하지 아니함) 하지만 주민등록증, 운전면허증, 여권, 그 밖에 보건복지부령으로 정하는 본인 여부를 확인할 수 있는 신분증명서로 요양기관이 그 자격을 확인할 수 있으면 건강보험증을 제출하지 않을 수 있음

(3) 가입자·피부양자는 자격을 잃은 후 자격을 증명하던 서류를 사용하여 보험급여를 받아서는 안되며 누구든지 건강보험증이나 신분증명서를 다른 사람에게 양도하거나 대여하여 보험급여를 받게 하여서는 안 됨

(4) 누구든지 건강보험증이나 신분증명서를 양도 또는 대여 받거나 그 밖에 이를 부정하게 사용하여 보험급여를 받아서는 안 됨

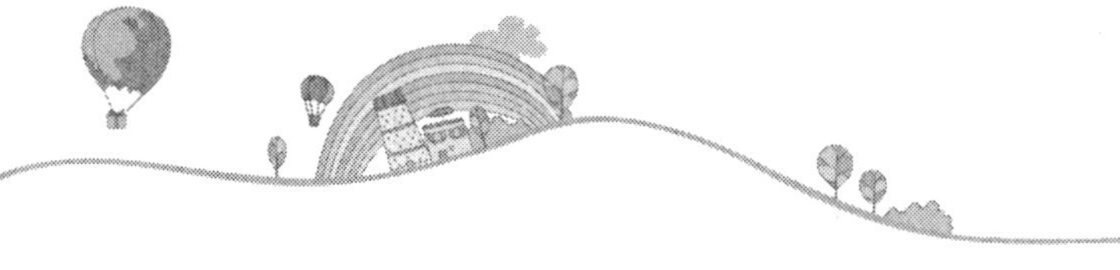

14. 보험자 등(법 13 · 15조)

(1) 건강보험의 보험자 : 국민건강보험공단

(2) 공단은 법인으로 하며 주된 사무소의 소재지에서 설립등기를 함으로써 성립

15. 업무 등(법 14조)

(1) 공단의 업무

① 가입자 및 피부양자의 자격 관리

② 보험료와 그 밖에 이 법에 따른 징수금의 부과 · 징수

③ 보험급여의 관리

④ 가입자 및 피부양자의 건강 유지와 증진을 위하여 필요한 예방사업

⑤ 보험급여 비용의 지급

⑥ 자산의 관리 · 운영 및 증식사업

⑦ 의료시설의 운영

⑧ 건강보험에 관한 교육훈련 및 홍보

⑨ 건강보험에 관한 조사연구 및 국제협력

⑩ 이 법에서 공단의 업무로 정하고 있는 사항

⑪ 「국민연금법」, 「고용보험 및 산업재해보상보험의 보험료징수 등에 관한 법률」, 「임금채권보장법」 및 「석면피해구제법」(이하 "징수위탁근거법"이라 한다)에 따라 위탁받은 업무

⑫ 그 밖에 이 법 또는 다른 법령에 따라 위탁받은 업무

⑬ 그 밖에 건강보험과 관련하여 보건복지부장관이 필요하다고 인정한 업무

(2) 자산의 관리 · 운영 및 증식사업-안정성과 수익성을 고려

① 체신관서 또는 「은행법」에 따른 은행에의 예입 또는 신탁

② 국가 · 지방자치단체 또는 「은행법」에 따른 은행이 직접 발행하거나 채무이행을 보증하는 유가증권의 매입

③ 특별법에 따라 설립된 법인이 발행하는 유가증권의 매입

④ 「자본시장과 금융투자업에 관한 법률」에 따른 신탁업자가 발행하거나 같은 법에 따른 집합투자업자가 발행하는 수익증권의 매입

⑤ 공단의 업무에 사용되는 부동산의 취득 및 일부 임대

⑥ 그 밖에 공단 자산의 증식을 위하여 대통령령으로 정하는 사업

16. 정관 기재사항(법 17조)

① 목적

② 명칭

③ 사무소의 소재지

④ 임직원에 관한 사항

⑤ 이사회의 운영

⑥ 재정운영위원회에 관한 사항

⑦ 보험료 및 보험급여에 관한 사항

⑧ 예산 및 결산에 관한 사항

⑨ 자산 및 회계에 관한 사항

⑩ 업무와 그 집행

⑪ 정관의 변경에 관한 사항

⑫ 공고에 관한 사항

17. 공단의 설립등기에 포함되어야 하는 사항(법 18조)

① 목적

② 명칭

③ 주된 사무소 및 분사무소의 소재지

④ 이사장의 성명·주소 및 주민등록번호

18. 임원, 징수이사(법 20~21조)

(1) 임원

① 이사장 1명, 이사 14명 및 감사 1명을 두고, 이 경우 이사장, 이사 중 5명 및 감사는 상임으로 함

② **이사장** ··· 「공공기관의 운영에 관한 법률」에 따른 임원추천위원회(이하 "임원추천위원회"라 한다)가 복수로 추천한 사람 중에서 보건복지부장관의 제청으로 대통령이 임명

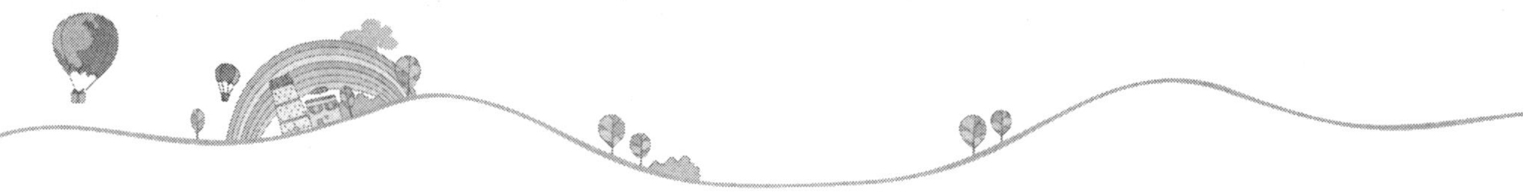

③ **상임이사** … 보건복지부령으로 정하는 추천 절차를 거쳐 이사장이 임명

④ **비상임이사** … 노동조합 · 사용자단체 · 시민단체 · 소비자단체 · 농어업인단체 및 노인단체가 추천하는 각 1명, 대통령령으로 정하는 바에 따라 추천하는 관계 공무원 3명으로 보건복지부장관이 임명

⑤ **감사** … 임원추천위원회가 복수로 추천한 사람 중에서 기획재정부장관의 제청으로 대통령이 임명

(2) 징수이사

상임이사 중 경영, 경제 및 사회보험에 관한 학식과 경험이 풍부한 사람

(3) 이사장의 임기는 3년, 이사(공무원인 이사는 제외한다)와 감사의 임기는 각각 2년

19. 임원의 직무(법 22조)

(1) 이사장

공단을 대표하고 업무를 총괄하며, 임기 중 공단의 경영성과에 대하여 책임을 짐

(2) 상임이사

이사장의 명을 받아 공단의 업무를 집행. 이사장이 부득이한 사유로 그 직무를 수행할 수 없을 때에는 정관으로 정하는 바에 따라 상임이사 중 1명이 그 직무를 대행하고, 상임이사가 없거나 그 직무를 대행할 수 없을 때에는 정관으로 정하는 임원이 그 직무를 대행

(3) 감사

공단의 업무, 회계 및 재산 상황을 감사

20. 임원 결격사유(법 23조)

(1) 대한민국 국민이 아닌 사람

(2) 「공공기관의 운영에 관한 법률」 제34조 제1항 각 호의 어느 하나에 해당하는 사람

① 「국가공무원법」 제33조(결격사유) 각 호의 어느 하나에 해당하는 사람
  ㉠ 피성년후견인 또는 피한정후견인
  ㉡ 파산선고를 받고 복권되지 아니한 자
  ㉢ 금고 이상의 실형을 선고받고 그 집행이 종료되거나 집행을 받지 아니하기로 확정된 후 5년이 지나지 아니한 자
  ㉣ 금고 이상의 형을 선고받고 그 집행유예 기간이 끝난 날부터 2년이 지나지 아니한 자
  ㉤ 금고 이상의 형의 선고유예를 받은 경우에 그 선고유예 기간 중에 있는 자
  ㉥ 법원의 판결 또는 다른 법률에 따라 자격이 상실되거나 정지된 자

ⓢ 공무원으로 재직기간 중 직무와 관련하여 「형법」 제355조 및 제356조에 규정된 죄를 범한 자로서 300만원 이상의 벌금형을 선고받고 그 형이 확정된 후 2년이 지나지 아니한 자

ⓞ 「형법」 제303조 또는 「성폭력범죄의 처벌 등에 관한 특례법」 제10조에 규정된 죄를 범한 사람으로서 300만원 이상의 벌금형을 선고받고 그 형이 확정된 후 2년이 지나지 아니한 사람

ⓩ 징계로 파면처분을 받은 때부터 5년이 지나지 아니한 자 및 징계로 해임처분을 받은 때부터 3년이 지나지 아니한 자

21. 임원의 당연퇴임 및 해임, 겸직금지(법 24∼25조)

(1) 임원이 임원 결격사유 중 하나에 해당하게 되거나 임명 당시 그에 해당하는 사람으로 확인되면 그 임원은 당연퇴임

(2) 임원 해임 사유

① 신체장애나 정신장애로 직무를 수행할 수 없다고 인정되는 경우

② 직무상 의무를 위반한 경우

③ 고의나 중대한 과실로 공단에 손실이 생기게 한 경우

④ 직무 여부와 관계없이 품위를 손상하는 행위를 한 경우

⑤ 이 법에 따른 보건복지부장관의 명령을 위반한 경우

(3) 공단의 상임임원과 직원은 그 직무 외에 영리를 목적으로 하는 사업에 종사하지 못하며, 공단의 상임임원이 임명권자 또는 제청권자의 허가를 받거나 공단의 직원이 이사장의 허가를 받은 경우에는 비영리 목적의 업무를 겸직 가능

22. 이사회(법 26조, 시행령 11조)

(1) 공단의 주요 사항을 심의·의결

① 사업운영계획 등 공단 운영의 기본방침에 관한 사항

② 예산 및 결산에 관한 사항

③ 정관 변경에 관한 사항

④ 규정의 제정·개정 및 폐지에 관한 사항

⑤ 보험료와 그 밖의 법에 따른 징수금 및 보험급여에 관한 사항

⑥ 차입금에 관한 사항

⑦ 준비금, 그 밖에 중요재산의 취득·관리 및 처분에 관한 사항

⑧ 그 밖에 공단 운영에 관한 중요 사항

(2) 이사회는 이사장과 이사로 구성

(3) 감사는 이사회에 출석하여 발언 가능

(4) 이사회의 의결 사항 및 운영 등에 필요한 사항은 대통령령으로 정함

23. 재정운영위원회(법 33~34조, 시행령 14조)

(1) 제45조제1항에 따른 요양급여비용의 계약 및 제84조에 따른 결손처분 등 보험재정에 관련된 사항을
심의 · 의결하기 위해 설립

(2) **재정운영위원회의 구성**

① 직장가입자를 대표하는 위원 10명

② 지역가입자를 대표하는 위원 10명

③ **공익을 대표하는 위원 10명** … 위원장은 이 중에서 호선(互選)

(3) (1)의 규정에 의한 위원은 아래의 자를 보건복지부장관이 임명하거나 위촉

① (1)의 ①은 노동조합과 사용자단체에서 추천하는 각 5명

② (1)의 ②는 대통령령으로 정하는 바에 따라 농어업인 단체 · 도시자영업자단체 및 시민단체에서 추천
하는 사람
㉠ 농어업인 단체 및 도시자영업자단체 : 각각 3명씩 추천
㉡ 시민단체 : 4명 추천

③ (1)의 ③은 기획재정부장관 및 보건복지부장관이 해당 기관 소속의 4급 이상 공무원 또는 고위공무
원단에 속하는 일반직공무원 중에서 각각 1명씩 지명하는 사람 및 건강보험에 관한 학식과 경험이
풍부한 사람

(4) 재정운영위원회 위원(공무원인 위원은 제외)의 임기는 2년(다만, 위원의 사임 등으로 새로 위촉된 위원
의 임기는 전임위원 임기의 남은 기간)

24. 회계(법 35조)

① 공단의 회계연도는 정부의 회계연도에 따름

② 공단은 직장가입자와 지역가입자의 재정을 통합하여 운영

③ 공단은 건강보험사업 및 징수위탁근거법의 위탁에 따른 국민연금사업 · 고용보험사업 · 산업재해보상
보험사업 · 임금채권보장사업에 관한 회계를 공단의 다른 회계와 구분하여 각각 계리해야 함

25. 예산(법 36조)

공단은 회계연도마다 예산안을 편성하여 의사회의 의결을 거친 후 보건복지부장관의 승인을 받아야 하며, 예산 변경 시에도 동일

26. 차입금(법 37조)

공단은 지출할 현금이 부족한 경우에는 차입 가능. 다만, 1년 이상 장기로 차입하려면 보건복지부장관의 승인을 받아야함

27. 준비금(법 38조)

① 공단은 회계연도마다 결산상의 잉여금 중에서 그 연도의 보험급여에 든 비용의 100분의 5 이상에 상당하는 금액을 그 연도에 든 비용의 100분의 50에 이를 때까지 준비금으로 적립해야 함
② 준비금은 부족한 보험급여 비용에 충당하거나 지출할 현금이 부족할 때 외에는 사용할 수 없으며, 현금 지출에 준비금을 사용한 경우에는 해당 회계연도 중에 이를 보전해야 함
③ 준비금의 관리 및 운영 방법 등에 필요한 사항은 보건복지부장관이 정함

28. 결산(법 39조, 규칙 10조)

(1) 공단은 회계연도마다 결산보고서 · 사업보고서 작성, 다음해 2월 말일까지 보건복지부장관에게 보고

(2) 공단은 (1)에 따라 결산보고서와 사업보고서를 보건복지부장관에게 보고하였을 때, 개요를 「신문 등의 진흥에 관한 법률」 에 따른 보급지역을 전국으로 하여 등록한 1개 이상의 일반일간신문에 공고

4 보험급여

29. 요양급여(법 41조 · 41조의2)

(1) 가입자와 피부양자의 질병, 부상, 출산 등에 대하여 다음의 요양급여 실시

① 진찰 · 검사
② 약제(藥劑) · 치료재료의 지급
③ 처치 · 수술 및 그 밖의 치료
④ 예방 · 재활

⑤ 입원

⑥ 간호

⑦ 이송(移送)

(2) (1)에 따른 요양급여(이하 요양급여)의 범위(이하 요양급여대상)

① **(1) 각 호의 요양급여**(약제는 제외) : (4)에 따라 보건복지부장관이 비급여대상으로 정한 것을 제외한 일체의 것

② **약제** : 제41조의3에 따라 요양급여대상으로 보건복지부장관이 결정하여 고시한 것

(3) 요양급여(이하 "요양급여"라 한다)의 방법 · 절차 · 범위 · 상한 등의 기준은 보건복지부령으로 정한다.

(4) 보건복지부장관은 요양급여의 기준을 정할 때 업무나 일상생활에 지장이 없는 질환, 그 밖에 보건복지부령으로 정하는 사항은 요양급여의 대상에서 제외 가능

(5) 약제의 요양급여 제외

① 보건복지부장관은 「약사법」 위반과 관련된 약제에 대하여는 1년의 범위에서 기간을 정하여 요양급여의 적용을 정지 가능

② 보건복지부장관은 적용이 정지되었던 약제가 다시 정지의 대상이 된 경우에는 총 정지 기간, 위반정도 등을 고려하여 요양급여에서 제외 가능

③ 요양급여 적용 정지 및 제외의 기준, 절차, 그 밖에 필요한 사항은 대통령령으로 정함

30. 요양기관(법 42~43조)

(1) 요양급여(간호와 이송 제외) 실시기관

① 「의료법」에 따라 개설된 의료기관

② 「약사법」에 따라 등록된 약국

③ 「약사법」 제91조에 따라 설립된 한국희귀의약품센터

④ 「지역보건법」에 따른 보건소 · 보건의료원 및 보건지소

⑤ 「농어촌 등 보건의료를 위한 특별조치법」에 따라 설치된 보건진료소

(2) 보건복지부장관은 효율적인 요양급여를 위하여 필요하면 보건복지부령으로 정하는 바에 따라 시설 · 장비 · 인력 및 진료과목 등 보건복지부령으로 정하는 기준에 해당하는 요양기관을 전문요양기관으로 인정 가능. 이 경우 해당 전문요양기관에 인정서를 발급해야 함

(3) 보건복지부장관은 (2)에 따라 인정받은 요양기관이 다음의 어느 하나에 해당하는 경우에는 그 인정을 취소

① (2) 전단에 따른 인정기준에 미달하게 된 경우

② (2) 후단에 따라 발급받은 인정서를 반납한 경우

(4) (2)에 따라 전문요양기관으로 인정된 요양기관 또는 「의료법」에 따른 상급종합병원에 대하여는 요양급여의 절차 및 요양급여비용을 다른 요양기관과 달리 할 수 있음

(5) 요양기관은 요양급여비용을 최초로 청구하는 때에 요양기관의 시설·장비 및 인력 등에 대한 현황을 건강보험심사평가원(이하 "심사평가원"이라 한다)에 신고

(6) 요양기관은 (5)에 따라 신고한 내용(요양급여비용의 증감에 관련된 사항만 해당)이 변경된 경우에는 그 변경된 날부터 15일 이내에 보건복지부령으로 정하는 바에 따라 심사평가원에 신고

31. 비용의 일부부담(법 44조, 시행령 19조)

(1) 요양급여를 받는 자는 대통령령으로 정하는 바에 따라 비용의 일부(이하 본인일부부담금)를 본인이 부담하며, 선별급여에 대해서는 다른 요양급여에 비하여 본인일부부담금 상향 조정 가능

(2) 본인이 연간 부담하는 본인일부부담금의 총액이 대통령령으로 정하는 금액(이하 이 조에서 본인부담상한액)을 초과한 경우 공단이 그 초과 금액을 부담

(3) 본인부담상한액은 가입자의 소득수준 등에 따라 정함

(4) 본인일부부담금 총액 산정 방법, 본인부담상한액을 넘는 금액의 지급 방법 및 가입자의 소득수준 등에 따른 본인부담상한액 설정 등에 필요한 사항은 대통령령으로 정함

32. 요양급여비용의 산정 등(법 45조)

(1) **요양급여비용은 공단의 이사장과 대통령령으로 정하는 의약계를 대표하는 사람들의 계약으로 정함**
   : 계약기간은 1년

(2) 계약이 체결되면 그 계약은 공단과 각 요양기관 사이에 체결된 것으로 봄

(3) 계약은 그 직전 계약기간 만료일이 속하는 연도의 5월 31일까지 체결하여야 하며, 그 기한까지 계약이 체결되지 아니하는 경우 보건복지부장관이 그 직전 계약기간 만료일이 속하는 연도의 6월 30일까지 심의위원회의 의결을 거쳐 요양급여비용을 정함.

(4) 공단의 이사장은 재정운영위원회의 심의·의결을 거쳐 계약을 체결

33. 약제·치료재료에 대한 요양급여비용의 산정(법 46조, 시행령 22조)

약제·치료재료(이하 "약제·치료재료")에 대한 요양급여비용은 제45조에도 불구하고 요양기관의 약제·치료재료 구입금액 등을 고려하여 아래에 따라 달리 산정 가능, 이 경우 구입금액(요양기관이 해당 약제 및 치료재료를 구입한 금액을 말함)이 상한금액보다 많을 때에는 구입금액은 상한금액과 같은 금액으로 함

① **한약제** … 상한금액

② **한약제 외의 약제** … 구입금액

③ **치료재료** … 구입금액

34. 요양급여비용의 청구와 지급, 지급보류(법 47 · 47조의 2)

(1) 요양기관은 공단에 요양급여비용의 지급을 청구 가능

(2) **요양급여비용 청구절차**

요양기관은 심사평가원에 요양급여비용의 심사청구를 하여야 하며, 심사청구를 받은 심사평가원은 이를 심사한 후 지체 없이 그 내용을 공단과 요양기관에 알림
→ 심사 내용을 통보받은 공단은 지체 없이 그 내용에 따라 요양급여비용을 요양기관에 지급

(3) **요양기관이 심사청구를 대행하게 할 수 있는 기관**

① 「의료법」에 따른 의사회·치과의사회·한의사회·조산사회 또는 각각의 지부 및 분회

② 「의료법」에 따른 의료기관 단체

③ 「약사법」에 따른 약사회 또는 지부 및 분회

(4) 공단은 요양급여비용의 지급을 청구한 요양기관이 「의료법」 제33조 제2항 또는 「약사법」 제20조 제1항을 위반하였다는 사실을 수사기관의 수사 결과로 확인한 경우에는 요양급여비용 지급 보류 가능

(5) 법원의 무죄 판결이 확정되는 등 요양기관이 「의료법」 제33조제2항 또는 「약사법」 제20조 제1항을 위반한 혐의가 입증되지 아니한 경우에는 공단은 지급 보류된 요양급여비용에 지급 보류된 기간 동안의 이자를 가산하여 해당 요양기관에 지급

35. 요양비(법 49조, 규칙 23조)

(1) 공단은 가입자나 피부양자가 보건복지부령으로 정하는 긴급하거나 그 밖의 부득이한 사유로 요양기관
과 비슷한 기능을 하는 기관으로서 보건복지부령으로 정하는 기관(업무정지기간 중인 요양기관을 포함)
에서 질병·부상·출산 등에 대하여 요양을 받거나 요양기관이 아닌 장소에서 출산한 경우에는 그 요
양급여에 상당하는 금액을 보건복지부령으로 정하는 바에 따라 가입자나 피부양자에게 요양비로 지급

(2) **보건복지부령으로 정하는 요양기관과 비슷한 기능을 하는 기관**

① 요양기관에서 제외된 의료기관 등

② 만성신부전증 환자 중 복막투석으로 요양급여를 받고 있는 사람에게 복막관류액, 자동복막투석에 사
용되는 소모성 재료를 판매하는 요양기관 외의 의약품판매업소

(3) **보건복지부령으로 정하는 긴급하거나 그 밖의 부득이한 사유**

① 요양기관을 이용할 수 없거나 요양기관이 없는 경우

② 만성신부전증 환자가 의사의 처방전에 따라 복막관류액 또는 자동복막투석에 사용되는 소모성 재료
를 요양기관 외의 의약품판매업소에서 구입·사용한 경우

③ 산소치료를 필요로 하는 환자가 의사의 산소치료 처방전에 따라 보건복지부장관이 정하여 고시하는
방법으로 가정에서 산소치료를 받는 경우

④ 당뇨병 환자가 의사의 처방전에 따라 혈당검사 또는 인슐린주사에 사용되는 소모성 재료를 요양기관
외의 의료기기판매업소에서 구입·사용한 경우

⑤ 선천성 신경인성 방광환자가 의사의 처방전에 따라 자가도뇨에 사용되는 소모성 재료를 요양기관 외
의 의료기기판매업소에서 구입·사용한 경우

⑥ 보건복지부장관이 정하여 고시하는 질환이 있는 사람으로서 인공호흡기를 필요로 하는 환자가 의사
의 처방전에 따라 인공호흡기를 대여받아 사용하는 경우

36. 부가급여(법 50조, 시행령 23조)

(1) 공단은 이 법에서 정한 요양급여 외에 대통령령으로 정하는 바에 따라 임신·출산 진료비, 장제비, 상
병수당, 그 밖의 급여를 실시 가능

(2) 부가급여는 임신·출산 진료비로 하며, 그 금액은 임신한 가입자 또는 피부양자가 지정된 요양기관에
서 받는 임신과 출산에 관련된 진료(출산 전후 산모의 건강관리와 관련된 진료를 포함)에 드는 비용

① **하나의 태아를 임신한 경우** ··· 50만 원

② **둘 이상의 태아를 임신한 경우** ··· 70만 원

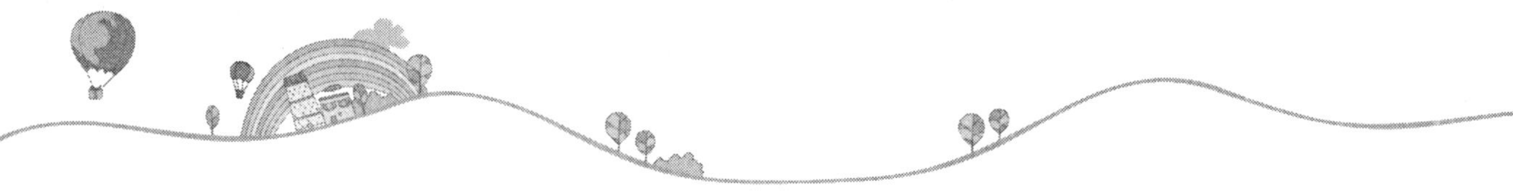

(3) 공단은 임신한 가입자 또는 피부양자에게 임신·출산 진료비의 지급과 관련하여 이용권을 발급해야 하며 발급받은 이용권을 요양기관이 확인한 분만 예정일부터 60일이 지난 후에는 사용 불가

37. 장애인에 대한 특례(법 51조)

공단은 「장애인 복지법」에 따라 등록한 장애인인 가입자 및 피부양자에게는 보장구에 대하여 보험급여 실시

38. 건강검진(법 52조, 시행령 25조)

(1) 공단은 가입자와 피부양자에 대하여 질병의 조기 발견과 그에 따른 요양급여를 하기 위하여 건강검진을 실시

(2) 건강검진의 구분

일반건강검진, 암검진 및 영유아건강검진

(3) 건강검진대상자

① **일반건강검진** ··· 직장가입자, 세대주인 지역가입자, 40세 이상인 지역가입자 및 40세 이상인 피부양자

② **암검진** ··· 「암관리법 시행령」 별표 1의 암의 종류별 검진주기와 연령 기준 등에 해당하는 사람

③ **영유아건강검진** ··· 6세 미만의 가입자 및 피부양자

(4) 건강검진은 2년마다 1회 이상 실시, 사무직에 종사하지 아니하는 직장가입자는 1년에 1회 실시. 다만, 암검진은 「암관리법 시행령」에서 정한 바에 따르며, 영유아건강검진은 영유아의 나이 등을 고려하여 보건복지부장관이 정하여 고시하는 바에 따라 검진주기와 검진횟수를 다르게 할 수 있음

(5) 건강검진은 「건강검진기본법」에 따라 지정된 건강검진기관(이하 "검진기관")에서 실시해야 함

(6) 공단은 건강검진을 실시하려면 건강검진의 실시에 관한 사항을 다음의 구분에 따라 통보

① **일반건강검진 및 암검진** ··· 직장가입자에게 실시하는 건강검진의 경우에는 해당 사용자에게, 직장가입자의 피부양자 및 지역가입자에게 실시하는 건강검진의 경우에는 검진을 받는 사람에게 통보

② **영유아건강검진** ··· 직장가입자의 피부양자인 영유아에게 실시하는 건강검진의 경우에는 그 직장가입자에게, 지역가입자인 영유아에게 실시하는 건강검진의 경우에는 해당 세대주에게 통보

(7) 건강검진을 실시한 검진기관은 공단에 건강검진의 결과를 통보하여야 하며, 공단은 이를 건강검진을 받은 사람에게 통보하여야 한다. 다만, 검진기관이 건강검진을 받은 사람에게 직접 통보한 경우에는 공단은 그 통보를 생략 가능

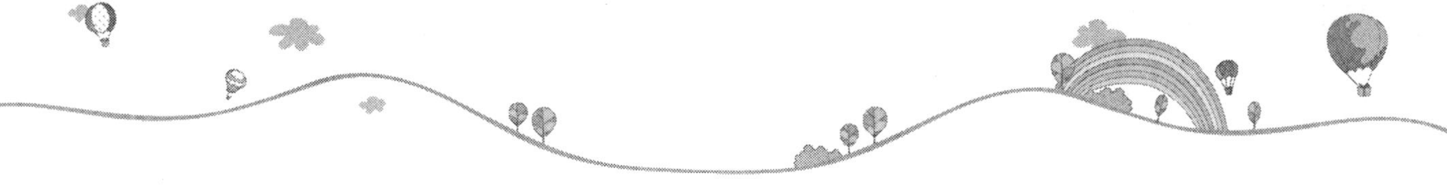

39. 급여의 제한(법 53조, 시행령 26조)

(1) 공단이 보험급여를 하지 아니하는 경우

① 고의 또는 중대한 과실로 인한 범죄행위에 그 원인이 있거나 고의로 사고를 일으킨 경우

② 고의 또는 중대한 과실로 공단이나 요양기관의 요양에 관한 지시에 따르지 아니한 경우

③ 고의 또는 중대한 과실로 제55조에 따른 문서와 그 밖의 물건의 제출을 거부하거나 질문 또는 진단을 기피한 경우

④ 업무 또는 공무로 생긴 질병·부상·재해로 다른 법령에 따른 보험급여나 보상(報償) 또는 보상(補償)을 받게 되는 경우

(2) 공단은 보험급여를 받을 수 있는 사람이 다른 법령에 따라 국가나 지방자치단체로부터 보험급여에 상당하는 급여를 받거나 보험급여에 상당하는 비용을 지급받게 되는 경우에는 그 한도에서 보험급여를 하지 아니함

(3) 공단은 가입자가 1개월 이상 소득월액보험료, 세대단위 보험료를 체납한 경우 그 체납한 보험료를 완납할 때까지 그 가입자 및 피부양자에 대하여 보험급여를 실시하지 아니함(단, 보험료의 체납기간에 관계없이 월별 보험료의 총체납횟수가 6회 미만인 경우는 제외)

(4) 납부의무를 부담하는 사용자가 제보수월액보험료를 체납한 경우에는 그 체납에 대하여 직장가입자 본인에게 귀책사유가 있는 경우에 한하여 (3)의 규정을 적용(직장가입자의 피부양자에게도 적용)

(5) (3), (4)에도 불구하고 공단으로부터 분할납부 승인을 받고 그 승인된 보험료를 1회 이상 낸 경우에는 보험급여 가능(단, 분할납부 승인을 받은 사람이 정당한 사유 없이 2회 이상 그 승인된 보험료를 내지 아니한 경우는 제외)

(6) 보험급여를 하지 아니하는 기간("급여제한기간")에 받은 보험급여는 다음의 어느 하나에 해당하는 경우에만 보험급여로 인정

① 공단이 급여제한기간에 보험급여를 받은 사실이 있음을 가입자에게 통지한 날부터 2개월이 지난 날이 속한 달의 납부기한 이내에 체납된 보험료를 완납한 경우

② 공단이 급여제한기간에 보험급여를 받은 사실이 있음을 가입자에게 통지한 날부터 2개월이 지난 날이 속한 달의 납부기한 이내에 분할납부 승인을 받은 체납보험료를 1회 이상 낸 경우. 다만, 분할납부 승인을 받은 사람이 정당한 사유 없이 2회 이상 그 승인된 보험료를 내지 아니한 경우에는 그러하지 아니함

보 건 의 료 법 규

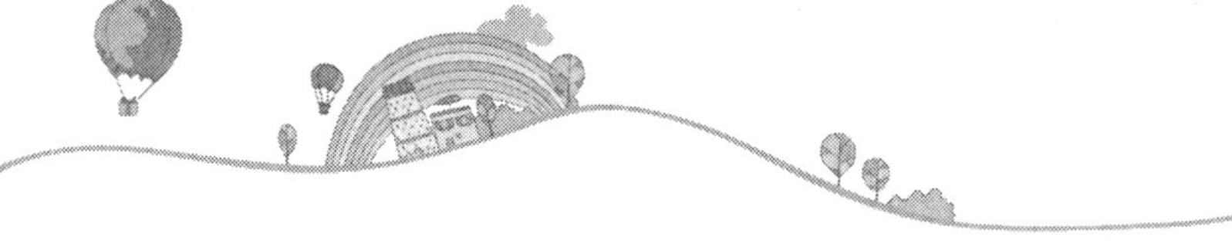

40. 급여의 정지, 급여의 확인, 요양비 등의 지급(법 54~56조)

(1) 보험급여 정지 기간

① 국외에 여행 중인 경우

② 국외에서 업무에 종사하고 있는 경우

③ 병역법의 규정에 의한 현역병, 전환 복무된 사람 및 무관후보생(법 60조에 따른 요양급여 지급)

④ 교도소, 그 밖에 이에 준하는 시설에 수용되어 있는 경우(법 60조에 따른 요양급여 지급)

(2) 공단은 필요하다고 인정되면 보험급여를 받는 사람에게 문서와 그 밖의 물건을 제출하도록 요구하거나 관계인을 시켜 질문 또는 진단 가능

(3) 공단은 지급의무가 있는 요양비 또는 부가급여의 청구를 받으면 지체 없이 이를 지급해야 함

41. 부당이득의 징수(법 57조)

(1) 공단은 속임수나 그 밖의 부당한 방법으로 보험급여를 받은 사람이나 보험급여 비용을 받은 요양기관에 대하여 그 보험급여나 보험급여 비용에 상당하는 금액의 전부 또는 일부를 징수

(2) 공단은 (1)의 요양기관이 다음의 어느 하나에 해당하는 경우에는 해당 요양기관을 개설한 자에게 그 요양기관과 연대하여 같은 항에 따른 징수금을 납부하게 할 수 있음

① 「의료법」을 위반하여 의료기관을 개설할 수 없는 자가 의료인의 면허나 의료법인 등의 명의를 대여 받아 개설ㆍ운영하는 의료기관

② 「약사법」을 위반하여 약국을 개설할 수 없는 자가 약사 등의 면허를 대여 받아 개설ㆍ운영하는 약국

(3) 사용자나 가입자의 거짓 보고나 거짓 증명 또는 요양기관의 거짓 진단에 따라 보험급여가 실시된 경우 공단은 이들에게 보험급여를 받은 사람, 보험급여를 받은 사람과 같은 세대에 속한 가입자에게 연대하여 징수금을 내게 할 수 있음

(4) 요양기관이 가입자나 피부양자로부터 속임수나 그 밖의 부당한 방법으로 요양급여비용을 받은 경우 공단은 해당 요양기관으로부터 이를 징수하여 가입자나 피부양자에게 지체 없이 지급해야 함. 이 경우 공단은 가입자나 피부양자에게 지급하여야 하는 금액을 그 가입자 및 피부양자가 내야 하는 보험료등과 상계 가능

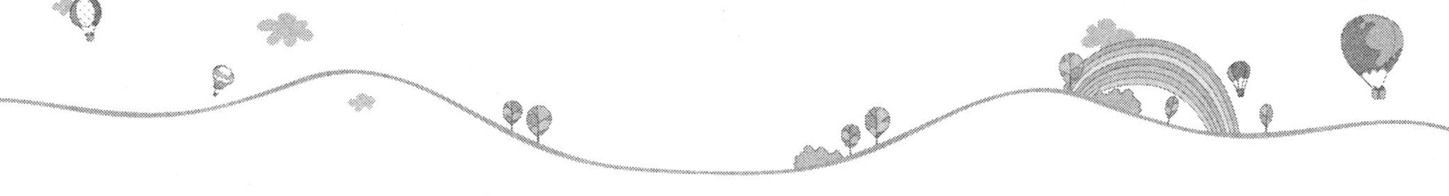

42. 구상권 (법 58조)

(1) 공단은 제3자의 행위로 보험급여사유가 생겨 가입자 또는 피부양자에게 보험급여를 한 경우에는 그 급여에 들어간 비용 한도에서 그 제3자에게 손해배상을 청구할 권리를 얻음

(2) (1)에 따라 보험급여를 받은 사람이 제3자로부터 이미 손해배상을 받은 경우에는 공단은 그 배상액 한도에서 보험급여를 하지 않음

43. 수급권 보호(법 59조)

보험급여를 받을 권리는 양도하거나 압류 불가, 요양비 등 수급계좌에 입금된 요양비 등은 압류 불가

44. 현역병 등에 대한 요양급여비용의 지급(법 60조, 시행령 27조)

(1) 공단은 현역병, 전환 복무된 사람 및 무관후보생과 교도소, 기타 이에 준하는 시설에 수용된 자가 요양기관에서 대통령령으로 정하는 치료 등(요양급여)을 받은 경우 그에 따라 공단이 부담하는 비용(요양급여비용)을 법무부장관·국방부장관·국민안전처장관 또는 경찰청장으로부터 예탁 받아 지급가능

(2) (1)에서 "대통령령으로 정하는 치료 등"이란 진찰·검사, 약제(藥劑)·치료재료의 지급, 처치·수술 및 그 밖의 치료, 입원을 말함

(3) 공단은 기관장이 예탁한 요양급여비용이 공단이 부담하여야 할 요양급여비용에 미치지 못할 때에는 기관장에게 이를 즉시 청구하고, 기관장은 공단의 청구에 따라 요양급여비용을 공단에 지급해야 함

5 건강보험심사평가원

45. 건강보험심사평가원(법 62~65조)

(1) 요양급여비용을 심사하고 요양급여의 적정성을 평가하기 위하여 건강보험심사평가원을 설립하며 법인으로 함

(2) **업무**

① 요양급여비용의 심사

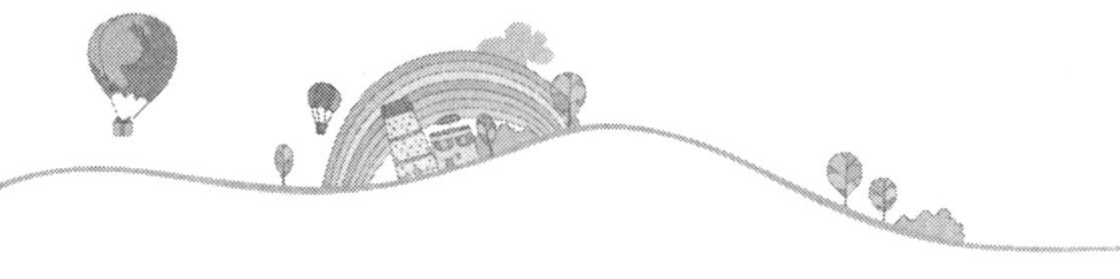

② 요양급여의 적정성 평가

③ 심사기준 및 평가기준의 개발

④ ①~③의 규정에 따른 업무와 관련된 조사연구 및 국제협력

⑤ 다른 법률에 따라 지급되는 급여비용의 심사 또는 의료의 적정성 평가에 관하여 위탁받은 업무

⑥ 건강보험과 관련하여 보건복지부장관이 필요하다고 인정한 업무

⑦ 그 밖에 보험급여 비용의 심사와 보험급여의 적정성 평가와 관련하여 대통령령으로 정하는 업무

(3) 임원

① 원장, 이사 15명 및 감사 1명을 둠. 이 경우 원장, 이사 중 4명 및 감사는 상임으로 함

② **원장** … 임원추천위원회가 복수로 추천한 사람 중에서 보건복지부장관의 제청으로 대통령이 임명

③ **상임이사** … 보건복지부령으로 정하는 추천 절차를 거쳐 원장이 임명

④ **비상임이사** … 공단이 추천하는 1명, 의약관계단체가 추천하는 5명, 노동조합 · 사용자단체 · 소비자단체 및 농어업인단체가 추천하는 각 1명과 대통령령으로 정하는 바에 따라 추천한 관계 공무원 1명을 보건복지부장관이 임명, 비상임이사는 정관으로 정하는 바에 따라 실비변상을 받을 수 있음.

⑤ **감사** … 임원추천위원회가 복수로 추천한 사람 중에서 기획재정부장관의 제청으로 대통령이 임명

⑥ **임기** … 원장-3년, 이사(공무원인 이사는 제외)와 감사 – 각각 2년

46. 진료심사평가위원회(법 66조, 규칙 32~36조)

(1) 기능

심사평가원의 업무를 효율적으로 수행하기 위함

(2) 위원장을 포함하여 90명 이내의 상근 심사위원과 1천명 이내의 비상근 심사위원으로 구성하며, 진료과목별 분과위원회를 둘 수 있음

(3) 위원의 자격

① 의사 면허를 취득한 후 10년이 지난 사람으로서 의과대학 또는 의료기관에서 종사한 사람

② 치과의사 면허를 취득한 후 10년이 지난 사람으로서 치과대학 또는 의료기관에서 종사한 사람

③ 한의사 면허를 취득한 후 10년이 지난 사람으로서 한의과대학 또는 의료기관에서 종사한 사람

④ 약사 면허를 취득한 후 10년이 지난 사람으로서 약학대학 · 의료기관 · 약국 또는 한국희귀의약품센터에서 종사한 사람

⑤ 「고등교육법」 제2조제1호부터 제3호까지의 학교에서 전임강사 이상의 경력을 가진 사람으로서 보건의약관련 분야에 10년 이상 종사한 사람

⑥ 보건의약 또는 건강보험과 관련된 분야에 10년 이상 종사한 사람 중 보건복지부장관이 심사위원 자격이 있다고 인정하는 사람

(3) 심사위원을 해임 또는 해촉할 수 있는 경우

① 신체장애나 정신장애로 직무를 수행할 수 없다고 인정되는 경우

② 직무상 의무를 위반하거나 직무를 게을리 한 경우

③ 고의나 중대한 과실로 심사평가원에 손실이 생기게 한 경우

④ 직무 여부와 관계없이 품위를 손상하는 행위를 한 경우

(4) 임기

2년

6 보험료

47. 보험료(법 69조)

(1) 공단은 건강보험사업에 드는 비용에 충당하기 위하여 보험료의 납부의무자로부터 보험료를 징수

(2) 보험료는 가입자의 자격을 취득한 날이 속하는 달의 다음 달부터 가입자의 자격을 잃은 날의 전날이 속하는 달까지 징수(단, 가입자의 자격을 매월 1일에 취득한 경우에는 그 달부터 징수)

(3) 보험료를 징수할 때 가입자의 자격이 변동된 경우에는 변동된 날이 속하는 달의 보험료는 변동되기 전의 자격을 기준으로 징수 (단, 가입자의 자격이 매월 1일에 변동된 경우에는 변동된 자격을 기준으로 징수)

(4) 직장가입자의 월별 보험료액

① **보수월액보험료** … 제70조에 따라 산정한 보수월액에 제73조 제1항 또는 제2항에 따른 보험료율을 곱하여 얻은 금액

② **소득월액보험료** … 제71조에 따라 산정한 소득월액에 제73조 제1항 또는 제2항에 따른 보험료율의 100분의 50을 곱하여 얻은 금액

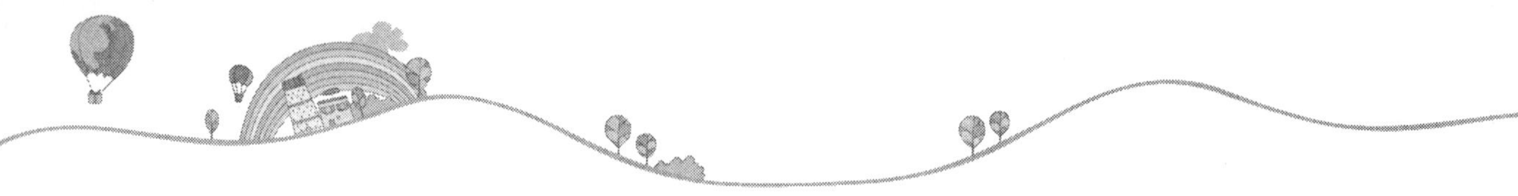

(5) 지역가입자의 월별 보험료액

세대 단위로 산정하되, 지역가입자가 속한 세대의 월별 보험료액은 제72조에 따라 산정한 보험료부과점수에 제73조 제3항에 따른 보험료부과 점수 당 금액을 곱한 금액

48. 보수월액(법 70조, 시행령 32조), 소득월액(법 71조, 시행령 41조)

(1) 보수월액

① 직장가입자의 보수월액은 직장가입자가 지급받는 보수를 기준으로 하여 산정하되, 보수월액이 28만 원 미만인 경우에는 28만 원. 보수월액이 7,810만 원을 초과하는 경우에는 7,810만 원으로 할 것

② 휴직이나 그 밖의 사유로 보수의 전부 또는 일부가 지급되지 아니하는 가입자(이하 "휴직자 등")의 보수월액 보험료는 해당 사유가 생기기 전 달의 보수월액을 기준으로 산정

③ 보수는 근로자등이 근로를 제공하고 사용자·국가 또는 지방자치단체로부터 지급받는 금품(실비변상적인 성격을 갖는 금품은 제외)으로서 대통령령으로 정하는 것

④ 보수월액의 산정 및 보수가 지급되지 아니하는 사용자의 보수월액의 산정 등에 필요한 사항은 대통령령으로 정함

(2) 소득월액

① 소득월액은 제70조에 따른 보수월액의 산정에 포함된 보수를 제외한 직장가입자의 소득("보수 외 소득")이 연간 7200만 원을 초과하는 경우 보수 외 소득을 기준으로 하여 산정하되, 소득월액이 7,810만 원을 넘는 경우에는 7,810만 원을 소득월액으로 상한을 정할 수 있음

② **소득월액 산정에 포함되는 소득** … 이자소득, 배당소득, 사업소득, 근로소득, 연금소득, 기타소득(「소득세법」 제21조에 따른 소득)

49. 보험료부과점수(법 72조)

(1) 보험료부과점수는 지역가입자의 소득·재산·생활수준·경제활동참가율 등을 고려하여 정하되, 대통령령으로 정하는 기준에 따라 상한과 하한을 정할 수 있음

(2) 보험료부과점수의 산정방법과 산정기준을 정할 때 법령에 따라 재산권의 행사가 제한되는 재산에 대하여는 다른 재산과 달리 정할 수 있음

50. 보험료율 등(법 73조)

① 직장가입자의 보험료율은 1천분의 80의 범위에서 심의위원회의 의결을 거쳐 대통령령으로 정한다.

② 국외에서 업무에 종사하고 있는 직장가입자에 대한 보험료율은 제1항에 따라 정해진 보험료율의 100분의 50으로 한다.

③ 지역가입자의 보험료부과 점수 당 금액은 심의위원회의 의결을 거쳐 대통령령으로 정한다.

51. 보험료의 면제(법 74조), 보험료의 경감 (법 75조, 시행령 45조)

(1) 보험료 면제 사유

① 국외에서 업무에 종사하고 있는 경우(국내에 거주하는 피부양자가 없을 때에만 보험료를 면제)

② 병역법 규정에 의한 현역병(지원에 의하지 아니하고 임용된 하사 포함), 전환 복무된 사람, 무관후보생

③ 교도소, 그 밖에 이에 준하는 시설에 수용되어 있는 경우

(2) 가입자가 속한 세대의 보험료를 산정할 때 그 가입자의 보험료부과점수를 제외하는 경우

① 국외에서 업무에 종사하고 있는 경우

② 병역법 규정에 의한 현역병(지원에 의하지 아니하고 임용된 하사 포함), 전환 복무된 사람, 무관후보생

③ 교도소, 그 밖에 이에 준하는 시설에 수용되어 있는 경우

(3) 보험료의 면제나 보험료의 산정에서 제외되는 보험료부과점수에 대해서는 급여정지 사유가 생긴 날이 속하는 달의 다음 달부터 사유가 없어진 날이 속하는 달까지 적용. (단, 급여정지 사유가 매월 1일에 없어진 경우에는 그 달의 보험료를 면제하지 아니하거나 보험료의 산정에서 보험료부과점수를 제외하지 아니함)

(4) 보험료 경감

① 요양기관까지의 거리가 멀거나 대중교통으로 이동하는 시간이 오래 걸리는 지역으로서 보건복지부장관이 정하여 고시하는 섬·벽지 지역

② 군 및 도농복합 형태 시의 읍·면 지역

③ 「농어촌주민의 보건복지증진을 위한 특별법」 제33조에 해당하는 지역

④ 「지방자치법」에 따른 시와 군의 지역 중 동 지역으로서 「국토의 계획 및 이용에 관한 법률」에 따라 지정된 주거지역·상업지역 및 공업지역을 제외한 지역

⑤ 요양기관의 이용이 제한되는 근무지의 특성을 고려하여 보건복지부장관이 인정하는 지역

⑥ 65세 이상인 사람

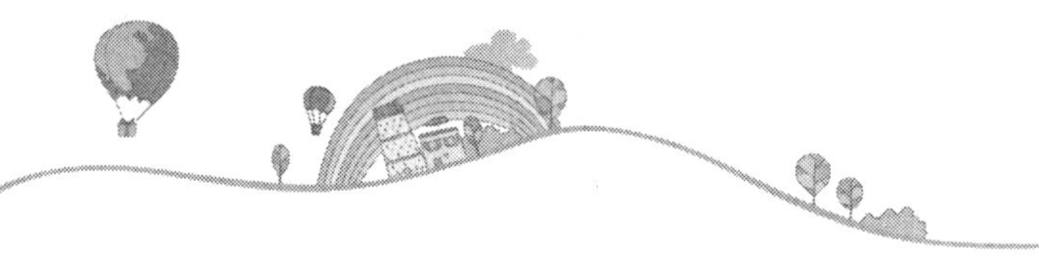

⑦ 「장애인복지법」에 따라 등록한 장애인

⑧ 「국가유공자 등 예우 및 지원에 관한 법률」에 따른 국가유공자

⑨ 휴직자

⑩ 그 밖에 생활이 어렵거나 천재지변 등의 사유로 보험료를 경감할 필요가 있다고 보건복지부장관이 정하여 고시하는 사람

(5) 보험료를 감액하는 등 재산상의 이익을 제공할 수 있는 경우

① 보험료의 납입 고지를 전자문서로 받는 경우

② 보험료를 자동 계좌이체의 방법으로 내는 경우

52. 보험료의 부담(법 76조)

(1) 직장가입자의 보수월액보험료는 직장가입자와 다음의 구분에 따른 자가 각각 보험료액의 100분의 50씩 부담 (다만, 직장가입자가 교직원으로서 사립학교에 근무하는 교원이면 보험료액은 그 직장가입자가 100분의 50을, 제3조 제2호 다목에 해당하는 사용자가 100분의 30을, 국가가 100분의 20을 각각 부담)

① **직장가입자가 근로자인 경우** … 사업장의 사업주

② **직장가입자가 공무원인 경우** … 그 공무원이 소속되어 있는 국가 또는 지방자치단체

③ **직장가입자가 교직원**(사립학교에 근무하는 교원은 제외)**인 경우** … 교직원이 소속되어 있는 사립학교(「사립학교교직원 연금법」에 규정된 사립학교)를 설립·운영하는 자. 교직원이 소속되어 있는 사립학교를 설립·운영하는 자가 부담액 전부를 부담할 수 없으면 그 부족액을 학교에 속하는 회계에서 부담하게 할 수 있음

(2) 직장가입자의 소득월액보험료

직장가입자가 부담

(3) 지역가입자의 보험료

그 가입자가 속한 세대의 지역가입자 전원이 연대하여 부담

53. 보험료 납부의무(법 77조), 제2차 납부의무(법 77조의2), 납부기한(법 78조)

(1) 직장가입자의 보험료

① **보수월액보험료** … 사용자, 사업장의 사용자가 2명 이상인 때에는 그 사업장의 사용자는 해당 직장가입자의 보험료를 연대하여 납부

② **소득월액보험료** … 직장가입자

③ 사용자는 보수월액보험료 중 직장가입자가 부담하여야 하는 그 달의 보험료액을 그 보수에서 공제하여 납부

(2) 지역가입자의 보험료

그 가입자가 속한 세대의 지역가입자 전원이 연대하여 납부(다만, 미성년자는 납부의무를 부담하지 아니함)

(3) 제2차 납부의무

법인의 재산으로 그 법인이 납부하여야 하는 보험료, 연체금 및 체납처분비를 충당하여도 부족한 경우에는 해당 법인에게 보험료의 납부의무가 부과된 날 현재의 무한책임사원 또는 과점주주(「국세기본법」 제39조 각 호의 어느 하나에 해당하는 자)가 부족한 금액에 대하여 제2차 납부의무를 짐

(4) 보험료 납부의무가 있는 자는 가입자에 대한 그 달의 보험료를 그 다음 달 10일까지 납부(다만, 직장가입자의 소득월액보험료 및 지역가입자의 보험료는 분기별로 납부 가능)

(5) 공단은 납입 고지의 송달 지연 등 보건복지부령으로 정하는 사유가 있는 경우 납부의무자의 신청에 따라 납부기한부터 1개월의 범위에서 납부기한을 연장 가능

54. 보험료 등의 납입 고지(법 79조), 신용카드 등으로 하는 보험료 등의 납부(법 79조의2)

(1) 공단은 보험료 등을 징수하려면 그 금액을 결정하여 납부의무자에게 문서로 납입 고지

(2) 공단은 납입 고지를 할 때 납부의무자의 신청이 있으면 전자문서교환방식 등에 의하여 전자문서로 고지 가능

(3) 직장가입자의 사용자가 2명 이상인 경우 또는 지역가입자의 세대가 2명 이상으로 구성된 경우 그 중 1명에게 한 고지는 해당 사업장의 다른 사용자 또는 세대 구성원인 다른 지역가입자 모두에게 효력이 있는 것으로 봄

(4) 휴직자등의 보험료는 휴직 등의 사유가 끝날 때까지 보건복지부령으로 정하는 바에 따라 납입 고지 유예 가능

(5) 보험료 등을 납부하는 지역가입자와 대통령령으로 정하는 금액 이하의 보험료 등을 납부하는 직장가입자는 신용카드, 직불카드 등으로 납부 가능

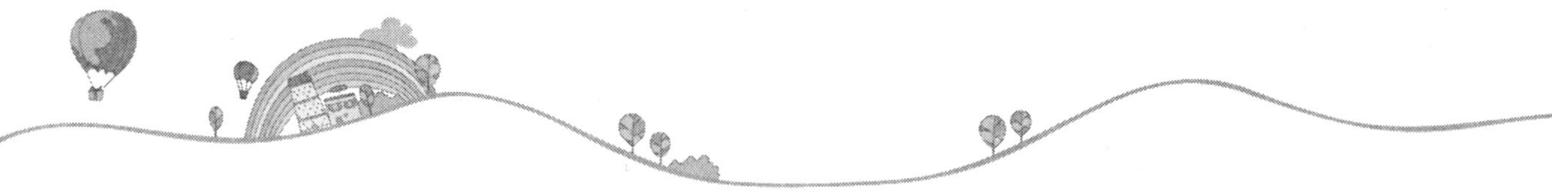

55. 연체금(법 80조, 규칙 51조)

(1) 공단은 보험료 등의 납부의무자가 납부기한까지 보험료 등을 내지 아니하면 그 납부기한이 지난날부터 매 1일이 경과할 때마다 체납된 보험료 등의 1천분의 1에 해당하는 금액을 가산한 연체금을 징수하며, 연체금은 체납된 보험료 등의 1천분의 30을 넘지 못함

(2) 공단은 보험료 등의 납부의무자가 체납된 보험료 등을 내지 아니하면 납부기한 후 30일이 지난날부터 매 1일이 경과할 때마다 체납된 보험료 등의 3천분의 1에 해당하는 연체금을 (1)에 따른 연체금에 더하여 징수하며, 이 경우 연체금은 체납된 보험료 등의 1천분의 90을 넘지 못함

(3) 연체금 징수하지 아니하는 경우

① 천재지변

② 전쟁 또는 사변으로 인하여 체납한 경우

③ 연체금의 금액이 공단의 정관으로 정하는 금액 이하인 경우

④ 사업장 또는 사립학교의 폐업·폐쇄 또는 폐교로 체납액을 징수할 수 없는 경우

⑤ 그 밖에 보건복지부장관이 연체금을 징수하기 곤란한 부득이한 사유가 있다고 인정하는 경우

56. 보험료 등의 독촉 및 체납처분(법 81조), 체납보험료의 분할납부(법 82조)

(1) 공단은 납부의무자가 보험료 등을 내지 아니하면 10일 이상 15일 이내의 납부기한을 정하여 독촉장을 발부하고 독촉할 수 있으며, 직장가입자의 사용자가 2명 이상인 경우 또는 지역가입자의 세대가 2명 이상으로 구성된 경우에는 그 중 1명에게 한 독촉은 해당 사업장의 다른 사용자 또는 세대 구성원인 다른 지역가입자 모두에게 효력이 있는 것으로 봄

(2) 공단은 독촉을 받은 자가 그 납부기한까지 보험료 등을 내지 아니하면 보건복지부장관의 승인을 받아 국세 체납처분의 예에 따라 이를 징수 가능

(3) 보험료를 3회 이상 체납한 자에 대하여 보건복지부령으로 정하는 바에 따라 분할 납부를 승인 가능

(4) 분할납부 승인을 받은 자가 정당한 사유 없이 2회 이상 그 승인된 보험료를 납부하지 아니하면 그 분할납부의 승인을 취소

57. 보험료 등의 징수 순위(법 85조)

보험료 등은 국세와 지방세를 제외한 다른 채권에 우선하여 징수. 다만, 보험료 등의 납부기한 전에 전세권·질권·저당권 또는 「동산·채권 등의 담보에 관한 법률」에 따른 담보권의 설정을 등기 또는 등록한 사실이 증명되는 재산을 매각할 때에 그 매각대금 중에서 보험료 등을 징수하는 경우 그 전세권·질권·저당권 또는 「동산·채권 등의 담보에 관한 법률」에 따른 담보권으로 담보된 채권에 대하여는 그러하지 아니함

58. 보험료 등의 충당과 환급(법 86조)

(1) 공단은 납부의무자가 보험료 등·연체금 또는 체납처분비로 낸 금액 중 과오납부(過誤納付)한 금액이 있으면 즉시 그 과오납금을 환급금으로 결정

(2) 환급금은 대통령령으로 정하는 바에 따라 납부의무자가 내야 할 보험료 등·연체금 또는 체납 처분비에 충당하여야 하며, 충당하고 남은 금액은 결정일부터 30일 이내에 납부자에게 지급.

---

7 이의신청 및 심판청구 등

59. 이의신청 (법 87조)

(1) 가입자 및 피부양자의 자격, 보험료 등, 보험급여, 보험급여 비용에 관한 공단의 처분에 이의가 있는 자는 공단에 이의신청 가능

(2) 요양급여비용 및 요양급여의 적정성 평가 등에 관한 심사평가원의 처분에 이의가 있는 공단, 요양기관 또는 그 밖의 자는 심사평가원에 이의신청 가능

(3) 이의신청은 처분이 있음을 안 날부터 90일 이내에 문서(전자문서를 포함)로 하여야 하며 처분이 있은 날부터 180일을 지나면 제기 불가(단, 정당한 사유로 그 기간에 이의신청을 할 수 없었음을 소명한 경우는 예외)

(4) (3)에도 불구하고 요양기관이 심사평가원의 확인에 대하여 이의신청을 하려면 통보받은 날부터 30일 이내에 해야 함

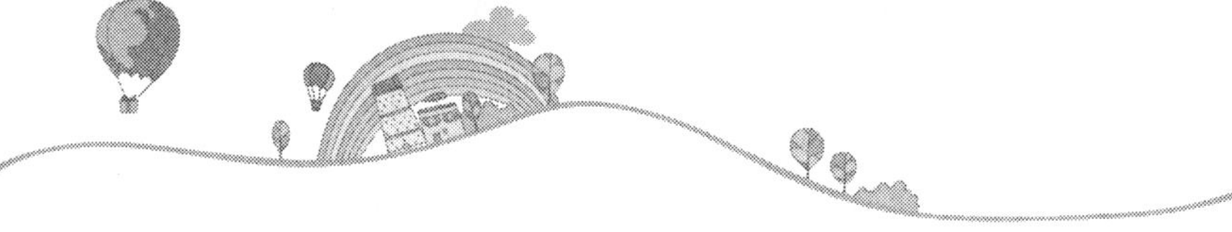

60. 심판청구(법 88조), 건강보험분쟁조정위원회(법 89조), 행정소송(법 90조)

(1) 이의신청에 대한 결정에 불복하는 자는 건강보험분쟁조정위원회에 심판청구 가능

(2) **분쟁조정위원회**

① 위원장을 포함하여 60명 이내의 위원으로 구성. 위원장을 제외한 위원 중 1명은 당연직위원

② 회의는 위원장, 당연직위원 및 위원장이 매 회의마다 지정하는 7명의 위원을 포함하여 총 9명으로 구성

③ 분쟁조정위원회는 구성원 과반수의 출석과 출석위원 과반수의 찬성으로 의결

④ 분쟁조정위원회를 실무적으로 지원하기 위하여 분쟁조정위원회에 사무국을 둠

(3) 공단 또는 심사평가원의 처분에 이의가 있는 자와 이의신청 또는 심판청구에 대한 결정에 불복하는 자는 「행정소송법」에서 정하는 바에 따라 행정소송 제기 가능

8 보칙

61. 시효 (법 91조)

(1) **3년 동안 행사하지 아니하면 소멸되는 권리**

① 보험료 · 연체금 및 가산금을 징수할 권리

② 보험료 · 연체금 및 가산금으로 과오 납부한 금액을 환급받을 권리

③ 보험급여를 받을 권리

④ 보험급여 비용을 받을 권리

⑤ 과다 납부된 본인일부부담금을 돌려받을 권리

⑥ 요양급여에 해당하는 금액을 지급받을 수 있는 근로복지공단의 권리

(2) **시효중단**

① 보험료의 고지 또는 독촉

② 보험급여 또는 보험급여 비용의 청구

(3) 휴직자 등의 보수월액보험료를 징수할 권리의 소멸시효는 고지가 유예된 경우 휴직 등의 사유가 끝날 때까지 진행하지 아니함

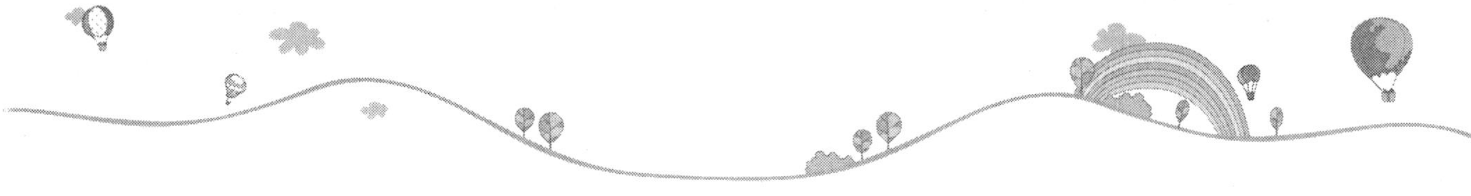

62. 근로자의 권익 보호(법 93조)

근로자를 고용하는 사용자는 그가 고용한 근로자가 이 법에 따른 직장가입자가 되는 것을 방해하거나 자신이 부담하는 부담금이 증가되는 것을 피할 목적으로 정당한 사유 없이 근로자의 승급 또는 임금 인상을 하지 아니하거나 해고나 그 밖의 불리한 조치를 할 수 없음

63. 신고 등(법 94조), 소득 축소·탈루 자료의 송부 등(법 95조)

(1) 공단은 사용자, 직장가입자 및 세대주에게 가입자의 거주지 변경·가입자의 보수·소득, 그 밖에 건강보험사업을 위하여 필요한 사항을 신고하게 하거나 관계 서류를 제출하게 할 수 있음

(2) 공단은 신고한 사항이나 제출받은 자료에 대하여 사실 여부를 확인할 필요가 있으면 소속 직원이 해당 사항에 관하여 조사하게 할 수 있음

(3) 공단은 신고한 보수 또는 소득 등에 축소 또는 탈루(脫漏)가 있다고 인정하는 경우에는 보건복지부장관을 거쳐 소득의 축소 또는 탈루에 관한 사항을 문서로 국세청장에게 송부 가능

(4) 국세청장은 송부받은 사항에 대하여 「국세기본법」 등 관련 법률에 따른 세무조사를 하면 그 조사 결과 중 보수·소득에 관한 사항을 공단에 송부

64. 업무정지(법 98조)

(1) 요양기관에 대하여 1년의 범위에서 기간을 정하여 업무정지를 명할 수 있는 경우

① 속임수나 그 밖의 부당한 방법으로 보험자·가입자 및 피부양자에게 요양급여비용을 부담하게 한 경우

② 요양·약제의 지급 등 보험급여에 관한 보고 또는 서류 제출을 명했는데 이를 위반하거나 거짓 보고를 하거나 거짓 서류를 제출한 경우 또는 소속 공무원의 검사 또는 질문을 거부·방해 또는 기피한 경우

③ 정당한 사유 없이 요양기관이 요양급여대상 또는 비급여대상으로 결정되지 아니한 요양급여에 관한 행위 및 치료재료(이하 행위·치료재료)에 대하여 요양급여대상 여부의 결정을 신청하지 아니하고 속임수나 그 밖의 부당한 방법으로 행위·치료재료를 가입자 또는 피부양자에게 실시 또는 사용하고 비용을 부담시킨 경우

(2) 업무정지 처분을 받은 자는 해당 업무정지 기간 중에는 요양급여를 하지 못함

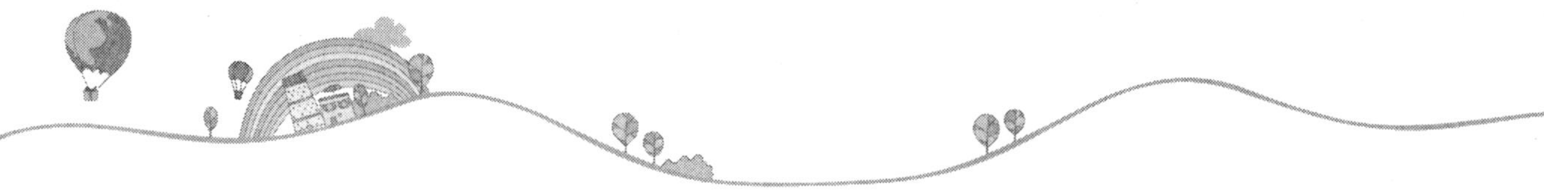

65. 과징금(법 99조)

(1) 보건복지부장관은 요양기관에게 업무정지 처분을 하여야 하는 경우로서 그 업무정지 처분이 해당 요양기관을 이용하는 사람에게 심한 불편을 주거나 보건복지부장관이 정하는 특별한 사유가 있다고 인정되면 업무정지 처분을 갈음하여 속임수나 그 밖의 부당한 방법으로 부담하게 한 금액의 5배 이하의 금액을 과징금으로 부과·징수 가능, 이 경우 보건복지부장관은 12개월의 범위에서 분할 납부를 하게 할 수 있음

(2) 보건복지부장관은 약제를 요양급여에서 적용 정지 또는 제외하는 경우 국민 건강에 심각한 위험을 초래할 것이 예상되는 등 특별한 사유가 있다고 인정되는 때에는 요양급여의 적용 정지 또는 제외에 갈음하여 대통령령으로 정하는 바에 따라 해당 약제에 대한 요양급여비용 총액의 100분의 40을 넘지 아니하는 범위에서 과징금을 부과·징수 가능, 이 경우 보건복지부장관은 12개월의 범위에서 분할 납부를 하게 할 수 있음

(3) 약제에 대한 요양급여비용 총액을 정할 때에는 그 약제의 과거 요양급여 실적 등을 고려하여 1년간의 요양급여 총액을 넘지 않는 범위에서 정해야 함

(4) 징수한 과징금 사용용도

① 공단이 요양급여비용으로 지급하는 자금
② 「응급의료에 관한 법률」에 따른 응급의료기금의 지원

66. 위반사실의 공표(법 100조)

(1) 보건복지부장관은 관련 서류의 위조·변조로 요양급여비용을 거짓으로 청구하여 업무정지 또는 과징금의 행정처분을 받은 요양기관이 다음에 해당하면 그 위반 행위, 처분 내용, 해당 요양기관의 명칭·주소 및 대표자 성명, 그 밖에 다른 요양기관과의 구별에 필요한 사항으로서 대통령령으로 정하는 사항을 공표 가능

① 거짓으로 청구한 금액이 1천 500만 원 이상인 경우

② 요양급여비용 총액 중 거짓으로 청구한 금액의 비율이 100분의 20 이상인 경우

(2) 보건복지부장관은 (1)의 공표 여부 등을 심의하기 위하여 건강보험공표심의위원회를 설치·운영

(3) 보건복지부장관은 공표심의위원회의 심의를 거친 공표대상자에게 공표대상자인 사실을 알려 소명자료를 제출하거나 출석하여 의견을 진술할 기회를 주어야 함

(4) 보건복지부장관은 공표심의위원회가 제출된 소명자료 또는 진술된 의견을 고려하여 공표대상자를 재심의한 후 공표대상자를 선정

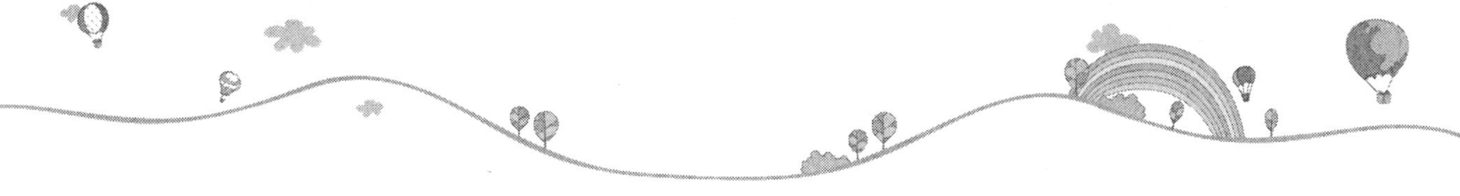

67. 공단 등에 대한 감독 등(법 103조)

(1) 보건복지부장관은 공단과 심사평가원의 경영목표를 달성하기 위하여 다음의 사업이나 업무에 대하여 보고를 명하거나 그 사업이나 업무 또는 재산상황을 검사하는 등 감독을 할 수 있음

① 공단의 업무 및 심사평가원의 업무

②「공공기관의 운영에 관한 법률」에 따른 경영지침의 이행과 관련된 사업

③ 이 법 또는 다른 법령에서 공단과 심사평가원이 위탁받은 업무

④ 그 밖에 관계 법령에서 정하는 사항과 관련된 사업

(2) 보건복지부장관은 (1)에 따른 감독상 필요한 경우에는 정관이나 규정의 변경 또는 그 밖에 필요한 처분을 명할 수 있음

68. 포상금 등의 지급(법 104조)

(1) 공단은 속임수나 그 밖의 부당한 방법으로 보험급여 비용을 지급받은 요양기관을 신고한 사람에 대하여 포상금 지급 가능

(2) 공단은 건강보험 재정을 효율적으로 운영하는 데에 이바지한 요양기관에 대하여 장려금 지급 가능

69. 유사명칭의 사용금지(법 105조), 소액처리(법 106조)

(1) 공단이나 심사평가원이 아닌 자는 국민건강보험공단, 건강보험심사평가원 또는 이와 유사한 명칭 사용 불가

(2) 이 법으로 정하는 건강보험사업을 수행하는 자가 아닌 자는 보험계약 또는 보험계약의 명칭에 국민건강보험이라는 용어 사용 불가

(3) 공단은 징수하여야 할 금액이나 반환하여야 할 금액이 1건당 2천원 미만인 경우에는 징수 또는 반환하지 아니함

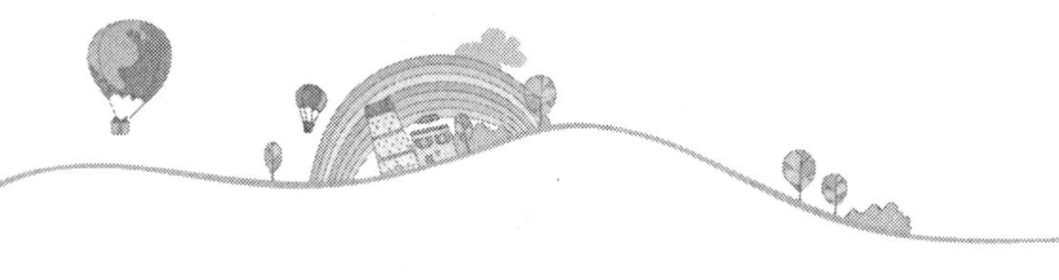

70. 보험재정에 대한 정부지원(법 108조)

(1) 국가는 매년 예산의 범위에서 해당 연도 보험료 예상 수입액의 100분의 14에 상당하는 금액을 국고에서 공단에 지원

(2) 공단은 「국민건강증진법」에서 정하는 바에 따라 같은 법에 따른 국민건강증진기금에서 자금을 지원받을 수 있음

(3) 국고에서 지원받은 재원을 사용하는 사업

① 가입자 및 피부양자에 대한 보험급여

② 건강보험사업에 대한 운영비

③ 보험료 경감에 대한 지원

(4) 건강증진기금에서 지원받은 재원을 사용하는 사업

① 건강검진 등 건강증진에 관한 사업

② 가입자와 피부양자의 흡연으로 인한 질병에 대한 보험급여

③ 가입자와 피부양자 중 65세 이상 노인에 대한 보험급여

71. 외국인 등에 대한 특례(법 109조)

(1) 정부는 외국 정부가 사용자인 사업장의 근로자의 건강보험에 관하여는 외국 정부와 한 합의에 따라 이를 따로 정할 수 있음

(2) 직장가입자

국내에 체류하는 재외국민 또는 외국인(이하 국내체류 외국인 등)이 적용대상사업장의 근로자, 공무원 또는 교직원이고 제6조제2항 각 호의 어느 하나에 해당하지 아니하면서 「주민등록법」에 따라 등록한 사람, 「재외동포의 출입국과 법적 지위에 관한 법률」에 따라 국내거소신고를 한 사람, 「출입국관리법」에 따라 외국인등록을 한 사람인 경우

(3) 지역가입자

직장가입자에 해당하지 아니하는 국내체류 외국인 등이 다음의 요건을 모두 갖추고 공단에 신청한 자

① 보건복지부령으로 정하는 기간 동안 국내에 거주하였거나 해당 기간 동안 국내에 지속적으로 거주할 것으로 예상할 수 있는 사유로서 보건복지부령으로 정하는 사유에 해당될 것

② 「주민등록법」에 따라 등록한 사람 또는 「재외동포의 출입국과 법적 지위에 관한 법률」에 따라 국내거소신고를 한 사람이거나 「출입국관리법」에 따라 외국인등록을 한 사람으로서 보건복지부령으로 정하는 체류자격이 있는 사람

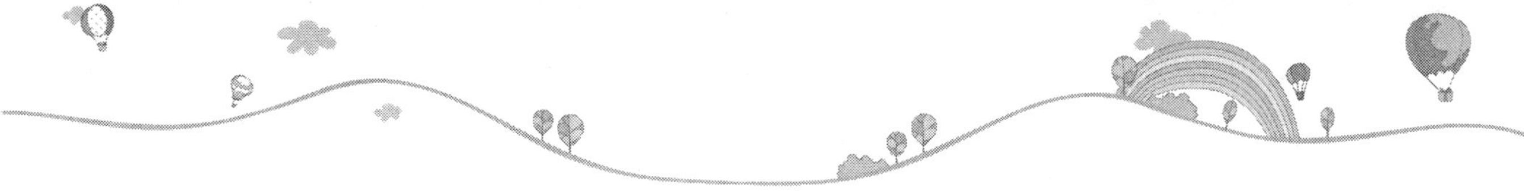

(4) 피부양자

(2)의 각 호의 어느 하나에 해당하는 국내체류 외국인 등이 다음의 요건을 모두 갖춘 경우 공단에 신청

① 직장가입자와의 관계가 제5조제2항 각 호의 어느 하나에 해당할 것

② 제5조제3항에 따른 피부양자 자격의 인정 기준에 해당할 것

(5) 가입자 및 피부양자가 될 수 없는 경우

① 국내체류가 법률에 위반되는 경우로서 대통령령으로 정하는 사유가 있는 경우

② (2)에 해당되는 사람으로서 국내에 근무하는 기간 동안 외국의 법령, 외국의 보험 또는 사용자와의 계약 등에 따라 요양급여에 상당하는 의료보장을 받을 수 있어 사용자가 보건복지부령으로 정하는 바에 따라 가입 제외를 신청한 경우

72. 실업자에 대한 특례(법 110조)

(1) 사용관계가 끝난 직장가입자 중 보건복지부령으로 정하는 사람은 지역가입자가 된 이후 최초로 지역가입자 보험료를 고지 받은 날부터 그 납부기한에서 2개월이 지나기 이전까지 공단에 직장가입자로서의 자격을 유지할 것을 신청 가능

(2) (1)에 따라 공단에 신청한 가입자(이하 "임의계속가입자")는 대통령령으로 정하는 기간 동안 직장가입자의 자격을 유지. 다만, (1)에 따른 신청 후 최초로 내야 할 직장가입자 보험료를 그 납부기한부터 2개월이 지난 날 까지 내지 아니한 경우에는 그 자격을 유지할 수 없음

(3) 임의계속가입자의 보수월액은 제70조에도 불구하고 사용관계가 끝난 날이 속하는 달을 제외한 직전 3개월간의 보수월액을 평균한 금액으로 함

(4) 임의계속가입자의 보험료는 보건복지부장관이 정하여 고시하는 바에 따라 그 일부를 경감 가능

(5) 임의계속가입자의 보수월액보험료는 임의계속가입자가 전액을 부담하고 납부

73. 권한의 위임 및 위탁(법 111조)

(1) 이 법에 따른 보건복지부장관의 권한은 대통령령으로 정하는 바에 따라 그 일부를 특별시장·광역시장·도지사 또는 특별자치도지사에게 위임 가능

(2) 제97조 제2항(요양기관에 대하여 요양·약제의 지급 등 보험급여에 관한 보고 또는 서류제출을 명하거나 소속공무원으로 하여금 관계인에게 질문을 하게 하거나 관계 서류를 검사하게 할 수 있음)에 따른 보건복지부장관의 권한은 대통령령으로 정하는 바에 따라 공단이나 심사평가원에 위탁 가능

74. 업무의 위탁 (법 112조)

(1) 공단이 체신관서, 금융기관 또는 그 밖의 자에게 위탁 가능한 업무

① 보험료의 수납 또는 보험료납부의 확인에 관한 업무

② 보험급여비용의 지급에 관한 업무

③ 징수위탁근거법의 위탁에 따라 징수하는 연금보험료, 고용보험료, 산업재해보상보험료, 부담금 및 분담금 등(이하 "징수위탁보험료 등"이라 한다)의 수납 또는 그 납부의 확인에 관한 업무

(2) 공단은 그 업무의 일부를 국가기관, 지방자치단체 또는 다른 법령에 따른 사회보험 업무를 수행하는 법인이나 그 밖의 자에게 위탁 가능(단, 보험료와 징수위탁보험료 등의 징수 업무는 그러하지 아니함)

⑨ 벌칙

75. 벌칙(법 115~117조)

(1) 5년 이하의 징역 또는 5천만원 이하의 벌금

가입자 및 피부양자의 개인정보를 직무상 목적 외의 용도로 이용하거나 정당한 사유 없이 제3자에게 제공한 자

(2) 3년 이하의 징역 또는 3천만원 이하의 벌금

① 대행청구단체의 종사자로서 거짓이나 그 밖의 부정한 방법으로 요양급여비용을 청구한 자

② 업무를 수행하면서 알게 된 정보를 직무상 목적 외의 용도로 이용하거나 제3자에게 제공한 자

(3) 1년 이하의 징역 또는 1천만원 이하의 벌금

① 대행청구단체가 아닌 자로 하여금 대행하게 한 자

② 제93조(근로자의 권익보호)를 위반한 사용자

③ 업무정지 처분을 받은 자는 해당 업무정지기간 중에는 요양급여를 하지 못한다는 규정을 위반한 요양기관의 개설자

④ 거짓이나 그 밖의 부정한 방법으로 보험급여를 받거나 타인으로 하여금 보험급여를 받게 한 자

(4) 1천만원 이하의 벌금

요양기관에 대하여 요양·약제의 지급 등 보험급여에 관한 보고 또는 서류 제출, 소속 공무원의 질문 또는 관계 서류 검사를 명하였으나 이를 위반하여 보고 또는 서류 제출을 하지 아니한 자, 거짓으로 보고하거나 거짓 서류를 제출한 자, 검사나 질문을 거부·방해 또는 기피한 자

(5) 500만원 이하의 벌금

정당한 이유 없이 요양급여를 거부한 요양기관 또는 제49조제2항을 위반하여 요양비 명세서나 요양 명세를 적은 영수증을 내주지 아니한 자

76. 양벌 규정(법 118조)

법인의 대표자나 법인 또는 개인의 대리인, 사용인, 그 밖의 종사자가 그 법인 또는 개인의 업무에 관하여 제115조부터 제117조까지의 규정 중 어느 하나에 해당하는 위반행위를 하면 그 행위자를 벌하는 외에 그 법인 또는 개인에게도 해당 조문의 벌금형을 과함. (다만, 법인 또는 개인이 그 위반행위를 방지하기 위하여 해당 업무에 관하여 상당한 주의와 감독을 게을리 하지 아니한 경우에는 예외)

77. 과태료(법 119조)

(1) 500만원 이하의 과태료

① 제7조(사업장의 신고)를 위반하여 신고를 하지 아니하거나 거짓으로 신고한 사용자

② 가입자의 거주지 변경, 가입자의 보수·소득, 그 밖에 건강보험사업을 위하여 필요한 사항에 대한 신고·서류제출을 하지 아니하거나 거짓으로 신고·서류제출을 한 자

③ 제97조(보고와 검사) 제1항(가입자의 이동·보수·소득이나 그 밖에 필요한 사항에 관한 보고 또는 서류 제출), 제3항(보험급여를 받은 자의 경우 해당 보험급여의 내용에 관하여 보고), 제4항(요양급여비용의 심사청구를 대행하는 단체의 경우, 필요한 자료 제출)을 위반하여 보고·서류제출을 하지 아니하거나 거짓으로 한 자

④ 업무정지 처분을 받았거나 업무정지 처분의 절차가 진행 중인 경우 행정처분을 받은 사실 또는 행정처분절차가 진행 중인 사실을 지체 없이 알리지 아니한 자

⑤ 제조업자의 금지행위 확인을 위하여 서류제출을 명한 경우에 서류를 제출하지 아니하거나 거짓으로 제출한 자

(2) 100만원 이하의 과태료

① 요양기관 현황에 대한 신고를 하지 아니하거나 거짓으로 신고한 자

② 제96조의2(서류의 보존)를 위반하여 서류를 보존하지 아니한 자

③ 제103조(공단 등에 대한 감독)에 따른 명령을 위반한 자

④ 유사명칭 사용금지를 위반한 자

핵심예상문제

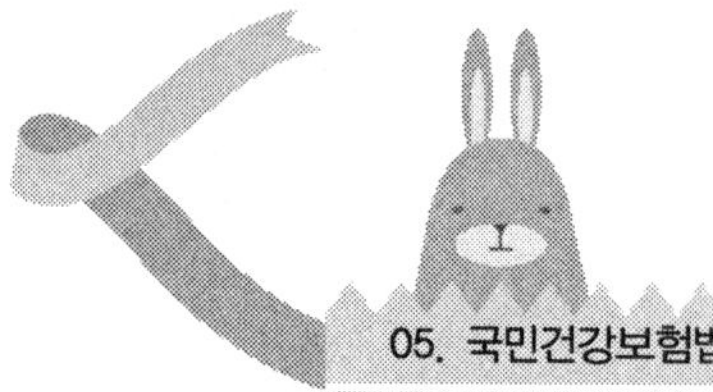

1 국민건강보험법의 목적으로 적절한 것은?

① 국민에게 건강에 대한 가치와 책임의식을 함양하도록 건강에 관한 바른 지식을 보급하고 스스로 건강생활을 실천할 수 있는 여건을 조성함으로써 국민의 건강을 증진함

② 국가건강검진에 관한 국민의 권리·의무와 국가 및 지방자치단체의 책임을 정하고 국가건강검진의 계획과 시행에 관한 기본적인 사항을 규정함으로써 국민의 보건 및 복지의 증진에 이바지함

③ 「국민건강보험법」 및 「국민건강보험법 시행령」에서 위임된 사항과 그 시행에 필요한 사항을 규정함

④ 보건의료의 발전과 국민의 보건 및 복지의 증진에 이바지함을 목적으로 한다.

⑤ 국민의 질병·부상에 대한 예방·진단·치료·재활과 출산·사망 및 건강증진에 대하여 보험급여를 실시함으로써 국민보건 향상과 사회보장 증진에 이바지함

> **Advice** 법 1조(목적)
> 이 법은 국민의 질병·부상에 대한 예방·진단·치료·재활과 출산·사망 및 건강증진에 대하여 보험급여를 실시함으로써 국민보건 향상과 사회보장 증진에 이바지함을 목적으로 한다.

2 국민건강보험법에서 사용하는 용어의 정의로 적절하지 않은 것은?

① 근로자 : 직업의 종류와 상관없이 근로의 대가로서 보수를 받아 생활하는 공무원과 교직원을 포함한 사람

② 사용자 : 근로자가 소속되어 있는 사업장의 사업주

③ 사업장 : 사업소 또는 사무소를 말한다.

④ 공무원 : 국가 또는 지방자치단체에서 상시 공무에 종사하는 자

⑤ 교직원 : 사립학교 또는 그 학교 경영기관에서 근무하는 교원 및 직원

> **Advice** 법 3조(정의)
> 근로자는 공무원과 교직원을 제외한 자

> **Answer** 1.⑤ 2.①

3 국민건강보험법에 의한 건강보험사업 관장의 주체는?

① 대통령

② 보건복지부장관

③ 국민건강보험공단 이사장

④ 안전행정부장관

⑤ 질병관리본부장

> **Advice** 법 2조(관장) … 이 법에 따른 건강보험사업은 보건복지부장관이 맡아 주관한다.

4 건강보험정책에 관한사항을 심의·의결하기 위하여 보건복지부장관 소속으로 건강보험정책심의위원회를 둔다. 다음 중 건강보험정책심의위원회가 심의·의결하는 사항에 해당하지 않는 것은?

① 요양급여의 기준

② 요양급여비용에 관한 사항

③ 직장가입자의 보험료율

④ 지역가입자의 보험료 부과 점수 당 금액

⑤ 요양급여 각 항목에 대한 절대가치점수

> **Advice** 법 4조(건강보험정책심의위원회), 시행령 제3조(심의위원회의 심의·의결사항)
> ①~④ 외에 종합계획 및 시행계획에 관한 사항(심의 한정), 요양급여 각 항목에 대한 상대가치점수, 약제·치료재료별 요양급여비용의 상한, 그 밖에 제23조에 따른 부가급여에 관한 사항 등 법 제5조 제1항에 따른 건강보험에 관한 주요사항으로서 법 제4조에 따른 건강보험정책심의위원회(이하 "심의위원회"라 한다)의 위원장이 회의에 부치는 사항

5 다음 중 국민건강보험법 가입자의 피부양자에 해당하지 않은 자는?

① 직장가입자의 배우자로서 보수 또는 소득이 없는 자

② 직장가입자의 형제·자매의 배우자로서 보수 또는 소득이 없는자

③ 직장가입자의 직계존속으로서 보수 또는 소득이 없는 자

④ 직장가입자의 직계비속 및 그 배우자로서 보수 또는 소득이 없는 자

⑤ 직장가입자의 배우자의 직계비속으로서 보수 또는 소득이 없는 자

> **Advice** 법 5조(적용 대상 등) … 형제·자매의 배우자는 해당사항 없음

6 다음 중 국민건강보험법에 의한 피부자양자의 자격이 상실되는 시기로 적절한 것은?

① 사망한 날

② 대한민국의 국적을 잃은 날

③ 국내에 거주하지 아니하게 된 날의 다음 날

④ 직장가입자가 자격을 상실한 날의 다음 날

⑤ 수급권자가 된 날의 다음 날

> **Advice** 규칙 2조(피부양자 자격의 인정기준 등) … 사망한 날의 다음 날, 대한민국의 국적을 잃은 날의 다음 날, 직장가입자가 자격을 상실한 날, 수급권자가 된 날 자격 상실

Answer   3.② 4.⑤ 5.② 6.③

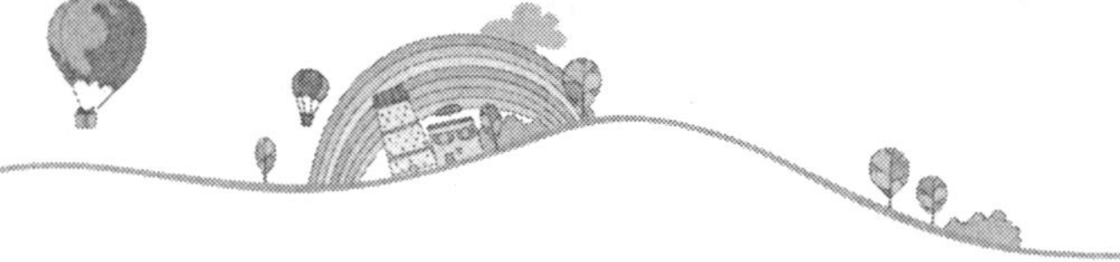

7 다음 중 직장가입자에서 제외되는 사람으로 적절하지 않은 것은?

① 고용 기간이 1개월 미만인 일용근로자

② 현역병(지원에 의하지 아니하고 임용된 하사를 포함), 전환복무된 사람 및 무관후보생

③ 선거에 당선되어 취임하는 공무원으로서 매월 보수 또는 보수에 준하는 급료를 받지 아니하는 사람

④ 비상근 근로자 또는 1개월 동안의 소정(所定)근로시간이 50시간 미만인 단시간근로자

⑤ 소재지가 일정하지 아니한 사업장의 근로자 및 사용자

> **Advice** 법 6조(가입자의 종류), 시행령 제9조(직장가입자에서 제외되는 사람)
> 보기 외에도 비상근 근로자 또는 1개월 동안의 소정(所定)근로시간이 60시간 미만인 단시간근로자, 비상근 교직원 또는 1개월 동안의 소정근로시간이 60시간 미만인 시간제공무원 및 교직원, 근로자가 없거나 비상근 근로자 또는 1개월 동안의 소정(所定)근로시간이 60시간 미만인 단시간근로자만을 고용하고 있는 사업장의 사업주

8 다음 중 직장가입자 또는 지역가입자의 자격취득 시기로 적절한 것은?

① 국내에 거주하게 된 다음날

② 수급권자이었던 사람은 그 대상자에서 제외된 날

③ 직장가입자의 피부양자였던 사람은 그 자격을 잃은 다음 날

④ 의료보호대상자였던 사람은 그 대상자에서 제외된 다음 날

⑤ 보험자에게 건강보험의 적용을 신청한 의료보호대상자는 그 신청한 다음 날

> **Advice** 법 8조(자격의 취득 시기 등)
> ① 가입자는 국내에 거주하게 된 날에 직장가입자 또는 지역가입자의 자격을 얻는다. 다만, 다음 각 호의 어느 하나에 해당하는 사람은 그 해당되는 날에 각각 자격을 얻는다.
> 1. 수급권자이었던 사람은 그 대상자에서 제외된 날
> 2. 직장가입자의 피부양자이었던 사람은 그 자격을 잃은 날
> 3. 유공자 등 의료보호대상자이었던 사람은 그 대상자에서 제외된 날
> 4. 제5조 제1항 제2호 가목에 따라 보험자에게 건강보험의 적용을 신청한 유공자 등 의료보호대상자는 그 신청한 날

9 가입자의 자격이 변동되는 날로 적절한 것은?

① 지역가입자가 적용대상사업장의 사용자로 된 날

② 근로자 · 공무원 또는 교직원으로 사용된 다음 날

③ 직장가입자가 다른 적용대상사업장의 사용자로 되거나 근로자 등으로 사용된 다음 날

④ 직장가입자인 근로자 등이 그 사용관계가 끝난 날

⑤ 지역가입자가 다른 세대로 전입한 다음 날

(Answer)   7.④   8.②   9.①

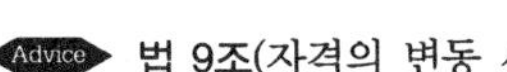 법 9조(자격의 변동 시기 등)

① 가입자는 다음 각 호의 어느 하나에 해당하게 된 날에 그 자격이 변동된다.

1. 지역가입자가 적용대상사업장의 사용자로 되거나, 근로자·공무원 또는 교직원(이하 "근로자 등"이라 한다)으로 사용된 날
2. 직장가입자가 다른 적용대상사업장의 사용자로 되거나 근로자 등으로 사용된 날
3. 직장가입자인 근로자 등이 그 사용관계가 끝난 날의 다음 날
4. 적용대상사업장에 제7조 제2호에 따른 사유가 발생한 날의 다음 날
5. 지역가입자가 다른 세대로 전입한 날

10 국민건강보험 자격상실시기로 옳은 것은?

① 사망한 날
② 국적을 잃은 날
③ 국내에 거주하지 아니하게 된 날
④ 직장가입자의 피부양자가 된 날
⑤ 수급권자가 된 다음 날

법 10조(자격의 상실 시기 등)

1. 사망한 날의 다음 날
2. 국적을 잃은 날의 다음 날
3. 국내에 거주하지 아니하게 된 날의 다음 날
4. 직장가입자의 피부양자가 된 날
5. 수급권자가 된 날
6. 건강보험을 적용받고 있던 사람이 유공자 등 의료보호대상자가 되어 건강보험의 적용배제신청을 한 날

11 국민건강보험공단의 업무로 적절하지 않은 것은?

① 가입자 및 피부양자의 자격 관리
② 보험료와 그 밖에 이 법에 따른 징수금의 부과·징수
③ 보험급여의 관리
④ 의료시설의 운영
⑤ 요양급여비용 심사·평가

법 14조(업무 등)에 명시되어 있다.

Answer　　10.④　11.⑤

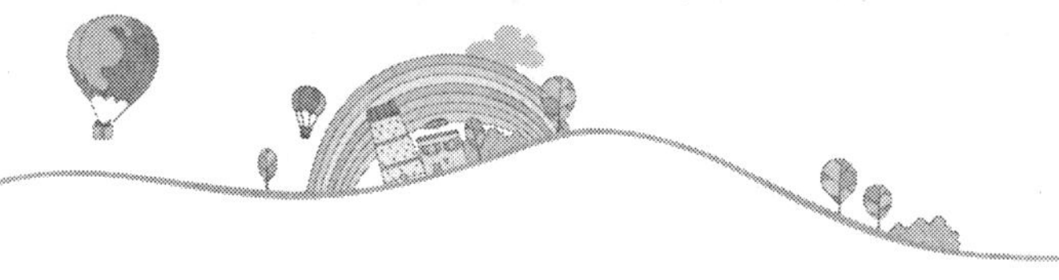

12 다음 중 공단의 임원이 될 수 있는 사람은?

① 대한민국 국민이 아닌 자
② 피한정후견인
③ 파산선고를 받고 복권되지 아니한 자
④ 징계로 해임처분을 받은 때부터 3년이 지난 자
⑤ 징계로 해임처분을 받은 때부터 2년이 지난 자

  Advice 법 23조(임원 결격사유)에 명시되어 있다.

13 국민건강보험공단의 임원의 직무에 해당하지 않는 것은?

① 이사장은 공단을 대표하고 업무를 총괄
② 상임이사는 임기 중 공단의 경영성과에 대하여 책임을 짐
③ 상임이사는 이사장의 명을 받아 공단의 업무를 집행
④ 이사장이 부득이한 사유로 그 직무를 수행할 수 없을 때에는 정관으로 정하는 바에 따라 상임이사 중 1명이 그 직무를 대행하고, 상임이사가 없거나 그 직무를 대행할 수 없을 때에는 정관으로 정하는 임원이 그 직무를 대행
⑤ 감사는 공단의 업무, 회계 및 재산 상황을 감사

  Advice 법 22조(임원의 직무) 이사장은 공단을 대표하고 업무를 총괄하며, 임기 중 공단의 경영성과에 대하여 책임을 짐

14 임명권자가 임원을 해임하는 사유에 해당하지 않는 것은?

① 신체장애나 정신장애로 직무를 수행할 수 없다고 인정되는 경우
② 직무상 의무를 위반한 경우
③ 고의나 중대한 과실로 공단에 손실이 생기게 한 경우
④ 직무 여부와 관계없이 품위를 손상하는 행위를 한 경우
⑤ 이 법에 따른 건강보험공단 이사장의 명령을 위반한 경우

  Advice 법 24조(임원의 당연퇴임 및 해임)
    이 법에 따른 보건복지부장관의 명령을 위반한 경우

Answer 12.④ 13.② 14.⑤

15 재정운영위원회에 관한 설명으로 옳지 않은 것은?

① 재정운영위원회는 건강보험심사평가원 산하에 둠
② 요양급여비용의 계약 및 결손처분 등 보험재정에 관련된 사항을 심의 · 의결
③ 직장가입자를 대표하는 위원 10명, 지역가입자를 대표하는 위원 10명, 공익을 대표하는 위원 10명의 위원으로 구성
④ 재정운영위원회 위원의 임기는 2년으로 함
⑤ 위원은 보건복지부장관이 임명하거나 위촉

    Advice 법 33조(재정운영위원회), 법 34조(재정운영위원회의 구성 등)
        공단에 재정운영위원회를 둔다.

16 공단은 회계연도마다 결산보고서와 사업보고서를 작성하여 보건복지부장관에게 보고하여야 한다. 언제까지 보고해야 하는가?

① 매년 11월 말
② 매년 12월 말
③ 다음해 1월 말
④ 다음해 2월 말
⑤ 다음해 3월 말

    Advice 법 39조(결산)에 명시되어 있다.

17 가입자와 피부양자의 질병, 부상, 출산 등에 대하여 요양급여가 실시되는 항목들로 옳게 짝지어진 것은?

㉠ 진찰 · 검사	㉡ 약제 · 치료재료의 지급
㉢ 간호	㉣ 이송(移送)

① ㉠㉡㉢
② ㉠㉢
③ ㉡㉣
④ ㉣
⑤ ㉠㉡㉢㉣

    Advice 법 41조(요양급여)에 명시되어 있다.

Answer   15.①   16.④   17.⑤

18 다음 중 건강보험법에 따른 요양급여를 실시하는 요양기관에 해당하지 않는 것은?

① 보건지소　　　　　　　　　　② 보건소
③ 약국　　　　　　　　　　　　④ 보건진료소
⑤ 산후조리원

> **Advice** 법 42조(요양기관)
> ㉠ 「의료법」에 따라 개설된 의료기관
> ㉡ 「약사법」에 따라 등록된 약국
> ㉢ 「약사법」 제91조에 따라 설립된 한국희귀의약품센터
> ㉣ 「지역보건법」에 따른 보건소·보건의료원 및 보건지소
> ㉤ 「농어촌 등 보건의료를 위한 특별조치법」에 따라 설치된 보건진료소

19 요양기관이 요양급여비용의 심사청구를 대행하게 할 수 있는 단체에 해당하지 않는 것은?

① 의료법에 따른 의사회
② 의료법에 따른 치과의사회
③ 의료법에 따른 한의사회
④ 의료법에 따른 조산사회
⑤ 의료법에 따른 간호사회

> **Advice** 법 47조(요양급여비용의 청구와 지급 등)에 명시되어 있다.

20 공단은 여러 가지 사유로 보건복지부령 지정 기관에서 질병·부상·출산 등에 대하여 요양을 받거나 요양기관이 아닌 장소에서 출산한 경우에는 그 요양급여에 상당하는 금액을 보건복지부령으로 정하는 바에 따라 가입자나 피부양자에게 요양비로 지급한다. 다음 중 요양비 지급 사유에 해당되지 않는 것은?

① 요양기관을 이용할 수 없거나 요양기관이 없는 경우
② 만성신부전증 환자가 의사의 처방전에 따라 복막관류액 또는 자동복막투석에 사용되는 소모성 재료를 요양기관 외의 의약품판매업소에서 구입·사용한 경우
③ 산소치료를 필요로 하는 환자가 의사의 산소치료 처방전에 따라 보건복지부장관이 정하여 고시하는 방법으로 가정에서 산소치료를 받는 경우
④ 당뇨병 환자가 의사의 처방전에 따라 혈당검사 또는 인슐린 주사에 사용되는 소모성 재료를 요양기관 외의 의료기기판매업소에서 구입·사용한 경우
⑤ 후천성 신경인성 방광환자가 의사의 처방전에 따라 자가도뇨에 사용되는 소모성 재료를 요양기관 외의 의료기기판매업소에서 구입·사용한 경우

> **Advice** 규칙 23조(요양비), 후천성→선천성

Answer　18.⑤　19.⑤　20.⑤

21 요양급여비용의 산정에 관한 사항으로 적절하지 않은 것은?

① 요양급여비용은 공단의 이사장과 대통령령으로 정하는 의약계를 대표하는 사람들의 계약으로 정한다.

② 요양급여비용 계약 시 계약기간은 2년으로 한다.

③ 요양급여비용 계약이 체결되면 그 계약은 공단과 각 요양기관 사이에 체결된 것으로 본다.

④ 요양급여비용 계약은 그 직전 계약기간 만료일이 속하는 연도의 5월 31일까지 체결해야 한다.

⑤ 공단의 이사장은 재정운영위원회의 심의 · 의결을 거쳐 요양급여비용 계약을 체결하여야 한다.

> **Advice** 법 45조(요양급여비용의 산정 등)
> 계약기간은 1년으로 한다.

22 다음 건강보험급여 중 부가급여에 해당하지 않는 것은?

① 임신 진료비 ② 출산진료비

③ 수술비 ④ 장제비

⑤ 상병수당

> **Advice** 법 50조(부가급여)
> 공단은 이 법에서 정한 요양급여 외에 대통령령으로 정하는 바에 따라 임신 · 출산 진료비, 장제비, 상병수당, 그 밖의 급여를 실시할 수 있다.

23 다음 중 건강보험급여에 해당하지 않는 것은?

① 건강검진 ② 부가급여

③ 요양급여 ④ 복지용구대여

⑤ 요양비

> **Advice** 법 41조(요양급여), 49조(요양비), 50조(부가급여), 52조(건강검진)에 명시되어 있다.

24 다음 중 공단이 실시하는 건강검진 종류에 속하지 않는 것은?

① 일반건강검진 ② 암검진

③ 특수건강검진 ④ 영아검진

⑤ 유아검진

> **Advice** 시행령 25조(건강검진)에 명시되어 있다.

(Answer) 21.② 22.③ 23.④ 24.③

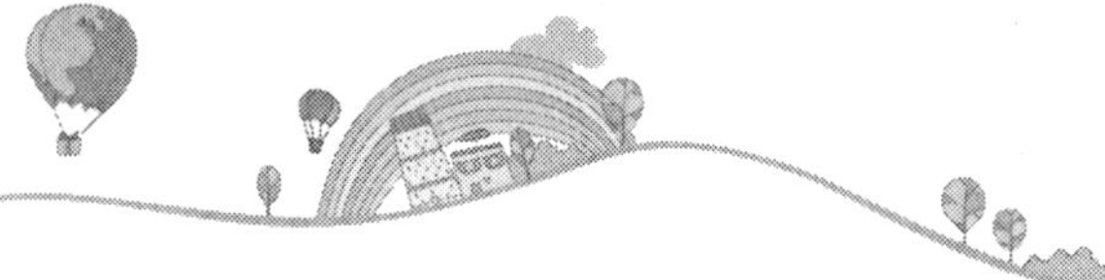

25 국민건강보험법에 의한 일반건강검진의 대상자로 적절하지 않은 것은?

① 직장가입자
② 세대주인 지역가입자
③ 40세 이상인 지역가입자
④ 40세 이상인 피부양자
⑤ 6세 미만의 피부양자

> **Advice** 시행령 25조(건강검진)
> ⑤은 영유아검진 대상자

26 다음 중 국민건강보험급여를 제한하는 경우는?

> ㉠ 범죄에 연루된 사고
> ㉡ 업무상 재해로 인하여 다른 법령에 의한 보험급여를 받게 되는 경우
> ㉢ 고의로 공단의 지시에 따르지 않은 경우
> ㉣ 다른 법령에 따라 국가로부터 보험급여에 상당하는 급여를 지급받는 경우

① ㉠, ㉡, ㉢
② ㉠, ㉢
③ ㉡, ㉣
④ ㉣
⑤ ㉠, ㉡, ㉢, ㉣

> **Advice** 법 53조(급여의 제한)
> ① 공단은 보험급여를 받을 수 있는 사람이 다음 각 호의 어느 하나에 해당하면 보험급여를 하지 아니한다.
> 1. 고의 또는 중대한 과실로 인한 범죄행위에 그 원인이 있거나 고의로 사고를 일으킨 경우
> 2. 고의 또는 중대한 과실로 공단이나 요양기관의 요양에 관한 지시에 따르지 아니한 경우
> 3. 고의 또는 중대한 과실로 제55조에 따른 문서와 그 밖의 물건의 제출을 거부하거나 질문 또는 진단을 기피한 경우
> 4. 업무 또는 공무로 생긴 질병·부상·재해로 다른 법령에 따른 보험급여나 보상(報償) 또는 보상(補償)을 받게 되는 경우

27 지역가입자가 보험급여 제한을 받는 보험료 체납기간은?

① 1개월 이상
② 2개월 이상
③ 3개월 이상
④ 4개월 이상
⑤ 5개월 이상

> **Advice** 법 53조(급여의 제한)
> 공단은 가입자가 대통령령으로 정하는 기간(1개월) 이상 소득월액보험료, 세대단위의 보험료를 체납한 경우 그 체납한 보험료를 완납할 때까지 그 가입자 및 피부양자에 대하여 보험급여를 실시하지 아니할 수 있다. 다만, 보험료의 체납기간에 관계없이 월별 보험료의 총체납 횟수(이미 납부된 체납보험료는 총 체납 횟수에서 제외한다)가 대통령령으로 정하는 횟수(6회) 미만인 경우에는 그러하지 아니하다.

Answer   25.⑤   26.⑤   27.①

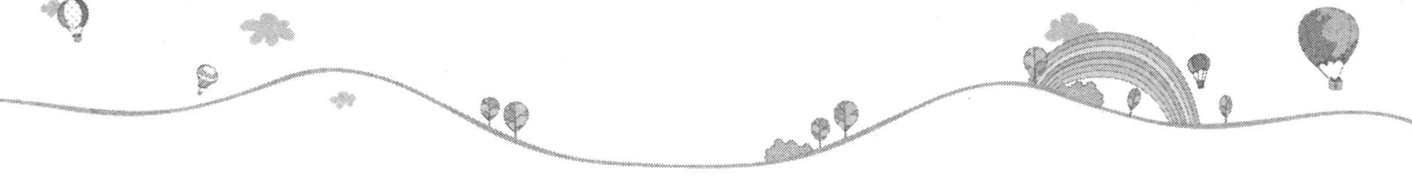

28 다음 중 보험급여의 정지사유에 해당하는 것은?

① 해외 지사 근무 후 국내로 복직한 경우
② 국외에서 업무에 종사하고 있는 경우
③ 국내에서 업무에 종사하고 있는 경우
④ 폐쇄성 정신병원에 입소한 경우
⑤ 요양병원에 입소한 경우

> **Advice** 법 54조(급여의 정지)

29 요양급여비용을 심사하고 요양급여의 적정성을 평가하는 기관은?

① 건강보험심의조정위원회　　　② 건강보험심사평가원
③ 건강평가심의위원회　　　　　④ 의료보험심의위원회
⑤ 국민건강보험평가위원회

> **Advice** 법 62조(설립)
> 요양급여비용을 심사하고 요양급여의 적정성을 평가하기 위하여 건강보험심사평가원을 설립한다.

30 다음 중 건강보험심사평가원의 업무에 해당하지 않는 것은?

① 요양급여비용의 심사
② 요양급여의 적정성 평가
③ 심사기준 및 평가기준의 개발
④ 건강보험과 관련하여 보건복지부장관이 필요하다고 인정한 업무
⑤ 보험급여 비용의 심사와 보험급여의 적정성 평가와 관련하여 보건복지부령으로 정하는 업무

> **Advice** 법 63조(업무 등)
> 보험급여 비용의 심사와 보험급여의 적정성 평가와 관련하여 대통령령으로 정하는 업무

31 건강보험심사평가원의 요양급여비용 심사에 관하여 규정한 법은?

① 의료법　　　　　　　　　　　② 국민건강보험법
③ 의료감사법　　　　　　　　　④ 의료평가법
⑤ 의료심사법

> **Advice** 법 63조(건강보험심사평가원 업무 등)

보 건 의 료 법 규

Answer　28.②　29.②　30.⑤　31.②

32 다음 중 심사평가원의 업무를 효율적으로 수행하기 위하여 두는 진료심사평가위원회 위원을 해임 또는 해촉 가능한 경우에 해당하지 않는 것은?

① 신체장애나 정신장애로 직무를 수행할 수 없다고 인정되는 경우
② 직무상 의무를 위반하거나 직무를 게을리 한 경우
③ 고의나 중대한 과실로 심사평가원에 손실이 생기게 한 경우
④ 심사평가원장이 위원 교체를 원하는 경우
⑤ 직무 여부와 관계없이 품위를 손상하는 행위를 한 경우

    Advice 법 66조(진료심사평가위원회)

33 다음 중 보험료와 관련한 내용으로 적절하지 않은 것은?

① 가입자의 자격을 취득한 날이 속하는 달의 다음 달부터 가입자의 자격을 잃은 날의 전날이 속하는 달까지 징수
② 가입자의 자격을 매월 1일에 취득한 경우에는 다음 달부터 징수한다.
③ 보험료를 징수할 때 가입자의 자격이 변동된 경우에는 변동된 날이 속하는 달의 보험료는 변동되기 전의 자격을 기준으로 징수
④ 가입자의 자격이 매월 1일에 변동된 경우에는 변동된 자격을 기준으로 징수
⑤ 지역가입자의 월별 보험료액은 세대 단위로 산정

    Advice 법 69조(보험료) … 가입자의 자격을 매월 1일에 취득한 경우 그 달부터 징수한다.

34 지역보험가입자의 보험료부과점수 항목을 모두 고려한 것은?

① 소득, 재산
② 생활수준, 경제활동 참가율
③ 소득, 재산, 생활수준 및 경제활동참가율
④ 재산, 생활수준 및 경제활동참가율
⑤ 가구수, 소득, 재산

    Advice 시행령 42조(보험료부과점수의 산정기준)
        ① 법 제72조제1항에 따른 보험료부과점수는 다음 각 호의 사항을 고려하여 산정하되, 구체적인 산정방법은 별표 4와 같다.
            1. 소득
            2. 재산
            3. 생활수준 및 경제활동참가율

      Answer   32.④ 33.② 34.③

35 보건복지부령이 정하는 가입자에 대하여 보험료의 일부를 경감할 수 있는데, 이에 해당하는 경우가 아닌 것은?

① 섬·벽지·농어촌 등 대통령령이 정하는 지역에 거주하는 자
② 70세 이상인 자
③ 장애인·국가유공자
④ 휴직자
⑤ 생활이 어렵거나 천재지변 등의 사유로 보험료를 경감할 필요가 있다고 보건복지부장관이 정하여 고시하는 사람

>**Advice** 법 75조(보험료의 경감 등) … 65세 이상인 자

36 다음 중 보험료 면제사유에 해당하는 것은?

① 해외 지사 근무 후 국내로 복직한 경우
② 국내에 거주하는 피부양자가 없이 국외에서 업무에 종사하고 있는 경우
③ 국내에서 업무에 종사하고 있는 경우
④ 폐쇄성 정신병원에 입소한 경우
⑤ 요양병원에 입소한 경우

>**Advice** 법 74조(보험료의 면제), 법 제 54조

37 직장가입자의 보험료부담에 관하여 잘못 설명한 것은?

① 교직원으로서 사립학교에 근무하는 교원이면 직장가입자가 100분의 50
② 근로자인 경우 사업장 사업주가 100분의 50
③ 공무원인 경우 소속되어 있는 국가 또는 지방자치단체가 100분의 50
④ 교직원으로서 사립학교에 근무하는 교원의 경우 국가가 100분의 50
⑤ 교직원으로서 사립학교에 근무하는 교원이면 사용자가 100분의 30

>**Advice** 법 76조(보험료의 부담) … 교직원인 경우 국가가 100분의 20

(Answer) 35.② 36.② 37.④

38 보험료 납부에 대한 설명 중 옳은 것은?

① 지역가입자의 보험료는 그 가입자가 속한 세대의 지역가입자 전원이 연대하여 납부한다.

② 지역가입자의 보험료 납부 시 미성년자도 납부의무를 부담한다.

③ 사용자는 보수월액보험료 중 직장가입자가 부담하여야 하는 그 달의 보험료액을 직장가입자가 공단에 직접 납부하도록 한다.

④ 보험료 납부의무가 있는 자는 가입자에 대한 그 달의 보험료를 그 다음 달 20일까지 납부하여야 한다.

⑤ 보건복지부령으로 정하는 사유가 있는 경우 납부의무자의 신청에 따라 납부기한부터 2개월의 범위에서 납부기한을 연장할 수 있다.

> **Advice** 법 77조(보험료 납부의무), 법 78조(보험료의 납부기한)
> ② 미성년자는 부담 없음 ③ 보수에서 공제, ④ 10일까지 납부 ⑤ 1개월 범위에서 연장

39 연체금 징수의 예외로 적절하지 않은 것은?

① 보건복지부장관이 연체금을 징수하기 곤란한 부득이한 사유가 있다고 인정하는 경우

② 연체금의 금액이 공단의 정관으로 정하는 금액 이하인 경우

③ 납부기한을 착각한 경우

④ 천재지변으로 인한 연체 시

⑤ 사업장 또는 사립학교의 폐업 · 폐쇄 또는 폐교로 체납액을 징수할 수 없는 경우

> **Advice** 규칙 51조(연체금 징수의 예외)
> ①②④⑤ 외에 전쟁 또는 사변으로 인하여 체납한 경우

40 공단 및 심사평가원의 이의신청에 대한 결정에 불복이 있는 경우에는 어디에 다시 청구할 수 있는가?

① 건강보험분쟁 조정위원회

② 건강보험 심의조정위원회

③ 국민건강보험공단 이사장

④ 건강보험 심사평가 원장

⑤ 행정소송

> **Advice** 법 88조(심판청구) … 이의신청에 대한 결정에 불복하는 자는 제89조에 따른 건강보험분쟁조정위원회에 심판청구를 할 수 있다.

Answer　　38.① 39.③ 40.①

41 이의신청 사유와 이의신청 기관이 적절하게 연결된 것은?

① 가입자 및 피부양자의 자격 – 건강보험심사평가원

② 보험료 – 국민건강보험공단

③ 보험급여비용 – 건강보험심사평가원

④ 요양급여비용 – 국민건강보험공단

⑤ 요양급여의 적정성 평가 – 국민건강보험공단

> **Advice** 법 87조(이의신청)
> ① 가입자 및 피부양자의 자격, 보험료 등, 보험급여, 보험급여 비용에 관한 공단의 처분에 이의가 있는 자는 공단에 이의신청을 할 수 있다.
> ② 요양급여비용 및 요양급여의 적정성 평가 등에 관한 심사평가원의 처분에 이의가 있는 공단, 요양기관 또는 그 밖의 자는 심사평가원에 이의신청을 할 수 있다.

42 보험료·연체금 및 가산금을 징수할 권리, 보험급여를 받을 권리 등은 (   )동안 행사하지 않으면 소멸된다. 괄호 안에 들어갈 적절한 말은?

① 1년   ② 2년

③ 3년   ④ 4년

⑤ 5년

> **Advice** 법 91조(시효) … 3년 동안 행사하지 아니하면 소멸시효가 완성된다.

43 건강보험증 기재사항의 변경사유가 있는 경우에 가입자 또는 피부양자가 건강보험증(기재사항변경·추가발급)신청서를 공단에 제출하여야 하는 시기는 그 사유가 발생한 날부터 며칠 이내인가?

① 7일 이내   ② 10일 이내

③ 14일 이내   ④ 30일 이내

⑤ 60일 이내

> **Advice** 규칙 6조 2항(건강보험증의 재발급 등)
> ① 가입자나 피부양자는 다음 각 호의 어느 하나에 해당하는 경우 공단에 건강보험증 재발급을 신청할 수 있다.
> 　1. 건강보험증을 잃어버린 경우
> 　2. 건강보험증이 낡거나 훼손되어 사용하지 못하게 된 경우
> 　3. 건강보험증의 보험급여에 관한 기록 등을 할 수 없게 된 경우
> ② 가입자나 피부양자는 건강보험증에 기재된 내용이 변경된 경우에는 변경된 날부터 30일 이내에 별지 제11호서식의 건강보험증 기재사항 변경(추가 발급) 신청서를 공단에 제출하여야 한다.
> ③ 공단은 제1항 또는 제2항에 따른 신청을 받으면 지체 없이 새로 작성한 건강보험증을 가입자·사용자·세대주 또는 피부양자에게 발급하여야 한다.
> ④ 공단은 가입자나 피부양자가 제2항에 따른 변경신청을 하지 아니하는 경우 법 제96조에 따라 국가 등으로부터 제공받은 자료를 이용하여 건강보험증에 기재된 내용을 변경하고, 건강보험증을 새로 발급할 수 있다.

Answer   41.②   42.③   43.④

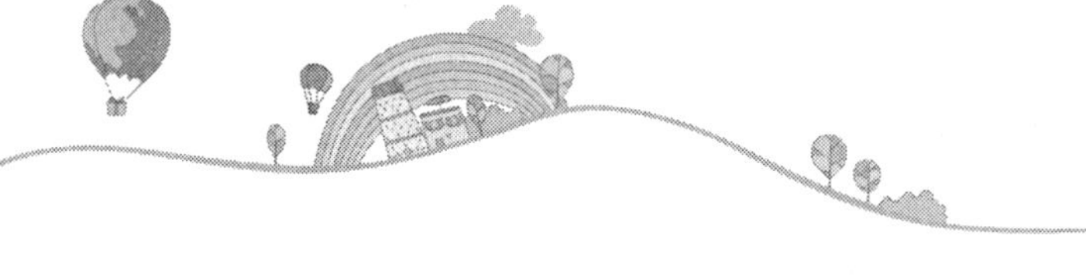

44 보건복지부장관이 요양기관에 대해 업무정지를 명할 수 있는 경우와 그와 관련된 내용으로 적절하지 않은 것은?

① 속임수나 부당한 방법으로 가입자에게 요양급여 비용을 부담하게 한 때
② 보건복지부장관에게 보험급여에 대한 거짓보고를 한 때
③ 요양기관이 보험급여에 관한 서류제출 명령에 거짓서류를 제출한 경우
④ 요양기관이 보험급여에 관한 서류제출 명령에 위반하거나 거짓보고를 한 경우
⑤ 소속공무원의 검사 또는 질문에 늦게 답변한 경우

> **Advice** 법 98조(업무정지)
> 소속 공무원의 검사 또는 질문을 거부 · 방해 또는 기피한 경우

45 공단이 국가 예산에서 지원받은 재원을 사용할 수 있는 사업으로 적절한 것은?

① 가입자 및 피부양자에 대한 보험급여
② 건강검진
③ 건강증진 관련사업
④ 가입자와 피부양자의 흡연으로 인한 질병에 대한 보험급여
⑤ 가입자와 피부양자 중 65세 이상 노인에 대한 보험급여

> **Advice** 법 108조(보험재정에 대한 정부지원)
> 나머지는 국민건강증진기금에서 지원받은 재원을 사용할 수 있는 사업임

46 다음 중 국민건강보험법상 실업자에 대한 특례에 관한 내용으로 적절하지 않은 것은?

① 사용관계가 끝난 직장가입자 중 보건복지부령으로 정하는 사람은 지역가입자가 된 이후 최초로 지역가입자 보험료를 고지 받은 날부터 그 납부기한에서 1개월이 지나기 이전까지 공단에 직장가입자로서의 자격을 유지할 것을 신청할 수 있다.
② 직장가입자 유지 신청 후 최초로 내야 할 직장가입자 보험료를 그 납부기한부터 2개월이 지난날까지 내지 아니한 경우에는 그 자격을 유지할 수 없다
③ 임의계속가입자의 보수월액은 사용관계가 끝난 날이 속하는 달을 제외한 직전 3개월간의 보수월액을 평균한 금액으로 한다.
④ 임의계속가입자의 보험료는 보건복지부장관이 정하여 고시하는 바에 따라 그 일부를 경감할 수 있다.
⑤ 임의계속가입자의 보수월액보험료는 그 임의계속가입자가 전액을 부담하고 납부한다.

> **Advice** 법 110조(실업자에 대한 특례)
> 2개월 지나기 전까지 신청 가능

(Answer)   44.⑤ 45.① 46.①

47 대행청구단체의 종사자로서 거짓이나 그 밖의 부정한 방법으로 요양급여비용을 청구한 자가 받게 되는 벌칙은?

① 3년 이하의 징역 또는 3천만 원 이하의 벌금
② 1년 이하의 징역 또는 1천만 원 이하의 벌금
③ 1천만 원 이하의 벌금
④ 500만 원 이하의 벌금
⑤ 100만 원 이하의 과태료

> **Advice** 법 115조(벌칙)

48 요양비 명세서나 요양 명세를 적은 영수증을 내주지 아니한 경우 받게 되는 벌칙은?

① 3년 이하의 징역 또는 3천만 원 이하의 벌금
② 1년 이하의 징역 또는 1천만 원 이하의 벌금
③ 1천만 원 이하의 벌금
④ 500만 원 이하의 벌금
⑤ 100만 원 이하의 과태료

> **Advice** 법 117조(벌칙)

49 건강보험공단·심사평가원 및 대행청구단체에 종사하는 자가 업무상 알게 된 비밀을 누설한 경우 벌칙은?

① 3년 이하의 징역 또는 3천만 원 이하의 벌금
② 1년 이하의 징역 또는 1천만 원 이하의 벌금
③ 1천만 원 이하의 벌금
④ 500만 원 이하의 벌금
⑤ 100만 원 이하의 과태료

> **Advice** 법 102조(비밀의 유지), 법 115조(벌칙)

CHAPTER 06

학교보건법

1 총칙

1. 목적(법 1조)

학교의 보건관리와 환경위생 정화에 필요한 사항을 규정하여 학생과 교직원의 건강을 보호·증진함

2. 정의(법 2조)

(1) 건강검사

신체의 발달상황 및 능력, 정신건강 상태, 생활습관, 질병의 유무 등에 대하여 조사하거나 검사하는 것

(2) 학교

「유아교육법」, 「초·중등교육법」, 「고등교육법」에 따른 각 학교를 말한다.

(3) 학교설립예정지

도시관리계획으로 결정되어 고시된 학교용지, 유치원을 설립하려는 자가 확보한 유치원 용지, 특수학교를 설립하려는 자가 확보한 특수학교 용지 중 어느 하나에 해당하는 용지

3. 국가와 지방자치단체의 의무(법 2조의2)

학생과 교직원의 건강을 보호·증진하기 위한 기본계획을 수립·시행하고, 이에 필요한 시책을 마련

4. 보건시설(법 3조, 시행령 2조, 시행규칙 2조)

(1) 설치기준

① **위치** … 학생과 교직원의 응급처치 등이 신속히 이루어질 수 있도록 이용하기 쉽고 통풍과 채광이 잘 되는 장소일 것

② **면적** ··· 66m^2 이상. 다만, 교육부장관 또는 특별시 · 광역시 · 특별자치시 · 도 또는 특별자치도의 교육감은 학생 수 등을 고려하여 학생과 교직원의 건강관리에 지장이 없는 범위에서 그 면적을 완화 가능

(2) 보건실에 갖추어야 하는 시설 및 기구

구분	기준
1. 일반 시설 및 기구 등	사무용 책상 · 의자, 건강기록부 및 서류 보관장, 약장 · 기기보관함, 소독(멸균)기, 냉 · 온장고, 물 끓이는 기구, 손전등, 가습기, 수도시설 및 세면대, 냉 · 난방시설, 통신시설, 컴퓨터 · 프린터기, 칠판 · 교육용 기자재 등
2. 환자안정용 기구	침대 · 침구류 및 보관장, 칸막이(가리개), 보온기구 등
3. 건강진단 및 상담용 기구	신장계 · 체중계 · 줄자 · 좌고계, 비만측정기, 시력표 · 조명장치 · 눈가리개 · 시력검사용 지시봉, 색각검사표, 청력계, 혈압계 · 청진기, 혈당측정기, 스톱워치(stopwatch), 검안경 · 검이경 · 비경, 펜라이트(penlight), 치과용 거울, 탐침 · 핀셋, 상담용 의자 · 탁자 및 진찰용 의자 등
4. 응급처치용 기구	체온계, 핀셋 · 핀셋통, 가위 · 농반 · 가제통 · 소독접시 · 드레싱카, 부목 · 휴대용 구급기구 · 구급낭 · 들것 · 목발, 세안수수기 · 찜질기 · 켈리(지혈감자), 휴대용 산소기 및 구급처치용 침대 등
5. 환경위생 및 식품위생검사용 기구	통풍건습계, 흑구온도계, 조도계, 가스검지기, 먼지측정기, 소음계 및 수질검사용 기구 등
6. 기타	학생 및 교직원의 보건관리에 필요한 시설 · 기구 등

※ 비고 : 교육감은 학교의 실정에 따라 제5호의 규정에 의한 기준을 조정할 수 있다.

5. 학교의 환경위생 및 식품위생(법 4조, 규칙 3조)

(1) 학교의 장은 교사(校舍) 안에서의 환기 · 채광 · 조명 · 온도 · 습도의 조절, 상하수도 · 화장실의 설치 및 관리, 오염공기 · 석면 · 폐기물 · 소음 · 휘발성유기화합물 · 세균 · 먼지 등의 예방 및 처리 등 환경위생과 식기 · 식품 · 먹는 물의 관리 등 식품위생을 적절히 유지 · 관리

(2) 교사 안에서의 환경위생 및 식품위생을 적절히 유지 · 관리하기 위하여 교육부령으로 정하는 바에 따라 점검하고, 그 결과를 기록 · 보존 및 보고해야 함. 점검에 관한 업무를 측정대행업자에게 위탁하거나 교육감에게 전문인력 등의 지원을 요청하여 수행 가능

(3) 점검 결과가 교육부령으로 정하는 기준에 맞지 아니한 경우에는 시설의 보완 등 필요한 조치를 마련해야 하며 교육부장관이나 교육감은 환경위생과 식품위생을 적절히 유지 · 관리하기 위하여 필요하다고 인정하면 관계 공무원에게 학교에 출입하여 점검을 하거나 점검 결과의 기록 등을 확인하게 할 수 있으며, 개선이 필요한 경우에는 행정적 · 재정적 지원 가능

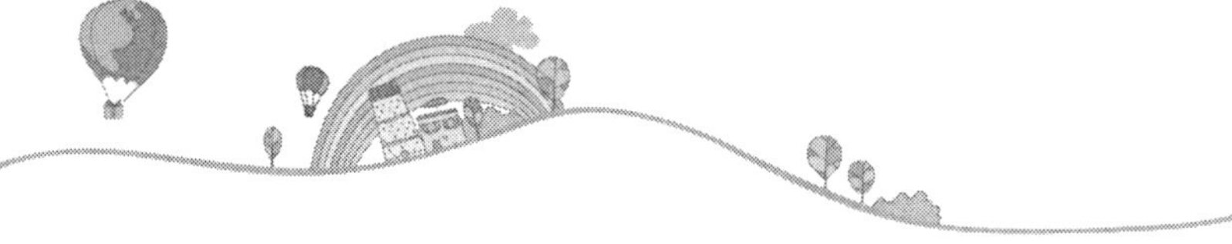

① **환기의 조절기준** ··· 환기용 창 등을 수시로 개방하거나 기계식 환기설비를 수시로 가동하여 1인당 환기량이 시간당 $21.6m^3$ 이상이 되도록 할 것

② **채광** ··· 직사광선을 포함하지 아니하는 천공광에 의한 옥외 수평조도와 실내조도와의 비가 평균 5% 이상으로 하되, 최소 2% 미만이 되지 아니하도록 하며 최대조도와 최소조도의 비율이 10대 1을 넘지 아니하도록 할 것. 교실 바깥의 반사물로부터 눈부심이 발생되지 아니하도록 할 것

③ **조도**(인공조명) ··· 교실의 조명도는 책상면을 기준으로 300룩스 이상이 되도록 하며 최대조도와 최소조도의 비율이 3대 1을 넘지 아니하도록 할 것. 인공조명에 의한 눈부심이 발생되지 아니하도록 할 것

④ **실내온도 및 습도** ··· 실내온도는 섭씨 18도 이상 28도 이하로 하되, 난방온도는 섭씨 18도 이상 20도 이하, 냉방온도는 섭씨 26도 이상 28도 이하로 할 것. 비교습도는 30% 이상 80% 이하로 할 것

6. 학교환경위생 정화구역의 설정(법 5조, 시행령 3~4조)

(1) 학교의 보건·위생 및 학습 환경을 보호하기 위하여 교육감은 학교환경위생 정화구역을 설정·고시하여야 하며 학교환경위생 정화구역은 학교 경계선이나 학교설립예정지 경계선으로부터 200미터를 넘을 수 없음

① **절대정화구역** ··· 학교출입문으로부터 직선거리로 50미터까지인 지역

② **상대정화구역** ··· 학교경계선 또는 학교설립예정지경계선으로부터 직선거리로 200미터까지인 지역 중 절대정화구역을 제외한 지역

(2) 학교설립예정지가 통보된 날부터 30일 이내에 학교환경위생 정화구역을 설정·고시

(3) 정화구역의 관리

① 정화구역이 설정된 해당 학교의 장이 관리

② **학교 간에 정화구역이 서로 중복되는 경우** ··· 상·하급 학교 간에 정화구역이 서로 중복될 경우에는 하급학교(단, 하급학교가 유치원인 경우에는 그 상급학교가 관리)가 관리하며 같은 급의 학교 간에 정화구역이 서로 중복될 경우에는 학생수가 많은 학교가 관리

③ 학교 간에 절대정화구역과 상대정화구역이 서로 중복될 경우에는 ②에도 불구하고 절대정화구역이 설정된 학교의 장이 관리

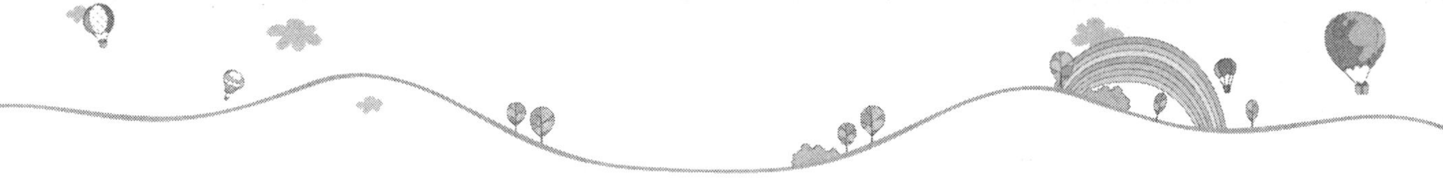

7. 학교환경위생 정화구역에서의 금지행위 등(법 6조, 시행령 5~7조)

(1) 금지되는 행위 및 시설. 단, 상대정화구역(당구장 시설은 절대정화구역 포함)에서는 ②, ⑤, ⑨, ⑪~
⑰, ⑲에 규정된 행위 및 시설 중 교육감이나 교육감이 위임한 자가 학교환경위생정화위원회의 심의
를 거쳐 학습과 학교보건위생에 나쁜 영향을 주지 아니한다고 인정하는 행위 및 시설은 제외)

① 「대기환경보전법」, 「악취방지법」 및 「수질 및 수생태계 보전에 관한 법률」에 따른 배출허용기준 또
는 「소음·진동관리법」에 따른 규제기준을 초과하여 학습과 학교보건위생에 지장을 주는 행위 및
시설

② 총포화약류의 제조장 및 저장소, 고압가스·천연가스·액화석유가스 제조소 및 저장소

③ 「영화 및 비디오물의 진흥에 관한 법률」에 따른 제한상영관

④ 도축장, 화장장 또는 납골시설

⑤ 폐기물수집장소

⑥ 폐기물처리시설, 폐수종말처리시설, 축산폐수배출시설, 축산폐수처리시설 및 분뇨처리시설

⑦ 가축의 사체처리장 및 동물의 가죽을 가공·처리하는 시설

⑧ 감염병원, 감염병격리병사, 격리소

⑨ 감염병요양소, 진료소

⑩ 가축시장

⑪ 주로 주류를 판매하면서 손님이 노래를 부르는 행위가 허용되는 영업과 위와 같은 행위 외에 유흥종
사자를 두거나 유흥시설을 설치할 수 있고 손님이 춤을 추는 행위가 허용되는 영업

⑫ 호텔, 여관, 여인숙

⑬ 당구장(유치원 및 「고등교육법」에 따른 학교의 학교환경위생 정화구역은 제외)

⑭ 사행행위장·경마장·경륜장 및 경정장(각 시설의 장외발매소를 포함)

⑮ 「게임산업진흥에 관한 법률」에 따른 게임제공업 및 인터넷 컴퓨터게임 시설제공업(「유아교육법」에
따른 유치원 및 「고등교육법」에 따른 학교의 학교환경위생 정화구역은 제외)

⑯ 「게임산업진흥에 관한 법률」에 따라 제공되는 게임물 시설(「고등교육법」에 따른 학교의 학교환경위
생정화구역은 제외)

⑰ 「게임산업진흥에 관한 법률」에 따른 복합유통 게임제공업

⑱ 「청소년 보호법」에 해당하는 업소와 여성가족부장관이 고시한 영업에 해당하는 업소

⑲ 만화가게, 무도학원 및 무도장(단, 초중등교육법에 따른 초등학교의 정화구역 및 초등학교 과정만을
운영하는 대안학교의 정화구역에서의 무도학원 및 무도장은 제외), 노래연습장업 시설, 담배자동판
매기, 비디오물감상실업 및 복합영상물제공업의 시설

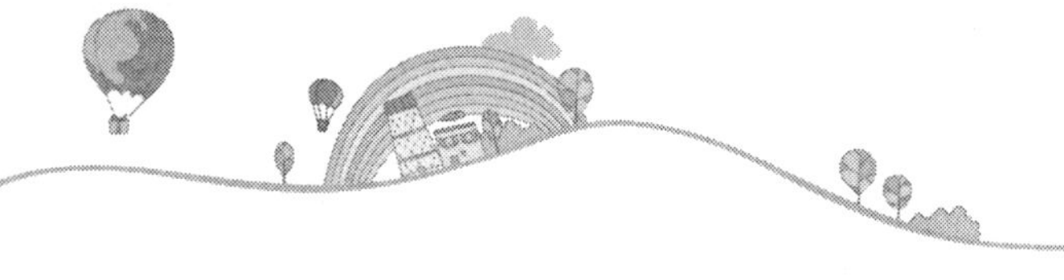

(2) 학교환경위생정화위원회의 설치 · 운영

① 학교환경위생정화업무에 관한 사항을 심의하기 위해 교육감이나 교육감이 위임한 사람의 소속으로 둠

② 위원장과 부위원장 각 1명을 포함한 13명 이상 17명 이내의 위원으로 구성하며 위원장과 부위원장은 위원 중에서 호선하며, 위원장은 회의에 관한 사무를 총괄하고 정화위원회를 대표

③ 위원은 해당 교육감 또는 교육감이 위임한 자가 소속 직원, 관련기관의 공무원, 학부모 또는 지역사회의 관련 전문가 중에서 학식과 경험이 있는 사람을 임명하거나 위촉하되, 학교운영위원회 위원인 학부모가 위원 총수의 2분의 1 이상이 되어야 하며 재적위원 과반수의 출석으로 개의하고, 출석위원 3분의 2 이상의 찬성으로 의결

④ 위원장은 회의에 부치는 안건과 관련된 학교운영위원회 위원 또는 학부모가 정화위원회의 참관을 요청하는 경우에는 이를 허용해야 하며 다만, 정화위원회 심의의 공정성을 해칠 우려가 있다고 인정하는 경우에는 정화위원회의 의결을 거쳐 참관을 허용하지 아니할 수 있음

⑤ 학교의 장은 정화위원회의 심의 결과에 이의가 있는 경우에는 심의 결과를 안 날부터 10일 이내에 학교운영위원회의 의견을 들어 재심의를 요청할 수 있다. 이 경우 재심의를 요청받은 정화위원회는 요청받은 날부터 15일 이내에 재심의

8. 학교설립에 따른 교육환경 보호 등(법 6조의2)

(1) 학교용지는 보건 · 위생 · 안전 및 학습환경 등에 지장이 없는 곳으로 선정

(2) 학교용지를 선정할 때에는 대통령령으로 정하는 바에 따라 교육환경에 대한 평가를 하여 관할 교육감의 승인을 받아야 하며 교육감은 교육환경에 대한 평가를 승인하기 위하여는 학교보건위원회의 심의를 거침

9. 정비구역 안의 학교의 교육환경 보호(법 6조의3)

(1) 교육감은 학교(「고등교육법」에 따른 학교는 제외)가 「도시 및 주거환경정비법」에 따른 정비구역에 있거나 학교환경위생 정화구역이 같은 법에 따라 정비구역으로 지정 · 고시되는 경우에는 학교의 보건 · 위생, 학습환경 등을 보호하기 위하여 학부모, 교직원 및 지역사회 인사 등으로 구성하는 정비구역학습환경보호위원회를 설치 · 운영

(2) 교육감은 정비구역 학습환경 보호위원회의 회의 결과가 학교의 보건 · 위생 및 학습환경 보호를 위한 사항으로 「도시 및 주거환경정비법」에 따른 기본계획과 같은 법에 따른 정비계획 등에 반영할 필요가 있다고 판단되면 특별시장 · 광역시장 · 특별자치시장 · 도지사 · 특별자치도지사 또는 시장 · 군수에게 그 요구사항을 건의, 이 경우 특별시장 · 광역시장 · 특별자치시장 · 도지사 · 특별자치도지사 또는 시장 · 군수는 특별한 사유가 없으면 건의에 따라야 하며, 그 조치결과를 교육감에게 통보

(3) 교육감의 권한은 대통령령으로 정하는 바에 따라 그 일부를 교육장에게 위임 가능

10. 건강검사 등(법 7조)

(1) 학교의 장은 학생과 교직원에 대하여 건강검사 실시(다만, 교직원에 대한 건강검사는 「국민건강보험법」에 따른 건강검진으로 갈음 가능)

(2) **건강검진 실시 기관에 의뢰하여 건강검사 실시하는 대상**

① 「초·중등교육법」제2조제1호의 학교와 이에 준하는 특수학교·각종학교의 1학년 및 4학년 학생. 다만, 구강검진은 전 학년에 대하여 실시하되, 그 방법과 비용 등에 관한 사항은 지역실정에 따라 교육감이 지정

② 「초·중등교육법」제2조제2호·제3호의 학교와 이에 준하는 특수학교·각종학교의 1학년 학생

③ 그 밖에 건강을 보호·증진하기 위하여 교육부령으로 정하는 학생

(3) 건강검사 외에 학생의 건강을 보호·증진하기 위하여 필요하다고 인정하면 교육부령으로 정하는 바에 따라 그 학생을 별도로 검사 가능

(4) 천재지변 등 부득이한 사유로 관할 교육감 또는 교육장의 승인을 받은 경우에는 교육부령으로 정하는 바에 따라 건강검사를 연기하거나 건강검사의 전부 또는 일부 생략 가능

(5) 건강검사를 한 검진기관은 교육부령으로 정하는 바에 따라 그 검사결과를 해당 학생 또는 학부모와 해당 학교의 장에게 알림

(6) 제2조제1호의 정신건강 상태 검사를 실시함에 있어 필요한 경우에는 학부모의 동의 없이 실시가능, 이 경우 지체 없이 해당 학부모에게 검사사실 통보

11. 학생건강증진계획의 수립·시행(법 7조의2)

(1) 교육감은 학생의 신체 및 정신 건강증진을 위한 학생건강증진계획을 수립·시행하며 계획에는 제11조에 따른 학교의 장의 조치를 행정적 또는 재정적으로 지원하는 방안을 포함

(2) 학교의 장은 제7조에 따른 건강검사의 결과를 평가하여 이를 바탕으로 학생건강증진계획을 수립·시행하며 건강검사의 결과를 평가하고, 학생정신건강증진계획을 수립하기 위하여 학교의사 또는 학교약사에게 자문 가능

12. 건강검사기록(법 7조의3)

(1) 학교의 장이 건강검사 결과를 작성 · 관리할 때에 교육정보시스템을 이용하여 처리하여야 하는 자료

① 인적사항

② 신체의 발달상황 및 능력

③ 그 밖에 교육목적을 이루기 위하여 필요한 범위에서 교육부령으로 정하는 사항

(2) 소속 학교의 학생이 전출하거나 고등학교까지의 상급학교에 진학할 때 자료를 넘겨야 함

13. 등교 중지(법 8조, 시행령 22조)

(1) 학교의 장은 건강검사의 결과나 의사의 진단 결과 감염병에 감염되었거나 감염된 것으로 의심되거나 감염될 우려가 있는 학생 및 교직원에 대하여 대통령령으로 정하는 바에 따라 등교를 중지

(2) **등교중지 가능한 경우**

① 「감염병의 예방 및 관리에 관한 법률」 제2조에 따른 감염병환자, 감염병의사환자 및 감염병병원체보유자. 다만, 의사가 다른 사람에게 감염될 우려가 없다고 진단한 사람은 제외

② ①외의 환자로서 의사가 감염성이 강한 질환에 감염되었다고 진단한 사람

(3) 학교의 장이 등교중지를 명할 때에는 그 사유와 기간을 구체적으로 밝혀야 하며 다만, 질환증세 또는 질병유행의 양상에 따라 필요한 경우에는 그 기간을 단축하거나 연장 가능

14. 학생의 보건관리 및 보건교육, 응급처치 교육 등(법 9조, 9조의2, 규칙 10조)

(1) 학교의 장은 학생의 신체발달 및 체력증진, 질병의 치료와 예방, 음주 · 흡연과 약물 오용(誤用) · 남용(濫用)의 예방, 성교육, 정신건강 증진 등을 위하여 보건교육을 실시하고 필요한 조치

(2) 교육부장관은 「초 · 중등교육법」에 따른 학교에서 모든 학생들을 대상으로 심폐소생술 등 응급처치에 관한 교육을 포함한 보건교육을 체계적으로 실시해야 하며 학교의 장은 교육부령으로 정하는 바에 따라 교직원을 대상으로 심폐소생술 등 응급처치에 관한 교육을 실시

(3) 응급처치 교육 등

응급처치교육의 계획·내용 및 시간 등(제10조제1항 관련)

1. 교육계획의 수립 및 교육주기
   가. 학교의 장은 매년 3월 31일까지 교육대상·내용·방법, 그 밖에 필요한 사항을 포함한 당해 학년도 교육계획을 수립하여야 한다.
   나. 학교의 장은 교육계획을 수립할 때 교직원에 대해서 매 3년마다 교육을 받을 수 있도록 하여야 한다. 다만, 보건교사(보건업무를 담당하는 교사를 포함한다), 체육교사(체육수업을 담당하는 교사를 포함한다), 「학교체육 진흥법」 제2조제6호의 학교운동부지도자 및 같은 법 제2조제7호의 스포츠강사에 대해서는 매년 교육을 받게 하여야 한다.
2. 교육내용, 교육시간 및 교육강사

	교육내용	교육시간	교육강사
이론 교육	1. 응급상황 대처요령 2. 심폐소생술 등 응급처치 시 주의사항 3. 응급의료 관련 법령 등	2시간	의사, 「응급의료에 관한 법률」 제36조에 따른 응급구조사 자격을 소지하고 응급의료 또는 구조·구급 실무(심폐소생술 교육 강사 경력을 포함한다)에 5년 이상 종사하고 있는 자로 선정하되, 응급의학과 전문의를 우선 고려하여야 한다.
실습 교육	1. 심폐소생술 등 응급처치	2시간	의사, 응급구조사 자격을 보유한 자 그 밖에 심폐소생술 등 응급처치에 대한 전문 지식을 갖춘 자로 선정한다.

※ 비고 : 교육여건 등을 고려하여 교육내용 및 교육시간을 조정할 수 있으나 실습교육 2시간을 포함하여 최소 3시간 이상을 실시하여야 한다.

(4) 학교의 장은 응급처치교육을 실시한 후 각 교직원의 교육 이수결과를 교육감에게 제출하여야 하며, 교육감은 해당 교직원의 인사기록카드에 교육 이수결과를 기록·관리

(5) 공공기관, 「고등교육법」에 따른 학교, 「교원 등의 연수에 관한 규정」의 연수원 중 교육감이 설치한 연수원 또는 의료기관에서 교직원으로 하여금 응급처치교육을 받게 할 수 있음. 이 경우 예산의 범위에서 소정의 비용 지원 가능

보건의료법규

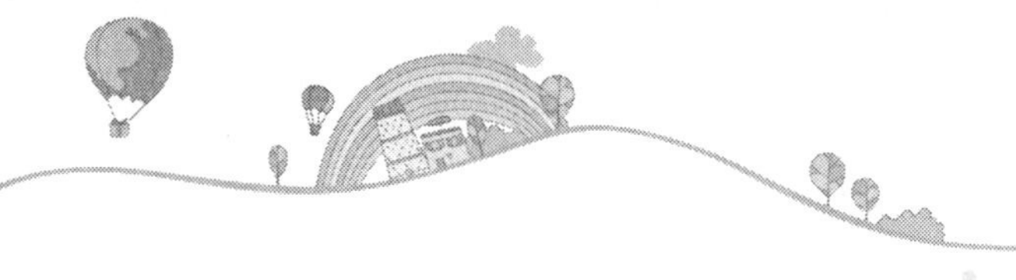

15. 예방접종 완료 여부의 검사(법 10조)

(1) 초등학교와 중학교의 장은 학생이 새로 입학한 날부터 90일 이내에 시장·군수 또는 구청장에게 「감염병의 예방 및 관리에 관한 법률」에 따른 예방접종증명서를 발급받아 예방접종을 모두 받았는지를 검사한 후 이를 교육정보시스템에 기록

(2) 예방접종을 모두 받지 못한 입학생에게는 필요한 예방접종을 받도록 지도하여야 하며, 필요하면 관할 보건소장에게 예방접종 지원 등의 협조 요청

16. 치료 및 예방조치 등(법 11조)

(1) 학교의 장은 건강검사의 결과 질병에 감염되었거나 감염될 우려가 있는 학생에 대하여 질병의 치료 및 예방에 필요한 조치

(2) 정신건강 상태를 검사한 결과에 따른 학생 정신건강 증진을 위한 조치

① 학생·학부모·교직원에 대한 정신건강 증진 및 이해 교육

② 해당 학생에 대한 상담 및 관리

③ 해당 학생에 대한 전문상담기관 또는 의료기관 연계

④ 그 밖에 학생 정신건강 증진을 위하여 필요한 조치

(3) 교육감은 검사비, 치료비 등 비용 지원 가능하며 학교의 장은 (1), (2)의 조치를 위하여 필요하면 보건소장에게 협조를 요청할 수 있으며 보건소장은 정당한 이유 없이 거부 불가

17. 학생의 안전관리 및 교직원의 보건관리, 질병의 예방, 감염병 예방접종(법 12~14조, 14조의2)

(1) 학교의 장은 학생의 안전사고를 예방하기 위하여 학교의 시설·장비의 점검 및 개선, 학생에 대한 안전교육, 그 밖에 필요한 조치

(2) 건강검사 결과 필요하거나 건강검사를 갈음하는 건강검진의 결과 필요하면 교직원에 대하여 질병 치료와 근무여건 개선 등 필요한 조치

(3) 감독청의 장은 감염병 예방과 학교의 보건에 필요하면 해당 학교의 휴업, 휴교·휴원을 명할 수 있으며, 학교의 장은 필요시 휴업 가능

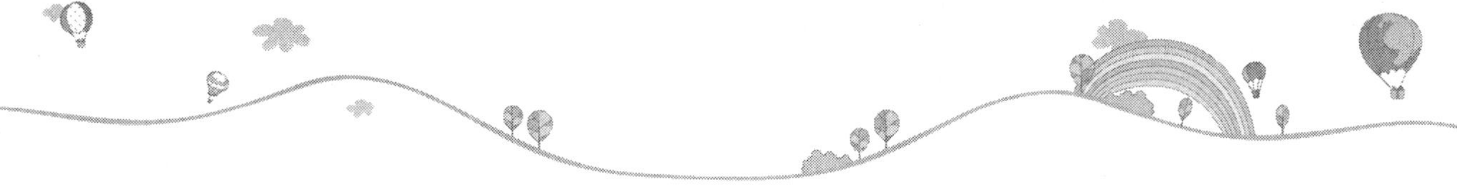

(4) 시장·군수 또는 구청장이 「감염병의 예방 및 관리에 관한 법률」에 따라 학교의 학생 또는 교직원에게 감염병의 정기 또는 임시 예방접종을 할 때에는 그 학교의 학교의사 또는 보건교사(간호사 면허를 가진 보건교사로 한정)를 접종요원으로 위촉하여 그들로 하여금 접종하게 가능

18. 학교에 두는 의료인·약사 및 보건교사(법 15조, 시행령 23조)

(1) 학교에는 학생과 교직원의 건강관리를 지원하는 「의료법」에 따른 의료인(의사, 치과의사 한의사)과 「약사법」에 따른 약사를 둘 수 있으며 모든 학교에 보건교육과 학생들의 건강관리를 담당하는 보건교사를 둠 (다만, 일정 규모 이하의 학교에는 순회 보건교사 가능)

① 18학급 이상의 초등학교에는 학교의사 1명, 학교약사 1명 및 보건교사 1명을 두고, 18학급 미만의 초등학교에는 학교의사 또는 학교약사 중 1명을 두고, 보건교사 1명을 둘 수 있다.

② 9학급 이상인 중학교와 고등학교에는 학교의사 1명, 학교약사 1명 및 보건교사 1명을 두고, 9학급 미만인 중학교와 고등학교에는 학교의사 또는 학교약사 중 1명과 보건교사 1명을 둔다.

③ 대학(3개 이상의 단과대학을 두는 대학에서는 단과대학), 사범대학, 교육대학, 전문대학에는 학교의사 1명 및 학교약사 1명을 둔다.

④ 고등기술학교, 공민학교, 고등공민학교, 특수학교, 유치원 및 각종학교에는 ①~③까지에 규정된 해당 학교에 준하여 학교의사, 학교약사 및 보건교사를 둔다.

(2) 보건교사의 직무

① 학교보건계획의 수립

② 학교 환경위생의 유지·관리 및 개선에 관한 사항

③ 학생과 교직원에 대한 건강진단의 준비와 실시에 관한 협조

④ 각종 질병의 예방처치 및 보건지도

⑤ 학생과 교직원의 건강관찰과 학교의사의 건강상담, 건강평가 등의 실시에 관한 협조

⑥ 신체가 허약한 학생에 대한 보건지도

⑦ 보건지도를 위한 학생가정 방문

⑧ 교사의 보건교육 협조와 필요시의 보건교육

⑨ 보건실의 시설·설비 및 약품 등의 관리

⑩ 보건교육자료의 수집·관리

⑪ 학생건강기록부의 관리

⑫ **다음의 의료행위**(간호사 면허를 가진 사람만 해당)
    ㉠ 외상 등 흔히 볼 수 있는 환자의 치료
    ㉡ 응급을 요하는 자에 대한 응급처치
    ㉢ 부상과 질병의 악화를 방지하기 위한 처치

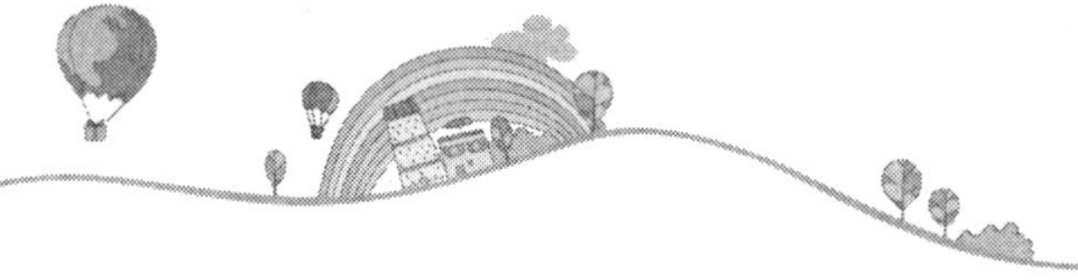

　　　㉣ 건강진단결과 발견된 질병자의 요양지도 및 관리

　　　㉤ 위의 의료행위에 따르는 의약품 투여

⑬ 그 밖에 학교의 보건관리

(3) 학교의사의 직무

① 학교보건계획의 수립에 관한 자문

② 학교 환경위생의 유지 · 관리 및 개선에 관한 자문

③ 학생과 교직원의 건강진단과 건강평가

④ 각종 질병의 예방처치 및 보건지도

⑤ 학생과 교직원의 건강상담

⑥ 그 밖에 학교보건관리에 관한 지도

(4) 학교약사의 직무

① 학교보건계획의 수립에 관한 자문

② 학교환경위생의 유지관리 및 개선에 관한 자문

③ 학교에서 사용하는 의약품과 독극물의 관리에 관한 자문

④ 학교에서 사용하는 의약품 및 독극물의 실험 · 검사

⑤ 그 밖에 학교보건관리에 관한 지도

19. 보건기구의 설치 등(법 16조)

교육감 및 교육장 소속으로 학교의 보건 관리에 필요한 기구(機構)와 공무원을 둘 수 있음

20. 학교보건위원회(법 17조, 시행령 24조~31조)

(1) 제2조의2에 따른 기본계획 및 학교보건의 중요시책을 심의

(2) 구성

학교의 보건에 경험이 있는 15명 이내의 위원으로 구성

(3) 심의내용

① 학생과 교직원의 건강증진에 관한 시 · 도의 중 · 장기 기본계획

② 학교보건과 관련되는 시 · 도의 조례 또는 교육규칙의 제정 · 개정안

③ 교육감이 회의에 부치는 학교보건정책 등에 관한 사항

④ 교육환경 평가에 관한 사항

(4) 구성

① 위원장과 부위원장 각 1명을 두되, 위원장과 부위원장은 위원 중에서 호선

② 위원은 해당 교육청의 국장급 공무원 및 학교보건에 관하여 학식이 있거나 경험이 있는 사람 중에서 교육감이 임명하거나 위촉

③ 위촉한 위원의 임기는 2년으로 하되, 연임할 수 있다. 다만, 보궐위원의 임기는 전임자 임기의 남은 기간

④ 보건위원회에 간사 1명과 서기 약간 명을 두며 간사와 서기는 교육감이 소속 공무원 중에서 임명. 간사는 위원장의 명을 받아 위원회의 사무를 처리하고, 서기는 간사를 보조

(5) 직무

① 보건위원회의 위원장은 보건위원회를 대표하고, 회의에 관한 사무를 총괄

② 위원장이 부득이한 사유로 직무를 수행할 수 없을 때에는 부위원장이 그 직무를 대행

(6) 회의소집

① 교육감이 요청하는 경우

② 재적위원 3분의 1 이상이 요구하는 경우

③ 그 밖에 학생과 교직원의 건강을 보호·증진하기 위한 사항을 심의하기 위하여 위원장이 필요하다고 인정하는 경우

④ 회의는 재적위원 과반수의 출석으로 개의하고, 출석위원 과반수의 찬성으로 의결

21. 경비 보조, 비밀누설금지 등(법 18조, 18조의2)

(1) 국가나 지방자치단체는 제7조제1항에 따른 건강검사에 드는 경비의 전부 또는 일부를 보조

(2) 교직원 및 학생에 대한 건강검사와 관련된 업무를 수행하거나 수행하였던 자는 그 직무상 알게 된 비밀을 다른 사람에게 누설하거나 직무상 목적 외의 용도로 이용하여서는 안 됨

22. 벌칙(법 19조)

(1) 3년 이하의 징역 또는 3천만 원 이하의 벌금

제18조의2를 위반하여 직무상 알게 된 비밀을 다른 사람에게 누설하거나 직무상 목적 외의 용도로 이용한 자

(2) 2년 이하의 징역 또는 2천만 원 이하의 벌금

제6조 제1항을 위반하여 학교환경위생 정화구역에서 금지된 행위 또는 시설을 한 자

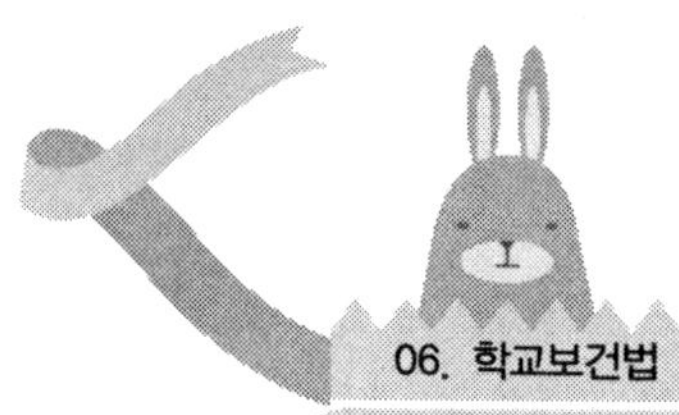

핵심예상문제

1 학교보건법의 목적으로 적절하지 않은 것은?

① 학생과 교직원의 건강을 보호
② 학교의 보건관리에 관한 사항을 규정
③ 학교의 환경위생 정화에 필요한 사항을 규정
④ 학생과 교직원의 질병을 치료
⑤ 학생과 교직원의 건강을 증진

> **Advice** 법 1조(목적)
> 이 법은 학교의 보건관리와 환경위생 정화에 필요한 사항을 규정하여 학생과 교직원의 건강을 보호·증진함을 목적으로 한다.

2 학교보건법의 '건강검사'의 정의로 옳은 것은?

① 보건교사가 발견한 건강이상 학생에 대한 건강검진
② 신체의 발달상황 및 능력, 정신건강 상태, 생활습관, 질병의 유무 등에 대하여 조사하거나 검사하는 것
③ 학교에서 수행되는 신체계측 및 체력 검사
④ 학교장이 학생 및 보호자를 대상으로 확인하는 건강조사
⑤ 의료기관을 통한 건강진단

> **Advice** 법 2조 1항(정의)
> "건강검사"란 신체의 발달상황 및 능력, 정신건강 상태, 생활습관, 질병의 유무 등에 대하여 조사하거나 검사하는 것을 말한다.

3 학생과 교직원의 건강을 보호·증진하기 위한 기본계획을 수립·시행하는 주체는?

① 국가와 지방자치단체
② 교육부
③ 학교의 설립자·경영자
④ 학교장
⑤ 보건교사

Answer 1.④ 2.② 3.①

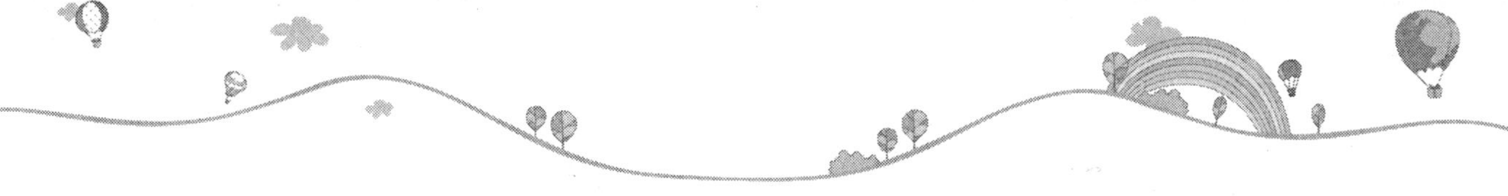

 법 2조의2(국가와 지방자치단체의 의무)
국가와 지방자치단체는 학생과 교직원의 건강을 보호·증진하기 위한 기본계획을 수립·시행하고, 이에
필요한 시책을 마련하여야 한다.

4 보건실을 설치하고 학교보건에 필요한 시설과 기구를 갖추어야 하는 주체는?

① 국가와 지방자치단체　　　　　　② 교육부
③ 학교의 설립자·경영자　　　　　　④ 학교장
⑤ 보건교사

 법 3조(보건시설)
학교의 설립자·경영자는 대통령령으로 정하는 바에 따라 보건실을 설치하고 학교보건에 필요한 시설과
기구(器具)를 갖추어야 한다.

5 학교의 환경위생 및 식품위생을 적절히 유지·관리해야 하는 책임이 있는 주체는?

① 교육부　　　　　　　　　　　　② 학교장
③ 행정실장　　　　　　　　　　　④ 보건교사
⑤ 영양교사

 법 4조 1항(학교의 환경위생 및 식품위생)
학교의 장은 교육부령으로 정하는 바에 따라 교사(校舍) 안에서의 환기·채광·조명·온도·습도의 조
절, 상하수도·화장실의 설치 및 관리, 오염공기·석면·폐기물·소음·휘발성유기화합물·세균·먼지
등의 예방 및 처리 등 환경위생과 식기·식품·먹는 물의 관리 등 식품위생을 적절히 유지·관리하여야
한다.

6 학교보건법에 의한 학교의 "환경위생" 관리 내용으로 적절하지 않은 것은?

① 환기·채광·조명·온도·습도의 조절
② 상하수도·화장실의 설치 및 관리
③ 오염공기·석면·폐기물·소음 등의 예방 및 처리
④ 휘발성 유기화합물·세균·먼지 등의 예방 및 처리
⑤ 식기·식품·먹는 물의 관리

 법 4조 1항(학교의 환경위생 및 식품위생)
학교의 장은 교육부령으로 정하는 바에 따라 교사(校舍) 안에서의 환기·채광·조명·온도·습도의 조
절, 상하수도·화장실의 설치 및 관리, 오염공기·석면·폐기물·소음·휘발성유기화합물·세균·먼지
등의 예방 및 처리 등 환경위생과 식기·식품·먹는 물의 관리 등 식품위생을 적절히 유지·관리하여야
한다.

Answer　　4.③　5.②　6.⑤

7 학교보건법에 의한 '학교환경위생정화구역'의 설정 목적으로 적절한 것은?

① 학교주변의 청결
② 학생의 위생 보호
③ 학생의 사회적 건강 보호
④ 학교주변 유해업소 단속
⑤ 학교의 보건·위생 및 학습 환경을 보호

> **Advice** 법 5조(학교환경위생 정화구역의 설정)
> ① 학교의 보건·위생 및 학습 환경을 보호하기 위하여 교육감은 대통령령으로 정하는 바에 따라 학교환경위생 정화구역을 설정·고시하여야 한다. 이 경우 학교환경위생 정화구역은 학교 경계선이나 학교설립예정지 경계선으로부터 200미터를 넘을 수 없다.

8 다음 중 학교 환경위생 정화구역과 관련하여 적절하지 않은 것은?

① 절대정화구역은 학교 출입문으로부터 50m 이내이다.
② 상대정화구역은 학교경계선 또는 학교설립예정지경계선으로부터 직선거리로 200미터까지인 지역 중 절대정화구역을 제외한 구역이다.
③ 학교정화구역이 두 학교에 공통되는 경우 상급학교의 책임 하에 둔다.
④ 학교정화구역이 두 학교에 공통되는 경우 학생수가 많은 학교를 기준으로 한다.
⑤ 학교 간에 절대정화구역과 상대정화구역이 서루 중복될 경우에는 절대정화구역이 설정된 학교의 장이 이를 관리한다.

> **Advice** 시행령 3조(학교환경위생정화구역)
> ① 시·도의 교육감이 학교환경위생 정화구역을 설정할 때에는 절대정화구역과 상대정화구역으로 구분하여 설정하되, 절대정화구역은 학교출입문(학교설립예정지의 경우에는 설립될 학교의 출입문 설치 예정 위치를 말한다)으로부터 직선거리로 50미터까지인 지역으로 하고, 상대정화구역은 학교경계선 또는 학교설립예정지경계선으로부터 직선거리로 200미터까지인 지역 중 절대정화구역을 제외한 지역으로 한다.
> ② 교육감은 ①에 따라 정화구역을 설정하였을 때에는 그에 관한 사항을 시장(행정시의 시장을 포함한다)·군수 또는 구청장(자치구의 구청장을 말한다)에게 알리고, 그 설정일자 및 설정구역을 고시하여야 한다.
> ③ 교육감은 ②에 따라 정화구역을 고시할 때에는 정화구역의 위치 및 면적, 정화구역이 표시된 지적도면을 포함하여야 하고, 게시판 또는 인터넷 등을 이용하여 그 내용을 국민에게 공개하여야 한다.
> ※ 시행령 4조(정화구역의 관리)
> ① 제3조에 따라 설정된 정화구역은 정화구역이 설정된 해당 학교의 장이 관리한다. 다만, 학교설립예정지의 경우에는 학교가 개교하기 전까지는 정화구역을 설정한 자가 관리한다.
> ② 학교 간에 정화구역이 서로 중복되는 경우에는 다음에 해당하는 학교의 장이 그 중복된 구역을 관리한다.
> ㉠ 상·하급 학교 간에 정화구역이 서로 중복될 경우에는 하급학교. 다만, 하급학교가 유치원인 경우에는 그 상급학교
> ㉡ 같은 급의 학교 간에 정화구역이 서로 중복될 경우에는 학생수가 많은 학교
> ③ 학교 간에 절대정화구역과 상대정화구역이 서로 중복될 경우에는 제2항에도 불구하고 절대정화구역이 설정된 학교의 장이 이를 관리한다.

Answer 7.⑤ 8.③

9 학교보건법상 학교환경위생의 상대정화구역은?

① 학교 출입문으로부터 직선거리로 50미터까지인 지역(절대정화구역 포함)

② 학교 출입문으로부터 직선거리로 100미터까지인 지역(절대정화구역 제외)

③ 학교 출입문으로부터 직선거리로 200미터까지인 지역(절대정화구역 제외)

④ 학교 경계선 또는 학교설립예정지경계선으로부터 직선거리로 200미터(절대정화구역 제외)

⑤ 학교 경계선 또는 학교설립예정지경계선으로부터 직선거리로 300미터(절대정화구역 포함)

> **Advice** 시행령 3조 1항(학교환경위생 정화구역)
>
> ① 시·도의 교육감(이하 "교육감"이라 한다)이 학교환경위생 정화구역(이하 "정화구역"이라 한다)을 설정할 때에는 절대정화구역과 상대정화구역으로 구분하여 설정하되, 절대정화구역은 학교출입문(학교설립예정지의 경우에는 설립될 학교의 출입문 설치 예정 위치를 말한다)으로부터 직선거리로 50미터까지인 지역으로 하고, 상대정화구역은 학교경계선 또는 학교설립예정지경계선으로부터 직선거리로 200미터까지인 지역 중 절대정화구역을 제외한 지역으로 한다.

10 '학교환경위생정화구역' 설정 기준을 옳게 연결하시오.

> '학교환경위생정화구역'은 학교 경계선이나 학교설립예정지 경계선으로부터 (   )m를 넘을 수 없다. 또한 정화구역 중 '절대정화구역'은 학교출입문으로부터 직선거리로 50m까지인 지역이며, '상대정화구역'은 학교경계선 또는 학교설립예정지경계선으로부터 직선거리로 200m까지인 지역 중 절대정화구역을 제외한 지역이다.

① 30m

② 50m

③ 100m

④ 200m

⑤ 500m

> **Advice** 법 5조(학교환경위생 정화구역의 설정), 시행령 3조(학교환경위생 정화구역)
>
> ① 학교의 보건·위생 및 학습 환경을 보호하기 위하여 교육감은 대통령령으로 정하는 바에 따라 학교환경위생 정화구역을 설정·고시하여야 한다. 이 경우 학교환경위생 정화구역은 학교 경계선이나 학교설립예정지 경계선으로부터 200미터를 넘을 수 없다.

보건의료법규

Answer   9.④ 10.④

11 학교환경위생정화구역에서 금지되는 행위로 적절하지 않은 것은?

① 대기환경보전법등에 따른 규제기준을 초과하여 학습에 지장을 주는 시설

② 도축장, 화장장 또는 납골시설

③ 호텔, 여관, 여인숙

④ 사행행위장 · 경마장 · 경륜장 및 경정장

⑤ 대통령령으로 정하는 구역에서 교육감이 학교환경위생정화위원회의 심의를 거쳐 학습과 학교보건위생에 나쁜 영향을 주지 아니한다고 인정하는 감염병요양소, 진료소

> **Advice** 법 6조(학교환경위생 정화구역에서의 금지행위 등)
> ① 누구든지 학교환경위생 정화구역에서는 다음 각 호의 어느 하나에 해당하는 행위 및 시설을 하여서는 아니 된다. 다만, 대통령령으로 정하는 구역에서는 제2호(총포화약류(銃砲火藥類)의 제조장 및 저장소, 고압가스 · 천연가스 · 액화석유가스 제조소 및 저장소), 제3호, 제6호(폐기물수집장소), 제10호(감염병요양소, 진료소), 제12호부터 제18호까지와 제20호에 규정된 행위 및 시설 중 교육감이나 교육감이 위임한 자가 학교환경위생정화위원회의 심의를 거쳐 학습과 학교보건위생에 나쁜 영향을 주지 아니한다고 인정하는 행위 및 시설은 제외한다.

12 학교환경위생 정화구역에서 금지행위를 하거나 시설을 설치한 경우 공사의 중지 · 제한, 영업의 정지, 허가(인가 · 등록 · 신고 포함)의 거부 · 취소 등, 시설 철거 등의 조치를 할 수 없는 사람은?

① 특별시장 · 광역시장 ② 특별자치시장 · 도지사 · 특별자치도지사

③ 시장 · 군수 · 구청장 ④ 관계 행정기관의 장

⑤ 교육부장관

> **Advice** 법 6조(학교환경위생 정화구역에서의 금지행위 등)
> ③ 특별시장 · 광역시장 · 특별자치시장 · 도지사 · 특별자치도지사 및 시장 · 군수 · 구청장(자치구의 구청장을 말한다. 이하 같다) 또는 관계 행정기관의 장은 제1항에 따른 행위와 시설을 방지하기 위하여 공사의 중지 · 제한, 영업의 정지, 허가(인가 · 등록 · 신고를 포함한다)의 거부 · 취소 등의 조치를 하여야 하며, 필요하면 시설 철거를 명할 수 있다.

13 학교환경위생정화위원회의 심의 결과에 이의가 있는 학교의 장은 심의 결과를 안 날부터 몇 일 이내에 재심의를 요청해야 하는가?

① 5일 ② 7일

③ 10일 ④ 14일

⑤ 21일

> **Advice** 시행령 7조(학교환경위생정화위원회의 설치 · 운영)
> ⑨ 학교의 장은 정화위원회의 심의 결과에 이의가 있는 경우에는 심의 결과를 안 날부터 10일 이내에 학교운영위원회의 의견을 들어 재심의를 요청할 수 있다. 이 경우 재심의를 요청받은 정화위원회는 요청받은 날부터 15일 이내에 재심의를 하여야 한다.

Answer 11.⑤ 12.⑤ 13.③

14 학교보건법에 의한 '건강검사'와 관련하여 옳은 것은?

① 학교의 장은 건강검사 외에 별도 검사는 실시하지 않는다.

② 건강검사를 한 검진기관은 그 검사결과를 해당 학생 또는 학부모와 학교의 장에게 알린다.

③ 구강검진은 초등학교는 1학년 및 4학년 학생에 대해 실시한다.

④ 학교의 장은 정신건강 상태 검사를 실시할 경우에는 반드시 학부모의 동의를 받아야 한다.

⑤ 건강검사의 시기, 방법, 검사항목 및 절차 등에 관하여 필요한 사항은 대통령령으로 정한다.

> **Advice** 법 7조(건강검진 등)
> ① 학교의 장은 제2항에 따른 건강검사 외에 학생의 건강을 보호·증진하기 위하여 필요하다고 인정하면 교육부령으로 정하는 바에 따라 그 학생을 별도로 검사할 수 있다.
> ③ 구강검진은 전 학년에 대하여 실시하되, 그 방법과 비용 등에 관한 사항은 지역실정에 따라 교육감이 정한다.
> ④ 학교의 장은 제2조제1호의 정신건강 상태 검사를 실시함에 있어 필요한 경우에는 학부모의 동의 없이 실시할 수 있다. 이 경우 학교의 장은 지체 없이 해당 학부모에게 검사 사실을 통보하여야 한다.
> ⑤ 제1항과 제2항에 따른 건강검사의 시기, 방법, 검사항목 및 절차 등에 관하여 필요한 사항은 교육부령으로 정한다.

15 학교의 장이 학생과 교직원에 대하여 실시하는 건강검사에 관한 것 중 옳은 것은?

① 「초·중등교육법」상의 초등학교와 이에 준하는 특수학교·각종학교의 1학년 및 4학년 학생을 대상으로 건강검사 실시

② 「초·중등교육법」 중학교, 고등학교와 이에 준하는 특수학교·각종학교의 2학년 학생을 대상으로 건강검사 실시

③ 건강을 보호·증진하기 위하여 학교장이 정하는 학생을 대상으로 건강검사 실시

④ 건강검사 외에 학생의 건강을 보호·증진하기 위하여 필요하다고 인정하면 학교장이 정하는 바에 따라 그 학생을 별도로 검사할 수 있음

⑤ 교직원에 대한 건강검사는 「국민건강보험법」 제52에 따른 건강검진으로 갈음할 수 없음

> **Advice** 법 7조(건강검사 등)
> ① 학교의 장은 학생과 교직원에 대하여 건강검사를 하여야 한다. 다만, 교직원에 대한 건강검사는 「국민건강보험법」 제52에 따른 건강검진으로 갈음할 수 있다.
> ② 학교의 장은 제1항에 따라 건강검사를 할 때에 질병의 유무 등을 조사하거나 검사하기 위하여 다음 각 호의 어느 하나에 해당하는 학생에 대하여는 「국민건강보험법」 제52에 따른 건강검진 실시 기관에 의뢰하여 교육부령으로 정하는 사항에 대한 건강검사를 한다.
> 1. 「초·중등교육법」 제2조 제1호의 학교와 이에 준하는 특수학교·각종학교의 1학년 및 4학년 학생. 다만, 구강검진은 전 학년에 대하여 실시하되, 그 방법과 비용 등에 관한 사항은 지역실정에 따라 교육감이 정한다.
> 2. 「초·중등교육법」 제2조 제2호·제3호의 학교와 이에 준하는 특수학교·각종학교의 1학년 학생
> 3. 그 밖에 건강을 보호·증진하기 위하여 교육부령으로 정하는 학생
> ③ 학교의 장은 제2항에 따른 건강검사 외에 학생의 건강을 보호·증진하기 위하여 필요하다고 인정하면 교육부령으로 정하는 바에 따라 그 학생을 별도로 검사할 수 있다.

(Answer) 14.② 15.①

16 '학생건강증진계획의 수립 · 시행'에 관하여 빈칸에 들어갈 적절한 답을 순서대로 고른 것은?

> • (   )은 학생의 신체 및 정신 건강증진을 위한 학생건강증진계획을 수립 · 시행하여야 한다.
> • (   )은 제7조에 따른 건강검사의 결과를 평가하여 이를 바탕으로 학생건강증진계획을 수
>   립 · 시행하여야 한다.

① 교육부장관, 교육감　　　　　　　② 교육감, 학교장
③ 교육장, 보건교사　　　　　　　　④ 학교장, 교육감
⑤ 보건교사, 교육감

> **Advice** 법 7조의2(학생건강증진계획의 수립 · 시행)
> ① 교육감은 학생의 신체 및 정신 건강증진을 위한 학생건강증진계획을 수립 · 시행하여야 한다.
> ② 제1항에 따른 계획에는 제11조에 따른 학교의 장의 조치를 행정적 또는 재정적으로 지원하는 방안을
>   포함하여야 한다.
> ③ 학교의 장은 제7조에 따른 건강검사의 결과를 평가하여 이를 바탕으로 학생건강증진계획을 수립 · 시
>   행하여야 한다.
> ④ 학교의 장은 제3항에 따라 건강검사의 결과를 평가하고, 학생정신건강증진계획을 수립하기 위하여
>   제15조제1항에 따른 학교의사 또는 학교약사에게 자문을 할 수 있다.

17 학교의 장이 '등교중지'를 내릴 수 있는 경우로 적절하지 않은 것은?

① 의사의 진단 결과 감염병에 감염된 것으로 의심되는 학생
②「감염병의 예방 및 관리에 관한 법률」에 따른 감염병환자로 의사가 다른 사람에게 감염시킬
　우려가 없다고 진단한 사람
③ 건강검사의 결과나 의사의 진단 결과 감염병에 감염될 우려가 있는 학생
④ 건강검사의 결과나 의사의 진단 결과 감염병에 감염된 것으로 의심되는 학생
⑤ 건강검사의 결과나 의사의 진단 결과 감염병에 감염된 것으로 의심되는 교직원

> **Advice** 법 8조(등교 중지)
> 학교의 장은 제7조에 따른 건강검사의 결과나 의사의 진단 결과 감염병에 감염되었거나 감염된 것으로
> 의심되거나 감염될 우려가 있는 학생 및 교직원에 대하여 대통령령으로 정하는 바에 따라 등교를 중지
> 시킬 수 있다.
> 시행령 22조(등교 등의 중지)
> ① 학교의 장은 법 제8조에 따라 학생과 교직원 중 다음 각 호의 어느 하나에 해당하는 사람에 대하여
>   등교중지를 명할 수 있다.
>   1.「감염병의 예방 및 관리에 관한 법률」제2조에 따른 감염병환자, 감염병의사환자 및 감염병병원체
>   보유자. 다만, 의사가 다른 사람에게 감염될 우려가 없다고 진단한 사람은 제외한다.
>   2. 제1호 외의 환자로서 의사가 감염성이 강한 질환에 감염되었다고 진단한 사람
> ② 학교의 장이 제1항에 따라 등교중지를 명할 때에는 그 사유와 기간을 구체적으로 밝혀야 한다. 다만,
>   질환증세 또는 질병유행의 양상에 따라 필요한 경우에는 그 기간을 단축하거나 연장할 수 있다.

Answer　　16.② 17.②

18 학교의 장이 학생의 보건관리를 위하여 보건교육을 실시하는 목적으로 적절한 것은?

① 학생의 신체발달 및 체력증진
② 질병의 치료와 예방
③ 음주·흡연과 약물 오용(誤用)·남용(濫用)의 예방
④ 성교육, 정신건강 증진
⑤ ①~④ 모두

　　　Advice 법 9조(학생의 보건관리)
　　　학교의 장은 학생의 신체발달 및 체력증진, 질병의 치료와 예방, 음주·흡연과 약물 오용(誤用)·남용(濫用)의 예방, 성교육, 정신건강 증진 등을 위하여 보건교육을 실시하고 필요한 조치를 하여야 한다.

19 학교보건법에 따라 학교에서 모든 학생들을 대상으로 보건교육을 체계적으로 실시해야 하는 주체는 누구인가?

① 교사　　　　　　　　　　② 보건교사
③ 학교의 장　　　　　　　　④ 교육감
⑤ 교육부장관

　　　Advice 법 9조의2(보건교육 등)
　　　① 교육부장관은 「초·중등교육법」 제2조에 따른 학교에서 모든 학생들을 대상으로 심폐소생술 등 응급처치에 관한 교육을 포함한 보건교육을 체계적으로 실시하여야 한다. 이 경우 보건교육의 실시 시간, 도서 등 그 운영에 필요한 사항은 교육부장관이 정한다.

20 "초등학교와 중학교의 장은 학생이 새로 입학한 날부터 (　　　) 이내에 시장·군수 또는 구청장에게 「감염병의 예방 및 관리에 관한 법률」 제27조에 따른 예방접종증명서를 발급받아 예방접종을 모두 받았는지를 검사한 후 이를 교육정보시스템에 기록하여야 한다." 괄호 안에 들어갈 적절한 것은?

① 30일　　　　　　　　　　② 60일
③ 90일　　　　　　　　　　④ 6개월
⑤ 1년

　　　Advice 법 10조(예방접종 완료 여부의 검사)
　　　① 초등학교와 중학교의 장은 학생이 새로 입학한 날부터 90일 이내에 시장·군수 또는 구청장에게 「감염병의 예방 및 관리에 관한 법률」 제27조에 따른 예방접종증명서를 발급받아 같은 법 제24조 및 제25조에 따른 예방접종을 모두 받았는지를 검사한 후 이를 교육정보시스템에 기록하여야 한다.

Answer　　18.⑤　19.⑤　20.③

21 초등학교와 중학교의 장이 검사결과 예방접종을 모두 받지 못한 입학생을 위해 필요시에 예방접종 지원 등의 협조를 요청할 수 있다. 누구에게 협조를 요청해야 하는가?

① 교육감
② 교육부장관
③ 시장·군수 또는 구청장
④ 보건소장
⑤ 보건복지부장관

> **Advice** 법 10조(예방접종 완료 여부의 검사)
> ② 초등학교와 중학교의 장은 제1항에 따른 검사결과 예방접종을 모두 받지 못한 입학생에게는 필요한 예방접종을 받도록 지도하여야 하며, 필요하면 관할 보건소장에게 예방접종 지원 등의 협조를 요청할 수 있다.

22 학교의 장이 학생에 대하여 정신건강 상태를 검사한 결과 필요하다고 판단될 경우 취할 수 있는 정신건강 증진을 위한 조치로 적절하지 않은 것은?

① 해당 학생 학부모에 대한 전문상담기관 연계
② 학생·학부모·교직원에 대한 정신건강 증진 및 이해 교육
③ 해당 학생에 대한 상담 및 관리
④ 해당 학생에 대한 전문상담기관 연계
⑤ 해당 학생에 대한 의료기관 연계

> **Advice** 법 11조(치료 및 예방조치 등)
> ② 학교의 장은 제7조제1항에 따라 학생에 대하여 제2조제1호의 정신건강 상태를 검사한 결과 필요하면 학생 정신건강 증진을 위한 다음 각 호의 조치를 하여야 한다.
> 1. 학생·학부모·교직원에 대한 정신건강 증진 및 이해 교육
> 2. 해당 학생에 대한 상담 및 관리
> 3. 해당 학생에 대한 전문상담기관 또는 의료기관 연계
> 4. 그 밖에 학생 정신건강 증진을 위하여 필요한 조치

23 학교의 장이 학생의 안전사고를 예방하기 위하여 취하는 조치로 가장 적절한 것은?

① 학교의 시설·장비의 점검
② 학교의 시설·장비의 개선
③ 학생에 대한 안전교육
④ 그 밖에 학생의 안전사고 예방을 위해 필요한 조치
⑤ ①~④ 모두

> **Advice** 법 12조(학생의 안전관리)
> 학교의 장은 학생의 안전사고를 예방하기 위하여 학교의 시설·장비의 점검 및 개선, 학생에 대한 안전교육, 그 밖에 필요한 조치를 하여야 한다.

Answer　21.④　22.①　23.⑤

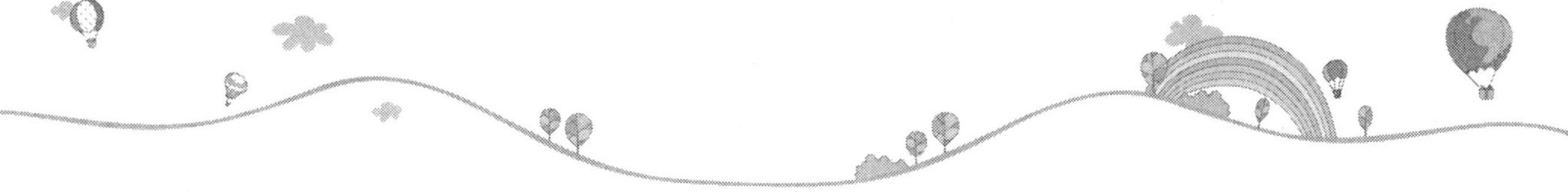

24 감염병 예방과 학교의 보건에 필요한 경우 해당 학교의 휴업을 명할 수 있는 주체는?

① 대통령
② 교육부장관
③ 감독청의 장
④ 학교운영위원회장
⑤ 학교장

Advice 법 14조(질병의 예방)

감독청의 장은 감염병 예방과 학교의 보건에 필요하면 해당 학교의 휴업 또는 휴교(휴원 포함)을 명할 수 있으며, 학교의 장은 필요할 때에 휴업할 수 있다.

25 다음 중 학교보건법 시행령에 따른 보건교사의 직무에 해당하는 것은?

> ㉠ 학교보건계획의 수립
> ㉡ 신체가 허약한 학생에 대한 보건지도
> ㉢ 보건지도를 위한 학생가정 방문
> ㉣ 학생과 교직원의 건강진단

① ㉠, ㉡, ㉢
② ㉠, ㉢
③ ㉡, ㉣
④ ㉣
⑤ ㉠, ㉡, ㉢, ㉣

Advice 시행령 23조 3항(보건교사의 직무)

가. 학교보건계획의 수립
나. 학교 환경위생의 유지 · 관리 및 개선에 관한 사항
다. 학생과 교직원에 대한 건강진단의 준비와 실시에 관한 협조
라. 각종 질병의 예방처치 및 보건지도
마. 학생과 교직원의 건강관찰과 학교의사의 건강상담, 건강평가 등의 실시에 관한 협조
바. 신체가 허약한 학생에 대한 보건지도
사. 보건지도를 위한 학생가정 방문
아. 교사의 보건교육 협조와 필요시의 보건교육
자. 보건실의 시설 · 설비 및 약품 등의 관리
차. 보건교육자료의 수집 · 관리
카. 학생건강기록부의 관리
타. 다음의 의료행위(간호사 면허를 가진 사람만 해당한다)
   1) 외상 등 흔히 볼 수 있는 환자의 치료
   2) 응급을 요하는 자에 대한 응급처치
   3) 부상과 질병의 악화를 방지하기 위한 처치
   4) 건강진단결과 발견된 질병자의 요양지도 및 관리
   5) 1)부터 4)까지의 의료행위에 따르는 의약품 투여
파. 그 밖에 학교의 보건관리

보건의료법규

(Answer)   24.③   25.①

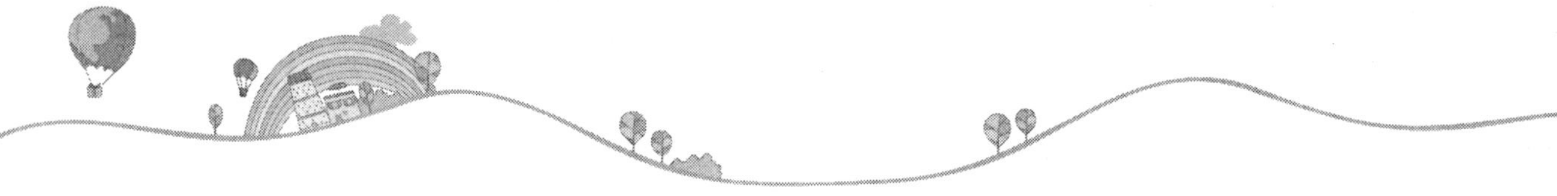

26 시장·군수 또는 구청장이 「감염병의 예방 및 관리에 관한 법률」에 따라 학교의 학생 또는 교직원에게 예방접종을 실시할 때 접종요원으로 위촉 가능한 사람은?

① 간호사 면허가 있는 보건교사

② 학교장

③ 보건지소장

④ 학교 약사

⑤ 보건소장

> **Advice** 법 14조의2(감염병 예방접종의 시행)
> 시장·군수 또는 구청장이 「감염병의 예방 및 관리에 관한 법률」 제24조 및 제25조에 따라 학교의 학생 또는 교직원에게 감염병의 정기 또는 임시 예방접종을 할 때에는 그 학교의 학교의사 또는 보건교사(간호사 면허를 가진 보건교사로 한정한다. 이하 이 조에서 같다)를 접종요원으로 위촉하여 그들로 하여금 접종하게 할 수 있다. 이 경우 보건교사에 대하여는 「의료법」 제27조 제1항을 적용하지 아니한다.

27 학교의사·학교약사·보건교사의 배치 기준으로 적절한 것은?

① 18학급 이상의 초등학교에는 학교의사 1명, 학교약사 0명 및 보건교사 1명을 둔다.

② 18학급 미만의 초등학교에는 학교의사 1명, 학교약사 1명을 두고, 보건교사는 두지 않는다.

③ 9학급 이상인 중학교와 고등학교에는 학교의사 0명, 학교약사 1명 및 보건교사 1명을 둔다.

④ 9학급 미만인 중학교와 고등학교에는 학교의사 또는 학교약사 중 1명과 보건교사 0명을 둔다.

⑤ 대학(3개 이상의 단과대학을 두는 대학에서는 단과대학), 사범대학, 교육대학, 전문대학에는 학교의사 1명 및 학교약사 1명을 둔다.

> **Advice** 시행령 23조(학교의사, 학교약사 및 보건교사)
> ① 법 제15조에 따라 학교에 다음과 같이 학교의사(치과의사 및 한의사를 포함한다. 이하 같다), 학교약사와 보건교사를 둔다.
>   1. 18학급 이상의 초등학교에는 학교의사 1명, 학교약사 1명 및 보건교사 1명을 두고, 18학급 미만의 초등학교에는 학교의사 또는 학교약사 중 1명을 두고, 보건교사 1명을 둘 수 있다.
>   2. 9학급 이상인 중학교와 고등학교에는 학교의사 1명, 학교약사 1명 및 보건교사 1명을 두고, 9학급 미만인 중학교와 고등학교에는 학교의사 또는 학교약사 중 1명과 보건교사 1명을 둔다.
>   3. 대학(3개 이상의 단과대학을 두는 대학에서는 단과대학), 사범대학, 교육대학, 전문대학에는 학교의사 1명 및 학교약사 1명을 둔다.
>   4. 고등기술학교, 공민학교, 고등공민학교, 특수학교, 유치원 및 각종학교에는 제1호부터 제3호까지에 규정된 해당 학교에 준하여 학교의사, 학교약사 및 보건교사를 둔다.

Answer 26.① 27.⑤

28 '학교보건위원회'에 관한 설명으로 적절하지 않은 것은?

① 국가 및 지방자치단체가 학생 및 교직원의 건강을 보호·증진하기 위하여 세우는 기본계획 심의

② 학교보건의 중요시책 심의

③ 학교환경위생정화구역의 설치 심의

④ 교육감 소속으로 시·도학교보건위원회를 둠

⑤ 위원은 학교의 보건에 경험이 있는 15명 이내로 구성

> **Advice** 법 17조(학교보건위원회)
> ① 제2조의2에 따른 기본계획 및 학교보건의 중요시책을 심의하기 위하여 교육감 소속으로 시·도학교보건위원회를 둔다.
> ② 시·도학교보건위원회는 학교의 보건에 경험이 있는 15명 이내의 위원으로 구성한다.
> ③ 시·도학교보건위원회의 기능·운영과 그 밖에 필요한 사항은 대통령령으로 정한다.

29 '시·도학교보건위원회'에서 심의하는 내용으로 적절하지 않은 것은?

① 학생과 교직원의 건강증진에 관한 시·도의 중·장기 기본계획

② 학교보건과 관련되는 시·도의 조례 또는 교육규칙의 제정·개정안

③ 교육감이 회의에 부치는 학교보건정책 등에 관한 사항

④ 학교환경위생 정화구역 설정

⑤ 교육환경 평가에 관한 사항

> **Advice** 시행령 24조(보건위원회의 기능)
> ① 삭제
> ② 법 제17조 제1항에 따른 시·도학교보건위원회(이하 "보건위원회"라 한다)는 다음 각 호의 사항을 심의한다.
> 　1. 학생과 교직원의 건강증진에 관한 시·도의 중·장기 기본계획
> 　2. 학교보건과 관련되는 시·도의 조례 또는 교육규칙의 제정·개정안
> 　3. 교육감이 회의에 부치는 학교보건정책 등에 관한 사항
> 　4. 법 제6조의2제2항에 따른 교육환경 평가에 관한 사항

30 학교환경위생 정화구역에서 금지된 행위 또는 시설을 한 자가 받게 되는 벌칙사항은?

① 1천만 원 이하의 과태료

② 1년 이하의 징역 또는 1천만 원 이하의 벌금

③ 2년 이하의 징역 또는 2천만 원 이하의 벌금

④ 3년 이하의 징역 또는 3천만 원 이하의 벌금

⑤ 5년 이하의 징역 또는 5천만 원 이하의 벌금

> **Advice** 법 19조(벌칙)

Answer　28.③　29.④　30.③

보건의료법규

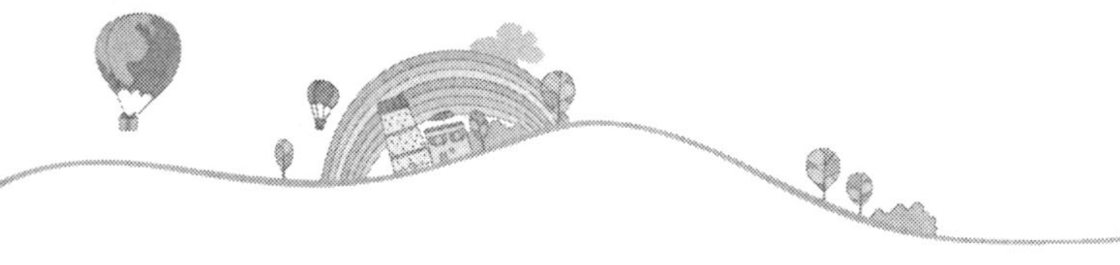

31 학교보건법에 따라 교직원 및 학생에 대한 건강검사와 관련된 업무를 수행하던 보건교사가 그 직무상 알게 된 비밀을 다른 사람에게 누설한 경우 받게 되는 벌칙사항은?

① 1천만 원 이하의 과태료

② 1년 이하의 징역 또는 1천만 원 이하의 벌금

③ 2년 이하의 징역 또는 2천만 원 이하의 벌금

④ 3년 이하의 징역 또는 3천만 원 이하의 벌금

⑤ 5년 이하의 징역 또는 5천만 원 이하의 벌금

> **Advice** 법 19조(벌칙)
> ① 제18조의2를 위반하여 직무상 알게 된 비밀을 다른 사람에게 누설하거나 직무상 목적 외의 용도로 이용한 자는 3년 이하의 징역 또는 3천만 원 이하의 벌금에 처한다.
> ② 제6조 제1항을 위반하여 학교환경위생 정화구역에서 금지된 행위 또는 시설을 한 자는 2년 이하의 징역 또는 2천만 원 이하의 벌금에 처한다.

32 교사 안에서의 환경위생 및 식품위생에 대한 특별점검을 실시하는 경우로 가장 적절한 것은?

① 감염병 등에 의하여 집단적으로 환자가 발생할 우려가 있거나 발생한 때

② 풍수해 등으로 환경이 불결하게 되거나 오염된 때

③ 학교를 신축 · 개축 · 개수 등을 한 경우

④ 책상 · 의자 · 컴퓨터 등 새로운 비품을 교사 안으로 반입하여 폼알데하이드 및 휘발성유기화합물이 발생할 우려가 있는 경우

⑤ 위 모두

> **Advice** 〈별표 6〉 교사 안에서의 환경위생 및 식품위생에 대한 점검의 종류 및 시기(제3조제3항 관련)

점검종류	점검시기
일상점검	매 수업일
정기점검	매 학년 : 1회 이상. 다만, 제3조제1항 각 호의 규정에 의하여 별도의 점검횟수를 정한 경우에는 그 규정을 따른다.
특별점검	• 감염병 등에 의하여 집단적으로 환자가 발생할 우려가 있거나 발생한 때 • 풍수해 등으로 환경이 불결하게 되거나 오염된 때 • 학교를 신축 · 개축 · 개수 등을 하거나, 책상 · 의자 · 컴퓨터 등 새로운 비품을 교사 안으로 반입하여 폼알데하이드 및 휘발성유기화합물이 발생할 우려가 있을 때 • 그 밖에 학교의 장이 필요하다고 인정하는 때

(Answer) 31.④ 32.⑤

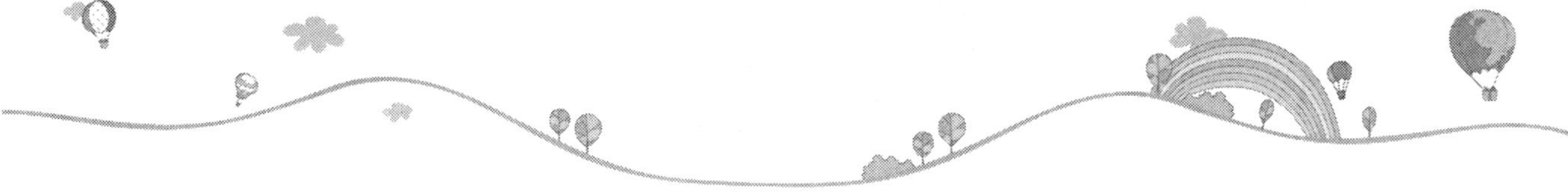

33 환기, 채광(자연조명), 조도와 관련하여 적절한 것은?

① 환기용 창 등을 수시로 개방하거나 기계식 환기설비를 수시로 가동하여 1인당 환기량이 시간당 15.0m³ 이상이 되도록 할 것

② 교사 안으로 들어오는 공기의 분포를 불균등하게 하여 실내공기의 순환이 골고루 이루어지도록 할 것

③ 직사광선을 포함하지 아니하는 천공광에 의한 옥외 수평조도와 실내조도와의 비가 평균 10% 이상으로 하되, 최소 5% 미만이 되지 아니하도록 할 것

④ 교실의 조명도는 책상면을 기준으로 100룩스 이상이 되도록 할 것

⑤ 인공조명에 의한 눈부심이 발생되지 아니하도록 할 것

> **Advice** **별표 2**(환기 · 채광 · 조명 · 온습도의 조절기준과 환기설비의 구조 및 설치기준)
>
> 1. **환기**
>   가. 환기의 조절기준 : 환기용 창 등을 수시로 개방하거나 기계식 환기설비를 수시로 가동하여 1인당 환기량이 시간당 21.6m³ 이상이 되도록 할 것
>   나. 환기설비의 구조 및 설치기준(환기설비의 구조 및 설치기준을 두는 경우에 한한다)
>   1) 환기설비는 교사 안에서의 공기의 질의 유지기준을 충족할 수 있도록 충분한 외부공기를 유입하고 내부공기를 배출할 수 있는 용량으로 설치할 것
>   2) 교사의 환기설비에 대한 용량의 기준은 환기의 조절기준에 적합한 용량으로 할 것
>   3) 교사 안으로 들어오는 공기의 분포를 균등하게 하여 실내공기의 순환이 골고루 이루어지도록 할 것
>   4) 중앙관리방식의 환기설비를 계획할 경우 환기닥트는 공기를 오염시키지 아니하는 재료로 만들 것
> 2. **채광**(자연조명)
>   가. 직사광선을 포함하지 아니하는 천공광에 의한 옥외 수평조도와 실내조도와의 비가 평균 5% 이상으로 하되, 최소 2% 미만이 되지 아니하도록 할 것
>   나. 최대조도와 최소조도의 비율이 10대 1을 넘지 아니하도록 할 것
>   다. 교실 바깥의 반사물로부터 눈부심이 발생되지 아니하도록 할 것
> 3. **조도**(인공조명)
>   가. 교실의 조명도는 책상면을 기준으로 300룩스 이상이 되도록 할 것
>   나. 최대조도와 최소조도의 비율이 3대 1을 넘지 아니하도록 할 것
>   다. 인공조명에 의한 눈부심이 발생되지 아니하도록 할 것
> 4. **실내온도 및 습도**
>   가. 실내온도는 섭씨 18도 이상 28도 이하로 하되, 난방온도는 섭씨 18도 이상 20도 이하, 냉방온도는 섭씨 26도 이상 28도 이하로 할 것
>   나. 비교습도는 30% 이상 80% 이하로 할 것

(**Answer**)　　33.⑤

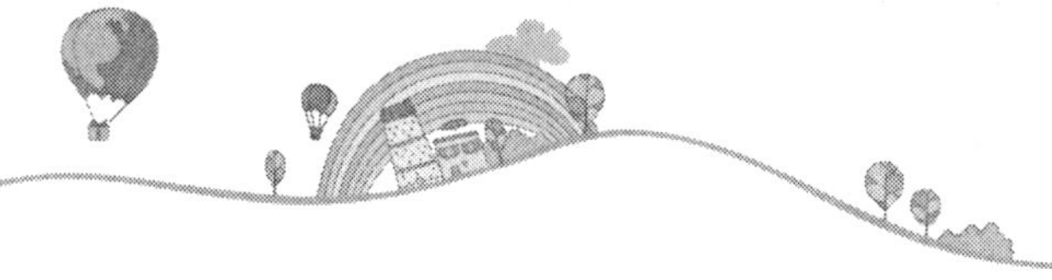

34 실내온도 및 습도와 관련하여 적절한 것 것은?

① 실내온도는 섭씨 18도 이상 25도 이하로 한다.

② 난방온도는 섭씨 18도 이상 22도 이하로 한다.

③ 비교습도는 30% 이상 70% 이하로 한다.

④ 비교습도는 30% 이상 80% 이하로 한다.

⑤ 냉방온도는 섭씨 22도 이상 26도 이하로 한다.

> **Advice** ▶ 별표 2(환기 · 채광 · 조명 · 온습도의 조절기준과 환기설비의 구조 및 설치기준)

35 학교의 장은 매년 3월 31일까지 응급처치 교육대상 · 내용 · 방법, 그 밖에 필요한 사항을 포함한 당해 학년도 응급처치 교육계획을 수립하여야 한다. 학교의 장은 교육계획을 수립할 때 보건교사, 체육교사, 학교운동부지도자 및 스포츠 강사를 제외한 교직원은 몇 년 마다 교육을 받을 수 있도록 해야 하나?

① 1년   ② 2년

③ 3년   ④ 4년

⑤ 5년

> **Advice** ▶ 별표 9
>
> 응급처치교육의 계획 · 내용 및 시간 등(제10조 제1항 관련)
>
> 1. 교육계획의 수립 및 교육주기
>
>   가. 학교의 장은 매년 3월 31일까지 교육대상 · 내용 · 방법, 그 밖에 필요한 사항을 포함한 당해 학년도 교육계획을 수립하여야 한다.
>
>   나. 학교의 장은 교육계획을 수립할 때 교직원에 대해서 매 3년마다 교육을 받을 수 있도록 하여야 한다. 다만, 보건교사(보건업무를 담당하는 교사를 포함한다), 체육교사(체육수업을 담당하는 교사를 포함한다), 「학교체육 진흥법」 제2조 제6호의 학교운동부지도자 및 같은 법 제2조 제7호의 스포츠강사에 대해서는 매년 교육을 받게 하여야 한다.
>
> 2. 교육내용, 교육시간 및 교육강사

	교육내용	교육시간	교육강사
이론 교육	1. 응급상황 대처요령 2. 심폐소생술 등 응급처치 시 주의사항 3. 응급의료 관련 법령 등	2시간	의사, 「응급의료에 관한 법률」 제36조에 따른 응급구조사 자격을 소지하고 응급의료 또는 구조 · 구급 실무(심폐소생술 교육 강사 경력을 포함한다)에 5년 이상 종사하고 있는 자로 선정하되, 응급의학과 전문의를 우선 고려하여야 한다.
실습 교육	1. 심폐소생술 등 응급처치	2시간	의사, 응급구조사 자격을 보유한 자 그 밖에 심폐소생술 등 응급처치에 대한 전문 지식을 갖춘 자로 선정한다.

> ※ 비고 : 교육여건 등을 고려하여 교육내용 및 교육시간을 조정할 수 있으나 실습교육 2시간을 포함하여 최소 3시간 이상을 실시하여야 한다.

Answer   34.④   35.③

취업준비하기

서원각과 함께 확실하게 취업 대비하자!

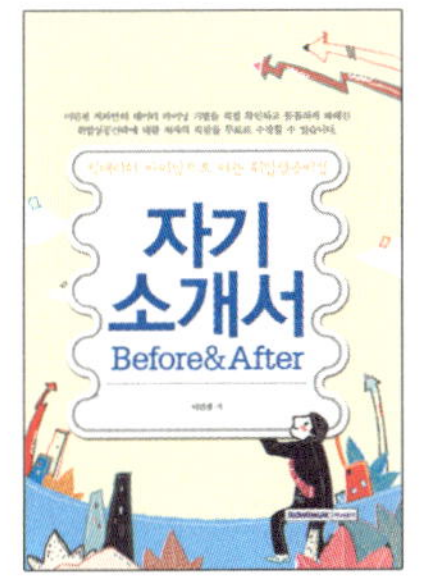

▲ 자기소개서
Before&After

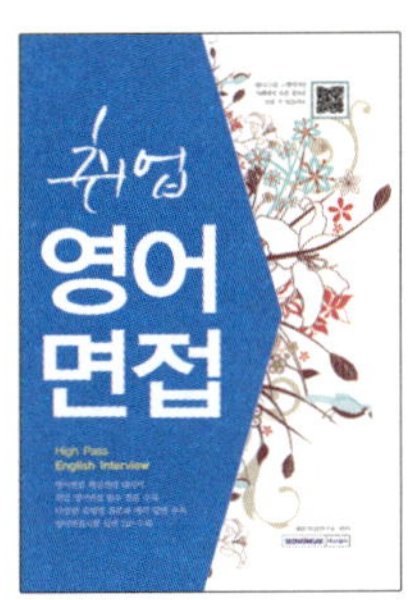

▲ 취업영어면접

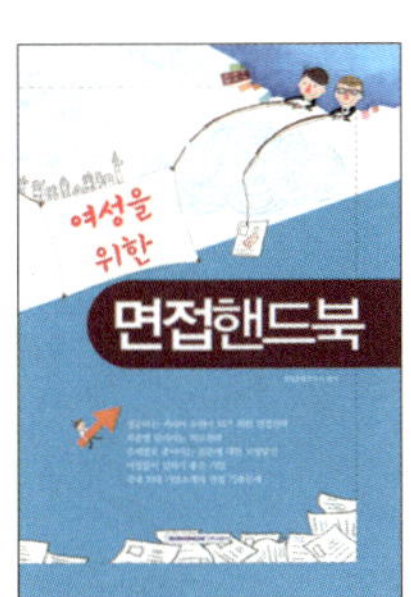

▲ 여성을 위한
면접핸드북

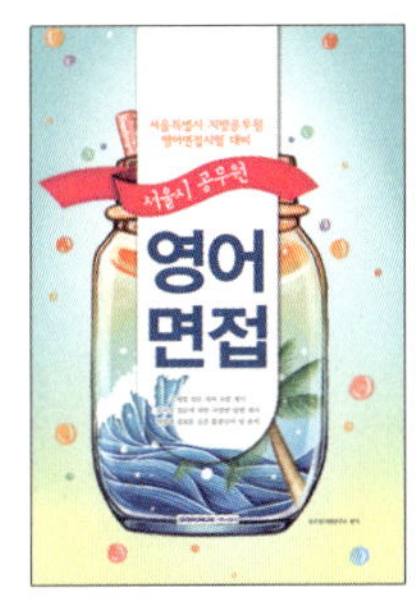

▲ 서울시 공무원
영어면접

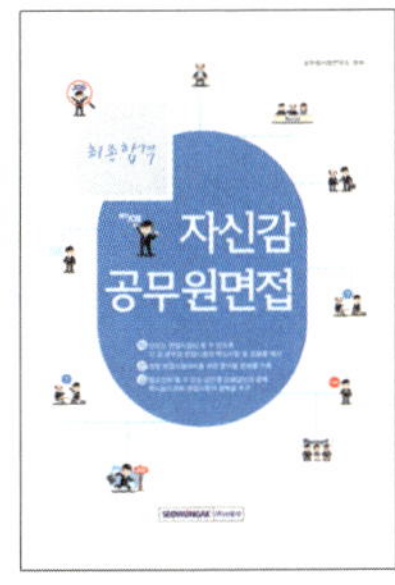

▲ 자신감
공무원면접

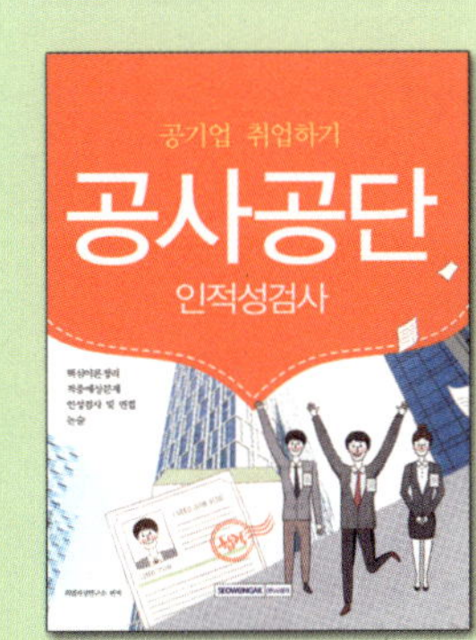

▲ 공사공단 채용

공사공단 인적성검사
공사공단 고졸채용 인적성검사

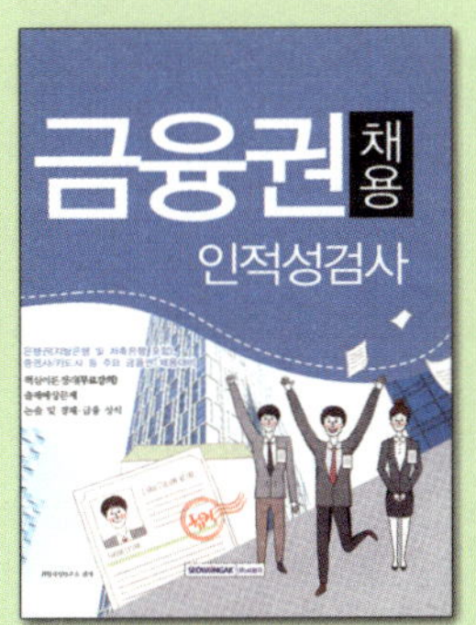

▲ 금융권 채용

금융권 인적성검사
금융권 채용 법학/ 경영학
금융경제 상식

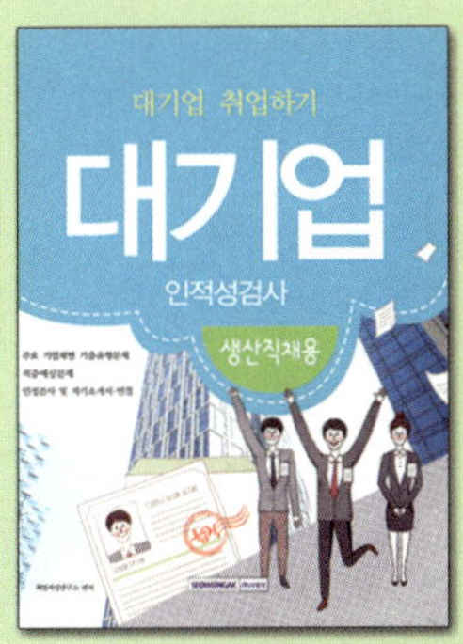

▲ 대기업 채용

대기업 채용 인적성검사
대기업 고졸채용 인적성검사
대기업 생산직채용 인적성검사

네이버 카페 검색창에서 '기업과 공사공단'을 검색하셔서 네이버 카페 기업과 공사공단에 가입하시면 각종 시험 정보를 보실 수 있습니다.

서원각
한국사능력검정시험

1단계 한국사능력검정시험(중 · 고급)　**무료동영상강의**
시대·주제별로 모은 실전 연습문제로 기초실력 다지기

2단계 한국사능력검정시험 실력평가모의고사(중 · 고급)　**무료동영상강의**
출제가 예상되는 주요 문제들만을 모은 실전 모의고사로 실력 점검

3단계 기쎈 한국사능력검정시험 30일 벼락치기
30일만에 중요 핵심이론만 공부하여 최종마무리로 합격

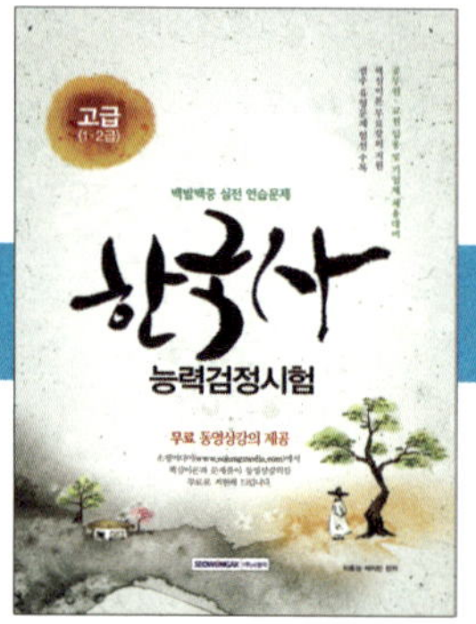

1단계
한국사능력검정시험(중·고급)

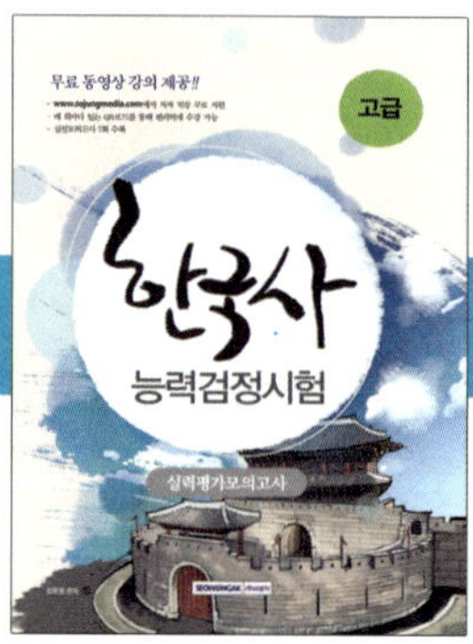

2단계
한국사능력검정시험
실력평가모의고사(중·고급)

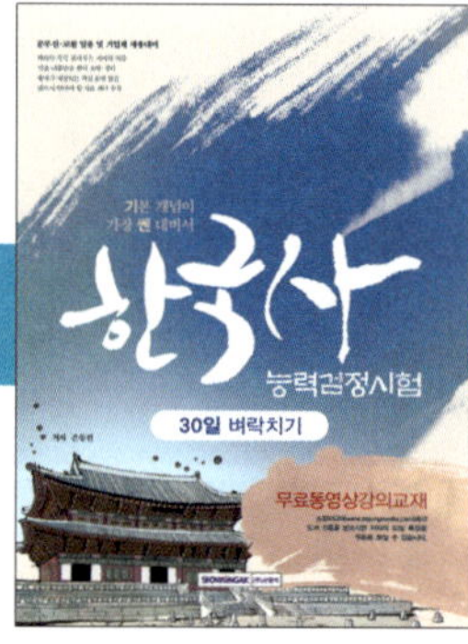

3단계
기쎈 한국사능력검정시험
30일 벼락치기

도도하고, 시원하고, (樂)즐거운 개념서
한국사능력검정시험 중급

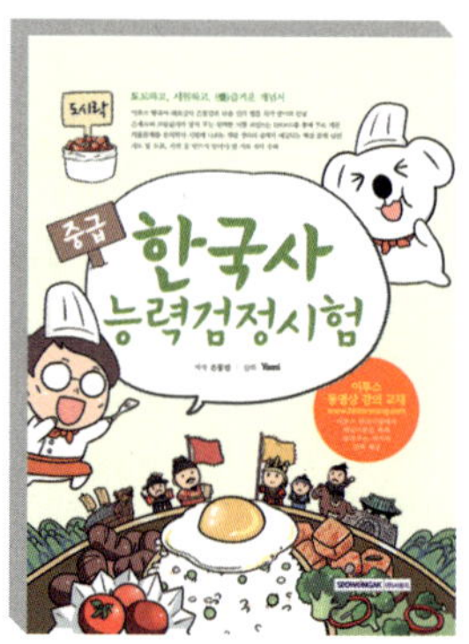

이투스동영상 강의 교재 www.historyrang.com
이투스 한국사랑에서 핵심이론을 쏙쏙 골라주는
저자의 강좌 제공

**이투스 한국사 대표강사 은동진과 다음 인기 웹툰 작가 Yami가
만났다!** 은셰프와 코알랄라가 알려 주는 완벽한 시험 포인트는
QR코드를 통해 무료 제공으로 알아볼 수 있다. 또한 기출문제를
분석하여 시험에 나오는 개념 정리와 출제가 예상되는 핵심
문제를 엄선하였고 지도 및 도표, 사진 등 반드시 알아야 할
사료를 최다 수록하였다.